U0311633

内科危重病
中西医结合诊疗对策

主　编　李志军　王东强

副主编　王玉兴　王勇强　张碧丽

　　　　刘　维　方邦江　张晓云

　　　　罗　翌　姚小青　傅　强

编　委（按姓氏笔画为序）

马斯琪　王　桐　王博超　王巍巍

毛莹莹　甘营奇　卢　云　田　娟

田永超　付鹏亮　任　崧　刘　颖

刘文淑　刘亚辉　孙本强　孙金平

李　庆　李　杰　李　勃　李　寅

李亚莉　李桥茹　李晓如　杨　睿

杨建秀　吴月芹　吴耀宗　何文菊

沈　青　宋学君　张　宏　张　楠

张万祥　张平平　张德利　陈　莉

陈宇岑　房爱芹　赵　欣　夏　爽

韩如冰

人民卫生出版社

图书在版编目（CIP）数据

内科危重病中西医结合诊疗对策/李志军，王东强
主编. 一北京：人民卫生出版社，2015

　ISBN 978-7-117-20692-1

　Ⅰ.①内… 　Ⅱ.①李… ②王… 　Ⅲ.①内科－险症－
中西医结合－诊疗 　Ⅳ.①R505.97

中国版本图书馆 CIP 数据核字（2015）第 120039 号

人卫社官网　www.pmph.com	出版物查询，在线购书	
人卫医学网　www.ipmph.com	医学考试辅导，医学数据库服务，医学教育资源，大众健康资讯	

内科危重病中西医结合诊疗对策

主　　编：李志军　王东强
出版发行：人民卫生出版社（中继线 010-59780011）
地　　址：北京市朝阳区潘家园南里 19 号
邮　　编：100021
E - mail：pmph @ pmph.com
购书热线：010-59787592　010-59787584　010-65264830
印　　刷：北京汇林印务有限公司
经　　销：新华书店
开　　本：787×1092　1/16　　印张：33
字　　数：803 千字
版　　次：2015 年 7 月第 1 版　2015 年 7 月第 1 版第 1 次印刷
标准书号：ISBN 978-7-117-20692-1/R · 20693
定　　价：88.00 元

打击盗版举报电话：010-59787491　E-mail：WQ @ pmph.com
（凡属印装质量问题请与本社市场营销中心联系退换）

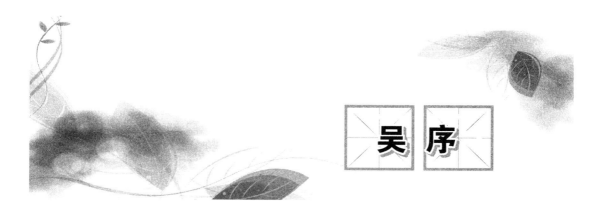

吴 序

由天津市第一中心医院李志军教授主编的《内科危重病中西医结合诊疗对策》一书即将付梓，邀我作序，我乐见其成，乃欣然命笔。

志军教授自 20 世纪 80 年代以来，一直跟随王今达教授进行危重病的中西医结合急救工作。今达教授是我国危重病中西医结合急救的先驱，创建了中国中西医结合危重症急救学科，并创建了我国第一个具有国际先进诊疗水平和研究设备的急性三衰抢救室及 ICU 监护病房。他最早提出了治疗急性危重病症的"三证三法"，即清热解毒法治疗毒热证、活血化瘀法治疗血瘀证和扶正固本法治疗急性虚证，显著降低了危重病患者的病死率。根据"菌毒炎并治"的理论，成功地研制出中药针剂"神农 33 号"（后更名为血必净）。这些成绩的取得，应该说有志军教授的一份功劳。

王今达教授一直强调，对于急性危重病的抢救，要做到中西医多手段、多途径治疗，集中各自长处，各展所长，优势互补。在西医的优势中找不足，加进中医的优势，形成新的合力，才能提高治愈率，降低病死率。志军继承了今达教授的学术思想，在临床工作中注重中西医结合，通过近 30 年的实践，对于内科疑难危重病的治疗有了自己的一些经验与心得，取得了不小的成就。这与他不断的努力与钻研是分不开的，《内科危重病中西医结合诊疗对策》一书，也正是其 30 年工作成果的一个总结。

随着社会的发展，我国已经步入老龄化社会。老年人发病，往往临床症状及体征不典型，且病情重，变化快，并发症多，往往累及多个器官，临床诊断和治疗有很大难度。在这种大背景下，单纯依靠西医等现代技术，依然无法应对，因此中西医结合是 21 世纪医学发展的大势所趋。

要做到中西医结合，第一个层次在于交叉兼容，此种兼容不仅仅指药物和手段的兼容，更应该在理论与思维方面进行兼容；第二个层次为中西互补，取长有术，补短有方，就会促进理论水平与临床疗效的共同提高，其作用和价值是不能用"补充"和"替代"来概括的；第三个层次是结合创新，这是高层次的中西医结合，亦是中西医结合的奋斗目标。任何学科，只有不断地创新，才不会被历史所淘汰。中西医的结合创新是我们向世界医学作出贡献的一个重要方面。如今，志军教授把内科疑难危重病的经验总结整理出来，正是为了后学者能够站在前人的肩膀上，有所创新，有所突破，进而为人民的健康事业作出更多的贡献。

吴 序

　　我与志军教授从事的专业虽然不同，然而对于中西医结合的追求却是一致的，因此我与志军也算是忘年之交。我希望本书的出版，能够为临床的一线工作者提供一些宝贵的经验，为内科疑难危重病的治疗提供更多的思路和方法，为中西医结合的研究者提供更多的借鉴。

中国工程院院士

国医大师

天津市中西医结合急腹症研究所所长

中国中西医结合学会名誉会长

吴咸中

2015 年 1 月

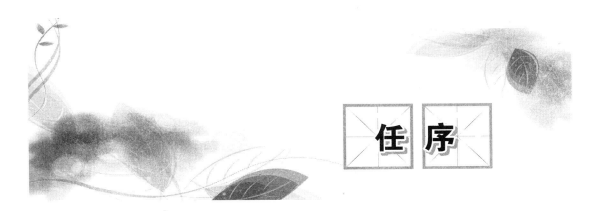

任 序

　　《内科危重病中西医结合诊疗对策》一书即将付梓，李志军教授邀我作序，我欣然命笔，以表示祝贺。

　　我与李志军教授结识于1983年，当时天津市急救医学研究所刚刚成立，志军刚刚毕业，风华正茂，与我一同在王今达教授的指导下进行危重病的中西医结合治疗，志军在工作中勤勉努力，在生活中豁达乐观，影响着身边的每一位同道。后来我奉调去天和医院筹备ICU工作，而志军仍跟随王老进行危重病中西医结合的研究，通过30余年的努力，他已由一个年轻医师成长为一个技术精湛、医德高尚的中西医结合危重病的急救专家，对于很多疑难危重病都有自己的独到见解，擅长运用中西医结合的方法治疗各类疑难危重病。在志军的身上我看到了王老的影子，老人家的那种深厚的学术造诣、严谨的治学态度、对于医学的热爱等等，都或多或少地在志军身上体现着。

　　当今时代医学昌盛，但是很多顽疾诸如脓毒症、老年多器官衰竭等依然很难攻克，且医疗的花费也一直居高不下。面对这种困境，中医学恰能发挥其简便效廉的优势，同现代医学一同解除患者病痛，减轻医疗财政负担，因此说中西医结合的道路是适合当今医疗现状的。志军此次编写的这本书便是运用中西医结合的方法治疗一系列的急危重病。这本书在西医的诊断与治疗方面阐述得简便易行，且治法多样，有着很强的临床指导意义；在中医的辨证治疗方面分型准确，贴近临床，尤其对于一些西医治疗手段单一的疾病，中医药可以发挥巨大作用。采用中医和西医相结合的治疗方法治疗疾病可以在一定程度上提高疗效，缩短病程。另外，跨学科的研究与合作是未来科学研究的必然之路，中医与西医两种不同理论指导下的医学也是完全合作并取得突破的，血必净注射液的成功上市即说明了这一点，这也是我们弘扬中西医结合、实践中西医结合的一个巨大动力。

　　志军是天津市中西医结合学会的副会长，又是全国中西医结合学会急救专业委员会候任主任委员，为中西医结合危重病急救的发展做了很多贡献，同时他又一直奋斗在临床的第一线，每天身体力行地用中西医结合的方法诊治各类危重患者，积累了大量宝贵的经验，相信他主编的这部书在中西医结合治疗危重病方面是一次不错的总结与提高，同时祝愿中西医结合在攻克危重病方面能够取得更多突破、更多成果，更好地为患者服务。

中国中西医结合学会急救医学专业委员会名誉主任委员

2015年1月

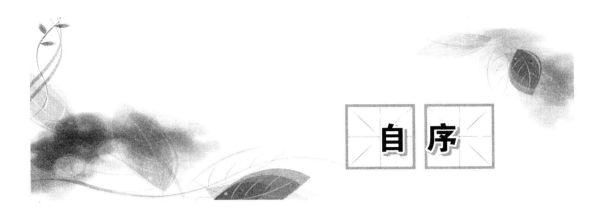

自 序

内科疑难危重病在临床诊断与治疗上存在的问题颇多，误诊、误治、治法单一等经常困扰着临床医师。在诊断方面，自不必说，这是硬功夫，医师必须要掌握扎实的理论基础，同时还应具备敏锐的观察力和当机立断的气魄，从而在面对急危重病时能及时而又从容地给出正确的诊断；在治疗方面，医师就必须有广博的见闻，并能与时俱进，时刻关注疾病研究的新进展，同时还应该多了解并尝试运用中西医结合的方法治疗，尽可能多地去学习和运用一些他人的治疗经验，进而提高自己治疗疾病的疗效。

从 20 世纪 80 年代开始，我一直致力于研究中西医结合治疗危重病。经过数十年的教学与临床，我发现临床诊断和治疗危重病存在一些问题，同时运用中西医结合的方法与思维治疗效果令人满意，甚至惊喜。故在 10 余年前有感于此，萌生著书的念头，想把危重疾病加以系统整理，简明扼要地点出诊断要点，并尽可能全地列出各种治疗方法，既包括西医治疗也包括中医治疗，既包括规范且共识的治疗方案也包括治疗上的各种经验，总之能为临床医师提供一些行之有效的治疗方法就是我的目的。于是召集了一批学验俱丰的临床工作者共同编写这部书，编写过程中编者查阅了大量文献，同时也结合了自身的治疗经验。经过大家辛勤的劳动，逾十载，此书终于告竣。本书除了我提到的特点外，还有两个亮点：一个就是治疗经验一栏，新颖而不落窠臼，在治疗上可以给读者以启迪；另一个是专家分析一栏，对疾病阐述全面而深入浅出，使读者能清晰地认识并能整体把握该病。

在本书付梓之际，感谢吴咸中院士及任新生教授两位前辈对本书的指导并作序，真诚地希望本书能对广大医务工作者在临床治疗疑难危重病上提供些许帮助，或者引导医者尝试用中西医结合诊疗方法来处理危重病，以提高疗效，果真如此的话，作为本书主编的我将会十分欣慰和万分高兴。当然，本书难免存在不足之处，敬请广大读者多提宝贵意见。

李志军

2015 年 1 月

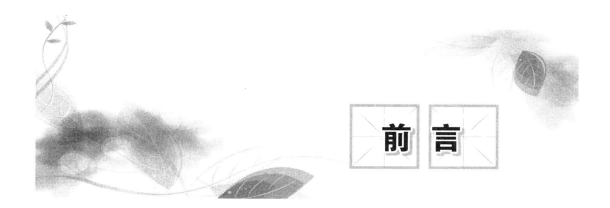

前　言

内科疑难危重病是临床中经常可以见到的一类疾病，"急、重、难"是其三大特点。"急"体现为病情紧急，多为骤然起病，如急性冠状动脉综合征、急性上消化道出血、嗜铬细胞瘤引起的高血压危象等，发病后需迅速处理；"重"体现为病情危重，患者发病可出现喘憋、剧烈疼痛、意识障碍、休克等危及生命的危重症状；"难"体现在疾病的难诊断和难治疗，一些疾病由于病因与发病机制复杂、发病隐秘、临床症状缺乏特异性等容易导致误诊，在治疗上缺乏针对性的药物而使疾病很难根治。

中西医结合治疗危急重病优势十分明显，在疾病急性期可以以西医为主抢救患者生命，解决"急"和"重"的问题，然后在后期的治疗上可以中医、西医一起发力，共同攻克难治性疾病。本书就是在危重病的诊断与治疗上提供给临床医师一些西医和中医的对策，帮助医师拨云见日，提高诊疗水平。

本书对每个疾病均从7个方面予以介绍，即诊断要点、鉴别诊断、治疗方案、中医辨证治疗、治疗经验、典型病例及专家分析。

危重病首先要做的就是在最短时间内迅速正确地对疾病作出诊断，所以本书在每个疾病开篇即开门见山地阐述定义、诊断要点及鉴别诊断。定义简洁明了，包括西医定义和中医病名及病因病机阐述。诊断要点短短几条，切中要害，要言不烦，便于读者迅速准确掌握。鉴别诊断罗列相似疾病，旨在让读者树立起症状鉴别的思维，以免发生误诊。

疾病诊断完成后，便是治疗阶段。在治疗上，本书尽可能全地写出了疾病的所有治疗方法，包括西医和中医的治疗方法，也包括疾病本身和并发症的治法，并且在用药上具体到了用法用量上，让读者看了就可以拿过来用，十分方便。治疗经验部分是本书的一大亮点所在，基本上都是一些疾病的特色疗法，不同于常规治疗，但往往疗效奇特，耐人寻味。

接下来便是典型病例和专家分析部分。典型病例可以更直观地把疾病从发病、诊断到用药串联起来，使疾病更加立体化，方便读者深入理解疾病。专家分析是本书的另一个亮点，依托典型病例，以专家讲解疾病的方式从病因、发病机制、诊断、治疗到预后、预防等对疾病进行阐释，并结合病例加以说明，讲解中深入浅出，通俗易懂，说理清晰。

本书编写的目的是宣传中西医结合诊疗危重病的优势，帮助临床医师减少误诊率，规范治疗方案，丰富治疗手段，希望本书能够对临床医师有所帮助。限于水平，本书可能存在一些缺点与不足，竭诚希望读者加以批评指正。

编委会

2015 年 1 月

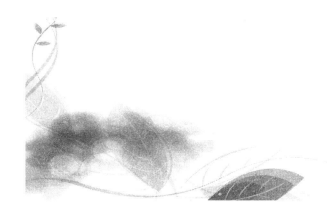

目 录

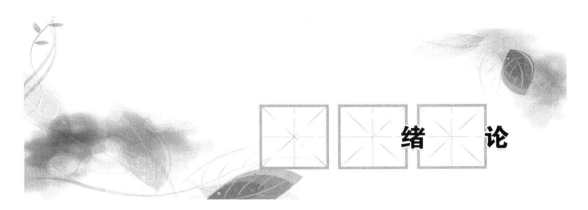

绪　　论

中西医结合医学，是中国经历了半个世纪的自主创新研究，在世界上首创的一门新兴交叉学科。它融合了中医、西医的优点，比单纯的西医与单纯的中医疗效都好。危重病是一类病情急危，随时可能使患者丧失生命，或诊断困难，医师容易误诊，或治疗方法局限，临床疗效较差的一类疑难急重疾病的总称。用中西医结合的方法研究和诊疗危重病是近几十年来中国医学的尝试，取得了相当多的成果，同时挽救了许多患者的生命。随着医学的进步与发展，越来越多的实践证明，中西医结合诊疗危重病是可行而且正确的。

（一）中西医结合发展历程

早在清末民初，随着西医学传入和洋务运动的开展，国内出现了一批接受和学习西医的医家，并且试图用现代医学的理论解释阴阳、五行及经络学说，出现了以朱沛文、张锡纯、恽铁樵为代表的一批精通医理、医术精湛的中西医汇通学者，最终形成了中西医汇通学派。民国时期，随着西方医学渐渐传入我国，中医学日渐式微，中医阵地渐渐被蚕食，西医逐渐成为主流，汇通学派亦随之慢慢淡出历史舞台。

新中国成立后，党中央提出"中西医团结，中医科学化"的口号，自此中西医结合医学在全国范围内迅猛发展。50 年来，中西医结合医学研究经历了临床研究（20 世纪 60～70 年代）、临床与实验研究相结合（20 世纪 80 年代以来）、中西医结合学科建设发展（20 世纪 90 年代以来）等阶段。实践不仅证明中西医结合防治疾病、保护人类健康的作用优于单纯西医或单纯中医，而且证明中西医结合医学研究可以创造新理论、新概念，提出新认识，促进我国乃至全世界医学的发展。

20 世纪 60 年代，全国举办了西学中班，培养中西医都精通的人才，继承整理了名老中医临床经验，以西医诊断及指标观察中医治疗的效果，经过临床验证，证明了中医的临床疗效及中西医结合理论的正确性和可行性，为中西医结合事业的发展培养了优秀队伍，促进了中西医结合理论的进一步发展。

20 世纪 70 年代，经过中西医结合工作者不断的实践和探索，不仅深入临床实践观察，形成了中西医结合"病证结合诊断"的诊断模式和"辨证论治与辨病论治相结合"的诊疗思路，而且结合临床开展了实验研究，创办了一批中西医结合科研机构，开辟了中医药学动物实验研究的现代科学方法。广泛开展中药的现代药理学研究，探讨中药的药理、药效，并研究中药的有效成分等，开辟了中药现代研究的道路。

进入 20 世纪 80 年代以来，现代医学科学技术的发展突飞猛进、日新月异。1981 年，我国成立了中国中西医结合学会，各省、市、自治区乃至地、市，相应成立了中西医结合学会，形成了全国中西医结合学术交流网络。每年中国中西医结合学会都召开 30 多次国内外学术交流会议，不断促进中西医结合学术交流。中西医结合医学研究抓住了发展契机，紧跟时代科技进步而开展了深入广泛的研究，进一步促进了中西医结合研究水平的提高，并取得了中西医结合理论与实践的新发展。例如，中国中医科学院屠呦呦投身研制的青蒿素、哈尔滨医科大学张亭栋发现了可用于治疗白血病的三氧化二砷等新型药物，都是中西医结合成功的典范。在中国中西医结合医学模式的启发和带动下，世界范围的结合医学研究方兴未艾。

全国现已有中西医结合医师 7 万人，中西医结合医院 245 所，其中重点中西医结合医院 20 余所，中西医结合专业或学院已在多所院校设立，新一代的中西医结合医师不断涌现，后继有人。

（二）中国中西医结合危重症的发展

危重病急救医学（critical care medicine）是一门新兴的医学学科，收治对象为危及生命的各种急性危重患者，其主要研究危重疾病的发生、发展及病理生理变化规律，最终达到合理诊断与治疗危重病的目的。

1983 年，美国医学专业委员会正式确立开展危重病急救医学临床与基础研究，为以后重症加强护理病房（ICU）、冠心病重症监护室（CCU）、心肺复苏（CPR）、心肺脑复苏（CPCR）、急救中心、空中救护、灾害防治等发展奠定了基础。20 世纪 90 年代，急诊医学不仅成为独立体系，并且日益完善，形成了院内生命支持、院外生命支持、延续生命支持、康复等系统，在危重病治疗中发挥着巨大的作用，受到了各国的高度重视。发达国家把抢救危重患者的成功率作为衡量医院水平的标志。

作为一个古老悠久的文明古国，中医药一直为中华民族的身体健康保驾护航。到了近现代，随着西方医学的传入，西医和中医同时承担起了中国的医疗任务，中西医结合，具有中国特色的一种医疗体系应运而生。在危重病研究方面，中西医结合诊疗的地位与优势逐渐凸显。1974 年，天津市第一中心医院在全国率先成立急性三衰抢救研究室，用中西医结合诊疗方法抢救急危重症患者。1986 年，中国中西医结合学会正式批准成立了急救医学专业委员会，王今达任主任委员，王宝恩、黄星垣、陈过、王一镗、辛公鸣等当选为副主任委员。近 40 年来，中西医结合危重病急救医学研究取得突破性进展。尤其是在多器官功能障碍综合征（MODS）和脓毒症领域，获得了丰硕成果，从临床实践研究到基础理论的结合，从创建菌毒炎并治学说，到成功研制中药静脉注射液"神农 33 号"（后更名为血必净注射液），并用这一新理论及中药注射液抢救了无数多器官衰竭患者，中西医结合在危重病领域光芒四射。

（三）中西医结合危重病研究成果

为中西医结合危重病研究作出贡献最大的当属天津市第一中心医院的王今达。他和他的团队从 20 世纪 70 年代起就应用中西医结合的方法研究心力衰竭、肾衰竭和呼吸衰竭，并取得了一定成果。他们把西医在基础医学上的优势和中医在临床治疗上的独到之处有机结合起来，取得了重大成果。多年的研究历程，走过 3 个发展阶段：临床"三证三法"阶段；"菌毒炎并治"与"四证四法"研究阶段；"四证四法"本质研究阶段。

1. 三证三法　时任天津市急救医学研究所所长王今达当时确定了中西医结合危重症急救医学的研究思路：能中不西，以中为主，对西医现有的优势暂时不用中医中药代替，不做重复研究。研究重点：运用中医优势突破西医不足。在临床实践中，坚持中医整体观和辨证论治理论，确定以活血化瘀法治疗血瘀证、清热解毒法治疗热毒证、扶正固本法治疗急性虚证，即"三证三法"。制定和形成了一套多器官功能障碍综合征（MODS）的中西医结合诊疗规范。"三证三法"逐渐得到国内外专家的认可，并在国内广泛应用。

（1）清热解毒法治疗严重感染（热毒证）：在危重症急救医学范畴中，不论是起病原因或是疾病的各个不同阶段，绝大多数病种都存在严重感染这一因素，而且这些感染中绝大多数属于中医的热毒证。抓住热毒这一重要环节给予清热解毒法的治疗，不论是清热解毒或是通下泄热，疗效均显著。此外，用此法治疗严重感染引起的急性弥散性血管内凝血（DIC）和成人急性呼吸窘迫综合征（ARDS），也取得良好效果。

（2）活血化瘀法治疗凝血机制障碍（血瘀证）：现代医学研究证实，各科危重症不论原因如何（休克、感染、中毒、创伤、病理产科、大手术等），均可导致急性凝血功能障碍。而凝血功能失常又造成微循环障碍，如此恶性循环。为了打破这种恶性循环，西医可以从凝血、抗凝血角度治疗，中医则从活血化瘀角度考虑。1972 年，将活血化瘀法应用于收治的 1 例外伤肝脾破裂、脾切除、肝修复术后出现的弥散性血管内凝血（DIC）患者，以血府逐瘀汤口服，获得了成功。以后又陆续运用活血化瘀法治疗了多例 DIC 患者，均获得了较好疗效。通过较多病例的积累，运用中医方法可以将 DIC 分为热毒瘀血证、血虚瘀血证和气虚瘀血证。以血府逐瘀汤为主方，分型进行药味加减，治疗各型各期 DIC 取得了满意疗效。

（3）扶正固本法治疗急性营养衰竭和急性免疫功能低下（急性虚证）：急性营养衰竭和急性免疫功能低下是危重病急救成败的又一重要环节，可归属中医急性虚证，但中医经典中对此叙述罕见。急性虚证可分为气虚、血虚、阳虚、阴虚四大类。根据中医辨证，选用相应的方药进行治疗，可在较短时间内使急性虚证逆转，患者体力恢复较快。单用西医的营养疗法难以取得这些疗效。

2. 菌毒炎并治　感染性多器官衰竭（MSOF）在世界范围内病死率较高，4 个以上器官衰竭者的病死率高达 100%。现代医学对于 MSOF 的发病机制和病因，各国学者众说纷纭。王今达经过临床实践和实验研究，率先证实，革兰阴性菌感染所致的多器官衰竭的病因病机，是内毒素对内脏细胞及亚细胞直接造成中毒性损害，导致多器官衰竭。这些革兰阴性菌存活时不生成内毒素，一旦被杀死（如应用针对性抗生素等），菌体溃解后即可生成内毒素。被杀死的细菌越多，生成内毒素也越多，内毒素血症也越重，可见内毒素性多器官衰竭的发病是机体遭受内毒素攻击，进而造成了细胞及亚细胞水平的中毒性损害所致，应该在杀菌抑菌的同时，运用具有抗毒解毒作用的中药，防治细胞的中毒性损害，即菌毒并治的新理论。在新理论指导下，诊疗感染性多器官衰竭 196 例，并对此进行临床疗效观察，菌毒并治组治愈率为 73.5%、病死率为 26.5%，非菌毒并治组病愈率为 21.4%、病死率为 78.6%，具有明确的临床应用价值。

3. 四证四法

（1）肠道功能的再认识及"四证四法"辨证原则的完善：实验证实，肠源性内毒素血症是肺与大肠表里相关性损伤的致病因素。随着研究的深入，肠道在 MODS 发病中的关键环节逐渐被人们所认识。基于现代实验与临床研究及对肠道功能的探索，认识到肠道屏障功能的破坏造成了肠源性内毒素症和菌群移位，并激发细胞因子和炎性介质的连锁反应，引发全身炎症反应综合征（SIRS）和 MODS。使用清上泻下法，选用凉膈散治疗存在阳明腑实证者，结果 80% 的呼吸衰竭患者呼吸功能迅速改善。进一步研究发现，临床表现有腑气不通症状，即大便秘结、腹胀、呕吐、无排便排气、肠鸣音减弱或消失的患者，其血浆促炎细胞因子水平明显升高，病死率极高。采用通里攻下法，以大承气汤为代表方剂攻下泻火、清热解毒，可显著降低 SIRS 患者血浆炎性介质水平，降低 MODS 的发病率，提高患者治愈率。随后便完善出了 MODS 的中西医结合"四证四法"辨证治疗原则，即在"三证三法"的基础上，再加上腑气不通证，用通里攻下法。结合现代治疗方法，应用此原则对 MODS 患者进行辨证治疗，可使感染性 MODS 患者的病死率显著降低，并使平均脏衰数为 3.5 个的多病因 MODS 患者病死率降低至 41.86%，达到国际先进水平。

　　临床上常见的急性危重病的病种多种多样，包括急性呼吸衰竭、急性肝衰竭、急性肾衰竭、中毒性心肌炎、中毒性脑病、营养衰竭、脓毒症、休克、DIC、多器官衰竭等，虽然它们的损害系统各不相同，但它们如果救治不及时，进入终末期的话，几乎都有殊途同归的结局。在这些疾病的终末期极危重阶段，大体都可以概括在中医的"四证四法"范围内，即毒热证（严重感染）与清热解毒法、血瘀证（凝血功能障碍）与活血化瘀法、急性虚证（急性营养衰竭和急性免疫功能低下）与扶正固本法、阳明腑实证（胃肠功能障碍）与通里攻下法。这是王今达对中西医结合诊疗急性危重病的概括性总结。疾病终末期在现代西医急救手段的配合下，按"四证四法"辨证运用中药，虽然辨证立法并非十分精确，最后仍能获得不错的效果。

　　（2）"四证四法"本质研究

　　1）血瘀证与活血化瘀法：通过动物实验研究发现，内皮细胞功能活化不全及活化蛋白 C 水平降低引起的微循环异常成为血瘀证发生的病理基础。研究证实，活血化瘀法具有整体调整 MODS 患者微循环、免疫及炎性反应紊乱状态的作用，其具体机制为：对血管内皮细胞有明显的保护作用；提高血浆活化蛋白 C 水平，改善 MODS 患者的凝血功能紊乱；同时可降低 MODS 患者血内毒素、血浆血小板激活因子、血清及组织一氧化氮（NO）的水平，减轻组织损伤，保护器官；对促炎细胞因子肿瘤坏死因子-α（TNF-α）和白细胞介素-6（IL-6）有明显的下调作用，阻断过度炎性反应；提高人类白细胞抗原-DR（HLA-DR）水平，缓解免疫麻痹，起到免疫调节作用。活血化瘀疗法代表药物为神农 33 号注射液（后更名为血必净注射液）。

　　2）热毒证与清热解毒法：对热毒证患者，通过实验室检查证实，过度的炎症反应是热毒证发生的病理基础。实验研究证实，清热解毒类中药对炎症具有明显的拮抗作用，可下调促炎细胞因子 TNF-α 和 IL-6 水平、减少中性粒细胞活化，继而减少中性粒细胞在内皮细胞的黏附，缓解内皮细胞受损。清热解毒法代表药物为清开灵注射液。

　　3）急性虚证与扶正固本法：MODS 中急性虚证的病机特点为本虚标实，与机体免疫衰竭有关，临床表现为单核细胞丧失抗原递呈功能，呈免疫麻痹状态。实验室检查可有单核细胞表面 HLA-DR 下降、Th1/Th2 比例下降。根据急性虚证的特点，经扶正固本法治疗，可使 MODS 患者免疫失调状态改善，Th1/Th2 比例趋于稳定，单核细胞表面 HLA-DR 表达升高，促进机体的康复。扶正固本法代表药物为补阳还五汤及黄芪注射液。

　　4）腑气不通证与通里攻下法：研究证实，肠道为 MODS 发生的启动器，肠源性内毒素可以导致肺的大片状出血及肺泡性肺不张，从而产生急性呼吸衰竭。应激状态下，肠系膜淋巴液可引起肺泡内皮细胞及血管内皮细胞凋亡，骨髓抑制，内皮细胞表面的黏附分子及 P-选择素水平升高，中性粒细胞表面黏附分子 CDIIB、CD18 表达增加，红细胞变形性异常，最终引起器官的氧供减少，功能受损，体现出肺与大肠相表里的病理变化关系。腑气不通证采用通里攻下法，选用凉膈散及大承气汤治疗，重用生大黄，患者便通后，呼吸衰竭可在短时间内迅速好转。研究证实，通里攻下法在改善 MODS 患者肠道功能的同时，可调整 MODS 的免疫失衡状态，降低过度的促炎及抗炎反应，缓解机体的免疫麻痹。通里攻下法代表方剂为大承气汤、凉膈散。

4. 其他方面的突出成果　天津市中西医结合急腹症研究所所长吴咸中首创了急腹症治疗"八法"，包括通里攻下法、活血化瘀法、清热解毒法、理气开郁法、清热利湿法、健脾和胃法、补气养血法和温中祛寒法。前五法为祛邪主法，以达邪去正安的目的；后三法为辅助治法，可以疏通气血、调补脏腑，以期快速康复。急腹症治疗"八法"是对"汗、吐、下、和、温、清、消、补"传统八法的继承与发展。在急腹症领域运用中西医结合治疗，可以使患者免受手术之苦，使必须进行手术的患者减少了手术的风险，缩短了康复疗程。"八法"常应用承气汤、大柴胡汤、大黄牡丹皮汤治疗肠梗阻、阑尾炎、急性胰腺炎等，均取得了重大突破。在不断深入开展临床研究的同时，他们还利用实验手段对中医通里攻下等治疗方法的机制进行了深入研究。他带领研究人员用现代医学方法较系统地研究了"急腹症治疗八法"中各法的代表方剂、药组及单味药物，阐明其作用机制，加深了对中医理论实质的认识，促进了中西医药学在理论上的结合。实验研究证明，通里攻下法可以增加肠蠕动，增加肠分泌；增加肠血流量，改善肠管血运；降低毛细血管通透性，减少炎性渗出，限制炎性病灶扩散；促进腹腔内血液吸收，预防肠粘连；促进胆汁分泌，并有利尿作用；还可抑制细菌生长。活血化瘀法能增加肠血流量，改善微循环，改善血液黏滞度，促进腹腔渗液吸收，减少毛细血管通透性。这类的系统研究不仅从理论上说明了各法的作用机制，也指导和扩大了各法的临床适用范围，为中西医结合治疗急腹症的理论研究打开了一个突破口，发挥着越来越明显的指导作用。

北京友谊医院王宝恩和张淑文应用中药治疗 MODS、SIRS 的研究达到了分子生物学水平。他们通过 20 余年临床实践，研究感染性多器官衰竭的动态、分期诊断标准和多器官衰竭的主要中医证型、治则和方剂，提高了抢救成功率，使感染并发多器官功能不全的病死率，从 1985 年以前的 50% 下降到 20 世纪 90 年代的 26.9%，其中多器官衰竭病死率按美国标准计为 50.9%，明显低于国外的 62.5%，达到国际先进水平。

王宝恩在肝纤维化的逆转上应用中药取得了重大成果。他运用现代医学及分子生物学研究方法，证明了中药能逆转肝纤维化及早期肝硬化，发明了抗肝纤维化中药"复方861"，使肝纤维化的逆转率在肝硬化前期及早期肝硬化达到 75%～82%，取得了突出成就。

陈可冀与郭士魁首先倡导活血化瘀为主治疗冠心病，并组织北京地区防治冠心病协作组，对冠心Ⅱ号方进行临床验证，成为活血化瘀研究的先导。他们从整体、细胞和基因蛋白表达分子水平科学阐释了活血化瘀治疗冠心病的作用机制，阐明血瘀证实质，使血瘀证与活血化瘀成为推动、繁荣中西医结合的重要研究领域，尤其活血化瘀中西医结合治疗急性心肌梗死、心绞痛的优势为世界所公认。他们还首先用活血中药川芎的有效成分川芎嗪治疗缺血性脑血管病，获得显效；首先倡导用温阳益气活血法和附子活性成分去甲乌药碱治疗病态窦房结综合征，证实有显著提高心率的作用。

解放军 306 医院岳茂兴对腹部外科疾病并发 MODS 的机制及临床救治进行了 16 年的系列研究，在国内创用短程大剂量以地塞米松和山莨菪碱为主的治疗，同时应用分阶段代谢营养支持和序贯性抗生素治疗的"四大一支持"综合疗法。率先提出了在整体治疗腹部外科疾病并发 MODS 时需在"炎性介质、细菌、内外毒素、微循环障碍、免疫功能失调、营养代谢紊乱、基础疾病、脏器功能"8 个方面进行兼顾和并治的新策略，相应提出了 14 条有效的具体治疗措施。同时在临床救治中提出要中西医结合治疗，研制出"解毒固本汤"配合治疗，并研究出解毒固本冲剂可以降低体温、脉搏、白细胞总数，缩短排气排便时间等。岳茂兴采用综合救治新策略的死亡率为 26.92%，明显低于国内外同类疾病的死亡率。

2003 年，在抗击"非典"中中医药发挥了巨大的作用，广东省中医院运用中医药分期治疗并配合西药治疗，在干预病程、减轻中毒症状、缩短发热时间和住院时间、减少后遗症及减轻并发症等方面有较为明显的作用，取得了比单纯应用西药更好的疗效，并且其毒副作用明显比应用激素所产生的毒副作用少，表现出中西医结合治疗急危重症的优势。

在中药药理研究方面，成都中医药研究所通过大量实验研究证明，大多数清热解毒中药具有抗病原微生物的作用，且抗菌谱很广。清热解毒中药能够对抗内外毒素及一切毒性产物，如抗血栓素、凝固酶、透明质酸酶，有解毒抗炎作用。大部分补虚扶正的中药有提高机体免疫功能、抗衰老作用。

中西医结合研究人员还对一些中药剂型做了改革，因为急救用药要快速高效，而传统中药剂型给抢救工作带来一定不便。剂型改革是急救中药研究的一个重要课题。有研究证实，静脉投药的疗效明显优于口服及肌内注射，因此制备出符合药品法和药典的静脉注射用急救中药，是中西医结合亟待解决的重要问题。通过研究人员的不懈努力，参附注射液、参麦注射液、醒脑静注射液、鱼腥草注射液、炎琥宁注射液等静脉注射剂型应运而生，极大提高了中药在急危重症治疗上的地位。但是，某些传统药物的剂型仍然不适合改革，比如安宫牛黄丸，应保留原剂型。

在中药新药的研制方面，目前应用较广的是血必净注射液。2000 年初，王今达等研制成功了中药血必净注射液，成功抢救了很多危重患者，并在全国广泛应用于临床。临床实践证实：它有类皮质激素样作用，而无皮质激素的副作用；有广谱拮抗各种炎性介质的作用；有降体温的作用；有防治各种器官纤维化及急慢性肺纤维化、糖尿病肾病、肾小球硬化（临床称难治性肾病）的作用；有保护血管内皮、阻断炎症级联反应有效促进骨伤恢复的作用。因为其具有抗炎-抗凝双重效应，所以早期干预全身炎症反应综合征（SIRS）期，可预防 MODS 的发生与发展。对其他危重症的高凝状态，如 COPD、肾病综合征、狼疮等均有良好疗效。临床还可用于重症急性胰腺炎的治疗；保护骨骼肌缺血-再灌注损伤；保护脓毒症患者的胃肠黏膜及调理老年性肠功能障碍。血必净与抗生素并用，适用于治疗脓毒症及脓毒症并发的多器官功能失常综合征，起到细菌-内毒素-炎性介质并治的作用，提高疗效，缩短病程，降低医疗费用，改善预后，提高患者成活率。

（四）疑难危重病的特点

1. 症状复杂　危重病一般处于病情发展最严重的阶段或在疾病的晚期阶段，此时往往不是单一器官或系统的病变，而是多器官、多系统的损伤。比如脓毒症（sepsis）是指感染和创伤等诱发的剧烈全身性炎症反应，并可引起组织器官继发性损伤的临床症候群；后期常引起多器官衰竭，其中以肺衰竭发生率最高，其次是胃肠道，若合并肾衰竭，则病死率将极大增高。对于一些疑难病而言，其发病亦往往涉及多个器官，病情往往容易迁延不愈；由于长期疾病对患者身心的影响及症状表现的错综复杂，此类疾病难以像其他普通内科疾病一样容易分析施治。

2. 病情凶险　危重病病情严重，发展迅速，往往具有不可预测性的危险情况发生，而给治疗带来相当大的难度。比如重症肺炎，若发生于老年高龄患者，其结果往往是致命的，这是由于老年人由于全身各个器官功能及免疫功能的衰退或本身合并其他疾病，可导致炎症不易控制并且继发身体其他器官的危害，其危害具有不可预见性，严重时可呈风暴式发展，全身器官呈序贯式不可逆损伤，其结局往往不良。而对于一些疑难病来说，其发病原因及发病机制难以得到明确阐释，疾病发展规律无从得知，转归及预后差异性较大，随着疾病的发展或者到疾病的后期，常易发生不可预知的凶险，加重病情，危害患者生命。

3. 治疗难度大　危重病患者病情严重，症状复杂，病情发展具有难以预知的危险性，致死率高，由此给诊疗带来相当大的难度。比如感染是危重病的常见原因，同时控制感染又是抢救成功的关键因素，而感染率高的易感因素有很多，如年龄、病程、有创检查与治疗、严重创伤或大手术、侵入性诊疗措施、激素和免疫抑制剂治疗、广泛使用广谱抗生素等，使危重病患者成为抵抗力低下的易感宿主。机体抵抗力低下，不单指特异性的和非特异性的体液和细胞免疫，而是指包括生理屏障、生理反射和正常菌群等防御机制在内的全面防御体系。危重病本身及其治疗措施常可破坏这种防御体系，导致病原微生物侵入而感染，其中呼吸道、胃肠道、泌尿道和皮肤是最常见的 4 个途径。由于危重病患者抵抗力减弱，并发感染后往往缺乏有效的药物控制。另外，一些疑难疾病，其发病原因与发病机制往往不清，诊断难明，治疗起来亦颇为棘手。

4. 患者负担重　危重病给患者带来身体及心理上的痛苦，同时由于诊疗费用高、治疗效果与患者家属预期不能统一而给患者家属带来巨大的经济负担与心理压力。一些疑难病，由于诊断不明，治疗上无法明确治疗方案，加之一些医护人员与患者及家属沟通、解释不到位，亦会给患者及家属带来沉重的经济及心理负担。一些慢性疾病虽然诊断清楚，但不易治愈，亦会给患者带来身心的痛苦及沉重的经济负担。

（五）医师处理疑难危重病应具备的素质

1. 应具备深厚而扎实的临床基本功　疑难危重病可出现在各科疾病中，因此作为一名医师，除了对自己的研究领域有深入的理解以外，还要去涉猎其他各科知识。首先，必须熟练掌握各种内科疾病的诊断与防治的知识和手段，并且与实践紧密结合，在临床中不断丰富自己的经验。同时还特别要熟练掌握某些疾病与其他各科有关疾病进行鉴别诊断的知识，从而及时、准确地判断病情，对自己解决不了的疾病，及时转诊到其他专科医师处进行就诊。对于开展中西医结合急救来说，同时还应学习有关中医急救的一些基本理论和方法，开展中西医结合，取长补短，以挽救患者生命为最终目的，不可存有偏见，延误治疗。

2. 应时刻保持警惕，注意危重患者的病情发展　危重患者的病情发展迅速、难以预测，此时医师必须保持高度的警觉，即使患者目前情况稳定，亦要考虑到患者可能发生的情况。比如：对于化验 D-二聚体升高明显者，应考虑静脉血栓形成而积极进行抗凝；对于老年长期卧床的患者，应防范患者压疮的形成；对于所有危重患者，均要有防范院内获得性感染的意识；对于长期应用抗生素者，应注意防范肠道菌群失调而导致的伪膜性肠炎；对于低钠血症的患者，纠正低钠时应防范因补钠过快而导致的渗透性脱髓鞘；对原有心肌梗死、脑梗死病史的患者，应警惕再次出现心肌梗死、脑梗死等。注意危重患者的病情进展，应注意患者的实际情况，不能单一地以化验指标来评判病情。对患者的病史应有一个全面、细致的了解，结合中医的诊断及辨证，才能对患者的病情有一个全面的掌握，对疾病的转归和预后才能作出正确评判。

3. 掌握救治危重病的常用操作技术　急救时中西医应各取所长，互相补充。中医医院的急救专业医师，要学习掌握现代急救知识和技能，必须包括：床旁动态观察病情变化的监测技术，如动脉血气分析、指端血氧饱和度、凝血功能、生化指标及心肺肾功能；各种应急处理技术，如气管插管、心肺复苏、张力性气胸穿刺减压、呼吸道异物的取出、喉头水肿窒息的处理、急性中毒洗胃术等；以及器官替代治疗设备的使用，如呼吸机、人工肾、临时心脏起搏装置等。西医医院的急救专业医师，亦要努力学习掌握中医有关急救的整体辨证理论，如病因、脏腑、气血、六经、卫气营血、三焦等；以及与急救有关的治则，如清热解毒、活血化瘀、益气固脱、回阳救逆、醒脑开窍、镇肝息风、凉营止血等。中西医进行结合补充，在此基础上循序渐进，在实践中运用，在实践中提高，只有具备了这样的基本条件，开展中西医结合诊疗急性危重病的研究才能水到渠成，才可以逐渐展开。

4. 应具有高度的责任感　作为一名医师，应以救死扶伤为天职，应有高度的责任意识，管理患者时，首先应对患者的病情要有深入透彻的理解，密切注意患者病情发展的各项变化，对于每一次病情及检查化验结果的变化，都要深入查找原因并与患者及其家属进行耐心细致的解释，对于病情及化验指标的变化所提示的潜在问题，要抓紧时间迅速解决。我们看到，在临床工作中，很多医患纠纷可以避免，但是由于医师的不细心、不认真、过于自信、态度傲慢，以及医患对病情预期的不一致性，而出现了诸多医疗纠纷案件，所以医师要加强自己的责任意识，要与患者及家属多交流、多沟通，要学会站在患者的角度考虑问题，学会共情表达。医师的关心是患者最好的安慰剂，所以医师必须要有"大医精诚"的精神，要有高度的责任感。

5. 应掌握一定的心理学知识　医学不是单一的一门学科，更具有丰富的人文内涵。在古代，中医即开始采用调节情志的方法来养生治疗疾病，比如采用情志相胜的方法，以怒胜思、以喜胜悲、以思胜恐、以悲胜怒、以恐胜喜，这与现代的心理治疗不谋而合。疑难危重患者，由于疾病的原因，患者承受着身心的巨大痛苦，作为医师，不光要着眼于疾病，更要着眼于患者，应具备一定的心理学基础，了解疑难危重患者的心理特点，及时采取措施对患者进行心理疏导，同时亦要考虑患者家属的心理特点，及时有效地进行沟通，也是救助危重患者成功的前提。

（六）中西医结合诊疗危重病的优势及展望

危重病急救医学是 20 世纪 70 年代逐步发展起来的国际新兴学科，研究对象为同时危及生命器官功能的各种急性危重患者。对于危重病的诊疗，西医以其迅速、方便、高效等优点有着绝对的优势，中医由于种种原因在这个领域一直处于劣势，处于从属地位。但是对于某些危重病，西医也束手无策，没有很好的办法，中西医结合诊疗为其带来了曙光。目前，有很多中西医结合治愈危重病的报道，反映了用中西医结合的方法治疗危重病具有治愈率高、花费少等特点，优势十分明显。它综合了两种医学的优点，比单纯运用西医或单纯运用中医的效果都要好。现在西医的发展研究速度缓慢，临床上许多危重病在治疗上已经进入了困境，病死率依然较高，同时患者治疗花费也高，医师面对这样的局面往往束手无策。这种情况亟待解决与突破，最主要的一个解决方法就是在中医上寻找突破点。毛泽东说："中国医药学是一个伟大的宝库，应当努力发掘，加以提高。"我们应该多从宝库中发掘中医对诊疗危重病有用的东西，为我所用，再配合西医先进的诊疗技术手段，全副武装地与危重病作斗争。在这方面做得比较好的，堪称楷模的便是王今达，他从多器官衰竭和休克的微循环障碍中发现了中医血瘀证的影子，进而从浩繁的中医文献中去查证分析，经过反复的论证与实验，研制出了改善微循环障碍的神农 33 号（后更名为血必净），为一大部分微循环障碍的疾病提供了一种新的治疗方法。同时还有在外科方面的吴咸中，从《伤寒论》中悟出用"通里攻下"法治疗外科急腹症，使很多患者免受手术之苦。他们为从中西医结合的角度探索现代难治病的诊疗提供了成功的范例。

中医临床经典《伤寒论》可以称做一部讨论外感重症的著作，书中序言说到："余宗族素多，向余二百。建安纪年以来，犹未十稔，其死亡者，三分有二，伤寒十居其七。"这说明了伤寒病在当时来讲是十分常见且致死率极高的一种传染病。书中提到了多种危重病常见症状，如高热、神昏、惊厥、腹痛、亡阳等，并通过辨证给出了治法方药。这对现代的临床危重病研究提供了大量的解决思路，比如通过对少阴病的四逆加人参汤证的研究，研制出了参附注射液来抢救休克患者，并获得了较好的疗效。又比如《金匮要略》书中的葶苈大枣泻肺汤证，原文说到："肺痈，喘不得卧，葶苈大枣泻肺汤主之。"现代研究证实葶苈子有强心、利尿等作用，所以以岭药业根据这项发现以葶苈子和黄芪为主药研制出了芪苈强心胶囊，改善了慢性难治性心力衰竭患者的临床症状，提高了患者的生活质量。后来的温病学家在卫气营血和三焦理论的指导下，极大地发展了中医，提出了很多急危重症的治则和治法，如透气解表、凉血和营、清热解毒、清热化湿、活血化瘀、滋阴息风、醒脑开窍、回阳救逆等。这些治则治法都可以用于指导一些临床危重病或危重病的某一阶段。找到适合某些疾病的治法后，临床尝试应用，取得一定效果后，深入研究它们，把它们总结提高，进而推广到普遍，这就是中西医结合研究的实质内容。

研究中西医结合的思路必须要理清：一方面，我们有中医药这个伟大的宝库，为我们诊疗疾病提供灵感和方法，比如，青蒿绞汁治疗疟疾就记载在晋代葛洪的《肘后备急方》中，后来被医务人员发现了，用于临床后效果很好，进而开始研究它；另一方面，我们有着现代先进的检查设备、实验设备和科学缜密的实验研究方法，用来研究中医药的起效机制是十分合适的，前面讲的青蒿治疗疟疾，经过科研人员的研究，成功发现和提取出治疟的有效成分青蒿素，挽救了大量疟疾患者的生命。青霉素的发现也是一个鲜活的例子：青霉素最早是一名英国人在一次意外事件中偶然发现的，进而提纯、推广、生产，造福了人类。然而早在唐代，就有霉菌帮助伤口愈合的记载，这可能称得上是人们最早使用青霉素了。通过这个例子不难看出，我们国家在医学研究上是很有优势的，因为我们有大量的中医学文献可以用来发掘，所以我们医务人员只要把"继承发掘"和"研究创新"有机结合起来，就一定能获得中西医结合研究的成功，进而造福广大患病人群。我们相信，将来中医学诊疗疾病的整体观和辨证论治观点会一直影响着现代医学的发展，并逐渐被现代医学所接受。经过中西医结合工作者的共同努力，有我国中西医结合特色危重病急救医学的发展必将会进入一个崭新的天地。

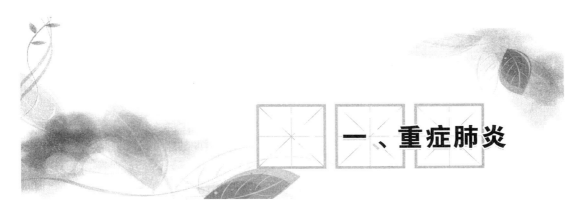

一、重症肺炎

重症肺炎（severe pneumonia，SP）是指具有严重中毒症状或并发症的肺炎，易发生感染中毒性休克、低氧血症、呼吸衰竭、上消化道出血，甚者发生急性呼吸窘迫综合征（ARDS）、弥散性血管内凝血（DIC）或以肺部损害为主的多器官功能障碍综合征（MODS）与免疫损害，属呼吸系统疾病中的急危重症，病死率在30%～50%。重症肺炎根据获得环境不同分为重症社区获得性肺炎（severe community acquired Pneumonia，SCAP）和重症医院获得性肺炎（severe hospital acquired pneumonia，SHAP），属中医"暴喘"、"肺炎喘嗽"、"风温肺热"等范畴。其发病机制主要是感受外邪和脏腑功能失调，导致肺失宣肃，肺气上逆而发病，病位在肺，与心肝肾密切相关。

（一）诊断要点

主要标准：①需要机械通气；②需要使用血管升压类药物的感染性休克。

次要标准：①呼吸频率＞30次/分钟；②氧合指数（PaO_2/FiO_2）≤250；③多肺叶受累；④意识障碍；⑤尿毒血症（BUN≥7.1mmol/L）；⑥白细胞减少症（WBC＜$4×10^9$/L）；⑦血小板减少症（PLT＜$100×10^9$/L）；⑧低体温（中心体温＜36℃）；⑨低血压需要液体复苏。

符合1条主要标准或3条以上次要标准即可诊断为重症肺炎。

（二）鉴别诊断

1. 急性肺脓肿　早期肺脓肿与细菌性（肺炎链球菌）肺炎在症状及X线表现上很相似，但随着病程进展，咳大量脓臭痰则为急性肺脓肿的典型特征。X线胸片显示脓腔及气液平，胸CT示脓肿可呈结节或团块状，边缘多模糊，病灶周围可见片状阴影，病灶中央为液化坏死区，易与肺炎相鉴别。

2. 过敏性肺炎　患者多有过敏原接触史，急性期在吸入大量抗原4～12小时后出现干咳、胸闷、呼吸困难，并伴有发热、寒战、乏力、头痛和周身疼痛、发绀等全身症状。双肺可闻及湿啰音，部分可有哮鸣音。胸片示双肺小结节影或者斑片状浸润影。胸CT可表现为肺内磨玻璃密度阴影，呈斑片状、弥漫性分布，或者两肺弥漫分布的网线影。血气分析可有低氧血症。吸入激发试验有助于诊断，抗原接触史对诊断具有重要意义。

3. 肿瘤　肺癌、淋巴瘤、白血病肺浸润等都可表现为咳嗽、咳痰、发热、肺浸润影等一系列重症肺炎的表现，必要时应行病理、骨髓细胞学等检查帮助鉴别。

4. 脑炎或脑膜炎　老年人的重症肺炎可无典型的肺炎表现，可无咳嗽，甚至无发热，仅表现为意识障碍，如谵妄、淡漠或昏迷，易被误诊为脑炎或脑膜脑炎。患者有头痛、呕吐时也可能误诊为脑血管病。结核性脑膜炎常有肺结核存在，脑隐球菌感染常有肺部隐球菌感染，故 X 线胸片应作为常规检查，并需完善脑 CT、脑脊液检查等必要检查帮助鉴别诊断，以明确是否有脑炎或脑膜炎等伴发肺部并发症。

5. **肺栓塞** 肺栓塞患者多有静脉血栓的危险因素，如血栓性静脉炎、心肺疾病、创伤、手术、卧床和肿瘤等病史，可出现咯血、胸痛、晕厥、呼吸困难较明显、颈静脉充盈等表现。X 线胸片示区域性肺纹理减少，有时可见尖端指向肺门的楔形阴影。动脉血气分析常见顽固性低氧血症及低碳酸血症，如伴有发热、白细胞计数增高等，很容易误诊为重症肺炎。诊断要点关键在于对有肺栓塞高危因素的患者提高警惕，应行心脏超声肺动脉压估测、肺动脉造影、肺通气-灌注扫描、D-二聚体检测和 MRI 等帮助进行鉴别。

6. **急腹症** 肺炎累及膈胸膜可引起上腹痛，易被误诊为消化性溃疡、急性胆囊炎、急性胰腺炎等。病情严重时就诊检查，可出现淀粉酶升高、肝功能损害、麻痹性肠梗阻等急腹症表现。故对于伴有多系统功能损害的患者应警惕重症肺炎，X 线胸片甚至胸部 CT 检查应作为常规且必备检查帮助鉴别。

7. **风湿性疾病引起的肺部病变** 如系统性红斑狼疮、类风湿关节炎、皮肌炎、血管炎等，有时全身表现不明显，影像学表现与肺炎不易区分，进行有关抗体检测或组织活检病理可帮助鉴别。

（三）治疗方案

重症肺炎的治疗包括呼吸支持、抗感染治疗、免疫调节、防治多器官系统衰竭，以及纠正休克、加强痰液引流等。

1. **抗生素治疗** 对于重症感染的患者采用抗生素的降阶梯策略，提倡早期及时（诊断重症肺炎后 4 小时内）给予广谱强效抗生素治疗，可以防止病情急剧恶化，逆转感染进程，改善预后，还可降低耐药菌的产生。降阶梯疗法主要是：①开始抗感染治疗即选用广谱、强效的抗生素，尽量覆盖可能导致感染的病菌；②用药之后 48～72 小时内根据微生物学检查和药敏结果调整抗生素，更换为窄谱抗生素，使之更具有针对性。

2. **纠正水电解质酸碱平衡** 重症肺炎的患者易出现低血钾、低血钠、血糖升高、代谢性酸中毒等。适当补充电解质，控制血糖及纠正酸中毒，维持内环境平衡在重症肺炎的治疗过程中极为重要。

3. **加强痰液引流** 对于神志清楚的患者鼓励自主咳痰，经常翻身拍背，行体位排痰；昏睡或昏迷患者给予鼻导管电动吸痰，氨溴索注射液静脉注射及雾化吸入稀化痰液，同时给予适当浓度吸氧。呼吸道内大量黏稠痰液滞留，无力排痰者，宜掌握时机，及时气管插管或气管切开以便于吸痰。

4. **机械通气** 机械通气用于治疗严重低氧血症通过吸氧不能改善者，使肺泡正常通气达到足够的肺扩张，维持可接受的氧饱和度，减轻呼吸肌负荷。一般采用小潮气量 6～8ml/kg，适当使用呼气末正压通气（PEEP）4～8cmH$_2$O，以此来纠正低氧血症及减轻呼吸肌疲劳。

5. **器官功能支持治疗**

（1）胃肠功能的支持：重症肺炎患者常出现腹胀，呕吐咖啡样物质甚至血性分泌物，肠鸣音减弱或消失，严重患者因胃肠衰竭而死亡。胃肠衰竭要早期预防，及早诊断和治疗，具体措施如下：①加强营养，避免长期肠外营养；合理用药，有针对性地选择适当剂量的窄谱抗生素，胃肠道外途经给药，尽量不干扰肠道菌群的正常比例。②适当补充益生菌群，恢复胃肠道微生态正常比例，以抑制抵抗致病菌入侵，常用含有乳酸杆菌、双歧杆菌、肠球菌等菌株的制剂。③胃肠减压，缓解腹胀，可插胃管抽气或肛管排气。常用药物有新斯的明 0.25～1.0mg 皮下注射、每日 1～3 次，或酚妥拉明 0.5～1.0mg 加入 5%葡萄糖注射液 10ml 中静脉滴注、每 6 小时 1 次。中药大黄具有保护肠黏膜，促进代谢，改善血液灌注，增强肠蠕动，消除腹胀等作用。方法：用生大黄粉 6～12g 溶解后，经胃管注入胃内或灌肠，每 6 小时 1 次。④制止消化道出血：先用等渗（1.4%）碳酸氢钠溶液洗胃，至洗出液清亮为止，然后用甲氰咪胍 10～20mg/kg 注入胃内，保留 3～4 小时，一般可用 1～2 次。如有大出血时应及时输血，常用止血剂有云南白药、凝血酶、氨甲环酸等。

（2）肾功能的支持：出现肾功能不全者，避免应用肾毒性药物，必要时行血液净化（CBP）治疗。经股静脉留置单针双腔导管，根据血气分析及生物化学检查结果调整置换液中电解质含量和碳酸氢钠用量。血流量为 200～250ml/min，置换液流速为 4000ml/h。采用普通肝素抗凝，肝素首量 5～10mg，追加量 1～5mg/h，由输液泵持续输入，根据患者凝血时间和滤器状态进行调整。肺部病变好转（氧合指数＞300），肾功能恢复，即停止 CBP 治疗。

（3）心功能支持：由于缺氧、细菌毒素侵袭等因素的存在，患者可能会出现不同程度的心肌损害，治疗时应注意避免液体负荷量过多，如出现心率过快、心音减低、肺水肿及肝脏增大等心力衰竭症状时，先给予强效利尿剂如呋塞米 20～80mg 静脉滴注，同时给予吸氧和镇静剂。如病情仍不见好转，可再给予多巴酚丁胺 250mg 加入 5%葡萄糖注射液或0.9%氯化钠注射液中静脉滴注〔速度为 2.5～10μg/(kg·min)〕，并适当应用地高辛或毛花苷丙，但考虑到存在缺氧、心肌损害、电解质紊乱等因素，洋地黄药物剂量应减少1/3～1/2。

6. 感染性休克的治疗　补充循环血量，以保持收缩压在 90～100mmHg 范围，脉压差＞30mmHg，尿量＞30ml/h，中心静脉压 4.4～7.4mmHg；纠正水、电解质和酸碱平衡紊乱；应用血管活性药物，如多巴胺、去甲肾上腺素、间羟胺和山莨菪碱；对于病情较重、经补液升压药物治疗血压不能恢复者，给予糖皮质激素，如使用氢化可的松 100～200mg 静脉滴注或地塞米松 5～10mg 静脉滴注，同时联合相应的抗生素治疗，病情好转后停药。

7. 免疫支持治疗　免疫球蛋白不仅用于免疫疾病，对严重感染也有良好的治疗作用，能迅速提高患者血液中 IgG 水平，增强机体的抗感染能力和免疫调整功能。对于重症感染的患者可考虑应用人血丙种球蛋白 400mg/(kg·d) 静脉滴注，连用 3～5 天。

8. 针灸治疗　实证取穴：大椎、曲池、肺俞，用泻法；痰热壅盛者，加天突、膻中；咽喉肿痛者，加列缺、合谷、照海，或十宣点刺放血。虚证取穴：肺俞、丰隆、内关、足三里，用补法；喘而欲脱，加心俞、三阴交。

（四）中医辨证治疗

1. 外寒内热证

证候：咳嗽，痰黄或痰白而黏，咯痰不爽，发热恶寒，无汗，肢体酸痛，咽干咽痛，舌红苔黄腻，脉浮紧数。

治法：疏风散寒，清肺化痰。

方药：麻杏石甘汤合清金化痰汤加减。

生石膏、全瓜蒌各 30g，胆南星、茯苓、清半夏各 15g，枳壳、黄芩、葶苈子、旋覆花（包煎）各 10g，炙麻黄、陈皮、杏仁各 6g。

恶寒重者，加羌活、荆芥、防风，以解表祛邪；痰多难咯者，可加服鲜竹沥，以豁痰止嗽；胸痛剧烈者，可加茜草、延胡索，以活血通络止痛。

2. 风热犯肺证

证候：咳嗽，咯痰不爽，痰色白或者黏稠发黄，恶寒轻，发热重，无汗或者少汗，口微渴，头痛，鼻塞，苔薄白或微黄，脉浮数。

治法：疏风清热，宣肺止咳。

方药：银翘散加减。

金银花、桔梗、芦根各 15g，连翘、桑叶、菊花、牛蒡子、杏仁各 12g，薄荷、黄芩各 10g，甘草 6g。

咽痛甚者，加射干、马勃，以利咽止痛；口干渴者，加麦冬、天花粉，以生津止渴；恶寒严重者，加荆芥、防风、淡豆豉，以解表疏风。

3. 痰热壅肺证

证候：壮热，咳嗽剧烈，喉中痰鸣，咳痰黄稠或咳铁锈色痰，伴喘息气粗，甚则鼻翼扇动，或伴有心悸，口干烦躁，小便短赤，大便秘结，舌红苔黄腻，脉洪滑数。

治法：清热化痰，宣肺平喘。

方药：麻杏石甘汤合千金苇茎汤加减。

生石膏、芦根、全瓜蒌各 30g，炒薏苡仁 20g，桃仁 10g，生甘草、炙麻黄、杏仁各 6g。

热甚者，加金银花、知母，以泄热解毒；痰热炽盛者，可加黄芩、鱼腥草，以清肺化痰；痰中带血者，加侧柏叶、白茅根，以凉血止血；痰鸣喘息而不得卧者，加射干、葶苈子，以宣肺利水平喘；胸部痛甚者，加郁金、延胡索，活血通络止痛。

4. 毒热内陷证

证候：咳嗽，咳粉红色血水，呼吸急促，胸腹灼热，神志昏蒙，四肢厥冷，尿少汗出，爪甲紫黯，舌紫黯，苔薄黄，脉沉细数。

治法：清热解毒，益气固脱。

方药：参附汤加减。

青黛 15g，人参 12g，制附子 10g（先煎）。

气虚者，可加生黄芪、升麻，以益气固脱，扶正提陷；咳痰带血者，加侧柏叶、白茅根，以凉血止血；大汗淋漓者，可加麻黄根、山茱萸，固涩止汗。

5. 气营两燔证

证候：高热不退，咳嗽气喘，喉中痰鸣，口渴不欲饮，咳吐鲜血，或痰中带血，身热夜甚，心烦不寐，烦躁不安，神志昏蒙，谵语，唇甲青紫，大便干结，尿黄，舌红绛少津，苔黄而干，脉细数或沉数。

治法：清营凉血，清心开窍。

方药：清营汤合犀角地黄汤加减。

水牛角粉、玄参、生地黄各 30g，竹叶、丹参、麦冬、牡丹皮、金银花各 15g，黄连、连翘、赤芍各 10g。

抽搐者，加地龙、全蝎、钩藤，以息风止痉；烦躁神昏者，可加用紫雪丹，以清热息风；大便秘结者，加大黄、芒硝（后下），以通腑泄热。

6. 湿热蕴肺证

证候：咳嗽喘促，咳痰黄黏血丝，恶热面赤，身热不扬，身困重乏力，渴甚尿少，汗出不畅，胸闷、胸膈胀满，腹胀，纳呆，大便溏，小便赤，舌质红、苔黄，脉洪数或濡数。

治法：清化湿热，降肺化痰。

方药：三仁汤加减。

生薏苡仁、藿香、佩兰各 20g，清半夏、厚朴各 15g，竹叶、黄芩、滑石（包煎）各 10g，杏仁、通草、白蔻仁、草果各 6g。

恶心呕吐者，加生姜、旋覆花（包煎）、代赭石，以降逆止呕；大便溏泄者，加黄连、木香、炒白术，以燥湿止泻；身重肌肉酸痛者，加羌活、苍术，以解表胜湿。

7. 气阴两虚证

证候：干咳痰少而黏，身热渐退，气短乏力，自汗神倦，口干欲饮，纳呆，自汗盗汗，手足心热，舌体瘦小，舌红少苔，脉细或细数。

治法：滋阴益气，润肺止咳。

方药：沙参麦冬汤或竹叶石膏汤加减。

沙参、麦冬、天花粉各 30g，玉竹、竹叶、桑叶、生石膏各 15g，白扁豆 10g，清半夏、生甘草各 6g。

痰黏难咯者，可加杏仁、瓜蒌皮、川贝母、桑白皮，以滋阴润肺、化痰止咳；虚热较甚者，加生地黄、玄参等，以滋阴清热；低热不退者，加银柴胡、白薇，以清虚热。

8. 阴竭阳脱证

证候：高热骤降，呼吸急迫，大汗淋漓，四肢厥冷，神志恍惚，颜面苍白，唇甲青紫，舌淡青紫，脉微欲绝；或面色潮红，身热，烦躁，舌质淡或绛，脉微细或疾促。

治法：益气养阴，回阳固脱。

方药：生脉散合四逆汤加减。

人参、麦冬、五味子各 30g，干姜 15g，制附子（先煎）10g，炙甘草 6g。

阴竭者，加生脉注射液、参麦注射液静脉滴注，以益气养阴固脱；阳脱者，加参附注射液静脉滴注，以回阳救逆固脱；唇甲青紫者，加血必净注射液，以活血化瘀。

（五）治疗经验

1. 纤维支气管镜肺泡灌洗注药治疗　重症肺炎患者存在以下情况时需要进行纤维支气管镜肺泡灌洗治疗：①经过 1 周左右合理的抗感染治疗，抗生素逐步升级，病情仍不见好转或甚有加重趋势，持续高热不退、全身中毒症状明显、食欲不振、精神状态较差、胸部 CT 检查实变范围较前明显增大；②或短期内（72 小时）病情迅速进展，出现高热、超高热、咳嗽加重、呼吸困难甚至呼吸衰竭、心力衰竭、早期休克等临床症状、体征，胸部 CT 检查实变范围迅速、持续扩大，短期内累及多个肺叶、肺段，出现肺不张或者胸腔积液；③或入院时即有明显的呼吸困难、呼吸衰竭、心力衰竭、休克的表现存在，需要进行呼吸机辅助呼吸，可在上呼吸机后，经气管插管进行支气管镜灌洗同时联合局部注入抗生素治疗。

2. 血液净化治疗　重症肺炎患者合并多器官衰竭，特别是在肾衰竭已不能维持内环境稳定的情况下，如出现：①认知障碍；②氮质血症：BUN>7mmol/L；③呼吸频率>30次/分钟；④血压：SBP<90mmHg或DBP<60mmHg，应及时进行血液净化治疗。

3. 祛邪不忘扶正，抗炎联合免疫调节剂治疗　重症肺炎患者，免疫功能受抑制，出现全身性炎性反应。应用乌司他丁、血必净拮抗炎性介质，同时联合胸腺肽阻止淋巴细胞凋亡，逆转免疫抑制，控制感染。血必净注射液100ml静脉滴注，每日2次；乌司他丁20万U静脉滴注，每日3次；胸腺肽1.6mg皮下注射，每日1次。

4. 通腑泻肺法　肺与大肠相表里，大便的通畅有利于肺气的肃降。发病初期患者可考虑选用清上泻下的宣白承气汤，生石膏30g，瓜蒌皮15g，大黄、杏仁各10g，口服结合保留灌肠，以肺肠同治，通腑泻肺。

5. 小剂量肝素超声雾化吸入　重症肺炎患者由于细菌、缺氧及炎性介质的释放，使肺局部血液循环严重障碍，血液呈高浓缩、高聚集、高黏稠状态，小剂量肝素可抑制血栓素（TXA）的合成，从而抑制血小板与红细胞聚集达到抗凝、改善血液流变性及调节肺微循环的作用。肝素钠5000U加入0.9%氯化钠注射液20ml中，超声雾化吸入。

（六）典型病例

赵某，女，79岁，主因咳嗽、咳痰1天，加重7小时，于2014年2月13日入院。既往"慢性阻塞性肺疾病"病史40余年，未系统诊治及服药。否认"冠心病"、"糖尿病"、"高血压"、"脑血管病"等病史，否认"结核"、"乙肝"等传染病史，否认外伤史、手术史。青霉素、链霉素过敏史。否认抽烟史及饮酒史。患者入院1天前，"受凉感冒"后出现咳嗽、咳痰，痰黄黏稠不易咳吐，无发热、寒战、胸闷、憋气等，未予重视，自行服用"止咳化痰及抗感冒药物"（具体不详）治疗，症状无改善。于入院当日中午出现咳嗽、咳痰加重，痰多黏稠不易咳出，嗜睡、喘息、胸闷、憋气，不能平卧，并伴发热，最高体温38℃，遂就诊于我院急诊科，给予"二羟丙茶碱、地塞米松"对症治疗。相关检查：血常规：WBC 15.6×10^9/L，RBC 5.8×10^{12}/L，Hb 167g/L，PLT 154×10^9/L，N% 88.4%，L% 8.7%；生化：K^+ 7.8mmol/L，Na^+ 126mmol/L，Cl^- 87mmol/L，ECO_2 33.2mmol/L，GLU 8.8mmol/L，BUN 22.4mmol/L，Cr 131.2mmol/L；动脉血气分析：pH 7.2，$PaCO_2$ 80.7mmHg，PaO_2 46.1mmHg，SaO_2 71.4%，BE −1.0mmol/L；心肌酶：AST 120U/L，CK 144U/L，CK-MB 30.7U/L，LDH 647U/L；心电图：窦性心动过速，心肌缺血样改变；胸片示双肺下叶弥漫片状阴影。考虑患者为"重症肺炎、Ⅱ型呼吸衰竭、高钾血症"，病情危重，遂收入ICU抢救治疗。住院后查体：T 36.9℃，P 70次/分钟，R 15次/分钟，BP 90/58mmHg。嗜睡，精神差，全身皮肤黏膜未见黄染、皮疹及出血点，浅表淋巴结无肿大，双瞳孔正大等圆，对光反射（＋），球结膜水肿，睑结膜无充血，颈软无抵抗。双肺呼吸音粗，双下肺可闻痰鸣音及哮鸣音，心率70次/分钟，律齐，未闻及病理性杂音。腹软，无压痛、反跳痛，肝脾肋下未及，双肾叩击痛（－），移动性浊音（－），双下肢水肿，四肢肌力5级，双侧巴氏征阴性。

中医证候：神志恍惚，喘息，咳嗽、咳黄黏痰，四肢厥冷，尿少，大便秘结，舌黯红，苔黄腻，脉弦细数。

西医诊断：①重症肺炎；②Ⅱ型呼吸衰竭；③感染性休克？④电解质紊乱（高钾血症）；⑤冠心病，心功能不全，心功能Ⅳ级。

中医诊断：咳嗽（毒热内陷证）。

治疗过程：入院后紧急给予气管插管呼吸机辅助通气，予参附注射液 50ml 静脉滴注（立即）以回阳救逆；碳酸氢钠 250ml 静脉滴注（立即），10％葡萄糖注射液 500ml＋胰岛素 16U 静脉滴注（立即），以纠酸、降血钾治疗；莫西沙星 0.4g 静脉滴注、每日 1 次，阿米卡星 0.5g 静脉滴注、每日 2 次，抗感染；二羟丙茶碱 0.25g 静脉滴注、每日 2 次，琥珀酸氢化可的松 100mg 静脉滴注、每日 2 次，氨溴索葡萄糖注射液 30mg 静脉滴注、每日 2 次，以止咳、化痰、平喘治疗；辅以血必净注射液 50ml 静脉滴注、每日 2 次以活血化瘀，低分子肝素钠 6000U 皮下注射、每日 1 次以抗凝改善微循环，复方氨基酸 250ml＋丙氨酰谷氨酰胺 10g 静脉滴注、每日 1 次以营养支持，并适当予扩血管、强心等对症治疗。考虑患者存在恶性高钾血症、严重代谢性酸中毒，故同时予持续血液净化（CRRT）治疗 1 次，后患者血钾降至正常，代谢性酸中毒改善，呼吸衰竭好转，继续予抗感染、化痰、平喘等治疗。完善胸部 CT 示：双下肺炎症伴片状实变影，少量胸腔积液。中医辨证为毒热内陷证，治以清热解毒、益气固脱，给予参附汤加减：人参、制附子（先煎）、浙贝母、青黛各 15g，丹参、瓜蒌皮、桑白皮各 10g，生大黄（后下）、杏仁、炙甘草各 6g，水煎服 200ml，2 次/日，胃管注入。治疗 5 天后，患者精神状态明显改善，呼吸平稳，咳嗽、咳痰减少，无发热，二便正常。复查血常规：WBC $7.6×10^9$/L，RBC $5.3×10^{12}$/L，Hb 147g/L，PLT $158×10^9$/L，N％ 65.4％，L％ 12.7％；生化：K^+ 4.3mmol/L，Na^+ 129mmol/L，Cl^- 97mmol/L，ECO_2 30.2mmol/L，GLU 7.8mmol/L，BUN 20.4mmol/L，Cr 100.2mmol/L；动脉血气分析：pH 7.36，$PaCO_2$ 50.7mmHg，PaO_2 89.5mmHg，SaO_2 97％，BE −1.5mmol/L；痰细菌培养加药敏试验：草绿色链球菌，干燥奈瑟菌，对莫西沙星敏感。故予脱机并拔除气管插管，继续抗感染、止咳平喘治疗。第 7 天，患者生命体征平稳，呼吸平稳，少量咳痰，无发热及其他不适，二便正常。复查血常规：WBC $5.8×10^9$/L，RBC $5.2×10^{12}$/L，Hb 146g/L，PLT $163×10^9$/L，N％ 66.7％，L％ 13.2％；动脉血气分析：pH 7.37，$PaCO_2$ 55.3mmHg，PaO_2 83.3mmHg，SaO_2 92％，BE −1.3mmol/L，患者病情平稳，转往普通病房继续予莫西沙星等治疗后好转出院。

（七）专家分析

1. 重症肺炎的病因病机　重症肺炎常见的病原体有肺炎链球菌（约占 1/3）、金黄色葡萄球菌、需氧革兰阴性杆菌、嗜肺军团菌、肺炎支原体、铜绿假单胞菌、呼吸道病毒、流感嗜血菌等，与非重症肺炎相比，革兰阴性杆菌感染的发生率明显增高。在不同基础疾病或伴随状况下，重症肺炎病原体有所不同，如慢性阻塞性肺疾病（COPD）合并重症肺炎以肺炎克雷伯菌、金黄色葡萄球菌常见，吸入性重症肺炎以肺炎克雷伯菌、大肠埃希菌为主，癌症晚期阻塞性重症肺炎以产碱假单胞菌多见。

患者基础状态、感染病原菌种类及出现并发症情况又成为重症肺炎缓解与否的影响因素。老年人肺弹性功能降低或咳嗽反射减弱，局部和全身的反应减退等，一旦发生感染，病原菌易通过血液、呼吸道等途径迅速播散，发展至重症肺炎。尤其是伴有基础疾病时，如 COPD、2 型糖尿病、冠心病等，可导致肺内微血管病变、肺间质淤血水肿、支气管黏膜损伤、肺间质纤维化，更容易导致肺部感染的发生，并促发病情加重。另外，长期使用细胞毒性药物、免疫抑制剂与皮质激素造成机体的免疫功能降低；广谱抗菌药物的大面积应用及滥用造成优势菌株的扩散；ICU 管理不当引起的交叉感染等均为致肺部感染不易控制而进行性加重的因素。

中医学认为，本病为外感病，属中医"暴喘"、"肺炎喘嗽"、"风温肺热"等范畴。病位在肺，与心、肝、肾关系密切。本病分虚实两类，以实证者多见。正气亏虚，外邪内侵，邪郁于肺，化热、生痰、酿毒，三者蕴结于肺，发为本病。其基本病机为痰热交阻，肺失宣肃。如治疗得当，正能胜邪，则本病表现为热病恢复期气阴受伤的证候，如低热、口舌干燥、手足心热等。如正不胜邪，向里传变，则易发生严重证候，如热入营血、热急生风、热入心包、热闭心神、血热妄行等。若邪盛正衰，则可出现阳气欲脱、阴津耗损的阴竭阳脱之急危证候。

2. 重症肺炎的诊断

（1）高度重视老年重症肺炎非特异性临床表现：老年肺炎临床表现不典型，临床上遇到老年人出现不能解释的功能状态降低，头昏、乏力、食欲不振、反应迟钝、精神萎靡、血压下降、意识障碍、呼吸困难或原有基础疾病不明原因恶化时，应该考虑到此疾病，并及时做血常规、血清 C-反应蛋白、X 线、CT 等相关检查，早期诊断，并准确评估病情严重程度。临床治疗中须注意以下几点：①在老年肺炎感染的早期、脱水状态和白细胞减少症的患者，X 线可表现为相对正常；②COPD 和肺大泡的患者常无肺炎的典型表现；③合并肺间质纤维化、肺不张、肺栓塞、肺梗死、急性呼吸窘迫综合征（ARDS）或充血性心力衰竭时，应注意与之鉴别。

（2）相关检查在诊断中的指导意义：细菌性肺炎白细胞增多，中性粒细胞增高，多在80％以上，并有核左移；年老体弱及免疫力低下者的白细胞计数常不增高，但中性粒细胞的比例仍高；病毒性肺炎白细胞计数一般正常，也可稍高或偏低，继发细菌感染时白细胞总数和中性粒细胞可增高；在重症肺炎时可因骨髓抑制出现白细胞减少症（WBC$<4\times10^9$/L）或血小板减少症（血小板计数$<100\times10^9$/L）。

影像学检查是诊断肺炎的重要指标，也是判断重症肺炎的重要指标之一。影像学出现多个肺叶或双肺炎症阴影，或入院 48 小时内病变扩大≥50％，提示为重症肺炎。肺炎的影像学表现为片状、斑片状大面积浸润性阴影或间质性改变，伴或不伴胸腔积液。虽然肺炎影像学表现具有多样性，特异性较差，但影像改变仍对相关病原菌具有一定的提示意义（表1）。

表 1　肺炎常见的影像学表现和相关病原菌

影像学表现	相关病原菌
肺叶或肺段实变	肺炎链球菌、肺炎克雷白杆菌、流感嗜血杆菌、其他革兰阴性杆菌
有空洞的浸润影	（多个时）金黄色葡萄球菌、结核菌、革兰阴性杆菌
浸润影加胸腔积液	肺炎链球菌、金黄色葡萄球菌、厌氧菌、革兰阴性杆菌、化脓性链球菌
多种形态的浸润影（斑片状或条索状）	肺炎支原体、病毒、军团菌
弥漫性间质浸润影	军团菌、病毒、卡氏肺孢子虫

3. 重症肺炎的治疗

（1）抗生素的应用：重症肺炎易并发多器官系统衰竭，有效的抗生素初始治疗是治疗的核心，可控制感染，预防出现多器官系统衰竭。抗生素的治疗应遵循早期、充分、足量的原则：①早期开始抗生素治疗；②抗生素选择以细菌培养加药敏试验结果为依据；③降阶梯治疗策略：根据药效学，大剂量个体化用药，应先经验应用广谱抗生素覆盖，再换用窄谱抗生素缩小覆盖范围，以防止病情迅速恶化、减少细菌耐药、改善预后。

1）社区获得性肺炎的抗生素治疗：在留取细菌培养标本后应尽早给患者予抗生素抗感染治疗。早期经验性抗生素治疗方案必须根据总的流行病学类型来制订，即基本的抗生素的初始方案应该根据具体患者的风险因素来制订，然后再根据微生物学检查结果调整。在肺炎链球菌耐药率低（<5%）的地区，常规抗生素治疗包括以下联合治疗：二代头孢菌素（如头孢呋辛）联合大环内酯类；或者选用三代头孢菌素（如头孢噻肟或头孢曲松钠）单用或联合大环内酯类；或β内酰胺酶抑制剂联合大环内酯类；或新喹诺酮类联合氨基苷类。临床上常用的有莫西沙星 0.4g 静脉滴注、每日 1 次，阿米卡星 7.5mg/kg 静脉滴注、每日 2 次；头孢哌酮/舒巴坦钠 1~2g 静脉滴注、每日 2~4 次，阿奇霉素注射液 0.5g 静脉滴注、每日 1 次。

当在特殊情况时，这种抗生素的基本方案应相应调整：

A. 对于长期卧床，尤其是那些神经系统病变的患者，存在吸入性肺炎的风险，抗生素治疗应覆盖金黄色葡萄球菌和厌氧菌。此时不应选用二代头孢菌素，而应选择氨基青霉素联合β内酰胺酶抑制剂或克林霉素，另外亚胺培南也有效。

B. 对于存在肺部合并症，如慢性阻塞性肺气肿或支气管扩张的患者，抗生素选择时应覆盖革兰阴性肠道杆菌（GNEB）或铜绿假单胞菌。四代头孢菌素（头孢吡肟和头孢匹罗）可以覆盖这些病原体，也能覆盖青霉素耐药性肺炎链球菌。如果高度怀疑铜绿假单胞菌感染，应考虑给予抗假单胞菌抗生素联合治疗，如 β-内酰胺类（头孢他啶、头孢吡肟、亚胺培南）联合氨基苷类（妥布霉素或阿米卡星）和红霉素；或β-内酰胺类联合环丙沙星或曲伐沙星。

C. 当存在特殊病原体感染的危险因素时，也应考虑修改抗生素的基本方案：在军团菌发病率高的地区，应考虑加用利福平。对于从护理院收入的老年患者，治疗应覆盖GNEB，选择三代头孢菌素，而不是二代头孢菌素。尤其是在青霉素和头孢菌素耐药率高的地区也应选择三代头孢菌素。在冬春季节，由流感病毒引起的肺炎较多时，应考虑到金黄色葡萄球菌感染，选择二代头孢菌素或氯唑西林。

D. 如果已知当地的微生物类型和易感性，应根据这些类型另外调整抗生素用药。

2）医院获得性肺炎的抗生素治疗：初始经验性治疗选择抗生素要根据患者的情况，对于住院后早发的或者没有多重耐药病原体感染危险因素者，其可能的病原体包括肺炎链球菌、甲氧西林敏感金黄色葡萄球菌（MSSA）、流感嗜血杆菌、敏感的肠杆菌科阴性杆菌（大肠杆菌、变形杆菌、沙雷杆菌、肺炎克雷伯杆菌）。抗生素可选用头孢曲松、氨苄西林/舒巴坦、莫西沙星（或左氧沙星、环丙沙星）、艾他培南治疗；对于晚发的或者有多重耐药病原菌感染危险因素者，其可能病原体包括产生广谱β-内酰胺酶的肺炎克雷伯杆菌、不动杆菌属、耐甲氧西林金黄色葡萄球菌（MRSA）、军团菌。怀疑为前两种细菌感染者，可选用具有抗绿脓活性的碳青霉烯类（亚胺培南、美洛培南），头孢菌素（头孢吡肟、头孢他啶），或选用 β-内酰胺酶抑制剂（哌拉西林/他唑巴坦）以及具有抗绿脓活性的氨基苷类（丁胺卡那、庆大霉素、妥布霉素）或氟喹诺酮类（环丙沙星或左氧沙星）联合治疗，怀疑为后两种细菌感染者可分别选用万古霉素或利奈唑烷联合大环内酯类或氟喹诺酮类治疗。

此患者考虑社区获得性肺炎，病情危重，故收入 ICU 治疗，患者伴有肾功能不全、呼吸衰竭等表现，在细菌学培养回报前，经验性给予新喹诺酮类联合氨基苷类：莫西沙星联合阿米卡星，病情得到明显改善。此药物具有诸多优点：①抗菌谱广，其可覆盖革兰阴性菌、革兰阳性菌、厌氧菌，并可覆盖非典型病原体，甚至可覆盖结核菌；②另外，莫西沙星不必行皮试，可直接静脉滴注，以争取最佳抗菌时机；③对于糖尿病及肝肾功能不全患者，无需调整剂量。

（2）呼吸支持治疗：重症肺炎患者肺内分流量和低通气-血流比值的区域都达到心排出量的 50%，无效腔增加到肺泡通气量的 60%，平均肺动脉压可能轻到中度增高（达到 35mmHg），需要机械通气治疗。对不需要立即插管的低氧血症或呼吸窘迫患者，可试用 NIV（无创通气）。NIV 不适用于急性呼吸窘迫综合征（ARDS）的患者，对有严重低氧血症的患者（$PaO_2/FiO_2 < 150$）也不适用。对需要气管插管的患者，延长 NIV 时间会增加不良结局。如果在最初的 1～2 小时内，呼吸频率及血氧饱和度未改善，二氧化碳分压未降低；或当双肺肺泡浸润，$PaO_2/FiO_2 < 150$ 时应及时气管插管，改用有创通气。经吸氧和机械通气仍难以缓解的严重或难治的低氧血症，可采取相应体位配合机械通气，如单侧肺炎，调整患者体位到"健侧肺向下"，使通气好的区域增加血流量，可以使 PaO_2 平均增加 10～15mmHg。同样的道理，对于病变主要位于双肺背部的患者可进行俯卧位通气。

（3）肾上腺皮质激素的应用：肺炎的发病机制，一方面是病原体或毒素直接损害人体的组织器官，造成人体的组织器官功能障碍；另一方面人体在致病因素作用下产生的炎症因子及抗炎因子的过度增加或功能紊乱（全身炎症反应综合征），也能加重机体组织器官损伤，甚至导致其衰竭。而肾上腺皮质激素具有多种药理机制，其抗炎、抗内毒素作用有助于稳定机体在应激状态下的内环境，能抑制细胞因子的释放，减缓过度的炎症反应，对于全身炎症反应起到早期治疗作用并对多器官衰竭的发生起到积极预防作用。对于严重肺感染病情较重者，可给予甲泼尼龙 80～320mg/d 静脉滴注，应用 3～5 天，病情好转后逐渐减量或停用。

（4）通腑泻肺的应用：中医学认为，肺与大肠相表里，肺与大肠生理相依：肺主宣发是大肠得以濡润的基础，大肠润滑有度，则大便通畅；肺主肃降是大肠传导的动力，肺气通畅，则大肠腑气通，大便亦通。肺与大肠病理上亦相互影响，脏病及腑，腑病及脏。由于气机逆乱、升降失常、肺肠同病，重症肺炎患者经常存在肠蠕动减弱或出现麻痹性肠梗阻，引起脘腹胀满，无矢气，不排便，伴鼻饲后胃潴留明显及反流。治疗关键在于舒畅气机、通腑导滞，大便的通畅有利于肺气的肃降，从而减轻咳嗽、喘憋症状，甚至改善发热；而咳喘减轻亦可使大便通畅，肠道衰竭改善，如此则清升而浊降，瘀滞自除。故重症肺炎，尤其发热初期痰热炽盛时，应积极给予通腑泻肺治疗。

（5）活血化瘀及抗凝药物的应用：中医学认为，肺气壅塞，宗气受损，不能助心以贯脉行血，易致脉络瘀阻，出现各种瘀血征象。西医研究认为，重症肺炎患者存在过度炎症反应，失控的炎症反应可引起凝血系统活化，导致机体血管内皮细胞损伤，血小板、凝血、纤溶及体内抗凝系统功能失调，血液处于高凝状态，纤维蛋白大量沉积，导致微血栓形成和组织微循环障碍，又会促进炎症的进一步发展，二者形成恶性循环。另外，重症肺炎患者存在肺泡局部渗出，微循环障碍，不利于药物抵达病所，炎症渗出不易消退。重症肺炎患者除微生物的直接侵害外，更重要的损伤是微生物及其蛋白质或脂质产物启动了自身免疫系统参与调控的一系列生物连锁反应。缺氧、病原微生物及其毒素作为始动因子，可引起机体的微血管内皮损伤、炎性介质释放，进而引起小动脉痉挛、高黏滞血症和微循环障碍，晚期常常出现弥散性血管内凝血（DIC）表现。早期即干预异常的凝血状态，阻断其病理发展，对于挽救重症肺炎患者的生命有重要意义。所以临床发现，在治疗疾病过程中适当加用血府逐瘀汤、血必净注射液，以及前列地尔、低分子肝素钙等活血化瘀抗凝药物，可降低血液黏稠度，消除微血栓及微循环障碍，利于炎症渗出吸收，从而降低肺动脉高压、减轻心脏负荷、纠正缺血缺氧，并可改善肠系膜血液循环，促进肠蠕动，起到通便泻肺、防治肠梗阻的功效。

此患者救治过程中给予了丙氨酰谷氨酰胺静脉营养支持以保持肠道黏膜完整性；给予血必净注射液以活血化瘀，低分子肝素以抗凝、改善血液循环，初期合并应用通腑泻肺中药治疗，均对抗感染治疗起到积极辅助作用，取得满意临床疗效。

4. 重症肺炎的并发症及处理　重症肺炎患者往往合并严重并发症，如呼吸衰竭、心力衰竭、肾衰竭、胃肠衰竭、消化道出血、感染性休克等，故应采取全身支持治疗，处理肺炎的同时应全面处理心、肺、肾、胃肠衰竭，积极予器官功能支持治疗。

（1）心功能支持治疗：重症肺炎并发的心力衰竭通常为急性心力衰竭，病程较短，多随着肺炎病情的好转而纠正。重症肺炎由于肺泡及毛细支气管受损，支气管痉挛，呼吸道分泌物阻塞，出现通气和换气功能障碍，导致严重低氧血症及酸中毒。病原体及毒素侵袭心肌，引起心肌损害，缺氧、酸中毒使肺小动脉反射性痉挛，增加心脏负担，导致心力衰竭的发生。酚妥拉明为 α-受体阻滞剂，扩张小动脉，减轻心脏后负荷，提高泵血功能；扩张支气管和肺动脉，改善肺脏的通气及换气功能；扩张冠状动脉，增加心肌营养，从根本上控制心力衰竭的发生及发展。多巴胺作用于心脏的 β-受体，扩张冠状动脉，增加心肌收缩力，同时扩张肾血管，增加肾脏血流量，使尿量增加，减少钠水潴留，减轻心脏负担，有利于毒素的排出。

（2）肾功能支持治疗：重症肺炎并发肾衰竭的患者应尽快行连续性血液净化（CBP）治疗。可以在较短的时间之内将尿素氮、肌酐等代谢产物清除，增加肾脏血流量，减少代谢产物对肾脏的损害；同时可有效清除炎性介质，缓解过度的炎症反应，终止细胞因子的瀑布反应，从而延缓这些炎症介质导致多器官功能损伤。

（3）胃肠功能支持：胃肠道黏膜覆盖面广，是黏膜毛细血管网最丰富、血液供应最充足的部位，同时也是对缺血缺氧最敏感的部位。重症肺炎时常有缺血缺氧症状出现，肠黏膜是最先遭受缺血缺氧损害的部位。治疗重症肺炎患者需注意以下问题：①不滥用抗生素：强调适当的选药、适当的剂量、适当的给药途经、适当的疗程。②选择性清洁肠道疗法：口服不经肠道吸收的抗生素，如多黏菌素、妥布霉素、新霉素等，选择性抑制肠道致病菌，而保留专性厌氧菌，以减少或避免内源菌感染。③防止损伤胃肠黏膜：如有长期保留胃管者，应按时变换体位，定期交换，以免压迫损伤黏膜。④慎用抑酸剂：正常胃液

pH 较低，以抑制肠道菌逆行移位。当采用抗酸治疗时，虽达到了抑酸止血的效果，但也利于肠道菌逆行移位。⑤及早使用肠黏膜保护剂如蒙脱石散，保护肠黏膜的屏障功能。

（4）感染性休克的集束化治疗：对于重症肺炎合并严重感染出现休克者，6 小时内的主要措施是：血清乳酸测定；抗生素治疗前获取血培养；1 小时内给予经验性抗生素治疗；如存在低血压和（或）血乳酸≥4mmol/L，给予液体复苏疗法；液体复苏后平均动脉压＜65mmHg，用血管收缩剂；如存在感染性休克，则使用正性肌力药多巴酚丁胺和（或）输浓缩红细胞（Hb＜70g/L 时），达到中心静脉压（CVP）≥8mmHg 和中心静脉血氧饱和度（ScvO$_2$）≥70%。严重感染集束治疗：感染性休克者（需持续使用血管收缩剂），使用小剂量类固醇（甲泼尼龙 40～60mg/d）；血糖控制在 8.3mmol/L 以内；机械通气患者，吸气末平台压＜30cmH$_2$O（潮气量为 6ml/kg）。

此患者诊断为重症肺炎，同时伴有Ⅱ型呼吸衰竭、高钾血症、肾功能不全、心功能不全，故积极予呼吸机辅助通气治疗，纠正呼吸衰竭。另外，血液净化治疗通过清除患者体内的炎性介质及细胞因子，清除过剩的水分和代谢产物，稳定内环境，维持细胞及器官功能，减轻心脏负荷，并对炎症的控制起到了积极有效的作用，这是患者治疗成功的一个关键环节。同时对患者给予强心、扩冠等治疗，为患者的进一步抗感染治疗争取了机会，从而挽救了患者的生命。

5. 重症肺炎的预后及积极预防　高龄、医院获得性肺炎、基础疾病多、多器官受累是影响重症肺炎患者预后的主要危险因素。早期足量抗生素经验性治疗，加强营养支持和免疫治疗，早期预防重要器官衰竭，及时应用机械通气及连续性静脉-静脉血液滤过治疗可降低老年重症肺炎患者的病死率。对于呼吸机辅助通气的患者，积极治疗原发疾病，争取早日撤机，以尽可能缩短人工气道留置时间和机械通气时间。对具有重症肺炎高危因素的患者，加强锻炼，预防感冒，给予注射肺炎球菌疫苗、胸腺肽，同时配合中药治疗（生黄芪 15g，白术 12g，党参、当归、黄芩各 10g，茯苓、菟丝子、杏仁、炙甘草各 6g，橘红 3g），提高免疫力，减少重症肺炎的发生。

参 考 文 献

1. 中华医学会呼吸病学分会．社区获得性肺炎诊断和治疗指南［J］．中国实用乡村医生杂志，2013，20（2）：11-15.

2. 中华医学会呼吸病学分会．医院获得性肺炎诊断和治疗指南（草案）［J］．中华结核和呼吸杂志，1999，22（4）：201-203.

3. 刘大为．实用重症医学［M］．北京：人民卫生出版社，2010，817-826.

4. 陈灏珠．实用内科学［M］．第 12 版．北京：人民卫生出版社，2005：1660-1669.

5. 中华中医药学会内科分会肺系病专业委员会．社区获得性肺炎中医诊疗指南（2011 版）［J］．中医杂志，2011，52（21）：1883-1888.

6. 蒲辅周．中医对几种急性传染病的辨证论治［M］．北京：人民卫生出版社，2006：52-54.

7. 张虹．重症肺炎中西医结合防治概况［J］．实用心脑肺血管病杂志，2010，18（12）：419-423.

8. 中华中医药学会．风温肺热病的诊断依据、证候分类、疗效评定标准——中华人民共和国中医药行业标准《中医内科病证诊断疗效标准》（ZY/T001.1-94）［J］．辽宁中医药大学学报，2013，15（1，4）：7.

9. 张国英，王晓蕾，罗苇，等. 重症肺炎的血小板及凝血功能变化并小剂量肝素佐治效果研究 [J]. 中国呼吸与危重监护杂志，2005，4（5）：393-394.

10. 梁新，李荣凯，孟凡云. 低分子肝素钙辅助治疗重症肺炎疗效分析 [J]. 中国现代药物应用，2013，7（6）：68-69.

11. 钱桂生，王耀丽. 老年人重症肺炎诊断和治疗的新进展 [J]. 老年医学与保健，2010，16（3）：131-133.

12. 李建生，余学庆，李素云，等. 社区获得性肺炎中医诊疗指南（讨论稿）[C] //全国中医内科肺病第十四次学术研讨会论文集. 北京：中华中医药学会，2010：441-446.

13. 吴兴尧. 86 例肺炎中医临床辨证分型及治疗 [J]. 世界最新医学信息文摘（电子版），2013（1）：473-474.

14. 张页，陈素芬，刘艳红，等. 传染性非典型肺炎中医临床辨证分型 [J]. 中国中医基础医学杂志，2003，9（12）：10-12.

15. 余学庆，李建生，王至婉，等. 肺炎中医证型及症状特征的文献分析 [J]. 上海中医药大学学报，2008，22（2）：26-29.

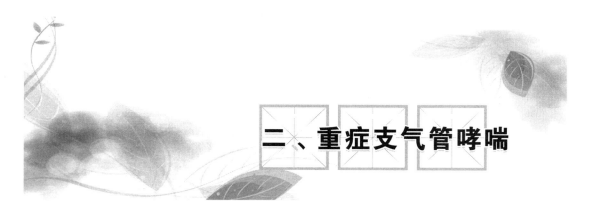

二、重症支气管哮喘

支气管哮喘（bronchial asthma）简称哮喘，是一种由多种炎性细胞（如嗜酸性粒细胞、T 淋巴细胞、肥大细胞、中性粒细胞等）、呼吸道结构细胞（如平滑肌细胞、气道上皮细胞等）和细胞组分（cellular elements）参与的慢性呼吸道变态反应性炎症性疾病。这种慢性炎症导致气道高反应性（airway hyperrespnsiveness，AHR）、可逆性气流受限，并引发反复发作喘息、气急、胸闷或咳嗽等症状，常在夜间和（或）清晨发作、加剧，多数患者可自行缓解或经治疗缓解。也有部分患者发作开始就病情非常严重，或常规治疗后仍不缓解，临床上常称为重症支气管哮喘（specific weight bronchial tube asthma）。急性重症哮喘系指哮喘急性发作或暴发性发作的支气管哮喘，包括哮喘急性严重发作、哮喘持续状态和难治性哮喘的恶化。本病属中医"喘证"、"哮病"、"暴喘"、"喘脱"等范畴，多因感受外邪，或饮食情志失调等，引动内伏于肺的痰气，阻塞气道，使肺气不得宣降而发；病位在气道和肺，并与肝、脾、肾、心相关。

（一）诊断要点

1. 支气管哮喘的诊断

（1）反复发作喘息、气急、胸闷或咳嗽，多与接触变应原和冷空气，物理、化学性刺激，病毒性上呼吸道感染以及运动等有关。

（2）发作时听诊双肺可闻及散在或弥漫性，以呼气相为主的哮鸣音，呼气相延长。

（3）上述症状和体征经治疗可缓解或自行缓解。

（4）除外其他疾病所引起的喘息、气急、胸闷和咳嗽。

（5）临床表现不典型者（如无明显喘息或相应体征），应至少具备以下 1 项肺功能试验阳性：①支气管激发试验或运动激发试验阳性；②支气管舒张试验阳性，第一秒用力呼出量（FEV_1）增加≥12%，且 FEV_1 增加绝对值≥200ml；③呼气流量峰值（PEF）日（或 2 周）内变异率≥20%。

以上符合（1）～（4）条或（4）、（5）条者，可以诊断为支气管哮喘。

2. 重症支气管哮喘的诊断

（1）临床表现：重症哮喘患者休息时即出现气短、呼吸困难，夜间发作严重，多表现为端坐呼吸，讲话不连贯，单字表达，甚至不能说话，常有焦虑、烦躁，伴大汗淋漓，危重患者甚至可出现嗜睡或意识模糊，脱水和全身虚弱。

（2）体格检查：重度哮喘多为端坐呼吸，呼吸频率常＞30 次/分钟；常出现三凹征和辅助呼吸肌活动，甚至胸腹矛盾运动；胸部呈过度充气状态，听诊可闻及响亮、广泛的哮鸣音，但随着病情的加重，呼吸音和哮鸣音可逐渐降低其至消失，出现"沉默胸"；心率多增快，常>120次/分钟，吸入支气管扩张剂（沙丁胺醇气雾剂）后作用持续时间<2小时，终末期可以表现为心动过缓、心律失常、低血压等；可出现奇脉，脉压差>25mmHg，但极重度患者由于呼吸肌疲劳，不能产生较大的胸腔内压改变，奇脉消失；可见多器官功能损害；发绀一般少见，若出现则提示病情极危重，需要及时抢救。

（3）动脉血气分析：中等或重度低氧及二氧化碳潴留，$PaO_2 \leqslant 60mmHg$，$PaCO_2 \geqslant 45mmHg$，$SaO_2 \leqslant 90\%$，伴有三重酸碱失衡。

（4）胸片：表现为过度充气，也可有气胸、纵隔气肿、肺不张或肺炎等。

（二）鉴别诊断

1. 慢性阻塞性肺疾病 该疾病多见于具有长期抽烟史及（或）环境职业污染接触史者，中老年男性居多。常见症状为长期咳嗽、咳痰，喘息、胸闷，活动后呼吸困难，疾病急性发作或疾病进入晚期、严重阶段时，静息状态下即可能出现呼吸困难，合并感染时可咳血痰或咯鲜血，其特征为不完全可逆气流受限（不同于哮喘，哮喘是可逆性气流受限），其病程呈进行性发展。在疾病的发展过程中，特别是较重患者，可能会发生食欲减退、体重下降、外周肌肉萎缩和功能障碍、精神抑郁和（或）焦虑等全身性症状。肺功能检查：吸入支气管舒张剂后，$FEV_1/FVC < 70\%$，可鉴别。

2. 心源性哮喘 常见于有器质性心脏病基础（冠心病、风湿性心脏病、高血压心脏病等）的老年患者发生急性左心衰竭时。发作时的症状与哮喘发作类似，可咳出粉红色泡沫状痰液。胸部X线检查和心脏超声检查可发现心脏增大、左心室射血分数降低、B型尿钠肽（BNP）升高等。

3. 自发性气胸 病程长的哮喘由于并发肺气肿、肺大泡，偶尔哮喘发作时可以并发气胸，使呼吸困难症状加重，临床平喘治疗无效。胸CT示：胸膜腔内出现极低密度的气体影，伴有肺组织不同程度的压缩萎缩改变，可以诊断。

4. 大气道肿瘤或异物 气管或主支气管内发生肿瘤病变时，由于大呼吸道梗阻，患者可能出现呼吸困难、喘鸣音等，但是本病对支气管扩张剂的反应差，胸部CT、肺功能检查、气管镜检查等可提供相关诊断依据。

5. 肺栓塞 临床症状也多表现为突发的呼吸困难，血气分析显示Ⅰ型呼吸衰竭，但是听诊肺部哮鸣音少见，平喘药物治疗无效。D-二聚体，胸CT肺血管重建及肺核素通气灌注扫描等检查可以确诊。

6. 胃食管反流 在食管贲门弛缓症、贲门痉挛等疾病中，常出现胃或十二指肠内容物通过食管下端括约肌反流入食管的现象。只要有少量反流物被吸入气管，即可刺激上呼吸道感受器通过迷走神经反射性引起支气管痉挛，而出现喘鸣和咳嗽。经胃动力药等治疗后症状减轻，胃镜检查可协助指导鉴别。

7. 其他少见疾病 如变态反应性支气管肺曲菌病、变应性肉芽肿性血管炎、嗜酸粒细胞性肺浸润等，症状与哮喘类似，但按照哮喘治疗效果很差。这时需要进行一些必要的辅助检查，如经气管镜检查进行分泌物细胞分类及肺活检、外周血嗜酸性粒细胞计数、血清总IgE及霉菌特异性IgE抗体、抗中性粒细胞胞浆抗体、肺功能、胸部CT及鼻窦CT等相关检查，必要时需要进行开胸肺活检、肾活检、肌电图等检查。明确诊断才能得到正确的治疗。

（三）治疗方案

重症哮喘病情进展迅速，易发生呼吸衰竭，危及生命，一旦明确诊断，需立即收入呼吸监护病房或重症监护病房，进行监护和规范治疗。

1. 针对诱因的处理　多数情况下哮喘可由部分致敏原诱发，应及时脱离致敏环境。

2. 抗感染治疗　重症哮喘患者发作时呼吸道阻塞严重，易发生呼吸道和肺部感染，感染又可加重并诱发哮喘急性发作。且重症支气管哮喘患者通常病程长、多数合并多种病原菌感染，在有充分的肺部细菌感染证据时，抗感染治疗应给予广谱抗生素早期足量治疗以迅速控制患者感染状况。

3. 氧疗　哮喘急性发作时，由于支气管平滑肌痉挛和平喘药物应用后引起的通气血流比的失调，可出现严重低氧血症，应经鼻导管吸入较高浓度的氧气以及时纠正缺氧。如缺氧严重，可考虑经面罩或鼻罩给氧，使 $PaO_2 > 60mmHg$，$SaO_2 > 90\%$，只有出现二氧化碳潴留时需要限制吸氧浓度，一般给予 $1 \sim 3L/min$。如果患者全身情况恶化，出现神志改变，意识模糊，$PaO_2 < 60mmHg$，$PaCO_2 > 50mmHg$ 时，应及时行气管插管或气管切开，行呼吸机辅助通气治疗。此外，为了避免呼吸道干燥，吸入的氧气应经过加温加湿。

4. 维持水、电解质、酸碱平衡

（1）补液纠正脱水：重症哮喘患者由于水摄入量不足，进食少，加之过度呼吸和出汗等因素引起脱水，使呼吸道分泌物黏稠，痰液难以排出，影响通气，因此补液有助于纠正脱水，稀释痰液，防止黏液栓形成。每天补液量一般为 $3000 \sim 4000ml$，而初始治疗时所需液体量往往较大，可根据实际情况决定补液量，遵循"先快后慢、先盐后糖、见尿补钾"的原则。

（2）纠正电解质紊乱：部分患者可因进食不佳、缺氧引起恶心、呕吐等胃肠道反应。另外，反复应用 β_2-受体激动剂、糖皮质激素及大量出汗而造成低钾、低钠、低氯性碱中毒等电解质紊乱，故应及时予以纠正。

（3）积极纠正酸碱失衡：重症哮喘患者因缺氧、过度消耗和入量不足等原因，可引起代谢性酸中毒。酸中毒可使支气管对支气管扩张剂等平喘药的反应性、敏感性降低，故及时纠正酸中毒非常重要。$pH < 7.2$ 时可使用碱性药物，如 5% 碳酸氢钠溶液静脉推注或静脉滴注。常用下列公式计算：

所需 5% 碳酸氢钠溶液＝［正常 BE（mmol/L）－测定 BE（mmol/L）］×体重（kg）×0.4

式中正常 BE 以 $-3mmol/L$ 计算。

另外，如果要立即实施机械通气，补碱更应慎重，以避免过度通气造成呼吸性碱中毒。

5. 解除支气管痉挛

（1）茶碱类药物：常用的药物有氨茶碱，哮喘急性发作的患者选择静脉给药：$0.25 \sim 0.5g$ 加入 $5\% \sim 10\%$ 葡萄糖注射液中静脉滴注，每日 2 次。

（2）β_2-受体激动剂：该类药物主要有沙丁胺醇、特布他林、丙卡特罗等。对于重症哮喘患者不宜口服或直接应用手控定量气雾剂（MDI）给药，可选择以高压氧气为动力，雾化吸入 β_2-受体激动剂的方式给药。一般情况下，成人给予硫酸沙丁胺醇气雾剂 $1 \sim 2ml$

（含沙丁胺醇 5～10mg）雾化吸入，每日 3～4 次。

（3）抗胆碱能药物：该类药物可阻断节后迷走神经传出支，通过降低迷走神经张力而舒张支气管。常用的有溴化异丙托品、溴化氧托品，可与 β_2-受体激动剂联合吸入使支气管扩张作用增强并持久。采用高压氧气为动力，雾化吸入的方式给药。常用剂量为 50～125μg 雾化吸入，每日 3～4 次。

（4）白三烯调节剂：该类药物主要有扎鲁司特、孟鲁司特、异丁司特。除吸入激素外，该药是唯一可单独用于支气管哮喘缓解期治疗的药物，可作为轻度哮喘的替代治疗药物和中重度哮喘的联合治疗用药。扎鲁司特 20mg，口服，每日 2 次；孟鲁司特 10mg，口服，每日 1 次；异丁司特 10mg，口服，每日 2 次。

6. 糖皮质激素 糖皮质激素是控制和缓解重度哮喘发作的重要治疗措施。一旦确诊为重症哮喘，在应用支气管解痉剂的同时，应及时给予足量的糖皮质激素。重症哮喘患者应用激素治疗的原则是及时、足量、短程、经静脉给药。给予琥珀酸氢化可的松 200～600mg/d，必要时每天剂量可增至 1500mg，或甲泼尼龙 80～160mg/d。地塞米松抗炎作用较强，但由于在血浆和组织中半衰期长，对脑垂体-肾上腺轴抑制时间长，故应选择短时间使用或尽量避免使用。

7. 机械通气的应用 经氧疗、全身激素应用、雾化吸入 β_2-受体激动剂、积极抗感染治疗后，病情仍持续恶化，出现神志改变，呼吸肌疲劳，血气分析 $PaCO_2$ 由低于正常转为正常或 >45mmHg，需考虑机械通气治疗。

8. 其他

（1）敷贴疗法：白芥子、延胡索各 20g，甘遂、细辛各 10g，加麝香 0.6g，在夏季用姜汁调敷肺俞、膏肓、百劳等穴，约 1～2 小时去之，每 10 日敷 1 次。

（2）针灸治疗：主穴：肺俞、大椎、足三里。脾虚者，加中脘、脾俞；肾虚者，加肾俞、关元。每次选 2～3 穴，隔日治疗 1 次。

（四）中医辨证治疗

哮病发作时以邪实为主，有寒、热、痰偏盛的不同，根据"急则治其标"的原则，寒哮宜温化宣肺，热哮宜清化肃肺，痰哮宜涤痰利窍，喘脱当救逆固脱或回阳救逆。

1. 寒哮证

证候：呼吸急促，喉中哮鸣有声，胸膈满闷如窒，咳不甚，痰少，咳吐白色黏痰，口不渴，或渴喜热饮，天冷或遇寒而发，形寒怕冷，或有恶寒、喷嚏、流涕等表寒证，舌苔白滑，脉弦紧或浮紧。

治法：温肺散寒，化痰平喘。

方药：射干麻黄汤加减。

清半夏 15g，射干、款冬花、紫菀各 10g，炙麻黄、生姜、五味子各 6g，细辛 3g。

表寒里饮，寒象较甚者，可用小青龙汤（炙麻黄、桂枝、白芍、干姜、细辛、五味子、半夏），以解表化饮，温肺平喘；哮喘甚剧，恶寒背冷，痰白呈小泡沫，舌苔白而水滑，脉弦紧有力，体无虚象，属典型寒实证者，可服紫金丹；痰多喘逆不能平卧者，加葶苈子、杏仁、紫苏子，以泻肺降逆，化痰平喘；痰黏稠难咳出，哮喘持续难平者，加皂角、白芥子，以豁痰利窍平喘。

2. 热哮证

证候：喘而气粗息涌，喉中痰鸣如吼，胸高胁胀，呛咳阵作，咳痰黄浊稠厚，咳吐不利，痰色黄或白，烦闷不安，汗出，不恶寒，口苦，口渴喜饮，面赤，舌质红，苔黄腻，脉滑数或弦数。

治法：清热宣肺，化痰平喘。

方药：麻杏石甘汤加减。

生石膏（先煎）30g，桑白皮12g，炙麻黄、杏仁、黄芩、款冬花、法半夏、白果各10g，甘草6g。

肺气壅实，痰鸣息涌，不得平卧者，加葶苈子、地龙，以泻肺平喘；肺热壅盛，痰吐稠黄者，加海蛤壳、射干、知母、鱼腥草，以清热化痰；兼有大便秘结者，可用大黄、芒硝（后下）、全瓜蒌、枳实，以通腑利肺；久热盛伤阴，气急难续，痰少质黏，口咽干燥，舌红少苔，脉细数者，加沙参、知母、天花粉，以养阴清热化痰。

3. 风痰哮证

证候：喉中痰涎壅盛，声如拽锯，或鸣声如吹哨笛，呼吸急促，胸中满闷，或胸部憋塞，但坐不得卧，起病多急，忽发忽止，发病前自觉鼻、咽、眼、耳发痒，喷嚏，鼻塞，流涕，随之迅速发作。无明显寒热倾向，面色青黯，舌苔厚浊，脉滑实。

治法：祛风平喘，降气利痰。

方药：麻杏二三汤合黄龙舒喘汤加减。

茯苓15g，橘红12g，杏仁、清半夏、防风、炒苏子、莱菔子、地龙、石菖蒲、白芍、白果各10g，炙麻黄、诃子、蝉蜕、甘草各6g，白芥子3g。

喘急痰壅，不能平卧者，加皂角、葶苈子或控涎丹，以泻肺涤痰；感受风邪而发作者，加紫苏叶、荆芥、苍耳子、地龙，以散风止痉；若情志不遂、肝郁化风者，用过敏煎（乌梅、五味子、防风、银柴胡）加郁金、钩藤，以疏散肝热。

4. 寒包热哮证

证候：呼吸急促，喘咳气逆，喉中哮鸣有声，胸膈烦闷，咳痰不爽，痰黏色黄或黄白相间，发热，恶寒，无汗，头身痛，烦躁，口干欲饮，便干，舌淡，苔白腻微黄，脉弦紧。

治法：解表散寒，清化痰热。

方药：小青龙加石膏汤或厚朴麻黄汤加减。

生石膏30g，法半夏15g，桂枝、赤芍、五味子各10g，炙麻黄、干姜、炙甘草各6g，细辛3g。

表寒重者，加桂枝、细辛，以解表散寒；伴痰浊壅盛者，加紫苏子、葶苈子、射干，以降肺化痰；痰稠黄胶黏者，加黄芩、瓜蒌皮、前胡，以清热化痰。

5. 虚哮证

证候：气短息促，动则喘甚，发作频繁，甚则持续哮喘，喉中哮鸣如鼾，声低，咳痰无力，痰涎清稀或质黏起沫，面色苍白，口唇、爪甲青紫，舌质紫黯，形寒肢冷，口不渴，舌淡，脉沉细，或颧红唇紫，咽干口渴，烦热，舌红，脉细数。

治法：补肺纳肾，降气化痰。

方药：平喘固本汤加减。

党参、紫苏子、款冬花、法半夏、胡桃肉各15g，五味子、紫河车各10g，沉香、橘红各 6g，冬虫夏草 3g。

肺肾阴虚者，加沙参、麦冬、当归，以滋养肺肾之阴；肾阳虚者，加附子（先煎）、补骨脂、鹿角片、钟乳石，以温补肾阳；气逆于上，动则气喘者，加紫石英、磁石，以镇逆降气；痰气瘀阻，口唇青紫者，加桃仁、苏木，以活血化瘀。

6. 喘脱危证

证候：哮病反复发作，气短息促，喘息鼻扇，张口抬肩，烦躁，昏蒙，汗出如油，四肢厥冷，舌质青黯，苔腻或水滑，脉细数不清。

治法：补肺纳肾，扶正固脱。

方药：回阳急救汤合生脉饮加减。

人参、煅龙骨、煅牡蛎、山萸肉各 20g，葶苈子 15g，制附子（先煎）、炙甘草、麦冬、陈皮、肉桂、五味子、蛤蚧、石菖蒲各 10g，白果 6g。

喘急面青，躁烦不安，汗出肢冷，舌淡紫，脉细，另吞黑锡丹，镇纳虚阳，温肾平喘固脱，每次服用 3～4.5g，温水送下，或静脉滴注参附注射液；阳虚甚，气息微弱，汗出肢冷，舌淡，脉沉细，加肉桂、干姜，回阳固脱；气息急促，心烦内热，汗出黏手，口干舌红，脉沉细数者，加生地黄、玉竹，滋阴清热；若汗出多者，加黄芪、白术、煅龙牡，加强益气功效，更能固涩止汗；若心悸不宁者，加远志、柏子仁、酸枣仁，以养心安神。

（五）治疗经验

1. 急性期应用大剂量激素　琥珀酸氢化可的松 400～1000mg/d，或甲泼尼龙 160～240mg/d 静脉滴注，待病情缓解后（一般 3～5 天）改用泼尼松 10mg 口服、每日 2 次，每 3～5 天减量 5～10mg，在停止应用激素之前 2～3 天应用沙丁胺醇气雾每日 2 次，平稳之后改为每日 1 次。重症支气管哮喘在应用大剂量激素时，患者常有阴虚火旺表现，此时治宜滋阴降火，给予玉女煎加减（熟地 15g，女贞子、山药、丹皮、生黄芪、当归、川芎、怀牛膝、山茱萸、茯苓各 10g）；在激素撤减至一定量时，可出现不同程度的皮质激素撤减综合征，患者会出现脾肾两虚、阳气不足的表现，此时宜给予补脾益肾方（生黄芪 30g，炒白术 12g，太子参、川芎、杜仲各 10g，茯苓、当归、炙甘草各 6g），可促使体内肾上腺皮质激素分泌以减轻激素撤减综合征，减少撤药后反跳现象，并有助于巩固疗效。

2. 减少毛细血管内微血栓的形成　重症支气管哮喘患者由于缺血、缺氧，肺微循环小血管痉挛，血液呈高浓缩、高聚集、高黏稠状态，肺微循环发生障碍，应注重活血化瘀及抗凝药物的应用，减少毛细血管内微血栓的形成。给予活血化瘀中药：血必净注射液 100ml 静脉滴注，每日 2 次；西药抗凝、改善微循环药物：低分子肝素钙 5000U 皮下注射、每日 1 次，前列地尔注射液 5～10μg 加入 0.9%氯化钠注射液 10ml 中直接入小壶，静脉滴注。

3. 缓解期综合防治　支气管哮喘缓解期给予：①白三烯受体拮抗剂，如孟鲁司特钠 10mg，口服，每日 1 次；②中药汤剂：白果、生麻黄、法半夏、款冬花、杏仁各 9g，紫苏子、桑白皮、黄芩各 6g，炙甘草 3g。③针灸：选穴：列缺、肺俞、定喘穴为主穴。痰多者，加脾俞、丰隆；喘甚者，加天突、肾俞；兼外感者，加曲池、大椎、风池。一般直刺 0.5 寸，平补平泻法。

4. 药物穴位贴敷法　采取冬病夏治的方法，应用"三伏贴"防治支气管哮喘，以三伏天的第 1 伏第 1 天为第 1 次，以后每隔 10 天 1 次。一般取肺俞、天突、大椎、定喘、肾俞、脾俞等穴，药物主要有白芥子、细辛、延胡索等，姜汁调成糊状，用胶布将药固定在穴位上，每次贴敷 4～6 小时，连续贴 3 年。

5. 注重免疫支持治疗 支气管哮喘的发病与细胞免疫功能异常关系密切，因此在支气管哮喘的治疗中，应注重调节免疫功能。参麦注射液 60ml 加入 5％葡萄糖注射液或 0.9％氯化钠注射液 250ml 中静脉滴注、每日 1 次，连用 14 天；匹多莫德片 0.8g，口服，每日 1 次，连续服用 60 天为 1 个疗程。

（六）典型病例

史某，女，76 岁，主因间断咳喘 30 余年，加重 1 周，于 2012 年 2 月 12 日入院。否认"冠心病"、"糖尿病"病史，否认"结核"、"乙肝"等传染病史，否认外伤史、手术史及药物过敏史。否认抽烟史及饮酒史。入院前 30 余年每于外感或接触刺激性气味后出现喘息、憋气、咳嗽、咳痰症状，未系统诊治，间断服用氨茶碱，平素规律服用止咳平喘中成药（具体药物成分不明）治疗，症状时有加重。1 周前患者因天气变化，暂停口服中成药后出现喘咳症状明显加重，咳痰明显，无发热、心前区疼痛等，遂就诊于当地医院，完善血常规等检查（具体化验不详）后，对症予"头孢曲松钠、氨溴索注射液、地塞米松注射液、毛花苷丙"抗感染、化痰、平喘、强心等治疗，经治疗患者症状持续不能改善，并进行性加重，遂转诊至某院急诊，考虑患者病情危重，紧急收入院抢救治疗。入院时患者神清，精神差，喘憋、咳嗽、咳少量白黏痰、喉间哮鸣、端坐呼吸、躁动、头身大汗出，无心前区疼痛及发热，小便量可，大便秘结。入院后查体：T 36.7℃，P 110 次/分钟，R 30 次/分钟，BP 200/100mmHg。神志清楚，精神较差，皮肤黏膜未见黄染及皮疹出血点，浅表淋巴结无肿大，球结膜水肿，双瞳孔正大等圆，对光反射（＋），颈部无抵抗。双肺呼吸音粗，双肺满布哮鸣音及湿啰音，心音有力，心率 110 次/分钟，律不齐，未闻及病理性杂音。腹胀，无压痛反跳痛，肝脾肋下未及，双肾叩击痛（－），移动性浊音（－），双下肢水肿（±），四肢肌力 5 级，双侧巴氏征阴性。

中医证候：呼吸急促，喉中哮鸣有声，频咳，咳少量白黏痰，喘咳气逆，头身大汗，烦躁，口干欲饮，便干，舌瘀黯、苔黄腻，脉弦数。

西医诊断：①重症支气管哮喘？②急性左心衰竭？③高血压？④肺炎。

中医诊断：哮病（寒包热哮）。

治疗过程：紧急查血常规、动脉血气分析、BNP、降钙素原（PCT）、生化全项、D-二聚体、痰培养。心电图示：窦性心动过速，可见室性期前收缩，心肌缺血。给予吸氧，硝酸甘油注射液 2mg 静脉推注，硫酸沙丁胺醇气雾剂喷喉，后双液路予硝酸甘油注射液 5mg 静脉滴注，琥珀酸氢化可的松 100mg 静脉滴注，30 分钟后患者喘憋、咳嗽及喉间哮鸣明显减轻，躁动改善，大汗缓解，已可半卧位。查体：P 106 次/分钟，R 28 次/分钟，BP 160/80mmHg，双肺呼吸音粗，双肺哮鸣音及湿啰音明显减轻。化验回报：血常规：WBC 11.0×10^9/L，Hb 110g/L，PLT 155×10^9/L，N 85％；PCT 3.5pg/ml；BNP 15pg/ml；血气分析：pH 7.45，$PaCO_2$ 30.2mmHg，PaO_2 63mmHg，BE －1.0mmol/L，HCO_3^- 18mmol/L，SaO_2 90％，D-二聚体 2342μg/L。考虑患者：①重症支气管哮喘；②肺炎。给予：二羟丙茶碱 0.25g 静脉滴注、每 12 小时 1 次，琥珀酸氢化可的松 100mg 静脉滴注、每 8 小时 1 次，注射用美罗培南 1g 静脉滴注、每 12 小时 1 次，注射用单硝酸异山梨酯 20mg 静脉滴注、每日 1 次，沙丁胺醇 5～10mg 雾化吸入、每日 3 次，氨溴索注射液 30mg 静脉滴注、每日 3 次，红花黄色素注射液 100mg 静脉滴注、每日 1 次；中医辨证为寒包热哮证，治法为解表散寒，清化痰热。给予小青龙汤加减：生石膏 30g，桑白皮、地骨皮、赤芍各 15g，法半夏、紫苏子、黄芩各 12g，炙麻黄 10g，炙甘草、五味子各 6g，生大黄（后下）、细辛、干姜各 3g，水煎服 200ml，一日 2 次。进一步完善胸 CT 回报：考虑双肺间质性炎症，心脏增大。治疗 3 天后，患者喘咳症状明显减轻，已可平卧，呼吸平稳，痰液较前易咳，喉间哮鸣消失，无发热，听诊双肺哮鸣音及湿啰音明显减轻。痰培养回报：草绿色链球菌，干燥奈瑟菌。血常规：WBC $7.8×10^9$/L，Hb 112g/L，PLT $167×10^9$/L，N 65%；PCT 0.8pg/ml。考虑患者病情改善，但心率偏快，有室性期前收缩出现，将注射液美罗培南改为头孢替安 2g 静脉滴注、每 12 小时 1 次，琥珀酸氢化可的松 100mg 静脉滴注、每 12 小时 1 次，加用盐酸地尔硫䓬缓释胶囊 90mg 口服、每日 1 次，治疗 5 天后将二羟丙茶碱、琥珀酸氢化可的松逐渐减量并改为茶碱缓释片 0.2g 口服、每 12 小时 1 次，沙美特罗替卡松粉吸入剂 300μg 吸入、每 12 小时 1 次，余治疗不变。入院治疗 10 天后患者喘咳基本消失，听诊双肺呼吸音粗，散在少量哮鸣音及湿啰音。复查血常规：WBC $6.2×10^9$/L，Hb 116g/L，PLT $152×10^9$/L，N 57%；PCT<0.5pg/ml；心电图：窦性心律，心肌缺血，未见室性期前收缩，较前明显好转。考虑患者病情稳定好转出院。

（七）专家分析

1. **重症支气管哮喘的病因病机**　重症哮喘形成的原因较多，发生机制也较为复杂。目前已基本明确的病因主要有以下几点：①变应原或其他致喘因素持续存在，导致支气管平滑肌的持续痉挛和进行性加重的呼吸道炎症，呼吸道阻塞，引起重症哮喘而难以缓解。②临床治疗中抗感染治疗不充分或抗感染药物使用不当，导致气道变态反应性炎症未能有效控制，而且长期盲目地大量应用 $β_2$-受体激动药，可使 $β_2$-受体发生下调，导致其"失敏"。在这种情况下突然停止用药可造成气道反应性显著增高，从而诱发重症支气管哮喘。③哮喘发作的患者常存在不同程度的脱水，组织脱水，痰液黏稠，形成无法咳出的黏液痰栓，广泛阻塞中小气道，形成低氧血症和高碳酸血症。在酸中毒情况下，气道对许多平喘药的反应性降低，进一步加重哮喘病情。④突然停用激素，引起"反跳现象"。⑤情绪过分紧张。⑥理化因素的影响。⑦有严重并发症或伴发症，如并发气胸、纵隔气肿或伴发心源性哮喘发作、肾衰竭、肺栓塞或血管内血栓形成等均可使哮喘症状加重。

中医学认为，重症哮喘属中医"哮病"、"暴喘"等范畴，病位在肺，与心、肝、脾、肾联系密切。其病理性质属本虚标实，病理因素以痰为主。痰的产生主要由于肺不布津，脾失转输，肝失疏泄，肾失蒸腾气化，以致津液凝聚成痰，伏藏于肺，成为发病的"宿根"，遇各种诱因而引发。哮病反复发作，寒痰伤及脾肾之阳，痰热耗灼肺肾之阴，从实转虚，严重者因肺不能主治节调理心血运行，及至命门之火不能上济于心，而致心阳同时受累，则发生"喘脱"危候。

患者史某，平素规律服用止咳平喘中成药治疗，入院前 1 周因天气变化，并暂停口服中成药后出现喘咳症状明显加重，因中成药具体药物成分不明，不除外内含糖皮质激素，暂停服药后出现反跳现象致使哮喘加重并呈持续状态，故长期服用激素或具体药物成分不明的患者不宜贸然停用。

2. **诊断**　重症支气管哮喘诊断时应注意以下几点：

（1）危重症哮喘病患者大多数伴随循环系统体征表现，如有心动过速的体征、症状，血压会因为疾病出现而急剧上升，但是患者的病情一旦平复下来，则血压也会随之下降，这样的情况极容易加重患者病情，静脉回心血量的减少会使得患者心肌收缩力有所降低，应注意与心源性哮喘相鉴别。

（2）老年人支气管哮喘的一个特点是肺功能差。老年人气管和支气管黏膜上皮退行性改变，纤毛运动减弱，肺弹性回缩力降低，有效气体交换面减少，肺活量（VC）降低，而功能残气量（RC）则增加，以及反复哮喘发作带来的气道重构也使肺功能减低。老年人哮喘发作时症状不典型，常与慢性支气管炎同时存在，应予鉴别。此外，老年哮喘患者大多合并高血压、心脏病、心力衰竭、糖尿病、消化道疾病等其他疾病的存在，也应注意予以鉴别。

此患者慢性咳喘病史 30 余年，此次加重由于天气变化及骤然停药诱发，听诊以双肺满布哮鸣音及湿啰音为主，并伴喉间哮鸣音，BNP 正常，胸 CT 提示肺间质炎症，支持哮喘诊断，给予支气管解痉及糖皮质激素治疗后明显缓解，进一步印证支气管哮喘的诊断。

3. 治疗

（1）氨茶碱联合沙丁胺醇舒张支气管：茶碱类通过抑制磷酸二酯酶增加细胞内环磷腺苷（cAMP）的浓度而舒张支气管，并可拮抗腺苷受体，抑制细胞内 Ca^{2+} 及内生儿茶酚胺的释放，具有舒张支气管平滑肌及强心、利尿、扩张冠状动脉的作用，另外还有较明显的中枢性呼吸刺激作用，从而兴奋呼吸中枢，加强呼吸肌收缩。如果 24 小时内患者未用过氨茶碱，则应首先给予负荷量，氨茶碱 4～6mg/kg 缓慢静脉注射［注射速度不宜超过 0.25mg/(kg·min)］，或 0.25g 加入 5% 葡萄糖注射液 100ml 中静脉滴注，以使氨茶碱迅速达到有效血药浓度，继之给予氨茶碱 0.5g 加入 5% 葡萄糖注射液中持续静脉滴注，成人总量一般不超过 1g。不推荐已经长期服用缓释型茶碱的患者使用短效茶碱，临床应用时注意茶碱的代谢存在较大的个体差异，可能会引起心律失常、血压下降等，在有条件的情况下应监测其血药浓度，及时调整浓度和滴速。茶碱有效、安全的血药浓度范围应在 6～15mg/L。β_2-受体激动剂通过对气道平滑肌和肥大细胞等细胞膜表面的 β_2-受体的作用而舒张气道平滑肌，减少肥大细胞和嗜碱性粒细胞脱颗粒和介质的释放，降低微血管的通透性，增加气道上皮纤毛的摆动等来缓解哮喘症状。β_2-受体激动剂联合激素雾化吸入，具有协同的抗炎和平喘作用，可获得相当于（或优于）应用加倍剂量吸入激素时的疗效，并可减少较大剂量吸入激素引起的不良反应，尤其适合于中至重度持续哮喘患者的长期治疗。

（2）糖皮质激素的联合应用：皮质激素是最有效的抗变态反应炎症的药物，能抑制气道炎症反应、减低气道高反应性、增强黏液纤毛消除功能。使用的总原则是：掌握指征、及时应用，合理的剂量和疗程，减量时通常需要同时吸入激素。严重哮喘对皮质激素反应迟缓，故应在起病 1 小时内使用，早期使用能提高抢救成功率，缩短病程，减少其他药物的应用。一般不采用吸入治疗，应及时足量经静脉快速给予糖皮质激素，常用琥珀酸氢化可的松 200～400mg/d 静脉推注，或甲泼尼龙 100～300mg/d，也可用地塞米松 5～10mg 静脉推注、每 6 小时 1 次。待病情控制和缓解后再逐渐减量。

临床中，对于重症支气管哮喘急性期患者，常选择糖皮质激素联合 β_2-受体激动剂、氨茶碱治疗。$β_2$-受体激动剂是松弛气道平滑肌的主要药物，起效快，目前多用 0.5％沙丁胺醇溶液 5～10mg 雾化吸入，每日 3～4 次；氨茶碱 0.125～0.25g 用 50％葡萄糖注射液稀释至 20～40ml 静脉推注（推注时间不得短于 10 分钟），继以氨茶碱 0.25～0.5g 加入 5％葡萄糖注射液中持续静脉滴注。

（3）机械通气：为避免肺过度膨胀，甚至造成气压伤，目前多主张低通气、低频率、可允许性高碳酸血症（PHC）的通气策略。但为改善激素和解痉药物作用的敏感度，应尽量使 pH 维持在 7.3 以上。PHC 是为避免并发症而采取的一个过渡阶段策略，待肺过度充气缓解，胸廓运动幅度增大，气道压力降低，则不必去追求允许性高碳酸血症的应用，所以要结合不同患者及其不同阶段的具体情况来妥善应用机械通气。

当重症哮喘患者出现心跳呼吸骤停，呼吸浅表伴神志不清或昏迷时，应立即行机械通气治疗。重症支气管哮喘患者，凡 $PaCO_2$＞45mmHg 又具有如下情况之一者，可考虑有创机械通气治疗：①既往因哮喘严重发作而致呼吸停止曾行气管插管者；②以往有哮喘严重发作史，在使用糖皮质激素的情况下，再次发生重症哮喘者。为避免因延误治疗出现严重并发症，在条件准允许情况下，应早期行气管插管，呼吸机辅助通气。对于尚未达到插管上机标准的重症患者，尤其伴有二氧化碳潴留而又无明显使用无创正压通气（NPPV）的禁忌证（如自主呼吸微弱、昏迷、胸腹部手术或创伤）患者，可考虑试验性应用 NPPV 治疗，但应严密监测患者生命体征及神志情况，如无明显改善甚至进行性加重，应早期给予气管插管、有创机械通气治疗。

机械通气的撤离：当哮喘已恢复至轻、中度时，应尽早行呼吸机撤离。因为当患者有足够的呼吸肌力量和肺储备来进行自主呼吸时，继续机械通气不仅容易诱发感染，而且各种非特异性刺激，如吸痰、导管移位、冷空气等都可能会加重气道炎症和气道痉挛。

此患者经给予糖皮质激素及支气管解痉药物等治疗后，哮喘症状明显缓解，故未予行机械通气治疗。如患者症状持续不能缓解时，主张在其呼吸肌出现疲劳前积极予呼吸机辅助通气治疗，才可取得满意疗效。

（4）注重右心功能的改善：重症哮喘患者给予综合治疗后，有很大部分患者症状缓解不明显，尤其老年患者，血压明显升高，考虑到心功能不全的存在。这些患者多以肺动脉高压后右心功能不全为主，舒张性心力衰竭，而射血分数多正常，心肌收缩功能无明显下降，给予利尿、前列地尔、硝酸甘油注射液等扩血管药物治疗后，患者心脏前后负荷明显降低，从而使哮喘症状明显缓解。

（5）清上泻下、通腑泻肺治疗：中医学认为，肺与大肠相表里，肺与大肠生理相依：肺主宣发是大肠得以濡润的基础，大肠润滑有度，则大便通畅；肺主肃降是大肠传导的动力，肺气通畅，则大肠腑气通，大便亦通。肺与大肠病理上亦相互影响，脏病及腑，腑病及脏。重症哮喘患者经常存在肠蠕动减弱或出现肠麻痹，导致脘腹胀满，不排便，无矢气，伴鼻饲后胃潴留明显及反流，都由气机逆乱、升降失常、肺肠同病所致。治疗关键在于舒畅气机、通腑导滞，大便的通畅有利于肺气的肃降，从而减轻喘憋症状；而哮喘减轻亦可使大便通畅，肠道功能改善，如此则清升而浊降，瘀滞自除。

（6）活血化瘀、抗凝治疗：中医学认为，肺气壅塞，宗气受损，不能助心以贯脉行血，易致脉络瘀阻，出现各种瘀血征象；西医研究认为，重症哮喘患者存在过度应激反应，可引起凝血系统活化，导致机体血管内皮细胞损伤、血小板聚集、纤溶及体内抗凝系统功能失调，血液处于高凝状态，纤维蛋白大量沉积，导致微血栓形成和组织微循环障碍，此后又会促进炎症的进一步发展，二者形成恶性循环。凝血系统活化在疾病进展中起着重要影响作用，所以临床发现，在治疗疾病过程中适当加用活血化瘀中药如血府逐瘀汤加减、血必净注射液，以及西药前列地尔、低分子肝素钙等活血抗凝药物，可降低血液黏稠度，消除微血栓及微循环障碍，从而降低肺动脉高压、减轻心脏负荷、纠正缺血缺氧，并可改善肠系膜血液循环，促进肠蠕动，起到通便泻肺、防治肠梗阻、改善哮喘的功效。

4. 并发症或伴发症及其处理　重症哮喘患者可出现严重并发症或伴发症，包括张力性气胸、痰栓阻塞、呼吸肌衰竭、心律失常、颅内高压、脑水肿、消化道出血等。尤其值得指出的是，当一名重症哮喘患者哮鸣音突然降低或消失，但其发绀和呼吸困难更为严重时，不能简单误认为病情缓解，而应考虑上述并发症的危险，及时查明原因，对症治疗。

并发张力性气胸时，院内急救需迅速使用粗针紧急穿刺处理，立即抽气减压，用粗针头在伤侧第2肋间锁骨中线刺入胸膜腔，即见有高压气向外冲出，并外接单向活瓣装置，防止外界空气进入胸腔。进一步处理应行胸腔闭式引流，并应用抗生素预防感染。待漏气停止24小时后，X线复查证实肺已经膨胀，才能拔管。若胸腔引流管不断有气排出，呼吸困难不见好转，往往提示肺、支气管有较大裂口，不能自行愈合，应及早做开胸探查术，进行手术修补治疗。若出现颅内高压、脑水肿，应积极给予甘露醇脱水降颅压。若出现心律失常，在应用抗心律失常药物的同时，积极纠正水、电解质、酸碱失衡。小气道黏液栓阻塞多是由于摄入水量不足、呼吸道水分丢失以及多汗、发热等使机体脱水、痰液黏稠造成，应给予补液治疗，若机械通气4~6小时后症状改善不够明显、气道阻力仍高、咳痰无力时，考虑痰栓阻塞支气管，行纤维支气管镜灌洗治疗。

5. 预后与预防　哮喘发作前身体基础状况好的患者预后良好，而合并肺源性心脏病、严重肺部感染、中毒性心肌炎及伴有严重并发症的患者则预后不良。重症哮喘恢复的患者出院后应积极预防，巩固疗效，防止或减少复发，改善呼吸功能。①增强体质，参加必要的体育锻炼，提高预防本病的卫生知识，稳定情绪等。②脱敏疗法：针对过敏原做脱敏治疗可以减轻或减少哮喘发作。③制订哮喘长期管理的用药计划：按病情程度采取阶梯式治疗，最少剂量地按需应用 β_2-受体激动剂和抗胆碱药物等支气管舒张剂。④色甘酸二钠、必可酮雾化剂吸入、酮替酚口服，有较强的抗过敏作用，对外源性哮喘有较好的预防作用。另外，依据中医"冬病夏治"的原理，在一年中最炎热的三天（"三伏天"）将中药敷贴在特定穴位上预防和治疗在秋冬时节发作的支气管哮喘病。

参 考 文 献

1. Chung KF, Wenzel SE, Brozek JL, et al. International ERS/ATS guidelines on definition, evaluation and treatment of severe asthma [J]. Eur Respir J, 2014：43（2）：343-373.
2. 中华医学会呼吸病学会哮喘学组. 支气管哮喘防治指南（支气管哮喘的定义、诊断、治疗和管理方案）[J]. 中华结核和呼吸杂志，2008，31（1）：177-185.
3. 张文武. 急诊内科学 [M]. 第2版. 北京：人民卫生出版社，2010：1004-1011.
4. 刘大为. 实用重症医学 [M]. 北京：人民卫生出版社，2010：573-578.
5. 陆再英，钟南山. 内科学 [M]. 第7版. 北京：人民卫生出版社，2008：69-78.
6. 周仲瑛. 中医内科学 [M]. 第2版. 北京：中国中医药出版社，2007：79-88.

7. 中华中医药学会肺系病分会. 支气管哮喘中医诊疗专家共识（2012）[J]. 中医杂志，2013，54（7）：627-629.

8. 中华中医药学会肺系病分会. 支气管哮喘中医诊疗专家共识意见 [C] //中华中医药学会肺系病分会成立大会暨第十五次全国中医肺系病学术交流大会论文集. 北京：中华中医药学会，2011：359-363.

9. 张元鸿. 老年支气管哮喘中医辨治体会 [J]. 世界中医药，2007，2（5）：285-286.

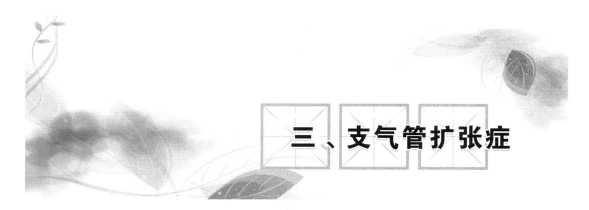

三、支气管扩张症

支气管扩张症（bronchiectasis）为一种常见的慢性支气管疾病，多在儿童或青年时期起病，大多继发于呼吸道感染和支气管阻塞后，反复发生支气管炎症，致使气管壁结构破坏，支气管异常和持久性扩张。临床表现主要为慢性咳嗽、咳大量脓痰和（或）反复咯血。支气管扩张症可归属为中医的"肺痈"、"咯血"、"咳嗽"等范畴。其病位在肺，由于感受六淫之邪，未经传变停留肺中，蕴发为热，邪热犯肺，蕴结不解而致；或忧思恼怒，肝郁化火，木火刑金；或偏食肥甘厚味，湿热内盛等引起；或久病阴虚，虚火上炎，损伤肺络所致。

（一）诊断要点

1. 咳嗽咯痰为支气管扩张症最常见的症状，24 小时痰量可达 400ml。痰液可为黏液性、黏液脓性或脓性。合并感染时咳痰量明显增多，可呈黄绿色脓痰，伴恶臭。

2. 反复咯血，从痰中带血到大量咯血程度不等。

3. 反复肺部感染，同一肺段反复发生肺炎并迁延不愈。

4. 可能会伴随出现呼吸困难、发热、乏力、焦虑、食欲减退、消瘦、贫血等症状。

5. 体征　听诊可闻及固定部位持续存在的湿性啰音，以肺底部最为多见。部分患者可见杵状指（趾）。

6. 影像学检查　高分辨率 CT 可见到支气管呈柱状及囊状改变，支气管腔扩张，气道壁增厚，黏液阻塞，可见特征性"双轨征"和"印戒征"。

（二）鉴别诊断

1. 慢性支气管炎　多发于冬春季节，中老年患者多见，伴有咳嗽、咯痰，且多为少量白色黏液痰，无反复咯血，听诊可闻及散在干湿啰音，胸片多见肺纹理紊乱、增粗、呈网状或条索状及斑点状阴影，胸 CT 主要表现为支气管壁增厚，以两下肺多见。

2. 肺脓肿　本病起病急骤，表现为高热、咳嗽、咯大量脓痰，胸片及胸 CT 表现为不规则的片状浓密影及云团状高密度影，内有透亮厚壁空洞，可有液平面，周围有慢性炎症浸润及条索状阴影。

3. 肺结核　患者咳嗽多为干咳无痰或少痰，伴有结核性全身中毒症状如午后低热、盗汗、消瘦，结核病灶多发于上肺部。T 淋巴细胞酶联免疫斑点试验（T-SPOT. TB）阳性对诊断肺结核具有良好辅助意义。影像学检查提示肺浸润性病灶或结节状空洞样改变。

4. 弥漫性泛细支气管炎　本病临床表现为咳嗽、咯痰，活动后呼吸困难，有既往慢性咳喘病史或合并慢性鼻窦炎，胸部 CT 可见两肺弥漫性小叶颗粒样结节状阴影。

5. 先天性肺囊肿　本病是一种先天性肺部畸形，小的囊肿可无任何症状，较大囊肿在继发感染或囊肿压迫周围组织时才出现症状。胸CT示单个囊肿壁薄，内外壁光滑、规则，内无肺纹理；多发囊肿囊腔内条索状高密度影或细条状分隔，囊壁薄而光滑，周围一般无浸润，含单一或多个气液平面。

（三）治疗方案

支气管扩张症的治疗原则是：治疗基础疾病，促进痰液排出，控制感染，积极防治并发症，必要时手术治疗。

1. 基础疾病的治疗　针对基础疾病，祛除病因采取相应措施：①对活动性肺结核伴支气管扩张者，应积极抗结核治疗；②合并有慢性鼻窦炎、慢性齿龈炎、慢性扁桃体炎等，应积极给予抗感染或手术根治；③变态反应性支气管肺曲菌病（ABPA）常伴发支气管扩张，应给予激素治疗；④合并胃食管反流者，应加强抑酸治疗；⑤低免疫球蛋白血症，可用免疫球蛋白替代治疗；⑥由类风湿关节炎、炎症性肠病、鸟型分枝杆菌（MAC）感染引起的支气管扩张，针对原发病的治疗也很重要。

2. 保持支气管通畅，促进痰液排出

（1）体位引流：扩张的支气管管壁弹性丧失，黏膜纤毛破坏，痰液不易排出，故采用良好有效的体位引流尤为重要。体位引流是根据病变部位的不同，采用适当的体位，依靠重力的作用促进某一肺叶或肺段中分泌物的排出，引流时应使患肺位于较高位置，引流支气管开口朝下，每次15～30分钟，每日1～2次。为了提高引流效果，使黏液溶解，痰液变稀而利于咯出，可在引流前给予氯化铵0.3～0.6g口服，以及氨溴索60mg口服或雾化吸入。

（2）震动拍击促痰液排出：腕部屈曲，手呈碗形在胸背部由下至上拍打，或使用机械震动器使聚积的分泌物易于排出。

（3）主动呼吸训练：每次循环应包含3部分的胸部扩张练习：深吸气，用力呼气，呼吸控制（运动膈肌缓慢呼吸）。呼吸节律应缓慢、深长（每分钟7～8次），避免用力呼气或呼气过长而发生喘息、憋气、支气管痉挛；深呼吸练习时允许每次练3～4次，避免过度通气。

（4）支气管扩张剂的应用：患者气道反应性增高可出现支气管痉挛，影响痰液的排出，可应用支气管扩张剂，如氨茶碱0.25～0.5g加入5％葡萄糖注射液100ml中静脉滴注，每日2次。

（5）经支气管镜吸引排痰：如体位引流痰液仍不能排出，可经纤维支气管镜吸痰。

3. 积极抗感染治疗　支气管扩张症患者因感染致病情急性加重，临床症状主要为咳嗽，咳痰量增加或性质改变，脓痰量多或伴有恶臭气味，和（或）喘息、气急、咯血及发热等全身症状时，应考虑应用抗菌药物。对支气管扩张症要常规做痰培养加药敏试验，在结果出来之前往往先给予经验用药，可给予广谱β-内酰胺类抗生素（如阿莫西林、哌拉西林）；存在铜绿假单胞菌感染时，可选用氟喹诺酮类药物如左氧氟沙星、莫西沙星，或三代头孢类药物如头孢哌酮，可联用氨基苷类药物；对慢性咳脓痰的患者，可考虑延长抗生素使用疗程，可给予口服阿莫西林或氨基苷类药物，直至咯脓痰症状消失。

4. 止血治疗　咯血是支气管扩张的主要临床表现，咯血量多少不等，可由痰中带血丝发展为大量咯血。咯血量少时应安抚患者，缓解其紧张情绪，嘱其患侧卧位休息。一次咯血量超过200ml或24小时咯血量超过500ml为大咯血，严重时可导致窒息。大咯血治疗的首要措施应为防止咯血窒息，大咯血时应首先应保证气道通畅，改善氧合状态，稳定血流动力学状态。

（1）药物治疗

1）促凝血药：为常用的止血药物，可酌情选用抗纤维蛋白溶解药物，如氨甲苯酸或氨基己酸；或选用增加毛细血管抵抗力和血小板功能的药物如酚磺乙胺；或选用促进血小板聚集和加速凝血酶形成的药物如血凝酶，还可给予维生素 K_1。

2）垂体后叶素：为治疗大咯血的首选药物，一般给予 6～12U 静脉滴注，静脉给药后 3～5 分钟起效，维持 20～30 分钟。支气管扩张症伴有冠状动脉粥样硬化性心脏病、高血压、肺源性心脏病、心力衰竭者，以及孕妇均忌用。

3）其他药物：普鲁卡因可使肺动脉和支气管动脉的压力同时下降，达到止血目的；酚妥拉明可降低肺动脉压力，但其不良反应有恶心、呕吐、直立性低血压、心律失常及心绞痛等。

（2）介入治疗

1）经气管镜止血：大量咯血不止者，可经气管镜确定出血部位后，用浸有稀释肾上腺素（1：20）的海绵压迫或填塞于出血部位止血，或在局部应用凝血酶或气囊压迫控制出血。

2）支气管动脉栓塞术：经支气管动脉造影向病变血管内注入可吸收的明胶海绵达到栓塞治疗的目的。

5. 手术治疗　支气管扩张症的手术适应证：①对于药物治疗仍难以控制症状者；②大咯血危及生命或经药物、介入治疗无效者；③局限性支气管扩张，术后能保留 10 个以上肺段者，可行肺切除术。手术的相对禁忌证：非柱状支气管扩张、痰培养铜绿假单胞菌阳性、切除术后残余病变及非局灶性病变。

6. 其他疗法　针灸疗法：选膈俞、肺俞、孔最、三阴交为主穴。若痰湿盛，配膻中、丰隆；若肝火犯肺，配太冲、阳陵泉；若阴盛火旺，配太溪、劳宫；若脾肾气虚，配脾俞、足三里。每日针 1 次，平补平泻，可留针 10～20 分钟。

（四）中医辨证治疗

1. 外寒内饮证

证候：恶寒发热，周身酸痛，口干不欲饮，咳嗽，咯痰，痰色白质稀，舌体胖大，苔白滑，脉浮滑。

治法：宣肺解表，化痰祛浊。

方药：小青龙汤加减。

白芍、茯苓、清半夏、侧柏叶各15g，炙麻黄、白及、杏仁、桂枝各10g，干姜、陈皮、五味子各6g，细辛3g。

恶寒严重、乏力、头痛者，加羌活、藁本，以解表散寒；咳痰带血者，加三七粉（冲服）、藕节炭，以化瘀止血；内有郁热者，加生石膏、知母，以清肺热。

2. 燥热伤肺证

证候：突然咯血，气急咳嗽，胸部闷痛，鼻燥咽干，身热烦渴，舌红，苔白或黄，脉浮数。

治法：清热止咳，润燥止血。

方药：桑杏汤加减。

沙参、仙鹤草各 20g，桑叶、川贝母、侧柏叶、焦栀子、枇杷叶各 15g，杏仁 10g。

发热重者，加生石膏、鱼腥草，以清肺泄热；痰中带血者，加牡丹皮、藕节炭，以凉血止血；口渴甚者，加麦冬、天花粉、白茅根，以滋阴生津；大便秘结者，加生大黄、芒硝（后下），以通腑泄热。

3. 肝火犯肺证

证候：身热咳嗽，胁痛善怒，咯血鲜红，病情多因情绪波动而加重，伴有面红目赤、口苦，胸胁隐痛，口干引饮，小便黄赤，大便干，舌红苔黄，脉弦滑数。

治法：清泄肺热，降气止血。

方药：泻白散合黛蛤散加减。

仙鹤草 30g，地骨皮、白芍、清半夏、生地各 15g，牡丹皮、桑白皮、黄芩、炒栀子、郁金、旋覆花（包煎）、黛蛤散（包煎）各 10g，白及粉（冲服）6g。

咳嗽气逆严重者，加苏子、枇杷叶，以降肺化痰；胸胁闷痛者，加郁金、姜黄、延胡索，以化瘀通络止痛；头目胀痛、大便秘结者，加龙胆草、生大黄，泻火通便。

4. 痰热壅肺证

证候：咯大量脓痰，痰血相兼，腥臭异常，胸中烦满而痛，身热面赤，气喘不能卧，身热面赤，汗出烦躁，心烦喜饮，大便干结，小便赤涩，舌苔黄腻，脉滑数。

治法：清热化痰，排脓泄壅。

方药：加味桔梗汤合千金苇茎汤加减。

芦根 30g，生薏苡仁 20g，鱼腥草、葶苈子各 15g，桑白皮、茯苓、黄芩、瓜蒌仁、桔梗、桃仁、生藕节、川贝母、橘红、金银花、荞麦根、败酱草、蒲公英、炙甘草各 10g，杏仁、白及粉（冲服）6g。

热伤血络，咳血咯血者，加白茅根、丹皮、生地黄，以凉血止血；阴伤口渴重者，加天花粉、沙参、麦冬，以生津止渴；大便干结严重者，酌加生大黄、芒硝（后下），以通腑泄热。

5. 阴虚肺热证

证候：咯血鲜红，干咳少痰，血多痰少，胸闷气短，潮热咽干，腰酸软无力，舌红绛少苔，脉细数无力。

治法：滋阴润燥，清肺降火。

方药：百合固金汤加减。

沙参、女贞子、墨旱莲各 20g，百合、生地黄、麦冬、白芍、阿胶（烊化）各 15g，天冬、当归各 10g，白及粉（冲服）6g。

咳嗽剧烈者，加川贝母、款冬花，以化痰止嗽；虚火亢盛者，加地骨皮、白薇，以退虚热；阴虚自汗者，加五味子、山茱萸，以滋阴敛汗；气短乏力、神疲、自汗者，加生黄芪、白术、防风，以固表止汗。

（五）治疗经验

1. 纤维支气管镜治疗　支气管扩张合并感染的患者经药物保守治疗病情未见好转，考虑纤维支气管镜肺泡灌洗治疗，同时将抗生素和盐酸氨溴索用于冲洗及注射到病灶局部。支气管扩张并发咯血时，有窒息休克或经内科治疗无效的大咯血患者，可选择支气管镜下注射血凝酶止血治疗。

2. 支气管动脉栓塞术　支气管动脉栓塞术的适应证为：①支气管扩张并发咯血，每小时咯血量大于200ml者；②合并有慢性肺衰竭且每小时咯血量大于50ml者；③虽然行内科治疗，但24小时内间断性咯血超过2次以上，且每次咯血量不少于30ml者，宜行明胶海绵胶浆及颗粒栓塞支气管动脉治疗。

3. 三七粉、山莨菪碱、氯丙嗪联合治疗　支气管扩张咯血时，立即给予山莨菪碱20mg肌内注射，氯丙嗪20mg肌内注射，三七粉6g口服。山莨菪碱通过扩张外周血管，使肺血管压力下降而止血；氯丙嗪可阻断α-肾上腺素受体，有直接扩张血管作用，从而降低心脏前、后负荷，改善肺充血，另外其镇静作用能很好地解除患者的焦虑，有利于止血；三七有"止血神药"之称，散瘀血，止血而不留瘀，对出血兼有瘀滞者更为适宜。

4. 稳定期综合治疗　①小剂量阿奇霉素：250mg，每周3次，疗程为12个月；②中药：采取滋养肺肾、降气化痰止血之法，药物组成：天花粉15g，生麻黄12g，法半夏、生地黄、射干、黄芩、桑白皮、北沙参、玉竹、麦冬、白扁豆各10g，桑叶6g，生甘草3g。其中重用半夏，半夏可以消痞散结，使气机畅通，痰消痛减，一般用量为3～10g，如果用量过大或者是用法不当都可以出现中毒症状，临床应用当为慎之。③免疫调节剂：胸腺肽1.6mg皮下注射，每周2次。

5. 厄多司坦联合微波照射　对于支气管扩张合并肺感染且痰量较多者，可在抗感染治疗基础上加用微波照射和促排痰药物以促进肺部炎症吸收。支气管扩张症气道黏液高分泌，堵塞气道，加重肺部感染，促进痰液排出和炎症吸收是治疗关键。以胸部CT等影像学检查为依据，在明确病灶部位的基础上，对病灶区辐射加温至41.5～43.5℃，每日1次，每次30分钟；厄多司坦300mg，口服，每日2次。

（六）**典型病例**

吴某，男，50岁，主因间断咳嗽咯痰3年，加重伴咯血1周，于2010年10月12日入院。既往"高血压"病史10余年，血压高达180/100mmHg，自服"硝苯地平控释片（拜新同）"治疗，血压控制可。否认"冠心病"、"糖尿病"病史，否认"结核"、"乙肝"等传染病史，否认外伤史、手术史及药物过敏史。抽烟史40余年，40支/天，已戒烟3年，否认饮酒史。患者3年前无明显诱因出现间断性咳嗽、咯痰，痰为黄色脓性黏痰，受凉后症状加重。曾多次就医，予抗感染治疗后症状缓解。入院前1周患者受凉感冒后上述症状加重，伴间断性胸闷喘憋，劳累后加重，休息后症状缓解，咯血1次，量约70ml，痰中带血，色鲜红，伴寒战，无心悸及肩背放射痛，无发热，无头痛、头晕，无恶心、呕吐及腹痛、腹泻，遂就诊于我院急诊科。相关检查：血常规：WBC 13.4×10^9/L，Hb 116g/L，PLT 120×10^9/L，N 96.50%；胸CT：双肺纹理增粗，双肺见云雾状改变，双肺下叶可见囊状柱状支气管扩张影。诊断：①肺炎；②支气管扩张。给予"头孢哌酮/舒巴坦钠"抗感染治疗，为求进一步诊治收入我科。住院后查体：T 36.8℃，P 98次/分钟，R 22次/分钟，BP 140/85mmHg。神志清楚，精神差，皮肤黏膜未见黄染、皮疹及出血点，浅表淋巴结无肿大，双瞳孔正大等圆，对光反射（＋），颈软无抵抗。双肺呼吸音粗，双下肺可闻及明显湿性啰音，心率98次/分钟，心音有力，律齐，未闻及病理性杂音。腹软，无压痛反跳痛，肝脾肋下未及，双肾叩击痛（－），移动性浊音（－），双下肢无水肿，四肢肌力5级，双巴氏征（－）。

中医证候：咯大量脓痰，痰血相兼，腥臭异常，胸中烦满而痛，身热面赤，气喘不能卧，身热面赤，汗出烦躁，心烦喜饮，舌苔黄腻，脉滑数。

西医诊断：①支气管扩张症；②肺感染；③高血压3级，极高危型。

中医诊断：肺痈（痰热壅肺证）。

治疗过程：入院后予体位引流，促进痰液排出；氨甲苯酸0.3g静脉滴注、每日1次，酚磺乙胺1g静脉滴注、每日1次，血凝酶1U静脉滴注、每日1次，止血；头孢哌酮/舒巴坦钠2g静脉滴注、每8小时1次，左氧氟沙星氯化钠注射液0.4g静脉滴注、每日1次，抗感染；多索茶碱200mg静脉滴注、每12小时1次，平喘；盐酸氨溴索注射液30mg静脉滴注、每12小时1次，化痰。中医辨证为热壅血瘀，血败肉腐，给予加味桔梗汤加减，清热化痰，排脓泄壅，方药：金银花、鱼腥草、败酱草、生薏苡仁各15g，荞麦根10g，川贝母、蒲公英、炙甘草各6g，桔梗、白及、橘红、葶苈子各3g，水煎服200ml，2次/日。入院治疗3天后，患者体温37.0℃，仍咳嗽咯痰，咯少量黄色脓性痰，痰中带血，多为深棕色陈旧性血。痰培养及药敏试验回报：铜绿假单胞菌，对左氧氟沙星、亚胺培南、哌拉西林钠/他唑巴坦钠、庆大霉素敏感，停用头孢哌酮/舒巴坦钠，改用哌拉西林钠/他唑巴坦钠4.5g静脉滴注、每12小时1次，抗感染治疗。入院治疗5天后，患者无发热，咳嗽、咯少量白色泡沫样痰。复查血常规示：WBC 7.76×10^9/L，Hb 132g/L，PLT 112×10^9/L，N 70.2%。患者病情稳定，停用血凝酶、氨甲苯酸、酚磺乙胺、抗生素等药物，继续给予平喘、化痰治疗。入院治疗10天后，复查胸部CT示：双肺云雾状阴影较前明显吸收。患者病情好转出院。

（七）专家分析

1. 支气管扩张症的病因病机　支气管扩张症是指支气管由于管壁平滑肌和弹性成分破坏导致的不可逆扩张。气道清除机制和防御功能受损，易于发生感染和炎症，导致支气管壁和纤毛上皮破坏。本病的病因可分为先天性和继发性，先天性主要有 α_1-抗胰蛋白酶缺乏、肺囊性纤维化、软骨发育不全等，继发性常见病因为支气管-肺组织感染和支气管阻塞（如异物吸入、肺门淋巴结肿大、黏液栓等）。肺结核也是引起支气管扩张症的常见原因。约1/3的支气管扩张症患者病因尚未明确，可能与免疫缺陷、遗传等因素有关。

中医学认为，支气管扩张症多由于先天不足，或外邪侵袭损伤肺气，或病久不愈，致使肺不布津，脾失健运，蕴湿成痰，上贮于肺而发病。正气亏虚是本病的基本病因，而病机的实质则是本虚标实，标实主要责之于肺热、肝火、血瘀，本虚主要责之于气阴两虚。肺虚则易受邪侵，祛邪不力则成窠臼，稍有外邪侵犯或劳倦，即可致疾病反复发作。在疾病的发展过程中，火热亢盛可致阴虚，阴虚又可助火热亢盛，阴虚为本，火热为标，二者互为因果，转化夹杂。咯血是支气管扩张症的主要症状之一，血化于脾，收藏于肝，行于营卫，化精于肾。肺络受伤为血溢之因，多为肺经热盛，或胃热上熏于肺，或肝火犯肺，或阴虚、虚火上扰于肺。

2. 支气管扩张症的诊断

（1）高分辨率CT（HRCT）表现：典型支气管扩张的CT表现一般分为柱状、囊状及混合型扩张。柱状支气管扩张表现为支气管管腔增宽，管壁增厚，病变支气管直径大于其伴行的肺动脉管径及邻近肺段的支气管管腔，管壁增厚，与扫描平面平行的支气管呈分枝状的"双轨征",与扫描垂直的支气管表现为特征性的"印戒征";囊状型支气管扩张表现为多发性含气囊腔,壁增厚,内外光滑,大小不等,囊内有时可见气-液平面;混合型则同时具有柱状型及囊状型的影像学表现。HRCT可显示支气管扩张的类型、程度、走行与扫描平面的关系及管腔内有无黏液栓和有无合并感染,是支气管扩张症确诊的主要方法。

(2) 血清免疫球蛋白检查:在诊断特发的支气管扩张症以前必须除外遗传、免疫系统疾病合并的支气管扩张。免疫球蛋白(包括IgA、IgM、IgG)的减少或缺乏,可提示选择性丙种球蛋白缺乏症;IgE升高提示变态反应性肺曲菌病。

(3) 肺功能检查:包括肺通气、换气功能及动脉血气分析。支气管扩张症患者肺功能表现为阻塞性通气功能障碍较为多见,33%~76%的患者气道激发试验存在气道高反应性;多数患者弥散功能进行性下降,且与年龄及FEV_1下降相关。静脉使用抗菌药物治疗前后,口服或雾化吸入抗菌药物治疗前后,测定FEV_1和用力肺活量(FVC)可以提供病情改善的客观证据。患者通过内科治疗后,重复检查可比较及衡量治疗效果,估计预后。考虑外科治疗的,通过肺功能检查的评估,可了解能否忍受手术,便于更好地设计手术方案,并作为观察手术疗效的衡量标准之一。

3. 支气管扩张症的治疗

(1) 抗生素的选择:支气管扩张并严重感染时,可考虑采用降阶梯治疗:开始足量应用较高级别广谱抗生素快速控制感染,待病情稳定后,根据药敏试验调整用药,继而换用低级别抗生素。

支气管扩张症急性加重期初始经验性抗菌药物治疗,应根据有无铜绿假单胞菌感染的危险因素:①近期住院;②频繁(每年4次以上)或近期(3个月以内)应用抗生素;③重度气流阻塞($FEV_1 < 30\%$);④口服糖皮质激素(最近每日口服泼尼松>2周),至少符合以上4条中的2条。无铜绿假单胞菌感染高危因素的患者应立即经验性使用对流感嗜血杆菌有活性的抗菌药物,如氨苄西林/舒巴坦、阿莫西林/克拉维酸、第二代头孢菌素、第三代头孢菌素(头孢曲松钠、头孢噻肟)、莫西沙星、左旋氧氟沙星。对有假单胞菌感染高危因素者,应选用具有抗假单胞菌活性的β-内酰胺类抗生素(如头孢他啶、头孢吡肟、哌拉西林/他唑巴坦、头孢哌酮/舒巴坦钠、亚胺培南、美洛培南等)、氨基苷类、喹诺酮类(环丙沙星或左旋氧氟沙星),可单独应用或联合应用。对于金黄色葡萄球菌、铜绿假单胞菌、克雷伯杆菌或厌氧菌等易导致肺组织溶解坏死的感染,建议延长药物治疗时间至2周以上。

(2) 止血药物的选择

1) 垂体后叶素联合酚妥拉明:垂体后叶素可直接收缩小动脉及毛细血管,降低肺循环压力,有利于血管破裂处血栓形成而止血。该药物起效快,疗效显著。酚妥拉明为α-受体阻滞剂,通过降低肺动脉压而达到止血目的,二药联合应用有协同作用。垂体后叶素10~20U静脉滴注,每天用量20~30U;酚妥拉明20mg静脉滴注,每日1次。咯血停止3天后将垂体后叶素剂量减半,继续用药3天,仍无咯血,停用垂体后叶素及酚妥拉明。临床治疗中应注意对于大咯血患者采取多种止血药物联合使用时,宜短期使用,避免增加血栓形成的危险。

2) 普鲁卡因的使用:当患者对垂体后叶素不耐受,咯血不能控制时,可选择普鲁卡因控制咯血。普鲁卡因通过抑制血管运动中枢，兴奋迷走神经中枢，扩张外周血管，减少肺循环血量，降低肺动脉压及肺锲嵌压，同时使体循环血管阻力下降，回心血量减少，肺内血液分流到其他内脏和四肢循环中，结果使肺动脉和支气管动脉的压力同时下降，达到止血目的。临床使用时给予1％普鲁卡因注射液30ml加入0.9％氯化钠注射液50ml中静脉微泵维持治疗，2～4ml/h，根据咯血量调整，大量咯血时可适当增加微泵速率，直至出血停止后逐渐减量，通常出血停止3天后逐渐停药，一般疗程需要3～5天。临床应用中应注意该药物需做皮试，此外警惕由于剂量过大、快速吸收所致的血药浓度过高，引起低血压或高血压、心动过缓、室性心律失常和心搏骤停。

3）中药的选择使用：白及三七阿胶汤对于支气管扩张咯血有一定疗效，其中阿胶能滋阴养血；白及中的黏液质及白及胶成分，有护损生肌之效；三七性温味甘，能止血行瘀，且化瘀血而又不伤新血。三药共用，相辅相成，能使残瘀尽去，新血自生。

（3）中药止咳化痰平喘治疗：支气管扩张合并感染，患者咳嗽、咳痰，且痰量较多时，使用加味桔梗汤治疗。药用：鱼腥草、荞麦根、败酱草、生薏苡仁各10g，葶苈子、川贝母、桑白皮、黄芩、蒲公英、橘红、白及、炙杷叶、仙鹤草、炙甘草各6g，桔梗3g。

半夏具有燥湿化痰的作用，性味收涩，在支气管扩张症的治疗（尤其在缓解期）中疗效较好，临床应用中考虑这类药物可能通过减少腺体分泌而发挥疗效。因此，在干性支气管扩张症或痰量较少的缓解期，适当给予具有收敛作用的中药，具有一定的价值。

（4）糖皮质激素5天疗法：支气管扩张合并严重哮喘时建议使用短程糖皮质激素治疗方案，第1天给予甲泼尼龙40mg静脉推注，第2～5天泼尼松40mg/d口服。短程激素治疗方案的主要优势表现在显著减少患者的糖皮质激素暴露，进而减少患者的短期不良反应，如血糖增高、血压升高、体重增加和失眠等。

（5）支气管镜治疗支气管扩张症

1）支气管镜下止血：对于支气管扩张症出现活动性大咯血，且内科药物保守治疗无效，持续咯血的患者，可考虑支气管镜下止血。目前常用的方法有：①支气管灌洗，采用4℃冰生理盐水20～50ml，注入出血肺段，连续数次；②局部应用止血药，将凝血酶溶液5～10ml注入出血肺段；③气囊填塞；④电凝止血。临床治疗中发现，支气管镜下局部注射凝血酶止血效果最好。凝血酶主要是通过矛头蝮蛇巴曲酶的作用，使局部血管破损处的可溶性纤维蛋白原单体聚合成纤维蛋白原多聚体，后者能促进血管破损处的血小板集聚，加速血小板血栓形成，促进血液凝固，而且只在出血部位迅速形成血凝块，引起血小板聚集起到止血作用，对正常血管无作用。

2）支气管镜肺泡灌洗配合体位引流：支气管扩张症合并继发感染，病原菌的耐药及定植，导致药物治疗效果较差，黏稠分泌物或脓性痰痂和陈旧性血块残留，使单纯体位引流效果不佳，此时采用支气管肺泡灌洗治疗。通过反复灌洗和吸引，充分引流管腔中的脓液，可达到局部净化，减少细菌的作用；改变了细菌生存环境，特别对杀灭厌氧菌效果更佳，同时也可使囊性扩张中的分泌物稀释排出，使肺感染得到控制，也治疗了微小肺脓肿，促进了不张肺小叶的复张和炎性阴影的消退，而灌洗液对局部黏膜的刺激，增强了患者的咳嗽反射，有利于排痰。

（6）介入治疗：对支气管扩张引起咯血的患者，尤其出血在支气管动脉者，采取支气管动脉栓塞治疗，即聚乙烯醇（PVA）颗粒联合明胶海绵栓塞。在临床治疗中发现，支气管动脉逐级间歇性完全栓塞与单纯栓塞疗效好。由于支气管动脉在呼吸型支气管水平与肺循环吻合，如果从支气管动脉末梢动脉开始逐级栓塞有利于切断支气管动脉与肺循环分流的通道。但末梢栓塞的明胶海绵颗粒直径不得小于 $325\mu m$，因为人体肺有 $72\sim325\mu m$ 大小的支气管肺血管吻合支，否则会因支气管黏膜缺血而导致支气管黏膜坏死。

4. 支气管扩张症的并发症　支气管扩张症的并发症主要有：肺纤维化、气胸、胸膜炎、代偿性及阻塞性肺气肿、肺脓肿、肺源性心脏病及心力衰竭。

并发肺气肿时，给予长效 β_2-受体激动剂和抗胆碱能药物改善气急症状，同时注重呼吸功能的锻炼、物理治疗、家庭氧疗等。对于终末期肺气肿或病情较严重者，如出现严重呼吸困难，在应用支气管扩张剂后 $FEV_1<$ 预计值 35%，肺残气量 $>$ 预计值 200%，肺总量 $>$ 预计值 120%，X 线胸片上肺过度充气，核素扫描上肺血流灌注扫描分布存在区域性差异，应尽早行手术治疗；并发张力性气胸时，立即使用闭式引流装置加快气体排出，促进肺膨胀。一般肺部裂口经治疗后多可在 1 周内闭合。待漏气停止 24 小时后，X 线复查证实肺已经膨胀，才能拔管。若胸腔引流管不断有气排出，呼吸困难不见好转，往往提示肺、支气管有较大裂口，不能自行愈合，应及早做开胸探查术，进行手术修补治疗；并发肺脓肿时，应进行脓液引流，及时把脓腔脓液排出，可明显减轻中毒症状；并发肺源性心脏病时，一般经过氧疗，控制呼吸道感染，改善呼吸功能，纠正低氧和解除二氧化碳潴留后，症状可减轻或消失，不需常规使用利尿剂和强心剂。病情较重者，或上述治疗无效者，可选用扩张血管药物、利尿剂和强心剂，帮助降低肺动脉压力，改善心肺功能。

5. 支气管扩张症的预后　支气管扩张症的预后与支气管扩张的范围和有无基础病及并发症有关。支气管扩张较为局限者预后良好，支气管扩张范围广泛者易影响肺功能，合并慢性阻塞性肺疾病、肺源性心脏病、心功能不全的患者预后不佳。

支气管扩张症患者应低脂优质蛋白饮食，严格戒烟戒酒，注意口腔卫生及个人保暖，防止感冒诱发感染，同时给予一定量的有氧运动。部分患者，冬天时可以使用抗生素来进行预防性治疗。

参 考 文 献

1. 蔡柏蔷. 呼吸内科诊疗常规 [M]. 北京：人民卫生出版社，2007：329-333.

2. 武维屏. 中西医临床呼吸病学 [M]. 北京：中国中医药出版社，1998：119-127.

3. 柯彤. 在辨证论治基础上加用白头翁治疗支气管扩张 [J]. 中华现代中医学杂志，2007，3（4）：273-274.

4. 陆再英，钟南山. 内科学 [M]. 第 7 版. 北京：人民卫生出版社，2008：39-42.

5. 汪复，张婴元. 抗菌药物临床应用指南 [M]. 北京：人民卫生出版社，2008：188.

6. 张翔，邢春燕. 呼吸系统疾病 [M]. 北京：人民卫生出版社，2012：215-238.

7. 聂正义. 沙丁胺醇联合氨溴索雾化吸入治疗支气管扩张症的疗效观察 [J]. 临床肺科杂志，2012，17（10）：1818-1819.

8. 廖理粤，何梦璋，张清玲. 支气管扩张症并肺血栓栓塞症伴咯血患者临床分析 [J]. 中华实用诊断与治疗杂志，2012，26（8）：814-816.

9. 万志辉，范慧，胡克，等. 长期吸入沙美特罗/氟替卡松联合小剂量红霉素口服治疗支气管扩张症的疗效观察 [J]. 中国呼吸与危重监护杂志，2012，11（4）：371-372.

10. 黄勇，张燕，王璨丽，等．支气管扩张症患者早期应用哌拉西林/他唑巴坦的临床价值［J］．中华医学感染学杂志，2012，22（16）：3619-3620.

11. Serisier DJ，Martin ML．Long-term，low-dose erythromycin in bronchiectasis subjects with frequent infective exacerbations［J］．Respir Med，2011，105（6）：946-949.

12. Anwar GA，Bourke SC，Afolabi G，et al．Effects of long-term low-dose azithromycin in patients with non-CF bronchiectasis［J］．Respir Med，2008，102（10）：1494-1496.

13. 成人支气管扩张症诊治专家共识编写组．成人支气管扩张症诊治专家共识［J］．中华结核和呼吸杂志，2012，35（7）：485-492.

14. 高丽波．支气管扩张的内科治疗［M］．中外健康文摘，2010，8（7）：1672-5085.

15. 易桂生．辨证施治治疗支气管扩张咯血30例［J］．陕西中医，2008，29（8）：955-956.

16. 单丽囡，刘小虹．支气管扩张的中医病因病机及证治规律探讨［J］．陕西中医，2005，26（4）：339-340.

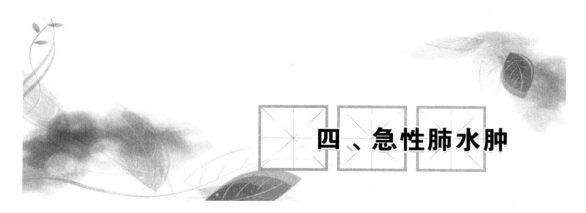

四、急性肺水肿

急性肺水肿（acute pulmonary edema，APE）是由冠心病、高血压心脏病和风湿性心脏病伴二尖瓣狭窄等多种病因引起肺组织液体量过度增多甚至渗入肺泡，严重影响气体交换的一种病理状态。表现为急性呼吸困难、咳嗽、发绀，两肺满布湿性啰音，甚至从呼吸道涌出大量泡沫样痰液。中医学认为，本病属"喘证"、"哮病"范畴，常由痰、瘀、水、毒壅塞，上搏于肺而发，病位在肺，与心、肾密切相关，为本虚标实之证。

（一）诊断要点

1. **临床依据**　①病史：多有急性左心衰竭、高血压、重度二尖瓣狭窄、肾衰竭、重症感染、过敏、超量过快输液、急性有害气体中毒等病史；②症状：突然出现端坐喘咳，呼吸困难，烦躁不安，咳吐粉红色泡沫痰，四肢湿冷，唇指青紫；③体征：双肺满布湿性啰音或水泡音，心尖区可闻及舒张期奔马律，多伴有血压下降，重者可出现惊厥，脉急促，舌紫黯、苔少。

2. **实验室检查**　①动脉血气分析：PaO_2 下降；$PaCO_2$ 正常或降低，晚期则增高；肺泡性肺水肿时，肺内分流率增高；$A-aCO_2$ 亦增高。②肺动脉楔压（PAWP）：在急性心肌梗死并发肺水肿时升高。

3. **影像学特征**　胸 X 线片示肺、心阴影模糊，边界不清，肺血管透光度、清晰度下降；HRCT 特点为小叶间隔增厚，支气管血管束增粗，肺内有毛玻璃密度影像。当病变进展为肺泡性肺水肿时，两肺内有肺泡实变阴影，呈小片状、大片融合状影像，有空气支气管征。

（二）鉴别诊断

1. **支气管哮喘**　一般有明确的病史，常反复发作，急性发作时可表现为突然发生的呼吸困难，与急性肺水肿相似，听诊双肺出现以呼气相为主的哮鸣音，呼气相明显延长，给予糖皮质激素及支气管舒张剂症状可明显改善。

2. **急性肺栓塞**　临床多表现为突发的呼吸困难、胸痛和发绀，心电图 $V_1 \sim V_4$ 的 T 波改变和 ST 段异常，动脉血气分析显示 I 型呼吸衰竭，同时，患者多伴有咯血、发热、下肢或盆腔深静脉炎或血栓、骨折、心房颤动或长期卧床史。胸部 X 线检查、CT 肺血管重建以及肺核素通气灌注扫描等检查有助于鉴别。

3. **自发性气胸**　自发性气胸多突发胸痛、呼吸困难，部分患者可出现刺激性咳嗽，甚至心悸、休克等，听诊患侧肺呼吸音消失，胸部 X 线或胸部 CT 检查可明确诊断。

4. **急性心肌梗死**　患者突发胸痛、胸闷，严重时可出现呼吸困难、休克等临床表现，心电图可见 ST 段弓背样抬高及病理性 Q 波，心肌酶升高，结合病史、体征、心电图及血清酶学检查可予鉴别。

（三）治疗方案

及时发现，采取积极有效的治疗措施，迅速减低肺静脉压及维持足够的气体交换，是抢救成功的关键。治疗措施应在对症治疗的同时，积极治疗原发病。

1. 一般措施 ①采取坐位，双腿下垂，必要时四肢轮环束缚止血带，以减少静脉回心血量，减轻心脏前负荷；②重症肺水肿患者可静脉放血 300～500ml；③尽快建立静脉通道，抗休克治疗时需采用中心静脉压监测指导补液，有条件者用漂浮导管监测肺毛细血管楔嵌压或肺动脉舒张压，以免误输大量液体进入肺循环，加重肺水肿。

2. 吸氧及改善气体交换 应用高压氧仓给氧或面罩给氧，使肺泡内压力增高，减少渗出。氧气可通过含 50%～70% 乙醇溶液的湿化瓶以消除泡沫，或用 1% 硅酮或二甲硅油喷雾吸入，抗泡沫效果更好。

重度肺水肿，尤其是非心源性肺水肿，一般氧疗往往不能迅速提高动脉血氧分压至安全水平，常需呼吸机辅助呼吸配合氧疗。如既往无慢性阻塞性肺疾患，可给予高频呼吸机射流通气。无效者可采用间歇正压呼吸（iPPB）或双水平气道正压呼吸（Bi-PAP），如缺氧改善仍不明显，则可改用呼气末正压通气（PEEP），呼气末压自小至大，逐步增加至 0.98kPa 左右，吸氧浓度约 40%，并进行动脉血气监测，保持动脉血氧分压（PaO_2）在 60～70mmHg。当病情好转，肺顺应性增加时，应逐步减低呼气末压，以免影响心排出量。

但应注意的是：对于急性肺水肿患者应禁用长期高压氧，因高压氧吸入后可损伤肺泡壁，引起水肿、增厚、灶性肺不张与透明膜形成，造成肺通气和换气功能障碍；另外，在高压氧作用下，反射性兴奋垂体、肾上腺等内分泌腺分泌大量促肾上腺皮质激素（ACTH）、促甲状腺激素（TSH）及儿茶酚胺等血管活性物质，引起严重的应激反应及肺动脉痉挛，造成肺组织缺血，肺毛细血管通透性增强，加重肺水肿。对于低氧血症不能纠正的，应尽早进行机械通气。

3. 药物治疗

（1）利尿剂：立即选用作用快、效果强的利尿剂，如呋塞米 20～40mg 静脉推注，托拉塞米 20～40mg 静脉推注或依他尼酸钠 25～50mg 静脉推注。可在短时间之内排出大量水、钠，对于降低肺毛细血管压和左心室充盈压、缓解肺水肿有效，特别适用于高血容量性肺水肿或心源性肺水肿。

（2）血管扩张药：急性肺水肿时，常用的血管扩张药有以下几种：①硝普钠：硝普钠 25mg 加入 5% 葡萄糖注射液 250ml 内，起始 $25\mu g/min$ 静脉滴注，每 5 分钟增加 $5\mu g$，逐步增加至 $50～100\mu g/min$。用药过程中应严密监测血压，使血压维持在 100/60mmHg 以上为宜。如合并低血压或休克时，可用多巴胺与硝普钠联合应用，既可降低心室前/后负荷，又可避免发生低血压。②酚妥拉明：紧急情况下，可用 5mg 加入 10% 葡萄糖注射液 20ml 静脉推注，获效后继以 10mg 加 10% 葡萄糖注射液 100ml 静脉滴注，常用速度为 0.2～1.0mg/min。如血压下降过甚，应暂停滴注并补充血容量，待血压上升后再滴注。③硝酸盐制剂：硝酸甘油 0.5mg 或硝酸异山梨醇酯 5mg 舌下含服，每隔 15 分钟 1 次；此外，还可用硝酸甘油 25mg 加入 5% 葡萄糖注射液 500ml 静脉滴注、每日 1 次，开始滴速

$5\sim10\mu g/min$，以后酌情调整，可每 $5\sim10$ 分钟递增 $5\sim10\mu g$，有效量为 $20\sim200\mu g/min$。根据病情最多可以用至每天 $2\sim4$ 个上述剂量。④硝苯地平：急性肺水肿患者舌下含服硝苯地平 10mg，可迅速缓解症状及降低心脏前后负荷。临床上与硝酸甘油合并应用，疗效更加满意。⑤卡托普利：适用于急性肺水肿经使用其他血管扩张剂后的维持或巩固治疗。开始剂量 12.5mg，每日 2 次，以后根据病情及个体耐受情况，及时调整剂量。

（3）镇静剂：一般情况下急性肺水肿患者及时应用镇静剂十分重要，效果肯定，但对于呼吸抑制、休克或原有慢性阻塞性肺疾病的患者禁用，对神经性肺水肿者应慎用。一般用吗啡 $3\sim5mg$ 肌内注射或静脉推注；亦可用哌替啶 $50\sim100mg$ 肌内注射或静脉推注，亦可使用氯丙嗪 12.5mg 加入 10％葡萄糖注射液 20ml 静脉推注（15 分钟内），继以 50mg 加入 10％葡萄糖注射液 $100\sim150ml$ 静脉滴注；或用 12.5mg 肌内注射，每 6 小时 1 次，以巩固疗效。在用药过程中，应严密观察血压及心率的变化。

（4）强心剂：一般可用毒毛花苷 K 0.25mg 或毛花苷丙 0.4mg 静脉推注，必要时 4 小时后可减量重复使用。三尖瓣狭窄合并肺动脉高压者，不宜应用洋地黄，否则会增加右室排出量，加重肺淤血和肺水肿。

（5）肾上腺皮质激素：可减轻炎症反应，降低毛细血管通透性，刺激细胞代谢，促进肺泡表面活性物质的产生；增强心肌收缩力，降低外周血管阻力，增强细胞内线粒体和溶酶体膜的稳定性，使心肌细胞对缺氧及抗毒素能力增强；此外，尚可解除支气管痉挛，降低肺泡内压而改善通气；增加肾脏血流量，降低醛固酮及抗利尿激素的分泌而促进利尿。可用氢化可的松 $100\sim200mg$ 或地塞米松 10mg 静脉滴注，每日 1 次。

（6）氨茶碱：除解除支气管痉挛外，还有轻度扩血管及强心利尿作用，可辅助使用，但应注意心动过速，缺血性心脏病者慎用。静脉注射，一次 $0.125\sim0.25g$，每日 2 次，用 50％葡萄糖注射液稀释至 $20\sim40ml$，注射时间不得短于 10 分钟。静脉滴注，一次 $0.25\sim0.5g$，每日 2 次，以 5％～10％葡萄糖注射液稀释后缓慢滴注。注射给药，极量一次 0.5g，1g/d。

（7）抗生素治疗：急性肺水肿时肺部水液增多，易出现肺部感染，应积极予抗生素治疗，预防感染。

4. 监护治疗　密切监测各器官功能，及时给予器官保护及支持治疗。

（四）中医辨证治疗

1. 外寒内饮证

证候：心悸，呼吸困难，憋喘严重，胸闷头晕，微恶风寒，口唇发绀，咳嗽不止，喉中痰鸣，咯粉红色泡痰，舌淡红而胖或有齿痕，苔白腻而黏，脉浮滑。

治法：散寒化饮，降肺平喘。

方药：小青龙汤加减。

葶苈子、茯苓各 20g，白芍、清半夏各 15g，陈皮、干姜、桂枝、五味子各 10g，炙麻黄、杏仁各 6g，细辛 3g。

恶寒严重、头身疼痛者，加羌活、荆芥，以解表散寒祛湿；咳吐黄痰者，加黄芩、全瓜蒌，以清热化痰；烦躁者，加生龙骨（先煎）、生牡蛎（先煎），以重镇安神。

2. 邪热壅肺证

证候：高热喘促，喉中痰鸣，痰壅气绝，烦躁不安，舌质红绛少津，苔黄燥，脉滑数。

治法：泻肺解毒，降逆化痰。

方药：清热泻肺汤加减。

生石膏30g，全瓜蒌、葶苈子、芦根各20g，金银花、连翘、紫苏子、大青叶、浙贝母各15g，杏仁、滑石（包煎）各10g。

热重便结者，加生大黄（后下）、枳实，以通腑泄热；痰多难咯者，加竹沥、桑白皮，以清肺涤痰；口干渴者，加天花粉、沙参，以养阴生津。

3. 腑结肺痹证

证候：痰壅气阻，烦渴喘逆，腹胀满燥结，躁扰谵语，数日不大便，面赤唇焦，舌红苔黄厚干燥或苔黑，脉滑实有力。

治法：通腑祛结，泄热救肺。

方药：泻热救肺汤加减。

全瓜蒌、葶苈子各20g，生大黄（后下）、枳实、芒硝（后下）、杏仁、厚朴、生甘草各10g。

口渴热甚者，加牡丹皮、石斛、生地黄，以生津止渴；痰多者，加竹沥、胆南星，以清肺涤痰；神昏者，加牛黄清心丸1粒灌服，以开窍。

4. 毒气闭肺证

证候：呛咳而喘，咽喉干灼，痰涎壅迫，痰色粉红，胸胁闷胀，大便燥结，舌红苔黄燥，脉数涩。

治法：活血解毒，益气救肺。

方药：桃仁承气汤合生脉散加减。

麦门冬20g，当归15g，生大黄（后下）、芒硝（后下）、桃仁、赤芍、厚朴各10g，生甘草、人参、五味子、红花各6g。

痰涎壅阻者，加全瓜蒌、葶苈子、桑白皮，以泻肺化痰；热甚者，加知母、黄芩、生石膏，以清肃肺气；腹痛腹胀者，加枳实、莱菔子、木香，以理气消胀。

5. 心脉瘀阻证

证候：心悸喘促，咳吐粉红泡沫痰，神疲乏力，胸闷隐痛，唇舌紫黯，舌有瘀斑，脉涩或结代。

治法：益气活血，通脉开痹。

方药：独参汤合血府逐瘀汤加减。

人参、川牛膝各15g，桃仁、丹参、赤芍、川芎各10g，红花、降香、枳壳各6g。

胸痛剧烈者，加延胡索、没药、三七粉（冲服），以化瘀定痛；口燥、胸闷烦躁者，加生地黄、牡丹皮，以凉血润燥；乏力、气短严重者，加生黄芪、沙参，以补气阴。

6. 心肾阳虚证

证候：面色苍白，唇指青紫，四肢厥冷，汗出如珠，心悸气喘，烦躁不安，张口抬肩，憋气鼻扇，端坐不能平卧，稍动则咳喘欲绝，咳吐粉红色痰沫，尿少浮肿，舌紫黯，脉细微欲绝或浮大无根。

治法：温阳利水、益气固脱。

方药：参附龙牡汤合真武汤加减。

生龙骨（先煎）、生牡蛎（先煎）各 30g，人参 20g，茯苓、泽泻各 15g，制附子（先煎）、猪苓、白术各 10g，肉桂 6g，蛤蚧 1 对。

咳喘痰壅者，加全瓜蒌、葶苈子、桑白皮，以降肺化痰；浮肿严重者，加车前子（包煎）、怀牛膝，以利水消肿；瘀血明显者，加桃仁、赤芍、当归、丹参，以活血化瘀。

（五）治疗经验

1. 小剂量吗啡抢先应用　如无呼吸抑制等明显禁忌证，可于强心、利尿、扩血管药前抢先小剂量予吗啡治疗，通常 3～5mg 静脉推注，10～15 分钟后效果不理想可再次应用 3～5mg 静脉推注。

2. 积极机械通气治疗　如一般治疗及药物治疗无明显改善时，应积极给予机械通气治疗。在情况允许的条件下，应首先考虑采用无创机械通气，减少对患者的损伤。如遇无创机械通气禁忌及治疗过程中发生问题时，应及时选择有创机械通气，以免耽误最佳救治时间。

3. 持续性血液净化　持续性血液净化（CBP）是近年广泛开展的技术，其作用是清除体内大量毒素及细胞因子，甚至通过超滤作用清除体内多余的液体进而减少血管外肺水肿。使用持续性血液净化后血清中 IL-6 等炎性因子可降低，对心源性肺水肿的治疗有良好疗效。

4. 红景天注射液治疗急性肺水肿　红景天，可健脾益气，清肺止咳，活血化瘀。现代研究表明，红景天具有改善微循环，降低机体耗氧量的作用，能显著拮抗去甲肾上腺素升高血压的作用，并有降低肺动脉压、抗氧化的作用。采用红景天 10ml 配合 5％葡萄糖注射液 250ml 静脉滴注，每日 1 次，可改善症状，提高患者的生存质量。

5. 纳洛酮治疗急性肺水肿　纳洛酮 0.8mg 加入 50％葡萄糖注射液 40ml，静脉缓慢推注，10 分钟推完，然后纳洛酮 1.2mg 加入 10％葡萄糖注射液 250ml 静脉滴注，维持 12 小时以上，显效迅速，可改善 ATP 代谢，使细胞内 cAMP 增多，从而改善低氧血症造成的组织细胞能量供给不足，同时兴奋心脏，减轻缺氧，快速缓解症状。

（六）典型病例

王某，男，56 岁，主因胸闷、憋气 1 周，加重伴气促 2 小时，于 2013 年 5 月 6 日入院。既往"冠心病"病史 10 余年，未给予系统诊治，偶有发作性心悸、胸前区不适等症状，否认"糖尿病"、"高血压"、"脑血管病"、"慢性阻塞性肺疾病"等病史；否认"结核"、"乙肝"等传染病史；否认外伤史、手术史，否认药物过敏史；抽烟史 30 余年，10 支/天，否认饮酒史。患者 1 周前无明显诱因出现胸闷、憋气、夜间阵发性呼吸困难，活动及劳累后明显，休息后症状可减轻，小便量少，无发热、胸痛，无恶心呕吐，未予重视及系统服药。入院前 2 小时活动后突然出现胸闷、憋气加重，气促明显、不能平卧，伴头晕，心悸，咳嗽、咳大量泡沫样痰，夹有血丝，周身大汗，无胸痛，无恶心、呕吐，无肢体麻木乏力，遂来我院急诊就诊。心电图示：窦性心动过速，心肌缺血。血常规：WBC 8.41×10^9/L，N 70.3％；动脉血气分析：pH 7.42，$PaCO_2$ 32mmHg，PaO_2 45mmHg，SaO_2 80％，BE －3.4mmol/L；BNP 190.1pg/ml；cTnI＜0.01pg/ml；心肌酶：未见异常。胸部 X 线：肺动脉增宽，肺野可见片状模糊影并外侧带水平线状影，考虑肺水肿。查体：T 36.6℃，P 140 次/分钟，R 35 次/分钟，BP 125/85mmHg，神志清楚，精神弱，口唇及四肢甲床发绀明显，端坐位，皮肤黏膜未见黄染及皮疹出血点，浅表淋巴结无肿大，双瞳孔正大等圆，对光反射（＋），球结膜水肿，颈静脉怒张，颈部无抵抗。呼吸急促，双肺呼吸音粗，双肺底可闻及大量湿性啰音，HR 140 次/分钟，律不齐，未闻及病理性杂音。腹软，无压痛反跳痛，肝脾肋下未及，双肾叩击痛（－），移动性浊音（－），双下肢水肿（＋＋），四肢肌力正常，双侧巴氏征阴性。

中医证候：咳嗽、喘息、憋气、咳泡沫痰夹有血丝，小便少，大便可，舌红苔黄，脉细数。

西医诊断：①急性肺水肿；②急性左心衰，心功能Ⅳ级；③Ⅰ型呼吸衰竭。

中医诊断：喘证（正虚喘脱证）。

治疗过程：给予面罩吸氧 10L/min，呋塞米 40mg 静脉推注（立即），毛花苷丙 0.4mg 静脉推注（立即），琥珀酸氢化可的松 100mg 静脉滴注（立即），15 分钟后患者上述症状改善不明显，予吗啡 5mg 静脉推注（立即），中医辨证为正虚喘脱证，给予参附注射液 60ml 静脉滴注（立即），以回阳救急，10 分钟后患者症状较前减轻，咳嗽、咳泡沫样痰较前减少，仍呼吸急促，查体：P 125 次/分钟，BP 112/80mmHg，SPO_2 90％，双肺湿啰音减轻，继续给予吗啡 2 次，5mg 静脉推注，间隔 10 分钟后，患者症状明显减轻，呼吸平稳，咳嗽、咳痰明显减轻，已可半卧位，查体：P 103 次/分钟，BP 105/70mmHg，R 26 次，SPO_2 97％，双肺湿啰音明显减轻。后给予单硝酸异山梨酯 20mg 静脉滴注（立即）扩冠治疗，症状进一步改善，病情平稳后转入病房进一步治疗后好转出院。

（七）专家分析

1. 急性肺水肿的病因病机　对急性肺水肿的认识需要理解肺组织微循环内的液体交换。正常情况下在肺组织内，组织间液和血浆之间不断进行液体交换，使组织液的生成和回流保持动态平衡。急性肺水肿的发生是因各种原因突然引起左心室排血不足或左心房排血受阻，引起肺静脉及肺毛细血管压力急剧升高，肺毛细血管的通透性增强，肺部通气和换气功能下降，大量液体在肺组织间质和肺泡潴留，因而通气血流比例失调，形成肺水肿。

肺水肿的病因可按解剖部位分为心源性和非心源性两大类，二者临床表现相似，发病机制却不相同，需要明确鉴别（表 2）。心源性肺水肿又称毛细血管压力增高性肺水肿，起病急，病情进展迅速。其主要病因有：急性心肌梗死或暴发性病毒性心肌炎、重度高血压、二尖瓣狭窄伴左心房衰竭、急性二尖瓣或主动脉瓣关闭不全、快速性心律失常或过快、过量输血输液。非心源性肺水肿也称为通透性增加性肺水肿，与多种病因造成的急性肺损伤或急性呼吸窘迫综合征（ARDS）密切相关，具体病因仍不十分清楚，常见于多种病原体所致感染性肺损伤、吸入性肺损伤、外伤、休克、急性胰腺炎等感染性因素。近年来，关于高原性肺水肿和神经源性肺水肿的研究增多，其发病机制被认为是多种因素综合作用的结果。

中医学认为，急性肺水肿的发病原因主要是由于外感风、寒、湿、热及疫毒之邪内舍于心，或由于情志失调、饮食不节、劳逸失度和脏腑病变，导致心气心阳亏虚，不能温养于肾，致肾阳失助，主水无权，饮邪内停，外溢肌肤，上凌心肺，而出现肿、喘、悸三证。其病位在心，发生发展与肾、肺、脾、肝密切相关，基本病机是心肾阳气虚衰，饮停血瘀。故其病理性质属本虚标实，心气虚是基础，心阳虚是病情发展的标志，心肾阳虚则

四、急性肺水肿

是病证的重笃阶段，瘀血、水饮等为标实，又可阻碍心肾阳气互资，进一步加重病情。

表2　心源性肺水肿与非心源性肺水肿的鉴别

项　目	心源性肺水肿	非心源性肺水肿
发病机制	肺毛细血管静水压升高	肺实质细胞损害、肺毛细血管通透性增加
起病	急	相对较缓
病史	有心脏病史	无心脏病史，但有其他基础疾病史，如感染、创伤等
痰的性质	粉红色泡沫痰	非泡沫状稀血样痰
体位	端坐呼吸	能平卧
体征	有心脏病体征	无心脏异常体征
肺部听诊	湿啰音主要分布于双下肺	早期可无啰音，后期湿啰音广泛分布，不局限于下肺
X线表现	自肺门向周围蝴蝶样浸润，肺上野血管影增深	肺门不大，两肺周围弥漫性小斑片阴影
血管蒂宽度	>70mm	<70mm
水肿液性质	蛋白含量低	蛋白含量高
水肿液胶体渗透压/血浆胶体渗透压	<60%	>75%
肺毛细血管楔压	>10mmHg	<10mmHg
血管外肺水含量	轻度增加	常明显增加
心排出量	降低	正常或增加
外周血管阻力	常升高	正常或降低
肺内分流量	轻度升高	明显升高

2. 急性肺水肿的分期　根据临床症状及体征，急性肺水肿可分为以下5期：

（1）细胞内水肿期：表现为心动过速、不安、失眠、血压增高。

（2）间质性水肿期：表现为胸闷、呼吸急促，阵发性夜间呼吸困难、端坐呼吸，频繁刺激性咳嗽，心率增快、颈静脉怒张；可闻及哮鸣音、干湿啰音；胸片可见肺纹理模糊，Kerley A线和B线，胸CT示：小叶间隔增厚，支气管血管束增粗，肺内有毛玻璃密度影像。当病变进展为肺泡性肺水肿时，两肺内有肺泡实变阴影，呈小片状、大片融合状影像，有空气支气管征；动脉血气分析：PaO_2下降、$PaCO_2$正常，发绀明显，中心静脉压明显增高。此时因肺间质水肿而压力增高，细小支气管受压变窄及缺氧而致支气管痉挛。

（3）肺泡性水肿期：表现为呼吸困难加重，呈端坐呼吸，伴恐惧窒息感，肺部广泛湿啰音，咳白色或粉红色泡沫痰，动脉血气分析PaO_2明显下降、$PaCO_2$升高。如为心源性者，心率加快，心律失常，心尖部第一心音减弱，可听到病理性第三心音和第四心音，发绀更明显，胸片显示两肺广泛絮状阴影，胸CT两肺内有肺泡实变阴影，呈小片状、大片融合状影像，有空气支气管征。

（4）休克期：由于肺水肿继续发展、液体的继续外渗，更加重了低氧血症与血容量的减少，同时使心脏收缩无力，引起呼吸循环障碍，产生心源性休克。表现为上述呼吸困难等症状进一步加重，全身发绀，出现代谢性及呼吸性酸中毒及呼吸急促、血压下降、皮肤湿冷、少尿或无尿等休克表现。

（5）终末期：表现为缺氧及休克进一步加重，酸中毒加重，昏迷，心律失常、心跳停止。

3. 急性肺水肿的诊断

（1）心电图检查：所有患者均应行心电图检查，通常可提示心肌缺血或心肌梗死的存在。

（2）心肌坏死标志物：肌钙蛋白 cTnT 或 cTnI 水平测定可用于评价是否存在心肌损伤、心肌梗死及严重程度，可明确心源性肺水肿的诱因，指导临床救治。

（3）血浆脑利钠肽（BNP）检测：BNP 水平主要由心室在受到牵张或心室内压力增高等因素影响下所分泌的，其升高常提示心力衰竭的存在，故常被用于急性肺水肿的鉴别诊断。

（4）胸部影像学检查：是临床判断是否存在肺水肿及肺水肿严重程度的最常用无创检查手段。由于肺含水量增多超过 30％时才可出现明显的 X 线变化，必要时可应用 CT 或磁共振成像术以帮助早期诊断和鉴别诊断。间质性肺水肿可见肺门附近模糊阴影并肺门周围呈放射状线条样，称 Kerley A 线，在肺底部肋膈角上方也可出现长 $1\sim2.5$cm、宽 $1\sim2$mm 的平行线，称 Kerley B 线。肺水肿进一步加重可出现双侧肺门呈蝴蝶状、放射状阴影，或肺周围呈粗大结节、小片状、融合成大片状阴影，甚至出现胸腔积液。

4. 治疗　急性肺水肿患者发病急骤，需要争分夺秒地采取诊治措施。

（1）密切监护患者生命体征：中心静脉压、床边心电、血压、末梢血氧饱和度的监测，能反映患者基本的血流动力学和组织细胞灌流情况，对保护用药安全、调整药物剂量有指导意义，尤其是低血压或应用硝普钠治疗者以及机械通气治疗的患者更应严密监测。中心静脉压监测对鉴别血容量不足与输液过多有决定性意义。

（2）积极纠正缺氧状态，及时给予机械通气并加用适宜 PEEP：急性肺水肿时存在缺氧的严重病理状态，严重缺氧会导致肝、肾、肺等多器官衰竭，并诱发缺氧性脑病，并可促使肺水肿进一步恶化，因此纠正缺氧至关重要。在急性肺水肿的救治过程中，常规的吸氧急救措施对患者的治疗效果不佳时，及时进行机械通气并加用适宜 PEEP（$2\sim8$mmH$_2$O）是尽快纠正低氧血症、治疗急性肺水肿的有效方法。

机械通气技术能够在一段时间内提高患者的吸氧浓度，扩大通气量，使肺部的肺泡压力增高，水肿液体随之减少。同时压力还可以传至肺间质，使水肿减少，回心血量减少，进而改善缺氧状态。其具体机制是：①通过机械通气使气道压和胸内压增加，降低心脏跨壁压（跨壁压＝心室内压－胸内压），有利于改善心力衰竭。特别是使用适宜的 PEEP 能迅速纠正患者的低氧血症和酸中毒，控制肺水肿心力衰竭的进一步发生加重，能增加肺泡内压，使其对肺间质的挤压作用增强，减少血浆的渗出，利于肺间质水肿的消退。②PEEP 能增加肺顺应性，减少呼吸做功，改善肺毛细血管内外液体的重新分布，使肺毛细血管通透性或静水压降低，进而减轻肺水肿的发生。③PEEP 能增加功能残气量，防止肺泡萎缩，改善通气与血流的比值，减少肺泡动脉血氧分压差。但注意加用 PEEP 时应由低到高，逐步增加到适宜的 PEEP，过高会使心排出量和血压下降，加重心力衰竭，一般认为 8mmH$_2$O 以下是安全的。

（3）吗啡是治疗急性肺水肿最有效的药物之一：从病理生理的角度看，治疗急性肺水肿的关键环节是降低肺静脉及肺毛细血管的压力。急性肺水肿发展极快，随着病情的进展，患者的插管率和死亡率也相应增高，而吗啡被认为是治疗急性肺水肿最有效的药物之一。其作用原理可能为：①扩张体循环小静脉，增加静脉血容量，减少右心回心血量，降低肺循环压力、左心房压力及左室舒张末期压力，减轻心脏前负荷；②抑制交感神经，使体循环小动脉扩张，动脉压降低，减轻心脏后负荷；③由于中枢镇静作用，有利于消除患者的恐惧，解除焦虑，减少烦躁，降低氧耗，减轻心脏负荷；④降低肺反射和呼吸中枢的兴奋性，使呼吸频率减慢，并通过减弱反射性呼吸兴奋性，松弛支气管平滑肌，改善通气功能，解除气促和窒息感，并促进肺水肿液的吸收。

吗啡小剂量时降低呼吸中枢的兴奋性，大剂量可抑制呼吸甚至导致呼吸停止。急性肺水肿刚开始时呼吸中枢表现为反射性兴奋性增强，但代偿性兴奋期过后，就会转入抑制期。故吗啡的应用主张早期、足量、静脉给药，最佳剂量为 5mg 静脉推注，根据病情变化，每 10~15 分钟可追加 1 次，连用 2~3 次，即小剂量吗啡抢先治疗，越早用越有效，越早用越安全。但下列情况时应慎用：①急性肺水肿发生时间过长；②意识障碍；③血压偏低和休克者；④严重肺功能不全者。

（4）强心、扩血管、利尿药物的应用：急性肺水肿，尤其是心源性肺水肿患者给予强心、扩血管、利尿等药物治疗，以提高心肌收缩力，减少心脏前后负荷和回心血量。

1）硝普钠：是一种作用强、迅速、持续时间短暂的血管扩张剂，既能松弛小静脉平滑肌，又能扩张小动脉，可同时减轻心脏前后负荷，故为急性心源性肺水肿首选治疗药物，也是目前临床应用较广泛、效果较满意的血管扩张剂。但对由二尖瓣狭窄引起者要慎用。血压偏高或正常者，最大剂量可达 $400\mu g/min$。

2）酚妥拉明：是一种 α-肾上腺素能受体阻滞剂，能松弛血管平滑肌，具有较强的扩张血管作用，既可扩张静脉系统，减轻心脏前负荷，又可扩张小动脉，降低外周小动脉阻力，减轻心脏后负荷；还可以改善心肌代谢，降低毛细血管前、后括约肌的张力，改善微循环；扩张支气管，减轻呼吸道的阻力。总之，其可从多方面改善急性肺水肿时的病理状态。使用时可采用 0.3mg/min 速度缓慢滴注，同时监测血压以防止低血压的发生。

3）硝酸甘油：主要通过减少回心血量，降低左室容量和室壁张力，从而减轻心脏负荷和心肌耗氧量而发挥治疗作用。舌下含服 4 片（2.4mg），每隔 5 分钟给药 1 次，连续 5~7 次为 1 个疗程。大多数患者 1 个疗程可取得明显疗效，少数需用 2 个疗程。

4）强心药：毒毛花苷 K 或毛花苷丙可通过增强心肌收缩力，增加心脏排血量，减慢心室率及增加利尿等达到治疗急性肺水肿的目的。主要用于心源性肺水肿，尤其适用于急性室上性心动过速，快速心房颤动或心房扑动等诱发的肺水肿。常用药物为毒毛花苷 K 0.25mg 或毛花苷丙 0.4mg 静脉推注，必要时可重复使用，老年人伴有严重缺氧、低血钾、高钙、休克时应当慎用或减量，重度左房室瓣狭窄、梗阻性心肌病、预激综合征者应慎用或禁用，急性心肌梗死 24 小时内及急性心脏压塞者不宜应用。

5）氯丙嗪：急性肺水肿时，患者心脏负荷增加，机体处于严重的缺氧状态，患者常有濒死感。该药有阻断中枢及周围血管 α-肾上腺受体的作用，可扩张静脉系统，降低心脏前负荷，直接作用于小动脉管壁平滑肌，扩张小动脉，因此具有较强的扩血管效应。本药的镇静作用可使患者处于一种"保护性抑制"状态，使机体的代谢和氧耗降低，从而显示其治疗急性肺水肿的作用。可用氯丙嗪 12.5mg 加入 10％ 葡萄糖注射液 20ml 中静脉推注（15 分钟内推注完毕），继以 50mg 加入 10％ 葡萄糖注射液 100～150ml 中静脉滴注；或用 12.5mg 肌内注射，每 6 小时 1 次。使用过程中可能出现血压下降或嗜睡等不良情况发生，因此应密切观察患者体温、血压及心率变化，出现不良反应时及时调整药物剂量或停药。

6）利尿剂：利尿剂是急性肺水肿中最常用的药物之一，通过排钠排水减轻心脏的容量负荷，对缓解肺淤血症状、减轻水肿有显著效果，可立即选用作用快、效果强的利尿剂，如呋塞米 20～40mg 静脉推注，症状缓解后，可以最小剂量（如氢氯噻嗪 25mg，隔日 1 次）无限期使用，这种用法不用加用钾盐。

（5）中医以"温阳益气，活血利水"为治疗大法：中医学认为，急性肺水肿属本虚标实之证，本虚是气虚，标实乃水饮、血瘀，故治疗应标本兼治，采用温阳益气、活血利水为根本大法。诊治处理时则应根据患者实际情况，予涤痰、泻肺、化浊、逐瘀、解毒等法随证配合，主方可采用参附汤及葶苈大枣泻肺汤加减，另外可配合采用多种剂型、多种投药的综合急救方式，如采用：①葶苈子粉每日 3～6g，分 3 次服，疗程 1 周，适用于水气凌心肺之喘促者；②强心散（蟾酥 30mg，茯苓 270mg）每日 1 剂，分 3 次服，适用于突发性肺水肿者；③六神丸 10 粒含化服，每日 3～4 次，重症每小时 1 次，适用于喘促欲脱者；④金水六君丸（由熟地、当归合二陈汤配制成丸），每次 6 丸，每日 3 次，适用于痰壅喘促者。标本兼治，速解其急为要务。

患者神志清楚，无二氧化碳潴留，故给予吗啡治疗，每次剂量为 5mg，未见神志障碍及呼吸抑制出现，此后患者症状明显改善，提示吗啡对急性肺水肿效果明显，后给予扩血管药治疗后症状进一步改善，证实如无禁忌证，可考虑早期、足量、静脉注射吗啡，并联合强心、利尿、扩血管等基础治疗，可取得满意治疗效果。

5. 急性肺水肿的预后与预防　急性肺水肿是临床常见危重症，病情进展迅速，预后不良，应早发现、早诊断、早治疗，以阻断肺水肿恶性发展，增加抢救成功率。若组织缺氧不能及时纠正，静脉回流不能减少，会导致呼吸及心脏的骤停。对于平素患有冠心病、高血压，特别是慢性心力衰竭的患者，应采取低盐、低脂及优质蛋白饮食，严格戒烟戒酒，避免剧烈情绪变化，增强体质，预防感染，防止急性肺水肿的出现。

参 考 文 献

1. 刘大为. 实用重症医学 [M]. 北京：人民卫生出版社，2010：554-564.

2. 杨志寅. 内科危重病诊治 [M]. 北京：人民卫生出版社，1999，128-131.

3. 黄晓岸. 急性肺水肿的中西医结合诊治要点 [J]. 中国中医急症，2006，15（1）：99-100.

4. 宋志芳. 实用呼吸机治疗学 [M]. 北京：科学技术文献出版社，2009：303-304.

5. 陆再英，钟南山. 内科学 [M]. 第 7 版. 北京：人民卫生出版社，2008：29.

6. 王定良. 早期有创机械通气在治疗严重非心源性肺水肿的临床应用 [J]. 临床肺科杂志，2013，18（5）：946-947.

7. 窦忠信. 吗啡治疗急性肺水肿疗效观察 [J]. 中国误诊学杂志，2007，7（1）：70-71.

8. 赖业旺，赖汉齐，李纯华，等. 吗啡抢先治疗加鼻导管面罩联合吸氧治疗急性心源性肺水肿疗效观察 [J]. 河北医学，2013，19（2）：266-268.

9. 廖丽荣. 小青龙汤治疗急性肺水肿验案 [J]. 中国中医急症，2002，11（3）：231-232.

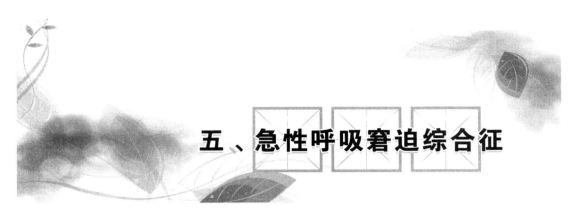

五、急性呼吸窘迫综合征

急性呼吸窘迫综合征（acute respiratory distress syndrome，ARDS）是指非心源性的各种肺内外致病因素导致的急性进行性呼吸功能不全或衰竭。临床主要表现为呼吸窘迫、顽固性低氧血症和非心源性肺水肿。本病属中医"喘证"，因外感六淫，侵袭肺系，内伤饮食，情志不舒以及久病体虚所致。病位主要在肺、肝和肾。肺气将绝，则极度呼吸困难，痰阻气道，血脉瘀阻，致厥脱重证。

2012 年欧洲重症医学学会柏林会议提出 ARDS 新定义

1. 起病方式　已知的临床损伤、新发或呼吸道症状恶化在 1 周内急性发作。

2. 胸部影像学　表现为不能用结节、肺叶不张/肺不张或胸腔积液等完全解释的双肺透光度下降。

3. 肺水肿原因　呼吸衰竭但不能由心力衰竭或液体超负荷完全解释；客观评价指标（如超声心动图）提示：静水压力型水肿（无危险因素）。

4. 氧合情况（表 3）

表 3　氧合情况

程度	氧合指数	PEEP/CPAP	死亡风险
轻度	200<氧合指数≤300	PEEP/CPAP≥5cmH$_2$O	27%
中度	100<氧合指数≤200	PEEP/CPAP≥5cmH$_2$O	32%
重度	氧合指数≤100	PEEP≥5cmH$_2$O	45%

注：胸部影像学包括 X 线片和 CT；如海拔高于 1000m，氧合指数需校正，即校正氧合指数＝氧合指数×（760/大气压）；PEEP：呼气末正压通气，一般为 3～10cmH$_2$O；CPAP：是指在使用无创通气时的持续气道正压，存活者接受机械通气的中位时间分别为 5 天、7 天和 9 天。

（一）诊断要点

凡符合以下 5 项可诊断为 ALI/ARDS：

1. 存在发病的高危因素

（1）直接肺损伤因素：严重肺部感染、肺或胸部挫伤、胃内容物误吸、吸入有毒气体、淹溺及氧中毒等。

（2）间接肺损伤因素：脓毒症、休克、重症急性胰腺炎、DIC、大量输血输液、体外循环、严重的非胸部创伤。

2. 急性起病，呼吸频数和（或）呼吸窘迫。

3. 顽固性低氧血症，常规氧疗不能缓解。ALI 时氧合指数（PaO_2/FiO_2）$\leqslant 300$，ARDS 时氧合指数（PaO_2/FiO_2）$\leqslant 200$。

4. 胸部正位 X 线示肺有浸润阴影。

5. 肺毛细血管楔压（PCWP）$\leqslant 18mmHg$，或临床上能除外心源性肺水肿。

（二）鉴别诊断

1. 心源性肺水肿　ARDS 的肺水肿是由肺毛细血管膜损伤，血管通透性增加所致的非心源性肺水肿。容易与冠心病、急性心肌梗死、心肌病等引起的左心衰竭时静水压增加导致的心源性肺水肿相混淆。具体鉴别见表 4：

表 4　ARDS 肺水肿与心源性肺水肿的鉴别

	ARDS 肺水肿	心源性肺水肿
发病机制	肺毛细血管膜损伤，血管通透性增加	静水压增加
起病	相对心源性肺水肿较缓	急
痰的性状	稀血样非泡沫性痰	粉红色泡沫痰
体位	可平卧	端坐呼吸
X 线检查		
心脏大小	正常	增大
胸膜渗出	少见	多见
水肿分布	以周边区多见	以肺门周围多见
PCWP	PCWP$\leqslant 18mmHg$ 或无左心房压力增高的证据	PCWP$> 18mmHg$，可为心源性肺水肿，或两者同时存在
强心利尿治疗	无效	有效

2. 急性肺栓塞　多见于手术后或长期卧床者。突然出现呼吸困难、发绀、咯血、胸痛等表现，与 ARDS 不易鉴别。急性肺栓塞时乳酸脱氢酶（LDH）升高，PaO_2 下降，心电图异常（典型者 SQT 改变），查 D-二聚体升高、肺动脉造影示肺动脉内造影剂充盈缺损、肺段灌注扫描缺损与通气显像不匹配等有助于鉴别。

3. 支气管哮喘　多见于幼年或青年。突然起病，因接触变应原、冷空气、物理化学性刺激和感染等因素后发作。发作时具有特征性临床表现：反复的发作性喘息、呼气性呼吸困难、咳嗽、胸闷等，同时可闻及双肺布满哮鸣音，缓解后可无症状。有个人或家族过敏性疾病史，容易鉴别。

4. 特发性肺间质纤维化　部分特发性肺纤维化呈亚急性发展，有Ⅱ型呼吸衰竭表现，尤其合并肺部感染加重时，易与 ARDS 相混淆。但本病病程较 ARDS 相对缓慢，肺部听诊有 Velcro 啰音，肺功能为限制性通气障碍，高分辨率 CT（HRCT）示网状、结节状阴影或伴有蜂窝状改变等，可与 ARDS 相鉴别。

5. 严重肺炎　某些重度肺炎（如军团菌肺炎）具有呼吸困难、低氧血症等特点，容易与 ARDS 混淆。结合流行病学资料、血培养、特征性胸 CT 表现（下叶斑片浸润，进展迅速，无空洞）及应用敏感菌药物治愈等可与之鉴别。值得注意的是，肺部严重感染如病毒性肺炎、细菌性肺炎、急性粟粒性肺结核等可引起 ARDS。

（三）治疗方案

1. 机械通气治疗　ARDS 表现为进行性低氧血症，无创氧疗一般难以纠正，机械通气是最主要的治疗方式。

(1) 无创机械通气：无创机械通气的适应证：①预计病情在48～72小时缓解的少数ARDS者；②合并免疫功能低下的ARDS者，早期可首先试用无创机械通气；③经鼻面罩机械通气，可作为治疗非感染性因素诱发的ARDS的首选通气方式，感染者应及早开通人工气道；④急性呼吸衰竭（pH＞7.25）或拒绝有创通气者；⑤慢性呼吸衰竭康复治疗，家庭机械通气；⑥预防呼吸衰竭：如外科术后支持。

无创机械通气（NPPV）的禁忌证：①严重感染；②自主呼吸微弱、神志不清楚或昏迷；③气道分泌物多/排痰障碍；④上气道机械性阻塞；⑤呼吸心跳停止；⑥因面部畸形、创伤手术而无法佩戴鼻面罩者；⑦消化道大出血或穿孔、行食管及上消化道手术者，肠梗阻和剧烈呕吐者；⑧危及生命的低氧血症（PaO_2＜45mmHg）；⑨严重酸中毒（pH＜7.20）；⑩误吸的可能性极高；⑪合并其他器官衰竭（严重脑部疾病、血流动力学不稳）。

应用NPPV治疗时应密切监测生命体征及治疗反应，建议保持较低的气道插管阈值。如经过NPPV治疗1～2小时后，低氧血症和全身状况得到改善可继续应用；低氧血症未改善或全身情况恶化，提示NPPV治疗失败，应及时改为有创通气。

(2) 有创机械通气：有创机械通气的具体方案为小潮气量通气、初期平台压上限为30cmH_2O、$PaCO_2$ 35～38mmHg及较低的呼气末正压通气（PEEP）。小潮气量即从最初的潮气量经过1～2小时向小潮气量（≈6ml/kg PBM）过渡并达到吸气末平台压≤30cmH_2O。如果平台压仍然高于30cmH_2O，可进一步降低潮气量到4ml/kg PBM潮气方式。PEEP＞12cmH_2O、尤其是＞16cmH_2O时可明显改善生存率。

(3) 保护性肺通气：对ARDS机械通气使用保护性肺通气：①允许性高碳酸血症（PHC）：PHC是采用小潮气量（4～8ml/kg），允许$PaCO_2$一定程度增高（60～80mmHg）。pH＞7.20时，通常能较好耐受。②应用最佳呼气末正压通气（PEEP）：氧输送法以达到最大氧输送对应的PEEP是选择PEEP的金标准。目前多采用气道平台压低于30cmH_2O，限制气道峰压在40cmH_2O以下的通气策略。

小潮气量机械通气与大潮气量（12～15ml/kg）机械通气相比的缺点是，塌陷的肺泡难以复张，导致动脉血二氧化碳分压和肺内分流增加，不利于改善氧合。

(4) 肺复张策略：肺复张策略保护是一种使塌陷的肺最大限度复张并保持其开放。①叹气：即为正常生理情况下的深呼吸，有利于促进塌陷的肺泡复张。②控制性肺膨胀法：PS/CPAP：压力支持调至0cmH_2O，PEEP 40cmH_2O，持续30秒；BIPAP：高压与低压均为40cmH_2O，持续30秒。③PEEP递增法：先保持压力不变，低压每30秒递增5cmH_2O，高压随之上升5cmH_2O，直至PEEP为35cmH_2O，调节气道压上限为35cmH_2O，维持30秒。随后低压和高压每30秒递减5cmH_2O。④压力控制法（PCV）：高压40cmH_2O，低压16～20cmH_2O，维持90～120秒，呼吸频率不变。

(5) 通气体位

1) 半卧位通气：若无脊髓损伤等体位改变的禁忌证，机械通气者应保持30°～40°的半卧位通气。机械通气者平卧位和半卧位（头部抬高45°以上）呼吸机相关性肺炎（VAP）的患病率分别为34％和8％，半卧位可显著降低机械通气者VAP的发生。

2) 俯卧位通气：俯卧位通气可降低严重低氧血症的病死率。需要高吸氧浓度或高气道通气平台压通气的重度ARDS患者，可考虑采用俯卧位通气。肺外原因导致的ARDS

应用俯卧位通气的效果可能比肺内原因导致的 ARDS 效果好。

（6）高频震荡通气（high-frequency jet ventilation，HFJV）：发表于国际权威杂志 *NEJM* 的研究结果显示：与小潮气量、高呼气末正压通气策略相比，中重度 ARDS 早期应用高频振荡通气治疗并未降低、甚至可能增加院内死亡率，不建议中重度 ARDS 早期应用 HFJV，此法仅应用于常规通气或 PEEP 治疗不能改善的低氧血症。

（7）部分液体通气：部分液体通气是在常规机械通气的基础上经气管插管向肺内注入相当于功能残气量的全氟碳化物，降低肺泡表面张力，促进肺重力依赖区塌陷肺泡复张。液体通气可作为严重 ARDS 常规机械通气无效时的一种选择。

（8）体外膜肺氧合（ECMO）：ECMO 可减轻肺负担，有利于肺恢复，以上治疗无效时可选择本方法，合并颅脑损伤时不宜用。注意 ECMO 治疗不能显著降低甲型流感所致的重症 ARDS 的病死率。ECMO 的高复杂性和高成本性限制了它在临床上的广泛应用。

2. 一般支持治疗

（1）吸氧治疗：一般吸氧治疗很难改善 ARDS 的低氧血症，主要在 ARDS 机械通气的准备前期，或病情稳定后应用。首先选用鼻导管吸氧，吸氧浓度约 40%～50%，不宜过高以防氧中毒。根据临床表现、低氧血症改善的程度、治疗效果调整氧疗方式，使 PaO_2 达到 60～80mmHg。当需要较高吸氧浓度时，应采用有贮氧袋的非重吸式氧气面罩或可调节吸氧浓度的文丘里面罩。注意清除气道内分泌物，加强湿化，防止感染。

（2）液体管理：ARDS 每日液体入量应在 2000ml 以内，建议出入液量轻度负平衡（－500～－1000ml/d）。低蛋白血症者可补充胶体液，晶体液：胶体液以 2:1 为宜。低分子右旋糖酐 500ml 静脉滴注、每日 1 次，最大量不宜超过 1000ml；在补充胶体液之后 0.5 小时或 1 小时，应用利尿药如螺内酯 20mg 口服、每日 1 次或每日 2 次，氢氯噻嗪 25mg 口服、每日 1 次或每日 2 次，呋塞米 20mg 静脉推注、每日 1 次或每日 2 次，以促进液体排出，改善心肺功能，尤其适用于需要营养支持但不能耐受增加输液量者。

（3）营养支持：重症患者营养支持掌握"允许性低热卡"原则，早期 83.7～104.6kJ/(kg·d)［20～25kcal/(kg·d)］，在应激与代谢状态稳定后适当增加 125.6～146.5kJ/(kg·d)［30～35kcal/(kg·d)］，可采取鼻饲和静脉补充营养的方法。在循环稳定后立即静脉加 ω-3 鱼油脂肪乳 0.1～0.2g/(kg·d)，疗程 5～7 天。在机械通气的状态下，经肠内营养补充二十碳五烯酸（EPA）、γ-亚油酸，可缩短机械通气时间。

3. 抗感染治疗　抗感染治疗应尽早开始，选用广谱抗生素，足量、足疗程使用。最常见的感染部位有肺部、腹部和创伤伤口。常见致病菌有革兰阴性杆菌、阳性球菌等。严重真菌感染时，应用抗真菌药物治疗。对于顽固性感染，可行纤维支气管镜检查和肺泡灌洗，以明确病因，针对性治疗。

4. 糖皮质激素（GC）　目前推荐应用中小剂量，地塞米松 10～20mg 静脉推注、每 6～8 小时 1 次，3～4 天后迅速减量，7～14 天内撤除，亦可选用甲泼尼龙 40mg 静脉推注、每日 1 次或每 12 小时 1 次，或相应剂量的口服氢化可的松。对感染诱发的 ARDS 应将 GC 用量降至最小限度。轻度 ARDS：用小剂量［<0.14mg/(kg·d)］或不用激素；中度 ARDS：用中等剂量 0.5～1mg/(kg·d)；重度 ARDS：用大剂量 3～5mg/(kg·d)。

5. 肺血管扩张剂　①一氧化氮（NO）：在 ARDS 急性期使用吸入 NO 疗法，剂量≤10mg，可明显提高 PaO_2。②前列腺素：伊洛前列素 2.5～5μg 雾化吸入，每日 6～9 次。

③苄胺唑啉 20～40mg 加入 0.9％氯化钠注射液 500ml 中，2ml/min 静脉滴注，注意血压变化。

6. 免疫增强剂　ARDS 多存在免疫功能低下，可应用胸腺肽 100～200mg 皮下注射，每日 1 次，增强免疫力。

7. 抗凝治疗　全身及肺泡内凝血是 ARDS 的病理特征，故应给予抗凝治疗。

（1）肝素：肝素对凝血活动的各个环节均有作用，包括抑制凝血酶原转变为凝血酶、抑制凝血酶活性、阻止纤维蛋白原转化为纤维蛋白、防止血小板聚集和破坏等。合理应用肝素治疗急性肺损伤（ALI）有效，但高剂量肝素并不能减轻肺损伤及改善肺功能，应注意使用剂量。

（2）纤溶酶原激活剂和抑制因子：纤溶酶原激活剂（PA）有组织型纤溶酶原活化物（tPA）和尿激酶型纤溶酶原活化物（uPA）两种类型。其中 uPA 是一种细胞表面蛋白，在组织水平激活纤维蛋白溶解，而 tPA 是一种可溶性蛋白，激活血管内的纤维蛋白溶解。PAI-1 是 uPA 和 tPA 主要的内源性抑制剂。

（3）组织因子和组织因子通路抑制因子：Ⅶa 能够通过抑制 TF 活性阻止肺内纤维蛋白沉着，因而具有抗凝作用。TFPI（组织因子通路抑制剂）与因子 Ⅹa 结合，使组织因子 Ⅶa：Ⅹa 复合物失活，目前应用于治疗 ALI/ARDS 的疗效正在临床试验中。

8. 镇静方案　对于机械通气尤其使用时间超过 1 周的 ARDS，必须使用镇痛、镇静治疗。①右美托咪定联合咪达唑仑和芬太尼：右美托咪定微量泵静脉泵入负荷量 $1\mu g/kg$，10 分钟后按 $0.2～0.7\mu g/(kg \cdot h)$ 维持；同时给予咪达唑仑，根据患者的反应适当调节咪达唑仑剂量，使 Ramsay 评分 2～4 分。②咪达唑仑联合芬太尼：微量泵静脉泵入负荷量 0.06mg/kg，然后以 $0.04～0.2mg/(kg \cdot h)$ 维持。2 个方案中芬太尼持续泵入镇痛，并根据 Prince-Henry 镇痛评分调整芬太尼剂量，使镇痛评分维持在 2～4 分。右美托咪定联合咪达唑仑用于 ARDS 镇静、镇痛，起效快，效果确切，唤醒时间较短，谵妄的发生率较低。

9. 肺表面活性物质（PS）替代疗法　肺表面活性物质（PS）异常是 ARDS 进行性肺泡损伤的病理生理改变之一。根据 ARDS 的病情，PS 用量宜大，给药时间应相对较长。单次用药剂量为 25～300mg/kg 气管内滴入，增大给药剂量、改变给药途径和 PS 的性质等方法能提高疗效。目前认为，最好的给药途径是气管内滴入。早期（48～72 小时以内）给药效果优于晚期给药，注意 PS 替代疗法不能改变 ARDS 病程。

10. 抗氧化剂　抗氧化剂包括维生素类、N-乙酰半胱氨酸、硒元素等，可防止 H_2O_2 和 O^{2-} 氧化作用引起的肺损伤。灯盏花注射剂 20mg 静脉滴注，每日 1 次，具有清除氧自由基和抑制其生成的作用，可用于防治 ALI/ARDS。

11. 药物治疗 ARDS 的新进展　①己酮可可碱：具有抑制中性粒细胞活化的作用，对 ARDS 有一定的防治作用。②中性粒细胞弹性蛋白酶抑制剂：弹性蛋白酶抑制剂西维来司钠在肺损害发生后 72 小时内给药，有效率为 72.15％；超过 72 小时给药，有效率为 54.15％。③干细胞（MSC）治疗：人肺脏体外实验显示，干细胞（MSC）治疗 ARDS，可使肺内中性粒细胞数量及肺脏湿/干比明显下降，并能改善血管内皮通透性和肺泡内液体清除率。

12. 针灸治疗

（1）虚证：调补肺肾之气。取背俞穴，太阴、少阴经穴为主，毫针刺用补法，可酌情用灸。处方配穴：肺俞、膏肓、气海、肾俞、足三里、太渊、太溪。

（2）实证：取手太阴经穴。毫针刺用泻法，风寒可酌情用灸法；痰热可兼取足阳明经穴，不宜灸。处方配穴：膻中、列缺、尺泽、肺俞。灸法：选大椎、风门、肺俞、膻中。

（四）中医辨证治疗

1. 痰湿阻肺证

证候：咳嗽，心悸，喘促，胸膈满闷，肢体无力、困重，痰液偏多，质黏稠，舌胖淡苔薄白，脉弦滑。

治法：清肺利痰，健脾理气。

方药：二陈汤合葶苈大枣泻肺汤加减。

葶苈子20g，前胡、大腹皮、茯苓、法半夏、枇杷叶、桑白皮各15g，川贝母、陈皮各10g，炙甘草6g。

腹胀，舌苔厚腻，可加厚朴、苍术，以燥湿理气；痰黄量多者，加黄芩、全瓜蒌、天竺黄，以清热化痰；神疲便溏者，加白术、党参，以健脾益气；畏寒，痰色白清稀者，加干姜、细辛，以温化痰饮。

2. 热毒壅滞证

证候：喘促气急，咳嗽，高热烦躁，面唇发绀，痰液多且黄稠，大便秘结，舌红或绛而少津，苔薄白或微黄，脉弦数或脉洪大。

治法：清热解毒，宣肺化痰降逆。

方药：千金苇茎汤加减。

生石膏30g，生薏苡仁、芦根、葶苈子各20g，桑白皮、全瓜蒌各15g，桃仁、川贝母、前胡、金银花、蒲公英、紫花地丁各10g，杏仁、炙麻黄各6g。

痰黄难以咳出者，加海蛤粉，以清化痰热；痰热闭窍，出现神昏者，加用石菖蒲、胆南星，以醒脑开窍；伴有腹胀、便秘者，可加大承气汤（生大黄、芒硝、枳实、厚朴），以泄热通便；舌体瘀斑严重者，加三七、赤芍、丹参、牡丹皮，以凉血化瘀；口干口渴者，加西洋参、麦冬、五味子，以益气生津。

3. 肺气郁痹证

证候：平素常多忧思抑郁，失眠，心悸，常由情志刺激诱发，发时突然呼吸短促，息粗气憋，胸闷胸痛，咽中如窒，喉中痰鸣不著，或无痰声，舌质胖绛红，苔薄白或少苔，脉弦。

治法：开郁降气平喘。

方药：五磨饮子加减。

紫苏子、旋覆花（包煎）、代赭石、郁金各15g，沉香、厚朴、香附各10g，枳壳、杏仁、柴胡、木香各6g。

大便秘结者，加生大黄（后下）、火麻仁，以降气通腑；胁肋胀痛者，加川楝子、青皮，以疏肝解郁；失眠者，加首乌藤、酸枣仁，以宁心安神；口干口苦者，加龙胆草、黄芩，以清肝热。

4. 痰瘀互结证

证候：喘息咳唾，气短，胸闷胸痛，憋气，口黏有痰，痰中血块紫黯，纳呆脘胀，恶心呕吐，大便干结，舌质紫黯，苔腻，脉滑数。

治法：清热化痰，祛瘀平喘。

方药：清肺汤合桃红四物汤加减。

鱼腥草、金荞麦各30g，黄芩、葶苈子、茯苓、赤芍各20g，川贝母、陈皮、桑白皮、天冬、麦冬、熟大黄各12g，五味子、栀子、杏仁、川芎、桔梗各10g，桃仁、红花、麻黄6g，生姜汁5ml（另兑）。

咯痰难出者，加全瓜蒌、竹沥，以清热豁痰；咳嗽喘急者，加紫菀、紫苏子、枳实，以止咳平喘；面赤身热者，加生地黄、白芍、牡丹皮、地骨皮，以凉血清热。

5. 气虚血瘀证

证候：呼吸窘迫，张口抬肩，胸胁作痛，身倦乏力，口干咽燥，咳嗽、心悸，皮肤瘀斑，唇面四末发绀，四肢不温，舌胖绛红，或舌黯有瘀斑，苔薄白或少苔，脉沉细弱或虚涩。

治法：益气养阴，活血通脉。

方药：保真汤合桂枝茯苓丸加减。

太子参、沙参、麦冬、法半夏、桂枝、茯苓各15g，牡丹皮、赤芍、桃仁、五味子、生地黄、丹参、大腹皮、厚朴各10g，陈皮6g。

咳嗽痰多者，加前胡、紫菀、款冬花，以止咳化痰；胸胁刺痛者，加红花、茜草、旋覆花（包煎），以通络定痛；四肢不温者，加制附子（先煎）、干姜，以温阳祛寒。

6. 肾不纳气证

证候：形瘦身惫，面青唇紫，喘促日久，动则喘甚，呼多吸少，气不得续，浮肿，汗出肢冷，或见喘咳，面红烦躁，口咽干燥，舌淡苔白或黑而润滑，脉微细或沉数。

治法：补肾纳气。

方药：金匮肾气丸合参蛤散加减。

山茱萸20g，熟地黄、当归、麦冬、胡桃肉、龟甲胶（烊化）各15g，五味子、制附子（先煎）、紫河车各10g，肉桂6g。

喘息不减者，加磁石、紫石英、沉香，以镇纳肾气；身体乏力，动则喘息尤甚者，加人参、蛤蚧，以益气纳肾；肾阴虚者，宜用七味都气丸（五味子、山茱萸、茯苓、牡丹皮、熟地、山药、泽泻）合生脉散（党参、麦冬、五味子），以滋阴纳气。

7. 喘脱危候

证候：喘逆，鼻扇气促，端坐不能平卧，心慌动悸，烦躁不安，面青唇紫，汗出如珠，四肢厥冷，脉微欲绝。

治法：益气固脱，通闭开窍。

方药：生脉散合参附汤加减。

生龙骨、生牡蛎、山茱萸各30g，人参、麦冬各20g，五味子、制附子（先煎）、炙甘草各10g。

汗出不止者，重用人参，加生黄芪、浮小麦，以固表止汗；喘急面青，烦躁不安者，可吞黑锡丹3g，以镇纳虚阳；气急，心烦内热，汗出黏手者，加生地黄、玉竹，以养阴救脱。

（五）治疗经验

1. 通腑泻肺法　急性呼吸窘迫综合征合并腹胀、肠鸣音减弱，可在对症、呼吸支持等治疗的基础上，加服凉膈散：连翘 18g，生大黄、芒硝（后下）、生甘草各 10g，栀子、黄芩、薄荷（后下）各 5g；或大黄附子汤：生大黄、附子（先煎）各 10g，细辛 3g；或大承气汤：厚朴 25g，生大黄、枳实各 12g，芒硝 6g。水冲服，日 2 次，达到通腑泻肺的治疗目的。

2. NPPV 联合小剂量肝素雾化吸入早期干预　常规治疗基础上，低分子肝素钠（LM-WH）低剂量雾化治疗：在常规治疗基础上雾化吸入 LMWH 5000U，30min/d，连续治疗 7 天；LMWH 高剂量雾化治疗：在常规治疗基础上，雾化吸入 LMWH 50000U，30min/d，连续治疗 7 天。两种方案均可改善氧合，降低病死率。用双水平无创正压呼吸机经口鼻面罩正压通气选择 SPN PS 或 CPAP/ASB 模式。

3. 拮抗炎症反应　在常规 ARDS 治疗的同时联合血必净、乌司他丁、前列腺素 E_1。血必净 40ml 静脉滴注，每日 1 次，慢滴；前列腺素 E_1（PGE_1）20～40μg，每日 1 次，同时乌司他丁 20 万 U 静脉滴注、每 12 小时 1 次，连续 7 天，清热解毒、抗炎的同时改善微循环。

4. 免疫调理策略　ARDS 免疫功能紊乱，丙种球蛋白 20～40g 每日 1 次；胸腺肽 100～200μg 每日 1 次；加益气扶正中药人参、冬虫夏草等，同时早期肠内营养，在循环稳定后加 ω-3 鱼油脂肪乳，每次 100ml/d，疗程 5～7 天，调节免疫功能紊乱。

5. 机械通气联合俯卧位机械通气　ARDS 引发的急性呼吸衰竭，一般吸氧治疗难以纠正，一般需使用机械通气辅助呼吸。预计病情短期内恢复，可选择 NPPV。仍不能改善低氧血症，或严重的 ARDS，应进行有创机械通气治疗。采取肺保护性通气策略：小潮气量为 6ml/kg，呼气末正压通气（PEEP）5～15cmH$_2$O，同时采取俯卧位。

（六）典型病例

边某，男，13 岁，主因溺水后伴胸痛、憋气 4 小时，于 2012 年 6 月 2 日入院。既往体健。入院前 4 小时患者不慎坠入水坑发生溺水，溺水时间约 5 分钟，伴胸痛憋气，恶心呕吐，神志恍惚，呼之能应，无二便失禁，无发热。就诊于某县医院，予吸氧、利尿等治疗（具体治疗不详），未见明显好转，转入我院急诊。查动脉血气分析：pH 7.374，$PaCO_2$ 32.0mmHg，PaO_2 82.2mmHg，HCO_3^- 18.2mmol/L，BE －5.5mmol/L，SaO_2 96.3%。血生化：Na^+ 136.80mmol/L，K^+ 3.04mmol/L，ALT 7.00U/L，AST 33.00U/L，Cr 46.6μmol/L；PT 15.2s；CK 440.81U/L，LDH 249.1U/L，α-HBDH 203U/L，CK-MB 5.4ng/ml，cTnT 10.09ng/ml，MB 151.3ng/ml，ALP 262.3U/L，TG 0.33mmol/L；CRP 3.20mg/dl；PCT 5.88ng/ml，HL 2.44mmol/L，Fib 3.29g/L，D-二聚体 1639μg/L；胸部 CT 示双肺底大片高密度影；超声心动：三尖瓣、肺动脉瓣关闭不全（轻度）。考虑吸入性肺炎，为求进一步诊疗收住院。入院后查体：T 36.4℃，P 106 次/分钟，R 30 次/分钟，BP 115/70mmHg。精神差，意识障碍，急性病容，呼吸急促，二便正常。发育正常，营养中等，平卧位，全身浅表淋巴结未触及肿大，皮肤、黏膜无黄染，未见皮下出血点及瘀斑。双侧瞳孔等大等圆，对光反射（＋），睑结膜无苍白，巩膜无黄染，口唇不绀，咽不红。双肺呼吸音粗，可闻及明显干湿啰音，心音有力，律齐，HR 106 次/分钟，各瓣膜听诊区未闻及病理性杂音。腹软，无压痛反跳痛及肌紧张，肝脾肋下未及，双肾区叩击痛（－），移动性浊音（－），双下肢不肿，四肢肌力 5 级，双巴氏征阴性。

中医证候：喘息咳唾，气短，胸闷胸痛，憋气，口黏有痰，纳呆脘胀，恶心呕吐，大便干，舌质紫黯，苔腻，脉滑数。

西医诊断：①吸入性肺炎；②急性呼吸窘迫综合征；③心肌损害；④电解质紊乱（低钾血症）。

中医诊断：喘证（痰瘀互结）。

治疗过程：立即予低流量吸氧；奥硝唑注射液 5g 静脉滴注、每 12 小时 1 次，0.9％氯化钠注射液 50ml＋哌拉西林钠/舒巴坦钠针 5g 静脉滴注、每 8 小时 1 次，抗感染；盐酸氨溴索注射液 15mg 静脉推注、每 8 小时 1 次，0.9％氯化钠注射液 100ml＋多索茶碱注射液 0.2g 静脉滴注、每 12 小时 1 次，止咳化痰平喘；甲强龙 20mg 静脉推注、每日 1 次，抗炎治疗；胸腺肽 1.6mg 皮下注射、每日 1 次，提高免疫力；0.9％氯化钠注射液 100ml＋泮托拉唑 40mg 静脉滴注、每日 2 次，预防应激性溃疡；0.9％氯化钠注射液 100ml＋硫普罗宁 0.2g 静脉滴注、每日 1 次，保肝治疗；能量合剂 10％葡萄糖注射液 500ml＋胰岛素 12U＋氯化钾 1g＋三磷酸腺苷 40mg＋辅酶 A 100U 对症补充血容量。中医辨证为喘证，痰瘀互结证。中药给予清肺汤：金荞麦、鱼腥草各 30g，黄芩、葶苈子各 20g，熟大黄 12g，麻黄 6g，控制炎症、减少肺损伤等。入院治疗 6 小时后，患者出现呼吸困难，无恶心呕吐，意识恍惚，增大吸氧浓度后未缓解，急查动脉血气分析：pH 7.014，$PaCO_2$ 50.0mmHg，PaO_2 56.1mmHg，HCO_3^- 17.3mmol/L，BE －5.2mmol/L，SaO_2 94.2％。立即紧急气管插管，过程中前后给予咪达唑仑、异丙酚、芬太尼等药物。插管后接呼吸机，血氧回升缓慢，即刻行 2 次肺复张策略，采用 PEEP 递增法，每 20 秒调大 $5cmH_2O$ 后血氧明显好转，给予 $18cmH_2O$ PEEP 维持；加 0.9％氯化钠注射液 100ml＋血必净注射液 40ml 静脉滴注、每日 1 次，抗炎、活血化瘀治疗。入院治疗 1 天后，患者呼吸困难缓解，动脉血气分析较前好转，但呼吸频率仍较正常稍快。PEEP 降至 $15cmH_2O$，吸氧浓度为 60％。中午渐出现呼吸变促，PEEP 曾降为 $12cmH_2O$，考虑急性呼吸窘迫综合征，再次给予肺复张 1 次，维持 PEEP $15cmH_2O$，完善支气管镜检查，气管吸取物培养未发现致病菌；支气管镜检查示气道炎症，并于镜下进行肺泡灌洗治疗；风湿全项：抗链 O 37.80U/L，类风湿因子 21.60U/L↑；免疫全项阴性；腹部 CT：脾大。入院治疗 3 天后，患者神志清楚，无恶心呕吐，未出现呼吸急促，根据化验回报，病情好转，激素减量，其他治疗不变。入院治疗 6 天后，精神可、饮食可，病情较前明显好转，T 36.4℃，P 86 次/分钟，R 20 次/分钟，血压 100/65mmHg。双肺呼吸音粗，HR 86 次/分钟。动脉血气分析：pH 7.538，$PaCO_2$ 26.1mmHg，PaO_2 90.6mmHg，10：00 脱机，16：00 拔除气管插管，未出现呼吸困难、呼吸急促，病情稳定，复查血常规、胸 CT 较前明显好转，停激素、硫普罗宁、抗生素。入院治疗 9 天后，病情稳定，继续观察 3 天，患者病情好转出院。

（七）专家分析

1. 急性呼吸窘迫综合征的病因病机　机体通过炎症反应、氧化应激及凝血与抗凝血等多种途径导致肺泡上皮和毛细血管屏障损伤：①炎症反应：急性致病因素刺激机体产生大量的氧自由基、细胞因子，并释放蛋白酶、前列腺素、花生四烯酸脂质代谢产物和血小板活化因子等多种炎症介质，细胞因子 TNF-α 和 IL-β_1 通过刺激肺细胞产生 IL-6 和 IL-8，始动细胞因子瀑布样反应，出现全身炎症反应，使血管内皮细胞、肺泡上皮细胞和间质成分受损。②氧自由基：中性粒细胞活化、缺氧和缺血再灌注引起一系列酶变化和氧化磷酸化紊乱产生大量的氧自由基，会造成组织细胞的损害，而肺脏则是最易受损的靶器官。③凝血与抗凝血：血小板释放 IL-I、HMBG-1 及趋化因子，并直接与活化的粒细胞和单核细胞相互作用，进一步激活炎症级联反应，加重肺损伤。

肺泡上皮和毛细血管屏障损伤后，使其细胞膜上 Na^+ 通道和 Na^+-K^+ 泵表达下降，肺微血管通透性增高，破坏正常液体转运过程，造成肺泡液体清除受抑制，导致细胞和基质充填肺泡，出现肺水肿及形成透明膜，随后细胞凋亡、机制机化、肺泡萎陷，肺泡上皮细胞、成纤维细胞增殖，纤维组织增生，最终纤维化形成。以上病理变化使肺顺应性降低、肺内分流增加及通气和（或）血流比例失调，出现呼吸窘迫、进行性低氧血症。ALI/ARDS 是一个连续的病理过程，按不同阶段可分为渗出期 24～96 小时，增生期 3～7 天，纤维化期 7～10 天。

中医学认为，ARDS 多因新感外邪（外伤、诸毒、六淫、疠气等）侵袭，致机体衰弱。若实喘邪气闭肺，喘息上气，则胸闷如窒，呼吸窘迫，身热不能卧。脉浮大急促无根者，为下虚上盛，阴阳离决，孤阳浮越，冲气上逆之危脱证候，需及时救治。其病机为病邪直中于肺，或其他脏虚损传肺者，亦有先因邪盛以致气阴衰败、元阳欲脱、脉络瘀阻而引起肺气虚损者，最终均可致阳虚水泛、肾不纳气、气虚欲脱，虚实夹杂、本虚标实。

2. ARDS 的诊断

（1）ARDS 早期诊断标准建议：早期诊断 ARDS 根据：①存在导致 ARDS 的原发病；②突发急性呼吸窘迫无法用原有心肺疾病解释，呼吸频率＞28 次/分钟；③具有三无现象：无发绀，无肺部啰音，无肺部浸润影。由于 ARDS 早期急性肺损伤阶段，可单纯出现呼吸急促。ARDS 起病急骤，进展迅速，一旦发生发绀、肺部啰音等表现，提示 ARDS 进展处于中晚期。所以可根据以上 3 项诊断早期 ARDS。

（2）生物标志物联合评估病情：建议结合动态血管外肺水肿指数（EVLW1 值）、肺血管通透性指数（PVPI），把握对预后判断的 72 小时时间窗。因为 72 小时 EVLW1＞13ml/kg 时，非独立评估 ARDS 预后的指标，且其敏感性高，特异性差，需要联合其他指标，提高评估 ARDS 的严重程度准确性。

典型病例边某系少年男性，溺水后伴胸痛、憋气，急性起病，全身炎症反应综合征，氧合障碍，胸部 CT 示双肺底大片高密度影，吸入性肺炎后呼吸窘迫，提高吸氧浓度后不易纠正，紧急机械通气治疗后好转。可诊断为 ARDS。

3. ARDS 的治疗

（1）机械通气策略

1）不同程度 ARDS 的机械通气治疗方案的选择：ARDS 经高浓度吸氧仍不能改善低氧血症时，应行低潮气量机械通气。轻度 ARDS，选择低中水平 PEEP；严重 ARDS 者，在给定吸氧浓度下选择更高水平的 PEEP，对严重的顽固性低氧血症采用肺复张策略，实施肺复张后 PaO_2/FiO_2 仍然＜100，采用俯卧位通气。因为中重度 ARDS 大量肺泡萎陷，低氧血症严重，叹气、控制性肺膨胀法、PEEP 递增法等复张手法可最大限度地使塌陷的肺复张并维持其开放状态，以增加肺容积，改善氧合和肺顺应性。当复张失败时，采用俯卧位通气，通过使水肿液沿重力向腹侧重新分布，使远重力方向的大部分肺复张，可进一步增加复张效果。

2）机械通气管理策略推荐值及注意事项（表5）

表5　机械通气管理策略推荐值及注意事项

参 数 名 称	推 荐 值	注 意 事 项
潮气量	6～8ml/kg（最小4ml/kg）	平均气道压在P-V曲线UIP以下
允许性高碳酸血症	$PaCO_2$ 60～80mmHg，pH＞7.20	颅脑损伤、代谢性酸中毒慎用
平台压	≤30cmH₂O（PIP≤40cmH₂O）	
PEEP	5～15cmH₂O，FiO_2≤60％	最佳PEEP在P-V曲线上下拐点之间，消除或降低下拐点
呼吸频率	≤25～30次/分钟	监测内源性PEEP
半卧位通气		避免眼受压、脊柱骨折、闭合性颅脑外伤患者慎用
俯卧位通气		
肺复张		避免过度膨胀、低血压、人机对抗
氧合指标	FiO_2≤60％，SaO_2≥88％，PaO_2≥50～55mmHg	

FiO_2：吸氧浓度；SaO_2：动脉血氧饱和度；PaO_2：动脉血氧分压；PIP：吸气峰压，PIP是机械通气的直接动力，主要用于克服气道的黏性阻力和胸廓与肺的弹性阻力。

3）最佳PEEP的选择：由于ARDS大量肺泡塌陷，应使用能防止肺泡塌陷的最低PEEP。

氧输送法：以达到最大氧输送对应的PEEP确定为最佳PEEP。该方法确定的PEEP是根据提高氧输送、改善组织缺氧的角度选择，所以是选择最佳PEEP的金标准。

静态压力-容量（P-V）曲线低位转折点法：低位转折点是塌陷肺泡周期性开放的标志，所对应的压力代表大部分肺泡复张所需的压力值，为避免气压伤，机械通气治疗ARDS时，潮气量和气道压力应设置在低位转折点和高位转折点之间。而与常规通气相比，选择以静态P-V曲线低位转折点压力＋2cmH₂O作为PEEP可明显降低ARDS的病死率，所以根据静态P-V曲线低位转折点法来确定PEEP。

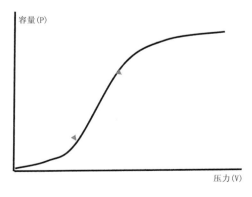

图1　静态P-V曲线

注：根据肺静态压力-容积（P-V）曲线，在起始段有一斜率突然增大的转折点，称为低位拐点（LIP），对应的压力称为低位拐点压力；曲线的上方有一斜率突然降低的转折点，称为高位拐点（UIP），对应的压力称为高位拐点压力，代表多数塌陷的肺泡已经打开时的压力。

（2）无创正压通气联合小剂量肝素治疗：ARDS 发生伴凝血、纤溶系统的紊乱，渗出和凝血导致的通气血流比例失调，出现低氧血症。肝素钠可激活纤溶系统，改善氧合功能，中、大剂量不增加疗效但增加出血风险，故选择小剂量肝素。NPPV 能提供一个气性支架来保持上气道开放，维持一定的外源性呼气末正压，消除因肺内气体陷闭而产生的内源性呼气末正压，改善肺顺应性。二者联合发挥协同作用，迅速提高动脉血氧分压，改善呼吸窘迫。

典型病例边某为少年男性，吸入性肺炎后 ARDS，经高浓度吸氧仍不能改善低氧血症，并出现呼吸困难。于 ARDS 潜伏期在抗炎、抗感染、化痰营养支持等治疗的基础上，经气管插管机械通气治疗后，呼吸困难、呼吸窘迫改善，病情控制。

4. ARDS 并发症的处理及预后　血浆和肺泡中血栓调节素浓度增高预示疾病的预后不良。血中 IL-6、IL-8 及 TNF-α 持续升高预示死亡率升高。

对于严重并发症应积极预防和治疗。

（1）心脏骤停：肾上腺素、利多卡因、阿托品合用为心脏新三联针。肾上腺素 1mg、阿托品 1mg、2％盐酸利多卡因注射液 100mg 静脉推注。

（2）DIC：低分子肝素 5000U 皮下注射，每日 1 次；血必净 40ml 缓慢静脉滴注，每日 1 次；新鲜血浆 200～400ml 静脉滴注，每日 1 次。

（3）继发休克：将 50mg 硝普钠溶于 5％葡萄糖注射液 3～5ml 中，再用葡萄糖注射液 500ml 稀释成 100μg/ml 的药液，缓慢静脉滴入。常用剂量为 3μg/（kg·min），极量为 10μg/（kg·min）；多巴胺大于 10μg/（kg·min）具有升压作用。

（4）呼吸机相关性肺炎的防治：呼吸机相关性肺炎（VAP）指气管插管或气管切开，接受机械通气 48 小时后发生的肺炎。早发 VAP 发生在机械通气治疗 4 天内，主要由对大部分抗菌药物敏感的病原菌（如甲氧西林敏感的金黄色葡萄球菌、肺炎链球菌等）引起；晚发 VAP 发生在机械通气治疗 15 天后，主要由多重耐药菌或泛耐药菌，如铜绿假单胞菌、鲍曼不动杆菌、甲氧西林耐药的金黄色葡萄球菌（MRSA）引起。ARDS 机械通气应注意预防 VAP。

（5）动态监测血清降钙素原（PCT）：血清 PCT 有助于评估治疗效果及疗程。血清 PCT 0.25μg/L 时，可不使用或停止使用抗菌药物；血清 PCT 0.25～0.5μg/L 或与治疗前相比下降幅度≥80％，可采取降阶梯或停止使用抗菌药物；血清 PCT≥0.5μg/L 或与治疗前相比下降幅度＜80％，可继续沿用原抗菌治疗方案；血清 PCT≥0.5μg/L 或高于治疗前水平，则应更换抗菌药物。

参 考 文 献

1. 陆再英，钟南山. 内科学［M］. 第 7 版. 北京. 人民卫生出版社，2008：21，150-154.
2. 张久之，万献尧. 急性呼吸窘迫综合征的新定义、新疗法［J］. 大连医科大学学报，2012：34（4）：315-320.
3. 秦超. ALI/ARDS 药物治疗进展［J］. 临床医药，2009，11（21）：3285-3287.
4. 陈灏珠. 实用内科学［M］. 第 12 版. 北京. 人民卫生出版社，2005：1793-1800.
5. 毛宝龄，钱桂生，陈正堂，等. ARDS 的临床诊断与治疗［M］. 北京：人民卫生出版社，2002：

171-173.

6. 李志军,李银平.肺与大肠相表里学说与多器官功能障碍综合征[J].中国中西医结合急救杂志,2004,11 (3):131-132.

7. 中华医学会重症医学分会.急性肺损伤/急性呼吸窘迫综合征诊断与治疗指南[J].中华内科杂志,2007,46 (5):430.

8. 孟苗苗,刘恩顺.中西医治疗急性肺损伤和急性呼吸窘迫综合征概述[J].中医学报,2012:27 (3):286-288.

9. 中华医学会重症医学分会.危重患者营养支持指导意见(草案)[J].中国危重病急救医学,2006,18 (10):582-590.

10. 徐彩超,刘新桥,刘恩顺,等."肺与大肠相表里"理论指导治疗ALI/ARDS的临床疗效报告[J].天津中医药大学学报,2011:30 (3):141-143.

11. 刘兵,熊海清.急性呼吸窘迫综合征的中西医治疗进展[J].云南中医中药杂志,2012,33 (2):70-72.

12. 董声焕.肺表面活性物质治疗急性呼吸窘迫综合征[J].中国医刊,2004,39 (3):11-15.

13. 管向东,刘紫锰.2013呼吸机相关性肺炎诊断、预防和治疗指南——目标性治疗的解读[J].中华医学杂志,2014,11 (2):333-334.

14. 徐金富.肺部感染相关急性肺损伤发病机制研究进展[M].国外医学(呼吸系统分册),2004,24 (2):72-75.

15. 蹇华胜,于长青.机械通气治疗急性肺损伤的现状和进展[J].创伤外科杂志,2005,7 (3):233-235.

16. 高玉晶.机械通气治疗急性呼吸窘迫综合症[J].中国民族民间医药,2010,19 (13):113.

17. 赵德龙,王美堂.急性肺损伤和急性呼吸窘迫综合征的非机械通气治疗进展[J].中国急救医学,2008,28 (4):363-366.

18. 李激文.急性呼吸窘迫综合征(ARDS)治疗的最佳方案探讨[J].中国现代医生,2010,48 (13):136-137.

19. 马李杰,李王平,金发光,等.急性呼吸窘迫综合征的发病机制及治疗研究进展[J].中华肺部疾病杂志(电子版),2013,6 (1):65-68.

20. 中华医学会呼吸病学分会.急性肺损伤/急性呼吸窘迫综合征的诊断标准(草案)[J].中华结核和呼吸杂志,2000,23 (4):203.

21. 马钧.急性呼吸窘迫综合征患者糖皮质激素合理使用方案及受体机制[J].中国危重病急救医学,2003,15 (11):680-682.

22. 吕波.急性呼吸窘迫综合征新氧合指数及肺保护性通气策略的应用进展[J].检验医学与临床,2012,9 (14):1755-1757.

23. 赵永生,杨绍福,张霖.急性呼吸窘迫综合症(ARDS)的诊治[J].川北医学院学报,2008,23 (3):301-304.

24. 李文放,陈杰.乌司他丁在急性呼吸窘迫综合征的临床应用研究[J].中国急救医学.2006,26 (9):644-646.

25. 田雨.ARDS患者全身炎症反应及其治疗研究进展[J].临床肺科杂志,2014,19 (2):340.

26. 孙丽晓.血管外肺水肿指数对急性呼吸窘迫综合征预后的评价[J].中华危重症急救医学,2014,26 (2):101.

27. 曹艺,陈勇.无创正压通气联合小剂量肝素治疗ARDS的临床疗效分析[J].临床肺科杂志,2014,19 (6):1009-1012.

28. 谢念林,曹祥,严四军,等.不同剂量低分子肝素雾化吸入对急性肺损伤/急性呼吸窘迫综合征的作用［J］．中华肺部疾病杂志（电子版），2014，7（2）：182-185.

29. 胡杰妤，覃桦，陈朝彦，等．166例急性呼吸窘迫综合征肺内和肺外诱发因素临床分析［J］．临床荟萃，2014，29（3）：298-301.

30. 隆云．呼气末正压为零时的静态压力容积曲线在急性呼吸窘迫综合征患者控制性肺膨胀中的应用［D］．北京：中国协和医科大学，2002.

31. 王存，郭发良，黄辉，等．右美托咪定联合咪达唑仑用于机械通气患者的疗效观察［J］．临床医学，2013，33（4）：8-11.

32. 施梦，祝禾辰，曹同瓦，等．急性肺损伤发病机制研究进展［J］．中华急诊医学杂志，2008，17（4）：443-444.

33. 朱晓丹，白春学．ALI/ARDS发病机制及治疗研究进展［J］．中华急诊医学杂志，2010，19（10）：1111-1113.

34. 刘军，邹桂娟，李维勤，等．急性呼吸窘迫综合征非机械通气治疗新进展［J］．中华危重症医学杂志，2014，7（1）：58-62.

35. 许玲，陈健．创伤后急性肺损伤/急性呼吸窘迫综合症中医证型分析［G］//首届全国中西医结合重症医学学术会议暨中国中西医结合学会重症医学专业委员会成立大会论文汇编．北京：中国中西医结合学会，2010：136-137.

36. 王玉民．中医药治疗肺肠相关性疾病研究进展［J］．河北中医，2012，34（6）：942-945.

37. 张忠德，张溪，张瑜，等．成人呼吸窘迫综合征中医辨证及治疗对策［C］//第五届著名中医药学家学术传承高层论坛论文集．广州：中华中医药学会，2009：345-351.

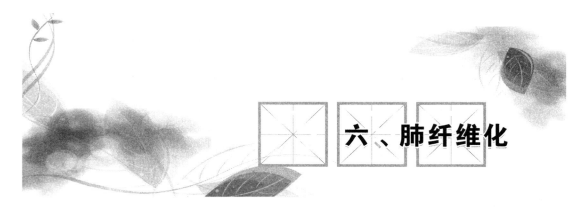

六、肺纤维化

肺纤维化（pulmonary fibrosis，PF）是各种原因导致的肺泡、间质和（或）细支气管损伤，肺泡-毛细血管功能单位逐渐丧失，最终发展为以两肺间质弥漫性肺纤维化为特征的疾病，是多种肺部疾病的最后阶段。临床表现为反复发作的不同程度的缺氧和呼吸困难。按病因可分为特发性肺纤维化和继发性肺纤维化两大类。本章重点介绍**特发性肺纤维化**（idiopathic pulmonary fibrosis，IPF）：系指原因不明的、局限于肺，以纤维化伴蜂窝状改变为特征的进行性间质性肺炎。组织病理学和放射学表现为普通型间质性肺炎（usual interstitial pneumonia，UIP）。该病归属中医"肺痿、肺胀"，病位在肺，与心、肝、脾、肾关系密切，根本原因是正气亏虚。肺纤维化的发病机制为气血衰少，正气不足，痰浊湿毒，瘀血胶着于肺，为本虚标实之候。

（一）诊断要点

1. 不明原因的渐进性劳力性气短和干咳，易疲劳、食欲减退、体重减轻、关节痛。

2. 双下肺吸气末闻及 Velcro 啰音。

3. 胸部高分辨率 CT（HRCT）　可见以双侧、外周、下肺基底部为主的网状影，数量不等、偶见蜂窝状改变。

4. 肺组织活检　主要为致密的胶原瘢痕，散在的增殖型成纤维细胞和肌成纤维细胞集合灶。

5. 其他检查　①实验室检查：Ⅲ型前胶原（PCⅢ）、血清层黏连蛋白（LN）、透明质酸（HA）、Ⅳ型胶原（CⅣ）含量均显著升高；类风湿因子或抗核抗体弱阳性；免疫球蛋白升高；可见血沉（ESR）、乳酸脱氢酶（LDH）增高。②肺功能检查：限制性通气障碍，弥散功能降低。③影像学检查：X 线片早期呈毛玻璃状，典型改变为弥漫性线条状、结节状、云絮样、网状阴影，肺容积缩小。

急性加重的诊断

肺栓塞、肺炎、气胸或心力衰竭后，出现症状的急性加重。IPF 出现急性呼吸衰竭时，应考虑 IPF 的急性加重，其诊断指标包括：①过去或现在诊断 IPF；②1 个月内发生无法解释的呼吸困难加重；③低氧血症加重或气体交换功能严重受损；④新出现的肺泡浸润影；⑤无法用感染、肺栓塞、气胸或心力衰竭解释的急性呼吸衰竭。

2011 指南诊断标准

（1）排除其他间质性肺病（interstitial lung disease，ILD），如家庭或职业环境暴露相关 ILD、结缔组织疾病相关 ILD 和药物毒性相关 ILD。HRCT 特征性表现可以作为诊断 IPF 的独立手段。HRCT 的影像学诊断分为 3 级（表 6）。

表 6　UIP 的 HRCT 诊断分级标准

UIP 型（符合以下 4 项）	可能 UIP 型（符合以下 3 项）	非 UIP 型（具备以下 7 项中任何 1 项）
病灶以胸膜下、基底部为主	病灶以胸膜下、基底部为主	病灶以上或中肺为主
网状影	网状影	病灶以支气管周围为主
网状影蜂窝肺伴或不伴牵张性支气管扩张	无非 UIP 型的特点	广泛的磨玻璃影（程度超过网状影）
无非 UIP 型的特点		许多小结节（两侧分布，上肺占优势） 囊状病变（两侧多发，远离蜂窝肺区域） 弥漫性马赛克征/气体陷闭（两侧分布，3 叶以上或更多肺叶受累） 支气管肺段/叶实变

注：UIP：普通型间质性肺炎；HRCT：高分辨 CT。

（2）HRCT 表现不典型者需接受外科肺活检（病理诊断标准见表 7）。

表 7　UIP 的病理诊断分级标准

UIP 型	很可能 UIP 型	可能 UIP 型	非 UIP 型
胸膜下分布为主的明显纤维化和结构破坏，伴或不伴蜂窝样改变	明显纤维化和结构破坏，伴或不伴蜂窝样改变	斑片或弥漫肺实质纤维化，伴或不伴肺间质炎症	透明膜形成机化性肺炎肉芽肿
肺实质呈现斑片状纤维化	无斑片受累或成纤维细胞灶，但不能二者均无	无 UIP 型的其他特点	远离蜂窝区有明显炎性细胞浸润显著的气道中心性病变
成纤维细胞灶 无非 UIP 型的特点	无非 UIP 型的特点或仅有蜂窝肺改变	无非 UIP 型的特点	支持其他诊断的特征

（二）鉴别诊断

1. 喘息性支气炎　本病好发于 1～4 岁儿童；有明显的呼吸道感染表现，炎症加重出现喘息，偶有发热，炎症控制喘息消失。呼吸困难多不严重，非骤然发作和突然停止；可闻及喘鸣；病程持续 1 周左右；随年龄增长和呼吸道感染次数的减少，喘息减轻。

2. 慢性外源性过敏性肺泡炎　部分慢性外源性过敏性肺泡炎的表现与 IPF 很相似，诊断 IPF 时需排除慢性外源性过敏性肺泡炎。支气管肺泡灌洗液（BALF）中淋巴细胞增多（≥40%）提示该病的存在，了解环境暴露因素、进一步查 HRCT，必要时外科肺活检明确诊断。

3. 结缔组织疾病相关疾病　诊断 IPF 需除外结缔组织疾病相关疾病。查结缔组织疾病相关的血清学检测可鉴别，必要时查 HRCT 或肺组织活检以协助诊断。

（三）治疗方案

目前尚无治疗 IPF 的特效药物。西医对肺纤维化的治疗，主要是减少胶原的合成，同时抑制胶原酶的产生。其次是通过激素来降低免疫反应，缓解病情。目前认为，治疗

IPF 最有效的方法为长期吸氧治疗和肺移植。

1. 长期吸氧治疗 IPF 常规持续低流量吸氧，氧流量 1.5～3.0L/min，间断地给氧 3～6 次/天，每次 20 分钟左右。有呼吸困难、气促等表现，同时心电监护 $SpO_2<85\%$ 时，将氧流量调到 4～6L/min，维持 SpO_2 在 88%～93%。

硅沉着病（矽肺）导致的肺纤维化可在低流量给氧的基础上间断给予 4～6L/min 的高流量给氧。但矽肺伴有慢性呼吸衰竭者，应持续低流量给氧，氧流量控制在 1～3L/min，每日氧疗至少 15～18 小时。长期氧疗可降低血液黏度，改善红细胞携氧能力和提高组织供氧，减少并发症。建议每 3～6 个月监测静息和步行运动试验中脉搏血氧饱和度（SpO_2），确定是否需要氧疗。

2. 抗纤维化治疗

（1）吡非尼酮：吡非尼酮是一种广谱抗纤维化药物，可延缓纤维化及瘢痕的形成进程。小剂量开始，渐增至 40mg/(kg·d)，口服；或 800mg 口服，每日 3 次，连续 200 天，最大剂量可到 3600mg/d。

（2）糖皮质激素：急性期、病情凶险者，冲击治疗：甲泼尼龙 500～1000mg/d 静脉滴注，持续 3～5 天，稳定后改口服。稳定期给予泼尼松 0.5mg/(kg·d)，分 4 次服用，以后逐渐减量，3～6 周为 1 个疗程，3 个月评价耐受性。病情改善并稳定后，减为泼尼松 0.125mg/(kg·d)，维持治疗至少 1 年。

（3）秋水仙碱：是较早用于肺纤维化的药物，具有较强的体内抑制成纤维细胞增殖和合成胶原的功能；还具有抗炎作用，可抑制多核白细胞的代谢及细胞因子的释放。

（4）免疫抑制剂：激素无效，改用或加用免疫抑制剂。环磷酰胺 2mg/kg，每 7～14 天增加 25mg，最大量 150mg/d，口服。硫唑嘌呤 25～50mg/d，口服，每 7～14 天增加 25mg，最大量 150mg/d。

（5）大环内酯类：阿奇霉素饭前 1 小时或饭后 2 小时口服。第 1 天用量为 0.5g 顿服，第 2～5 天用量为 0.25g 顿服或 0.5g 顿服，连服 3 天。红霉素口服，1～2g/d；乳糖酸红霉素 1～2g/d，肌内注射或静脉滴注。

（6）干扰素治疗：注射用重组人干扰素 γ 开始 3 个月（1～3）$\times 10^6$ U 皮下注射/肌内注射，每日 3 次，后 6 个月隔日注射 100 万 U，连用 9 个月或更长。γ-干扰素对肺纤维化有双向调节作用，一方面抑制成纤维细胞增殖和胶原合成；另一方面促进淋巴细胞趋化、单核细胞增殖活化，继而分泌多种促纤维化细胞因子如血小板衍生生长因子、白细胞介素-1 等，间接促进细胞增殖和组织纤维化，同时干扰素可以参与 NO 的生成而加重肺泡的损伤。

（7）尼达尼布：目前首个延缓 IPF 进展的、靶向的治疗药物，用法为 150mg，口服，每日 2 次。尼达尼布阻断血小板源性生长因子受体（PDGFR）、成纤维细胞生长因子受体（FGFR）和血管内皮生长因子受体（VEGFR）纤维化进程的信号转导通路。

3. 抗凝治疗 ①低分子肝素钠 60～100U/kg 皮下注射，每 12 小时 1 次；或低分子肝素钙 5000U 皮下注射，每 12 小时 1 次，应用 7～10 天。使用过程中注意监测凝血功能。②华法林：第 1 个 24 小时 0.5～20mg/d，次日起用维持量 2.5～7.5mg/d，口服。

4. 抗氧化剂治疗 N-乙酰半胱氨酸是一种还原剂。乙酰半胱氨酸片 600mg，每日 3 次，口服。在肺纤维化的治疗中，还具有直接清除氧自由基、抑制 TGF-β 信号的作用。

此外，牛磺酸、烟酸和一氧化氮抑制剂等抗氧化剂，也具有抗纤维化的作用。

5. 肺移植　重度肺功能减退、明显活动受限、内科保守治疗无效者，可选择肺移植。

6. 肺纤维化食疗　重度肺纤维化患者可予软食或半流食，减轻呼吸急迫所引起的咀嚼和吞咽困难。吃肉以瘦肉为宜，以达到祛痰除湿与适当控制体重的目的。肺纤维化者可以选用含优质蛋白、多种维生素及较高比例的碳水化合物饮食，如蛋类、糙米、玉米面、荞麦面、水果和蔬菜等。忌辛辣、煎炸等容易使病情加重的食物。

7. 肺康复方案　肺康复方案是以运动疗法为中心的康复训练方案，包括宣传教育、运动训练、效果评价。

（1）宣传教育：为患者讲解肺的解剖和生理学、呼吸训练计划、戒烟、运动方法、科学营养饮食、氧疗方法等。

（2）运动程序：预备运动，呼吸体操 10 分钟/次。然后进行运动训练，包括缩唇呼吸训练、通气肌训练（12～15 次/分钟）、腹式呼吸训练、腹部重锤负荷训练、上肢运动训练（包括 5 个上肢动作，每个动作重复 3 次，起始负重为 0.5kg×2，逐渐加至 2.5kg×2）、下肢运动训练（步行运动）、无支撑负重锻炼（取坐位，背靠椅背，双膝垂直，足着地）、有氧训练等。开始上述各项训练，每周训练 5 天，运动时间由第 1 周每天活动 15 分钟、每日 2～3 次，以后每周增加运动量的 10%～20%，逐渐增至 8 周的 35 分钟，总疗程为 6 个月。

（3）康复评价：体重指数、肌肉运动耐力的改变（膈肌、6 分钟步行试验）、呼吸困难指数、与呼吸困难相关的症状改变等。

8. 干细胞治疗　①脐带间充质干细胞（uMSC）：来源于脐带的间充质干细胞，在肺损伤第 7 天时注射 uMSC，可减轻肺的炎性渗出及早期的肺纤维化，注射 14 天后，可促进肺再生和修复；②骨髓间充质干细胞：骨髓间充质干细胞在早期阶段可消除炎性反应和胶原沉积，在晚期的肺损伤阶段可下调 IL-1、TGF-β、VEGF、IL-6、TNF-β 和 NOS 水平，减轻肺部炎症反应和纤维化的程度。

9. 中医中药治疗　根据症状辨证施治，急性期用解表化痰通络和清热利湿解毒、活血化痰通络之法；在稳定期治以补益为主，选麦门冬汤随证加减。可选血必净注射液50～100ml 静脉滴注，每日 2～3 次；黄芪注射液 60ml 静脉滴注，每日 1 次，3 周为 1 个疗程。丹参注射液 2～4ml 静脉滴注、每日 1～2 次，或 10ml＋5% 葡萄糖注射液 100～500ml 静脉滴注、每日 1 次。此外，单味中药制剂丹参、当归、银杏、甘草、生地黄、刺五加具有一定的抗肺纤维化作用。

（四）中医辨证治疗

1. 风寒袭肺证

证候：咳嗽痰多，气喘，恶寒重，发热轻，头痛身痛，鼻塞流清涕，口不渴，咽不痛不肿，咽痒，苔白，脉浮紧。

治法：辛温解表，散寒通络。

方药：小青龙汤加减。

白芍、姜半夏各 15g，厚朴、桂枝、干姜各 10g，五味子、杏仁、炙甘草、炙麻黄各 6g，细辛 3g。

咳喘重、胸满气逆者，加射干、前胡、紫菀，宣肺降气；咳痰量多者，合用三子养亲汤（紫苏子、白芥子、莱菔子），以降肺化痰；纳呆食少者，加党参、白术，以健脾益气。

2. 风热犯肺证

证候：乏力气短，发热恶寒，发热重，恶寒轻，胸闷气急，咳嗽频作，咳痰黏稠，鼻塞流黄涕，口渴，咽痛咽干，舌边尖红，苔白少津或薄黄，脉浮数。

治法：辛凉解表，化痰通络。

方药：银翘散加减。

芦根30g，金银花、连翘各15g，荆芥穗、薄荷（后下）、牛蒡子、淡豆豉、桃仁、浙贝母、桔梗、枳壳、前胡各10g，杏仁6g。

咽喉痛甚者，加玄参、射干，以解毒利咽；头胀痛者，加桑叶、菊花、夏枯草，以清利头目；咯痰黄稠者，加黄芩、知母、全瓜蒌，以清热化痰。

3. 风燥伤肺证

证候：干咳气急，胸闷加重，唇鼻干燥，口干口渴，少痰或血丝痰，或五心烦热，舌尖边红，或舌绛有裂纹，苔薄黄或无苔，脉细或细数。

治法：疏风清热，润燥通络。

方药：桑杏汤加减。

桑叶、南沙参、栀子、淡豆豉、炙枇杷叶、麦冬各15g，杏仁、浙贝母、蝉蜕各10g。

发热、心烦口渴者，加生石膏、知母、栀子，以清肺泄热；咳痰带血者，加白茅根、生地黄，以凉血止血；口渴、津伤较甚者，加天花粉、芦根，以生津止渴。

4. 痰热壅肺证

证候：咳嗽，口吐涎沫，咳声不扬，咳声音哑，气急气促，动喘加剧，胸闷，头身沉重，口干少津；常因多次反复致病情加重，或痰黄黏稠，或发热，头痛，舌苔黄燥或腻，脉虚细或滑数。

治法：清热化痰。

方药：小陷胸汤合当归贝母苦参丸加减。

全瓜蒌30g，清半夏、当归、郁金、牡丹皮、丹参各15g，黄芩、浙贝母、苦参、连翘各10g。

大便秘结者，加生大黄（后下）、火麻仁，以通便；喘重者，加地龙、白果、山茱萸，以平喘；热甚者，加知母、生石膏、鱼腥草、黄芩、栀子，以清肺热；热伤肺络，咯血者，加藕节、仙鹤草、侧柏叶、干荷叶，以凉血止血。

5. 气虚血瘀证

证候：劳力性呼吸困难，乏力，久咳难愈，咳嗽伴咽痒，兼见口唇发绀，动则喘促，舌淡黯，脉虚数或涩。

治法：益气活血。

方药：保元汤合桃红四物汤加减。

生地黄20g，黄芪、党参、麦冬、丹参、当归、西洋参各15g，泽泻、茯苓、牡丹皮、桃仁各10g，红花、川芎各6g。

呼吸困难较重者，加葶苈子、桑白皮、杏仁、紫苏子，以宣降肺气；咯痰多者，加旋覆花（包煎）、前胡、紫菀，以化痰止咳；气短乏力、食少纳呆者，加白术、茯苓，以健脾益气。

6. 肺脏虚寒证

证候：咳嗽咯痰，咳痰清稀，不渴，胸闷气喘，动则加重，面白，畏寒肢冷，头眩，神疲乏力，食少，小便数，舌质淡红苔薄白，脉沉细。

治法：温肺益气。

方药：甘草干姜汤加减。

沙参、干姜、旋覆花（包煎）各15g，炙甘草、白术、茯苓各10g，红参、浙贝母各6g。

口中涎唾过多者，加益智仁、石菖蒲，以燥脾摄涎；畏寒肢冷者，加制附片（先煎）、肉桂，以温阳祛寒；喘逆严重者，加五味子、紫石英、蛤蚧，以温肾纳气。

7. 肺肾两虚证

证候：进行性气短，呼吸急促，动则喘甚，呼多吸少，逐渐加重，胸痛，可见杵状指、消瘦，脉细数或沉细。

治法：补益肺肾。

方药：麦味地黄汤加减。

熟地黄30g，麦冬、山茱萸、山药各15g，茯苓、五味子、泽泻、牡丹皮、当归各10g。

喘促重者，加蛤蚧、冬虫夏草，以补肾纳气；面红烦躁、口燥咽干者，加沙参、玄参，以滋养肺肾；精神恍惚者，加石菖蒲、远志，以祛痰开窍。

8. 阳虚水泛证

证候：喘息进行性加重，呼多吸少，动则尤甚，咳吐清稀涎沫，心悸胸闷，下肢浮肿，腰酸肢冷，唇甲发绀，舌黯淡边有齿痕，苔白，脉沉细弱。

治法：温补阳气，化瘀利水。

方药：真武汤合补肺汤加减。

黄芪、益母草各20g，党参、泽兰、白术、白芍各15g，制附片（先煎）、生姜、茯苓、五味子各10g。

水肿明显者，加泽泻、车前子，以利水；喘甚者，加山茱萸、补骨脂、葶苈子，以补肾降肺；肢冷重者，加仙茅、仙灵脾，以补益肾阳。

（五）治疗经验

1. 长期低流量吸氧＋血必净＋凯时治疗肺纤维化　非急性加重期，在常规激素治疗量的基础上长期应用低流量2L/min吸氧；同时血必净100ml静脉滴注，每日3次，后期血必净可适当增加剂量；联合凯时10μg静脉滴注，每日1次，可改善症状，延缓肺纤维化的进程。

2. 桃红四物汤加减　稳定期，单用桃红四物汤加减：生黄芪30g，熟地黄、麦冬各20g，白芍12g，当归、赤芍、桃仁、红花各10g，川芎6g，早晚1次，水冲服，连续用8周，可明显改善症状，治疗肺纤维化效果显著。

3. 质子泵抑制剂＋长期低流量吸氧＋肺康复疗法　IPF常规治疗的基础上应用质子泵抑制剂＋长期低流量吸氧＋肺康复疗法可减缓肺纤维化的病程。IPF伴或不伴食管反流性胃炎、非急性加重期，均给予兰索拉唑30mg口服，每日1次；配合长期低流量吸氧和康复疗法，可改善肺功能，延长IPF的生存期。

4. Ⅳ-乙酰半胱氨酸（NAC）＋小剂量糖皮质激素＋雷公藤　NAC1800mg/d 口服，连续使用 1 年；同时甲泼尼龙片 0.4mg/（kg·d）口服，连续使用 4 周后减半，再服用 8 周后以最小量 0.1mg/（kg·d）口服 1 年；雷公藤多苷 10～20mg 口服，每日 1 次；在改善咳嗽、呼吸困难、发绀、啰音等症状方面效果显著，可缓解非急性加重期 IPF 进程。

5. 冬虫夏草　冬虫夏草每周 2 次顿服，每次 10g；或冬虫夏草研粉装入胶囊 0.2g，每日 1 次；或冬虫夏草干粉 1g 和金水宝胶囊 0.5g，每日 3 次，饭后 20 分钟温开水送服。针对不同阶段，早期患者服用 3 个月，中期患者服用 6～12 个月，晚期患者服用 1～2 年。早期应用者，可有效缓解症状；中、晚期应用，可使病情稳定。

（六）典型病例

李某，男，77 岁，主因进行性呼吸困难 3 年，加重 1 个月，于 2012 年 7 月 23 日入院。既往抽烟史 50 余年，陈旧性肺结核病史 10 余年。入院前 3 年患者无明显诱因出现活动后呼吸困难，休息后缓解，不剧烈活动一般情况尚可，未予重视。入院前 1 个月受凉后发热，时有干咳，气短逐渐加重，稍活动则喘促气短。就诊于当地某医院，查胸 CT 示：双肺间质性肺炎，双上肺陈旧性肺结核；肺功能示：限制性通气功能障碍。诊断为双肺间质性肺炎，予呼吸末正压给氧，抗生素及止咳平喘药等对症治疗，未见明显好转。为进一步系统诊疗入院。入院时查体：T 38.9℃，R 32 次/分钟，P 78 次/分钟，BP 140/80mmHg。慢性病容急性加重，神清，精神差。呼吸困难，活动时加重，干咳少痰，乏力，口干，汗多，面色晦暗，口唇发绀，极度消瘦，强迫半卧位，杵状指，无颈静脉怒张。双肺呼吸音粗，双肺可闻及湿啰音。心音弱，心律齐，肝脾未触及，双下肢无浮肿。

中医证候：发热，汗出，呼吸困难，动时加重，干咳少痰，全身乏力，腰膝酸软，面色晦暗，耳鸣，口干，口唇发绀，舌红苔少，脉细数。

西医诊断：①Ⅱ型呼吸衰竭；②肺炎；③肺间质纤维化；④陈旧性肺结核。

中医诊断：肺痿（肺肾两虚）。

治疗过程：给予呼吸末正压给氧 3L/min，红霉素 1.0g 静脉滴注，每 12 小时 1 次，抗炎；盐酸氨溴索 60mg 口服，每日 3 次，化痰治疗；加用泼尼松 0.5mg/kg，每日 4 次口服，辅以利福平顿服，防止结核复发等治疗。急查动脉血气分析：$PaCO_2$ 59.5mmHg，PaO_2 57.2mmHg，SaO_2 88.1%。查血常规、血沉、血培养、HRCT。入院治疗 1 天后，症状稍好转，改为持续低流量吸氧 1.5L/min。治疗 3 天后，气急气促稍改善，ESR 35mm/h；HRCT：网状影、蜂窝样改变，伴有牵拉性支气管和细支气管扩张；血常规无明显异常。住院期间多次留痰找结核菌及癌细胞，均未见异常。入院治疗 3 个月后，病情无明显变化，因患者出现精神症状，肝功能异常，停用利福平，激素渐停后，病情恶化。急查血气示 $PaCO_2$ 36mmHg，PaO_2 54mmHg，余正常。紧急给氧、用甲泼尼龙琥珀酸钠 1000mg 静脉推注 30 分钟冲击治疗，同时予乙酰半胱氨酸片 600mg 口服、每日 3 次抗氧化治疗，加用免疫抑制剂环磷酰胺治疗。继续治疗 5 天后，病情稳定，据标准减量至口服甲泼尼龙片 20mg/d 维持治疗。中医辨证为肺肾两虚，予麦味地黄汤：麦冬、熟地、山茱萸、茯苓、泽泻、牡丹皮、山药各 10g，冬虫夏草 6g，五味子 5g，肉桂、沉香各 3g，补肺益肾治疗，随证加减。治疗半年后，活动后气促明显减轻，无咳嗽、咯痰、乏力、口干等症，发绀减轻，一般性体力活动可，疗效满意，予出院。出院后继续服用甲泼尼龙片 20mg/d 半年，并嘱患者长期氧疗。

（七）专家分析

1. **肺纤维化的病因病机** 肺纤维化病因复杂，主要与感染、放射线、类风湿、干燥综合征、肿瘤、化疗药物等因素相关，长期抽烟史及肺结核并发感染也是特发性肺纤维化的原因之一。环境因素、遗传因素和吸入因素（如木屑、金属粉尘、硅石、纺织灰尘）被确定为 IPF 发展的危险因素。

氧化应激及炎症反应是肺纤维化发生的主要机制。氧自由基直接或间接导致 DNA 链和染色体断裂，造成细胞损伤。初期细胞损伤之后炎细胞浸润，炎症和异常修复导致肺间质细胞增殖，产生大量的细胞因子、胶原和细胞外基质，促使成纤维细胞不断增殖和转型为肌成纤维细胞，导致成纤维灶逐渐形成，引起肺部结构的异常重塑。肺泡壁、气道和血管最终形成不可逆的瘢痕。肺组织的正常结构被囊性空腔替代，囊性空腔被增厚的纤维组织包绕，形成晚期的"蜂窝肺"。肺间质纤维化和"蜂窝肺"的形成，导致肺泡气体-交换单位持久丧失，出现呼吸困难。

中医学认为，肺纤维化以肺燥阴伤和肺气虚寒为主要病机。因素体阴虚燥热，或热病后伤阴，或病久，或化疗药物损伤，燥热之邪耗伤肺阴，致虚热肺痿。肺痿耗伤气阴，血行不畅造成瘀血内阻，可致肺痹；肺痹痰瘀内阻，气机不畅，阴津阳气难以布达，肺失濡润，可形成肺痿。咳喘日久，反复发作，五脏功能失调，气血津液运行输布障碍，清气难入，浊气难出，气机壅塞而胀满形成肺胀。肺胀日久，可致气虚血瘀，或气滞血瘀，形成肺痹。三者间互相转化，使病情反复。

2. **肺纤维化的诊断**

（1）确诊 IPF 的特征表现：HRCT 确诊 UIP 型的关键是蜂窝样改变；UIP 最显著的组织病理学特点是低倍镜下病变的异质性，即伴有瘢痕的纤维化和蜂窝样病变，与轻微或正常肺组织呈局灶状交替分布。注意 HRCT 和病理组织学的 UIP 型对 IPF 诊断的特异性并不是 100%，因为来源于不同段、叶的外科肺活检病理组织学表现可不一致，同时存在 UIP 型和不一致的 UIP 型。

（2）监测疾病相关的指标：出现以下任一表现，无法用其他原因解释，提示 IPF 进展：进行性呼吸困难；FVC 绝对值下降 5%～10%，或 FVC 绝对值较基线呈进行性持续降低；肺一氧化碳弥散量（D_LCO）绝对值较基线呈持续进行性降低；HRCT 上纤维化程度进行性进展；呼吸衰竭有死亡风险。建议每 3～6 个月对疾病的严重程度进行评价，肺功能是疾病进展最标准的客观监测和定量评估方法，推荐常规监测 FVC 和 D_LCO。

（3）复合评分系统：CPI 的预测效果优于 FEV、FVC、D_LCO、TLC、PaO_2 等单项肺功能指标，也优于临床-影像-生理功能评分系统（CRP）或新 CRP 评分系统。推荐采用复合生理指数（CPI）FEV、FVC 和 D_LCO 来评估疾病程度。

典型病例患者气急气促、呼吸困难，干咳少痰，双肺呼吸音粗，双肺可闻及湿啰音。胸部正侧位 X 线片、肺部 CT 片示双肺间质性肺炎，双上肺陈旧性肺结核；肺功能检查示限制性通气功能障碍；HRCT 示：网状影、蜂窝样改变，伴有牵拉性支气管和细支气管扩张；故可诊断肺间质纤维化。

3. **肺纤维化的治疗**

（1）Ⅳ-乙酰半胱氨酸＋硫唑嘌呤＋泼尼松三联疗法：应用Ⅳ-乙酰半胱氨酸（600mg，每日 3 次）＋硫唑嘌呤（150mg/d）＋泼尼松（泼尼松剂量由 0.5mg/kg 起始，逐渐减少至 0.15mg/kg）三联疗法较单用泼尼松或硫唑嘌呤疗效更显著。但是长期或大剂量全身应用糖皮质激素会抑制免疫功能，增加感染、骨质疏松、电解质紊乱等不良反应。建议用吸入型糖皮质激素制剂替代联合治疗方案中的全身用糖皮质激素，以达到在肺内局部形成高浓度，直接作用于靶器官的目的。注意部分 IPF 患者应用三联疗法生存期延长，但大部分患者死亡率、住院率及治疗严重不良事件明显增加，所以不推荐广泛临床应用，可为作为其他方法治疗无效时的试用方案。

（2）治疗 IPF 的唯一单药吡非尼酮：吡非尼酮主要通过调节细胞因子，抑制成纤维细胞的生物学活性，使基质胶原合成减少，从而减缓纤维化进程。长期治疗安全性和耐受性好，但吡非尼酮口服给药到达肺部的剂量太低，不能达到最佳效果，可采用气雾及吸入方式提高肺部的药物浓度。

（3）质子泵抑制剂：PPI 通过抑制可调节成纤维细胞一氧化氮合成酶（NO 合酶）活性的二甲基精氨酸二甲基氨基水解酶（DDAH），治疗肺纤维化。兰索拉唑是最活跃的 DDAH 抑制剂，临床治疗建议选择兰索拉唑。

（4）IPF 的循证治疗推荐（表 8）

表 8 IPF 的循证治疗推荐

1. 强烈推荐
①长期氧疗（静息状态下有低氧血症的患者）
②肺移植（适合的患者）
2. 弱推荐
①糖皮质激素治疗急性加重的患者
②处理无症状胃食管反流
③肺康复治疗
3. 强烈不推荐
①单用糖皮质激素
②秋水仙碱
③环孢素 A
④糖皮质激素联合应用免疫抑制剂
⑤γ 干扰素（IFN-γ）
⑥波生坦（Bosentan）
⑦依那西普（Etanercept）
4. 弱不推荐
①糖皮质激素＋N-乙酰半胱氨酸＋硫唑嘌呤
②单用 N-乙酰半胱氨酸
③抗凝药物
④吡非尼酮
⑤肺动脉高压（IPF 引起）
⑥机械通气（IPF 引起的呼吸衰竭）

注：强推荐：大多数患者需要应用；弱推荐：多数患者需要应用，部分患者不用是合理的选择；强不推荐：大多数患者不需要应用；弱不推荐：多数患者不需要应用，部分患者可能是合理的选择。

典型病例中患者最初抗炎、预防结核复发、抗纤维化、抗感染、化痰平喘等治疗，出现利福平不良反应，停药。停药后，病情急剧恶化，立即给予泼尼松、硫唑嘌呤和N-乙酰半胱氨酸（NAC）的三联疗法联合中药治疗后病情好转。

（5）激动素治疗肺纤维化：激动素（Kinetin）是一种植物激素，能降低过氧化物酶的活力，抑制氧自由基的产生，促进游离氨基酸合成蛋白质，保护DNA免遭氧化破坏，具有剂量依赖性的抗衰老作用和抗炎活性，对人的成纤维细胞有选择性杀伤作用。酪氨酸激酶（EGFR）及TGF-A在肺纤维化过程中起着两个关键作用：一是促进成纤维细胞增生，二是促进细胞外基质蛋白沉积。酪氨酸激酶抑制剂通过抑制EGFR磷酸化，阻断纤维化信号传导，抑制成纤维细胞和肌纤维母细胞活化，减轻纤维化。

4. 肺纤维化并发症的处理及预后 IPF出现呼吸系统症状的加重，需要对疾病进展进行评估，同时需要监测是否存在肺动脉栓塞、深静脉血栓、急性加重、肺动脉高压、肺气肿等并发症和合并症。IPF合并肺栓塞、肺动脉高压、肺癌和冠心病等可影响IPF的生存率，但不推荐常规筛查，建议对这些疾病进行预防和治疗，以提高IPF的生存期。

IPF的中位生存期约2~3年。影响IPF预后不良的因素和指标包括：肺活检标本中成纤维细胞病灶数量；用力肺活量（FVC）和D_LCO下降；6分钟步行试验中氧饱和度下降的程度；HRCT的肺纤维化和蜂窝程度；肺功能和影像学指标的综合评分系统（CPI）；血清表面活性蛋白A和D浓度的升高；血清和BALF生物学标记物如KL-6、SP-A、MMP和纤维细胞等。黏蛋白基因MUC5B启动子的常见多态性rs35705950与特发性肺纤维化（IPF）的生存改善显著相关。

参 考 文 献

1. 中华人民共和国卫生部药政局. 新药（西药）临床研究指导原则汇编［M］. 北京：中华人民共和国卫生部药政局，1993：52-53.

2. 杨珂，谭善忠，张炜，等. 扶正化瘀方抗肺纤维化的药物配伍作用特点［J］. 中医杂志，2009，50（8）：732-736.

3. 丁明桥，许朝霞，王鹏. 肺间质纤维化的中医发病机制探讨［J］. 辽宁中医杂志，2009，36（8）：1291-1292.

4. 包芳芳，陈军，李小江. 贾英杰教授治疗肺癌放化疗后所致肺纤维化经验介绍［J］. 新中医，2010（1）：53-54.

5. 翟华强，叶先智，杨毅，等. 从"络脉双向流动"辨治肺纤维化［J］. 新中医，2006，38（5）：73-74.

6. 刘玉庆，刘贵颖，吕英，等. 益气活血方治疗肺纤维化30例［J］. 新中医，2007，39（2）：53.

7. 吕晓东，庞立健，周健，等. 中医对肺痿及与肺纤维化关系的探讨［J］. 辽宁中医杂志，2007，34（3）：289-290.

8. 焦扬，关天宇，周平安，等. 肺痹汤对肺纤维化大鼠肺组织中p38分裂原激活蛋白酶及转化生长因子β-1的影响［J］. 中医杂志，2007，48（3）：259-261.

9. 孙有智，赵益，丁舸，等. 试论中医方剂中的"治未病"配伍［J］. 中医杂志，2007，48（3）：269-270.

10. 翟华强，张六通，邱幸凡，等. 从"肺络"探讨肺纤维化的防治［J］. 中医杂志，2007，48（5）：457-458.

11. 黄霞，袁效涵，徐立然，等. 肺纤维化病因学及中医药实验研究现状［J］. 辽宁中医杂志，2008

（12）：1946-1949.

12. 庞立健，王琳琳，吕晓东，等．论肺纤维化（肺痿）与肺脾肾三脏的关系［J］．辽宁中医杂志，2008，35（2）：211-212.

13. 武维屏，赵兰才．肺间质纤维化中医证治探析［J］．中医杂志，2002，43（5）：325-326.

14. 张天嵩，吴银根．通补肺络法治疗肺纤维化理论探讨［J］．中医杂志，2002，43（11）：808-810.

15. 张纾难，孙瑞华，张威，等．建立肺纤维化生存质量评价体系方法初探［J］．中医杂志，2001，42（7）：436-437.

16. 练毅刚，张立山，吴华阳，等．扶正剔邪搜络方对肺纤维化大鼠肺功能的影响［J］．中医杂志，2013，54（10）：873-875，885.

17. 闫玉琴，苏惠萍，张立山，等．搜剔肺络方对肺纤维化大鼠转化生长因子 β-1 及 Smad 蛋白的影响［J］．中医杂志，2013（18）：1588-1591.

18. 樊茂蓉，李艳艳，张琼，等．肺痹通方对肺纤维化大鼠胶原蛋白及相关因子的影响［J］．中医杂志，2013，54（21）：1859-1862.

19. 罗毅．肺纤维化的中医药治疗思路［J］．新中医，2011（4）：1-3.

20. 罗毅．浅论痰瘀因素在肺纤维化中的作用［J］．辽宁中医杂志，2011（7）：1329-1330.

21. 宋建平，谢忠礼，李伟，等．大黄蟅虫丸对大鼠肺纤维化形成阶段肺与脑组织中神经递质的影响［J］．中医杂志，2011（19）：1676-1678.

22. 吴河山，康永．中医分期论治结合西药治疗特发性肺纤维化临床研究［J］．新中医，2012（4）：28-30.

23. 肖小花，李戎，梁繁荣，等．论中医"肺痿"一名与"肺纤维化"最为相侔［J］．辽宁中医杂志，2012（6）：1045-1047.

24. 刘永平．探讨虚瘀在肺纤维化中的作用［J］．新中医，2012（8）：182-183.

25. 美国胸科学会欧洲呼吸学会，日本呼吸学会拉丁美洲胸科协会．特发性肺纤维化诊治循证指南（摘译本）［J］．中华结核和呼吸杂志，2011，7（34）：486

26. 崔瑷，代华平．特发性肺纤维化诊治进展：从"专家共识"到以循证医学证据为基础的"诊治指南"［J］．中国医学前沿杂志（电子版），2012，1（4）：51.

27. 魏燕华，刘桂桃．肺纤维化的治疗进展［J］．临床肺科杂志，2014，2（19）：336-339.

28. 王雪利．谢谋华治疗特发性肺纤维化临床经验［J］．实用中医药杂志，2014，5（30）：456.

29. 修麓璐，李旸．督导家庭康复疗法辅助治疗特发性肺纤维化 30 例［J］．山东医药，2014，11（54）：102-104.

30. 吕路艳，李青，宋精玲，等．肺心清胶囊对大鼠肺纤维化及其细胞因子 TGF-β1、Smad2/3 作用的实验研究［J］．临床肺科杂志，2012，17（4）：585-587.

31. 王欣燕，黄坤，康小文，等．激动素对实验性肺纤维化的治疗作用研究［J］．临床肺科杂志，2014，19（1）：7-10.

32. 袁伟锋，李伟峰．肺纤维化治疗新思路——EGFR-TKI［J］．临床肺科杂志，2010，15（2）：217-218.

33. 张宏华，邓春燕，黄伟玉，等．骨桥蛋白在肺纤维化患者的表达及醋酸泼尼松对其影响［J］．临床肺科杂志，2011，16（5）：666-667.

34. 孙晓林，严文魁．长期氧疗对矽肺病人的效果观察［J］．中国社区医师（医学专业），2010，12（25）：35.

35. 陈秀英．5 例特发性肺纤维化的合理氧疗与护理［J］．临床肺科杂志，2010，15（8）：1213.

36. Yoshito Takeda, Kazuyuki Tsujino, Takashi Kijima. Efficacy and safety of pirfenidone for idiopathic pulmonary fibrosis［J］. Patient Prefer Adherence, 2014（8）：361-370.

37. 薛克营，张浩，陈燕，等．新型抗纤维化药物吡非尼酮［J］．中国新药杂志，2005，14（8）：1070-1073.

38. 杨振平，王万征．特发性肺纤维化36例临床分析［J］．陕西医学杂志，2009，38（7）：821-822.

39. 孙增涛，廉富，魏葆琳，等．益气活血散结法治疗特发性肺纤维化临床与实验研究［J］．辽宁中医杂志，2007，34（7）：865-867.

40. 张海英．小剂量糖皮质激素联合N-乙酰半胱氨酸治疗特发性肺纤维化的临床研究［J］．临床肺科杂志，2014，19（1）：48-50.

41. 王耀丽，毕玉田，洪新，等．机械通气在肺间质纤维化疾病中的应用［J］．重庆医学，2003，32（7）：830-831.

42. 江振国，张健，王红阳，等．激素冲击治疗IPF急性加重期患者疗效［J］．临床肺科杂志，2013，18（10）：1889-1890.

43. 刘传荣．加味桃红四物汤对血吸虫病肝纤维化疗效初探［J］．中国血吸虫病防治杂志，1997（2）：107-108.

44. 程霄．人工冬虫夏草对肺纤维化的临床干预作用［J］．实用心脑肺血管病杂志，2014，22（4）：152-153.

45. 许惠娟，李时悦，林云恩，等．人工冬虫夏草联合糖皮质激素对大鼠肺纤维化的干预作用［J］．中国中药杂志，2011，36（16）：2265-2270.

46. 沈叶，崔社怀．不同剂量糖皮质激素联合N-乙酰半胱氨酸治疗特发性肺纤维化的研究［J］．第三军医大学学报，2012，34（6）：551-554.

47. Ho L, et al. Proton pump inhibitors inhibit DDAH and improve survival in idiopathic pulmonary fibrosis ［J］. Reflux Medicine Boosts Survival in Lung Disease. 2013：5

48. 高建，刘干，李俊，等．肺成纤维细胞在肺纤维化进程中的作用［J］．中国药理学通报，2010，26（9）：1125-1128.

49. 孔琪，秦川．肺纤维化的发病机制及关键靶点［J］．国外医学（呼吸系统分册），2005，25（5）：331-333，336.

50. 刘欣宇，沈云辉．肺纤维化发病机制及中医药防治研究进展［J］．亚太传统医药，2013，9（10）：56-58.

51. 马君．从中医体质学说辨治肺纤维化［J］．河北中医，2013，35（4）：600-601.

52. 葛阳涛，胡海霞，王雪京，等．肺间质纤维化与肺痿［J］．世界中医药，2014，9（8）：994-997.

53. 吕晓东，庞立健，周健，等．中医对肺痿及与肺纤维化关系的探讨［J］．辽宁中医杂志，2007，34（3）：289-290.

54. 武维屏，赵兰才．肺间质纤维化中医证治探析［J］．中医杂志，2002，43（5）：325-326.

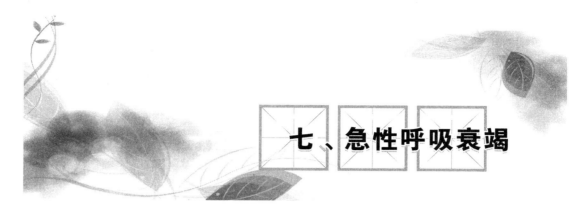

七、急性呼吸衰竭

急性呼吸衰竭（acute respiratory failure）是指呼吸功能原来正常或在慢性呼吸系统疾病基础上，由于突发因素引起肺换气和（或）通气功能的严重损害，导致呼吸抑制，肺功能突然衰竭，并引起机体一系列代谢障碍及生理功能紊乱的临床综合征。根据呼吸衰竭疾病特点或临床特征，中医学认为该病多由邪热壅肺，肺气郁闭，宣降失司，肺气上逆导致，可将其归为中医的"肺衰"、"暴喘"、"虚喘"等范畴。

（一）诊断要点

1. 急性呼吸衰竭多有创伤、急性呼吸窘迫综合征（ARDS）、肺实质浸润性疾病、神经中枢及其传导系统的病变、气道阻塞、肺血管疾病等病史。

2. 缺氧和 CO_2 潴留的临床症状及体征

（1）急性呼吸困难：常表现为呼吸浅快，频率＞30 次/分钟，也可表现为双吸气、呼吸快慢不均或过慢等节律性改变。

（2）发绀：口唇、指甲处可出现发绀。

（3）神经精神症状：二氧化碳潴留时可出现神志淡漠、嗜睡、扑翼样震颤及呼吸骤停等症状。缺氧时可出现精神错乱、抽搐、狂躁、昏迷等症状。

（4）循环系统症状：严重低氧血症、酸中毒时可引起心肌损害，可造成心律失常，患者大多表现为心动过速、心脏停搏、血压下降、周围循环衰竭等。

（5）其他器官功能的障碍：严重缺氧和 CO_2 潴留可导致泌尿及消化系统损害。临床可出现黄疸、上消化道出血等症状，实验室检查可见肝肾功能异常；尿中可出现蛋白质、管型；血尿肌酐和尿素氮增高。

3. 动脉血气分析　在海平面、标准大气压、静息状态、呼吸空气条件下，动脉血氧分压（PaO_2）＜60mmHg 伴或不伴有动脉二氧化碳分压（$PaCO_2$）＞50mmHg。根据动脉血气将急性呼吸衰竭分为：Ⅰ型呼吸衰竭，为缺氧性呼吸衰竭，PaO_2＜60mmHg，$PaCO_2$ 降低或正常；Ⅱ型呼吸衰竭，即高碳酸性呼吸衰竭，PaO_2＜60mmHg，同时伴有 $PaCO_2$＞50mmHg。

（二）鉴别诊断

应首先鉴别引起低氧血症的病因是右向左分流、通气/血流比例（V/Q）失调，还是低通气。右向左分流者，肺泡动脉氧分压差（P（A-a）O_2）升高，$PaCO_2$ 不升高；V/Q失调者，P（A-a）O_2 升高，$PaCO_2$ 可正常或升高；通气减低，患者 $PaCO_2$ 升高，P（A-a）O_2 正常。呼吸困难除见呼吸衰竭外，尚需与以下疾病鉴别：

1. 心源性呼吸困难 心源性呼吸困难多有心脏病病史，如心律失常、心力衰竭、心包积液等疾病所导致的呼吸困难。呈混合性呼吸困难，立位或坐位减轻，卧位加重，肺底部可闻及中小湿性啰音，叩诊心界扩大，听诊可有心律不齐，心前区听到杂音，如奔马律。中心静脉压（central venous pressure，CVP）正常或升高，该类型呼吸困难常伴有中心性、淤血性周围性发绀。X线检查：心影有异常改变；肺门及其附近充血或兼有肺水肿征。胸CT表现心脏增大，肺内云雾状渗入或小叶间隔、叶间胸膜增厚及胸腔积液。

2. 血源性呼吸困难 大出血或休克时，患者血压下降刺激呼吸中枢而引起呼吸困难，并伴有周围性发绀；重度贫血时，血红细胞减少，血氧不足而致气促，不伴发绀。

3. 肌病性、精神神经性呼吸困难 如重症肌无力危象、重症脑部疾病、癔症、过度换气综合征等疾病所造成的呼吸困难。①重症肌无力危象是重症肌无力患者，加重出现呼吸困难并危及生命的紧急状态，多以上呼吸道感染及肺炎为诱因；②重症脑部疾病（如脑肿瘤、脑血管意外、脑炎）可通过累及呼吸中枢，引起呼吸困难，并常出现异常呼吸节律；③癔病患者出现呼吸困难，有不良暗示发病史或类似精神病史，表现呼吸频繁和表浅，可因换气过度发生手足搐搦症与胸痛，不伴发绀，动脉血气分析为呼吸性碱中毒，动脉氧分压正常；④过度换气综合征也属于心身疾病范畴，引起呼吸困难的机制与癔病基本相同，但症状往往较癔病患者轻，不合并精神障碍。

4. 中毒性呼吸困难 当有化学毒物中毒、药物中毒、毒血症、酸中毒时，可产生中毒性呼吸困难。①化学药物中毒出现呼吸困难，常常伴有明确毒物接触史，这些毒性物质可作用于血红蛋白，血红蛋白失去携氧功能，从而造成组织呼吸（内呼吸）缺氧，出现呼吸困难。临床上常见的有一氧化碳中毒、氰化物中毒、亚硝酸盐和苯胺中毒。②某些中枢抑制剂如吗啡类药物、巴比妥类药物中毒时，呼吸中枢受到抑制，使呼吸慢而浅，出现呼吸困难。③在急性感染及其他原因引起的高热时，由于血中毒性代谢产物及血液温度升高，刺激呼吸中枢，使呼吸增快，继而出现呼吸困难。④中、重度代谢性酸中毒表现为深大的呼吸，呼吸困难，代谢性酸中毒伴尿量减少，肾功能、尿常规异常，可见于慢性肾炎尿毒症等，如果有糖尿病史，则要考虑糖尿病酮症酸中毒的可能，该类型呼吸困难不伴发绀。

（三）治疗方案

治疗原则：紧急复苏；改善通气，合理给氧；呼吸衰竭病因和诱因的治疗；加强一般支持治疗和对其他重要器官功能的监测与支持。

1. 一般支持性治疗

（1）紧急复苏：呼吸肌疾病、周围神经系统或中枢神经系统疾病引起呼吸骤停者，应现场紧急复苏，防止或缓解严重缺氧和CO_2潴留，保护神经、循环等重要器官的功能。

（2）改善通气，合理给氧：临床上最常用简便的给氧方法是应用鼻导管吸氧，氧流量1～3L/min，其吸氧浓度（FiO_2）＝21％＋4％×氧流量（L/min）。有条件者可用面罩吸氧。

1）Ⅰ型呼吸衰竭，主要是换气功能差而引起的缺氧，应给予高浓度吸氧（大于35％，但一般不超过40％，相当于氧流量3L/min以上但不超过5L/min）。Ⅱ型呼吸衰竭，主要是阻塞性通气衰竭，应进行控制性氧疗。予持续给氧（小于35％，氧流量约1～2L/min），切勿超过35％，以免造成呼吸中枢抑制，而处于二氧化碳麻醉状态。当患者

PaO_2 升高到 $60\sim70mmHg$ 或 SaO_2 达到 90%，且呼吸困难缓解，神志清楚，血压稳定，发绀消失，呼吸频率小于 28 次/分钟，尿量大于 $30ml/h$ 时，可考虑逐步减低给氧量，直到终止给氧。

2）在完全的肺实变和肺不张引起的肺内动-静脉分流性缺氧和 V/Q 比例失调时，给氧疗法并不能增加分流静脉的氧合，PaO_2 提高困难，此时需要考虑采取其他方法来使萎陷的肺泡复张。改善通气的方法，主要是通过鼓励患者咳嗽咳痰，解除气道的痉挛来保持气道的通畅。中枢性通气障碍者在气道通畅，控制气道痉挛后使用尼可刹米 $45\mu g/(kg \cdot min)$ 持续静脉泵入，然后密切观察患者呼吸情况、神志，并监测动脉血气，若 $PaCO_2$ 下降，患者呼吸改善明显则说明有效，可持续用药，若 $PaCO_2$ 不降或升高即停药。

（3）机械通气治疗：当患者出现下列情况时，应尽早建立人工气道，进行机械通气：①意识障碍，不规则呼吸；②误吸可能性大，表现腹胀呕吐者；③气道分泌物多，且排痰障碍；④严重低氧血症或（和）CO_2 潴留，并危及生命（如 $PaO_2<45mmHg$，$PaCO_2>70mmHg$）；⑤全身状态较差，身体疲乏明显者；⑥合并多器官功能损害者。

近年来，无创正压通气（NIPPV）在治疗急性呼吸衰竭中取得了良好的效果。经面罩、鼻进行无创正压通气，无需建立有创人工气道，简便易行，与机械通气相关的严重并发症的发生率低。但患者需要具备以下基本条件才能进行无创正压通气：神志清醒可以合作；不需要气管插管进行保护（即患者无气道分泌物过多且排痰不利、误吸、严重消化道出血等情况）；血流动力学稳定；能够耐受鼻罩或口鼻面罩；无影响使用鼻罩或口鼻面罩的面部创伤。

（4）营养疗法：抢救时应常规给予鼻饲高蛋白、适量微量元素和多种维生素的饮食，必要时做静脉高营养治疗。营养支持应达到基础能量消耗值。可用 Harris-Bendict 公式预算（单位 kJ）。

$$男性 BEE=［66+（13.7\times W+5H-6.8\times A）］\times 4.18kJ$$

$$女性 BEE=［665+（9.6\times W+1.7H-4.7\times A）］\times 4.18kJ$$

公式中的 W 表示体重（kg），H 表示身高（cm），A 表示年龄。BEE 为基础能量消耗。

呼吸衰竭的患者，实际的基础能耗在上式计算的平均值上增加 20%；人工通气患者增加 50%。补充时宜循序渐进，先用半量，逐渐增加到理想能量入量，即患者肠道既可承受，又足以满足基础能耗。胃肠营养时还要特别注意调整胃肠道功能和预防胃-食管反流。三大能量要素的比例为：碳水化合物 $45\%\sim50\%$，脂肪 $30\%\sim35\%$，蛋白质 $15\%\sim20\%$。

2. 基础疾病的治疗

（1）病因治疗：在进行营养支持性治疗的同时，应根据急性呼吸衰竭的不同病因采取不同的治疗。如治疗严重肺感染或全身感染所引起的急性呼吸衰竭患者，应尽早给予有效抗生素；急性上呼吸道阻塞的关键在于建立人工气道；气胸或大量胸腔积液患者，应行胸腔穿刺或放置引流管；心源性肺水肿所致者，可给予硝酸酯类、利尿药或正性肌力药。

（2）解除支气管痉挛，促进排痰：严重哮喘或哮喘持续状态引起的呼吸衰竭患者存在支气管痉挛，此时要保证气管通畅，需要解除支气管痉挛才行，常用方法有：

1）激素的应用：静脉滴注糖皮质激素如甲泼尼龙或琥珀酸氢化可的松或地塞米松。甲泼尼龙 80～160mg/d，2～4 小时起效；琥珀酸氢化可的松 100～400mg/d，4～6 小时起作用；地塞米松因在体内半衰期较长、不良反应较多，宜慎用，一般 10～30mg/d。症状缓解后逐渐减量，然后改口服和吸入制剂。

2）β-受体激动剂：沙丁胺醇，雾化吸入，100μg 1 喷，每日 3 次，或 2 喷，每日 3 次。通常 5～10 分钟即可见效，疗效持续 4～5 小时，每 24 小时不超过 8～12 喷；福莫特罗 4.5μg 1 喷，每日 2 次，可维持 12 小时。茶碱类药物：氨茶碱 0.1g 口服，每日 3 次。痰液黏稠不易咳出者，可应用祛痰药物，常用药物有盐酸氨溴索 30mg 口服、每日 3 次，羧甲司坦 0.5g 口服、每日 3 次，或 N-乙酰半胱氨酸 0.2g 口服、每日 3 次。

（3）抗感染治疗：呼吸道感染是发生呼吸衰竭的主要原因，即使原发病不是感染的患者，在发生呼吸衰竭后也常常继发肺感染。表皮葡萄球菌是最主要的致病菌，所以应积极进行抗感染治疗。在药敏试验结果出来之前往往先给予经验用药，可用耐酶青霉素，如双氯青霉素、苯唑青霉素、邻氯青霉素，或用万古霉素加上述耐酶青霉素，待药敏试验结果出来后选择敏感抗生素进行治疗，直至症状消失。长久置留留尿管发生尿路感染时，应当及时更换导尿管，并留取尿液进行微生物病原学检测，针对病原菌选用敏感抗生素。

3. 纠正电解质紊乱

（1）代偿性呼吸性酸中毒：多见于 CO_2 潴留并缓慢增加的患者，$PaCO_2$ 明显升高，但肾脏能代偿性保留过多的 HCO_3^-，以使 pH 维持在正常范围或仅轻度增高或下降。此时主要以改善肺的通气功能为主，不需要补充碱性药物。

（2）失代偿性呼吸性酸中毒：剩余碱（BE）可以正常或轻度下降，$PaCO_2$ 升高和 pH 下降明显，pH<7.30，甚至小于 7.10～7.20。对呼吸性酸中毒的患者，改善肺的通气为主要方法，而改善通气的主要环节为积极地治疗病因，严重时借助机械通气。

（3）呼吸性酸中毒合并代谢性酸中毒：除 $PaCO_2$ 升高外，pH 明显降低，是补碱的绝对指征。5％碳酸氢钠溶液 100～250ml，2～4 小时后复查动脉血血气分析及血浆电解质浓度，根据测定结果再决定是否需继续输给及输给用量。

（4）呼吸性酸中毒合并代谢性碱中毒：主要见于二氧化碳潴留逐渐增加，肾脏代偿性地保留过多的 HCO_3^-，当患者同时合并低氯和低钾时，此时 $PaCO_2$ 升高仍然明显，且 pH 和 BE 也增高。可口服氯化铵、补钾，碳酸酐酶抑制剂乙酰唑胺（醋氮酰胺）0.25g，1～2 次即可，亦可以考虑补充精氨酸盐；手足搐搦者，可给予 10％葡萄糖酸钙溶液或 10％氯化钙溶液 20ml，缓慢静脉推注，忌用碱性药物。

4. 并发症的防治

（1）心力衰竭：呼吸衰竭常合并心力衰竭，治疗原则应以扩血管、利尿为主，强心剂为辅。使用强心剂时，应以小剂量（常规剂量的 50％～60％）、短效制剂（如地高辛、毛花苷丙）应用为佳。利尿剂通常从小剂量开始使用，如呋塞米 20mg 口服、每日 1 次，对于重度慢性心力衰竭者用量可增加到 100mg 口服、每日 2 次；氢氯噻嗪 25mg 口服、每日 1 次，并逐渐增加剂量直至尿量增加，体重每日减轻 0.5～1.0kg。

（2）上消化道出血：应慎用对胃肠道有刺激的药物，如无合并 DIC 可用 6-氨基己酸、酚磺乙胺止血治疗，如合并 DIC，应用抗凝剂如低分子右旋糖酐及低分子肝素。对有消化道出血先兆者，及早留置胃管，先抽尽胃内容物，胃内注入凝血酶或用去甲肾上腺素，以及预防性应用抑酸药，如 H_2 受体阻滞剂雷尼替丁 300mg 口服、每晚 1 次，或 150mg 每日 1～2 次；质子泵抑制剂奥美拉唑 40mg，每日 1～2 次，以减少出血机会。如出血明显，严重贫血者，应及时补充血容量，纠正贫血。

（3）多器官衰竭：呼吸衰竭逐渐进展为多器官衰竭的情况在临床上十分常见。因此，在治疗急性呼吸衰竭的过程中防治多器官功能障碍综合征（multiple organ dysfunction syndrome，MODS）尤为重要。避免使用损害器官功能的药物，加强支持治疗，监测重要器官功能的变化等都是防治 MODS 的重要措施。对肾有害的药物，如万古霉素、两性霉素 B 及氨基苷类等，宜避免使用；主要经肝清除的药物如四环素类、氯霉素、磺胺类应避免使用；经肝肾双途径排泄的哌拉西林、头孢曲松，需减量应用。

（四）中医辨证治疗

1. 痰热阻肺证

证候：喘促气急，胸闷，胸痛，喉间痰鸣，痰稠且黄，发热口渴，渴喜冷饮，烦躁不安，时有抽搐，舌红苔黄厚，脉滑数。

治法：清热化痰，宣肺平喘。

方药：千金苇茎汤加减。

芦根、生薏苡仁、生石膏、鱼腥草各 30g，冬瓜仁 15g，杏仁、黄芩各 10g，炙麻黄 6g。

痰黄难以咯出者，加全瓜蒌、海蛤粉、川贝母，以清化热痰；唇紫黯，舌有瘀斑夹杂瘀热者，加赤芍、丹参、三七、牡丹皮，以凉血化瘀；口干渴伤阴者，加麦冬、西洋参、五味子，以养阴生津；出现神昏者，加用石菖蒲，以醒脑开窍。

2. 热犯心包证

证候：喘促气急，胸闷心悸，高热夜甚，谵语神昏，心烦不寐，口不甚渴，舌红绛，脉细数。

治法：清热解毒，醒神开窍。

方药：清营汤加减。

生地黄 20g，水牛角粉（冲服）、玄参、麦冬、金银花、石菖蒲各 15g，丹参 10g，黄连 6g。

高热者，加生石膏、知母，以清气分热；大便不通者，可加生大黄、芒硝（后下）、厚朴，以通腑泄热；口干渴伤阴者，加石斛、五味子，以养阴生津。

3. 阳明腑实证

证候：喘促气急，腹胀满痛，腹痛拒按，烦躁不安，大便秘结，小便短赤，舌黄苔燥，脉洪数。

治法：通腑泄热。

方药：大承气汤加减。

葶苈子 20g，麦冬、厚朴各 15g，生大黄（后下）、枳实、芒硝（后下）、桑白皮各 10g，杏仁、桔梗各 6g。

热甚、大汗出者，加黄连、生石膏、知母，以清热解毒；口干口渴者，加天花粉、玄参，以滋阴生津；烦躁不安者，加生龙骨、珍珠母，以重镇安神。

4. 肺脾气虚证

证候：呼吸喘促，稍劳即作，咳嗽痰多，稀白如沫，少气懒言，脘腹痞胀不思食，口淡不渴，或清瘦，或肢体浮肿，舌淡胖，苔白腻，脉濡缓。

治法：健脾益肺，化痰祛瘀。

方药：六君子汤合平胃散加减。

山药20g，白术、党参、清半夏、苍术、莱菔子、当归、茯苓各15g，炙甘草、陈皮、苏子、厚朴各10g，川芎6g。

痰多质黏不易咯者，加海蛤粉、胆南星，以滑痰利窍；咳嗽较剧者，加前胡、炙紫菀、百部，以利肺止咳；腹部胀满不舒者，加焦山楂、焦麦芽、焦神曲、木香，以化痰理气。

5. 肺肾阳虚证

证候：喘促气短，动则喘甚，甚则张口抬肩，倚息不能平卧，咳嗽，痰如白沫，面色晦暗或面目浮肿，口唇发绀，心悸心慌，浮肿，尿少肢冷，舌质黯淡或紫黯，苔白滑腻，脉沉涩无力。

治法：补肺纳肾，化痰祛瘀。

方药：人参蛤蚧散合济生肾气丸加减。

熟地黄、葶苈子各20g，人参、当归、山茱萸、山药、茯苓、牡丹皮、泽泻、怀牛膝、车前子（包煎）、益母草各15g，茜草10g，蛤蚧1对。

气机不利，胸胁满闷者，加白芥子、旋覆花（包煎），以祛痰降气；咳甚者，加干姜、五味子、细辛，以敛肺止咳；肾阳虚衰，尿清而频，夜间尤甚者，加补骨脂、淫羊藿、菟丝子，以补肾缩尿；兼喘甚者，加胡桃肉、五味子、沉香，以补肾敛肺平喘。

6. 肺肾阴虚证

证候：呼吸喘促，咳嗽夜剧，痰少或痰中带血，咽干口燥，腰膝酸软，骨蒸潮热，盗汗颧红，遗精或月经不调，舌红少苔，脉沉细数。

治法：滋肾养肺。

方药：金水六君煎加减。

熟地黄、当归各20g，陈皮、清半夏、茯苓、炙甘草、白茅根、芦根、玄参各15g，麦冬10g。

咯血者，加牡丹皮、焦栀子、藕节炭，以化瘀止血；低热阴虚者，加白薇、地骨皮，以清虚热；咳嗽痰多者，加桑白皮、枇杷叶，以利肺化痰。

7. 气阴两虚证

证候：呼吸微弱，间断不续，或叹气样呼吸，时有抽搐，面色苍白，神志昏沉，精神萎靡，潮热盗汗，汗出如油，舌红无苔，脉虚细数。

治法：益气养阴。

方药：生脉散合炙甘草汤加减。

黄芪、麦冬、生地黄各20g，山药、煅牡蛎、阿胶（烊化）、西洋参各15g，桂枝、五味子、大枣、火麻仁各10g。

大汗淋漓者，加山茱萸、煅龙骨，以固脱止汗；四肢厥冷、阳脱者，加熟附子、肉桂，以回阳救脱；暴喘下脱、肢厥滑泄者，加赤石脂、诃子、肉豆蔻，以止泻固脱。

（五）治疗经验

1. 有创无创序贯机械通气疗法　用药物难以纠正缺氧和 CO_2 潴留时，可辅助机械通气法进行治疗。采用容量型辅助控制通气（ACMV），随着病情改善适时改为同步间歇强制通气＋压力支持通气（SIMV＋PSV），当动脉血气接近正常且符合撤机标准时，改行经鼻面罩持续双水平正压通气。

2. 纳洛酮的应用　当急性Ⅱ型呼吸衰竭患者出现明显憋气症状伴谵妄、躁动、昏迷等意识障碍时，可以给予纳洛酮，首剂量 0.8mg 加入 0.9% 氯化钠注射液 20ml 中，静脉推注，对于严重者可予纳洛酮 2.0mg＋5% 葡萄糖注射液 500ml，按 1ml/min 的滴速进行静脉滴注，每日 1 次，当患者神经精神症状好转或恢复正常时，适当减药或停药。

3. 针灸疗法　患者呼吸急促无力、心率加快、发绀、四肢无力时，在机械通气的基础上选择肺俞、肾俞、定喘、天突、天柱、大椎、足三里、内关、外关等穴位。定喘穴刺络拔罐，其余穴位快速进针，进针深度 1.5～2cm，行平补平泻手法，留针 15 分钟，隔 2 日再行针。

4. 重组人生长激素联合丙酸睾丸素的应用　呼吸衰竭患者因消耗增多，可出现呼吸肌疲劳无力。当患者反射减弱、肌张力下降时，可给予重组人生长激素 4U，肌内注射，每日 2 次，连续治疗 7 天。丙酸睾丸素 25mg，肌内注射，每周 2～3 次。加快全身和呼吸肌功能的恢复。

5. 低分子肝素及血必净的应用　急性呼吸衰竭患者因缺氧、感染等原因，极易形成肺内毛细血管微血栓，严重者并发弥散性血管内凝血。患者出现高黏血症倾向，血小板、纤维蛋白原含量增加时可应用小剂量低分子肝素每次 0.4ml、每 12 小时 1 次，血必净注射液 50ml 静脉滴注、每日 2 次，连续治疗 10 天，预防血栓的形成。

（六）典型病例

赵某，女，25 岁，因咯血 2 天，呼吸困难、发绀 2 小时，于 2013 年 3 月 20 日入院。既往体健，无反复咳嗽、咳痰史，无咯血史。否认"乙肝"、"结核"病史，否认外伤史、手术史及药物过敏史。否认烟酒史。入院时已宫内妊娠 32 周。入院前 2 天无明显诱因开始咯血，每日量约 100～200ml，色鲜红，少痰，偶有低热，无头痛、头晕，无恶心、呕吐及腹痛、腹泻。入院前 2 小时前突然呼吸困难，且逐渐加重，全身发绀，遂急转我院。在外院给予吸氧、止血剂、抗生素治疗，入院后急查血常规：Hb 105g/L，WBC $12.5×10^9$/L，N 80%；心电图示窦性心动过速；动脉血气分析：PaO_2 48mmHg，$PaCO_2$ 40mmHg，H^+ 34μmol/L，HCO_3^- 20mmol/L，SaO_2 72%。胸部 X 线片：双肺透亮度减低，呈磨玻璃样改变，双下肺可见斑片状阴影。入院查体：T 37℃，P 130 次/分钟，R 35 次/分，BP 120/80mmHg，患者极度烦躁，全身皮肤青紫，呼吸急促，可见鼻翼扇动，未见吸气三凹征，胸廓对称，双肺呼吸运动对称，双下肺叩诊为浊音，双肺呼吸音粗，双肺可闻及湿性啰音，以下肺为多，心界不大，心律齐，未闻及器质性杂音，腹膨隆，腹无压痛，宫底于脐上 4 指，胎心音 150 次/分钟，双下肢无水肿。

中医证候：喘促气急，烦躁不安，痰少黏稠色黄，咳血，血色鲜红，伴有胸中烦热，身热，咽干，尿赤，大便秘结，苔黄腻，脉滑数。

西医诊断：①急性呼吸衰竭，急性呼吸窘迫综合征；②支气管扩张症？肺结核？③吸入性肺炎；④宫内妊娠 32 周，活胎。

中医诊断：喘证（痰热壅肺）。

治疗经过：患者入院后立即给予面罩吸氧，无创正压通气，动脉血氧饱和度上升至80%～85%，但呼吸困难无缓解，渐出现神志模糊，经请产科、麻醉科会诊，决定行剖宫产终止妊娠。患者于入院后2小时在全麻、正压通气下行剖宫产术，术后患者转入ICU，早产儿转入新生儿科。

转入ICU后患者仍有少量咯血，经气管切开行机械通气，吸氧浓度60%，末梢血氧饱和度80%～85%，呼吸18～20次/分钟，人机对抗明显，入院治疗3天后，复查床旁胸片，示双侧"白肺"，予镇静剂、肌松剂，持续静脉微量泵入丙泊酚2mg/(kg·h)，每2小时静脉注射维库溴铵1mg，以达到理想的通气效果。打断自主呼吸，行压力预置型控制通气PEEP调至15cmH_2O，并予抗生素头孢哌酮/舒巴坦钠2g静脉滴注、每8小时1次，左氧氟沙星氯化钠注射液0.4g静脉滴注、每日1次，抗感染治疗，患者动脉血氧饱和度渐上升至95%。入院治疗7天后，复查胸部X线见右肺阴影较前明显吸收，左侧肺不张。并在呼吸机通气条件下自气管插管行纤维支气管镜检查，示左主支气管末端有黏液血凝块阻塞，予吸引、活检钳清除，吸取物送病理检查，病理回报符合支气管血栓。术后患者左肺呼吸音当即较前明显增强，当日复查胸部X线片示左肺复张，患者于入院治疗14天后撤离呼吸机，18天后拔出气管插管，入院治疗22天后复查胸部CT仅左上叶舌段见小灶增殖，余肺野清晰。患者病情明显好转，于23天后转入普通病房。患者无发热，咳少量白色泡沫样痰，嘱患者家属在患者咳嗽时给予患者拍背，协助肺内痰液排除。复查血常规：Hb 121g/L，WBC $6.63×10^9$/L，PLT $132×10^9$/L，N 67.2%。病情稳定，停用抗生素等药物，继续给予平喘、化痰治疗。入院治疗30天后，患者咳嗽咳痰症状消失，无其他不适，遂嘱患者出院。

（七）专家分析

1. 急性呼吸衰竭的病因病机　急性呼吸衰竭的主要病因为各种原因引起的肺通气和（或）肺换气功能障碍，导致缺氧和（或）CO_2潴留。常见肺炎、肺水肿、大量胸腔积液、自发性气胸、胸壁外伤、胸部手术损伤等原因引起肺换气功能障碍导致呼吸衰竭，而呼吸道感染、呼吸道烧伤、喉头水肿、重症肌无力、颈椎外伤、脊髓灰质炎等原因则通过引起通气不足，从而出现呼吸衰竭。

发病机制为，气道内外压力的改变，管壁痉挛、肿胀或纤维化，管腔被黏液、渗出物、异物或肿瘤等阻塞时，肺组织弹性降低以致对气道管壁的牵引力减弱等，使气道内径变窄或不规则而增加气流阻力，引起阻塞性通气不足；由于肺水肿、肺不胀等使肺顺应性降低而引起限制性通气障碍；神经肌肉疾患累及呼吸肌时，使呼吸肌收缩减弱或膈肌活动受限，以致肺泡不能正常扩张而发生通气不足。

中医认为，该病病位首先在肺，继则影响脾、肾，后期病及于心，肺气亏虚是内因，痰、瘀、水、饮、毒为其病理因素。外邪从口鼻、皮毛入侵，首先犯肺，导致肺气宣降不利，上逆而为咳，升降失常则为喘。若肺病及脾，子耗母气，脾失健运，则可导致肺脾两虚。肺虚及肾，肺不主气，肾不纳气，可致气喘日益加重，吸入困难，呼吸短粗难续，动则尤甚。心脉与肺相通，肺气辅佐心脏运行血脉，肺虚治节失职，久则病及于心，出现喘脱危候。

2. 急性呼吸衰竭的早期诊断　判断患者是否有发展为急性呼吸衰竭的倾向或者是否

出现急性呼吸衰竭，要比处理急性呼吸衰竭更为重要，因为早期的预防比晚期的治疗更能改变患者的预后。如果有发生急性呼吸衰竭因素的患者出现了呼吸节律变化、呼吸频率过快或过慢、难以用其他原因解释的心率增加、血氧进行性下降或二氧化碳进行性升高等，都应当考虑患者是否有潜在的呼吸功能障碍。对此应当进行积极处理，甚至应当尽早使用人工通气。

患者赵某，咯血 2 天，每日咯血量约 100～200ml，色鲜红，2 小时前突然呼吸困难，且逐渐加重，全身发绀。首先患者咳血，应定位在呼吸系统疾病，考虑什么原因引起呼吸困难，氧合情况如何，是否肺内存在异物，故在改善患者呼吸困难的同时，急查动脉血气和胸片，尽早明确引起呼吸困难的原因。

3. 急性呼吸衰竭的治疗

（1）保持呼吸道通畅至关重要：可采取以下措施：①勤为患者翻身拍背。腕部屈曲，手呈碗形在胸部由下至上拍打，或使用机械震动器使聚积的分泌物易于咳出或引流。②用 BiPAP 呼吸机行鼻（面）罩通气，IPAP 压力 12～20cmH$_2$O，EPAP 压力 4～6cmH$_2$O，每天 1～2 次，每次 1～2 小时，以复张萎陷的肺泡，减少死腔通气。③患者床边置吸痰机，用呼吸机专用吸痰管行深部吸痰，每 0.5～1 小时进行 1 次，必要时用纤维支气管镜直接由气管内吸痰，也可试用鱼腥草注射液或 0.9％氯化钠注射液行肺泡灌洗。

（2）主要手段为氧疗：氧疗的主要目的是设法通过提高吸入气体的氧浓度而最大程度减轻患者的低氧血症，保证患者在病理状态下组织的氧气供应和代谢需要。合适的吸氧浓度目标是能将患者的 PaO$_2$ 提高到 60～70mmHg。

氧疗的方法包括：

1）面罩吸氧：普通面罩吸氧，氧流量为 6L/min 时 FiO$_2$ 为 50％～60％，而 Venturi 面罩可以准确提高一定的 FiO$_2$，最高可达 60％。Venturi 面罩可以允许较大的氧流量，容易排除面罩中积存的二氧化碳而不引起二氧化碳潴留，所以在呼吸衰竭时推荐使用 Venturi 面罩。

2）鼻导管吸氧：以 1～3L/min 的低流量给氧，FiO$_2$ 为 25％～33％，至少 15 小时，使 PaO$_2$＞60mmHg，PaCO$_2$ 不升高。当氧流量超过 5L/min 时，FiO$_2$ 不再增加，而对口腔黏膜、鼻黏膜和气道黏膜的损伤明显增加，所以要低流量给氧。

3）T-形管吸氧：用于已建立人工气道的患者，同时吸入氧气和空气，气体中的氧含量取决于氧气流量。当氧气流量超过患者每分通气量的 2 倍时，其空气含量可忽略不计。吸氧有效的标志是患者的临床状况得到改善，如生命体征平稳、意识状态好转。

在氧疗时应当注意氧中毒。长时间吸入高浓度的氧或过量吸氧可引起氧运送障碍，肺顺应性下降和弥散障碍。Ⅱ型呼吸衰竭患者，应予以低流量吸氧，一般吸氧浓度不应超过 3L/min，以免因二氧化碳麻痹而致呼吸抑制。对严重缺氧的患者，应采取 PEEP 而使 PaCO$_2$ 下降到 60mmHg 以下。

（3）机械通气方式的选择和应用：急性呼吸衰竭患者用药物很难纠正其缺氧和高二氧化碳时，机械通气是帮助患者改善通气状态的有效措施。

1）患者出现以下情况时需使用机械通气进行治疗

A. 单纯急性呼吸衰竭的患者，其血氧持续下降，二氧化碳持续升高，或意识障碍进行性加重。

B. 神经肌肉病变的患者，最大吸气压 $<25cmH_2O$。

C. 患者在吸入高浓度氧气的情况下，呼吸频率 >35 次/分钟而 $PaO_2<50mmHg$，pH <7.30。

D. 任何原因引起的呼吸调节功能的减退伴有肺部疾病（如急性脑血管病合并肺部炎症）。

一开始应用呼吸机时应注意，患者的血氧分压往往较低，所以早期使用高浓度甚至 100% 的 FiO_2，潮气量设置为 $10\sim15ml/kg$，呼吸频率为 $10\sim12/min$，压力报警高限应设在潮气量的高压之上 $10cmH_2O$，如果使用 A/C、IMV 或自主呼吸，呼吸机始发水平应设在 $2\sim3cmH_2O$。应用呼吸机后，注意监测动脉血气的变化，并根据动脉血气情况调整呼吸机参数。

2）如何选择正确的通气方式

A. 呼气末正压通气（PEEP）：适用于呼吸窘迫综合征、非心源性肺水肿、肺出血时引起的呼吸衰竭。PEEP 可以促使氧气向血管内弥散，在维持较低的 FiO_2 的情况下提高动脉血氧分压，防止高 FiO_2 引起的迟发性肺损害，并可以防止各种原因引起的肺不张，减少分流。

B. 辅助/控制呼吸（A/C）控制通气：主要用于没有自主呼吸的患者，可以减低呼吸做功，减少呼吸机相关肺损伤。当患者存在自主呼吸时，可触发呼吸机送气（压力触发或流量触发），表现为辅助通气。若患者没有自主呼吸，或自主呼吸频率低于预设频率时，呼吸机强制送气（时间触发），表现为控制通气。

同时需要注意：A/C 呼吸方式会出现患者的呼吸与呼吸机相对抗。出现这样的情况时，用一定量的肌肉松弛剂或镇静剂阻断患者的呼吸，如丙泊酚 $1\sim3mg$（kg·h），或每 $1\sim2$ 小时静脉注射维库溴铵 $0.01\sim0.02mg/kg$。

C. 压力支持通气（PSV）：PSV 适用于呼吸肌功能减弱的患者，可减少患者呼吸做功。并且，对于有人机对抗的患者，使用 PSV 可以使呼吸协调，减少镇静剂及肌松剂的用量。

D. 间断指令通气（IMV）：IMV 可以使患者的自主呼吸与机械通气平行进行。当患者心排出量减少、氧输送下降时，IMV 能减少持续 PEEP 引起的胸腔内压升高，增加心排出量。IMV 还可以通过逐渐减少 IMV 的次数达到平稳脱机的目的。

3）脱离呼吸机的指征：当患者出现下列情况时，说明患者病情好转，可以脱离呼吸机。

A. 呼吸机提供的呼吸形式是辅助通气。

B. 患者的生命体征平稳。

C. $FiO_2<25\%\sim30\%$，$PaO_2>60mmHg$。

D. 12 小时内不用呼吸抑制剂。

E. $FVC>10\sim15cm/kg$，最大吸气负压 $>-20cmH_2O$，$VD/VT<0.55\sim0.60$。

F. 呼吸机提供的 $VT<500ml$。

患者赵某入院后立即给予面罩吸氧，无创正压通气，SaO_2 可上升至 $80\%\sim85\%$，但呼吸困难无缓解，渐出现神志模糊，转入 ICU 后患者仍有少量咯血，经气管切开行机械通气，人机对抗明显，打断自主呼吸，行压力预置型控制通气 PEEP 调至 $15cmH_2O$。符合上述对急性呼吸衰竭的治疗方法。

（4）中药通腑泄热和活血化瘀法的应用：中医认为，肺与大肠相表里，急性呼吸衰竭病位在肺，单以清热宣肺法难以收效，此时应用通腑泄热法，选用峻下阳明之要方承气汤类，使热邪随之而下。然而重度呼吸衰竭时，尤其合并多器官功能受损者，多存在瘀血，故强调活血化瘀治疗。因此，可以在通腑泄热的基础上增加小剂量低分子肝素、血必净注射液、丹参针、田七片、血栓通等药物。这样既可改变全身循环，降低肺动脉阻力，还可以改善肺源性心脏病的高凝状态，防治 DIC、多器官功能损害。

（5）针灸疗法：对于呼吸急促无力、心率加快、发绀、四肢无力的患者，可使用针灸进行治疗。穴位选择定喘、天突、足三里、大椎、内关、外关等。定喘止咳平喘，通宣理肺；天突疏畅气机，调理全身阴经经气；足三里健脾和胃、补中益气、通经活络，可扶正培元，提高机体免疫力；大椎为诸阳之会，用于治疗各种虚损、脏腑功能低下，配合足三里对提高免疫力有较好疗效；内关通于阴维脉，以调节六阴经经气；外关通于阳维脉，可调节六阳经经气。以上穴位相互协调，共奏健脾益肾、通经活络、调和阴阳之效。虚证患者，加膏肓，扶阳固卫、济阴安营、调和全身气血；伴晕厥者，加人中，苏厥醒神；实证患者，加尺泽、列缺，肃肺祛邪；兼痰热瘀阻者，加丰隆、曲池，泄热祛痰。

4. 急性呼吸衰竭并发症的处理　急性呼吸衰竭治疗过程中可出现多种并发症，常见的有心律失常、肺栓塞、低血压、上消化道出血、呼吸肌无力等。

（1）急性呼吸衰竭时并发心律失常：以室上性心律失常较为常见。对于阵发性室上性心动过速，予三磷酸腺苷 0.2mg/kg 快速静脉推注，来抑制慢反应细胞的钙离子内流，阻断和延长房室结折返环路的前向传导，从而阻断房室旁路的折返性，迷走神经活动增强。而对于心房颤动、房室结折返、房室折返、心房扑动患者，可给予胺碘酮，24 小时内给予 1200～1500mg 静脉滴注，以延长心肌细胞 3 相动作电位，减慢窦房、心房及结区传导性，延长不应期，降低心房、结区和心室的心肌兴奋性。

（2）急性呼吸衰竭时的中枢神经功能改变：患者出现昏迷、意识不清、谵妄、躁动、抽搐、低血压等临床症状，可以给予纳洛酮 0.8mg 加入 0.9％氯化钠注射液 20ml 中静脉注射。纳洛酮对患者体内的内啡肽与脑啡肽进行对抗，从而兴奋呼吸，并对缺氧和 CO_2 潴留都有很大程度的缓解。与此同时，纳洛酮还可以增强心肌的收缩力，升高血压，使心肌血流增加，对心肌进行有效的保护。

（3）急性呼吸衰竭对消化道器官的影响：当患者出现上消化道出血时，予奥曲肽，先以 $100\mu g$ 加入 5％葡萄糖注射液 20ml 中，静脉缓推，继以 $25～50\mu g/h$，持续静脉滴注。可抑制胃肠蠕动，减少内脏血流量和降低门脉压力，减少肠道过度分泌，并可增强肠道对水和 Na^+ 的吸收。

（4）对呼吸肌的影响：呼吸衰竭患者因消耗增多，可出现呼吸肌疲劳无力，患者反射减弱，肌张力下降，可给予重组人生长激素、丙酸睾丸素，减弱损伤诱导的分解代谢，刺激蛋白合成，减弱甚至逆转负氮平衡，纠正低蛋白血症，促进患者营养状况的改善，加速伤口愈合，增进全身和呼吸肌肉功能的恢复。

5. 急性呼吸衰竭的预防与调护　对于急性呼吸衰竭患者可通过以下方式进行预防及调护：

（1）及时清除导管内分泌物，以防止人工气道内痰液阻塞。

（2）嘱患者应高枕位或半卧位，这样有利于血液循环，减轻肺淤血，并能增加肺潮气量。

（3）定时翻身拍背，改换体位，来防止痰液淤积、肺不张、感染及压疮。

（4）适当锻炼身体，如每天做呼吸体操，增强呼吸肌的活动功能及机体抵抗外邪的能力，增强体质。

（5）呼吸衰竭患者中药汤剂宜浓煎，少量多次分服，以防止发生腹胀、纳差等脾胃失健的证候。

（6）注意起居方面的卫生，保持室内空气新鲜，冷暖适宜，要有充足的阳光，避免烟雾和粉尘的污染，以避免肺及呼吸道受到污染空气或冷空气的刺激而诱发对肺部的损伤。

参 考 文 献

1. 胡建荣，屠春林，唐志军，等．急性呼吸困难的鉴别诊断临床研究［J］．临床肺科杂志，2011，5（16）：662-663.

2. 王海春，孙培云，苏华田．急性呼吸窘迫综合征与急性左心衰竭的鉴别诊断［J］．中国危重病急救医学，1997，4（9）：229-230.

3. 陈亚光，熊波．实用症状体征鉴别诊断治疗学［M］．北京：科学技术文献出版社，2006：222.

4. 王彩．导管相关性感染的危险因素和预防控制［J］．现代临床医学，2012，4（38）：314-316.

5. 俞森洋．急性呼吸衰竭的诊断和治疗［J］．解放军保健医学杂志，2003，5（1）：3-6.

6. 秦志强，王辰．急性呼吸衰竭诊疗进展［J］．内科急危重症杂志，2004，4（10）：221-222.

7. 陆再英，钟南山．内科学［M］．第7版，北京：人民卫生出版社，2010：141-149.

8. 崔书章，寿松涛，柴艳芬．实用危重病医学［M］．天津：天津科学技术出版社，2001：627-631.

9. 任成山，钱桂生．呼吸衰竭的临床诊断与治疗［J］．中华肺部疾病杂志，2011，1（4）：63-76.

10. 朱元钰．呼吸衰竭对全身其他脏器的影响［J］．实用内科杂志，1990，5（10）：173-175.

11. 方滨，周立新，誉铁鸥，等．序贯机械通气救治COPD并急性呼衰的运用［J］．海南医学，2005，16（7）：16-17.

12. 严爱军．纳洛酮治疗呼吸衰竭患者疗效观察［J］．当代医学，2012，18（27）：150-151.

13. 安小虎，张磊，朱颖霞，等．重组人生长激素治疗术后呼吸衰竭的临床效果［J］．同济大学学报（医学版），2008，29（2）：62-64，68.

14. 徐新毅，陈清维，葛正行，等．慢性阻塞性肺疾病合并呼吸衰竭心力衰竭的中医辨证治疗［J］．贵阳中医学院学报，2011，33（2）：76-77.

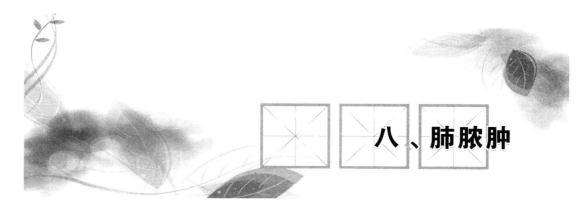

八、肺脓肿

肺脓肿（lung abscess）是指感染各种微生物之后引起肺组织坏死形成脓腔。病原体包括化脓性细菌、分枝杆菌、真菌或寄生虫。常为混合感染，其中厌氧性细菌占主要地位。根据感染途径，肺脓肿可分为吸入性肺脓肿、继发性肺脓肿和血源性肺脓肿。肺脓肿可归为中医的"肺痈"、"悬饮"等范畴。其病位在肺，总属邪热郁肺或痰热素盛，蒸灼肺脏，以致热壅血瘀，蕴酿成痈，血败肉腐化脓，初期主要表现为邪盛，脓肿溃后方见阴伤气耗之象。

（一）诊断要点

1. **急性肺脓肿** 有口腔手术、昏迷呕吐或异物吸入史，突发畏寒、高热、咳嗽、胸痛、胸闷，伴咳吐大量腥臭脓痰（每日可达 300ml 以上）。

2. **血源性肺脓肿** 常有皮肤创伤感染、疖、痈等化脓性病灶或亚急性细菌性心内膜炎等病史。早期多表现畏寒、高热等全身的脓毒血症症状，数日至 2 周后出现轻微咳嗽咯痰，无脓臭痰，极少咯血。

3. **慢性肺脓肿** 不规则发热、咳嗽咯痰等症状持续超过 4～6 周，伴纳差，体重下降，贫血，反复咯血等。

4. **辅助检查**

（1）血常规：白细胞计数常增高＞$10×10^9$/L，中性粒细胞比例大于 70％，急性肺脓肿白细胞计数甚至达（20～30）×10^9/L，中性粒细胞比例达 90％以上，明显核左移。

（2）影像学检查：胸片可见不规则伴有气液平面的空洞，胸 CT 可见圆形低密度区，伴有后壁边界模糊，不规则。

（3）病原学检查：痰标本、血标本可找到病原菌。

（二）鉴别诊断

1. **细菌性肺炎** 细菌性肺炎亦可出现畏寒、高热、咳嗽、咳痰及胸闷胸痛等症状，易与早期肺脓肿混淆。但常见的肺炎链球菌肺炎多伴有口唇疱疹、咳铁锈色痰而无大量脓臭痰，胸片示局部毛玻璃样阴影，边缘模糊，无气液平面及空洞形成。如细菌性肺炎经正规抗生素治疗后高热不退、咳嗽加剧，并咳出大量脓痰时，应考虑肺脓肿可能。

2. **肺囊肿继发感染** 肺囊肿继发感染时，其周围组织可有炎症浸润，囊肿内可见液平面，但炎症反应相对较轻；肺囊肿呈圆形，囊壁较薄而光滑，常无明显感染中毒症状，咳嗽较轻、咳浓痰较少。感染控制、炎症吸收后，可呈现光滑整洁的囊肿壁。若有感染前胸部 X 线片作比较，结合既往肺囊肿病史，则更易确定诊断。

3. 空洞性肺结核继发感染　肺结核合并肺感染时，可咯大量脓臭痰，但该病一般具有明确的病史。空洞性肺结核起病缓慢，病程长，可有午后发热，长期咳嗽，反复咯血、盗汗、乏力、纳差、体重下降等症状。胸片可见厚壁空洞，一般无气液平面，周围炎性病变较少，常伴有条索、斑点及结节状病灶。痰中可找到结核分枝杆菌。

4. 支气管肺癌　支气管肺癌阻塞支气管可引起远端肺段化脓性感染，但病程缓慢，症状常不明显，咯脓痰较少。由于支气管阻塞，引流不畅，故抗感染治疗常不理想。肺鳞癌可发生坏死液化，发生空洞，但症状轻微，胸片示空洞壁厚，多成偏心性，内壁凹凸不平，肺门淋巴结可有肿大。

（三）治疗方案

肺脓肿的治疗原则是积极抗感染治疗和体位引流，必要时可行外科手术治疗。

1. 抗感染治疗　初期进行经验性抗生素治疗，后期严格按照药敏结果对用药进行调整。吸入性肺脓肿多为厌氧菌感染，故标准治疗方案是克林霉素 600mg 静脉滴注、每 8 小时 1 次，或林可霉素 600～1000mg 静脉滴注、每 8 小时 1 次，也可选用青霉素 240 万～1000 万 U/d 静脉滴注；血源性肺脓肿多为链球菌和葡萄球菌感染，可选 β-内酰胺/β-内酰胺酶抑制剂及头孢菌素类药物，如耐甲氧西林的葡萄球菌，应选用万古霉素 1g 静脉滴注、每日 2 次，替考拉宁 400mg 静脉推注、每日 1 次，或利奈唑胺 600mg 静脉推注或口服、每 12 小时 1 次；阿米巴原虫感染，则用甲硝唑抗感染；革兰阴性杆菌感染，则可选用第二代、第三代头孢菌素或氟喹诺酮类，必要时可联用氨基苷类药物。目前抗菌药物疗程推荐使用 6～10 周，直至应用到胸片显示肺脓肿吸收、炎症消失，或仅有少量残留纤维化后停止抗感染治疗。

2. 体位引流　脓液的引流是提高疗效的有效措施。痰液黏稠不易咳出者，可给予氨溴索 60mg 口服、每日 3 次，或雾化吸入生理盐水、支气管舒张剂或祛痰药以利于痰液稀释。身体状况耐受者，可采取体位引流排痰，引流的体位使脓肿处于最高位，每日 2～3 次，每次 10～15 分钟。另外，经纤维支气管镜冲洗及吸引也是引流的有效方法。

3. 手术治疗　当药物治疗及体位引流效果不佳时，可采取手术治疗。手术适应证为：①肺脓肿病程超过 3 个月，经内科治疗脓腔不缩小，或脓腔大于 5cm 而不易闭合者；②出现大咯血经内科治疗无效或出现危及生命的情况；③伴有支气管胸膜瘘或脓胸经抽吸、引流和冲洗治疗后疗效不佳者；④支气管阻塞限制了气道引流时，如肺癌。术前应评价患者一般情况和肺功能。对病情重不能耐受手术者，可经胸壁插入导管到脓腔进行引流。

4. 其他治疗　针灸治疗：初期选穴：大椎、肺俞、合谷、丰隆。中期选穴：肺俞、中府、尺泽、膻中、支沟、大陵；恢复期选穴：中府、膻中、曲池、足三里、太溪。刺法：初期及中期毫针泻法为主，恢复期则补泻兼施，留针 20 分钟，不灸。

（四）中医辨证治疗

1. 初期

证候：恶寒发热，咳嗽，呼吸不利，口干鼻燥，咯白色黏痰，痰量由少渐多，晨时尤甚，苔薄黄或薄白，脉浮数而滑。

治法：辛凉清肺解表。

方药：银翘散加减。

金银花 30g，芦根 20g，竹叶、连翘、牛蒡子、荆芥、淡豆豉各 15g，桔梗、生甘草、薄荷（后下）、前胡各 10g。

恶寒重者，加炙麻黄、杏仁、浮萍、桑叶，以疏表散邪；内热烦躁甚者，加生石膏、鱼腥草、黄芩，以清泻肺热；咳痰多者，加杏仁、川贝母、前胡、冬瓜子、枇杷叶，以肃肺化痰；胸痛气短者，加瓜蒌皮、郁金、桃仁，以活血通络。

2. 成痈期

证候：恶寒壮热，汗出烦躁，咳嗽气急，咳吐浊痰呈黄绿色，自觉喉间有腥味，胸满疼痛，转侧不利，口干舌燥，舌苔黄腻，脉滑数。

治法：清肺消痈化瘀。

方药：千金苇茎汤合五味消毒饮加减。

生薏苡仁、金银花、蒲公英、芦根各 30g，冬瓜仁、鱼腥草各 20g，桃仁、桔梗、野菊花、紫花地丁、桔梗、黄芩各 15g。

高热、心烦、汗出者，加生石膏、知母，以清热泻肺；咳痰黄稠者，加桑白皮、全瓜蒌、浙贝母，以清化痰热；胸痛严重者，加乳香、没药、郁金、川楝子，以化瘀止痛。

3. 溃脓期

证候：咳吐大量脓血痰，腥臭异常甚或咯血，气急不能平卧，胸中胀满作痛，身热，面赤，烦渴喜饮，舌质红，苔黄腻，脉滑数或数实。

治法：排脓解毒清肺。

方药：加味桔梗汤加减。

生薏苡仁、鱼腥草各 30g，金银花 20g，桔梗、生甘草、浙贝母、葶苈子、白及、败酱草、金荞麦各 15g，黄芩、陈皮各 10g。

痰热内盛，痰液黄稠者，加生石膏、竹沥、全瓜蒌，以清热化痰；咯痰带血者，加牡丹皮、生地黄、白茅根，以凉血止血；口干口渴明显，舌红苔少者，加沙参、天花粉、麦冬，以养阴益气生津。

4. 恢复期

证候：身热、咳嗽渐轻，精神、食欲渐佳，咳吐脓痰渐少，臭味渐无，或咳嗽、咯吐脓痰日久不净，或脓痰一度清稀而复转臭浊，病情迁延，出现气短、潮热、盗汗、消瘦，舌质红、苔薄，脉细数无力。

治法：养阴清热利肺。

方药：保肺饮加减。

沙参、麦冬、仙鹤草各 30g，鱼腥草、枇杷叶各 20g，生黄芪、生地黄、川贝母各 15g，桔梗 10g。

病情后期低热不退者，加青蒿、白薇、地骨皮、竹叶，以清虚热；咳痰、痰中带血者，加白及、三七，以收涩化瘀止血；脾虚纳呆、食少便溏者，加白术、党参、山药，以健脾益气。

（五）治疗经验

1. 血必净联合胸腺肽　严重肺脓肿患者炎症反应和免疫抑制同时存在时应用。血必净具有抗炎、抗病毒减轻炎症反应的作用，胸腺肽具有增强肺脓肿患者细胞免疫功能的作用，两者合用效果更好。使用方法：血必净注射液 100ml＋0.9％氯化钠注射液 100ml 静脉滴注、每日 2 次，胸腺肽 1.6mg 皮下注射、每日 1 次。

2. 经皮穿刺置入导管引流　肺脓肿经内科常规治疗超过 3 个月效果不佳，病情反复，又不愿意接受外科治疗者，可采用超声下经皮穿刺植入导管引流。即在采取抗生素治疗的基础上，采用超声引导穿刺引流。当脓腔的冲洗液量小于 20ml，胸 CR 及胸部 CT 显示肺部脓腔及高密度阴影消失时，可拔出引流管。

3. 纤维支气管镜治疗　肺脓肿经内科保守治疗效果不佳者，可选用纤维支气管镜进行治疗。治疗时先用 0.9% 氯化钠注射液 5～10ml 冲洗 3～4 次，把脓液尽可能吸出，然后再用氟喹诺酮类抗生素 5～10ml 冲洗 3～4 次，最后在局部病灶部位注入氨基苷类药物如庆大霉素 8 万 U 或阿米卡星注射液 200mg 即可。配合静脉滴注抗生素治疗，一般疗程 2～3 周，个别患者 10 天，即可治愈。

4. 中医治疗经验　肺脓肿属中医肺痈成痈期者，可采用排脓与清热并重的治法，以千金苇茎汤加减（芦根、金银花、生薏苡仁、冬瓜子、全瓜蒌各 30g，鱼腥草、金荞麦各 20g，桔梗、连翘、桃仁、生甘草各 15 g，水煎服，每日 1 剂）进行治疗，常可收到满意效果。

5. 肺脓肿咯血时的救治　肺脓肿出现咯血时，首选垂体后叶素 10～20U 静脉滴注，每 12 小时 1 次，每天总量不超过 40U，联合扩血管药物酚妥拉明 10～20mg 静脉滴注或硝酸甘油 5～10mg 静脉滴注。咯血严重时，可加用白眉蛇毒血凝酶 1U 皮下注射，氨甲苯酸注射液 0.2g 静脉推注，每 12 小时 1 次；亦可采用白及、三七等份研粉冲服，6g，每日 2 次。

（六）典型病例

王某，男，57 岁，主因咳嗽 1 周，伴发热、咯腥臭血痰 1 天，于 2010 年 11 月 12 日入院。患者既往"糖尿病"病史 10 余年，皮下注射胰岛素进行治疗，早 12U，晚 10U，血糖控制尚可。否认"冠心病"、"高血压"病史，否认"结核"、"乙肝"等传染病史，否认外伤史、手术史及药物过敏史，抽烟史 40 余年，约 30 支/天，否认饮酒史。患者于入院 1 周前受凉后出现咳嗽、咯痰，初为白色黏痰，后为黄痰，无气急、喘息及胸闷、心慌等症状，未给予特殊注意和治疗，后上述症状逐渐加重。并于 1 天前出现发热、恶寒，体温最高达 39.9℃，伴咳大量腥臭脓痰，痰中有血丝，无头痛头晕、恶心呕吐、腹痛腹泻、尿频尿急等不适，遂就诊于我院，为求系统诊治收入我科。体格检查：T 38.8℃，P 98 次/分钟，R 22 次/分钟，BP 135/85mmHg。神志清楚，精神尚可，营养中等，皮肤巩膜无黄染，浅表淋巴结无肿大，口唇轻度发绀，胸廓对称，两肺呼吸音粗，两中下肺可闻及大量湿性啰音和少许散在痰鸣音，HR 98 次/分钟，律齐，无杂音，腹软，肝脾肋下未及，双肾叩击痛（-），移动性浊音（-），双下肢无水肿，四肢肌力 5 级，双巴氏征阴性。辅助检查：血常规：WBC $14.4×10^9/L$，N 93.0%，RBC $4.99×10^9/L$，Hb 112g/L，PLT $242×10^9/L$；肝肾功能、电解质均正常。心电图：窦性心动过速，ST-T 段正常。胸部 CT 示右肺中下野示片状阴影，其内见不规则厚壁透光区，内有气液平面，左肺舌叶可见片状毛玻璃样阴影，其内示透光区及气液平面，左侧胸膜腔积液，气道通畅，纵隔内未见肿大淋巴结影。

中医证候：发热，咳吐大量脓血痰，腥臭异常，胸中满闷，气喘不得卧，面色红赤，烦渴喜饮，舌质红绛，苔黄腻，脉滑数。

入院诊断：①肺脓肿；②2型糖尿病。

中医诊断：肺痈（溃脓期）。

治疗过程：入院后先经验用药给予头孢哌酮/舒巴坦钠2g静脉滴注、每12小时1次，莫西沙星0.4g静脉滴注、每日1次，广谱抗感染治疗；多索茶碱0.3g静脉滴注、每日1次，平喘治疗；盐酸氨溴索注射液30mg静脉滴注、每12小时1次，化痰治疗；胸腺肽1.6mg皮下注射、每日1次，增强免疫功能。中医辨证为热壅血瘀、血败肉腐，给予加味桔梗汤加减，清热化痰，排脓解毒，方药：鱼腥草、败酱草各30g，生薏苡仁、葶苈子、金银花各15g，桔梗、生甘草、浙贝母、金荞麦、黄芩、沙参、麦冬各10g，橘红3g。水煎服200ml，每日2次。另三七10g，白及10g，研粉，水冲服，每次6g，每日2次。治疗3天后，患者T 38.0℃，仍少许咳嗽咯黄色脓痰，痰中带血丝，药敏结果回报：铜绿假单胞菌，对左氧氟沙星、亚胺培南、哌拉西林钠/他唑巴坦钠敏感。停用头孢哌酮/舒巴坦钠，改用亚胺培南西司他丁钠1g静脉滴注、每日2次，抗感染治疗。治疗14天后，患者咳嗽好转，咯痰量明显减少，停用亚胺培南西司他丁钠，继续莫西沙星抗感染、氨溴索化痰、多索茶碱平喘、加味桔梗汤清热化痰治疗。治疗28天后，临床症状完全消失，复查胸部CT示病灶明显吸收好转，空腔基本闭合，嘱患者出院。

（七）专家分析

1. 肺脓肿的病因病机　肺脓肿是肺组织坏死形成的脓腔，常由于感染物阻塞细支气管、小血管炎性栓塞导致病菌繁殖引起肺组织化脓性炎症、坏死所引起。根据感染途径可分为吸入性肺脓肿（经口、鼻、咽腔吸入的病原体）、继发性肺脓肿（继发于肺部及邻近器官某些疾病）和血源性肺脓肿（常见于皮肤损伤、感染，细菌性心内膜炎）。其中以吸入性肺脓肿最为常见，其次为继发性肺脓肿和血源性肺脓肿。有基础疾病的患者更容易患病，主要包括COPD、支气管扩张症等。此外，糖尿病、器官移植、肿瘤化疗等慢性消耗性疾病的患者自身免疫力较低，是肺脓肿的易感人群。

肺脓肿的致病菌常为混合细菌，主要包括需氧和厌氧的革兰阳性菌和阴性的球菌或杆菌，通常与口腔、上呼吸道的寄生细菌有较高的一致性。患者早期以肺化脓性炎症为主要表现，继而出现坏死、液化而致脓肿，菌栓使局部组织缺血，厌氧菌生长繁殖较快，加重组织坏死，形成恶性循环。

患者王某发病前有受凉导致的上呼吸道感染，加之患者的糖尿病病史导致素体抵抗力较弱，以及长期大量的抽烟史，早期的咳吐白色黏液痰未予诊治导致病情逐渐加重，出现高热、恶寒、咯大量脓臭痰伴血丝的典型肺脓肿临床表现。

2. 肺脓肿的诊断

（1）X线检查：吸入性肺脓肿早期为化脓性炎症阶段，X线表现呈大片浓密模糊浸润阴影，边缘不清；或为团片状浓密阴影，分布在一个或整个肺段，脓肿形成后经支气管排出，脓腔出现圆形透亮区及气液平面，其四周被浓密炎症浸润所环绕。吸收恢复期，经脓液引流和抗生素治疗后，肺脓肿周围炎症吸收，逐渐缩小至脓腔消失，最后仅残留纤维条索状阴影。

（2）CT检查：多有浓密球形病灶，其中有液化，或有呈类圆形的厚壁脓腔，脓腔内可有液平面出现，脓腔内壁不规则状，周围有模糊炎性影。伴脓胸者尚有患侧胸腔积液改变。

（3）纤维支气管镜检查：可发现支气管病变，检查最好在患者情况较稳定时进行，尽量不在高热及呼吸道炎症严重时检查。

（4）支气管造影：肺脓肿的支气管改变是相当明显的。支气管造影可了解病变部位及范围，发现影像检查未见到或不明确的病变；造影可见到扩张的支气管，充盈的脓腔，支气管的狭窄、扭曲变形及支气管胸膜瘘。

患者王某受凉后 1 周出现发热、畏寒，体温最高达 39.9℃，伴咳大量脓痰，痰中有血丝，痰液腥臭气味，无其他阳性症状。胸部 CT 示：右肺中下叶片状阴影，右肺中下叶及左肺舌叶病灶内可见不规则厚壁透光区，内有气液平面，病灶既发生在急性肺脓肿好发部位，又符合肺脓肿的典型影像征象，未见其他征象及纵隔内未见肿大淋巴结影可初步排除肺癌，故考虑诊断肺脓肿。

3. **肺脓肿的治疗**　急性期注意卧床休息，戒烟，避免受凉；饮食上应注意进食易消化、清淡、富含蛋白质、维生素的食物；高热者以采取物理降温的方法为主，尽量避免使用解热药；对危重患者应密切监测体温、呼吸、脉搏、血压，记录 24 小时出入量。

（1）抗感染联合体位引流：肺脓肿病原体包括需氧菌、厌氧菌和兼性厌氧菌。早期经验治疗应覆盖多种病原菌，可以选用青霉素、三代头孢菌素与克林霉素或甲硝唑联合用药广谱抗感染，然后根据细菌培养结果选择针对性强的药物。如痰培养是肺炎克雷伯杆菌、铜绿假单胞杆菌，应使用三代头孢类药物或碳青霉烯类药物如头孢他啶或普罗培南，此外莫西沙星等新一代氟喹诺酮类药物也有明显效果；如果是耐甲氧西林的金黄色葡萄球菌，首选万古霉素 500mg＋0.9％氯化钠注射液 100ml 静脉滴注、每 6 小时 1 次，或利奈唑胺口服混悬液 600mg 静脉推注或口服、每 12 小时 1 次等。

肺脓肿患者在抗感染治疗的同时如果全身基础较好，应尽早采取体位引流，一天 2 次，每次不少于 15 分钟。引流时可以使用弹力腹带将患者上腹部固定并同步在背部进行叩击，以促进痰液排出，并同时清除患者口腔痰液，防止因痰液过多阻塞呼吸道而引起窒息。

（2）大咯血首选垂体后叶素联合酚妥拉明：若脓肿侵及血管，可能会导致咯血。肺脓肿并发大咯血急性期，应首先应保持呼吸道通畅，给予高流量吸氧，必要时人工辅助呼吸。大咯血止血药物首选垂体后叶素 10～20U 静脉滴注、每 12 小时 1 次，可使肺内血流量减少，肺小动脉收缩，肺静脉压降低，有利于破裂血管局部血栓形成而达到止血的目的。但是由于其有抑制心肌的作用，可使冠状动脉痉挛，减少冠状动脉血流量，出现心率变慢、心排出量减少，故对合并冠心病的老年患者应用需谨慎，并且注意每日应用量不多于 40U。

血管扩张药可扩张血管并降低肺动脉压，减少回心血量，起到"内放血"作用。应在补足血容量的基础上运用酚妥拉明 10～20mg 静脉滴注。垂体后叶素和酚妥拉明一个收缩血管，一个扩张血管，降低肺循环血流的同时保证冠状动脉正常血液供应，常联合应用以治疗大咯血。其他止血药物如维生素 K_1、6-氨基己酸、氨甲苯酸等通过改善出凝血机制、毛细血管及血小板功能而起作用，于肺脓肿并发咯血常规止血疗效不好时酌情应用。

（3）纤维支气管镜止血：患者若无严重心肺功能障碍及极度衰竭等明显的禁忌证，可考虑在咯血缓解的间歇期应用纤维支气管镜止血。经纤维支气管镜进行局部止血治疗是临床上最常用的非药物止血方法。它能清除气道积血，防止窒息、肺不张和吸入性肺炎等并发症。可采用去甲肾上腺素、巴曲酶、凝血酶局部滴注或灌洗，或采用激光、微波和气囊导管填塞止血等方法，既可明确出血部位，也可进行止血治疗，治疗效果明显。

（4）纤维支气管镜灌洗：纤维支气管镜灌洗的优势在于直接到达病灶部位，通过反复冲洗达到清除脓液的目的。灌洗液对支气管黏膜有刺激作用，可引起患者咳嗽，有利于分泌物排出，使药物扩散到各级支气管，进而改善气道黏膜的血液循环，改善供氧环境，有利于改善通气及换气功能。将有效抗生素注入病灶及邻近支气管，可大大提高局部药物浓度，使杀菌力增强，促进肉芽组织生长修复，有利于炎症吸收及脓腔闭合。对首次进行灌洗的患者，可在无菌条件下取灌洗液做细菌培养和药敏试验，从而指导临床选择敏感的抗生素，达到更好的治疗效果。术前用药和麻醉非常重要，可静脉使用适量哌替啶，口服地西泮。对于严重的心功能不全、严重心律失常、严重低氧血症、出凝血功能障碍、全身情况极度衰竭、主动脉瘤有破裂危险者，应列为禁忌证。把握好禁忌证，术前做好充分麻醉，术中注意技巧，取得患者的信任与配合，经纤维支气管镜灌洗联合常规治疗肺脓肿可提高疗效，缩短病程。

（5）中医治疗：肺脓肿可归于中医学之"肺痈"，其病机为邪热壅肺，蕴酿成痈。治疗应根据当前病情所在时期采用分期治疗的方法。在痈脓未溃时，以邪实为主，绝不能忽视脓毒的清除。此时脓液是否能畅利排出，是治疗成败的关键，可选桔梗为排脓的主药，且用量宜大，可用至15g。脓毒去则正易复，不可早予补敛，以免留邪，延长病程，即使见有虚象，亦当分清主次，酌情兼顾。恢复期虽属正虚邪衰，阴气内伤，应以清热养阴补肺为主，扶正以托邪，但需防其余毒不净，适当佐以排脓之品。若溃后浓痰一度清稀而复转臭浊，或腥臭脓血迁延日久不尽，时轻时重，此为邪恋正虚，脓毒未净，虚实夹杂，提示邪毒复燃或转为慢性，更须重视解毒排脓之法。

治疗本病应注意，不可滥用温补保肺药如阿胶、马兜铃等，尤其忌用麻黄、桂枝等发汗损伤肺气；还应注意配合承气汤、凉膈散等以保持大便通畅，以利于肺气肃降，使邪热易解。

本病在成痈溃脓时，若病灶部位有较大的肺络损伤，可以发生大量咳血、咯血，应警惕出现血块阻塞气道，或气随血脱的危象，当按"血证"治疗，采用凉血止血化瘀之品，采取相应的急救措施，如白及、仙鹤草、三七等。

痈脓破溃流入胸腔，可形成脓胸的恶候，表现为持续高热，咳嗽困难，气促胸痛，脉细而数，其预后较差。当予大剂清热解毒排脓，可与清瘟败毒饮配合千金苇茎汤，石膏可重用至100g，正虚者酌配扶正药如沙参、麦冬、生黄芪等，必要时可做胸腔穿刺引流。

（6）营养支持与调节免疫：肺脓肿患者一般身体基础较差，且多数存在细胞免疫功能紊乱，免疫力低下，故应加强营养支持，保证每天 6278.25～10463.75kJ（1500～2500kcal）的能量摄入，保证蛋白摄入量达到 1.5g/(kg·d)。同时可应用胸腺肽，其具有强大的免疫调节活性，不仅可以刺激干扰素-γ 的分泌，调节机体免疫平衡的作用，同时有协同抗生素的作用，在老年及免疫功能低下的患者中治疗效果显著。

（7）手术治疗：肺脓肿若持续加重，可引起脓胸。当肺脓肿合并脓胸时，患者 30 天死亡率及总死亡率远高于单纯肺脓肿患者，需要及早选择手术治疗并收入重症监护病房治疗。及时有效的手术，可减少并发症的发生并降低病死率。

患者王某根据痰培养回报：铜绿假单胞杆菌，采用降阶梯疗法，给予新一代氟喹诺酮类药物联合碳青霉烯类药物抗感染，于感染控制后，停用碳青霉烯类药物，期间服用活血止血中药、三七粉等控制咯血。

4. 肺脓肿的并发症　肺脓肿抗感染治疗效果不佳，病情迁延可出现脓胸、气胸等并发症。脓胸的诊治主要根据胸腔穿刺抽得脓液并做涂片镜检、细菌培养及抗生素敏感试验，依此结果选用有效的抗生素治疗。或进行胸膜腔穿刺，抽除稀薄脓液，并于胸腔内注入抗生素或溶纤维素药物（如胰蛋白酶、链激酶、脱氧核糖核酸酶）。对经反复穿刺后效果不佳者，应及早行胸腔闭式引流；如患者病情反复不愈，肺内有病变或支气管胸膜瘘，可行胸膜肺切除；如一侧肺完全毁损，可行胸膜全肺切除。

肺脓肿患者久治不愈出现气胸时，应立即行胸腔闭式引流。

5. 肺脓肿的预后及预防　肺脓肿在临床中虽不多见，通过典型的临床表现及实验室检查，诊断并不困难，早期选择敏感的抗菌药物联合治疗，配合体位引流、祛痰、营养支持等方法能达到满意的治疗效果。另外，纤维支气管镜介入治疗已经在临床上取得满意的效果，其可在脓肿局部灌洗和注药，有利于加速脓肿消散，缩短疗程，大大提高治愈率。通过积极的抗感染、引流及营养支持治疗，绝大部分患者可完全痊愈，预后良好。若治疗不彻底，或支气管引流不畅，导致大量坏死组织残留脓腔，脓腔壁成纤维细胞增生，肉芽组织使脓腔壁增厚，经久不愈达3～6个月以上时，称为慢性肺脓肿。

肺脓肿的预防，首先应保持口腔、上呼吸道的清洁卫生，避免感染，手术后患者、老年人及昏迷患者更应保持口腔清洁，鼓励患者咳嗽排痰，使呼吸道通畅，防治患者呛咳，防治小儿误吸异物等造成吸入性肺脓肿。皮肤出现外伤时，应及时清创、给予药物抗感染治疗，避免造成血源性肺脓肿；并避免受寒、酗酒、劳累等，造成机体免疫力下降，诱发肺脓肿。

参 考 文 献

1. 蔡柏蔷. 呼吸内科诊疗常规［M］. 北京：人民卫生出版社，2007：276-278.

2. 武维屏. 中西医临床呼吸病学［M］. 北京：中国中医药出版社，1998：195-200.

3. 陆再英，钟南山. 内科学［M］. 第7版. 北京：人民卫生出版社，2008：856-865.

4. 汪复，张婴元. 抗菌药物临床应用指南［M］. 北京：人民卫生出版社，2008：196.

5. 张明巍，崔毅. 超声引导经皮穿刺引流术在肺脓肿治疗中的应用［J］. 现代中西医结合杂志，2012，21（8）：853-854.

6. 雪琳. SIRS和MODS防治新政策的实验研究——血必净的药效学研究［J］. 中国危重病急救医学，1997，9（12）：720-722.

7. 姚永明，柴家科，林红远. 现代脓毒症理论与实践［M］. 北京：科学出版社，2005：1130-1148.

8. 王玉明. 感染病学［M］. 第2版. 北京：人民卫生出版社，2010：234.

9. 李勇. 莫西沙星对急性肺脓肿的临床疗效以及用药安全性分析［J］. 中国医药指南，2011，9（36）：147-148.

10. 梁永祥，陈辉，庞华春. 莫西沙星联合甲硝唑治疗肺脓肿的疗效观察［J］. 国际医药卫生导报，2009，15（10）：77-78.

11. 王冬梅. 改良式体位引流治疗肺脓肿的护理干预方法［J］. 中国医疗前沿，2012，7（18）：72.

12. 邓青南，郭振辉. 老年呼吸系统急危重症学［M］. 北京：人民军医出版社，2009：479-486.

13. 费湘平 . 胸腺肽 α_1 治疗老年急性肺脓肿疗效观察 ［J］. 临床肺科杂志，2012，17（12）：12276-12277.

14. Huang HC，Chen HC，Fang HY，et al. Lung abscess predicts the surgical outcome in patients with pleural empyema ［J］. J Cardiothorac Surg，2010（5）：88.

15. 周仲瑛 . 中医内科学 ［M］. 第 2 版 . 北京：中国中医药出版社，2007.

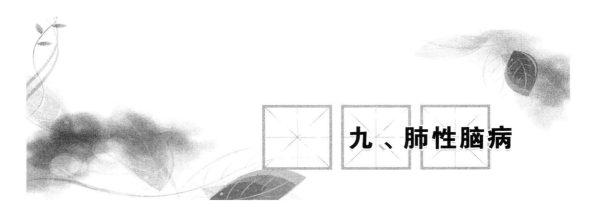

九、肺性脑病

肺性脑病（pulmonary encephalopathy，PE）又称肺气肿脑病、高碳酸血症或二氧化碳麻醉，是因各种慢性肺胸疾病伴发呼吸衰竭，导致低氧血症和高碳酸血症而出现的各种神经症状和精神障碍的一种临床综合征；是肺源性心脏病、慢性阻塞性肺疾病（COPD）晚期常见严重并发症之一，发病率为30％左右，病死率极高。本病属中医"神昏"、"昏谵"、"痰迷心窍"等范畴，病位在肺与脑，与心、肝、脾、肾功能失调有关。主要病因是"虚"、"痰"、"瘀"三者。

（一）诊断要点

1. 有慢性肺胸基础疾病，有皮肤青紫、明显发绀等缺氧和CO_2潴留的临床表现。

2. 运动障碍　患者呈萎靡抑制状态，以反射减弱，肌张力下降，瞳孔缩小，球结膜充血、水肿为常见，如瞳孔两侧不对称，提示严重脑水肿已有脑疝形成。

3. 意识和精神状态改变　早期患者常出现头晕、头痛、神志恍惚，表情淡漠、失眠和记忆力减退等症状，随着病情的发展可出现定向力障碍、嗜睡、谵语和昏迷。晚期患者因重度脑水肿可出现颅内压增高和脑疝症状。

4. 动脉血气分析，$PaCO_2$大于80mmHg。

5. 脑电图的异常改变　表现为非特异性δ波和θ波，其特点为弥漫性和对称性，局限性及无一侧性。

（二）鉴别诊断

1. 肝性脑病　有消化道出血、蛋白质食物摄入过多、便秘、感染等肝性脑病的诱因，有病毒性肝炎、中毒、慢性肝脏疾病等严重肝病和（或）广泛门体侧支循环形成的疾病基础。患者精神状态改变是肝性脑病患者早期出现的最突出症状，可出现精神萎靡、淡漠、记忆力减退、昏睡或昏迷，也可出现烦躁不安，谵妄等精神改变，甚者可引出扑翼样震颤。查体可见肝臭、黄疸、蜘蛛痣、肝掌等肝功能不全体征。实验室检查血氨增高及（或）肝功能明显异常。

2. 肾性脑病　亦称尿毒症性脑病。患者多有慢性肾小球肾炎、慢性肾盂肾炎等慢性疾病引起氮质血症的病史。除精神障碍、智力障碍、意识障碍、癫痫样痉挛发作、神经炎或扑翼样震颤等精神神经症状外，还有泌尿系统症状。肾功能血尿素氮（BUN）升高及动脉血气二氧化碳结合力（CO_2CP）下降。

3. 感染中毒性脑病　此病多发于2～10岁的儿童，成人很少罹患。患者有明确的全身性急性感染病史（如败血症、伤寒、肺炎、白喉等），在原发病的基础上出现惊厥、谵妄、昏迷等脑病表现。脑脊液澄清透明仅有压力增高，常规与生化检查正常或仅有蛋白和细胞数的轻微增加（肾综合征出血热可有例外），脑病症状1～2天可消失，少数持续数天或数周。

4. 糖尿病酮症酸中毒　患者既往有糖尿病病史，常因感染、创伤、降糖药应用不当、饮食失调等因素诱发。临床表现为原有糖尿病的各种症状进一步加重，常伴有厌食、恶心、呕吐等消化系统症状，由于厌食、呕吐加重了水与钠的丢失，可出现酮症昏迷，呼吸深大，呼出气味有烂苹果味，实验室检查血糖增高，血与尿中酮体阳性。

5. 脑动脉硬化性精神障碍　患者年龄多见于60岁以上，起病缓慢，多数有较长时间的脑衰弱综合征病史，主要表现为眩晕、头痛、注意力涣散、记忆力减退、耳鸣及睡眠障碍。情绪改变是脑动脉硬化早期特征性症状之一，患者情感脆弱，易于兴奋激动，或呈淡漠、呆滞、妄想、出现幻觉、反应迟钝及定向障碍。查体可见舌、头、手震颤，面下部表情肌不对称，掌-颏反射阳性，双侧腱反射不对称等。

6. 精神分裂症　精神分裂症发病往往有明显的精神因素刺激，患者观点信念荒谬离奇，思维联想破裂或松弛，自知力缺乏，与周围人缺乏情感上的联系，但无意识障碍。其精神症状的演变与呼吸衰竭程度无关，有的患者在呼吸加重时，症状反而缓解好转。而肺性脑病的精神症状多发生在肺源性心脏病呼吸衰竭加重时，随着呼吸衰竭的纠正，自知力很快恢复，或虽处于精神紊乱中，但仍有一定的自知力，动脉血气分析对二者有重要鉴别意义。

（三）治疗方案

1. 营养及支持疗法　肺性脑病患者应补充足够的营养，包括蛋白质、脂肪、糖及电解质等各种成分。

2. 控制感染　导致肺性脑病的诱因主要是呼吸系统的感染。先经验性用药，使用抗革兰阴性杆菌和抗革兰阳性球菌的药物或作用强的广谱抗生素，后根据痰培养和药敏试验的结果选用抗生素。

3. 纠正低氧　持续性低浓度低流量（浓度25～33％、流量1～2L/min、持续24小时）给氧。目标量使 PaO_2 ＞60mmHg，$PaCO_2$ 无增加。经鼻导管或鼻塞吸氧的吸入氧浓度（％）＝21＋4×氧流量（L/min）。当机体出现严重通气和（或）换气功能障碍时，可采取机械通气。

4. 改善 CO_2 潴留

（1）保持呼吸道通畅：排痰是保持呼吸道通畅的重要手段。排痰的方法很多，依照肺部感染的严重程度，可依次选用以下途径：

1）物理疗法：鼓励主动咳嗽和咳痰，拍背、翻身、叩捶是最基本和最简便易行的排痰方法，无论对清醒或非清醒的患者均可如此。

2）祛痰药物：可使痰液稀释，易于咳出。给药方式一般可选用口服或雾化吸入。如氨茶碱、沙丁胺醇局部雾化吸入；口服特布他林、氨溴索或中药化痰等。

3）建立人工气道：经人工气道进行气道湿化、痰液稀释和吸引排痰，是最好的促进排痰、保持呼吸道通畅的方法。

（2）呼吸兴奋剂的应用：嗜睡、昏睡甚至昏迷时应用，通过刺激广泛的大脑皮质使这类患者的意识状态有所改善，有利于患者通过咳嗽、咳痰，以保持气道通畅。对于兴奋、烦躁者，则不应使用，以免增加耗氧量。药物可选用尼可刹米 $45\mu g/(kg\cdot min)$ 持续静脉泵入，连用 3～5 天。

（3）纠正电解质紊乱保持酸碱平衡

1）代偿性呼吸性酸中毒：主要以改善肺的通气为主，不需要补充碱性药物。

2）失代偿性呼吸性酸中毒：对呼吸性酸中毒的患者，应以改善肺的通气为主。积极的病因治疗是改善通气的主要环节，严重时只能借助于机械通气。

3）呼吸性酸中毒合并代谢性酸中毒：当 $PaCO_2$ 升高，pH 明显降低时，补充碱性溶液。给予 5％碳酸氢钠溶液 100～250ml，2～4 小时后复查动脉血气分析及血浆电解质浓度，根据测定结果再决定是否需继续补充及计算输注量。

4）呼吸性酸中毒合并代谢性碱中毒：当患者同时合并低钾和低氯血症时，可给予口服氯化钾、碳酸酐酶抑制剂乙酰唑胺，亦可以考虑补充精氨酸盐；手足搐搦者，可给予10％葡萄糖酸钙溶液或 10％氯化钙溶液 10～20ml，缓慢静脉推注，忌用碱性药物。

5. 脑水肿的治疗

（1）纠正缺氧，补充精氨酸、ATP，有助于减轻脑水肿。常用脑细胞营养液——脑素 10ml 静脉推注，每日 1～2 次。

（2）利尿剂、高渗葡萄糖、脱水剂对改善脑间质水肿有效，而使颅压下降。常用药物可选择 20％甘露醇 125ml 静脉推注，每日 1～2 次；25％山梨醇注射液 125ml 静脉推注，每日 1～2 次；呋塞米 10～20mg 静脉推注，每日 1～2 次。应密切观察电解质的改变，及时补充。

（3）肾上腺皮质激素的应用：凡病情严重、顽固性支气管痉挛、颅内压增高、有低血压休克，采用其他治疗无效者，可使用。药物可采用如地塞米松 10～20mg 或氢化可的松200～300mg 静脉推注，3～5 天，最长 7 天，并注意保护胃黏膜。一旦病情缓解，立即停用。有消化道出血史或溃疡病者，慎用。

6. 肺脑合剂疗法　肺脑合剂通常由肾上腺皮质激素（如地塞米松）、茶碱类平喘药（如氨茶碱）、呼吸中枢兴奋药（如多沙普仑、尼可刹米）按照适宜的剂量配比，溶于 5％或 10％葡萄糖注射液或葡萄糖氯化钠注射液中。在肺性脑病的早、中期，即谵语、嗜睡、头痛、神志恍惚的阶段，在保持气道通畅的条件下，早期应用肺脑合剂治疗，改善和纠正缺氧和二氧化碳潴留，可为抢救成功争取时间。药物组成常为：5％葡萄糖注射液 250ml＋地塞米松 5mg＋氨茶碱 0.25g＋尼可刹米 1.25g，静脉滴注，每 12 小时 1 次。也有报道主张应用改良的肺脑合剂，即将组方中的尼可刹米改为盐酸多沙普仑 200mg，另加 25％硫酸镁注射液 10～20ml，静脉滴注，20～30 滴/分钟。

7. 改善精神症状　镇静剂均有不同程度的呼吸抑制作用，可以抑制咳嗽的反射，阻塞气道，而促使呼吸衰竭加重，甚至肺性脑病的加重，甚者可呼吸停止，加速死亡。所以对有精神症状及癫痫发作时的肺性脑病患者，应该慎用镇静药及抗癫痫药，必要时应用10％水合氯醛保留灌肠，也可应用地西泮注射液静脉注射，初始剂量 10mg，以后按需每隔 3～4 小时加 5～10mg，24 小时总量以 40～50mg 为限。

（四）中医辨证治疗

1. 痰火扰心证

证候：胸闷，心悸，心烦，咳喘多痰，色黄黏稠难以咳出，头痛不寐，烦躁不安，失眠多梦，循衣摸床，神昏谵语，意识朦胧，喘促气粗，面红目赤，或发热，或大便秘结、小便短赤，或震颤、四肢抽搐，舌紫绛，苔黄厚，脉滑数。

治法：化痰泄热，清心开窍。

方药：礞石滚痰丸合大承气汤加减。

青礞石、石菖蒲、竹叶各 15g，芒硝（后下）、郁金各 10g，黄连、生大黄（后下）、黄芩、沉香、黄连、枳实各 6g。

高热者，加生石膏、知母、麦冬，以清热滋阴；气短乏力口渴者，加西洋参、石斛、五味子、麦冬，以益气养阴；气机不利，胸胁满闷者，加旋覆花（包煎）、白芥子，以祛痰降气。

方药：清金化痰汤加减。

鱼腥草 30g，郁金、黄芩、连翘、茯神各 15g，远志、瓜蒌仁、石菖蒲各 10g，天竺黄 6g。

2. 痰蒙心窍证

证候：初起头胀头痛，烦躁不安，咳吐痰涎，痰多稀白，胸闷不舒，面色晦暗，继而神志昏蒙，谵语，舌强不能语，或见嗜睡，甚至昏迷不醒，呼吸急促，喉中痰鸣，昼轻夜重，多伴见脘痞腹胀，食少便溏，舌质黯紫，苔白厚腻，脉滑。

治法：清心豁痰，醒脑开窍。

方药：涤痰汤合菖蒲郁金汤加减。

法半夏、胆南星、橘红、党参、白术、茯苓、石菖蒲、郁金各 15g，远志 10g，枳实、竹茹、炙甘草各 6g。

夹杂瘀热者，加赤芍、牡丹皮、丹参、三七，以清热活血；口干渴、伤阴者，加西洋参、麦冬、五味子，以滋阴生津清热；出现神昏者，加用醒脑静注射液，醒脑开窍。

3. 肝风内动证

证候：头痛头胀，神昏谵语，躁动易怒，头目眩晕，目胀耳鸣，胸闷不舒，喉间痰鸣，咳喘痰黄，四肢颤抖，手足麻木，甚则四肢抽搐，步履不稳，眩晕欲仆，舌紫绛或黯红、苔黄，脉弦。

治法：滋阴潜阳，镇肝息风。

方药：羚角钩藤汤合镇肝熄风汤加减。

石决明（先煎）30g，龟甲（先煎）、生龙骨（先煎）、生牡蛎（先煎）、白芍、玄参、丹皮、桑叶、代赭石各 15g，茵陈、天冬、远志、钩藤（后下）各 10g，川楝子、炙甘草各 6g，羚羊角粉（冲服）0.3g。

肝火上冲，头痛脑热者，加夏枯草、菊花，以清利头目；兼夹痰热，喘息胸闷，痰黄黏稠者，加瓜蒌皮、川贝母，以清热化痰；肝肾阴虚较甚，目涩耳鸣，腰膝酸软者，加枸杞子、制首乌、生地黄，以滋阴补肾。

4. 心肾阳虚证

证候：神识昏蒙，或烦躁不安，咳嗽，咯痰，痰量多或白黏或黄稠，喘憋气促，不能平卧，胸闷，心悸，颜面晦暗，唇甲发绀，面目浮肿，以下肢浮肿明显，舌质黯红或紫黯、瘀斑，舌苔白厚或黄厚，脉象弦细数或细涩、沉迟。

治法：温阳开窍。

方药：苓桂术甘汤合真武汤加减。

茯苓、车前子（包煎）各30g，葶苈子、白芍、白术、桑白皮各15g，杏仁、丹参、川芎、桂枝、川贝母、石菖蒲、全瓜蒌、制附子（先煎）各10g，炙甘草6g。

咳嗽黄痰者，加黄芩、竹茹，以清热化痰；阳虚甚，气息微弱者，加肉桂、干姜，以回阳；气息急促，烦躁内热，汗出黏手，口干舌红者，加生地黄、玉竹，以养阴。

5. 气阴两虚证

证候：气短，体倦神疲，烦躁不安，失眠多梦，气息低微，呼吸不规则，呼多吸少，大汗出，舌红少津，脉细弱无力。

治法：益气养阴。

方药：生脉散加减。

炙甘草30g，黄芪、麦冬各20g，人参15g，五味子、石菖蒲各10g。

颧红盗汗，阴虚较重者，加白芍、当归，以养营和血；气短乏力明显者，加白术、茯苓，以健脾益气；咯血者，加煅花蕊石、三七，以化瘀止血；心烦不安者，加琥珀、磁石，以镇心安神。

（五）治疗经验

1. 纳洛酮的降阶梯疗法　对于慢性阻塞性肺疾病并发肺性脑病者，应及早应用纳洛酮治疗。首先0.4mg加入0.9％氯化钠注射液20ml中静脉注射，再以1.8mg加入0.9％氯化钠注射液250ml中44ml/h持续静脉泵入，连用3天。当患者症状减轻时，可酌情减量或停药，效果不明显者，继续给药。

2. 针灸疗法　对于肺性脑病患者常规西医治疗效果不佳者，可加用针灸治疗。针刺涌泉、攒竹，涌泉进针1寸，手法快频率、捻转补法，攒竹应用雀啄灸手法，留针30分钟，每天2次。危重患者在机械通气治疗过程中出现人机对抗现象时，针刺四关穴（左右合谷及左右太冲），垂直快速进针，深度约为1～1.5寸，得气后提插捻转60秒，采取平补平泻法，后留针1小时，中间运针1次，每天针刺1次。

3. 清开灵注射液、安宫牛黄丸的应用　对危重急症有明显烦躁、昏迷、喉中痰鸣、胸闷不舒等痰热扰心症状时，可在常规治疗基础上应用中药制剂安宫牛黄丸（安宫牛黄丸3g，口服，每日2次）有较好地涤痰开窍醒神功用，改善患者的神志和精神状态，改善缺氧和CO_2潴留，并有改善肺通气和换气功能、畅通气道作用。对传统中药汤剂、丸剂难以接受者，可应用清开灵注射液30ml静脉滴注，每日1次。

4. 肺性脑病脑水肿三联疗法　肺性脑病患者因缺氧和CO_2潴留，易致脑细胞内和脑间质水肿。当出现头痛、呕吐等脑水肿症状时，给予：①氨茶碱0.25g用0.9％氯化钠注射液20ml稀释后，20分钟内静脉推注；②呋塞米20mg或40mg静脉推注；③20％的甘露醇250ml或500ml，30分钟或60分钟内快速静脉滴入。

5. 双水平无创正压通气　患者经药物治疗，症状无好转，且拒绝插管者，可使用双水平无创正压通气，改善缺氧和CO_2潴留。呼吸模式S/T（自主呼吸/强制呼吸），备用呼吸频率14～16次/分钟，吸氧流量3～5L/min，吸气压力从8～10cmH_2O开始，使潮气量尽可能维持在7～8ml/kg，呼气压力为4～6cmH_2O。通气时间根据病情而定，一般在10～20h/d，间歇期采用鼻导管吸氧。

（六）典型病例

靳某，男，87岁，主因喘憋2天，于2013年3月1日入院。既往过敏性哮喘50余年；否认"高血压"、"冠心病"、"糖尿病"病史，否认外伤史，2008年于总医院行左眼白内障手术，否认药物、食物过敏史。患者入院前2天因感冒后出现喘憋，活动后加重，夜间平卧可，无发热、咳嗽、咳痰，无心慌、气短，于当地社区医院输液治疗（具体用药不详），病情未见明显好转，为求进一步诊治收住院。入院查体，T 38.7℃，P 82次/分钟，R 17次/分钟，BP 155/80mmHg。无明显寒战，无恶心呕吐，无腹痛、腹泻、黑便，无少尿、脓尿、血尿，无腰部不适症状。神志清，精神尚可，发育正常，营养中等，全身浅表淋巴结未触及肿大，皮肤、黏膜无黄染，未见皮下出血点及瘀斑。双侧瞳孔等大等圆，对光反射（＋），睑结膜无苍白，球结膜无水肿，巩膜无黄染，口唇不绀，咽不红，双肺呼吸音粗，未闻及明显干湿啰音，心音有力，律不齐，心率82次/分钟，各瓣膜听诊区未闻及病理性杂音。腹软，无压痛、反跳痛及肌紧张，肝脾肋下未及，双肾区叩诊痛（一），移动性浊音（一），双下肢水肿（＋），四肢肌力5级，双巴氏征阴性。查血常规示：WBC $5.37×10^9$/L，RBC $3.60×10^{12}$/L，Hb 107g/L，PLT $151.00×10^9$/L，N 71.90%；生化检查：Na^+ 146.60mmol/L，CO_2 32.00mmol/L，GGT 75.90IU/L，A/G 1.28%；Fib 2.91g/L；D-二聚体1016.22mg/L；二便常规正常。胸部X线检查：大片炎症浸润，肺动脉段明显突出，其高度＞3mm。超声心动：左房、右心增大，三尖瓣关闭不全（轻-中度），二尖瓣关闭不全（轻度），肺动脉高压（中度），主动脉硬化，左室舒张功能减低；胸CT：双肺间质纤维化，左肺支气管扩张伴炎症，右肺上叶前段钙化灶，双肺气肿，双侧胸膜增厚，气管、支气管壁钙化，主动脉、冠状动脉硬化，纵隔多发小淋巴结，部分钙化。

中医证候：发热神昏，胸闷喘憋，动则喘甚，深吸为快，气怯声低，少有痰鸣咳嗽，形瘦神疲，舌淡红苔剥，脉细数。

西医诊断：①肺炎；②肺源性心脏病；③心功能不全，心功能Ⅲ级；④支气管扩张。

中医诊断：喘证（痰蒙心窍证）。

治疗过程：给予呋塞米20mg，口服，每日2次，利尿；泮托拉唑肠溶片40mg，口服，每日2次，抑酸保护消化道黏膜；血必净注射液100ml加入0.9%氯化钠注射液100ml中静脉滴注，每日2次（于30～40分钟滴完），改善血液循环；盐酸氨溴索注射液30mg静脉推注，每12小时1次，化痰治疗；多索茶碱200mg静脉滴注，每12小时1次，平喘治疗；前列地尔10μg静脉滴注，每日1次，改善血液循环；盐酸莫西沙星0.4g，口服，每日1次，抗感染治疗，完善其他检查。入院治疗5天后，喘憋症状缓解，体温不降仍为38.0℃，提示抗感染效果不佳，抗生素更换为头孢哌酮/舒巴坦钠2g静脉滴注、每8小时1次，联合盐酸去甲万古霉素0.8g静脉滴注、每日2次，并予磷酸奥司他韦胶囊75mg口服、每日1次，抗病毒。入院治疗7天后，患者出现头晕、头痛、喘憋等症状，口唇发绀，急查动脉血气分析示：pH 7.234、$PaCO_2$ 103mmHg，PaO_2 45mmHg。患者出现意识模糊，考虑并发肺性脑病，予抗感染的同时，低流速低浓度持续给氧（用鼻导管以1L/min流量吸氧，持续24小时），给予清开灵注射液合安宫牛黄丸（清开灵注射液30ml静脉滴注、每日1次，安宫牛黄丸3g口服、每日2次）清热解毒、醒神开窍。发绀症状得到缓解，给氧24小时小时后，复查动脉血气分析：pH 7.304，

$PaCO_2$ 53.3mmHg，PaO_2 129mmHg。入院治疗 11 天后，患者自述喘憋症状缓解，复查动脉血气分析恢复正常，嘱患者出院。

（七）专家分析

1. 肺性脑病的病因　肺性脑病是由于胸肺疾患所引起的脑组织损害、脑循环障碍的病症。在我国引起肺性脑病的常见原因是慢性支气管炎，此外还有肺气肿、支气管哮喘等。肺性脑病是慢性肺源性心脏病的严重并发症，是肺源性心脏病死亡的首要原因。在肺源性心脏病的多器官损害中，以脑受累率最高（达 76.5%），其次为肝、肾、上消化道。在慢性胸肺疾病的基础上出现的呼吸衰竭，主要是 Ⅱ 型呼吸衰竭，即高碳酸性呼吸衰竭，血气分析特点是 $PaO_2 < 60mmHg$、$PaCO_2 > 50mmHg$。诱发因素：

（1）感染：肺性脑病发病的最重要诱因是肺部感染。慢性胸肺疾病患者的肺部发生反复感染时，可使原已增生变厚的支气管黏膜更加充血水肿，分泌物增多，气道阻塞加重，进而引起缺氧和 CO_2 潴留。

（2）镇静催眠药：肺性脑病的早期出现烦躁、失眠等精神症状时，往往未能引起医务人员的重视和警惕，甚至为了缓解症状而使用镇静催眠药，而这类药物对中枢神经系统有广泛的抑制作用，会加重 CO_2 的潴留，使病情加重，甚至呼吸停止。

（3）吸氧：部分患者在院外因发绀气促明显，盲目大流量高浓度吸氧，致病情进一步恶化。

（4）心力衰竭：由于循环障碍，气体交换困难，进一步加剧了脑和重要器官缺氧和酸中毒。

中医学认为，该病的主要病因是"虚"、"痰"、"瘀"三者。"虚"是指人体正气亏虚，主要表现是肺脾肾气虚，故常见呼多吸少，气促，脾虚不能运化水液，水聚而成"痰"；"瘀"的形成主要同病变后期气虚有关，气虚导致脉中血液瘀滞，亦可由肺传变至心，或水气凌心，表现为口唇及颜面黯紫等。

2. 肺性脑病的病机

（1）缺氧：缺氧可直接损害中枢神经系统的功能。急性缺氧可出现情绪激动、头痛、记忆力、判断力、思维力的降低或丧失以及运动不协调，严重者可出现惊厥和昏迷。慢性缺氧时，精神神经症状比较缓和，表现有嗜睡、易疲劳、精神抑郁及注意力不集中等症状。

缺氧时脑细胞受损和脑水肿导致中枢神经系统功能障碍，从而出现精神神经症状。脑水肿的发生机制是：①缺氧致 ATP 生成减少，细胞膜钠泵功能障碍，细胞内水钠潴留；②缺氧致代谢性酸中毒可增加毛细血管壁通透性，造成间质性脑水肿；③缺氧直接扩张脑血管，增加脑毛细血管内压和脑血流量，组织液生成增多；④脑充血和脑水肿使颅内压增高，颅压高又可压迫脑血管加重脑缺血和脑缺氧，形成恶性循环。此外，有研究证实，缺氧时脑细胞无氧代谢明显增高，致血液中 β-内啡肽含量明显升高，其对呼吸、循环和神经系统均有抑制作用，与阿片受体结合使脑皮质血流进一步减少，脑组织细胞功能障碍，从而加重低氧和高碳酸血症。

（2）二氧化碳分压（$PaCO_2$）升高：通常情况下 $PaCO_2$ 上升，使 H^+ 浓度增加、脑细胞内 pH 下降，脑细胞处于酸中毒状态，刺激位于延髓腹外侧浅表部位对 H^+ 敏感的中枢化学感受器，从而兴奋呼吸中枢，明显增加肺的通气量。$PaCO_2$ 的正常值为 35 ～

45mmHg，若增加到 60mmHg 时，肺的通气量可增加 10 倍，CO_2 排出量增加，从而降低血中 H_2CO_3 浓度或 $PaCO_2$。但如果 $PaCO_2$ 进一步增加超过 80mmHg 以上时，呼吸中枢反而受到抑制，产生 CO_2 麻醉，此时就可出现神经精神症状。此外，CO_2 上升可使脑血管扩张，脑血流量升高 2～3 倍，血脑屏障通透性增高，造成脑间质充血水肿，脑充血、脑水肿使颅内压上升，反过来又压迫脑血管，更加重脑缺氧，形成恶性循环，严重时出现脑疝。

3. 老年性肺性脑病的诊断　老年肺性脑病临床上除呼吸衰竭的表现外，突出表现为脑功能不全的神经、精神症状，但其临床症状多不典型，病情多危重，容易漏诊和误诊，应引起重视。老年患者出现以下情况时，应注意肺性脑病的发生。

（1）患者在原有肺部疾病基础上有明确的诱因，如急性呼吸道感染、严重支气管痉挛、上呼吸道痰液潴留、吸氧或镇静剂使用不当、电解质紊乱、休克、心力衰竭等。

（2）临床症状不典型，缺乏原发疾病的典型表现，有的仅表现为头晕、乏力、精神差、表情淡漠、嗜睡甚至昏迷等。

（3）动脉血气分析 pH<7.2，$PaCO_2$>60mmHg 和 PaO_2<50mmHg。

（4）血清脑损伤标记物 S100B 蛋白、NSE 水平升高。

4. 肺性脑病的临床分型　肺性脑病根据症状轻重可分为轻型、中型和重型

（1）轻型：①出现嗜睡、淡漠、神志恍惚，或精神异常，兴奋多语；②体征无神经系统异常。

（2）中型：①出现语无伦次、谵妄躁动、肌肉轻度抽动或半昏迷；②对各种反应迟钝、眼结膜充血、瞳孔对光反应迟钝、水肿、多汗、腹胀；③无弥散性血管内凝血或上消化道出血等并发症。

（3）重型：①癫痫样抽搐或出现昏迷；②眼结膜水肿、充血，多汗或有视乳头水肿，对各种刺激无反应，反射消失或出现病理性神经系统体征，瞳孔缩小或扩大；③可合并有弥散性血管内凝血或上消化道出血以及休克。

5. 肺性脑病的治疗

（1）低流量吸氧的原因：肺性脑病患者多伴有高碳酸血症，呼吸中枢对 CO_2 反应性差，呼吸的维持主要是靠低氧血症对颈动脉体、主动脉体化学感受器的兴奋作用。输入浓度高的氧后可导致 CO_2 麻醉，吸入高浓度氧 PaO_2 迅速升高，外周化学感受器失去了低氧血症的刺激，患者的呼吸变浅变慢，肺泡通气量降低，加重缺氧和 CO_2 潴留，诱发或加重肺性脑病。此外，高浓度 O_2 可使肺血流量重新分布，通气与血流比例失调，使有效肺泡通气量降低，加重 CO_2 潴留。所以，以低流量、低浓度、持续给氧为宜。

（2）有创机械通气时注意气道湿化：肺性脑病患者在经常规治疗及无创正压通气治疗不能改善缺氧及 CO_2 潴留时，使用有创机械通气疗法。在机械通气的同时直接向气道内给予 0.45% 氯化钠注射液 250ml ＋氨溴索 30mg，通过输液管持续滴注，4～6 滴/分钟，进行气道湿化。有创机械通气能更有效地改善低氧血症，缓解呼吸窘迫，并能够更有效地改善全身缺氧，防止肺外器官功能损害，但在机械通气治疗时，气道管理的好坏直接影响治疗的效果。所以临床应用中，要进行气道湿化，因为气管切开后，上呼吸道完全丧失了气体的加温、湿化、过滤作用，防御功能减弱，如果治疗过程中对人工气道的湿化不够，将在人工气道或上呼吸道黏膜上形成痰痂，对肺功能将造成一定损害或引起气道堵塞，肺

部感染随气道湿化程度的降低而升高，从而加重病情。

（3）谨慎使用镇静剂：肺性脑病患者在初期常处于兴奋状态，患者表现为多语，烦躁不安，不能入睡，甚至出现肢体震颤，此时如果使用镇静剂，如巴比妥类、地西泮等，这些药物可以抑制呼吸中枢，从而加重二氧化碳潴留，加重病情，因此，此时镇静剂应禁用或慎用。但如果肺性脑病的患者伴有低氧血症并严重抽搐时，可出现气道痉挛影响通气，更重要的是，抽搐时氧耗量明显增大，引起心、脑等重要器官的缺氧而造成严重后果，此时可酌情使用镇静剂。但在使用镇静剂时，需要注意以下几个问题：①在使用镇静剂的同时应准备好人工通气；②宜选用半衰期较短的药物，如地西泮；③尽量选用对呼吸中枢抑制作用较弱的镇静剂，如水合氯醛灌肠。

（4）呼吸兴奋剂的应用注意：尼可刹米、洛贝林均为呼吸兴奋剂，前者主要兴奋延髓呼吸中枢，后者可兴奋颈动脉体和主动脉窦的 N 胆碱受体，反射性兴奋延髓呼吸中枢。两者合用，通过兴奋呼吸中枢及外周化学感受器，可增加患者肺通气量，促进二氧化碳排出，降低二氧化碳分压，从而有效改善患者症状，但其也有加重缺氧和呼吸肌疲劳，引起皮质兴奋、肌肉震颤、颜面潮红、抽搐、心律失常等不良反应。因此，在使用过程中应注意以下几点。首先，对于轻、中度肺性脑病，呼吸频率＜6 次/分钟的患者可应用。然而对于体质极度衰弱，重型肺性脑病，有严重低氧血症及气道痉挛，有癫痫病史，呼吸频率＞20 次/分钟的患者，应用呼吸兴奋剂常不易获得满意效果，建议机械通气治疗。最后，呼吸兴奋剂可以纠正 CO_2 潴留，但由于呼吸功增加，机体耗氧量增加，同时亦加重其缺氧，所以应用呼吸兴奋剂过程中需提高吸氧浓度，使患者血氧饱和度达到 90％，吸氧浓度以不超过 33％为宜。

（5）应用纳洛酮改善精神症状：肺性脑病患者出现烦躁不安、谵妄、深睡甚至昏迷等精神症状时，给予纳洛酮进行治疗。纳洛酮是特异性阿片受体拮抗剂，可直接有效地拮抗和逆转 β-内啡肽所致的中枢性呼吸抑制作用，并对血脑屏障有良好的通透性，却无受体激动作用。它能防止和减轻脑水肿的产生与发展，阻断 β-内啡肽所致呼吸抑制的病理过程，从而阻断恶性循环，改善低氧血症和高碳酸血症，改善缺氧和 CO_2 潴留，促进意识恢复。

（6）营养支持疗法：肺性脑病的患者多处于高代谢状态并合并有不同程度的营养不良状态，而营养不良会对肺性脑病患者造成呼吸肌肌力和功能的下降，造成呼吸功能减退以及增加对呼吸机的依赖性，同时还可以导致免疫功能下降使感染难以控制，从而影响本病的治疗效果。对肺性脑病患者的营养支持要注意：营养支持的方式应多样化，特别要重视胃肠内营养支持，采用口服或管饲补充；恰当估计患者的能量需要，防止营养过剩，使每天能量维持在 83.7kJ/(kg·d)［20kcal/(kg·d)］；合理安排营养成分，主要是糖、脂肪与蛋白质的比例，其中碳水化合物占总热量的 50％～60％，脂肪占 20％～30％，蛋白质占 15％～20％。

（7）中医针灸及中药治疗：危重急症有明显烦躁、昏迷、喉中痰鸣、胸闷不舒等痰热扰心症状时，可应用安宫牛黄丸或清开灵注射液。清开灵注射液由安宫牛黄丸改制而成，都以牛黄、麝香等药组成，具有清热解毒、镇痉息风、涤痰开窍之功效。现代医学研究证实，它们具有：①抗菌消炎，从而改善肺部的通气功能；②兴奋呼吸中枢，改善 CO_2 潴留及缺氧，促进红细胞的新生，增加了大脑的血氧供应，从而有效地消除脑水肿，降低颅内压；③镇静中枢系统，使患者情绪稳定，减轻患者的脑部症状。同时也可以在西医常规治疗基础上应用针灸进行治疗，主穴选涌泉、攒竹，危重患者在机械通气治疗过程中出现的人机对抗现象，针刺四关穴（左右合谷及左右太冲），进行针刺镇静，使经气通畅，脏腑阴阳调和，有效缓解人机对抗现象。攒竹与涌泉相配能滋阴降火、醒脑安神；四关穴为气化功能之关键，气血通行之要塞，合谷与太冲是一阴一阳、一气一血的配伍，合谷调气中之血，太冲理血中之气，共同完成调理脏腑、平衡阴阳、通达气血、镇静安神的功效。

（8）诊疗过程中需要注意的几个问题：在抢救肺性脑病患者时应有整体观念，采用综合措施和个别对待相结合治疗。肺性脑病是在肺源性心脏病的基础上受某些因素影响导致缺氧和二氧化碳潴留所致，主要病变在肺、心、脑，但亦常伴发多器官、多系统功能障碍。临床上治疗十分复杂，而治疗成功与否的关键，除能否有效抗感染这一前提之外，还应注意：

1）需要注意肺性脑病患者的早期表现多在夜间发生，其发生的因素可能与以下因素有关：①夜间患者一般处于睡眠状态，此时大脑皮质对呼吸中枢的调节功能相对下降，从而促使呼吸衰竭的发生或加重；②夜间由于患者排痰功能低下，使得痰液浓缩及聚积，易发生痰阻，从而降低肺泡的通气与换气功能，加重脑组织缺氧及二氧化碳潴留；③夜间睡眠时，肺部血流相对缓慢，亦可加重肺部缺氧的程度。综上所述，应充分重视肺性脑病早期的促发因素及观察最早出现的征兆，对有肺性脑病发生的趋势者予以加强监护和防治。

2）需要注意与低渗血症的鉴别：慢性肺源性心脏病的患者常并发低渗血症，重者可产生低渗性脑病。并发低渗血症的原因有：①治疗过程中应用大量葡萄糖注射液、大量利尿剂，以及不合理应用较大剂量的肾上腺皮质激素等医源性因素；②抗利尿激素分泌过多，患者出现低钠、低钾、低氯等全身性低渗状态；③并发急性胃肠炎，腹泻、呕吐而失钠；④患者营养不良，且因咳嗽而自行长期低盐饮食。低钠、低钾、低氯的结果出现代谢性碱中毒，碱中毒时氧离曲线左移，使已低氧状态的脑组织进一步缺氧，脑细胞水肿出现低渗性脑病。低渗性脑病患者给予高渗盐水治疗，意识障碍就可有效恢复，而肺性脑病患者需改善通气、氧疗等综合措施方能改善，故二者的鉴别诊断并非很困难，但由于忽视了低渗血症的存在有时容易误诊、漏诊。因此，对慢性肺源性心脏病患者，要将电解质、动脉血气分析作为常规项目同步进行检查，以便及时对低渗血症作出明确诊断。

6. 肺性脑病并发症的治疗　首先对肺性脑病可能出现的并发症给予足够重视。本病并发症较多，常见的有消化道出血、心力衰竭、DIC、脑水肿等。

（1）消化道出血：应平卧位休息，严密监测患者生命体征，如心率、血压、呼吸、尿量及神志变化；观察呕血及黑便情况；定期复查血红蛋白浓度、红细胞计数、血细胞比容与血尿素氮；保持呼吸道通畅，以防呕吐物窒息；注意保暖；应用止血药物如垂体后叶素 0.2～0.4U/min，使血管收缩，改善组织和器官的灌注。可用西咪替丁 50mg/h，持续静脉滴注，提高胃内 pH 使接近中性，可促进血小板聚集和纤维蛋白凝块的形成，避免血凝块过早溶解，利于止血，防止再出血。

（2）心力衰竭：明显呼吸困难者应半卧位或端坐位，双腿下垂以减少回心血量，降低心脏前负荷；鼻导管吸氧，改善缺氧；呋塞米静脉注射 20～40mg，减轻心脏容量负荷过重；多巴胺以 5～10μg/(kg·min) 的剂量静脉滴注，兴奋 β-受体，加强心肌收缩力，增加心排出量（CO），升高收缩压，加快心率；吗啡 2.5～5.0mg 静脉缓慢注射，使患者镇静，扩张静脉和小动脉，减轻心脏负荷。

（3）DIC：治疗原发病、消除病因如控制感染、败血症，及时清除子宫内容物（残留胎盘、死胎等）及抗肿瘤治疗等；低分子肝素，每日 200U/kg，分 2 次皮下注射，用药间隔时间 8～12 小时，抑制广泛性微血栓形成，防止各种凝血因子及血小板进一步消耗。

（4）脑水肿：肺性脑病患者如精神神经症状进行性加重，头痛剧烈，呼吸节律紊乱，瞳孔大小改变或不对称，提示有脑水肿存在，宜治疗脑水肿，可使用脱水剂、利尿剂和激素。但值得注意的是，利尿剂和脱水剂在改善脑水肿的同时，可能引起痰液黏稠、难以咳出，应加强气道的湿化和雾化。

7. 肺性脑病的预防及预后

（1）肺性脑病的预防

1）做些有氧运动如练瑜伽、打太极拳、游泳、慢跑等，但注意活动强度不宜过大，以免对身体造成损害。身体运动有利于改善血液循环，促进脂类物质消耗，减少脂类物质在血管内沉积。

2）禁烟，阻止其向呼吸衰竭发展。

3）慢性呼吸衰竭由代偿转入失代偿的直接诱因常为呼吸道感染，一旦发生应立即治疗，给予抗生素治疗，控制感染，在不确定致病菌时经验给药。一般情况下选用青霉素、氨苄西林、头孢曲松或万古霉素，并常合用 1 种氨基苷类抗生素。可采用萘夫西林 2g，静脉推注，每 4 小时 1 次；加氨苄西林 2g，静脉推注，每 4 小时 1 次；或加庆大霉素 160～240mg，静脉推注，每日 1 次。防止呼吸衰竭恶化。

4）住院积极诊治，治疗原则是纠正缺氧、改善通气、治疗酸碱失衡及电解质紊乱和消除诱因等。

（2）肺性脑病的预后：肺性脑病患者的年龄大、病程长，如果出现休克、心力衰竭、上消化道出血、肝肾功能不全等并发症时，多预后不良。

参 考 文 献

1. 朱元钰，陈文斌 . 呼吸病学 ［M］. 北京：人民卫生出版社，2003：974-1010.

2. 李艳红 . 32 例肺性脑病脑电图动态观察 ［J］. 临床医学，2010，30（4）：70.

3. 童和基 . 肺性脑病的鉴别诊断 ［J］. 实用老年医学，1997，5（4）：153.

4. 宋志芳 . 现代呼吸机治疗学：机械通气与危重病 ［M］. 第 2 版 . 北京：人民军医出版社，1999：369-375.

5. 姜世洁 . 肺性脑病的诊治 ［J］. 现代临床医学，2007，33（z1）：17-18.

6. 孟庆林 . 纳洛酮治疗脑梗死机制讨论 ［J］. 医学综述，2002，6（1）：38-39.

7. 熊简 . 纳洛酮在肺性脑病治疗中的体会 ［J］. 中国医药指南，2009，7（10）：246-247.

8. 陆国庆，胡婷婷，吴雪钗 . 肺脑合剂的临床应用 ［J］. 西南国防医药，2006，16（4）：454-455.

9. 林友华 . 应重视肺部感染的临床科研工作 ［J］. 中华结核和呼吸杂志，1991，14（2）：113.

10. 季蓉，何权瀛 . 内源性阿片肽在呼吸调控中的作用 ［J］. 中华结核和呼吸杂志，1999，22（7）：440.

11. 詹秋里 . 纳洛酮治疗肺性脑病的临床体会 ［J］. 实用心脑肺血管杂志，2011，19（2）：277-278.

12. 赵德芳 . 纳洛酮治疗 COPD 急性加重期合并 II 型呼吸衰竭疗效观察 ［J］. 山东医药，2008，48（25）：52-53.

13. 梁月俭．清开灵并安宫牛黄丸治疗肺性脑病临床观察［J］．中国中医急症，2006，15（6）：614-615.

14. 李乔，余冠华．纳洛酮降阶梯治疗肺性脑病 87 例疗效评价［J］．临床肺科杂志，2011，16（3）：367-368.

15. 李寅，李燕，张武臣，等．针刺四关穴对呼吸衰竭患者机械通气期间人机对抗的影响［J］．中国中西医结合杂志，2006，26（10）：930-932.

16. 王江．三联疗法治疗肺性脑病脑水肿的临床观察［J］．现代医药卫生，2002，18（11）：975-975.

17. 刘建国，李静，武瑞芳，等．应用 BiPAP 治疗轻、中度肺性脑病 20 例临床观察［J］．中西医结合心脑血管病杂志，2010，8（6）：689-691.

18. 张一琳，金虹，张耀，等．肺性脑病中医治疗体会［J］．中国临床医生，2007，35（6）：58-59.

19. 周晶．张觉人教授中医辨证分型治疗肺性脑病经验探讨［D］．武汉：湖北中医药大学，2011.

20. 王承琳．肺性脑病中医辨治［J］．养生保健指南（中旬刊），2012（2）：32-33.

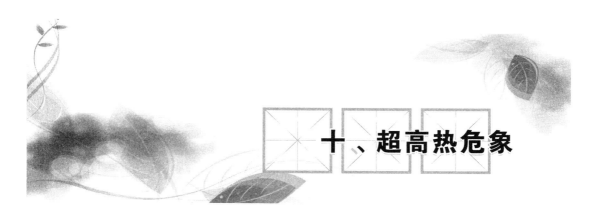

十、超高热危象

超高热危象（high heat crisis）是指体温 41℃以上，同时伴有昏迷、抽搐、休克、出血等症状的危急证候。本病属于中医"发热"、"痉证"和"厥证"等范畴；主因感受外邪，或热陷心包，阴津耗伤，阴血亏虚；基本病机为邪热犯表或气、血、湿等郁结体内壅遏化热。

（一）诊断要点

1. 患者体温超过 41℃。

2. 伴有头痛、头晕、昏迷、抽搐等神经系统症状，或休克、出血等危重证候。

3. 伴或不伴明确的原发疾病。

满足上述 3 条即可诊断。

（二）鉴别诊断

1. **高血压危象** 患者在不良的诱发因素作用下，血压骤升到 200/120mmHg，伴有头晕、头痛、恶心、呕吐等非特异症状，并伴有心、脑、肾等靶器官急性损害的危急证候，体温常不升高。

2. **糖尿病酮症酸中毒** 患者多有糖尿病病史，出现疲乏、食欲减退、恶心呕吐、多尿、口干、头痛、嗜睡，呼吸深大，呼气中有烂苹果味等临床表现；后期严重脱水，尿量减少、眼眶下陷、皮肤黏膜干燥，血压下降、心率加快，四肢厥冷；甚至出现不同程度意识障碍，反应迟钝，血糖升高，体温多正常。

3. **甲状腺危象** 多发生于较重甲亢未予治疗或治疗不充分的患者，是甲状腺毒症急性加重的一个综合征。临床表现为高热、大汗、心动过速、烦躁、焦虑不安、谵妄、恶心、呕吐、腹泻，严重患者可有心力衰竭、休克和昏迷等。根据原发病及相应的实验室检查常可鉴别。甲亢危象和超高热危象常可同时存在。

4. **恶性高热** 恶性高热是目前所知的唯一可由常规麻醉用药引起围手术期死亡的遗传性疾病。它是一种亚临床肌肉病，患者平时无异常表现，在全身麻醉过程中接触挥发性吸入麻醉药后出现骨骼肌强直性收缩，产生大量能量，导致体温持续快速增高，在没有特异性治疗药物的情况下，一般的临床降温措施难以控制体温的增高，最终可导致患者死亡。易与超高热危象鉴别。

5. **热射病** 即重症中暑。该病通常发生在夏季高温湿热的天气，是指由于高温引起的人体体温调节功能失调，体内热量过度积蓄，从而引发神经器官受损，可做鉴别。

（三）治疗方案

超高热危象的治疗原则是在密切监测生命体征的基础上降温和治疗原发病。

1. 监测病情　密切注意患者的体温、脉搏、呼吸、血压等生命体征的变化，体温尤其重要，应每4小时重复测量以便观察降温效果；体温下降38.5℃之后，应改为每天测量体温2次。注意患者伴随症状的变化，如面色、神志、寒战、大汗等，特别是大汗患者，要留意尿量、尿色，及时补液纠酸，防止休克的发生。

2. 降温　迅速而有效地将体温降至38.5℃以下是治疗超高热危象的关键。根据病情的不同，选择适当的降温措施，及时降低体温，防止体温过高导致患者机体的损害和消耗。

（1）物理降温：物理降温时应遵循热者冷降，冷者温降的原则。当患者有寒战、四肢厥冷时，可用32～35℃温水擦浴或用30％～50％温酒精擦浴；如果患者烦躁、四肢末梢灼热，且体温超过39.5℃时，可在头部、腋下、腹股沟等血管丰富处使用冷毛巾或冰袋冷敷，亦可用冰水擦浴降温。擦洗时应以拍拭的方式进行，不用摩擦方式，因摩擦方式易产热；禁拭后项、胸前区、腹部和足底。同时为了辅助退热，可以用荆芥15g、薄荷（后下）15g煎水擦浴以治疗外感高热，或用20％石膏煎液外洗以治疗邪热入里之发热，另用4℃的5％葡萄糖氯化钠注射液1000ml静脉滴入有协助降温作用。物理降温不宜在短时间内将体温降得过低，以防虚脱，另外在物理降温初期，由于表皮受凉的刺激可引起皮肤血管收缩和肌肉震颤，反而影响散热，甚至促进机体产热使体温上升。为了争取时间，快速缓解病情，物理降温配合药物降温效果更加。

（2）药物降温：当物理降温效果不佳时，应给予药物降温。药物降温是通过降低患者下丘脑体温调定点的温度，使患者产热减少、散热增多而达到体温降低的目的。选用复方氨基比林2ml肌内注射或柴胡注射液2ml肌内注射或复方氨林巴比妥注射液2ml肌内注射。中药可辨证选用白虎汤、羚角钩藤汤、柴葛解肌汤或安宫牛黄丸、清开灵、紫雪等帮助退热。亦可使用大黄枳实汤（寒水石20g，生大黄、枳实、山药各15g，生甘草10g）、清热灌肠汤〔生石膏、芦根各30g，连翘、荆芥、薄荷（后下）、赤芍各15g〕、大柴胡汤或大承气汤水煎冷却后灌肠，每日1次。在应用药物降温时，应注意补足有效血容量，避免引起患者体温骤然下降，出现大汗淋漓，加重病情。

（3）冬眠疗法：冬眠药物可以抑制体温调节中枢、扩张血管、加速散热、松弛肌肉、减少震颤、降低组织器官的代谢和耗氧量，防止产热过多。可采用哌替啶100mg、氯丙嗪50mg、异丙嗪50mg静脉推注，每8小时1次，用药开始30分钟后可酌情予以体表降温，当体温逐渐下降至38℃时，应停止滴入冬眠药。

3. 病因治疗

（1）感染者应及时选择敏感的抗生素足量使用，必要时可加用肾上腺皮质激素控制病情。抗生素使用后应注意疗效的观察，当使用抗生素2～3天后疗效不佳，可考虑改用其他药物。

（2）对于非感染发热一般病情复杂，应根据患者的原发病进行有针对性的处理，如甲亢危象者应迅速使用抗甲状腺药物，酮症酸中毒患者给予补液纠酸、消酮、降糖等处理。对高度怀疑、一时无法确诊的疾病，在降温的同时可以有目的、有步骤地做诊断性治疗。

（3）对原因不明的发热，若患者情况良好，体温不过高，可暂不做退热处理而给予支持疗法，以便仔细观察热型并进一步做其他检查，待诊断明确后积极进行病因治疗。

4. 其他　针灸治疗：治则为清热泻火，热入营血者清营凉血，疫毒熏蒸者泻火解毒。选穴：大椎、曲池、合谷、外关。操作：只针不灸，用泻法，留针 20 分钟，间歇行针。或选择大椎、尺泽、曲泽、十二井穴、委中、十宣点刺出血。也可选用柴胡注射液，于曲池、风门、足三里注射 1～2ml；双风池穴位注射维生素 B₁ 0.3～0.5ml。高热晕厥时，可强刺人中、内关、太冲、合谷穴，用泻法。

（四）中医辨证治疗

1. 外寒里热证

证候：高热伴恶寒，头疼体痛，面赤唇焦，渴欲饮冷，咳嗽，气息喘促，小便短赤，大便干结，舌尖红，苔白燥，脉浮缓或洪大。

治法：解表清里。

方药：大青龙汤合麻杏石甘汤加减。

生石膏 30g，前胡、全瓜蒌各 10g，炙麻黄、桂枝、杏仁、生甘草、黄芩、桔梗各 6g。

恶寒重，肢体疼痛者，加羌活、独活、荆芥，以解表祛湿散寒；咳嗽痰多者，加前胡、旋覆花（包煎）、清半夏，以止嗽化痰；大便秘结者，加火麻仁、生大黄（后下），以通腑泄热。

2. 肝经热盛证

证候：高热不退，头痛头胀，甚则神昏，口噤咬齿，手足躁扰不宁，甚则项背强急，四肢抽搐，角弓反张，舌质红绛，舌苔薄黄，脉弦细而数。

治法：清肝潜阳，息风止痉。

方药：羚角钩藤汤加减。

钩藤（后下）、桑叶、菊花、白芍、生地黄各 15g，水牛角粉（冲服）、川贝母、竹茹、茯苓各 10g，生甘草 6g。

口苦、苔黄者，加龙胆草、黄芩，以清肝热；口渴甚者，加生石膏、沙参、天花粉、知母，以清热生津；神昏惊厥者，可选用安宫牛黄丸、至宝丹或紫雪丹，以清心泄热、开窍醒神、息风止痉，其中安宫牛黄丸清热解毒力胜，至宝丹开窍醒神作用强，紫雪丹则适用于息风镇静止痉。

3. 阳明热盛证

证候：高热伴汗多，面赤而诟，鼻干气粗，唇赤口燥，满腹便结，口渴喜冷饮，舌质红，苔黄燥，脉象洪大。

治法：清泻胃热。

方药：白虎汤合增液承气汤加减。

生石膏 30g，生地黄 20g，知母、玄参、麦冬各 15g，生大黄（后下）、生甘草各 6g。

若热甚烦躁者，加淡竹叶、栀子、黄芩，以清心泻火除烦；若抽搐甚者，加天麻、地龙、全蝎、菊花、钩藤，以息风止痉；热甚动血，斑疹隐隐，舌质红绛者，加水牛角粉、生地黄、牡丹皮，以凉血化瘀。

4. 阳明腑实证

证候：高热不解伴神志改变，甚则谵语，惊惕不安，呼吸急促，烦躁，日晡潮热，手足濈然汗出，齿衄鼻衄，唇焦口燥，胸满气促，胃胀不食，疼痛拒按，腹胀满痛，甚则拒按，小便短赤如茶，大便燥结不通，舌苔黄燥中有芒刺，脉滑而疾、甚则洪数。

治法：通腑泄热。

方药：大承气汤加减。

生大黄（后下）、麦冬、莱菔子、瓜蒌子各15g，芒硝（后下）、枳实、厚朴各10g。

齿衄鼻衄者，加生地黄、赤芍、丹皮，以凉血解毒；憋喘咳痰者，加全瓜蒌、清半夏、黄芩，以清热化痰；高热昏迷者，可加安宫牛黄丸1丸，以清热开窍醒神。

5. 热入营血证

证候：高热，身热夜甚，烦躁，口干不甚渴饮，神昏谵语，身发斑疹，时有吐血、衄血、便血等，舌质红绛，苔黄少津，脉细数。

治法：清营凉血。

方药：清营汤加减。

玄参、生地黄、麦冬各20g，水牛角粉（冲服）、淡竹叶、连翘、赤芍各15g，莲子心、丹参、金银花各10g。

高热烦躁明显，加牡丹皮、栀子、生石膏、知母，以清解气分实热；四肢抽搐，角弓反张者，加全蝎、蜈蚣、僵蚕、蝉蜕，以凉肝息风止痉；伴有昏迷不醒者，选用安宫牛黄丸，每日1丸，连服3日。

6. 痰湿内盛证

证候：高热不退，头痛，神识昏蒙，身体重着，肌肉酸疼，胸脘满闷，甚则呕吐痰涎，大便稀溏秽浊，舌苔白厚腻，脉濡或弦滑。

治法：利湿化痰退热。

方药：三仁汤加减。

生薏苡仁30g，清半夏、厚朴、滑石（包煎）、竹叶各15g，藿香、佩兰、杏仁、通草各10g，草果、白蔻仁、黄芩各6g。

恶寒、肌痛、骨节痛者，加用羌活、藁本，以解表祛湿；痰湿化热，身热，烦躁，舌苔黄腻，脉滑数，加全瓜蒌、黄连、竹茹，以清热利湿化痰；痰湿上壅，蒙蔽清窍，突然昏厥抽搐，可急用竹沥加姜汁送服安宫牛黄丸1丸，同时汤剂中可加用菖蒲、郁金以化痰开窍。

7. 阳虚发热证

证候：身热恶寒，头疼体痛，嗜卧沉迷，口渴喜热饮，神情萎靡不振，甚至气息奄奄，体热不退，肢冷，面唇青紫，舌苔白滑或白腻，脉微细或沉弱无力。

治法：温阳退热。

方药：麻黄附子细辛汤加减。

制附子（先煎）、炙甘草各10g，炙麻黄、干姜、五味子各6g，细辛、肉桂各3g。

身体斑疹隐隐者，加黄芪、生地、丹皮，以益气凉血化瘀；颧红面赤者，加葱白，以收引阳气；病情危重者，可加中药制剂参附注射液配合治疗。

8. 阴虚发热证

证候：午后高热或低热，服发汗药不解，形体消瘦，唇红颧赤，心烦口渴，咽燥，困倦乏力，腰膝酸软，舌红少苔，脉细数。

治法：滋阴养血退热。

方药：秦艽鳖甲散加减。

鳖甲、生地黄各 30g，地骨皮 20g，当归、秦艽各 15g，柴胡、黄芩、丹皮、黄柏、赤芍、木瓜各 10g，甘草 6g。

心烦失眠者，加生栀子、夜交藤、酸枣仁，以养血安神；阴虚多汗，时时欲脱者，加人参、沙参，以养阴益气固表止汗；口渴、咽干明显者，加沙参、天花粉，以养阴生津止渴。

（五）治疗经验

1. 大承气汤的应用　患者高热，神昏，抽搐严重且伴有便秘时，可采用大承气汤灌肠，使用时以生大黄 30g（后下），芒硝 20g（兑入），枳实、厚朴各 15g，煎取 10ml 药液进行灌肠。若灌肠后大便得通，体温常可下降，尤其是急性坏死性胰腺炎所引起的高温。同时若有高热伤阴，灌肠的同时配合增液汤（生地黄、麦冬、玄参各 30g）口服，达到泄热而不伤津的目的。

2. 中药醒神开窍，活血化瘀　当出现高热持续不退、不省人事，或循衣摸床，撮空理线，且伴有高热，烦躁，谵语，舌绛时，可用安宫牛黄丸口服 1 粒、每日 2 次，或采用清开灵注射液 20～40ml 加入 5％葡萄糖注射液 250ml 中静脉滴注、每日 2 次，或醒脑静注射液 20ml＋0.9％氯化钠注射液 250ml 静脉滴注、每日 2 次；若出现皮肤瘀斑，可采用血必净注射液 50ml 加入 0.9％氯化钠注射液 100ml 中静脉滴注，每日 2 次。

3. 针灸及刺络放血　超高热可在应用其他降温方法的同时采用针刺曲池、合谷、液门等穴位辅助治疗；对穴位常规消毒后，以 30 号 1.5 寸毫针刺入 1 寸左右，采用捻转泻法，手法操作后留针 30 分钟。当超高热出现窍闭神昏时，可取十二井穴或耳尖采用三棱针放血，同时可配合大椎穴强刺激提插 5～7 次后进行刺血拔罐。

4. 降温过程中出现低血容量性休克的救治　伴随着体温的下降，机体可能会大量出汗，在降温过程中体液损失明显，出现大汗淋漓，四肢厥逆，脉微欲绝时，宜输入低分子右旋糖酐 250～500ml 静脉滴注、每日 1 次，以防低血容量性休克；亦可采用参附汤加味以救阴敛阳，方用制附片（先煎）30g，生龙骨、生牡蛎、山药各 20g，麦冬 15g，红参、五味子各 10g，水煎频服，对于血压下降明显，不能口服药物的患者，可采用参附注射液 60ml＋5％葡萄糖注射液 250ml 静脉滴注，同时可配合灸神阙、关元、气海等，每穴灸 15～20 分钟以急救回阳。

5. 冷甘露醇静脉滴注降温　超高热出现脑水肿时用 20％甘露醇置冰箱中冷至 4℃左右以 5ml/kg 的剂量静脉滴注，速度为 50～60 滴/分钟。同时肌内注射适量氯丙嗪或地西泮，以预防和消除寒冷反应的发生。对超高热的降温，75％的患者能在 1 小时内起效，最迟不超过 12 小时，可减轻超高热对机体的损害，降低并发症和死亡率。

6. 应用亚低温治疗仪或冰毯降温　对于超高热危重患者，可采用亚低温治疗仪或冰毯降温，能使患者较快地散发热量，避免由于高热引起的继发性损伤及内环境紊乱，并且安全可靠，不易引起患者呼吸、心率、心律、血压的明显变化及寒战、抽搐，利于患者安全渡过危险期，从而降低死亡率。

（六）典型病例

李某，男，76 岁，主因咳嗽、咯痰 3 天，加重伴高热、神志不清 1 天，于 2012 年 9

月 10 日入院。患者既往"慢性支气管炎"病史 40 余年，每于换季发病，否认"冠心病"、"高血压"病史，否认"结核"、"乙肝"等传染病史，否认外伤史、手术史及药物过敏史。抽烟史 40 余年，40 支/天，否认饮酒史。患者入院前 3 天受凉后出现咳嗽、咯痰，初为白色黏痰，后为黄痰，量多质稠，伴气急、神疲、谵语，无咯血，无胸闷、憋气，无胸痛，未给予特殊注意和处理，上述症状逐渐加重。1 天前患者出现发热、畏寒，最高体温达 41℃，伴神志恍惚，谵妄，头痛、头晕，四肢无力，无恶心呕吐及腹痛腹泻，无尿频尿急等不适，遂就诊于我院急诊，查血常规：WBC 13.2×10^9/L，N 90.0%，RBC 5.09×10^9/L，Hb 117g/L，PLT 288×10^9/L；胸 X 线示右肺炎症，给予降温、抗感染治疗（具体不详），现为求进一步诊治收入我科。体格检查：T 41℃，P 102 次/分钟，R 24 次/分钟，BP 135/85mmHg，嗜睡，精神差，全身皮肤巩膜无黄染，浅表淋巴结无肿大，口唇轻度发绀，胸廓对称，两肺呼吸音粗，右下肺可闻及大量湿性啰音和少许散在痰鸣音，HR 102 次/分钟，律齐，无杂音，腹软，肝脾肋下未及，双肾叩击痛（-），移动性浊音（-），双下肢不肿，四肢肌力 5 级，双巴氏征阴性。辅助检查：肝肾功能、电解质大致正常；心电图：窦性心动过速，ST-T 段正常；胸部 CT 示：右肺中下野示毛玻璃样阴影，纵隔内未见肿大淋巴结影。

中医证候：高热，神昏谵语，咳嗽剧烈，咽喉肿痛，痰液黏稠，头身痛楚，身热恶风，舌红绛、苔薄黄、脉浮数。

入院诊断：①超高热危象；②肺炎；③慢性支气管炎急性发作。

中医诊断：外感发热（心营热盛证）。

治疗过程：入院后予温水擦浴，并用冷毛巾在腋下、腹股沟处冷敷，给予复方氨林巴比妥注射液 2ml 肌内注射。入院 1 小时后，体温降至 39.0℃，患者意识逐渐清醒。中医辨证为心营热盛证，治以清心透营、开窍止痉，给予清营汤：水牛角粉 30g，生地黄 15g，莲子心、玄参、麦冬各 9g，连翘 6g，淡竹叶 3g，同时送服安宫牛黄丸半丸。入院 4 小时后，患者体温降至 37.8℃，嘱患者注意保暖，大量饮水。同时考虑患者为社区获得性肺炎可能性大，给予头孢米诺钠 2g 加入 0.9%氯化钠注射液 100ml 中静脉滴注、每日 2 次，广谱抗感染治疗。入院后第 2 天，患者体温降至 37℃以下。痰培养加药敏试验结果示：肺炎链球菌，对头孢米诺钠敏感。继续抗感染治疗，入院后第 7 天，患者咳嗽好转，咯痰量明显减少，无发热，继续巩固治疗。入院后第 14 天，复查胸部 CT：病灶明显吸收，病情好转，停用抗生素，嘱患者出院。

（七）专家分析

1. 超高热危象的病因病机 超高热危象是常见临床急症，病因复杂，主要有病毒、细菌、真菌等病原体引起的感染性发热和各种其他因素引起的非感染性发热，如变态反应、中枢性发热、中暑、药物中毒、甲亢等代谢疾病及肿瘤性发热等。临床最常见的为感染性发热和肿瘤性发热。感染性发热是由于细菌释放毒素诱发产生内源性致热原作用于体温调节中枢使体温调定点上移造成，所引起的超高热往往病情凶险，易引发感染性休克。肿瘤性发热是正常白细胞受肿瘤细胞的多糖分解诱导发生内源性致热原，或肿瘤细胞破坏、溶解过程中大量毒性物质或炎性递质释放，或肿瘤自身对调节中枢产生影响而引发中枢性发热。

中医学将感染性发热归为"外感发热"范畴，肿瘤性发热属于"内伤发热"。外感发热为热毒致病，正邪相争所致，热因毒生，毒因热长，造成高热不退。痰热瘀滞，热急生风，风盛则动而出现抽搐。内伤发热是本虚标实之证，主要由机体正气不足且受外界因素刺激，而使脏腑功能失调，引发气血及阴阳不足、痰瘀湿毒、阴阳失调、蕴久化热所致。或长时间疾病损耗使正气不足，阴火上冲或虚阳外越；或因放、化疗后耗气伤阴、火热毒邪积聚、元气亏损所致。

早在 20 世纪 70 年代末，就有学者提出"毒寓于邪，毒随邪来，热由毒生，毒不除则热不去，变必生危"的外感高热理论。邪指外邪；热指症状；毒是引起高热的根源，也是各种温邪的共性，人体受毒发病而出现高热；变指变证，是由失治误治，邪毒内陷，正气受损，或热盛而真阳大伤，酿成正衰邪实的局面，逆转为沉重的危险病情，是质的变化。因此，将毒与变的关系概括为"热由毒生，变由毒起，毒不除，热不退，变必生，危必现"。

2. 超高热危象的诊断　超高热危象是在原发病基础上出现的体温上升达到 41℃ 后导致的危重证候。这与热衰竭正好相反，热衰竭是在外界高温的基础上出现意识模糊、乏力、脱水等症状，进而出现中枢体温调节障碍，最后导致高热的发生。

3. 超高热危象的治疗

（1）大承气汤联合增液汤退热：超高热危象属中医"热厥"、"痉病"范畴，皆为里热结实，上扰心神，神明昏乱，此类情况可采用通里攻下的方法驱逐热邪，常可达到一泻而热解的功效，临床效果显著。高热患者常因热盛伤津、气机郁滞而导致胃腑不通，大便数日不解或解之不畅；同时胃腑不通又会加重阳气闭郁，致热势更重，热毒更甚。使用通下法釜底抽薪可使热毒多一条出路。高热若邪在胃肠、肺、肝胆者，用通里攻下的方法尤为适宜，并认为苦寒之大黄是下法必用之药。用大承气汤法当峻下热结，急下存阴。方中大黄荡涤胃肠实热积滞，芒硝软坚润燥，厚朴、枳实行气消痞。诸药合用，使热结得下，气机宣畅。但超高热危象患者病情危重，多神志不清，不能口服，且多气虚阴亏，故临床上多用灌肠，以达到快速降温退热的功效。增液汤中玄参、麦冬、生地三味壮水滋阴，增液通便，故在大承气汤灌肠的基础上可以口服增液汤以助存阴之功。

（2）白虎汤、安宫牛黄丸和紫雪丹退热：西药作用持续时间较短，用药间隔小，患者出汗多而致体液流失、细胞脱水，引发机体营养物质代谢及电解质失调，消化道黏膜萎缩，分泌消化液减少而使消化吸收能力出现下降，营养供应不足，对患者身体造成一定的损害，并且容易反复，毒副作用也较多。因此，在治疗过程中辨证使用一些中药，可有效避免不良反应的产生。

有些患者伤寒化热内传阳明之经，气分热盛，未达到阳明腑实，热盛津伤而不宜攻下，而以清热生津为宜，故超高热危象早期患者辨证在卫、气分，宜采用白虎汤。白虎加人参汤解毒透热、健脾益气，并具有提高抵抗力的功效。安宫牛黄丸和紫雪丹、至宝丹为温病开窍三宝，当患者热久不退，出现神昏谵语等扰乱心神证候时采用。安宫牛黄丸主治邪热内陷心包证，法以清热泻火、凉血解毒与芳香开窍并用，可以清宫汤煎汤送服 1 丸，每日 1~2 次，如患者出现脉虚，呈内闭外脱之势，亦可以人参煎汤送服。紫雪丹主治痰热内闭心包证，长于息风止痉，故兼有热动肝风而惊厥抽搐者宜采用，用量 1.5g，每日 1~2 次。

（3）超高热危象病情中应注意舌象变化：如果舌质正常、苔薄者，为病情初起，病位在表，其势轻浅。若病情发展，舌苔由薄变厚，转为厚腻、秽浊、黄燥等，乃痰浊、痰热、火热等邪为患，多见于中、后期邪正交争的关键时刻。若厚苔未退，但进而舌质发生变化：舌淡胖或边有齿痕多为肺脾气虚；舌嫩红有裂纹或舌面光剥，为气阴两伤；舌红绛或有裂纹，多见于温病热入营血，津液耗伤。此时当扶正与祛邪并用。病情后期，若苔厚渐退，舌面嫩红、红绛或光剥、或有裂纹，为邪退正衰、气血津液大伤之象，必须扶助正气为主。更甚者见舌苔尽脱，舌面光绛枯萎，为水涸火炎，阴液欲竭之危候，此时不可漫投攻伐，非峻补不能挽危于万一。

（4）针灸退热，简洁高效：针刺及刺络放血具有开窍泻热的作用，临床治疗高热，操作简便，疗效明显、迅速，在超高热时可协助退热。可选大椎、曲池、合谷、少商等穴位进行针刺，以泻法为主，若兼有神昏、抽搐等症时，可配合采取十宣点刺放血或针刺太冲、合谷以开四关的方法，亦可增加疗效。

（5）维持水电解质酸碱平衡：高代谢状态往往会引起休克及酸中毒，要密切监测生命指标，积极补液及纠正酸中毒。纠正酸中毒要遵循"宁酸勿碱"原则，主要因为：①碱血症并不能提高最终成活率；②碱血症使血红蛋白氧离解曲线左移而抑制血红蛋白释氧；③$NaHCO_3$离解出的HCO_3^-与H^+结合又可产生大量的CO_2，后者能自由通过血脑屏障和细胞膜，进入脑和心肌细胞形成"反常性"细胞内酸中毒；④碱血症使K^+从细胞外向细胞内转移而致低钾血症，严重时可危及心脏。故酸中毒早期主要靠机体代偿纠酸，当pH<7.1和（或）$HCO_3^-<10mmol/L$时，适当补充碳酸氢钠纠正酸中毒，使用时应从小剂量开始，根据血中pH、碳酸氢根浓度变化决定追加剂量，可采用口服首次4g，以后每4小时$1\sim2$g。亦可静脉滴注，$2\sim5mmol/kg$，$4\sim8$小时内滴注完毕。使用过程中应注意监测患者的pH以及时调整用量。

（6）对症治疗：超高热危象除了体温超过41℃外，常伴有中枢神经系统损害及循环障碍，故应立即进行有效降温，防止酸中毒、脑水肿的发生，积极补液维持血容量以改善微循环障碍。降温时要严密监测体温、呼吸、心率及血压等生理指标和神志、精神变化等。对于高热伴反复惊厥者，应采取冬眠疗法；对抽搐不能控制者，用地西泮10mg静脉推注。如有头痛、头晕、呕吐等高颅压表现时，应给予20％甘露醇250ml静脉滴注降颅压。

（7）感染性发热治疗：对于感染引起的发热，抗感染时可采取"降阶梯疗法"，即开始时即经验性给予广谱抗生素覆盖治疗，可以选用青霉素或三代头孢菌素，待病情稳定后，根据细菌培养，改成针对性强的窄谱抗生素进行治疗。同时，感染性发热患者往往凝血机制异常，出现高凝状态，抗感染的同时应注意保护血管内皮、抗血小板治疗，以避免急性血栓形成，可用低分子肝素5000U皮下注射，每日1次。

（8）非感染性发热的治疗：非感染性发热往往根据不同病因对症治疗。变态反应引起的发热可给予糖皮质激素抗过敏治疗，激素有降温、抑制炎症及免疫反应、减轻脑水肿等作用，对各种原因所致的超高热均可应用；药物热应立即停用引起发热的药物；甲亢危象引起的发热应立即给予丙硫氧嘧啶治疗；中暑发热对症治疗即可缓解。

4. 超高热危象的并发症　患者如不能及时有效退热，会出现严重的缺血缺氧表现，如休克，进一步出现代谢性酸中毒、脑水肿，危及生命。

5. 超高热危象的预后及预防　超高热危象是临床中较常见的危重证候，病因往往较多且复杂，病情凶险。中枢性高热往往提示下丘脑等器质性损害，预后较差。抢救超高热患者的关键是能认识到 41.1℃ 以上的持续体温很危险，需尽快降温。高热时血脑屏障通透性增加，可使某些有害物质进入中枢神经系统而直接引起脑部损害。同时，高热可致脑血流加速、脑血容量增加，导致颅内压力增高。当体温升至 41.6℃ 时可对中枢神经系统产生直接损伤。临床可表现为大脑皮质过度兴奋，出现头痛、烦躁、抽搐、谵语、幻觉或高度抑制，出现嗜睡甚至昏迷。另一关键是及早发现患者高热，因为人一进入高热状态，易于发生温度继续升高，使机体更多受危害。诊断可以推迟，不论超高热的原因是严重感染、输液反应、中暑、脱水、阿托品中毒、甲状腺危象、氟烷等麻醉药物所致恶性热、颅内出血、脑炎等，其治疗应以迅速、安全的降温为主。患者死亡的最常见原因是延误时间。因此，凡遇发热患者及或有衰竭、意识变化，尤其在高温季节，不要忽视测量体温，一旦发现体温过高，则要立即采取积极的降温措施，使体温降至 39℃ 以下，避免休克、酸中毒加重组织器官的损害而诱发 MODS，与此同时，要积极明确诊断，治疗原发病，防止疾病进一步恶化。

参 考 文 献

1. 王启才. 针灸治疗学 [M]. 北京：中国中医药出版社，2003：257.

2. 邓中甲. 方剂学 [M]. 北京：中国中医药出版社，2003：208-211.

3. 范先基，张定进，李俊，等. 白虎加人参汤加味治疗肿瘤性发热疗效观察 [J]. 实用内科杂志，2012，15 (3)：1058-1060.

4. 王蓉，冯军，王宇岭，等. 加味青蒿鳖甲汤治疗晚期肺癌癌性发热 32 例 [J]. 南京中医药大学学报，2011，27 (5)：484-485.

5. 宋乃光.《温病条辨》辛凉三剂、开窍三宝的组成与应用特点 [J]. 江苏中医药，2008，40 (3)：1-4.

6. 赵为民，刘树敏. 急性高热的中医辨证思路及治疗程序 [J]. 中国中医急症，2005，10 (14)：972-973.

7. 路树柏. 超高热的紧急处理（附 11 例报告）[J]. 安徽医学，1983 (2)：78-79.

8. 肖胜捷. 4℃甘露醇静滴对高热和超高热的降温效果及机理探讨（118 例报告）[J]. 中国医师杂志，2000，2 (9)：528.

9. 周永霞，陈可静. 羚角钩藤汤控制小儿高热惊厥发作临床研究 [J]. 中国中医急症，2004，13 (7)：434-435，410.

10. 陈五一. 杂病高热辨治心得 [J]. 中国中医急症，2008，17 (11)：1631-1632.

11. 熊兴江，王阶. 外感高热诊疗心悟 [J]. 中西医结合学报，2011，9 (6)：681-687.

12. 王晓媛，李晓. 李浩教授治愈高热验案 [J]. 世界中西医结合杂志，2013，8 (1)：18-19.

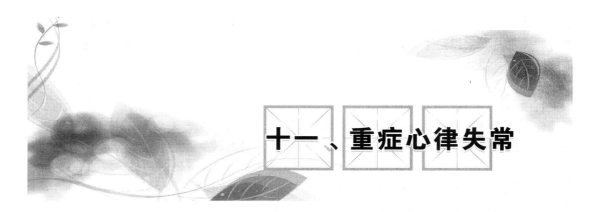

十一、重症心律失常

重症心律失常（severe cardiac arrhythmia）是指可以导致心脏骤停的严重心律失常，常见有心室颤动、室性心动过速、高度房室阻滞、心室内阻滞、心室静止和窦性停搏。绝大多数重症心律失常继发于器质性心脏病，只有少数特殊类型为原发，如先天性QT延长综合征、Brugada综合征、特发性心室颤动等。中医认为本病病位在心，还涉及脾、胃、肝、肾；主要病因是心血不足，瘀血阻络，心阳衰弱，水饮内停；属中医"怔忡"、"心悸"等范畴。

（一）诊断要点

1. 多有心脏病（如心力衰竭、冠心病、心包炎、心肌炎等）、贫血性疾病、内分泌疾病等病史。

2. **临床表现** 心悸、气促、晕厥、头昏、胸痛等症状。听诊心率、心律皆异常；心室颤动与扑动时心音消失、脉搏及血压测不到，并伴有抽搐等症状。

3. **心电图表现**

（1）心室扑动/颤动：两者常为连续的过程。①心室扑动无正常的QRS-T波，代之出现快速、连续、规则的大振幅连续波动；②心室频率200次/分钟以上，转为心室颤动；③心室颤动为QRS-T波完全消失，出现大小不等、极不规则的颤动样波，频率250～500次/分钟，是心室静止前的心电征象。

（2）室性心动过速：①连续出现3个或3个以上的室性期前收缩，频率在100～200次/分钟，心律规则或不规则；②QRS波群宽大畸形，时间≥0.12秒，ST-T方向与QRS主波方向相反，P波与QRS波群无固定关系，形成房室分离，偶见P波下传心室前发生1次正常的QRS波群；③常突然发作；④特殊类型的室速：加速性室性自主心律，尖端扭转型室性心动过速。

（3）高度房室阻滞或完全房室阻滞伴低位室性逸搏时，心室率<40次/分钟，或长R-R>3秒，常可发生心室停搏。

（4）窦性停搏：亦称窦性静止。心电图可见规律的P-P间距中突然出现P波脱落，形成长P-P间距，且长P-P间距与正常P-P间距无倍数关系。

（二）鉴别诊断

心律失常主要从患者心电图、临床表现及心电生理检查3个方面进行鉴别。

1. **快速性心律失常**

（1）室上性快速性心律失常

1）房性心动过速：①多见于老年人；②多有器质性心脏病，如肺源性心病；③异位起源点位于心房，可分为自律性房性心动过速和折返性房性心动过速；④房性心动过速的频率150～250bpm；⑤心电图特点是突发突止，可呈1：1或2：1下传，有单形性房性心动过速和多形性房性心动过速，前者在同一导联上其P'波形态和P'R间期相同，而后者在同一导联上至少有2种或2种以上P'波形态和P'R间期。

2）心房颤动：①阵发性心房颤动可无明显器质性心脏病，而持久性心房颤动多有器质性心脏病或甲状腺功能亢进症。②异位起搏点位于肺静脉、左右心房、上腔静脉。③心电图特点是P波消失，出现f波，频率350～600bpm；QRS波群呈室上性，RR间期绝对不规则。④心房颤动合并预激综合征时危险性高，需紧急处理。⑤心房颤动合并高度或完全性房室阻滞时，也需急诊处理。

3）心房扑动：①多见于器质性心脏病。②异位起搏点位于心房。③心电图特点是，P波消失，出现f波，频率250～350bpm；QRS波群形态和时限正常，可呈固定或不固定房室传导。④心房扑动呈1：1房室传导时危险性高，需紧急处理。⑤心房扑动可为心房颤动的过渡阶段。

4）房室折返性心动过速：①多见于无器质性心脏病的中青年。②心电图特点是，突发突止，QRS波群形态正常（隐匿型预激）或宽大畸形（显性预激或合并有束支阻滞），逆行P'波，QP'时限＞70毫秒，心率范围多在150～250bpm。③刺激迷走神经常可终止。④出现血流动力学障碍时提示危重，如血压下降、呼吸困难、心绞痛及晕厥；发作时室率＞200bpm；多见于老年患者或有心脑血管器质性疾病者。

5）房室结折返性心动过速：①多见于无器质性心脏病的中青年。②心电图特点是，突发突止，QRS波群形态正常，除非有束支阻滞，2/3病例无逆行P'波，P'波融合在QRS波群中，如有P'波，但QP'时限＜70毫秒，心率范围多在150～250bpm，平均180bpm。③迷走神经刺激常可终止心动过速。④危重指标同房室折返性心动过速。

（2）室性快速性心律失常

1）室性心动过速：①常见于各种器质性心脏病，最常见于冠心病，特发性室性心动过速主要见于无器质性心脏病者。②心电图特点是，起源于希氏束分叉以下、左心室、右心室，QRS波群宽大畸形，QRS波群时限≥0.12秒，持续性单形性室性心动过速RR间期几乎是规则的，而持续性多形性室性心动过速RR间期可相差较大，频率范围多在100～250bpm；P波与QRS波群之间的关系有房室分离、心室夺获、室性融合波。③持续性室性心动过速为危重性心律失常，可引起血流动力学的不良改变，蜕变为心室扑动或心室颤动，若不及时终止可引起猝死。

2）心室扑动和心室颤动：①为最危重的心律失常，心室扑动发生后很快转为心室颤动，而心室颤动是心脏性猝死的主要原因。②心室扑动的心电图特点是连续、匀齐的波动，波形类似心房扑动的f波，无法分别QRS波群及ST段和T波，频率＞200bpm。③心室颤动的心电图特点是连续、不规则且振幅较小的波动，QRS波群和T波完全消失，细颤的波幅＜0.5mV，频率250～500bpm。

2. 缓慢性心律失常

（1）病态窦房结综合征：①多见于老年人，多考虑冠心病、退行性纤维化；年轻人多考虑炎症性疾病，如心肌炎和心包炎。②心电图特点有自发的持续性窦性心动过缓、窦房阻滞和窦性停搏、窦房阻滞合并房室阻滞、规则或不规则的阵发性房性心动过速与缓慢心室率相交替。

（2）房室阻滞：①常见于各种心肌炎、心肌病、传导系统的纤维化如 Lev 病、冠心病、电解质紊乱等；二度以上高度或完全性房室阻滞时严重心动过缓，可致心源性晕厥。②高度房室阻滞的心电图特点是，心房率≤135bpm 时，有 2 次或 2 次以上连续的房性激动不能下传，且交界性或室性逸搏心律＜45bpm。③完全性房室阻滞的心电图特点是，PP 间期和 RR 间期呈各自规律，互不相关，心房率＞心室率；交界性逸搏心律时，QRS 波群不宽，频率 40～60bpm；室性逸搏心律时，QRS 波群宽大畸形，频率 25～40bpm。

（三）治疗方案

重症心律失常的治疗，要注意患者原发病和诱因的防治。除此之外，只要遵循下列 2 条基本原则，就能对心律失常做出有效处理：首先，对于快速性心律失常，如血流动力学不稳定，不管心律失常的机制如何，都应直接进行经胸直流电复律，以恢复窦性心律。其次，对于缓慢性心律失常，如血流动力学不稳定，都需要经静脉或经胸进行心脏起搏。

1. 快速性心律失常

（1）首先确定是药物治疗还是非药物治疗：快速性心律失常如伴有明显症状，通常首选药物治疗，在以下情况则应首选非药物治疗，或在药物治疗无效时采用非药物治疗。

1）心室率过快且药物控制无效的心房扑动、心房颤动，如无近期动脉栓塞史、无洋地黄过量、无低钾血症，伴有心力衰竭的患者应即刻进行电击复律，如病情稳定者可择期电击复律。

2）伴有急性血流动力学障碍如低血压、休克、急性左心衰竭，无论是快速性心房颤动、心房颤动合并预激，还是室上性心动过速或室性心律失常、心房扑动呈 1：1 下传，均应首选电击复律。

3）特发性室性心动过速可植入埋藏式心律转复除颤器或行导管射频消融术治疗。

4）反复发作的恶性室性心律失常，伴有心室颤动或休克，应该电击复律后植入埋藏式心律转复除颤器（ICD）。

5）有房室结或房室旁路参与的阵发性折返性室上性心动过速，可首选机械刺激兴奋迷走神经法终止发作，如压迫眼球法、压迫颈动脉窦法、催吐法、屏气法、饮冰水疗法，但老年人避免按摩颈动脉窦。

6）绝大多数室上性心动过速和Ⅰ型心房扑动可经食管心房超速起搏终止发作，并能通过导管射频消融术得到根治，不需要药物治疗。

（2）阵发性室上性心动过速的药物治疗

1）腺苷是转复阵发性室上性心动过速的有效、安全药物。当腺苷静脉给药 6mg 或 12mg 时能引起房室结阻滞，可以终止室上性心动过速。腺苷起效快、半衰期＜10 秒，副作用有呼吸困难、胸部不适、发热，但很快消失，严重并发症极少见，但有个别关于气管痉挛、心脏停搏和室性心动过速的报告。临床上常用的三磷酸腺苷，0.2～0.3mg/kg，快速静脉推注，起效时间 20 秒，半衰期 10 秒。备好阿托品和除颤器，几分钟后可以再连续给药。

2）WPW 预激综合征合并心房颤动时，从心房向心室间旁路快速传导，应禁用钙通道阻滞剂和腺苷。理想的药物是普鲁卡因胺，能通过阻滞旁路减慢室率。

3）β-受体阻滞剂和钙通道阻滞剂，用于治疗室上性心动过速，可作为二线药物，用于对腺苷无反应的 10%～15% 患者，但有引起严重心动过缓和低血压的副作用。故禁用于传导阻滞、低血压、严重充血性心力衰竭、缓慢性心律失常等疾病。常用药物有：美托洛尔 5mg，于 5 分钟内静脉注射，间隔 5 分钟连续给药 3 次，共 15mg。阿替洛尔：5mg，于 5 分钟内静脉注射，10 分钟后再给 5mg，改口服。

（3）室性心动过速的药物治疗：室性心动过速的急诊处理：对于稳定性室性心动过速，急诊应用胺碘酮、普鲁卡因胺、普索他洛尔，这些药都比利多卡因有效。对血流动力学稳定的多形性室性心动过速（尖端扭转型除外），在无电转复设备或电转复无效时，用胺碘酮治疗可能有效，但利多卡因无效。而对于 QT 间期延长的尖端扭转型室性心动过速，静脉给予镁制剂能有效终止室性心动过速发作，可静脉内给硫酸镁 1～5g。异丙肾上腺素和心室起搏能有效终止伴有心动过缓或药物诱发的 QT 间期延长的尖端扭转型室性心动过速。静脉内给胺碘酮的用法是，先静脉推注 150mg，然后以 1mg/min 速度持续输注，连续给 6 小时，以后再减到 0.5mg/min。其主要副作用是低血压，所以用药后应监测血压。对于室性心动过速风暴，常选用 β-受体阻滞剂或再加胺碘酮。特发性室性心动过速也称异搏定敏感性室性心动过速，可首选异搏定（维拉帕米）静脉推注，如无效时可选用胺碘酮或普罗帕酮。普罗帕酮，70mg 加 5% 葡萄糖注射液稀释，于 10 分钟内缓慢注射，必要时 10～20 分钟重复 1 次，总量不超过 210mg。

（4）心房扑动和心房颤动的药物治疗：心房扑动和心房颤动是急诊处理最多见的心律失常。急诊处理的原则是，明确和治疗引起心房颤动的原因、降低血栓栓塞的危险性、控制心室率、稳定血流动力学和转复及维持窦性心律。对于急性心肌梗死患者，应尽可能给予 β-受体阻滞剂，如果 β-受体阻滞剂有禁忌证，可选用胺碘酮或地高辛。对于血流动力学不稳定的患者，应该做电复律，不应该应用 I c 类抗心律失常药物。除此，抗凝治疗十分重要，以防血栓栓塞事件发生。对怀疑预激合并心房颤动时，最好选用普鲁卡因胺。伊布利特是静脉用Ⅲ类抗心律失常药，能快速成功转复心房颤动和心房扑动。

2. 缓慢性心律失常　对血流动力学不稳定的缓慢性心律失常患者，应考虑植入起搏器。在植入起搏器以前，应考虑胸外心脏按压及拳击起搏。其中，对有症状的心动过缓，如无可逆性病因，阿托品仍然是一线药物，但对心脏移植患者，阿托品无效。静脉阿托品给药能改善心动过缓的心率、症状和体征，对院内或院外有症状的心动过缓患者均有效。阿托品 0.5～1.0mg，静脉推注，必要时间隔 3～5 分钟重复 1 次，总量 3mg。对阿托品无效的患者，应尽快准备经皮起搏。对症状严重的患者亦推荐心脏起搏，特别是阻滞发生在希浦系统水平或以下者。对症状性心动过缓者，也可选用二线药物，如肾上腺素、异丙肾上腺素、多巴胺和氨茶碱。

（四）中医辨证治疗

1. 心血瘀阻证

证候：心悸不安，胸闷气短，胸痛不舒，痛有定处，心痛时作或唇甲青紫，失眠多梦，舌质紫黯或有瘀斑，脉涩或结代。

治法：活血化瘀，宁心安神。

方药：血府逐瘀汤合桂枝甘草龙骨牡蛎汤加减。

当归、川牛膝、赤芍、生地黄、桂枝、生龙骨（先煎）、生牡蛎（先煎）各 15g，川芎、红花、桃仁各 10g，枳壳、柴胡、炙甘草各 6g。

畏寒肢冷者，加制附子（先煎）、淫羊藿，以温补阳气；气短乏力者，加党参、生黄芪、黄精，以益气复脉；胸痛满闷者，加全瓜蒌、清半夏、薤白、陈皮，以化痰宽胸；脉络痹阻，胸部窒闷、疼痛者，加沉香、檀香、降香，以行气止痛。

2. 痰火扰心证

证候：心悸时作时止，受惊易作，烦躁不安，失眠多梦，痰多、胸闷、胸痛、食少、泛恶，口干口苦，大便秘结，小便短赤，舌红苔黄腻，脉滑数、结代或促。

治法：清热化痰，安神定悸。

方药：黄连温胆汤加减。

清半夏、胆南星、全瓜蒌、竹茹、生龙骨（先煎）、生牡蛎（先煎）、石决明各 15g，黄连、胆栀子、浙贝母、石菖蒲、远志各 10g，枳实、炙甘草、生姜、陈皮各 6g。

火郁伤阴，口干渴者，加天门冬、麦门冬、玉竹、天花粉、生地黄，以生津止渴；痰热互结，大便秘结者，加生大黄（后下）、芒硝，以泄热通便；食少纳呆者，加白术、党参、焦麦芽、焦谷芽、砂仁，以健脾消食。

3. 肝气郁结证

证候：心悸胸闷，胸痛，胁肋胀痛，急躁易怒，每遇情志刺激则加重，舌淡红、苔白，脉弦、结、代。

治法：疏肝解郁。

方药：柴胡疏肝散加减。

白芍、茯苓各 15g，柴胡、当归、枳壳、川芎、香附、佛手、青皮、陈皮、白术各 10g，甘草 6g。

胁痛甚者，加川楝子、延胡索，以理气止痛；口苦咽干者，加黄芩、龙胆草，以清泻肝火；胸刺痛甚者，加乳香、没药、蒲黄、五灵脂，以化瘀止痛。

4. 心虚胆怯证

证候：心悸，善惊易恐，坐卧不安，如恐人将捕之，多梦易醒，恶闻声响，食少纳呆，舌苔薄白，脉象虚数或结代。

治法：镇惊安神，养心定志。

方药：平补镇心丹加减。

麦门冬 20g，茯苓、酸枣仁、熟地黄、山药、车前子（包煎）、茯神各 15g，天门冬、五味子、人参、远志各 10g，肉桂、炙甘草各 6g，琥珀粉（送服）3g。

乏力气短，动则尤甚者，重用人参，加黄芪，以加强益气之功；兼有面色无华、失眠健忘等血虚表现者，加阿胶（烊化）、生首乌，以滋养心血；唇舌紫黯夹瘀者，加丹参、红花、郁金，以活血化瘀。

5. 心脾两虚证

证候：心悸气短，头晕，头痛，失眠健忘，面色不华，倦怠无力，舌质淡红，脉象细弱。

治法：益气安神，养血补心。

方药：归脾汤加减。

炙黄芪 20g，白术、当归、酸枣仁、茯苓各 15g，远志、龙眼肉、大枣、人参各 10g，生姜、木香、炙甘草各 6g。

纳呆腹胀者，加焦山楂、陈皮、焦神曲、焦麦芽、焦谷芽、炒鸡内金，以消食导滞；失眠多梦者，加莲子心、合欢皮、夜交藤，以养血安神；心悸动、脉结代者，宜用炙甘草汤（人参、生姜、桂枝、生地、麦冬、阿胶、大枣、火麻仁），以益气养血、滋阴复脉；如热病后期，损及心阴而致心悸，可用生脉散（人参、麦冬、五味子），以养阴益气。

6. 心阳不振证

证候：心悸不安，惕惕而动，胸闷气短，面色苍白，胸闷气短，形寒肢冷，舌质淡白，脉象虚弱或沉细数。

治法：温心补阳，安神定悸。

方药：桂枝甘草龙骨牡蛎汤合参附汤加减。

煅牡蛎（先煎）、煅龙骨（先煎）各 30g，炙黄芪 20g，茯苓、茯神、炙甘草、桂枝各 15g，制附子（先煎）、人参、丹参各 10g。

大汗出，加山茱萸、浮小麦，或用独参汤，以益气敛汗；水饮内停、浮肿者，加葶苈子、泽泻、五加皮，以降气利水；形寒肢冷者，加肉桂、细辛，以温阳散寒；唇甲紫黯夹瘀血者，加红花、桃仁、赤芍、川芎，以活血化瘀。

7. 心肾阳虚证

证候：心悸，胸闷，头昏，目眩，甚则晕厥，畏寒，气短乏力，动则尤甚，面无血色，眼睑和下肢水肿，四肢冰冷，少尿，舌淡苔白，脉沉迟无力或结代。

治法：温补心肾。

方药：保元汤合真武汤加减。

黄芪、党参各 30g，茯苓、白术各 15g，制附子（先煎）、当归、白芍、桂枝、炙甘草各 10g，干姜 6g。

气短严重，甚至憋喘者，加葶苈子、杏仁、前胡，以宣降肺气；四肢冰冷，昏迷者，急煎四逆汤（制附子、干姜、炙甘草）频服；脉迟甚，心动过缓者，加麻黄附子细辛汤（炙麻黄、细辛、制附子），以温阳复脉。

8. 水饮凌心证

证候：心悸易惊，胸脘痞满，气短，乏力，形寒肢冷，小便短少，或下肢水肿，渴不欲饮，恶心吐涎，舌苔白滑，脉弦滑。

治法：温阳利水，安神定悸。

方药：苓桂术甘汤加减。

黄芪 20g，茯苓、桂枝、白术、茯神、车前子（包煎）各 15g，炙甘草、远志、酸枣仁各 10g。

心悸喘咳，不能平卧，小便不利，水肿较甚，宜合用真武汤（茯苓、白术、白芍、制附子、生姜），以温阳利水；恶心呕吐者，加陈皮、清半夏、生姜，以和胃降逆；咳喘、胸闷者，加杏仁、前胡、桔梗、葶苈子、防己，以宣肺平喘；唇甲青紫兼瘀血者，加刘寄奴、当归、泽兰、川芎、益母草，以化瘀利水。

9. 阴虚火旺证

证候：心悸眩晕，心烦少寐，失眠多梦，头晕目眩，五心烦热，腰酸耳鸣，口苦，口渴，盗汗，便干尿黄，舌红少苔，脉细数或疾、促。

治法：滋阴降火，养心安神。

方药：天王补心丹加减。

生地黄 20g，麦门冬、天门冬、玄参各 15g，茯苓、党参、丹参、远志、柏子仁、当归、酸枣仁各 10g，五味子、桔梗各 6g，琥珀粉（冲服）3g。

方药：二阴煎加减。

生地、麦冬、玄参、炒枣仁各 30g，茯苓、白芍各 15g，黄连、黄柏、当归各 10g。

肾阴亏虚，虚火妄动，梦遗腰酸，加龟甲（先煎）、黄柏、知母、熟地黄，以填补真阴；阴虚兼瘀热，加红花、牡丹皮、赤芍、桃仁、郁金，以化瘀清热；惊悸失眠者，加珍珠母、石决明，以重镇安神。

（五）治疗经验

1. "交感风暴"的治疗　当患者出现自发性 2 次或 2 次以上室性心动过速或心室颤动（24 小时内）时，需紧急治疗。这种临床症候群为"交感风暴"，具有极高致死性，静脉应用 β-受体阻滞剂是唯一有效方法。可以应用艾司洛尔静脉注射，艾司洛尔 20mg，1 分钟内静脉推注，然后以 0.1mg/（kg·min）持续泵入，病情明显改善，或表现出明显副作用时减量或停止。

2. 炙甘草汤、麻黄细辛附子汤的应用　炙甘草汤是治疗心动悸、脉结代的有效方剂，当患者在西医常规治疗后效果不明显时，可以加用炙甘草汤益气养血、滋阴复脉。快速性心律失常加生龙骨（先煎）、煅牡蛎（先煎）各 30g，缓慢型心律失常联合麻黄细辛附子汤，水煎服 300ml，日 1 剂，分 2 次早晚饭后温服。

3. 射频消融术的应用　射频消融可选择性造成迷走神经损伤，改良窦房结和房室结的神经支配。对药物治疗无效、不能耐受或不愿长期药物治疗、持续性单型室性心动过速、束支折返性室性心动过速、因持续性室性心动过速多次放电、快速心律诱发心室颤动、不能有效程控或药物治疗无效的 ICD 植入、预激综合征心房颤动经旁道下传、心脏骤停复苏者，均推荐射频消融治疗。频发的室性期前收缩、有症状的非持续性室性心动过速或有症状的预激综合征旁道不应期<240 毫秒者，也可考虑射频消融治疗。

4. 电除颤联合药物治疗快速型心律失常　单纯药物治疗快速型心律失常，不能明显改善患者心律时，可以采用电除颤联合药物进行治疗，以电刺激终止心肌的异位搏动点，达到终止心律失常的作用。对于心室颤动患者予非同步电除颤，初始以 200J，后根据患者情况逐渐加至 360J；室性心动过速及心房颤动患者给予同步电复律治疗。药物治疗给予胺碘酮 150mg 加入 5％葡萄糖注射液 20ml 中静脉推注，患者心率平稳后改用胺碘酮片 0.2g 口服，每日 1 次。

5. 黄连素、谷维素及辅酶 Q_{10} 联用治疗心律失常　当重症心律失常患者常规用药出现严重副作用、不能耐受时，可联合应用黄连素、谷维素及辅酶 Q_{10}。黄连素抑制血管平滑肌的受体，有助于室性心律失常的控制。谷维素可以降低心肌兴奋性，降低血脂使血黏度减低，改善心肌血液供应。辅酶 Q_{10} 能改善心肌代谢，增强免疫功能，降低周围血管阻力，对抗水钠潴留等。给药方式为：黄连素 1.8～3g/d，老年人酌减；谷维素 0.45g/d；辅酶 Q_{10} 60mg/d，待症状好转，心电图正常后，根据个体情况逐渐减至正常维持量。以上药物，均口服，分 3 次给药。

（六）典型病例

刘某，男，63岁，主因反复心悸2年余，加重3天入院。既往高血压病史20余年，服用非洛地平等药物，血压控制可，否认糖尿病等病史。患者2年前无明显诱因出现心悸，伴胸闷，每次持续数分钟至半小时，症状发生与情绪、体位、活动无明显关系，休息后可缓解，无胸痛、晕厥，无呼吸困难，无恶心呕吐，患者未予重视，入院前3天，患者再次出现上述症状，伴胸闷、全身大汗、恶心，遂就诊于当地诊所，予输液（具体不详）治疗后症状缓解，入院当天心悸再次发作，伴头晕、胸闷、大汗，遂就诊于我院急诊。BP 110/60mmHg，查心电图示：心房颤动。予普罗帕酮70mg静脉滴注（立即），心悸、胸闷有所缓解，收入院进一步治疗。入院查体：T 36.5，P 71次/分钟，R 18次/分钟，BP 120/80mmHg，神清，精神可，自主体位，查体合作，全身皮肤无黄染，浅表淋巴结未触及肿大，气管居中，甲状腺未触及肿大，未闻及血管杂音，双侧颈静脉无充盈，双肺呼吸音清，未闻及干湿啰音。心尖搏动位于左锁骨中线上第5肋间，心率71次/分钟，律不齐，心尖部可闻及舒张期隆隆样杂音，余瓣膜区未闻及病理性杂音。腹软，无压痛及反跳痛，肝脾未触及，双下肢不肿。神经系统检查未发现明显异常。查血、尿、便常规正常，心肌酶谱正常，甲状腺功能正常。头CT、胸部X线未见明显异常。心脏彩超：主动脉瓣轻度狭窄伴关闭不全。动态心电图（Holter）：阵发性心房颤动。

中医证候：心悸不宁，胸闷不舒，心烦少寐，头晕目眩，手足心热，耳鸣腰酸，伴恶心，大汗，舌质红，脉细数。

西医诊断：①心律失常（心房颤动）；②主动脉瓣轻度狭窄伴关闭不全；③高血压3级（高危）。

中医诊断：心悸（阴虚火旺证）。

治疗方案：给予阿司匹林100mg/d，胺碘酮先静脉推注150mg，然后以1mg/min速度持续输注，连续给6小时，以后再减到0.5mg/min，监测血压。中药予天王补心丹加减（酸枣仁15g，生地黄12g，丹参、茯苓、五味子、桔梗、当归各10g，玄参、远志、天门冬、麦门冬各6g，柏子仁、人参各3g），滋阴清火，养心安神。并予对症支持治疗。患者经治疗1周后复查心电图：窦性心律，心悸、胸闷、头晕、失眠等症状好转出院。

（七）专家分析

1. 重症心律失常的病因病机　引起心律失常的病因有冠状动脉粥样硬化性心脏病、心肌病、心肌炎、风湿性心脏病等。另外，还包括自主神经功能失调、电解质紊乱、内分泌失调、麻醉、低温、药物及中枢神经系统疾病。

心律失常的发生有多种不同机制，主要包括激动形成异常、激动传导异常，或二者兼有之。

激动形成异常：窦房结、结间结、冠状窦口附近、窦房结的远端和希氏束-浦肯野系统等处的心肌细胞都有自律性，自主神经系统兴奋性改变或其内在病变不适当激动发生。

激动传导异常：折返是所有快速性心律失常最常见的发生机制，激动兴奋某一节段心肌后，又返回并再一次激动该组织。形成折返的条件为：①具备2条或多条传导性与不应期各不相同，或者解剖上相互分离的传导径路，作为折返的顺传或逆传支，相互连接形成一个闭合环；②其中一条通道必须发生单向传导阻滞；③另一条通道传导缓慢，使原先发生传导阻滞的通道有足够的时间脱离不应期，并使原来兴奋过的通道再次兴奋，完成折返激动。

中医学认为，本病的发病与感受外邪、情志失调、饮食不节、劳欲过度、久病失养等有关。感受外邪，内舍于心，邪阻于脉，心血运行受阻；情志失调，肝气郁滞，气火扰心；忧思伤脾，阴血亏耗，心失所养；饮食不节，损伤脾胃，运化失司，湿聚成痰，阻滞心脉；劳欲过度，肾精亏耗，心失所养；久病失养，心肺气虚或心气受损，发为心悸。

2. 动态心电图在老年重症心律失常诊断中的重要性 在临床上，老年心律失常的发病率较高，心律失常可以是某一种单一类型，但更多的是以2种或2种以上类型的复合形式存在，而通过给予老年人动态心电图检测，能够对24小时内的心电图连续记录，并且还能够发现常规心电图不能发现的阵发性、一过性或短暂性心律失常，可尽早为患者提供治疗方案，使老年猝死的发生率有效降低。

（1）当患者心律失常收缩次数＜100次/24h时，心律失常为偶发。

（2）当患者心律失常收缩次数＞720次/24h时，心律失常为频发。

（3）当患者心律失常收缩次数在100～720次/24h时为期前收缩。

3. 重症心律失常的药物治疗 重症心律失常多为急性发作，有复发倾向，也有持久的慢性心律失常，如房室传导阻滞、慢性心房颤动、病窦综合征等。药物治疗主要用在心律失常急性发作，如控制快速心率、中止阵发性室上性心动过速、中止阵发性室性心动过速、阵发性心房颤动复律等。

（1）阵发性室上性心动过速的常用药物

1）普罗帕酮：应用较广的一个药物。它的应用定位于心脏结构与功能正常者，应用指征为阵发性室上性心动过速，尤其是旁道参与的心房颤动、折返、持续和非持续性室性心动过速、室性期前收缩等。中止室性心动过速和室上性心动过速可静脉注射70mg，必要时重复1次；中止阵发性心房颤动可口服负荷300～600mg，发作时应用，也可给予维持量150mg，每8小时1次。普罗帕酮可降低收缩期的去极化作用，因而延长传导，动作电位的持续时间及有效不应期也稍有延长，并可提高心肌细胞阈电位，明显减少心肌的自发兴奋性。

2）腺苷：用于中止阵发性室上性心动过速，是中止窦房结折返、房室结折返的首选用药，对腺苷敏感的室性心动过速（多为右室流出道）也有效。常用剂量6～12mg快速静脉推注，可出现瞬间窦停和血压下降，但瞬时即消失，不影响治疗。腺苷是内源性嘌呤核苷，能使房室结传导减慢，阻断房室结折返途径。

3）维拉帕米：5～10mg或5～10ml在5～10分钟内静脉注射，主要用于中止阵发性室上性心动过速，尤其是房室结折返性心动过速，房室结前传的房室折返性心动过速也能应用。维拉帕米为钙通道阻滞剂，可减少钙离子内流，延长房室结的有效不应期，减慢传导，减少阵发性室上性心动过速发作的频率。

（2）针对室性心律失常的药物

1）美西律：口服制剂用于室性心律失常，可与β-受体阻滞剂、胺碘酮合用，有协同作用，常用剂量150～200mg，每8小时1次。美西律可以抑制心肌细胞钠内流，降低动作电位0相除极速度，缩短浦氏纤维的有效不应期。

2）利多卡因：用于中止室性心律失常发作，推荐剂量1～2mg/kg负荷，20～50mg/min静脉滴注，然后1～2mg/min静脉滴注。可促进心肌细胞内K^+外流，降低心肌的自律性，而具有抗室性心律失常作用。

（3）心房颤动、心房扑动的可选药物

1）地高辛或毛花苷丙：常用于心房颤动/心房扑动减慢心室率。常用剂量：地高辛0.5mg 静脉注射，毛花苷丙 0.4mg 静脉注射，如心房颤动慢性控制室率则口服地高辛0.125～0.25mg，肾功能不全者需减量。地高辛和毛花苷丙通过对心肌电活动的直接作用和对迷走神经的间接作用，降低窦房结自律性，提高浦肯野纤维自律性，减慢房室结传导速度，延长其有效不应期，导致房室结隐匿性传导增加，从而减慢心房颤动或心房扑动的心室率。

2）伊布利特：为心房颤动/心房扑动复律药物。采用静脉注射 1.0mg/10min，如第 1剂结束心律失常还不转复，可加用第 2 剂 1mg/10min 静脉注射。心房颤动转复后，继续心电监护至少 4 小时。静脉注射伊布利特能延长离体或在体心肌细胞的动作电位，延长心房和心室的不应期，即发挥Ⅲ类抗心律失常药物的作用，延长动作电位。由于动作电位延长，使钙离子在 2 相平台期内流增多，易诱发早期后除极，而导致心律失常，所以在应用伊布利特中需有心电监护，并备有除颤设备。

（4）其他抗心律失常药物

1）胺碘酮：用于危及生命的室性心律失常治疗，心房颤动也是共识适应证。它的应用定位于各种器质性心脏病、心功能不全基础上的心律失常，适用于心房颤动、房室结折返、房性心动过速、室性心动过速、房室折返、交界性心动过速、心房扑动、心室颤动等。对心房颤动患者发病不足 48 小时，希望快速复律，可采用静脉给予胺碘酮，24 小时内 1200～1500mg，通常在用药后 6～8 小时转复；超过 48 小时的心房颤动，常在抗凝下口服胺碘酮，一般 10～14 小时负荷 7～10g；如新发心房颤动，要求快速控制心率，胺碘酮 150mg/10min 静脉负荷后静脉滴注 0.5～1.0mg/min，然后根据需要追加负荷量150mg，达到要求的心率范围。如血流动力学稳定的持续性室性心动过速或非持续性室性心动过速，采用胺碘酮 150mg/10min 静脉注射，1mg/min 静脉滴注 6 小时，0.5mg/min18 小时，其间追加 150mg 静脉注射，直到室律失常控制，或 24 小时内达 2.0～2.2g，如患者需远期应用胺碘酮，则接受口服负荷，静脉＋口服量达 7～10g/10～14d，然后0.2～0.4g/d 维持；心脏停搏（如心室颤动）中应用胺碘酮 300mg 快速静脉注射，配合电除颤。胺碘酮可使钾离子外流减少，延长心肌细胞 3 相动作电位，降低窦房结自律性，降低心房和心室的心肌兴奋性，减慢房室旁路的传导并延长其不应期。

2）β-受体阻滞剂：适用于室上性、室性心律失常。它的应用定位于高交感活性引起的心律失常，适用于心力衰竭、心肌梗死、甲状腺功能亢进、长 QT 综合征、心脏手术后、嗜铬细胞瘤等并发的房性、室性心律失常。如要求快速控制心室率，可选用艾司洛尔0.3～0.5mg/（kg·min）静脉注射，5 分钟左右起效。如远期治疗可选用美托洛尔缓释片50～100mg/d 口服。索他洛尔用于室性心律失常和心房颤动的治疗，适用于预防或减少心房颤动、心房扑动、房性心动过速、房室结折返、室性心动过速、室性期前收缩的复发，置入 ICD 患者不增加其除颤阈值。常用口服制剂 80～160mg，每 12 小时 1 次。β-受体阻滞剂能降低心率，降低窦房结自律性，延长窦房结恢复时间，延长窦性心律及房性心律时的 AH 间期，延长前向的文式传导周期。

3）莫雷西嗪：应用定位于心脏结构、功能正常者，适用于减少室性心动过速、心房颤动、室性期前收缩复发，常用剂量150mg，每8小时1次，不推荐静脉制剂。莫雷西嗪可抑制Na^+内流，具有膜稳定作用，缩短2相和3相复极及动作电位时间，缩短有效不应期。

（5）抗心律失常药物（AAD）的使用注意事项：AAD不同于其他药物，既治疗心律失常，又可致心律失常。致心律失常是在治疗剂量范围内产生，使原有的心律失常加重或诱发新的心律失常；促心律失常一般都是严重的，因此尽量设法避免。为此，AAD的远期应用总要权衡利弊，当心律失常不危及生命，不引起严重并发症、不产生症状时，通常不选用药物做远期防治。

常用抗心律失常药物诱发心律失常如下：①钠通道阻滞剂降低V_{max}，可中止折返循环，但降低V_{max}又可造成单向阻滞引发无休止心动过速；②钾通道阻滞剂延长有效不应期，起抗颤作用，但动作电位时程延长，引起非均质性复极，增加跨壁复极离散，引发尖端扭转型室性心动过速、心室颤动；③洋地黄阻滞Na^+-K^+-ATP酶，增加细胞内钙离子，加大钠电流，引发触发性心律失常。因此，促心律失常表现有无休止室性心动过速、尖端扭转型室性心动过速、非阵发性心动过速等。

心律失常多数发生于某种心脏结构异常或心功能不全基础上，或通道基因表达异常，因而基本有复发倾向，只有那些引起严重并发症或致命性的心律失常需要治疗。根据引起心律失常的基本疾病、患者状态、心律失常的性质和治疗愿望，可选用人工起搏、射频导管消融（RFCA）、埋藏式心律转复除颤器/心脏再同步化治疗除颤器（ICD/CRT-D）或药物治疗。β-受体阻滞剂远期应用可减少全因死亡率。心脏结构异常、心功能不全者，以胺碘酮为安全。胺碘酮的心外副作用较多，长期应用也限在重症心律失常。

4. 重症心律失常的非药物治疗

（1）对于不同的心律失常可选用不同的治疗方法

1）心动过缓病窦综合征有症状，如黑蒙、晕厥者置入起搏器，就能改善症状，别无药物选择。除此之外，高度房室传导阻滞也需植入起搏器进行治疗。起搏器可以向心脏发出微小的电脉冲，刺激心脏跳动，从而改善心律失常。

2）阵发性室上性心动过速（房室结折返、房室折返、房内折返等）、阵发性心房颤动、无器质性心脏病依据的阵发性室性心动过速，此类心动过速多数为折返所致，治疗首选RFCA，药物治疗仅用于中止急性发作。RFCA可以对引起心动过速的异常结构进行高频电流，在很小的范围内产生很高的温度，通过热效能，使局部组织内水分蒸发，干燥坏死，达到治疗。

3）猝死高危者，已有室性心动过速（VT）/心室颤动（VF）者，无论有器质性心脏病者（心肌病、心肌梗死、各种原因的心力衰竭）或心脏结构、功能正常者（通道疾病或原因不明），只要有发病或复发倾向都是置入埋藏式心律转复除颤器（ICD）的指征。ICD能在数秒内自动识别心室颤动，确认发生心室颤动后，能快速释放高能量除颤脉冲，对患者进行治疗。

（2）电击除颤的适应证及能量选择：对难治性心室颤动/室性心动过速进行除颤时，因仪器不同，能量可选择150～360J，但没有明确论证最佳能量水平。用双相除颤器首次除颤，150～200J是合理的。用单相波除颤器，首次除颤360J是合理的。单相波除颤器的电击能量的选择一般为：心房扑动50J，室性心动过速100J，心房颤动100～200J，其中对心室颤动应选择非同步放电方式，单相波形放电可从200J开始，无效则立即给第2次200～300J，再无效立即给第3次360J。若用某个电量除颤成功但又复发，可用前次的相同电量。对于室性心动过速，除颤方式可试用同步放电，但若触不到脉搏、神志不清、低血压、肺水肿或QRS高度畸形但无法同步放电时，选择非同步电击。电击除颤的机制是应用高能量脉冲电流使心脏瞬时除极，从而消除各种快速性房性或室性心律失常。

（3）左颈胸交感神经节切除术：对于获得性长期QT综合征（LQTS）患者，植入ICD后仍反复发作晕厥和（或）有心脏骤停事件，β-受体阻滞剂无效或不能耐受时，行左颈胸交感神经节切除术治疗。交感神经节中T_1、T_5神经节发出分支支配心脏。星状神经节由颈交感神经的颈下节与T_1合并而成，发出心下神经，加入心神经丛。切除右侧星状神经节会大大降低心室颤动阈值而易引发心室颤动，而切除左侧星状神经节可明显提高心室颤动阈值，二者作用恰好相反；切除右侧星状神经节或刺激左侧星状神经节都可使QT间期延长。LQTS患者左、右交感神经之间存在先天的不平衡，且常常是右侧的原发性活动降低，从而导致左侧活动的相对过度，若交感神经活动突然增强，就可诱发严重心律失常，所以可以切除左侧交感神经节进行治疗。

5. 快速心律失常的中药治疗　对于快速心律失常患者，当西药常规治疗效果不佳时，可以在西医治疗基础上辅以中药进行治疗。

可予患者炙甘草汤进行治疗，炙甘草、生地黄各30g，人参15g，阿胶12g（烊化），麦冬、火麻仁各12g，桂枝、生姜、大枣各10g，水煎服，日1剂，分早晚温服。炙甘草汤中辛温助阳之品与甘寒养阴之味相配，令阳生阴长，阴阳双补，气血同调，共收益气复脉、滋阴补血之功效。人参、生地黄活血养血，滋阴益气；炙甘草、人参、大枣益气养心，补脾，气为血之帅，气行则血行；麦冬、阿胶、麻仁甘润滋阴，养心补血，润肺生津；生姜、桂枝辛行温通心阳，通血脉。现代药理研究发现：炙甘草、生地黄、人参、麦冬等所含成分均具有抗心律失常、改善血液流变性、增强心肌收缩力、提高心肌耐缺氧能力、改善微循环的作用，并且有抗凝、促进纤溶、抑制血小板聚集、抑制血栓形成的作用，从而改善心律失常。

除此之外，苦参味苦性寒，对各种快速心律失常均有较好疗效；直接作用于心肌细胞膜，可显著延长心肌不应期，降低自律性、传导性及心肌收缩力，特别对非窦性的异位节律性作用较强，对窦房结细胞的动作电位时间不变或延长，降低传导速度，延长有效不应期，减低兴奋性，对心房不应期的延长较心室明显，缩短房室交界不应期。

6. 重症心律失常的调护及预后　重症心律失常患者可以从以下几点进行预防：

（1）鼓励患者正常工作和生活，注意劳逸结合，可以根据自身的情况选择合适的体育锻炼，如散步、打太极拳、练气功等，通过体育锻炼增强体质。

（2）居住环境力求清幽，避免喧闹，庭院、阳台多种花草，这样有利于怡养性情。

（3）保持情绪的稳定，精神要放松，不要过度紧张。避免过喜、过悲、过怒，不计较小事，遇事能自我宽慰，不看紧张刺激的影视节目，如惊悚片和球赛等，因为精神因素中尤其紧张的情绪易诱发心律失常，所以患者要心态平和。

（4）饮食上需注意，不可过量饮酒，同时要戒烟并远离二手烟。因为这些因素都可能使交感神经兴奋，而导致心脏传导异常。

（5）自我监测，在心律失常不易被发现到时，往往患者自己最能发现问题。有些心律失常常有先兆症状，若能及时发现、及时采取措施，可减少甚至避免再发心律失常。心房颤动的患者往往有先兆征象或称前驱症状，如心悸感，摸脉有"缺脉"增多，此时及早休息并口服地西泮 2.5mg，每日 3 次，可防患于未然。

（6）备好抢救用品，包括各种抢救药品如普萘洛尔、速效救心丸、硝苯地平、阿托品等，以及抗心律失常及各种抢救器械，如氧气、除颤仪、起搏器等处于备用状态。

参 考 文 献

1. 孔祥明，巴卓玛. 张翼治疗重症心律失常经验 [J]. 中医杂志，2008，49（9）：778-779.

2. 吴贺文，周东民，叶培军，等. 静脉注射胺碘酮治疗危重症患者快速心律失常的疗效和安全性观察 [J]. 中西医结合心脑血管病杂志，2009，7（10）：1232-1233.

3. 姜伟. 血氧饱和度与心律失常的变化趋势研究：附 500 例病例分析 [J]. 中国危重病急救医学，2013，25（2）：112-114.

4. 王娟，杨艳敏，朱俊，等. 急性心肌梗死合并致死性心律失常的近期死亡危险因素分析 [J]. 中华心血管病杂志，2013，41（7）：549-558.

5. 史松，王艳红，易金玲，等. 动态心电图在老年冠心病患者心肌缺血和心律失常诊断中的价值 [J]. 中国老年学杂志，2013，33（8）：1866-1867.

6. 余涛，李京波. 心脏神经重构与心律失常关系的研究进展 [J]. 上海交通大学学报（医学版），2012，32（10）：1387-1390.

7. 尹克春，陈力，郭硕，等. 缓慢型心律失常中医辨证论治方案的疗效 [J]. 广东医学，2012，33（4）：545-547.

8. 刘学文，蔡峰，郑光，等. 基于文本挖掘探索心律失常药物治疗规律 [J]. 中国实验方剂学杂志，2013，19（17）：350-354.

9. 张骞，黄华，杨学信，等. 心律失常中医证型临床研究 [J]. 陕西中医，2013，34（8）：1012-1014.

10. 孙怡春. 心律失常的中医辨证论治 [J]. 中国中西医结合急救杂志，2011，18（4）：239.

11. 中华医学会心血管病学分会中国生物医学工程学会心脏病学分会，《中华心血管病杂志》编辑委员会中国心脏起搏与心电生理，蒋文平. 室上性快速心律失常治疗指南 [J]. 中华心血管病杂志，2005，33（1）：2-15.

12. 沈洪，郭继鸿. ACC/AHA/ESC 的《室上性心律失常治疗指南》[J]. 中国危重病急救医学，2004，16（9）：513-514.

13. 中华医学会心血管病学分会，中国生物医学工程学会心脏起搏与电生理分会，《中国心脏起搏与心电生理杂志》编辑委员会，等. 室上性快速心律失常治疗指南 [J]. 中国心脏起搏与心电生理杂志，2005，19（1）：3-15.

14. 中国生物医学工程学会心脏起搏与心电生理分会，中华医学会心血管病学分会，中华心血管病杂志编辑委员会，等. 胺碘酮抗心律失常治疗应用指南 [J]. 中华心血管病杂志，2004，32（12）：1065-1071.

15. 张凤祥，曹克将. 2010 年欧洲心脏病学会心房颤动治疗指南概要 [J]. 中华心律失常学杂志，2011，15（2）：157-159.

16. 华伟. 2010 年欧洲心脏病学会心力衰竭器械治疗指南解读 [J]. 中华心律失常学杂志，2010，14（6）：472-473.

17. 中华中医药学会. 中医内科常见病诊疗指南（西医疾病部分）室性早搏 [J]. 中国中医药现代远程教育，2011，9（18）：142-143.

18. 中华医学会心血管病学分会，中国生物医学工程学会心律分会，中国医师协会循证医学专业委员会，等．心律失常紧急处理专家共识［J］．中华心血管病杂志，2013，41（5）：363-376.

19. 中华医学会心血管病学分会，中国老年学学会心脑血管病专业委员会，中国生物医学工程学心律分会，等．心房颤动抗凝治疗中国专家共识［J］．中华内科杂志，2012，51（11）：916-921.

20. 黄从新，马长生，张澍，等．经导管消融心房颤动中国专家共识［J］．中华心律失常学杂志，2008，12（4）：248-258.

21. 洪葵，刘欣，胡大一，等.2013HRS/EHRA/APHRS遗传性心律失常综合征患者诊断和治疗专家共识解读［J］．中华心血管病杂志，2013，41（11）：978-981.

22. 胡大一，郭艺芳．心房颤动抗凝治疗中国专家共识［J］．心脑血管病防治，2012，12（3）：173-177.

23. 张涛，郭继鸿.2012HRS/EHRA/ECAS心房颤动导管消融和外科消融专家共识解读［J］．中华医学杂志，2012，92（38）：2671-2673.

24. 郑黎晖．欧洲心律协会2011年心悸诊疗专家共识解读［J］．心血管病学进展，2012，33（2）：161-163.

25. 黄从新，张澍，马长生，等．心房颤动：目前的认识和治疗建议——2012［J］．中华心律失常学杂志，2012，16（4）：246-289.

26. 岑永庄，黎学松．冠心病常见心律失常与中医辨证分型关系的临床研究［J］．新中医，1998（8）：35，52.

27. 王居新．缓慢性心律失常的中医辨证论治［J］．四川中医，2002，20（8）：36-37.

28. 张伯臾，祝谌予，朱锡祺，等．心律失常证治［J］．中医杂志，1985（7）：9-14.

29. 王振涛，韩丽华．中医辨治快速型心律失常的思路与方法［J］．中医杂志，2005，46（10）：783-784.

30. 朱浩．心律失常中医证治研究进展［J］．中国中医急症，2008，17（6）：828-829，880.

31. 国家中医药管理局胸痹急症协作组安徽分组，国家中医药管理局胸痹急症协作组河南分组．胸痹心悸（冠心病心律失常）中医急症诊疗规范［J］．中国中医急症，1995（4）：181-182，189.

32. 苏丹，牛小麟，宋安齐．中药抗心律失常的现状及展望［J］．现代中西医结合杂志，2011，20（25）：3246-3248.

33. 冯建平，袁喜凤，邰文起，等．黄连素、谷维素及辅酶Q_{10}联用治疗心律失常30例［J］．菏泽医学专科学校学报，2003，15（3）：20-21.

34. 胡秋玲，夏立志，张鹏宇，等．艾司洛尔静脉应用治疗交感风暴48例［J］．中国老年学杂志，2013，33（11）：2681-2682.

35. 范维勇，闫鹏鹏，李希波，等．电除颤联合药物治疗在心律失常患者中的研究［J］．中国医药指南，2013，11（12）：645-646.

36. 刘昵，荆鲁．炙甘草汤治疗心律失常研究进展［J］．中国中药杂志，2007，32（23）：2471-2473.

37. 方芳．射频消融改良心脏自主神经治疗缓慢型心律失常［J］．心血管病学进展，2012，33（4）：545-547.

38. 严庆文．炙甘草汤加减治疗心律失常56例的临床观察［J］．贵阳中医学院学报，2012，34（4）：101-103.

39. 魏文康，刘红艳．麻黄附子细辛汤治疗缓慢型心律失常30例［J］．中国老年学杂志，2012，32（24）：5533-5534.

40. 王联庆，宫丽莉，全香花，等．心律失常中医治疗体会［J］．陕西中医，2008，29（2）：253-254.

41. 杜言辉，刘洋．中医辨证治疗心律失常79例临床疗效分析［J］．中国医药指南，2014，12（23）：267-268.

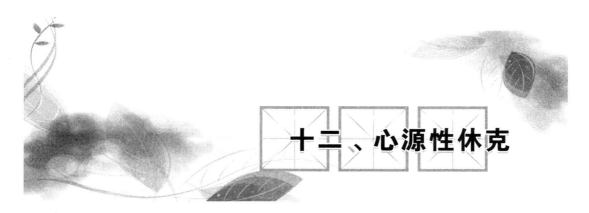

十二、心源性休克

心源性休克（cardiogenic shock，CS）是由于心排血功能衰竭，不能维持其最低限度的心排出量，导致血压下降，重要器官和组织供血不足，引起全身性微循环功能障碍，从而出现一系列缺血、缺氧、代谢障碍及重要器官损害为特征的病理生理过程。狭义的原发性心源性休克，主要是指由于急性心肌梗死（AMI）所致急性心力衰竭的严重阶段。本病属于中医"亡阴"、"亡阳"、"厥证"、"脱证"的范畴，临床表现以面色苍白或发绀，四肢厥逆，出冷汗，神情淡漠或烦躁，甚至突然昏倒，不省人事，少尿，脉微欲绝为特征，在辨证时难以严格区分，故常放在一起论述。

（一）诊断要点

1. **严重的基础心脏病** 有急性心肌梗死、恶性心律失常、急性心肌炎、原发或继发的心肌病、具有心肌毒性的药物中毒、急性心脏压塞以及心脏手术等病史。

2. **休克的典型临床表现** 意识障碍、持续性低血压、少尿、末梢发绀等，亦可同时合并急性肺水肿。

3. 经积极扩充血容量治疗后，低血压及临床症状无改善，甚至恶化。

4. 血流动力学指标符合以下典型特征

（1）平均动脉压（MAP）＜60mmHg。

（2）左室舒张末期充盈压（LVEDP）≥20mmHg 和（或）肺毛细血管楔压（PCWP）≥18mmHg。

（3）心排出量极度低下，心脏指数（CI）≤2.2L/(min·m^2)。

（二）鉴别诊断

1. **脓毒性休克** 有感染的表现及明确的感染灶，如急性化脓性梗阻性胆管炎、急性胰腺炎、肾盂肾炎及一些院内感染，或近期手术、创伤、器械检查等病史，常合并心、脑、肾等器官损伤。血细胞分析常提示白细胞计数及中性粒细胞比例升高，血培养提示血行性病原体感染。

2. **低血容量性休克** 有大量失血或体液丢失史，临床突出表现为"5P"征，即皮肤苍白（pallor）、呼吸困难（pulmonary dificiency）、虚脱（prostration）、冷汗（perspiration）、脉搏细弱（pulselessness）。血细胞分析发现血红蛋白减少或血细胞比容增加，血流动力学提示中心静脉压（CVP）降低，补充血容量治疗有效。

3. **神经源性休克** 有严重创伤、剧烈疼痛刺激、高位脊髓麻痹或损伤病史，起病急，以面色苍白、心悸、疼痛、头晕、恶心呕吐、呼吸困难、脉搏增快、血压下降为主要症状，查体发现有神经系统定位体征，可与心源性休克相鉴别。

4. 过敏性休克　有过敏原接触史及过敏史，病因大多是使用致敏药物，一般呈闪电样发作，少数患者可在 30 分钟甚至数小时后发生反应，即迟发性反应。临床上以迅速出现脸色苍白、喉头水肿、唇部发绀、全身大汗、呼吸急促、四肢厥冷等心肺受损表现为特征，抗过敏治疗及应用大剂量激素、肾上腺素可有效改善休克症状。

（三）治疗方案

1. 一般治疗

（1）取平卧位，腿部抬高 30°，绝对卧床休息，注意保暖和安静，尽量不要搬动。

（2）止痛镇静：急性心肌梗死所致者，应用吗啡 5～10mg 肌内注射（立即），或哌替啶 50mg 肌内注射（立即），止痛；给予地西泮 5mg 口服、每日 3 次，或苯巴比妥 30mg 口服、每日 3 次，镇静。

（3）建立有效的静脉通道，进行液体复苏，如周围静脉萎陷而穿刺有困难时，可考虑行深静脉插管。

（4）血流动力学的监测：主要监测中心静脉压。

（5）留置导尿管：动态观察每小时尿量及监测尿比重。抗休克治疗时尿量应大于 20ml/h，尿量稳定在 30ml/h 以上时，表示休克已纠正。而尿比重主要反映肾小管功能与肾血流，抗休克治疗后血压正常，但尿量少且比重增加，表示仍存在肾血管收缩或血容量仍不足。

（6）氧疗和保持呼吸道畅通：持续鼻导管吸氧，氧流量一般为 4～6L/min，必要时气管插管或气管切开，人工呼吸机辅助呼吸。

2. 补充血容量　首选 5% 低分子右旋糖酐 250～500ml 静脉滴注，无效可用乳酸钠林格氏液 500ml 静脉滴注，最好在血流动力学监护下补液，前 20 分钟内快速补液 100ml，如中心静脉压上升不超过 $2cmH_2O$，可继续补液直至休克改善，或输液总量达 500～750ml。补液量足够的判断指征：口渴感消除，颈静脉充盈良好，指甲、口唇红润，四肢由湿冷转为温暖，脉搏有力而不快，意识由淡漠、迟钝或烦躁转为清醒、安静，收缩压＞90mmHg，脉压差＞30mmHg，休克指数≤0.8，尿量每小时＞30ml，肺毛细血管楔压＞18mmHg，中心静脉压在 8～$12cmH_2O$ 范围内。

由于心功能不全及肺脏受损，故成人每日补液量应该控制在 1500～2000ml，输液速度宜慢，如中心静脉压≤$10cmH_2O$ 或肺毛细血管楔压≤12mmHg 时输液速度可增快，一旦中心静脉压或肺毛细血管楔压明显上升则需严格控制输液速度，否则会出现心力衰竭和急性肺水肿。

3. 血管活性药和正性肌力药　使用目的在于纠正休克导致的血流分布异常，改善微循环障碍和血流动力学状态，恢复细胞的功能与代谢。血管活性药能增加心肌收缩力、心率或外周血管阻力，同时也增加心肌耗氧量，增加心肌做功，可使心肌缺血进一步加重，其他器官也跟着灌注不足。

（1）多巴胺：对于心源性休克，如果收缩压＜90mmHg，可考虑使用多巴胺进行升压治疗。以＜$5\mu g/(kg \cdot min)$ 的剂量静脉滴注时，主要刺激多巴胺受体，扩张肾脏和腹腔血管，尿量增加，血压轻度改善；以 5～$10\mu g/(kg \cdot min)$ 的剂量静脉滴注时，激动 β_1-受体，增加心率和心肌收缩力，外周血管收缩，但尿量增加不明显；以 10～$20\mu g/(kg \cdot$

min）的剂量静脉滴注时，则主要激动 α-受体，使外周血管收缩，血压得以明显提高；更大剂量则减少内脏器官血流灌注。多巴胺增加心排出量，使外周血管收缩，是心源性休克低血压患者初期治疗的有益措施。起始剂量为 $2\sim4\mu g/(kg\cdot min)$ 静脉滴注，逐渐滴定直到维持患者正常范围内的收缩压，但因其对心脏的毒副作用，多巴胺剂量不宜超过 $10\mu g/(kg\cdot min)$。如果需要长时间大剂量使用多巴胺，则应考虑使用去甲肾上腺素替代。

（2）间羟胺（阿拉明）：血压急剧下降，多巴胺不能维持血压时加用，其剂量为多巴胺剂量的一半。

（3）多巴酚丁胺：在患者的收缩压恢复到 90mmHg 时，则可考虑使用多巴酚丁胺，其可以增加心排出量，降低肺毛细血管楔压，对心率影响小，同时不会造成血压的大幅度波动。起始剂量为 $2\sim3\mu g/(kg\cdot min)$ 静脉滴注。静脉滴注速度根据症状、尿量变化和临床情况加以调整。其血流动力学作用和剂量呈正比，剂量可以增加到 $10\mu g/(kg\cdot min)$。

（4）去甲肾上腺素：主要激动 α-受体，而刺激心脏 β_1-受体作用很弱，对 β_2-受体几乎无作用，临床应用主要是其升压作用，主要用于严重低血压和周围血管阻力降低，对心排出量的影响取决于血管阻力的大小、左心室功能状态及各种反射的强弱。通常以 $0.2\sim1.0\mu g/(kg\cdot min)$ 剂量静脉滴注，建议在中心静脉导管监测中心静脉压下应用。剂量＞ $1.0\mu g/(kg\cdot min)$ 时，其导致炎症、心律不齐、心脏毒副作用变得突出和明显。

（5）洋地黄制剂：急性心肌梗死 24 小时内使用洋地黄类药物有增加室性心律失常的危险，因此急性心肌梗死早期不主张使用。当合并快速型室上性心律失常时，可使用洋地黄类药物减慢心室率，使心率维持在 $90\sim100$ 次/分钟，但其用量为正常人用量的 $1/2\sim2/3$，需注意洋地黄中毒的可能。

4. 其他治疗

（1）纠正酸中毒：休克时常伴有代谢性酸中毒。一般而言，机体有效循环血量恢复后酸中毒可自然解除，所以在休克早期或轻度休克可不给予碱性药物。对休克程度较重、时间持续较长、pH＜7.2 时，根据动脉血气分析结果计算补碱量，常用 5%碳酸氢钠溶液静脉滴注，并根据实际测得的 CO_2CP 估算用量。

（2）机械辅助循环：经上述处理后休克无法纠正者，应考虑机械辅助循环，以减轻左室负担及工作量，同时改善冠状动脉及其他重要器官的血流灌注，其方法有多种，包括主动脉内球囊反搏（IABP）、体外反搏、左室辅助泵。

（3）原发疾病治疗：如急性心肌梗死、急性心包压塞、乳头肌断裂或室间隔穿孔、心脏肿瘤等病因应积极治疗。如急性心肌梗死诱发心源性休克患者，可通过经皮冠状动脉介入（PCI）治疗或紧急冠状动脉搭桥术（CABG）实施血管再通，对于超过 PCI 最佳治疗时间窗的急性心肌梗死患者亦可进行溶栓治疗。

（4）心肌保护：1,6-二磷酸果糖在心源性休克中具有一定的外源性心肌保护作用，能量合剂和极化液对心肌具有营养支持和防止严重快速心律失常的作用。临床上常用 1,6-二磷酸果糖 $5\sim10g/d$，或磷酸肌酸 $2\sim4g/d$，酌情使用血管紧张素转换酶抑制剂等。

5. 防治并发症

（1）呼吸衰竭：包括持续吸氧，必要时 PEEP 给氧；适当应用呼吸兴奋剂，如尼可刹米 0.375g 或洛贝林 $3\sim6mg$ 静脉滴注；定期吸痰，保持呼吸道通畅；抗感染等。

（2）急性肾衰竭：注意纠正水、电解质紊乱及酸碱失衡，及时补充血容量，酌情使用利尿剂如呋塞米 20～40mg 静脉滴注。必要时可进行血液净化治疗。

（3）保护脑功能：心源性休克时脑缺血缺氧导致脑水肿，引起脑细胞功能受损，患者出现烦躁不安、易激动或神志淡漠，甚至昏迷。应酌情使用脱水剂及糖皮质激素，合理使用兴奋剂或镇静剂，适当补充促进脑细胞代谢药，如脑蛋白水解物注射液、胞二磷胆碱、三磷酸腺苷等。

（4）弥散性血管内凝血（DIC）：休克发展至晚期可导致继发性 DIC。休克早期应积极应用双嘧达莫、阿司匹林等抗血小板聚集及改善微循环药物，有 DIC 早期指征时应尽早使用肝素抗凝，首剂 3000～6000U 静脉注射，后续以 500～1000U/h 静脉滴注，监测出凝血时间调整用量，后期适当补充消耗的凝血因子。

（5）消化道应激性溃疡：心源性休克时，由于肠道缺血、缺氧，导致急性胃肠黏膜病变而出血，形成应激性溃疡，在上述病理情况下，肠道屏障功能严重削弱，肠道细菌大量繁殖，大量内毒素甚至细菌通过血流播散入血，导致全身炎症反应综合征（SIRS），从而加重休克。因而，在休克早期应注意保护胃黏膜，如磷酸铝凝胶 10g 口服、每日 3 次。

6. 针灸疗法　根据中医辨证分型，以回阳固脱和敛阴固脱为主要治法。

（1）回阳固脱

1）主穴取关元、内关、人中、素髎、神阙、气海。采用捻转补法加灸法。

2）取神阙、涌泉、百会、关元、足三里。灸 15 分钟以上，艾火距离皮肤 2～3cm 熏烤，以皮肤出现红晕为佳，并以患者耐受为度。

（2）敛阴固脱

1）内关、大陵。留针 30～60 分钟，15 分钟行针 1 次。

2）主穴素髎、内关，配穴少冲、少泽、中冲、涌泉。中度刺激，持续留针，间接捻转，至神志转清，血压回升出针。

（四）中医辨证治疗

1. 血瘀气脱证

证候：神昏，胸背彻痛，心痛如针刺，心悸胸闷，唇甲青紫，肢端青紫，皮肤紫斑，神情恐慌，汗出身凉，气喘息微，舌质紫黯，有瘀斑，脉结代。

治法：化瘀通络，补气固脱。

方药：血府逐瘀汤加减。

当归、生地黄、川芎、赤芍、延胡索、人参各 15g，柴胡、桃仁各 10g，枳壳、红花、生甘草、桔梗各 6g，蜈蚣 1 条。

心悸不安者，加远志、柏子仁，以养心安神；汗出量多者，加生黄芪、煅牡蛎、白术，以固表止汗；瘀斑明显者，加丹参、丹皮、水牛角粉，以化瘀祛斑。

2. 脏虚阴竭证

证候：神昏烦躁，惊悸，胸痛如灼或隐隐作痛，身热口干，口渴欲饮，不能多饮，饮不解渴，身热心烦，四肢温暖，大汗淋漓，汗出如油，尿少色黄，舌光剥干枯无苔，脉虚数或结代。

治法：敛阴救液，急固真元。

方药：生脉散合黄连阿胶汤加减。

麦冬、山茱萸、煅龙骨、煅牡蛎各 20g，人参、黄精、白芍、阿胶（烊化）各 15g，五味子 10g，黄连 6g。

烦躁不安者，加珍珠母、磁石，以重镇安神；神倦欲眠，身热颧红，手足心热甚，可加龟甲、鳖甲、生牡蛎，以育阴潜阳，滋阴润燥；同时可以配合中药制剂，给予参麦注射液 40～60ml，静脉滴注、每 4 小时 1 次，待生命体征稳定后，改为每日 1～2 次，直至阴亏证缓解。

3. 阳气欲脱证

证候：神昏萎靡，面色苍白，暴寒乘心，唇甲青紫，剧痛无声，四肢厥逆，冷汗如油，畏寒蜷卧，舌淡苔白，脉微欲绝。

治法：扶阳救逆，益气固脱。

方药：回阳救急汤加减。

煅龙骨、煅牡蛎、山茱萸各 30g，人参 20g，制附子（先煎）、肉桂、干姜、五味子各 10g。

寒象明显者，加吴茱萸，以温阳固摄；如见面色泛红、烦躁不安为阴盛格阳，需加童便、猪胆汁，以收敛阳气；同时可配合使用中药制剂，予以参附注射液 40～60ml 静脉滴注，每 30 分钟给药 1 次，待血压至正常并稳定后，改为 100ml 加入 0.9% 氯化钠注射液中，静脉滴注，每日 1～2 次。

4. 阴竭阳脱证

证候：心痛剧烈，持续不止，心悸喘促，精神疲惫，声短息微，大汗不止或冷汗如珠，全身皮肤冷，遗尿失禁，舌卷少津，脉微细数欲绝或不能触知。

治法：急固元阳，速敛真阴。

方药：参附汤合四逆汤加减。

熟地黄 30g，菟丝子 20g，制附子（先煎）、枸杞子 15g，人参、紫河车、干姜、山茱萸、麦冬、五味子、生地黄、阿胶（烊化）各 10g，茯神、远志、炮姜炭、炙甘草各 6g。

四肢厥冷者，加细辛、桂枝，以温经通阳；水肿者，加茯苓、泽泻、猪苓，以利水消肿。临床上还可酌情配合中药注射剂，如参附注射液与参麦注射液。

（五）治疗经验

1. 参附注射液的应用　本病属中医"厥脱"，易于传变，病情凶险，有条件应从静脉途径给药，给予参附注射液 100ml 加入 5% 葡萄糖注射液 250ml 中，静脉滴注，每日 1 次，可以兴奋心肌，增强心肌收缩力，同时能改善微循环，扩张外周血管，降低全身血管阻力，减轻缺血再灌注损伤。

2. 血管活性药物的应用　在血容量不足的情况下，先补充有效血容量，再使用血管活性药物。常用多巴胺联合多巴酚丁胺，多巴胺以 2～4μg/(kg·min) 的剂量泵入，多巴酚丁胺以 4～8μg/(kg·min) 的剂量泵入，两药同时输入，根据血压、心率调整用药。

3. 硝酸甘油联合米力农治疗急性心肌梗死合并心源性休克　硝酸甘油 100～150μg/min，静脉泵入，收缩压升至 100～120mmHg，SPO$_2$ 升至 95% 以上，心率降至 80～100 次/分钟后维持 24 小时，之后逐渐减量至治疗 48 小时完全停用。米力农 60μg/kg，5～10 分钟内静脉注射，之后以 0.5μg/(kg·min) 维持静脉滴注。早期短时间内小剂量的米力农，可第一时间纠正患者的血流动力学异常，改善低灌注状态。在药物治疗难以恢复时，主动脉内球囊反搏（IABP）作为一项稳定血流动力学的措施，可为血管再通赢得时间。

4. 大剂量的维生素 C 应用于抢救心肌梗死致心源性休克　在多巴胺剂量增大的情况下，采用静脉注射维生素 C 10g，于 3～4 分钟内注射完毕后，可使血压明显升高，心率轻度加快，心排出量明显增加，而多巴胺用量随即可明显迅速减少以至停用，不失为有效的抢救措施。

5. 急性冠状动脉综合征患者合并心源性休克　急性冠状动脉综合征的患者，在早期积极应用 IABP 的基础上，应用小剂量呋塞米 2～4mg/h 用微泵持续推注，配合硝酸甘油和多巴胺，可减轻肺水肿，并稳定动脉收缩血压在 95mmHg 左右，平均动脉压 70mmHg以上。

（六）典型病例

贾某，男，67 岁，因胸闷憋气 1 天，加重伴胸痛 2 小时，于 2013 年 4 月 21 日入院。既往冠心病、糖尿病病史，否认高血压等病史。入院前 1 天无明显诱因出现胸闷憋气，未予重视。入院前 2 小时，胸闷喘憋加重，伴胸骨后压榨性疼痛，无明显肩背部放射痛，伴全身大汗，心慌，自行服用硝酸甘油后胸痛未见明显缓解，遂就诊于我院并收住院。入院查体：T 36.5℃，P 112 次/分钟，R 23 次/分钟，BP 80/50mmHg，神志清，急性病容，面色苍白，口唇无发绀，双肺呼吸音略粗，未闻及明显干湿啰音，叩诊心界不大，HR 112 次/分钟，律不齐，未闻及病理性杂音及心包摩擦音，腹软，无压痛、反跳痛，肝脾肋下未及，双下肢水肿（＋），生理反射存在，病理反射未引出。查心电图示：窦性心律，V_3～V_6 导联 R 波降低，ST 段呈弓背向上抬高；心肌酶：CK 764U/L，CK-MB 57.4ng/ml，cTnI 15.5ng/ml；D-二聚体 17μg/ml；BNP 112ng/L；凝血功能：PT 13.5s，INR 1.26，APTT 32.6s；动脉血气分析：pH 7.4，PaO_2 91mmHg，$PaCO_2$ 36mmHg；Glu 7.3mmol/L；超声心动图：左室前壁运动减弱，左室射血分数 43%，各瓣膜活动度可。

中医证候：神志清楚，面色苍白，胸闷憋气，胸背彻痛，心悸气短，大汗淋漓，舌淡，脉沉。

西医诊断：①急性前壁心肌梗死合并心源性休克；②冠心病；③Ⅱ型糖尿病。

中医诊断：①胸痹（阴竭阳脱）；②消渴。

治疗方案：立即给予吸氧，氧流量为 4L/min。心电监护，建立静脉通道，盐酸哌替啶 75mg 肌内注射（立即）镇痛；阿司匹林 300mg 立即嚼服抗血小板聚集治疗；低分子右旋糖酐 500ml 静脉滴注（立即）补充血容量；多巴胺以 5μg/(kg·min) 速度静脉泵入；1,6-二磷酸果糖 10g/d 保护心肌；经治疗，患者血流动力学暂时稳定，立即联系导管室行急诊经皮冠状动脉介入术（PCI），冠状动脉造影显示左前降支闭塞 70%，支架植入顺利，术中使用比伐卢定，先静脉推注 0.75mg/kg，继以 1.75mg/(kg·h) 静脉滴注，术后予阿司匹林 150mg 口服、每日 1 次，氯吡格雷 75mg 口服、每日 1 次，辛伐他汀 20mg 口服、每晚 1 次，氯化钾 1.5g、胰岛素 8U、5% 葡萄糖注射液 500ml 静脉滴注、每日 1 次。根据中医辨证，予参附汤合四逆汤加减，方药为制附子 15g（先煎）、人参、干姜、山茱萸、麦冬、五味子、生地黄、阿胶（烊化）各 10g，桂枝、炙甘草各 6g，每日 1 剂，水煎 400ml，分早晚 2 次温服，连服 7 剂。经治疗，患者好转，查体：T 36.5℃，P 70 次/分钟，R 20 次/分钟，BP 130/70mmHg，心肌酶正常，心电图示：窦性心律，ST-T 段较前压低，患者出院进一步口服抗凝药物治疗。

（七）专家分析

1. **心源性休克的病因病机** 心源性休克是心脏泵功能衰竭，导致心排出量降低、微循环障碍而出现休克。导致心脏泵功能衰竭的原因大致可分为4类：一是心肌收缩力极度降低，以急性心肌梗死最为常见，也可见于暴发型心肌炎、重症心律失常、瓣膜病及各种心脏病的终末期；二是心室射血障碍，主要见于乳头肌断裂导致的急性二尖瓣关闭不全和多发性大面积肺梗死；三是心室充盈障碍，主要见于心包压塞；四是心脏手术后低心排综合征。

心源性休克发病的中心环节是心排出量迅速降低 $[CI \leqslant 2.2 L/(min \cdot m^2)]$，血压持续下降。多数患者外周阻力增高（低排高阻型），这是因为血压降低，使主动脉弓和颈动脉窦的压力感受器接受的冲动减少，反射性引起交感神经传出冲动增多，引起外周小动脉收缩，使血压有一定程度的代偿；少数病例外周阻力低（低排低阻型），这是由于这类患者心肌梗死面积大，心排出量显著降低，血液淤滞在心室，使心室壁牵张感受器牵拉，反射性抑制交感中枢，使交感神经传出冲动减少，外周阻力降低，引起血压进一步下降。

心源性休克不仅具有休克的共性，更有其独特的一面。其休克早期的代偿阶段非常短暂，故病情发展迅速，极易急转直下。更应该认清的是：此时病态的心脏虽然能够通过周身的应激反应、神经体液调节，代偿性地增快心率，增强心肌收缩力，来增加心排出量，但同时，心脏的代谢增快，耗氧也随之大幅度增加，而冠状动脉血流却不会有明显提高。

中医学认为，心源性休克因心气衰微，心阳不振，心肾阳虚而发生。若救治不力则气脱亡阳，阴精耗竭，阴阳离决。若心痛剧烈兼神昏肢冷者，病多危急；若精神萎靡或烦躁不安，大汗淋漓，咳逆倚息，短气不得卧，四肢厥冷，唇甲发绀，手足青紫渐甚者，均为逆证危候。且心源性休克多表现为阳气暴脱、阴阳俱脱、阴厥阳脱证，常兼夹瘀阻心脉、水饮凌心证，病情复杂，治当救逆固脱为急，兼振奋心阳、化气行水、活血化瘀通络。

2. **心源性休克的治疗**

（1）治疗原发病因：心源性休克最根本的防治措施是及时正确治疗引发休克的原发病，目的在于尽量改善组织器官的血流灌注，恢复细胞的正常代谢，而不该单纯地提升血压，因为血压只是表示心排出量与周围血管张力的关系状态，不能反映心排出量与组织灌注的状况。只有快速针对性的治疗措施才有可能阻止病情恶化，或改善病情；延误处置则增加病死率。早期一般的处理有助于稳定生命体征，争取时间明确病因，采取针对性治疗。

1）由急性心肌梗死诱发的CS：若经积极的内科药物治疗，包括有效的镇静止痛、充分通气给氧、适当补充血容量、适当给予血管活性药、及时救治酸中毒及控制心律失常，血压能维持在90mmHg以上，尿量30ml/h，可继续药物治疗；若1小时后低心排出量持续不改善，应尽早开始主动脉内球囊反搏（IABP）。血流动力学初步稳定以后，尽早进行冠状动脉造影，若病情垂危，应立即行经皮冠状动脉腔内血管成形术（PTCA），重建梗死相关动脉，恢复心肌供血。

2）心律失常诱发的CS：严重快速性室性心律失常，血流动力学不稳定时，行紧急电复律，如无紧急电复律设备或电复律无效，用胺碘酮（先静脉推注150mg，然后以1mg/min速度持续输注，连续6小时，以后再减到0.5mg/min，维持18小时）可能有效，但利多卡因无效；血流动力学稳定时，依患者病情选用抗心律失常药物。

严重缓慢型心律失常，且血流动力学不稳定患者，如条件许可建议尽快安装临时起搏器。对有症状的心动过缓，先静脉使用阿托品（0.5～1.0mg，必要时每3～5分钟重复1次，总量3.0mg）或异丙肾上腺素（1mg加入5％葡萄糖注射液250ml中静脉滴注）改善心动过缓的心率、症状和体征，若阿托品或异丙肾上腺素无效，也应尽快准备心脏起搏治疗。

3）单纯右室心肌梗死的CS患者：应积极进行液体复苏，给予5％葡萄糖注射液或0.9％氯化钠注射液，以20ml/min的输入量静脉滴注，若心源性休克无改善，症状反而加重，应立即停用扩容治疗，使用正性肌力药物或IABP。

4）暴发型心肌炎诱发的CS：在应用抗病毒药，多巴胺及多巴酚丁胺等血管活性药物，1，6-二磷酸果糖、大剂量维生素C、极化液等营养心肌药的基础上，尽早行心室辅助装置如ECMO。

5）急性肺栓塞诱发的CS：轻度栓塞患者可用肝素抗凝治疗，严重病例可行尿激酶或链激酶等溶栓治疗，尽快使APTT达到并维持于正常值的1.5～2.5倍。溶栓治疗失败或有绝对禁忌证（有活动性内出血、14天内自发性颅内出血）者，介入治疗是首选的紧急救治方法。

6）其他原因诱发的CS：急性心包压塞应及时行心包穿刺放液或切开引流；心脏肿瘤应尽早切除；心脏瓣膜病，合并急性感染性心内膜炎的瓣膜病变、换瓣术后机械瓣卡瓣建议外科急诊手术治疗；心室游离壁破裂、室间隔破裂、严重急性二尖瓣反流等严重并发症，需外科急诊手术治疗。

（2）目前心源性休克有5种常用治疗方法，即药物升压、主动脉内球囊反搏（IABP）、静脉溶栓、经皮冠状动脉介入术（PCI）和冠状动脉搭桥术（CABG）。前两种方法是改善血流动力学的暂时性应急措施，而只有早期行血管再通术，才可减少病死率，提高生存率。

1）药物升压治疗：若心源性休克是由左室功能损害所引起，虽然多巴胺和多巴酚丁胺通常能改善患者血流动力学状态，但不能显著提高住院期存活率。在严重低血压时，若能尽早运用中西医结合的升压疗法，会取得优于单纯西药治疗的效果。参附注射液具有强心、扩张冠状动脉、抗心肌缺血、减轻再灌注损伤、保护内皮细胞、防止血栓形成、增强组织供氧、提高机体应激能力、抑制钙通道、减轻钙超载等作用，与多巴胺同用，可加强升压效果及减少对升压西药的依赖，使血压恢复正常并保持稳定。

2）IABP应用经验

适应证：①心源性休克不能由药物治疗迅速纠正；②出现机械并发症，如伴有室间隔破裂或急性二尖瓣大量反流者；③顽固性肺水肿。

禁忌证：①严重的外周血管疾病；②主动脉瘤；③主动脉瓣关闭不全；④活动性出血或有其他抗凝禁忌证；⑤严重血小板缺乏。

撤除IABP的指征：①CI>2.5L/(rnin·m²)；②尿量>1ml/(kg·h)，末梢循环良好；③血管活性药物用量可逐渐减少而同时动脉血压恢复较好；④呼吸稳定，动脉血气分析正常；⑤降低反搏频率时血流动力学参数仍然稳定。

3）静脉溶栓治疗

溶栓条件：①胸痛持续30分钟以上，含服硝酸甘油片不能缓解；②2个或2个以上相邻导联 ST 段抬高（胸导联≥0.2mV，肢体导联≥0.1mV）；③胸痛发作时间＜12 小时，对入院时胸痛发作时间已超过 12 小时但仍有胸痛及 ST 段抬高者，溶栓放宽至＜24 小时；④无溶栓禁忌证。

冠状动脉再通间接指征：①溶栓开始后 2 小时内胸痛明显减轻或消失；②开始给药后 2 小时内心电图 ST 段在抬高最显著的导联迅速下降≥50％；③溶栓开始后 2～3 小时内，出现加速性室性自主心律、房室或束支传导阻滞突然改善或消失、或下壁梗死者出现一过性窦性心动过缓、窦房阻滞有或不伴有低血压；④血清肌酸激酶同工酶（CK-MB）的酶峰值提前至距发病 14 小时内或肌酸激酶（CK）提前至 16 小时内。具备以上 4 项标准中的 2 项或以上者，判定为再通。具备第 1 和第 3 项者，不能作为再通标准。

4）PCI 治疗：在 AMI 早期治疗中，PCI 与药物溶栓相比显示出明显的疗效优势。PCI 保证了 90％以上患者的冠状动脉血流得到稳定再通，且 85％以上血流恢复至 TIMI 3 级，梗死相关血管再闭塞以及复发缺血、再梗死、死亡、颅内出血等显著减少。

适应证：①发病 12 小时内的 ST 段抬高型心肌梗死（STEMI）（包括正后壁心肌梗死）或伴有新出现或可能新出现左束支传导阻滞的患者；②症状发作不到 12 小时，伴有严重心功能不全（KillipⅢ级）和肺水肿的患者；③发病 12～24 小时内伴有严重心力衰竭、血流动力学或心电不稳定、持续缺血者；④年龄＜75 岁，在发病 36 小时内出现休克，病变适合血管重建并能在休克发生 18 小时内完成者；⑤年龄≥75 岁，心功能状态较好，在发病 36 小时内发生心源性休克，适用于血管重建并可在休克发生 18 小时内进行者。

5）冠状动脉搭桥术（CABG）：对少数 STEMI 合并 CS 不适宜 PCI 者，急诊 CABG 可降低病死率。机械性并发症（如心室游离壁破裂、乳头肌断裂、室间隔穿孔）引起 CS 时，在急性期需行 CABG 和相应心脏手术治疗。

（3）低热量全肠外营养：给予低热量，即非蛋白热量为 62.76kJ/（kg·d）[15kcal/（kg·d）]，由葡萄糖、脂肪乳、复方氨基酸、维生素及微量元素组成全营养混合液，其中糖、脂比为 3∶2，氮为 0.1g/（kg·d）。以体重为 60kg 的患者为例，非蛋白热量为 3765.6kJ（900kcal），葡萄糖 135g，脂肪 40g，氮 6g，氨基酸 37.5g，热氮比为 150∶1，总液量为 1310ml。经中心静脉管匀速输入，从 20ml/h 开始，逐渐增加，3～4 天加至全量。

正常人心脏每天需消耗 6kg 三磷酸腺苷，只储存少量磷酸肌酸，其本身不储存糖原和脂肪，为此必须补充能量。心源性休克时心肌耗能明显增加，胃肠道消化和吸收能力下降，导致能量缺乏严重。因此，心源性休克时机体以分解代谢为主，能量补充的目的是维持基础代谢，而不是增加体重。又因钾、镁离子的丢失，使心律失常发生的概率增加，而通过全肠外营养补充钾、镁离子等能明显减少心律失常发生次数。为此，全肠外营养是最佳选择，但不适当的全肠外营养会加重水钠潴留及心脏负担等，甚至导致死亡。

（4）使用血管活性药物的基本原则

1）除非患者血压极低，一时难以迅速补充有效血容量来提升血压，可先使用血管收缩药暂时提升血压，作为应急措施以保证重要器官的血液灌注外，无论何种类型休克首先必须补足血容量，在此前提下才酌情使用血管活性药物，特别是血管扩张药更应如此，否则反而加剧血压下降，甚至加重休克。

2）必须及时纠正酸中毒：因为血管活性药物在酸性环境下（pH<7.3）不能发挥应有的作用。

3）使用血管收缩药用量不能过大：尤其是去甲肾上腺素不宜超过 $1.0\mu g/(kg \cdot min)$，以免引起血管剧烈收缩，加剧微循环障碍和肾缺血，诱发或加剧肾衰竭。此外，血管过度收缩不仅使血流量明显减少，且使外周血管阻力明显增高，增加心脏后负荷，加剧心力衰竭。

4）原无高血压的患者：收缩压以维持在 90～100mmHg，高血压患者维持在 100～120mmHg 为好，脉压维持在 20～30mmHg 为宜，切忌盲目加大剂量，导致血压过度升高。此外，应密切观察静脉滴注速度并随时调整滴速和药物浓度，以免造成血压骤升骤降和剧烈波动现象。待血压平稳 6～8 小时以上，视病情和休克纠正情况，逐渐减慢滴速和降低药物浓度，直到停药。

5）应用血管扩张药后：由于淤积在毛细血管床内的酸性代谢产物可较大量地进入体循环，加重机体酸中毒，因此必须及时补碱，一般可先静脉滴注 5％碳酸氢钠溶液 200～300ml，或根据动脉血气分析和 CO_2CP 等有关参数，酌情补充。

6）应用血管扩张药初期可能会出现一过性血压下降（常降低 10～20mmHg），若此时休克症状并无加重，可在密切观察下待微循环改善后血压多能逐渐回升。若观察 30 分钟后，血压仍偏低，患者烦躁不安，应适当加用血管收缩药，如多巴胺、间羟胺或少量去甲肾上腺素等提升血压。

7）大部分血管活性药物都可以增加房性和室性心律失常的发生，如在心房颤动患者中，应用多巴胺可以加速房室结的传导导致心动过速，因此需要持续的心电监护。临床上一般在早期使用且在组织灌流恢复时及时撤药。

8）在急性心肌梗死发病 24 小时以内，原则上不主张应用强心药，理由是梗死的心肌已无收缩作用，梗死部分已处于极度代偿状态，应用强心药不但未起到应有的作用，反而会增加心肌耗氧量，甚至发生心脏破裂的严重并发症。出现肺水肿、心力衰竭时亦主张小剂量、分次应用，否则易过量中毒。

患者贾某急性心肌梗死导致心源性休克，积极治疗原发疾病，行 PCI，经抗休克、抗凝及中药治疗后，患者好转，早期再灌注治疗及中药辅助治疗是扭转本病难治的关键。

3. 心源性休克的预后和预防　CS 患者由于低灌注和缺氧，使线粒体氧送减少，乳酸合成增多，造成高乳酸血症，进而导致乳酸酸中毒。血乳酸测定可反映组织氧供和代谢状态以及灌注不足，乳酸水平降低说明组织氧供得到改善。当 CS 患者血乳酸值持续 12 小时以上＞4mmol/L 时，死亡率高。

合并贫血也是老年急性心肌梗死（AMI）患者预后不良的因素之一。贫血可使交感活性和心排量增加，冠状动脉储备降低，加重心肌耗氧；长期贫血可引起心肌肥厚、心脏扩大，导致氧耗量明显增加，进一步加重心肌缺血。

心率增快和外周血管收缩是休克前期的早期临床表现。SPRINT 研究表明：糖尿病、心绞痛、外周血管或脑血管疾病、陈旧性心肌梗死、女性都是心功能为 KilliP I 级的急性心肌梗死患者发生休克的危险因素，如果入院时同时存在这些因素，则该患者发生休克的可能性是 35％；病史、体检、实验室检查如超声心动等都有助于对患者进行评价。预防 CS 措施的第一步是识别急性心肌梗死中易发生休克的高危患者。一旦发现，即应对适宜患者进行早期心导管检查和再灌注治疗。

参 考 文 献

1. 葛均波，徐永健．内科学［M］．北京：人民卫生出版社，2013.

2. 刘瑜，赵玉生，刘光华，等．急性心肌梗死并发心源性休克的危险因素分析［J］．中华危重病急救医学，2013，25（7）：399-402.

3. 陈玉国．急性心肌梗死并发心源性休克的治疗进展［J］．中华急诊医学杂志，2012，21（7）：680-682.

4. 黄从新，夏豪．急性心肌梗死合并心源性休克的处理原则与经验［J］．中国实用内科杂志，2007，27（2）：95-98.

5. 李小鹰．心血管急症救治（1）心源性休克的诊断和处理（续前）［J］．中国循环杂志，2013，28（7）：486-487.

6. 唐昱，魏春燕，葛郁芝，等．床旁主动脉内球囊反搏术治疗老年心源性休克的疗效分析［J］．中华老年心脑血管病杂志，2013，15（4）：432.

7. 张文芳，胡桃红，丁力平，等．急性心肌梗死并发心源性休克的干预进展［J］．中华老年多器官疾病杂志，2013，12（1）：72-76.

8. 杨震．急性心肌梗死合并心源性休克的诊断及治疗进展［J］．心血管病学进展，2012，33（6）：763-767.

9. 辛萌，王坚刚，韩杰，等．心脏辅助循环治疗瓣膜术后心源性休克［J］．中华胸心血管外科杂志，2013，29（7）：426-428.

10. 朱继红，张向阳．心源性休克［J］．中华急诊医学杂志，2013，22（7）：697-699.

11. 李崇剑，王喜梅．心源性休克的机械循环辅助装置治疗进展［J］．心血管病学进展，2012，33（1）：36-38.

12. 顾明标，秦永文．心源性休克的机制与治疗进展［J］．国际心血管病杂志，2009，36（4）：209-211.

13. 郝星，闫晓蕾，倪虹，等．心脏术后心源性休克的体外膜肺氧合辅助治疗［J］．中国体外循环杂志，2010，8（1）：8-11，44.

14. 王国军，郭应军，曾德金，等．低热量全肠外营养在心源性休克患者中的早期应用［J］．广东医学，2012，33（6）：833-834.

15. 宋开夏．中医非药物疗法防治心源性休克、心源性晕厥［J］．中国医药学报，2004，19（10）：637-638.

16. 董国菊，李立志，史大卓，等．中西医结合治疗心源性休克1例［J］．中国中西医结合杂志，2011，31（12）：1701-1702.

17. 郑大为，栾杰男，张建，等．于凯成教授治疗心源性休克经验［J］．中国中医急症，2007，16（2）：187-187.

18. 吴英，叶勇，谢郁华，等．赵淳教授中西医结合救治心源性休克经验［J］．中国中医急症，2004，13（5）：303-304.

19. 汪培芳．中西医结合治疗急性心肌梗死并发心源性休克20例［J］．中国中医急症，2003，12（3）：265-266.

20. 张敏州，王磊，程康林，等．邓铁涛教授以温阳益气法救治急性心肌梗死并心源性休克1例报告［J］．新中医，2005，37（5）：85-85.

21. 徐琳，葛永贵，刘佳梅，等. 急性心肌梗死合并心源性休克的特点及预后 [J]. 中华内科杂志，2008，47 (6)：472-474.

22. 陈明，王新刚，霍勇，等. 主动脉内球囊反搏在心源性休克中的应用 [J]. 北京大学学报（医学版），2009，41 (4)：474-476.

23. 廖玉华. 心血管疾病临床诊疗思维 [M]. 北京：人民卫生出版社，2013.

24. 冯灿. 急性心肌梗死合并心源性休克的研究进展 [J]. 心血管病学进展，2013，34 (3)：320-324.

25. 中华医学会心血管病学分会，中华心血管病杂志编辑委员会. 急性 ST 段抬高型心肌梗死诊断和治疗指南 [J]. 中华心血管病杂志，2010，38 (8)：675-690.

26. 吴英，叶勇，谢郁华. 赵淳教授中西医结合救治心源性休克经验 [J]. 中国中医急症，2004，13 (5)：303-304.

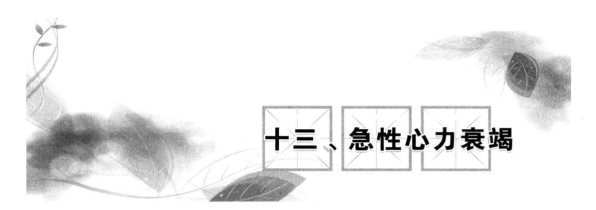

十三、急性心力衰竭

急性心力衰竭（acute heart failure，AHF）是指急性的心脏病变引起心肌收缩力明显降低或心室负荷加重，进而导致急性心排出量显著急剧降低，体循环或肺循环压力突然增高，周围循环阻力增加，组织器官灌注不足，急性器官淤血的临床综合征。临床上以急性左心衰竭最为常见，表现为急性肺淤血、肺水肿，严重时出现心源性休克。AHF可突然起病或在原有慢性心力衰竭基础上急性加重。中医认为其基本病机为本虚标实，本虚为阴阳气血亏虚，标实为血瘀、痰浊，根据心悸、咳喘、胸痛、水肿、发绀等表现，属中医学"心悸"、"怔忡"、"胸痹"等范畴。

（一）诊断要点

1. 病史及症状　有心脏病病史及心力衰竭的症状，如乏力、心悸、运动耐量降低、咳嗽、咳痰和不同程度的呼吸困难、夜间阵发性呼吸困难、端坐呼吸、劳力性呼吸困难等。

2. 体征　心率增快，心脏增大，病理性第三心音、第四心音，肺动脉瓣区第二心音（P2）亢进，新出现二尖瓣关闭不全杂音，肺部湿性啰音、哮鸣音，水肿，严重时有心源性休克的临床表现如烦躁不安、低血压、低氧血症、发绀、皮肤湿冷、面色苍白、尿量减少等。

3. 实验室检查　B型钠尿肽（BNP）、氨基末端B型钠尿肽原（NT-proBNP）是心力衰竭诊断重要的客观指标。BNP＞400ng/L，NT-proBNP＞1500ng/L，则心力衰竭可能性很大，阳性预测值为90%。

4. 其他检查　①胸部X线检查：左心衰竭时可见肺门阴影增大、肺纹理增加等表现；右心衰竭的患者可见右心室增大，有时伴胸腔积液表现。②超声心动图：提示心腔大小变化、心瓣膜结构及功能情况。判断心脏的收缩功能和舒张功能。③心电图检查：常提示原发病。④心导管检查：测定肺毛细血管楔压（PCWP）、心排出量（CO）、心脏指数（CI）、中心静脉压（CVP）。其中PCWP反映左心功能状况，CVP反映右心功能状况。⑤动脉血气分析：急性左心衰竭常伴低氧血症，肺淤血明显者可影响肺泡氧气交换。

（二）鉴别诊断

1. 支气管哮喘　支气管哮喘患者多在年轻时起病，有过敏史，哮喘发作时需强迫坐位，肺部可闻及干、湿性啰音，咳粉红色泡沫状痰。发作时双肺有典型的哮鸣音，呼气音延长；心源性哮喘患者有异常心脏体征、奔马律等，血浆BNP、NT-proBNP的测定有助于快速鉴别。

2. 慢性阻塞性肺疾病急性发作 慢性阻塞性肺疾病并发感染时常有较长的病史，以呼吸道症状为主，有肺气肿体征，动脉血气分析常提示，除有低氧血症外常伴有高碳酸血症、酸碱平衡失调，血浆 BNP、NT-proBNP 的测定十分重要，亦有助于鉴别。

3. 肺栓塞 肺栓塞时除有呼吸困难、气短外，可以出现胸痛、咳血，甚至晕厥，颈静脉可见充盈、异常搏动、P2 亢进分裂，三尖瓣区可闻及收缩期杂音，有的患者可发现下肢深静脉血栓。D-二聚体含量低于 $500\mu g/ml$，可排除急性肺栓塞；胸片可见斑片状浸润、肺不张、膈肌抬高、胸腔积液，尤其是 Hamptom 驼峰及 Westermark 征；胸部 CT 能见段以上肺动脉栓子，甚至发现深静脉栓子。

4. 急性心脏压塞 快速心包积液，仅 100ml 即可引起急性心脏压塞，表现为心动过速、血压下降、脉压差变小、奇脉、静脉压上升、颈静脉充盈，此时必须与急性右心衰竭相鉴别。

（三）治疗方案

1. 急性左心衰竭的一般处理

（1）静息时明显呼吸困难者，应半卧位或端坐位，双腿下垂以减少回心血量，降低心脏前负荷，及时吸出气道分泌物，保持气道通畅。

（2）四肢交换加压：四肢轮流绑扎止血带或血压计袖带，通常同一时间只绑扎三肢，每隔 15～20 分钟轮流放松一肢。血压计袖带的充气压力应较舒张压低 10mmHg，使动脉血流仍可顺利通过，而静脉血回流受阻。此法可降低前负荷，减轻肺淤血和肺水肿。

（3）吸氧：适用于低氧血症和呼吸困难明显（尤其末梢血氧饱和度＜90%）的患者。应尽早采用，使患者 SpO_2＞95%（伴 COPD 者 SpO_2＞90%）。可采用不同的方式：①鼻导管吸氧：起始以低氧流量（1～2L/min），如仅为低氧血症，动脉血气分析未见 CO_2 潴留，可采用高流量氧 6～8L/min。或采取酒精吸氧（氧气通过的湿化瓶中加 50%～70% 酒精或有机硅消泡剂），使肺泡内的泡沫表面张力减低而破裂，改善肺泡通气，适用于肺水肿患者。②面罩吸氧：适用于伴呼吸性碱中毒患者，必要时还可采用无创性或气管插管呼吸机辅助通气治疗。

（4）至少开放 2 条静脉通道，并保持通畅。必要时可采用深静脉穿刺置管，以随时满足用药的需要。

（5）避免一次进食大量食物，以易消化食物为佳。在总量控制下，可少量多餐（每日 6～8 次）。在应用袢利尿剂的情况下不要过分限制钠盐摄入量，以避免低钠血症，导致低血压。利尿剂应用时间较长的患者要补充多种维生素和微量元素。

（6）出入量管理：肺淤血、体循环淤血及水肿明显者，应严格限制饮水量和控制静脉输液速度，对无明显低血容量因素（大出血、大汗、严重脱水等）者，每天摄入液体量一般宜在 1500ml 以内，不要超过 2000ml。保持每天水的出入量负平衡约 500ml，以减少水钠潴留和缓解症状。3～5 天后，如淤血、水肿明显消退，应减少水负平衡，逐渐过渡到出入水量平衡。在水负平衡下应注意防止低血容量、低血钾和低血钠等的发生。

2. 急性左心衰竭的药物治疗

（1）镇静剂：对存在焦虑或疼痛的患者，给予镇静剂或止痛剂。吗啡可用于严重心力衰竭早期阶段，特别是伴有躁动不安及呼气困难的患者。吗啡 5mg 静脉缓慢注射，或皮下注射，使患者镇静，同时具有扩张静脉和小动脉的作用，减轻心脏负荷。同时应密切观察疗效，以及注意呼吸抑制等不良反应的发生。伴 CO_2 潴留者不宜应用，伴明显和持续低血压、休克、意识障碍、COPD 等患者禁用。老年患者慎用或减量。亦可应用哌替啶 50～100mg 肌内注射。

（2）支气管解痉剂：氨茶碱 0.125～0.25g 用 50％葡萄糖注射液稀释至 40ml 静脉推注（注射时间不得短于 10 分钟），4～6 小时后可重复 1 次。也可应用二羟丙茶碱 0.25～0.5g 用 5％葡萄糖注射液稀释后，以 25～50mg/h 的速度静脉滴注。但急性心肌梗死或不稳定型心绞痛所致的急性心力衰竭患者、伴心动过速或心律失常的患者不宜使用。

（3）利尿剂：当患者存在右心衰竭的体征时，如外周性水肿、颈静脉压升高和肝脏淤血，首选呋塞米，先 20～40mg 静脉注射，必要时每小时追加 80mg，24 小时总剂量不超过 200mg。利尿剂效果不佳、加大剂量仍未见良好反应以及容量负荷过重的急性心力衰竭患者，应加用氢氯噻嗪 25～50mg 口服、每日 2 次，或螺内酯 20～40mg 口服、每日 1 次。利尿剂联合应用，其疗效优于使用单一利尿剂的大剂量应用，且不良反应也更少。

应用利尿剂的注意事项：①伴低血压（收缩压＜90mmHg）、严重低钾血症或酸中毒患者以及对利尿剂反应甚差者不宜应用；②长时间和较大剂量的应用可发生低血容量和低钾血症、低钠血症，且增加其他药物如血管紧张素Ⅱ受体阻滞剂（ARB）、血管紧张素转换酶抑制剂（ACEI）或血管扩张剂引起低血压的可能性；③注意监测每小时尿量，并根据尿量和症状的改善状况调整剂量。

（4）血管扩张药物：血管扩张剂可应用于急性心力衰竭早期阶段，其目的在于降低心室后负荷，增加心排出量。收缩压＞110mmHg 的急性心力衰竭患者通常可以安全使用。主要有硝酸酯类、硝普钠、乌拉地尔、酚妥拉明、重组人 B 型利钠肽（rhBNP），但钙通道阻滞剂不推荐用于急性心力衰竭的治疗。

1）硝酸酯类药物：能缓解急性心力衰竭患者肺淤血症状，不增加耗氧，特别适用于急性冠状动脉综合征伴心力衰竭的患者。小剂量引起静脉扩张，逐渐增大剂量，可引起小动脉、冠状动脉的扩张。剂量合适时，动静脉血管处于平衡状态，既能减轻心脏前后负荷，又不影响组织灌注。硝酸酯类联用呋塞米治疗急性心力衰竭有效；静脉应用硝酸酯类药物应小心滴定剂量，监测血压，防止低血压的发生。硝酸甘油用 5％葡萄糖注射液或 0.9％氯化钠注射液稀释后静脉滴注，起始剂量 5～10μg/min，每 3～5 分钟递增 5μg/min，如在 20μg/min 时无效可以 10μg/min 递增，最大剂量 100～200μg/min；也可每 10～15 分钟喷雾 1 次（400μg），或舌下含服、每次 0.3～0.6mg。硝酸异山梨酯静脉滴注剂量 5～10mg/h，也可每次在舌下含服 2.5mg。

2）硝普钠：适用于严重心力衰竭、原有后负荷增加以及伴心源性休克的患者。临床应用宜从小剂量 10μg/min 开始，可酌情逐渐增加剂量至 50～250μg/min，静脉滴注，疗程不要超过 72 小时。由于其强效降压作用，应用过程中要密切监测血压，根据血压调整合适的维持剂量。停药应逐渐减量，并加用口服血管扩张剂，以避免反跳现象。

3）乌拉地尔：可用于心排出量降低、PCWP＞18mmHg 的患者。通常先 10～50mg 缓慢静脉注射，监测血压变化，为了维持其降压效果，可持续静脉滴注，100mg 乌拉地尔用 0.9％氯化钠注射液稀释到 50ml，维持 9mg/h 的速度静脉滴注。

4）rhBNP：静脉应用 rhBNP 输入心力衰竭患者的体内可以明显降低肺毛细血管楔压、平均肺动脉压、平均心房压及系统血管阻力，而且心脏指数和每搏量显著升高，认为

rhBNP 应用于心力衰竭患者可改善心功能，缓解呼吸困难的症状，但长期应用是否有益尚待进一步研究。推荐的常用剂量：首先以 1.5μg/kg 静脉冲击后，以 0.0075μg/(kg·min) 的速度连续静脉滴注，输注不超过 48 小时。其副作用小，耐受性良好。其副作用主要是低血压，因此在心源性休克时必须慎用。

下列情况下禁用血管扩张药物：①收缩压<90mmHg，或持续低血压并伴有循环衰竭症状，尤其是肾功能不全的患者，以避免重要器官灌注减少。②严重阻塞性心瓣膜疾病患者，如主动脉瓣狭窄，有可能出现显著的低血压；二尖瓣狭窄患者也不宜应用，有可能造成心排出量明显降低。③梗阻性肥厚型心肌病。

（5）正性肌力药物：用于低心排出量综合征患者。对存在外周低灌注（低血压，低心排出量，肾功能不全）伴或不伴充血性心力衰竭的患者，以及利尿剂和血管扩张剂治疗无效的肺水肿患者，可考虑应用正性肌力药物。对血压较低和对血管扩张剂、利尿剂不耐受或反应不佳的患者尤其有效。正性肌力药的潜在危险是增加了心肌耗氧量氧和钙负荷，故此类药应谨慎使用。

1）洋地黄类：能轻度增加心排出量和降低左心室充盈压，对急性左心衰竭患者的治疗有一定帮助。一般应用毛花苷丙 0.2～0.4mg 缓慢静脉注射，2～4 小时后可以再用 0.2mg，伴快速心室率的心房颤动患者可酌情适当增加剂量。

2）多巴胺：是一个内源性儿茶酚胺，去甲肾上腺素的前体，其药理作用呈剂量依赖性作用于 3 种受体。以<5μg/(kg·min) 的剂量应用时，以兴奋多巴胺受体为主，产生肾脏血管、肠系膜血管、冠状动脉、脑血管等内脏血管扩张作用，肾血流量增加、尿量增加；适用于肾低灌注或肾功能不全的急性心力衰竭患者。以 5～10μg/(kg·min) 的剂量静脉滴注时，起到 β-受体兴奋作用，使心肌收缩力加强，心排出量增加，收缩压升高，心率加快。以>10μg/(kg·min) 的剂量静脉滴注时，以兴奋 α-受体为主，使外周血管及内脏血管收缩，血压升高。一般超过 20μg/(kg·min) 的剂量且升压作用不佳时，应及时加用第 2 种正性肌力药。此药应用个体差异较大，一般从小剂量开始，逐渐增加剂量，短期应用。

3）多巴酚丁胺：小剂量的作用为扩张血管，降低外周血管阻力，减轻心脏后负荷，增加心排出量。大剂量可引起血管收缩，心率增快。短期应用可以缓解症状，不能有效降低临床死亡率。用法：2～5μg/(kg·min) 静脉滴注，最大剂量不超过 20μg/(kg·min)。正在应用 α、β-受体阻滞剂的患者，不推荐应用多巴酚丁胺和多巴胺。多巴酚丁胺对冠心病患者可诱发胸痛，甚至使冬眠心肌无法恢复正常功能或坏死。

4）磷酸二酯酶抑制剂：通过阻滞环磷酸腺苷的降解而发挥正性肌力作用。外周低灌注的患者，伴或不伴有充血的症状，在合理使用利尿剂和血管扩张剂后仍无改善，且血压不低时，可选用第三类磷酸二酯酶抑制剂如米力农，首剂 25～50μg/kg 静脉注射（大于 10 分钟），继以 0.25～0.50μg/(kg·min) 静脉滴注维持。或氨力农首剂 500～750μg/kg 静脉注射（大于 10 分钟），继以 5～10μg/(kg·min) 静脉滴注。

5）左西孟旦：新型的正性肌力药物，主要与肌钙蛋白 C 结合，加强收缩蛋白对钙离子的敏感性，从而增加心肌收缩力，但不增加细胞内钙离子的浓度，可用于正接受 α-受体阻滞剂治疗的患者。用法：首剂 12～24μg/kg 静脉注射（大于 10 分钟），继以 0.1μg/(kg·min) 静脉滴注，可酌情减半或加倍。对于收缩压<100mmHg 的患者，不需要负荷

剂量，可直接用维持剂量，以防止发生低血压。左西孟旦的副作用主要是低血压和心动过速，血蛋红白减少和低钾血症。

（6）血管活性药物：经过大量补充液体和使用正性肌力药物均无法有效维持血压及器官灌注导致心源性休克时，应考虑选用血管活性药物。对严重或危及生命的低血压也可直接使用升压药。肾上腺素对 β_1、β_2 和 α-受体均有较高的亲和力，去甲肾上腺素作用于 α-受体，通常用于升高外周血管阻力。但应注意心源性休克时伴有外周阻力增高，肾上腺素与去甲肾上腺素的选择应用需根据临床情况。

（7）神经激素拮抗剂：当急性心力衰竭血流动力学得到最大限度的改善并稳定一段时间后，可逐渐加用神经激素拮抗剂。

1）ACEI 和 ARB：对早期稳定的急性心力衰竭，没有使用 ACEI 的适应证，但对急性心肌梗死高危的患者，ACEI 可以使其获益。通常在急性期病情稳定 48 小时后，肾功能正常时，从小剂量开始，逐渐加量，但有可能导致低血压，并需予以正性肌力药物的支持，疗程至少 6 周。相对于 ACEI，ARB 对肾功能和血钾的影响更小。

2）β-受体阻滞剂：能拮抗交感神经兴奋，但降低心肌收缩力。有心肌缺血和心动过速的患者，可考虑静脉应用美托洛尔；在进展性急性心力衰竭稳定后的稳定性心肌梗死患者，β-受体阻滞剂应尽早使用。

3）醛固酮受体拮抗剂：螺内酯具有拮抗醛固酮，减少水钠潴留的作用。有研究发现，严重心力衰竭时，在应用 ACEI、利尿剂的基础上，加用小剂量螺内酯可改善预后，并且不增加高血钾的发生率。

3. 特殊类型心力衰竭的治疗

（1）右心室梗死伴急性右心衰竭：①扩容治疗：在检测中心静脉压的基础上首要治疗是大量补液，可应用低分子右旋糖酐或 0.9％氯化钠注射液 20ml/min 静脉滴注，直至 PCWP 上升至 15～18mmHg，低灌注症状改善。24 小时补液约 3500～5000ml。充分扩充血容量后血压仍低者，可给予多巴酚丁胺或多巴胺。如补液过程中出现左心衰竭，应立即停止补液。此时若动脉血压不低，可谨慎给予血管扩张药。②禁用利尿剂、吗啡和硝酸甘油等血管扩张剂，以避免进一步降低右心室充盈压。③右心室梗死同时合并广泛左心室梗死，不宜盲目扩容，防止造成急性肺水肿。如存在严重左心室功能障碍和 PCWP 升高，不宜使用硝普钠，应考虑主动脉内球囊反搏治疗。

（2）急性大块肺栓塞所致急性右心衰竭：①止痛：吗啡或哌替啶。②吸氧：鼻导管或面罩给氧 6～8L/min。③溶栓治疗：尿激酶或人重组组织型纤溶酶原激活剂（rt-PA）。停药后应继续肝素治疗。用药期间监测凝血酶原时间，延长至正常对照的 1.5～2.0 倍。持续滴注 5～7 天，停药后改用华法林口服数月。④经内科治疗无效的危重患者（如休克），经肺动脉造影证实为肺总动脉或其较大分支内栓塞，可做介入治疗，必要时可在体外循环下紧急早期切开肺动脉摘除栓子。

（3）右侧心瓣膜病所致急性右心衰竭：右心衰竭的治疗主要应用利尿剂，以减轻水肿，但要防止过度利尿造成心排出量减少。

（4）高血压导致的急性心力衰竭：临床特点表现为血压高（>180/110mmHg），PCWP>18mmHg，其左室收缩功能大多正常，左室舒张功能降低，常伴有充血和肺水肿，射血分数多正常。治疗主要以降低血压为主，对于高龄、重要器官灌注不佳的患者，应控制降压速度，过快降压可能导致脑梗死、肾损害等。对于病情较轻者可在 24～48 小时内逐渐降压；对于病情重者，在 2～6 小时把血压降至 160/110mmHg，24～48 小时内使血压逐渐降至正常。药物方面优先考虑静脉给予硝酸甘油；血压明显升高者，优先考虑应用硝普钠；乌拉地尔适用于基础心率很快、应用硝酸甘油或硝普钠后心率迅速增加而不能耐受的患者；在心力衰竭已经改善、血压控制尚可及左室收缩功能良好时，可加用钙通道阻滞剂和 β-受体阻滞剂。

（5）舒张性心力衰竭：大多为老年女性患者，有高血压和（或）心房颤动病史，以心室充盈受限、心室舒张末压升高、射血分数多正常为特征。治疗上给予 β-受体阻滞剂以减慢心率，使心室有更多的舒张期充盈时间。此类患者都有不同程度的液体潴留，应长期应用利尿剂。此外，由于心肌缺血会进一步损害舒张功能，治疗上应积极改善心肌供血，以防止心力衰竭的发展和恶化。

4. 非药物治疗

（1）主动脉内球囊反搏（IABP）：可有效改善心肌灌注，同时降低心肌耗氧量和增加心排出量。

适用证：适用于急性心肌梗死或严重心肌缺血并发心源性休克，不能由药物治疗纠正者；伴血流动力学障碍的严重冠心病（如急性心肌梗死伴机械并发症）者；心肌缺血伴顽固性肺水肿者。

禁忌证：存在严重的外周血管疾病；主动脉瘤；主动脉瓣关闭不全；活动性出血或其他抗凝禁忌证；严重血小板缺乏。

急性心力衰竭患者的血流动力学稳定后可撤除 IABP，撤除的指征为：①CI＞2.5L/(min·m^2)；②尿量＞1ml/(kg·h)，血管活性药物用量逐渐减少，血压恢复正常；③呼吸稳定，动脉血气分析各项指标正常；④降低反搏频率时，血流动力学参数仍然稳定。

（2）机械通气：急性心力衰竭患者行机械通气的指征是：出现心跳呼吸骤停而进行心肺复苏时；合并Ⅰ型或Ⅱ型呼吸衰竭。机械通气的方式有下列 2 种：①无创呼吸机辅助通气，分为持续气道正压通气（CPAP）和双相间歇气道正压通气（BiPAP）两种模式。通过气道正压通气可改善患者的通气状况，减轻肺水肿，纠正缺氧和 CO_2 潴留，从而缓解Ⅰ型或Ⅱ型呼吸衰竭，用于Ⅰ型或Ⅱ型呼吸衰竭患者经常规吸氧和药物治疗仍不能纠正，呼吸频率＜25 次/分钟，能配合呼吸机通气的早期呼吸衰竭患者。②气管插管和人工机械通气：应用于心肺复苏时，严重呼吸衰竭经常规治疗不能改善，尤其是出现明显呼吸性和代谢性酸中毒并影响到意识状态的患者。

经吸氧或无创机械通气能纠正的低氧血症，不必气管插管和有创机械通气。如经药物治疗及无创机械通气，心力衰竭状况未见好转，仍有低氧血症，神志不清，或呼吸肌疲劳的患者，应行气管插管和有创机械通气。

（3）血液净化治疗：可维持水、电解质和酸碱平衡，稳定内环境，还可清除尿毒症毒素（肌酐、尿素、尿酸等）、炎症介质、细胞因子及心脏抑制因子等。治疗中的物质交换可通过血液滤过（超滤）、血液透析、连续血液净化和血液灌流等来完成。

用于高容量负荷如肺水肿或严重的外周组织水肿，且对袢利尿剂和噻嗪类利尿剂抵抗；或低钠血症（Na^+＜110mmol/L）且有相应的临床症状如神志障碍、肌张力减退、腱反射减弱或消失、呕吐及肺水肿等。上述两种情况应用单纯血液滤过即可。

建立体外循环的血液净化均存在与体外循环相关的不良反应如出血、生物不相容、感染、凝血血管通路和机器相关并发症等。应避免出现新的内环境紊乱，连续血液净化治疗时应注意热量及蛋白的丢失。

（4）心室机械辅助装置：急性心力衰竭经常规药物治疗无明显改善时，有条件的可应用此种技术。此类装置有体外膜肺氧合（ECMO）、心室辅助泵（如可置入式电动左心辅助泵、全人工心脏）。根据 AHF 的不同类型，可选择应用心室辅助装置，在积极治疗基础心脏病的前提下，短期辅助心功能，可作为心脏移植或心肺移植的过渡。ECMO 可以部分或全部代替心肺功能。短期循环呼吸支持可以明显改善预后。

（5）外科手术

冠心病：①不稳定型心绞痛或心肌梗死并发心源性休克：经冠状动脉造影证实为严重左主干或多支血管病变，并在确认冠状动脉支架术和溶栓治疗无效的情况下，可进行冠状动脉旁路移植术，能够明显改善心力衰竭。经积极的抗急性心力衰竭药物治疗，并在机械通气、IABP 等辅助下，甚至在体外循环支持下应急诊手术。②心肌梗死后出现机械合并症：心室游离壁破裂；室间隔穿孔；重度二尖瓣关闭不全。

心瓣膜疾病：除缺血性乳头肌功能不全外，因黏液性腱索断裂、心内膜炎、创伤等所致的急性二尖瓣关闭不全，因感染性心内膜炎、主动脉夹层、胸部闭合伤等所致的急性主动脉瓣关闭不全，及主动脉瓣或二尖瓣的严重狭窄以及联合心瓣膜病的心功能失代偿期均应尽早手术干预治疗。人工瓣膜血栓形成或瓣膜失功能所致的急性心力衰竭病死率极高，超声心动图（必要时应用经食管超声心动图）可明确诊断，均应手术。

急性主动脉夹层：本病（尤其Ⅰ型）因高血压危象和主动脉瓣反流可出现急性心力衰竭。超声心动图一旦明确主动脉瓣反流，应立即手术。

其他疾病：主动脉窦瘤破裂、心脏内肿瘤（如左心房黏液瘤）及心脏内巨大血栓形成（在左心房或肺动脉）等均会造成瓣膜反流或流出道梗阻，可引起急性心力衰竭，需要立即手术。心脏外科手术中，心肌保护不良、心脏畸形纠正不彻底、心脏阻断时间延长或反复多次阻断、心脏移植供心缺血时间过长及术后心包压塞等均可造成严重低心排综合征，需要给予积极的药物和非药物（包括 IABP 和 ECMO）治疗，甚至再次手术。各种心导管检查和介入治疗并发症亦可导致急性心力衰竭，其所致的急性心肌梗死、二尖瓣球囊扩张术后重度反流、冠状动脉损伤、封堵器脱落梗阻、心脏破损出血及心包压塞均需要紧急手术。

（6）心力衰竭急性期可配合针灸治疗：急性期针灸有时能收到很好的疗效，常选用内关、厥阴俞、心俞、大陵、足三里，中等刺激，留针 20～30 分钟，或点刺大椎、风门、肺俞，不留针，起针后拔火罐。阳虚明显者，加灸神阙、关元、气海；气阴两虚者，加肾俞、劳宫、神门，用补法；有血瘀者，加膈俞、郄门，用泻法；水肿者，加阴陵泉、水分，用平补平泻法。穴位注射可用氨茶碱 1ml 于定喘穴注射。

（四）中医辨证治疗

1. 水气凌心证

证候：喘憋呼吸困难，不能平卧，面色白或萎黄，心悸气短，神疲乏力自汗，面浮肢肿，小便少，形寒肢冷，时咳吐泡沫稀痰，舌淡胖水水滑，脉沉弦。

治法：温阳化气，泻肺降饮。

方药：苓桂术甘汤合葶苈大枣泻肺汤加减。

葶苈子 30g，党参、茯苓、白术各 15g，炙甘草、桂枝各 10g，干姜 6g。

咳喘、胸闷者，加杏仁、桔梗、前胡，以宣肺平喘；心神不宁者，加茯神、远志、酸枣仁，以宁心安神；兼见瘀血者，加当归、川芎、泽兰、益母草，以活血利水；畏寒、肢冷者，加制附子（先煎），以温阳利水。

2. 心血瘀阻证

证候：面颊紫红，胸痛胸闷，心悸气短，咳痰带血，口唇发绀，舌质瘀黯，苔薄白或白腻，脉细数或结代。

治法：活血化瘀，温通心阳。

方药：血府逐瘀汤加减。

葶苈子 20g，车前子（包煎）、当归、生地黄、丹参各 15g，桃仁、赤芍、川芎、延胡索、五灵脂、大枣各 10g，红花 6g。

剧烈胸痛重者，加乳香、没药、五灵脂、蒲黄，以祛瘀止痛；兼气短乏力者，加黄芪、党参、黄精，以益气化瘀；胸满闷痛，苔浊腻者，加清半夏、陈皮，以燥湿化痰。

3. 痰瘀互阻证

证候：心悸喘促，不能平卧，双下肢水肿，或伴心胸疼痛，夜间加重，少寐，舌紫黯有瘀点，苔腻，脉结代或促。

治法：通阳泄浊，豁痰化瘀。

方药：瓜蒌薤白半夏汤合四物汤加减。

全瓜蒌 20g，茯神、当归、法半夏、丹参、川芎、生黄芪各 15g，桂枝、防己、红花、厚朴、焦山楂、焦神曲各 10g，薤白、枳壳各 6g。

心胸疼痛、气滞明显，加青皮、乌药，以行气止痛；水湿壅盛，加泽泻、通草，以利水消肿；喘促严重，加葶苈子、旋覆花，降肺平喘。

4. 痰热闭阻证

证候：心悸胸闷，双下肢浮肿，咳嗽咳痰，痰黏稠，低热口干，大便秘结，尿短赤，苔黄腻，脉数。

治法：清热化痰。

方药：黄连温胆汤加减。

全瓜蒌 20g，清半夏、茯苓各 15g，陈皮、黄芩、炙甘草、竹茹各 10g，枳壳、杏仁、黄连各 6g。

痰热互结，大便秘涩者，加生大黄，以泄热通便；痰多难咯者，加竹沥、胆南星、天竺黄，以豁痰肃肺；心悸重者，加珍珠母、石决明、磁石，以重镇安神。

5. 心阳不足证

证候：心悸气短，恶寒喜暖，肢凉，腹胀纳差，大便溏薄，面色萎黄，舌淡黯，苔薄白，脉沉细。

治法：振奋心阳，化气行水。

方药：桂枝甘草汤合理中汤加减。

葶苈子 20g，党参、白术、干姜、车前子（包煎）各 15g，当归、桂枝、炙甘草各 10g，川芎、红花各 6g。

畏寒、肢冷者，加制附子（先煎）、肉桂，以温通阳气；腹胀便溏者，加补骨脂、吴茱萸、肉豆蔻、厚朴，以温阳收涩；兼瘀血证者，加益母草、泽兰、丹参，以活血利水；水肿明显者，加泽泻、茯苓，以利水消肿。

6. 气阴两虚证

证候：心悸气喘，心急而烦，口干咽燥，胸痛憋闷，烦热汗出，心烦不寐，舌红少津，脉细数。

治法：健脾益气，增液养阴。

方药：生脉散加减。

玉竹、葶苈子、黄芪、车前子（包煎）各 15g，人参、五味子、丹参、大枣各 10g，川芎、红花各 6g，琥珀粉（冲服）3g。

阴虚较重者，加当归、白芍，以养营和血；气虚明显者，加白术、茯苓、炙甘草，以健脾益气；咯血者，加煅花蕊石、三七，以止血；心烦不安者，加磁石（先煎）、琥珀，以安神定悸。

7. 元阳欲脱证

证候：面色苍白，气逆咳喘，口唇发绀，冷汗淋漓如油，手足逆冷，舌淡黯，苔白滑，脉结代或疾数无力。

治法：回阳救急，益气固脱。

方药：参附汤加减。

人参、山茱萸、生龙骨、生牡蛎各 30g，制附子（先煎）、肉桂各 10g。

急煎频服，待汗止，手足转温，气喘较平，再加沉香、椒目、葶苈子、车前子（包煎）、北五加皮同煎。

（五）治疗经验

1. 强心药与血管扩张剂的联合应用　在急性心力衰竭早期，即血流动力学发生改变但尚未恶化时，是应用血管扩张剂的最佳时机，即强调早期应用。当患者出现明显的肺部啰音，但收缩压仍稳定在 110mmHg 以上时，一般可立即开始应用血管扩张剂。临床应用中多巴胺以 $2\mu g/(kg \cdot min)$ 静脉泵入，疗程为 7～10 天；硝普钠 12.5～25.0mg 加入 5% 葡萄糖注射液 50ml 中，由微量泵避光静脉泵入。

2. 肺水肿的防治　急性左心衰竭时予以吗啡 3～5mg 治疗，既能起到镇痛、镇静的效果，又能降低心脏负荷，防治肺水肿。而已合并肺水肿患者用洋地黄制剂时，必须在利尿的基础上应用，否则可因左、右心室排血不平衡而加重肺淤血或肺水肿，开始给予的剂量不应低于 50% 洋地黄化剂量。

3. 参附注射液的应用　参附注射液 40ml 加入 5% 葡萄糖注射液 150ml 中静脉滴注、每日 1 次，具有益气固脱、回阳救逆之功，在治疗急性心力衰竭时，可以补心气、温心阳，明显提高左心射血分数，减轻心脏前后负荷，改善心肌代谢而保护心脏。

4. 无创双水平正压通气（BiPAP）联合重组人 B 型利钠肽（rhBNP）在重症急性心力衰竭抢救中的应用　合并有明显低氧血症，立即给予 BiPAP 辅助呼吸，并在血压等临床情况允许的条件下予 rhBNP $1.5\mu g/kg$ 静脉冲击，再以 $0.0075～0.01\mu g/(kg \cdot min)$ 持续静脉微量泵泵入 48～72 小时。可以缩短心脏受打击的时间，更加高效地改善患者的呼吸困难症状、血流动力学状态，拮抗过度激活的神经体液因子，减轻心肌纤维化，从而延缓心肌重构，促进心功能的恢复。

5. 外置主动脉旁反搏装置　对输液、血管扩张剂和正性肌力药物无反应的患者，外置主动脉旁反搏装置，使大量血液向心、脑、肾、四肢灌注，为心脏增加血流量，同时降低心脏后负荷，可以显著增加心肌供血量，进而改善心肌代谢，使急性心力衰竭患者的病情缓解并促进心功能的改善，代替部分心脏的工作，进而减少耗氧量。

（六）典型病例

李某，男，67 岁，因反复胸痛 3 年，加重伴呼吸困难 2 小时，于 2012 年 7 月 12 日入院。既往有"高血压"病史 30 余年，否认"慢性阻塞性肺疾病"、"糖尿病"病史，有抽烟史 40 余年，20 支/天。患者 3 年前无明显诱因开始出现胸痛，反复发作，一般持续数分钟到半小时，含服"硝酸甘油"或"速效救心丸"后能缓解，1 年前在我院行冠脉 CT 示：冠心病。长期坚持按医嘱服药。入院前 2 小时无明显诱因出现胸痛，伴呼吸困难，不能平卧，无发热、咳嗽、咳痰，无晕厥，遂就诊于我院。入院后查体：T 36.9℃，P 83 次/分钟，R 21 次/分钟，BP 150/90mmHg。神志清楚，精神弱，端坐位，皮肤巩膜无黄染，口唇无发绀，气管居中，颈部软，颈静脉无怒张，肝-颈静脉回流征阴性，浅表淋巴结未触及肿大，胸廓对称，两肺呼吸音粗，两肺底闻及湿啰音，心界不大，心音有力，HR 83 次/分钟，律齐，各瓣膜听诊区未闻及病理性杂音，腹胀，无明显压痛及反跳痛，肝脾肋下未触及，移动性浊音阴性，双下肢未见水肿。纳差，大便难，小便可，舌淡黯、苔薄白，脉沉细。查血常规：WBC $10.5×10^9$/L，RBC $3.8×10^{12}$/L，N 75％，Hb 112g/L，PLT $264×10^9$/L；生化结果：AST 27U/L，ALT 21.5U/L，BUN 15.5mmol/L，TC 4.5mmol/L，K^+ 4.3mmol/L，Na^+ 139mmol/L；心肌酶：CK 751U/L，CK-MB 37.1ng/ml，cTNI 12.5ng/ml；D-二聚体 14μg/ml；BNP 1160ng/L，凝血功能：PT 15.5s，INR 1.47，APTT 38.6s；动脉血气分析：pH 7.43，$PaCO_2$ 78mmHg，PaO_2 35mmHg，余正常；心电图：窦性心律，Ⅱ、Ⅲ、aVF 导联 ST-T 改变；超声心动图：左室下壁运动减弱，左室射血分数 43％，各瓣膜活动度可。

中医证候：胸痛，伴呼吸困难，不能平卧，无发热咳嗽咳痰，腹胀，纳差，大便难，小便可，舌淡黯、苔薄白，脉沉细。

西医诊断：①冠心病；②急性非 ST 段抬高型心肌梗死（下壁）；③急性左心衰竭；④高血压 3 级（极高危）。

中医诊断：胸痹（心阳不足）。

治疗过程：予低盐低脂饮食，半卧位，持续心电监护、血氧饱和度监测，记录患者 24 小时出入量，以 2L/min 持续吸氧，阿司匹林 100mg 口服、每日 1 次，氯吡格雷 150mg 口服、每日 1 次；硝酸甘油 10mg 加入 0.9％氯化钠注射液 50ml 中，以 10ml/h 静脉持续泵入，根据血压调整。瑞舒伐他汀 20mg 口服，每晚 1 次；呋塞米 40mg 静脉推注，每日 1 次；地塞米松 5mg 静脉推注，每日 1 次；毛花苷丙注射液 0.4mg 静脉推注、每日 1 次，氨茶碱 0.25mg 静脉推注、每日 1 次，并对症支持治疗。中医辨证为心阳不足，给予桂枝甘草汤合人参汤加减，方药为党参 20g，制附子（先煎）15g，白术、茯苓、桂枝、当归、丹参、川芎、红花、赤芍、车前子（包煎）、黄芪、葶苈子各 10g，炙甘草 6g，水煎 400ml，分 2 次服，连用 5 剂。经上述方案治疗后，患者胸痛及呼吸困难症状明显缓解，3 天后肺部湿啰音明显减少，复查心肌酶：CK 126U/L，CK-MB 7.2ng/ml，cTNI

2.1ng/ml；BNP 160ng/L；动脉血气分析：PaO_2 93mmHg，$PaCO_2$ 39mmHg，pH 7.4。心电图：窦性心律，Ⅱ、Ⅲ、aVF 导联 ST-T 未见明显改变，病情好转。

（七）专家分析

1. 急性心力衰竭的病因病机

（1）急性左心衰竭的病因：心力衰竭不是一个独立的疾病，是各种心脏病的严重阶段。AHF 可以突然起病或慢性心力衰竭的急性加重引起，突然起病的急性左心衰竭的主要病因是急性心肌坏死、损伤和急性血流动力学障碍两类。急性冠状动脉综合征、心肌炎、药物（强心药应用不当、抗肿瘤药物）致心肌损伤是导致急性心肌坏死、损伤的主要病因；心瓣膜疾病、高血压、冠心病、主动脉夹层、心包压塞、急性舒张性左心衰竭是导致急性血流动力学障碍的主要病因。临床中多种感染如肺炎、严重心律失常、水电解质紊乱、过度劳累、激动、静脉内迅速大量补液、妊娠、气候急剧变化等亦可诱发心力衰竭。

急性左心衰竭的主要表现为各种可以导致左心室收缩、舒张功能或左心室前后负荷压力增加的因素，使心排出量在短时间内急剧下降，一方面导致肺静脉和肺毛细血管压力突然明显增高，当肺毛细血管渗透压超过 36mmHg 时，就会有大量的浆液由毛细血管渗出至肺间质和肺泡内，发生急性肺水肿；另一方面左心室排血量严重下降可导致心源性休克、心脏骤停、晕厥等，最终导致死亡。

（2）急性右心衰竭的病因：急性右心衰竭多继发于急性左心衰竭，多见于急性大面积的肺栓塞、急性右室心肌梗死等疾病。

急性大块肺栓塞使肺血流受阻，出现持续性严重肺动脉高压，使右心室后负荷增加和扩张，导致右心衰竭；右心排出量降低导致体循环和心功能改变，出现血压下降、心动过速、冠状动脉灌注不足；对呼吸系统的影响主要是气体交换障碍；各种血管活性物质的释放，使广泛的肺小动脉收缩，增加了缺氧程度，又反射性促进肺动脉压升高，形成恶性循环。右心室收缩、舒张功能障碍或右心室前后负荷增加，使右心室排血量短时间内急剧下降，出现肺循环灌注不足及体循环淤血。

（3）急性心力衰竭的中医病因：外邪侵袭，郁于气道，肺气壅塞，心气不足，鼓动无力，骤致心衰；或情志失调，忧伤脾则生痰浊，痰湿内蕴，怒伤肝则血行不畅，痰化热火，煎熬血液，瘀血内生，心脉痹阻，突发心衰；或为饮食不节，损伤脾胃，脾失健运而生痰，血运不畅，水痰内生，射肺凌心，心鼓动无力，脏真之气暴竭；或为劳欲所伤，耗气伤津、心阳不振，血脉瘀滞，心营失运，外感内伤，阴阳俱虚，而成心衰。

本病属本虚标实，虚实夹杂。多脏受累、心气心阳亏虚是病理基础，血脉瘀滞为其病理环节，瘀血、痰浊、水饮乃标实之候。本病发展过程中，可阴阳气血逆乱发生厥证或亡阴、亡阳而出现神昏等危重变证。

2. 急性心力衰竭的严重程度分级　主要有 Killip 法（表9）、Forrester 法（表10）和临床程度分级（表11）3 种。Killip 法主要用于急性心肌梗死患者，根据临床和血流动力学状态来分级。Forrester 法可用于急性心肌梗死或其他原因所致的急性心力衰竭，其分级的依据为血流动力学指标如 PCWP、CI 及外周组织低灌注状态，故适用于心脏监护室、重症监护室和有血流动力学监测条件的病房、手术室内。临床程度分级根据 Forrester 法修改而来，其各个级别可以与 Forrester 法一一对应，由此可以推测患者的血流动力学状态；由于分级的标准主要根据末梢循环的望诊观察和肺部听诊，无须特殊的监测条件，适用于一般的门诊和住院患者。这3种分级法均以Ⅰ级病情最轻，逐级加重，Ⅳ级为最重。

表9 急性心肌梗死的 Killip 法分级

分级	症状和体征
Ⅰ级	无心力衰竭
Ⅱ级	有心力衰竭，两肺中下部有湿啰音，可闻及奔马律，X线胸片有肺淤血
Ⅲ级	严重心力衰竭，有肺水肿，细湿啰音遍布两肺（超过肺野下 1/2）
Ⅳ级	心源性休克、低血压（收缩压≤90mmHg）、发绀、出汗、少尿

表10 急性左心衰竭的 Forrester 法分级

分级	PCWP（mmHg）	CI [L/(min·m²)]	组织灌注状态
Ⅰ级	≤18	>2.2	无肺淤血，无组织灌注不良
Ⅱ级	>18	>2.2	有肺淤血
Ⅲ级	<18	≤2.2	无肺淤血，有组织灌注不良
Ⅳ级	>18	≤2.2	有肺淤血，有组织灌注不良

表11 急性左心衰竭临床程度分级

分级	皮肤	肺部啰音
Ⅰ级	干、暖	无
Ⅱ级	湿、暖	有
Ⅲ级	干、冷	无/有
Ⅳ级	湿、冷	有

3. 急性心力衰竭的治疗

（1）小剂量呋塞米治疗急性左心衰竭：一次性大剂量静脉内注射呋塞米容易致血管内容量波动过大和血药浓度过高，干扰生理平衡，引起毒副作用的发生。呋塞米的小剂量静脉内用药可避免用药时出现的峰-谷效应，保持排尿相对稳定，更符合正常生理情况，有效避免了利尿过度或利尿不足，容易达到每小时理想的排尿量。持续小剂量静脉滴注呋塞米可使血流动力学不稳定和电解质紊乱的患者的血流动力学和电解质的影响更小，是因为小剂量呋塞米持续到达近曲小管 Henles 襻，使肾和机体具有缓冲时间，产生代偿机制，在原发性抑制氯重吸收、继发性抑制钠重吸收相对较少的情况下，发挥同样利尿作用的结果。同时，避免一次性注射时的峰-谷效应，比较均衡地持续利尿，机体能产生一定的代偿机制。连续小剂量静脉滴注呋塞米在药效学方面明显优于大剂量注射，其24小时尿量、尿 K^+、Na^+、Cl^- 排泄量均显著增加，还可提高肾脏对呋塞米的敏感性，延缓耐受性的产生，增加呋塞米的疗效。因此，选择呋塞米用于 AHF 的药物治疗时，应采取小剂量静脉滴注的方式，可提高临床疗效。

（2）重组人 B 型利钠肽（rhBNP）在治疗中应用：rhBNP 是明确的、有效的 AHF 血流动力学治疗药物，与硝酸甘油或多巴酚丁胺相比，作用有如下特点：①平衡扩张动脉和静脉，减轻心脏前、后负荷，迅速降低心室充盈压，缓解临床症状，且在降低左心室充盈压的同时不引起心率增快和血管收缩；②作用迅速、持久：静脉注射后 15 分钟内可取得满意的血流动力学效应，并且能维持一段时间（rhBNP 的半衰期为 15～20 分钟）；③不激活并对抗引起血管收缩和心室重构的有害神经内分泌，如去甲肾上腺素、醛固酮和内皮素-1 等水平降低；④轻度的利尿排钠效应；⑤主要副作用是低血压。rhBNP 的这些特点使其成为目前救治 AHF 较为理想的药物。

（3）美托洛尔在缺血导致急性心力衰竭中的应用：有明确的心肌缺血表现，如胸闷、胸痛，心电图有 ST-T 改变，同时伴有血压升高、心率加快、肺部体征加重，且常规治疗效果不佳，考虑缺血发作是心力衰竭急性加重的主要因素，可尝试美托洛尔从小剂量开始（一般 10 分钟静脉注射 5mg，当心室率下降 10～20 次/分钟，血压下降 10mmHg 时，停止静脉用药；对小剂量用药剂量未达到上述标准的患者，可追加用药剂量，但累计最大剂量为 15mg）。但是对于严重心力衰竭病情尚未稳定、发作时血压较低、严重缓慢性心律失常、肺部啰音和哮喘的患者，应谨慎使用。

（4）BiPAP 呼吸机的应用：对急性心力衰竭合并有 I 型或 II 型呼吸衰竭、肺水肿者，患者经常规吸氧和药物治疗仍不能纠正时，应及早应用 BiPAP 呼吸机治疗。BiPAP 呼吸功能迅速改善患者的通气状况和减轻肺水肿，纠正缺氧和 CO_2 潴留，缩短危险期，改善患者预后，使患者更好地度过急性心力衰竭危险期。BiPAP 呼吸机降低气道阻力，降低呼吸功耗，改善肺的顺应性，促进氧的弥散，改善通气/血流比值，从而提高 PaO_2，降低 $PaCO_2$；还能够减少心脏前负荷和后负荷，增加心搏出量，增加左心室射血分数，减少二尖瓣反流，缓解慢性心力衰竭和急性肺水肿症状。

在临床应用中，根据患者具体情况选择鼻罩或面罩，通气模式 S/T，备用呼吸频率 16 次/分钟，氧浓度 30%～50%，以及合适的气道压力。气道压力的选择是应用 BiPAP 呼吸机治疗重度急性左心衰竭成功的关键。过高的气道正压会增加心脏负担，不利于心力衰竭的纠正，患者易感觉憋闷，依从性差；而过低则临床疗效受限。一般吸气压（IPAP）从 $8cmH_2O$ 开始，呼气压（EPAP）从 $3cmH_2O$ 开始，根据通气效果和患者耐受性逐步增加压力值，每 30 分钟增加 1～2 cmH_2O，保持 $SpO_2 > 90\%$，维持 IPAP 12～16 cmH_2O，EPAP 4～8 cmH_2O。

（5）中药黄芪、葶苈子、制附子在急性心力衰竭中的应用：黄芪有助于改善心功能，配合基础抗心衰治疗可明显改善心力衰竭患者的自觉症状、运动耐受能力，提高心功能状态。黄芪治疗 AHF 的机制与改善心肌舒张和收缩功能、排钠利尿、改善心肌能量代谢、抑制心肌细胞凋亡、减轻相关炎性因子、抑制心肌纤维化等有关。可以用于各种类型的心力衰竭。

葶苈子辛苦寒，有小毒，入肺、膀胱经，具有泻肺定喘、行水消肿之功。心肺同居上焦，肺朝百脉，为水之上源，心主血脉，为气血运行的主动力。重用葶苈子泻肺行水，以助心脉正常运行，达到纠正心力衰竭的目的。根据现代药理研究，葶苈子有显著的强心和增加冠状动脉血流量的作用，且不增加心肌耗氧量。治疗急性心力衰竭通常用单味葶苈子 3～6g 研末服，每日 3 次，但应中病即止，以防耗伤心肺之气。

附子药性刚燥，走而不守，能上助心阳以通脉，中温脾阳以健运，下补肾阳以益火，外固肺卫以祛寒，故在心力衰竭中应用广泛。附子为通十二经纯阳之要药，专能振奋阳气，故为治疗心力衰竭首选药物。治疗 AHF 时，强调"留得一分阳气，便有一分生机"的重要性，注重温补阳气，常用附子以振胸中之阳气。AHF 与气血失常关系密切，心体阴而用阳，心之气阳衰弱即心的正常功能衰退，往往出现虚寒证候，且阳气为一身之主宰，阳气充沛，布达全身，客邪即自散去。现代药理研究也证明，附子具有强心、增加冠状动脉血流量和扩张血管的作用。

4. 急性心力衰竭的并发症

（1）呼吸道感染：由于心力衰竭患者存在不同程度的肺淤血、肺水肿、支气管黏膜充血水肿，对入侵病原菌的防御、抵抗能力下降，易于细菌生长繁殖。再者，由于患者心功能差，卧床多，活动受限，不利于呼吸道分泌物引流，易继发支气管炎和肺炎。AHF 患者在感染初期应受到重视，必要时给予抗生素治疗。

（2）电解质紊乱：常发生于心力衰竭治疗过程中，尤其多见于多次或长期应用利尿剂后，其中低血钾和失盐性低钠综合征最多见。

1）低钾血症：轻者全身乏力，重者可出现严重的心律失常，常加重洋地黄毒性，必须及时补充钾盐，轻症可补充氯化钾 3～6g 口服、每日 1 次，重者可用氯化钾 1～1.5g 溶于 5％葡萄糖注射液 500ml 内静脉滴注，必要时可重复给药。

2）失盐性低钠综合征：由于大量利尿剂的应用和限制钠盐摄入所引起，多发生在大量利尿之后，发病较急，出现软弱无力、肌肉抽搐、口渴及食欲不振等症状，严重者可有头痛、烦躁不安、意识不清、甚至昏迷等低钠性脑病表现，患者皮肤干燥，脉细数，尿量减少，甚至血压降低。生化检查：Na^+、Cl^-、CO_2CP 皆低，HCT 增高。治疗时应不限制食盐，并可用 3％氯化钠溶液 100～500ml 缓慢静脉滴注。

5. 急性心力衰竭的预后与调护　当收缩压<120mmHg、Na^+<136mmol/L、BUN>370mg/L、BNP>480pg/ml 时，常预示着急性心力衰竭患者的预后差。

急性心力衰竭的近期预后与基础病因、心功能恶化程度及抢救是否及时、合理等因素有关。由于某些因素，如血压急剧升高，严重心律失常，输液过多及过快等原因造成的急性左心衰竭较易控制，预后相对较好。

心脏病患者应及时控制或祛除心内外的感染病灶，控制由溶血性链球菌所致的感染灶；预防和控制风湿活动；积极预防和控制感染性心内膜炎、呼吸道感染及其他部位的感染。当心脏病患者发生心律失常时，应迅速给予纠正，使异位心律恢复至正常窦性心律，或使过缓、过速的心室率控制在安全范围，以防止心力衰竭的发生。

在积极治疗原发病的基础上，患者应避免过度劳累和体力活动、情绪激动和精神紧张等应激状态；避免感冒、呼吸道感染及其他各种感染；注意饮食，尤其要注意低盐饮食（失盐性低钠综合征除外），冠状动脉心脏病、高血压心脏病和肥胖者宜用低脂及低胆固醇饮食，如鱼、豆腐、木耳和水果，注意少量多餐；适当控制液体入量，防止水潴留，导致水肿和心脏负担加重；按医嘱服药，不得擅自停药、减量或擅自加用非甾体类抗炎药、激素、抗心律失常等药物。

当患者心力衰竭症状加重（如疲乏加重、运动耐受性降低、静息心率增加≥15～20次/分钟、活动后气急加重、水肿再现或加重、体重明显增加 2～3kg），持续性血压降低或增高（>130/80mmHg），心率加快或过缓（≤55 次/分钟），心脏节律有显著改变（从规则转为不规则或从不规则转为规则、出现频繁期前收缩且有症状）时，应及时找医师就诊。

参 考 文 献

1. 中华医学会心血管病学分会，中华心血管病杂志编辑委员会．急性心力衰竭诊断和治疗指南［J］．中华心血管病杂，2010，38（3）：195-208.

2. McMurray JJ, Adamopoulos S, Anker SD, et al. ESC Guidelines for the diagnosis and treatment of acute and chronic heart failure 2012 The Task Force for the Diagnosis and Treatment of Acute and Chronic Heart Failure 2012 of the European Society of Cardiology. Developed in collaboration with the Heart Failure Association (HFA) of the ESC［J］. European heart journal，2012，33（14）：1787-1847.

3. Drazner Jr MH, Fonarow GC, Geraci SA, et al. 2013 ACCF/AHA Guideline for the Management of Heart Failure［J］. Journal of the American College of Cardiology，2013，62（16）：147-239.

4. 白玲，马爱群．急性心力衰竭诊断和治疗展望［J］．心血管病学进展，2011，32（4）：465-469.

5. 任彦青，张春晓，刘世刚，等．急性心力衰竭的临床特点及治疗进展［J］．实用心脑肺血管病杂志，2010，18（8）：1200-1201.

6. 陆永怡，陈群，刘静，等．N氨基末端脑钠肽前体水平对急性心力衰竭患者近期预后评估的临床研究［J］．实用临床医药杂志，2011，15（9）：17-19.

7. 马娟，张鸿青，田青，等．B型利钠肽在心力衰竭治疗中的应用［J］．心血管病学进展，2009，30（z1）：20-22.

8. 李新立．急性心力衰竭时充血：评估和治疗［J］．心血管病学进展，2011，32（4）：462-465.

9. 周欣荣，孙惠萍，王坤，等．重组人脑利钠肽治疗急性心力衰竭疗效观察［J］．中华实用诊断与治疗杂志，2011，25（8）：763-765＋768.

10. 程自平，张建华，徐岩．急性心力衰竭综合征诊疗新进展［J］．心血管病学进展，2012，33（2）：210-213.

11. 韦丙奇，张健．急性心力衰竭内科治疗的循证医学［J］．临床药物治疗杂志，2012，10（4）：45-48.

12. 葛均波，徐永健．内科学［M］．北京：人民卫生出版社，2013.

13. 廖玉华．心血管疾病临床诊疗思维［M］．北京：人民卫生出版社，2013.

14. 韩俊愈，李卫华，郭拥军，等．面罩双水平气道内正压联合重组人脑利钠肽对急性心力衰竭的短期及长期影响［J］．中国医师进修杂志，2013，36（22）：12-14.

15. 李佳，窦克非，张健，等．静脉β受体阻滞剂在缺血导致急性心力衰竭中应用的临床经验总结［J］．中国循环杂志，2010，25（6）：449-452.

16. 吴又汀．从痰论治急性充血性心力衰竭［J］．湖北中医杂志，2001，23（2）：36-37.

17. 梁晋普，田超，寇兰俊，等．急性心衰76例患者中医证型特点及临床分析［J］．中国中医急症，2011，20（11）：1758-1760.

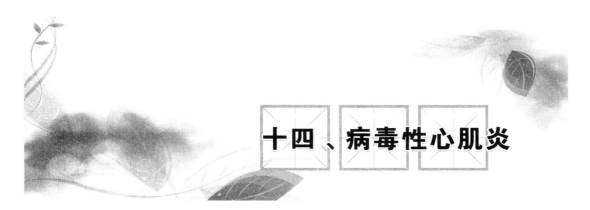

十四、病毒性心肌炎

病毒性心肌炎（viral myocarditis，VMC）是由病毒侵犯心脏所致的局限性或弥散性心肌炎性病变。各种病毒都可引起心肌炎，其中以柯萨奇 B 组病毒引起的 VMC 最常见。临床表现为心悸、胸闷、心前区隐痛、恶心、乏力、头晕等。本病属中医"胸痹"、"心悸"、"怔忡"范畴；病机多因热毒炽盛，消灼气阴，致气阴两虚，阴虚血灼，血脉瘀阻，气血运行失调，

（一）诊断要点

1. 患者多有上呼吸道感染、腹泻等病毒感染病史。

2. 病毒感染 3 周内出现心脏表现，如出现不能用一般原因解释的感染后胸闷头晕（心排出量降低）、严重乏力、心脏扩大、舒张期奔马律、心尖第一心音明显减弱、心包摩擦音、充血性心力衰竭或阿-斯综合征等。

3. 心电图及超声心动图改变　在感染后 3 周内出现：①房室传导阻滞、窦房阻滞或束支阻滞、窦性心动过速；②多源、成对室性期前收缩，自主性房性或交界性心动过速，阵发或非阵发性室性心动过速，心房或心室扑动或颤动；③2 个以上导联 ST 段呈水平型或下斜型下移≥0.05mV 或 ST 段异常抬高或出现异常 Q 波。超声心动图：心腔扩大或室壁活动异常和（或）核素心功能检查证实左室收缩或舒张功能减弱。

4. 血清肌钙蛋白 I 或肌钙蛋白 T（cTnI 或 cTnT）、肌酸激酶同工酶（CK-MB）明显增高；柯萨奇 B 组病毒特异性 IgM 抗体在病程 1～3 天即可出现，2～3 周达高峰，以后逐渐下降，可作为 VMC 早期诊断的依据。

5. 从心内膜、心肌、心包或心包穿刺液中检测出病毒、病毒抗体、病毒基因片段或病毒蛋白抗原。

（二）鉴别诊断

1. 甲状腺功能亢进症　心慌等表现与病毒性心肌炎类似，多有消瘦、易出汗、食量过多、情绪易激动等高代谢症状及甲状腺肿大，突眼症，甲状腺功能可见 T_3、T_4 增高可鉴别。

2. 原发扩张型心肌病　无前驱病毒感染史，无病毒感染实验室证据，心电图改变多样，伴房室扩大，心肌活检以心肌变性坏死为主，心肌间质炎症不明显。

3. 风湿性心肌炎　有溶血性链球菌感染（咽拭子培养阳性，抗"O"链球菌升高），伴风湿热表现，游走性关节痛、皮下结节、环形红斑等，多为全心炎，抗风湿治疗有效。

4. 二尖瓣脱垂综合征　可有心悸、气急、乏力、胸痛、昏厥或猝死等表现与病毒性

心肌炎类似，听诊有收缩中期喀喇音伴或不伴有收缩期杂音，是二尖瓣在收缩期向左心房脱垂（突入左房）的表现，伴或不伴有二尖瓣关闭不全，心脏超声可见收缩期二尖瓣关闭时前后叶结合处或其瓣叶突向左心房，其顶部超过了二尖瓣环的连线。二尖瓣活动范围明显增大，腱索断裂时，瓣叶呈"连枷样摆动"，腱索增长、松弛，断裂时可见断端漂动，可与病毒性心肌炎鉴别。

（三）治疗方案

病毒性心肌炎的治疗总体上以针对病毒感染和心肌炎症两方面治疗为主。

1. 一般治疗　休息不仅减轻机体的耗氧量，亦可减少病毒复制。卧床休息（重症者应绝对卧床休息）一般 2～3 个月，心脏扩大及并发心力衰竭者应卧床休息 3～6 个月，到症状消失，病情好转，心电图恢复正常，心脏缩小后可逐步开始活动，进食易消化和富含蛋白质和维生素的食物。

2. 抗病毒治疗　主要用于疾病的早期，因为在病毒性心肌炎的急性期，病毒在心肌内大量复制并直接损伤心肌细胞，此时运用抗病毒药物对疾病预后有一定意义。可应用利巴韦林、干扰素等。在疾病早期，尤其是在感染期和感染 4 天内，开始使用利巴韦林，500mg 静脉滴注，每日 2 次。可有效抑制病毒复制，减轻心肌损伤，提高生存率。

3. 抗菌治疗　细菌感染是病毒感染的诱因之一，尤其是流行性感冒、柯萨奇及腮腺炎病毒的感染。而病毒感染后又常继发细菌感染，所以为预防细菌感染引起心肌免疫反应，清除链球菌感染灶或带菌状态，在治疗开始时常选用青霉素 600U 静脉滴注，每 8 小时 1 次；对青霉素过敏者，可应用大环内酯类或根据咽培养选用有效抗生素。

4. 改善心肌代谢及抗氧化治疗　正常心肌可以产生大量的活性氧自由基和酶，使心肌细胞免受损害。心肌细胞严重受损时自由基产生增多，酶活性下降，同时病毒在细胞内破坏心肌，使心肌细胞溶解和坏死。可应用大量维生素 C 消除自由基，保护心肌不受自由基和脂质过氧化损伤的作用，减少或推迟心肌炎发病及减轻心肌损伤。此外，辅酶 Q_{10}、极化液（10％氯化钾溶液 15ml、胰岛素 8U、10％葡萄糖注射液 500ml）参与氧化磷酸化及能量的生成过程，并有抗氧自由基及膜稳定作用从而保护心肌。另外，1，6-二磷酸果糖也能改善心肌代谢。

5. 免疫抑制剂及激素　免疫抑制剂对急性 WMC 有好处，能明显缓解心肌炎进程，但组织学不会发生实质性改变。常用药物有：转移因子（TF）、免疫核糖核酸、聚肌胞（polyI：c）、人白细胞干扰素、聚腺尿苷酸（polyA：u）、简化胸腺素（simplifide thymosin）等。当抢救急性期并发心源性休克、完全性房室传导阻滞及心力衰竭经其他治疗不满意时，可给予氢化可的松或地塞米松等。

6. 对症治疗　纠正心律失常，对心房颤动、室性期前收缩等快速性心律失常可选用胺碘酮、β-受体阻滞剂等，必要时行电复律治疗。抗心力衰竭可常规使用血管扩张剂、利尿剂、洋地黄、血管紧张素转化酶抑制剂等，对顽固性心力衰竭可选用米力农、多巴胺等非洋地黄类正性肌力药。

7. 针灸治疗　心悸脉促者，取心俞、内关、厥阴俞、郄门、三阴交等；期前收缩者，取阴郄；心动过缓者，取素髎、通里、列缺等；心动过速者，取手三里、侠白；邪毒犯心、高热者，取曲池；咽痛者，取少商、合谷，以上采用泻法；心绞痛者，取内关、神门、膻中。

（四）中医辨证治疗

1. 热毒内侵证

证候：发热不退，发热重恶寒轻，心悸气短，头痛身疼，鼻塞流涕，咽喉肿痛，咳嗽有痰，或大便稀薄，肌痛肢楚，心悸气短，胸闷胸痛，舌红，苔薄黄，脉浮数或结代。

治法：清热解毒。

方药：银翘散加减。

芦根30g，金银花、连翘、牛蒡子、竹叶各15g，荆芥穗、淡豆豉、薄荷（后下）、生甘草、桔梗各10g。

头身痛剧者，加葛根、桂枝，以舒筋通络；纳呆，呕恶者，加砂仁、陈皮、白术，以理气调胃；邪热炽盛者，加生石膏、黄芩，以清邪热；舌红苔少者，加麦冬、玄参，以滋阴生津。

2. 气滞血瘀证

证候：心悸，心痛，心前区刺痛，痛有定处，胸闷胁胀，烦躁易怒，唇色紫黯，舌黯红或有瘀斑、瘀点，脉弦涩。

治法：疏肝理气，活血化瘀。

方药：柴胡疏肝散合血府逐瘀汤加减。

香附、赤芍、怀牛膝、当归、生地黄、白芍各15g，厚朴、清半夏、川芎、桃仁、红花各10g，柴胡、枳实、陈皮、炙甘草各6g。

胸痛重者，加降香、郁金，理气以活血止痛；气短乏力者，加黄芪、太子参，以益气活血；心神不宁、少寐者，加生龙骨、生牡蛎，以重镇安神。

3. 痰湿蕴结证

证候：胸闷如窒而痛，或痛引肩背，气短喘促，肢体沉重，形体肥胖，头重头晕，目眩，脘痞纳呆，口黏恶心，咯吐痰涎，痰多，苔白腻或白滑，脉滑。

治法：祛湿化痰。

方药：瓜蒌薤白半夏汤加减。

全瓜蒌20g，清半夏、丹参、石菖蒲各15g，薤白、桂枝、紫菀各10g，三七粉（冲服）、檀香、杏仁、陈皮各6g。

胸部闷痛明显者，加青皮、乌药，以疏肝理气；咯痰多、肢体浮肿者，加泽泻、通草，以利水消饮；痰色黄稠者，加黄连、竹茹，以清热化痰；胸部刺痛、舌质紫黯者，加失笑散（蒲黄、五灵脂），以活血化瘀定痛。

4. 心阳虚损证

证候：心悸气短，怔忡，动则气促，心胸憋闷疼痛，形寒肢肿，面色虚浮，㿠白无华，舌淡胖，苔白，脉细沉迟，或结或代。

治法：温阳益气，活血利水。

方药：真武汤合五苓散加减。

党参、茯苓、白术、泽泻、益母草各15g，白芍、桂枝、生姜、薤白、制附片（先煎）各10g，炙甘草6g。

浮肿严重，加车前子、玉米须，以利尿消肿；心胸疼痛，加降香、郁金、姜黄、延胡索，以活血止痛；喘甚不得卧，加葶苈子，泻肺平喘；怔忡严重，加紫贝齿、珍珠母，重镇定惊。

5. 阴虚火旺证

证候：心悸不宁，胸闷，五心烦热，潮热盗汗，失眠多梦，颧红，口干渴，神疲乏力，舌红少苔，脉细数或结代。

治法：滋阴降火，养心安神。

方药：天王补心丹加减。

酸枣仁、麦冬各20g，柏子仁、当归、党参、生地黄、丹参、玄参各15g，茯苓、天冬、远志各10g，五味子、桔梗各6g，琥珀粉（冲服）3g。

乏力气短明显者，加黄芪、白术，以益气健脾；阴虚较重者，加沙参、白芍，以养营和血；心烦不安者，加磁石、煅龙骨，以重镇安神。

6. 气阴两虚证

证候：心悸怔忡、胸闷，气短乏力，烦躁，口干咽燥，潮热，自汗盗汗，心烦失眠，舌淡红少津，脉细数无力或结代。

治法：益气养阴，宁心安神。

代表方剂：生脉散合炙甘草汤加减。

麦冬、黄芪、生地各20g，太子参、山药、阿胶（烊化）、茯苓各15g，远志、五味子、桂枝、炙甘草各10g。

肾阴亏虚，虚火妄动，遗精腰酸者，加龟甲（先煎）、熟地黄、知母、黄柏，以填补真阴；心前区疼痛不适者，加用丹参、薤白、枳壳，以活血行气止痛；口干口渴重者，加天花粉、葛根，以生津输津。

7. 心脾两虚证

证候：心悸怔忡，面色无华，自汗短气，肢体倦怠，失眠多梦，舌淡苔薄，脉细数。

治法：益气健脾，养心安神。

方药：归脾汤加减。

炙黄芪20g，党参、酸枣仁、白术、当归、茯神各15g，龙眼肉、远志、大枣各10g，木香、炙甘草、生姜各6g。

失眠多梦，加合欢皮、五味子、夜交藤、柏子仁，以养心安神；纳呆腹胀者，加陈皮、焦麦芽、焦神曲、焦山楂、炒鸡内金，以健脾助运；畏寒肢冷者，加制附子（先煎）、干姜，以温补阳气。

8. 阴阳两虚证

证候：心悸怔忡，气短，乏力，四肢厥冷，畏寒，多梦，大便溏薄，腰酸乏力，潮热盗汗，口渴口干，舌质淡胖，脉沉细无力或结代。

治法：益气温阳，滋阴养血。

方药：炙甘草汤加减。

当归、白芍、生地黄、人参、山药、阿胶（烊化）、茯苓各15g，干姜、制附子（先煎）、桂枝、炙甘草各10g。

大汗出者重用人参，加煅龙骨（先煎）、炙黄芪、山茱萸，以益气敛汗；兼见水饮内停者，加葶苈子、五加皮、车前子（包煎）、泽泻，以利水化饮；夹瘀血者，加丹参、川芎、赤芍、桃仁、红花，以活血化瘀。

9. 阳气虚脱证

证候：起病急骤，喘息心悸，倚息不得卧，口唇青紫，烦躁不安，自汗不止，冷汗淋漓，四肢厥冷，舌质淡白，脉微欲绝。

治法：回阳救逆，益气固脱。

方药：参附龙牡汤加减。

煅龙骨（先煎）、煅牡蛎（先煎）各 30g，红参（另炖）20g，石菖蒲、制南星各 15g，制附子（先煎）、炙甘草各 10g。

大汗出者，重用人参、黄芪、山茱萸，以益气敛汗；伴阴虚者，加麦冬、五味子，以滋阴；兼瘀血者，加川芎、苏木、丹参，以活血化瘀。

10. 正虚邪恋证

证候：神疲乏力，心悸气短，时有低热，面黄纳呆，自汗盗汗，易患感冒，舌质偏红，苔薄白，脉细数，时有结代。

治法：扶正祛邪。

方药：黄芪桂枝五物汤加减。

黄芪 20g，防风、山药、麦冬各 15g，桂枝、白芍、白术、大枣各 10g，生姜 6g。

心悸气短，加龙齿（先煎）、五味子，以安神定悸；低热，加地骨皮、银柴胡，以清虚热；夜寐不宁，加枣仁、合欢皮，以养血安神；易感冒，加太子参，以扶助正气。

（五）治疗经验

1. 中药益气养阴法　在病毒性心肌炎初期，温邪热毒结合为患，最易耗气伤阴，在清热解毒攻邪为主的同时亦应加入益气养阴之品，应用黄芪注射液 40ml 加入 5％葡萄糖注射液 250ml 中静脉滴注，每日 1 次，或生脉注射液，每次 20～40ml 加入 5％葡萄糖注射液或 0.9％氯化钠注射液 250ml 中静脉滴注，每日 1 次。

2. 改善心肌重塑　ACEI 类药物通过改善心肌重塑，减轻血管紧张度、心肌重量、心肌炎症反应、心肌纤维化及心肌钙化程度。给予依那普利，卡维地洛各以 2.5mg/d 开始使用，只要患者能够耐受，尽可能递增到 20mg/d，递增间期为 1～2 周。递增过程中如出现血压过低（低于 90/60mmHg），血肌酐≥3mg/dl，或血钾＞5.5mmol/L 时，应适当减量，或减缓加量速度。

3. α-干扰素联合磷酸肌酸钠　当常规治疗效果不佳时，可以加用重组人 α-干扰素 100 万 U 肌内注射、每日 1 次，磷酸肌酸钠 2g 溶于 0.9％氯化钠注射液 250ml 中静脉滴注、每日 1 次，连续使用 4 周。α-干扰素可以抑制病毒的复制，磷酸肌酸为高能化合物，两药合用可以保护心肌，减少细胞损害。

4. 丙种球蛋白的应用　患者出现呼吸困难、胸闷、晕厥等重症病毒性心肌炎症状时，在一般治疗的基础上加用丙种球蛋白，调节细胞因子的活性，激活补体及促进细胞吞噬，改善患者免疫功能。丙种球蛋白 40mg/（kg·d）静脉滴注，连用 7 天，促进心肌代谢，保护心肌。临床症状、体征消失，心电图及心肌酶谱转阴，红细胞沉降率恢复正常，停止使用。

5. 临时起搏器在急性重症病毒性心肌炎中的应用　患者出现心源性休克、急性左心衰竭、多种严重心律失常、阿-斯综合征等症状时，在常规治疗基础上，经股静脉置入 5-7F 鞘管，送入普通双极心内膜临时起搏电极。透视下以 X 线影像引导将电极送入右心室心尖部，并密切观察心电监护仪，若起搏信号出现宽大 QRS 波即可判断导管进入右心室，然后电极尾端接起搏器，以 VVI 模式，选择 60～70 次/分钟的固定频率进行起搏并测定起搏阈值，以高出阈值 1～2V 的电压进行起搏。术后常规予抗感染治疗。

（六）典型病例

刘某，女，31 岁，主因心悸 10 天，伴胸闷 3 天，于 2013 年 5 月 22 日入院。既往体健。入院前 10 天着凉后感冒，出现心悸、发热等症状，自行服用新康泰克等药物，症状稍缓解，入院前 3 天患者出现胸闷心慌，为求进一步系统治疗收住院。入院症见胸闷，心悸，发热，微恶寒，口渴，腹胀，咳黄黏痰量少，便溏。查体 T 37.9℃，P 106 次/分钟，R 24 次/分钟，BP 110/70mmHg，神志清，精神一般，双肺呼吸音粗，双下肺未闻及啰音，心音低钝，律不齐，可闻及期前收缩 5～7 次/分钟，未闻及病理性杂音。腹软，无压痛、反跳痛，肝脾肋下未及，病理反射未引出。查心电图：窦性心动过速，室性期前收缩，Ⅱ、Ⅲ、avF、V_3 导联 ST 段压低、T 波倒立；查 cTnI、CK、CK-MB 升高；柯萨奇 B 组病毒特异性 IgM 抗体阳性；心脏超声示心脏收缩力轻度下降，心脏结构大小正常；心包液中检测出病毒。

中医证候：胸闷，心悸气短，发热微恶寒，痰黄量少，腹胀满，口渴，大便稀溏，舌质红，苔黄腻，脉濡数而结代。

西医诊断：病毒性心肌炎。

中医诊断：心悸（热毒犯心、痰湿蕴结证）。

治疗过程：嘱卧床休息，清淡饮食。中药予银翘散合瓜蒌薤白半夏汤加减（金银花、连翘、芦根各 20g，丹参、全瓜蒌、薤白、淡豆豉、杏仁、竹叶各 15g，石菖蒲、紫菀、牛蒡子、荆芥穗、法半夏、桔梗各 10g，三七、檀香、生甘草、薄荷（后下）各 6g）；西药予利巴韦林（0.5g 静脉滴注，每日 2 次）抗病毒，极化液（10％葡萄糖注射液 500ml、胰岛素 8U、氯化钾 1.5g 静脉滴注，每日 1 次）保护心肌，胺碘酮（负荷量按体重 3mg/kg，然后以 1mg/min 维持）纠正心律失常等治疗。入院治疗 7 天后，患者症状明显好转，查体 T 36.5℃，P 82 次/分钟，R 17 次/分钟，BP 120/70mmHg，律不齐，可闻及期前收缩，查心电图：窦性心律，室性期前收缩；cTnI、CK、CK-MB 正常；心脏超声示心脏收缩力轻度下降，心脏结构大小正常，未见心包积液。患者出院。

（七）专家分析

1. 病毒性心肌炎的病因病机　病毒性心肌炎是由各种病毒感染引起的急、慢性心肌炎症反应，是临床常见病，易累及心脏传导系统而出现多种心律失常。凡引起周身感染的病毒都可引起 VMC，但各种病毒对心脏亲和力不同，发病概率和轻重亦不同。感染后不是 100％均发病，需要合适的条件才能发病，主要的条件因子有细菌感染、发热、缺氧、剧烈运动、过度劳累、长期营养不良、情绪创伤、受冷、放射性辐射，甚至手术等。已知引起 VMC 的病毒有 30 余种。最常见的是柯萨奇 B 组 2～5 型，其次是 Echo 病毒、腺病毒及其他类病毒。此外，还有猪细小病毒等某些无致病作用病毒基因突变也可引起 VMC。病毒感染可直接使心肌细胞钙离子内流增加；感染 1～2 天后肌酶增加，心肌细胞损伤，并产生病毒复制。另外，还有病毒介导免疫损害（T 细胞免疫及多种细胞因子、一氧化氮等介导的作用）。它们对心肌的损害和微血管损伤都可以损害心功能及结构。心肌炎患者血细胞超氧化物歧化酶降低、硒元素缺乏、血浆脂质过氧化物增多，可能参与

VMC 的发生与发展。药物原因包括儿茶酚胺、抗肿瘤药、白介素、干扰素等。

中医学认为，病毒性心肌炎的病因病机为外感时邪，入里化热，热毒攻心，耗伤心血心气，尤以心之阴血亏耗为甚，引起心神失宁，而发心悸，继则可由阴损及阳或气虚及阳而见心阳虚衰。也可邪气痹阻心脉，致心血瘀阻或气血不足而伴见气血瘀滞。正气不足、感受外邪是本病的发病关键，气阴两虚是主要病机。

2. 病毒性心肌炎的诊断及分期　VMC 的临床表现与多数辅助检查均缺乏特异性，致使确诊相当困难，特别是暴发型及亚临床型的病例。VMC 诊断的金标准是具有心内膜心肌活检符合达拉斯标准的组织学证据，加上新的免疫组织化学和病毒学 PCR 技术的检查。

心肌酶谱是与心肌损伤相关的一组指标，包括 CK 及 CK-MB、LDH、AST 等。VMC 急性期 AST 升高，1～2 周升高，2～4 周明显，持续 4～8 周。LDH 在心肌炎发病 15 天内升高，后逐渐恢复正常。CK 及 CK-MB 在心肌炎发病 1～2 周活性升高，3～5 周逐渐下降。其中以 CK、CK-MB 敏感性和特异性最高，但如果 VMC 病变为局灶性，心肌坏死量小，则心肌酶谱变化较轻或不发生改变，而且心肌酶谱的变化缺乏足够的灵敏度和特异性，易造成漏诊或误诊。

病毒性心肌炎的病程长短、病情变化不尽一致，其临床表现也各具特点，目前国内一般分为 4 期。①急性期：新发病，临床表现明显且变化多样，病程多在 6 个月以内；②恢复期：临床症状和心电图改变等逐渐好转，但尚未痊愈，病程多在 6 个月至 1 年以内；③迁延期：临床症状、体征及心电图改变常在感冒后或疲劳后重新出现，或超声心动图、X 线检查心脏长期不恢复至正常大小，或心肌酶等实验室检查有病情活动的表现，但临床心功能尚好，病程多在 1 年以上，甚至数年；④后遗症期：心肌炎经治疗后，心脏大小、结构及心功能均恢复正常，但遗留较稳定的心电图异常，如房室或束支传导阻滞、期前收缩及交界性心律等。

3. 病毒性心肌炎的治疗

(1) 对于原发性病毒感染患者的抗病毒治疗：对原发性病毒感染，可以应用 α-干扰素和 γ-干扰素进行治疗，以改善血流动力学和临床症状。α-干扰素和 γ-干扰素可以诱导细胞对病毒感染产生抗性，通过干扰病毒基因转录或病毒蛋白组分的翻译，从而阻止或限制病毒感染，增强免疫对病毒感染细胞的免疫杀伤活性及巨噬细胞的吞噬功能和细胞毒活性。

治疗病毒性心肌炎除干扰素外，还可使用阿昔洛韦、更昔洛韦进行治疗。更昔洛韦注射液，初始剂量 5mg/kg，每 12 小时 1 次，以恒定速率静脉滴注，每次滴注时间 1 小时以上，连用 14～21 天，或阿昔洛韦 10mg/kg 静脉滴注，每日 3 次，连用 10 天。更昔洛韦可以竞争性抑制三磷酸脱氧鸟苷与 DNA 聚合酶的结合，并能结合病毒 DNA，阻止其 DNA 链的延长。阿昔洛韦可以竞争性抑制病毒 DNA 聚合酶，进入并终止延长的病毒 DNA 链，以达到灭活病毒 DNA 聚合酶的作用。与阿昔洛韦对比，更昔洛韦可治疗和预防免疫功能损害的巨细胞病毒感染，所以对于免疫功能低下的患者建议应用更昔洛韦。

(2) 予大量维生素 C 清除自由基：对于 VMC 患者，可以给予维生素 C 50～100mg/(kg·d)，加入 100ml 0.9％氯化钠注射液中，静脉滴注，以清除自由基。维生素 C 分子结构中含有烯醇式羟基，可提供电子，是人体血浆中最有效的水相抗氧化剂。大剂量注射能抑制氧自由基脂质的产生，抑制炎症细胞释放超氧化物自由基，减轻对心肌的破坏，除此之外，还能增强机体对感染的抵抗力，增加冠状动脉血流量，改善心肌代谢，有助于心肌炎损害的恢复。对患者使用自由基清除剂的原因为，患者体内病毒在细胞内破坏心肌，使心肌细胞溶解和坏死，自由基产生增多，酶活性下降，心肌细胞缺血，膜通透性增加，钙离子大量内流，细胞内钙超载，导致细胞死亡。

（3）病毒性心肌炎并发心功能不全时的治疗：患者同时伴有心功能不全时，可给予曲美他嗪 20mg 口服，每日 3 次。曲美他嗪是一种 3-酮脂酰辅酶 A 硫解酶（3-KAT）抑制剂，经选择抑制 3-KAT 而减少脂肪酸氧化，刺激葡萄糖氧化，而葡萄糖氧化率的增加，减少了氢离子与乳酸的堆积，限制了由于细胞内 pH 下降造成的"能量消费"效应。心力衰竭患者经曲美他嗪治疗后，机体抗氧化能力提高，左心室收缩功能可得到显著改善。

（4）病毒性心肌炎伴心律失常时药物的选择：对病毒性心肌炎患者伴有心律失常者，常按心律失常类型选用药物。

1）心动过速者常选用 β-肾上腺受体阻滞剂，如阿替洛尔 50～100mg 口服、每日 1 次或卡维地洛 12.5mg 口服、每日 1 次，阿替洛尔和卡维地洛可以竞争性抑制肾上腺素 β-受体部位的儿茶酚胺，通过减弱或防止 β-受体兴奋而使心脏的收缩力与收缩速度下降，减慢传导系统的传导速度，使心脏对运动或应激的反应减弱。

2）阵发性室性心动过速、心室扑动或心室颤动，应尽早采用同步直流电击复律，亦可迅速静脉注射利多卡因 1～1.5mg/kg。同步直流电击复律可以在极短暂的时间内给心脏通以强电流，引起大部分（75% 以上）心脏自律细胞在瞬间同时除极化，并使所有可能存在的折返通道全部失活，使窦房结恢复主导地位，从而控制心搏，恢复窦性心律。利多卡因可促进心肌细胞内 K^+ 外流，降低心肌的自律性，抑制心肌收缩力，使心排出量下降。

3）对于频发室性期前收缩、快速型心房颤动可用胺碘酮 200mg 口服，每日 3 次。胺碘酮可轻度非竞争性阻滞 α 及 β 肾上腺素受体，且具有轻度 I 及 IV 类抗心律失常药的性质；主要电生理效应是延长各部心肌组织的动作电位及有效不应期，有利于消除折返激动，抑制心房及心肌传导纤维的快钠离子内流，减慢传导速度，减低窦房结自律性。

4）高度房室传导阻滞或窦房结损害而引起晕厥或低血压，则需用心脏起搏器。心脏起搏器通过导线和电极传输到电极所接触的心肌（心房或心室），使局部心肌细胞受到外来电刺激而产生兴奋，并通过细胞间的缝隙连接或闰盘连接向周围心肌传导，导致整个心房或心室兴奋并进而产生收缩活动。

（5）应用卡托普利改善心肌重塑治疗：对病毒性心肌炎患者可以应用卡托普利 12.5mg 口服、每日 3 次，改善心肌重塑。卡托普利作为血管紧张素转换酶抑制剂，通过抑制肾素-血管紧张素-醛固酮系统，使血管紧张素酶的活性降低，降低外周血管阻力，减少水钠潴留，减轻心脏前后负荷，减轻左室肥厚，降低心肌耗氧量，并且能阻抑和逆转心肌胶原的形成和心肌纤维化，从而抑制心室"重塑"。对患者进行改善心肌重塑治疗的原因，则为患者心肌病毒感染后心肌负荷增高，以心肌肥厚作为主要代偿机制，此时，心肌细胞数并不增多，以心肌纤维增多为主，细胞核及作为供给能源物质的线粒体也增大增多，心肌从能源上显得能源不足，继续发展终至心肌细胞死亡，所以要改善心肌重塑。

（6）免疫制剂及激素的应用：对病毒性心肌炎患者，可以应用丙种球蛋白 40mg/（kg·d）静脉滴注。免疫球蛋白作为免疫增强和免疫调节剂，具有改善免疫功能状态、调节细胞因子活性、激活补体及促进细胞吞噬等功能，可促使炎症较快恢复，同时能抑制病毒复制。静脉滴注丙种球蛋白，把含有抗体的蛋白输给患者，使患者很快达到一种暂时免疫保护的身体状态，然后抗体、抗原相互交织作用，直接中和毒素和杀死细菌及病毒。

早期 VMC 患者，即最初 2 周内，如果是重症患者、心源性休克、短期内心脏急剧增大、重症心力衰竭、Ⅲ度房室传导阻滞其他治疗无效、暴发型 VMC、高热不退者，可给予激素进行治疗，常用泼尼松 10mg 口服、每 6 小时 1 次或地塞米松 1.5mg 口服、每日 3 次，疗程不超过 2 周。激素可以抑制抗原抗体、减少过敏反应，有利于减轻心肌炎症、促进水肿消退，消除过度强烈免疫反应和减轻毒素作用，虽有可能使病程迁延，却能帮助患者度过危险期。目前，多数学者主张用激素可减轻心肌炎性反应、改善心功能、改善电活动、减轻细胞病变，以及减少钙离子内流等。

（7）中医药治疗：中医治疗病毒性心肌炎的基本原则是以清热解毒和营为主，兼以益气养阴。药用金银花、连翘、板蓝根、大青叶、黄连、栀子、黄芩、苦参、太子参、黄精、生地黄、麦冬、炙甘草、玉竹、五味子、丹参、夜交藤、大枣等。如果病邪深入脉络，气血瘀阻，可以加活血化瘀药，同时主要以养心为主。如病情危重，心阳欲脱，应尽快使用扶元固脱之品。病后邪去正衰，一般以扶正固本为主。

现代研究表明，生黄芪有抗病毒、改善心功能及调节免疫的作用，并能激活干扰素系统，诱生淋巴细胞中的 γ-干扰素，改善内皮细胞生长及正性肌力。在病毒性心肌炎急性期可以静脉滴注黄芪注射液，用药 2 周后给予生黄芪 15g、苦参 6g 水煎服。丹参具有改善微循环、扩张微血管口径、降低血液黏度、降低血管阻力、增强红细胞变形能力的作用，并能清除氧自由基，对抗脂质过氧化损伤，拮抗 Ca^{2+} 内流，改善 ATP 酶活性。

4. 病毒性心肌炎的并发症及预后　病毒性心肌炎起病急缓不定，病程多呈自限性，部分可因迁延而遗留并发症。

（1）心律失常：常见于高度房室传导阻滞及快速室性心律失常。对高度房室传导阻滞患者，需用心脏起搏器进行治疗；心动过速者，常选用 β-肾上腺受体阻滞剂，如阿替洛尔 50～100mg 口服、每日 1 次，或卡维地洛 12.5mg 口服、每日 1 次。

（2）急性心力衰竭：对于急性心力衰竭患者，嘱双腿下垂以减少回心血量，降低心脏前负荷；鼻导管吸氧，改善缺氧；呋塞米静脉注射 20～40mg，减轻心脏容量负荷过重；多巴胺以 5～10μg/(kg·min) 静脉滴注时，兴奋 β-受体，加强心肌收缩力，增加心排出量，升高收缩压，加快心率；吗啡 2.5～5.0mg 静脉缓慢注射，使患者镇静，扩张静脉和小动脉，减轻心脏负荷。

（3）心源性休克：嘱患者取平卧位，腿部抬高 30° 有利于膈肌的运动，可增加肺活量，使呼吸运动更接近生理状态；对急性心肌梗死所致休克者，给予吗啡 3～5mg 或哌替啶 50mg，皮下注射，扩张血管、减轻左心室充盈压、缓解肺淤血和肺水肿；持续吸氧，氧流量一般为 4～6L/min，必要时气管插管或气管切开，人工呼吸机辅助呼吸。纠正低氧血症，维持正常或接近正常的氧分压，有利于缩小梗死范围，改善心肌功能，减少心律失常，并可改善其他器官的缺氧，从而纠正代谢性酸中毒、改善微循环和保护重要器官的功能；多巴胺以 2～4μg/(kg·min) 静脉滴注，增加心排出量，降低肺毛细血管楔压。

病毒性心肌炎很常见，如果诊断不及时或没有及时治疗，会对人体的生理功能造成不可逆损伤。尽管临床症状有差异，但是一般都会表现为心悸与胸闷、胸痛、乏力、头痛等症状，重症会出现心源性休克、心律失常，而不同的患者，心电图表现形式不一样。因此，对病毒性心肌炎患者，要引起足够重视，详细采集临床资料，重视病史，动态观察心电图，及时干预和治疗，才不会耽误病情。

可通过以下几点对病毒性心肌炎进行预防：

首先，加强身体锻炼。适当的身体锻炼，如跑步、做体操、跳舞、溜冰、游泳、洗冷水浴、练气功、打太极拳等，对机体、呼吸、循环及新陈代谢均有良好的作用，并增强体质。

其次，规律作息制度。建立起早睡早起、适当午睡的生活习惯，以保证充足的睡眠，以恢复精力和体力。规律的生活作息制度能有效防止机体抵抗力降低，避免遭受病毒等致病微生物的侵袭。

最后，提高机体免疫功能。在预防方面，多食用含铁、锌、铜等微量元素的食物，如猪肝、牛肝、肉类、蛋类、米糠、黑芝麻、核桃等。因为铁、锌、铜等微量元素缺乏可使机体免疫功能低下而发生反复呼吸道感染，因此在一般预防措施中尤其应当重视保证机体摄入足够而全面的营养。

参 考 文 献

1. 中华医学会儿科学分会心血管学组，中华儿科杂志编辑委员会．病毒性心肌炎诊断标准（修订草案）[J]．中华儿科杂志，2000，38（2）：75.

2. 陈灏珠，林果为．实用内科学 [M]．第 13 版．北京：人民卫生出版社，2009：1621.

3. 曹洪欣，张华敏．病毒性心肌炎证候演变规律探析 [J]．中国中医基础医学杂志，2007，13（11）：837-839.

4. Lauwet LA，Cooper LT. Myoearditis [J]．Prog Cardiovasc Dis，2010，52（4）：274-288.

5. 中华中医药学会．内科常见病诊疗指南（西医疾病部分）病毒性心肌炎 [J]．中国中医药现代远程教育，2011，9（18）：148-150.

6. 蔡光先，颜旭，宁泽璞，等．病毒性心肌炎 [J]．湖南中医杂志，2011，27（2）：94-96.

7. 中华心血管病杂志编委会心肌炎心肌病对策专题组．关于成人急性病毒性心肌炎诊断参考标准和采纳世界卫生组织及国际心脏病学会联合会工作组关于心肌病定义和分类的意见 [J]．中华心血管病杂志，1999，27（6）405-407.

8. 周鲁，付超，李兴华，等．中药复方治疗病毒性心肌炎的用药规律研究 [J]．上海中医药大学学报，2004，18（2）：63，封 3.

9. 曲森，张明雪．运用瘀血理论辨治病毒性心肌炎述略 [J]．时珍国医国药，2013，24（4）：907-910.

10. 施敏，沈毅．参麦注射液治疗病毒性心肌炎的 Meta 分析 [J]．中成药，2012，34（10）：1882-1886.

11. 周承志，邱明义，张道亮，等．病毒性心肌炎从卫气营血辨治 [J]．新中医，2006，38（5）：1-2.

12. 周亚滨，辛翰东．中医药治疗病毒性心肌炎研究进展 [J]．中医药信息，2013，30（5）：121-122.

13. 吴美芳，张军平，吕仕超，等．病毒性心肌炎中医证候学研究概况 [J]．中医杂志，2012，53（5）：437-439.

14. 书全英．病毒性心肌炎治疗进展 [J]．中国医药指南，2011，9（12）：40-42.

15. 王振涛．病毒性心肌炎的分期辨治 [J]．河南中医，2003，23（2）：44-46.

16. 马伏英，张建红，原理，等．病毒性心肌炎研究进展 [J]．武警医学，2010，21（12）：1079-1082.

17. 王莉.α-干扰素联合磷酸肌酸钠治疗病毒性心肌炎疗效分析［J］.临床和实验医学杂志，2012，11（19）：1549-1550.

18. 彭奇，刘静秋.生脉注射液治疗病毒性心肌炎 127 例疗效观察［J］.中国妇幼保健，2005，20（23）：3096-3096.

19. 郝翠芹，张恩成，刘珠存，等.丙种球蛋白通过静脉滴注对于病毒性心肌炎的临床疗效分析［J］.大家健康（中旬版），2012，6（7）：27-28.

20. 邓伟哲，杨志欣.曹洪欣运用血府逐瘀汤治疗病毒性心肌炎经验［J］.中医杂志，2001，42（12）：717-718.

21. 赵兵.心肌炎的中医辨证［J］.长春中医学院学报，2002，18（2）：25-26.

22. 杨晓慧，李琴.小儿病毒性心肌炎的中医临床诊治体会［J］.甘肃中医，2004，17（3）：15-17.

23. 张飚.病毒性心肌炎中医证治探析［J］.实用中医内科杂志，2008，22（1）：26-27.

24. 黄翠兰.心肌炎的中医辨证分型与治疗［J］.黑龙江科技信息，2010（25）：61.

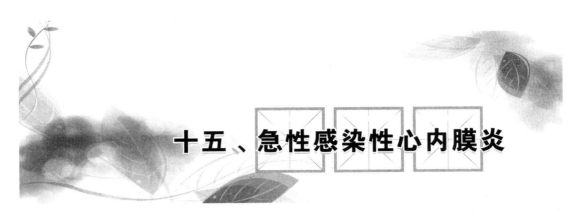

十五、急性感染性心内膜炎

感染性心内膜炎（infective endocarditis，IE）由病原微生物经血行途径引起的心瓣膜、心内膜、邻近大动脉内膜的感染并伴赘生物形成。根据临床症状和病程将感染性心内膜炎分为急性与亚急性两类。急性感染性心内膜炎多由毒力强的病原体所致，病情重，有全身中毒症状，未经治疗往往数天至数周内死亡。中医认为，本病多由正气虚弱、禀赋不足、复感外邪、内舍于心所致。感染性心内膜炎在中医学中无对应的病名，根据其临床表现，将其归属于"发热"、"喘证"、"水肿"、"心悸"等范畴。

（一）诊断要点

感染性心内膜炎 Duke 诊断标准：

◆主要标准

1. 血培养阳性（符合下列至少 1 项标准）　是诊断感染性心内膜炎最重要的方法。

（1）2 次不同时间的血培养检出同一典型 IE 致病微生物（如草绿色链球菌、金黄色葡萄球菌或社区获得性肠球菌而无原发病灶）。

（2）非上述细菌，但与 IE 一致的微生物血培养持续阳性（2 次至少间隔＞12 小时的血培养阳性，或连续 3 次血培养均为阳性，或 4 次及 4 次以上的多数血培养阳性，每次间隔≥1 小时）。

（3）伯纳特立克次体 1 次血培养阳性，或第 1 相免疫球蛋白 G（IgG）抗体滴度＞1∶800。

2. 心内膜受累的证据（符合以下至少 1 项标准）

（1）超声心动图检查阳性表现

1）在心瓣膜或瓣下结构，或反流血液冲击处，或在置入人工瓣膜上见有摆动的心内团块，且不能以其他变化来解释。

2）新出现的人工瓣膜移位。

3）心内脓肿。

（2）新出现的瓣膜反流。

◆次要标准

1. 易感因素　易患 IE 的心脏病史；静脉药物成瘾者。

2. 发热　体温≥38℃。

3. 免疫性征象　类风湿因子阳性、肾小球肾炎、Olser 结、Roth 斑等。

4. 血管征象　化脓性肺栓塞、主要动脉栓塞、结膜出血、颅内出血、真菌性动脉瘤、

Janeway 结。

5. 微生物证据 血培养阳性但不满足以上的主要标准或与感染性心内膜炎一致的急性细菌感染的血清学证据。

确诊：

1. 病理学条件 在发生栓塞的赘生物或心内脓肿中经培养或组织学检查证实有微生物；栓塞的赘生物或心内脓肿经组织病理学证实有活动性心内膜炎。

2. 临床条件 符合 2 项主要标准或 1 项主要标准+3 项次要标准或 5 项次要标准。

疑诊：1 项主要标准+1 项次要标准或 3 项次要标准。

在右心心内膜炎、血培养阴性、感染累及人工瓣膜或起搏器导线等情况下，Duke 标准敏感性下降，主要依靠临床判断。

（二）鉴别诊断

本病临床表现多样，缺少特异性，需要与金黄色葡萄球菌、革兰阴性杆菌、肺炎球菌和淋球菌败血症相鉴别。

1. 败血症 急性心内膜炎与败血症经常同时存在，一般多不注意鉴别。感染性心内膜炎与一般败血症不同，具有以下特点：心内膜受累，常有赘生物脱落引起的栓塞；血培养阳性。一般感染灶引起的败血症在局部炎症局限后，血行播散多自行停止。

2. 流行性感冒 潜伏期一般为 3 日，通常以突然畏寒、高热，急骤起病，伴有头痛、面色潮红、全身酸痛、虚弱无力等全身中毒表现，常呈自限性，病程一般为 3～4 天，抗病毒治疗常有效。

3. 急性肾盂肾炎 多见于女性，尤其是育龄期妇女。以急性畏寒、发热，伴有尿频、尿急、尿痛、腰痛等症状起病。尿常规检查可见镜下血尿、脓尿，尿白细胞、细菌计数增高。CT 检查可见患侧肾肿大，并可见楔形强化降低区，从集合系统向肾包膜放射，病灶可单发或多发。

（三）治疗方案

1. 抗感染治疗 抗生素治疗为最重要的治疗措施，以期完全消灭隐藏于赘生物内的致病菌。以血培养和药敏结果指导选用抗生素，如结果未报或不能确定致病菌时可行经验给药。

感染性心内膜炎抗感染治疗的经验用药：患者多次抽取血培养后即开始予经验治疗，一般情况下选用青霉素、头孢曲松、氨苄西林或万古霉素，并常合用 1 种氨基苷类抗生素。要覆盖草绿色链球菌和肠球菌，可选用青霉素 2000 万 U/d，或氨苄西林 12g/d，分次静脉滴注；庆大霉素 1.7mg/kg，每 8 小时肌内或静脉注射。如果临床提示葡萄球菌可能性大者，再加入耐酶青霉素或头孢菌素。血培养阴性者，应考虑真菌等少见病原菌的可能。

（1）葡萄球菌感染：可选用耐酶的半合成青霉素与庆大霉素联用，对青霉素过敏者可选用头孢菌素，若以往有青霉素引起过敏性休克史者则应选用万古霉素。对甲氧西林耐药葡萄球菌感染应选用万古霉素，并可联合应用磷霉素、夫西地酸或利福平等。凝固酶阴性葡萄球菌、金黄色葡萄球菌往往对多种抗菌药耐药，应选用万古霉素联合磷霉素、利福平等，在治疗初期可联合应用庆大霉素，剂量同前，共 14 天，需监测血药浓度，密切注意耳、肾毒性。如菌株对苯唑西林敏感，则该类药物仍可选用，剂量同前，疗程以 6～8 周或更长为宜。

(2) 真菌感染：病原菌中以念珠菌属最为常见，亦可为光滑球拟酵母菌、曲霉菌属等。可用两性霉素 B 静脉滴注，首日 1mg，静脉滴注，之后每日递增 3～5mg，直至每日 25～30mg。治疗真菌心内膜炎疗程 6～8 周或更长。同时也要注意两性霉素的副作用。用足疗程后再口服氟胞嘧啶，每日 100～150mg/kg，每 6 小时 1 次。

(3) 肠球菌：对多种抗菌药呈固有耐药，对氨苄西林、青霉素也仅呈中度敏感，因此，治疗肠球菌心内膜炎需青霉素 2000 万～3000 万 U/d（或氨苄西林 12g/d），分 4～6 次静脉给药，同时联合庆大霉素，疗程为 4～6 周，其治愈率 85%，对青霉素类过敏者或肠球菌对青霉素类耐药者，可改为万古霉素 15mg/kg，与庆大霉素联合应用，此方案需在血药浓度监测下实施，同时密切观察患者肾功能变化情况。若肠球菌对氨基苷类高度耐药（MIC 链霉素＞2000μg/ml，庆大霉素＞500μg/ml），联合方案无效，此时治疗用青霉素或氨苄西林疗程 8～12 周，必要时手术。近年来出现了少数万古霉素耐药肠球菌，该类菌株所致感染无确切有效的治疗方案，新近开发研究的新药如利奈唑胺可能有效。

(4) 草绿色链球菌：对青霉素多呈现敏感（MIC≤0.1μg/ml），偶有中度敏感株（MIC≥0.2～0.5μg/ml），此类患者可选用青霉素联合庆大霉素治疗，由青霉素敏感菌株所致者，剂量为 1000 万 U/d，中度敏感菌株所致者，青霉素剂量需加大至 2000 万 U/d，每 4～6 小时静脉给药，联合庆大霉素 1mg/kg，每 8 小时静脉滴注或肌内注射。对青霉素 MIC≥1μg/ml，可用青霉素 2000 万～3000 万 U/d（或氨苄西林 12g/d）联合庆大霉素，剂量同前。对青霉素过敏者（过敏性休克者除外）可改用头孢唑林，对青霉素、头孢菌素均过敏者可选用万古霉素，疗程为 6～8 周。

(5) 铜绿假单胞菌、杆菌科细菌等：药物选用以具有抗假单胞菌活性的 β 内酰胺类如头孢他啶、哌拉西林等与氨基苷类联合应用。但由于革兰阴性杆菌对抗菌药的敏感性在菌株间差异很大，宜根据细菌药敏试验结果用药。疗程需较长。HACEK 菌株（H 代表嗜血杆菌属，A 代表放线杆菌属，C 代表心杆菌属，E 代表艾肯菌属，K 代表金杆菌属）感染者，以头孢曲松或其他第三代头孢菌素为首选，氨苄西林联合庆大霉素也可选用。

2. 手术治疗　对于经抗生素治疗疗效不佳的高危患者，应考虑早期手术干预。约半数 IE 患者须接受手术治疗。早期手术旨在通过切除感染物、引流脓肿和修复受损组织，避免心力衰竭进行性恶化和不可逆性结构破坏，预防栓塞事件。

手术的绝对指征：①难以控制的感染，表现为持续菌血症，单纯药物疗效不满意、不理想，如真菌性心内膜炎；②有效抗菌治疗后复发；③人工瓣膜运动不稳定、过强；④由于瓣膜功能失代偿所致中、重度充血性心力衰竭。

手术的相对指征：①自身瓣膜心内膜炎最大剂量抗菌治疗后复发；②血培养阴性的心内膜炎经验治疗 10 天以上仍存在不能解释的持续发热；③感染扩散至瓣膜周围结构（心肌脓肿）；④由布鲁菌、立克次体所致心内膜炎；⑤铜绿假单胞菌所致感染；⑥超声心动图显示＞10mm 的活动性赘生物；⑦主动脉瓣、二尖瓣、人工瓣膜的金黄色葡萄球菌感染。

3. 抗凝治疗　发生大面积肺梗死，禁忌应用肝素抗凝，因为可增加致死性脑出血危险；如有华法林应用指征（已置换机械瓣膜），INR 应调整在 2.5～3.5；出现中枢神经症状，尽量不用抗凝剂；如必须抗凝治疗，避免肌内注射。

（四）中医辨证治疗

1. 外感风热证

证候：发热，微恶风寒，头身疼痛，胸闷心悸，咳嗽，痰黄，口微渴，舌红苔薄黄，脉浮数。

治法：辛凉解表，疏风散热。

方药：银翘散加减。

芦根20g，金银花、连翘、桔梗、荆芥穗、竹叶、牛蒡子、薄荷（后下）各15g，淡豆豉、炙甘草各10g。

头痛重者，加白芷、白术、葛根、桑叶、菊花，以疏风止痛；热重者，加生石膏、知母、黄芩，以清热解毒；心悸怔忡、失眠者，加柏子仁、酸枣仁、珍珠母，以养心安神。

2. 气营两燔证

证候：壮热或发热入夜尤甚，躁动不安，心烦失眠，心悸气短，伴见皮肤瘀斑，或汗出，口干，口渴，消瘦，乏力，舌红苔黄燥，脉数。

治法：清营解毒，凉血活血。

方药：竹叶石膏汤或清营汤合生脉散加减。

生石膏30g，麦冬、玄参、清半夏、丹参、水牛角粉（冲服）、生地黄各15g，金银花、党参、连翘、竹叶、五味子各10g，黄连、炙甘草各6g。

大便秘结者，加生大黄（后下）、芒硝（冲服），以通腑泄热；心血瘀阻，胸闷心痛者，加桃仁、红花、延胡索，以行气活血止痛；身热甚，伴瘀斑、衄血、尿血者，加赤芍、牡丹皮，以清热凉血。

3. 痰浊阻络证

证候：低热，全身乏力，劳累后心悸，纳差，胸闷，盗汗，舌红苔少，脉细数。

治法：益气养阴，化痰通络。

方药：消瘰饮加减。

昆布、海藻、丹参各30g，瓜蒌、薤白、党参各15g，桂枝、地鳖虫、浙贝母、连翘、僵蚕、茯苓、清半夏、陈皮、黄芩、柴胡各10g，甘草6g。

神识昏蒙、胸闷不舒者，加石菖蒲、郁金，以化痰开窍；下肢浮肿者，加泽泻、猪苓，以利尿消肿；形寒肢冷、四肢不温者，加肉桂、巴戟天，以温补肾阳。

4. 邪热壅盛证

证候：壮热，恶热，汗出，心烦，大渴而喜冷饮，口苦，心烦，干呕，舌红苔黄燥，脉弦滑。

治法：清热保津。

方药：寒解汤合黄芩汤加减。

生石膏30g，知母20g，白芍、黄芩、连翘各10g，蝉蜕、炙甘草各6g。

少气乏力，自汗神疲者，加人参、黄芪、麦冬，以益气养阴；大便秘结者，加芒硝（冲服）、生大黄（后下），以通腑泄热；心烦夜甚者，加栀子、郁金，以凉血清心。

5. 湿热瘀阻证

证候：乏力、心悸，寒热往来，胸闷脘痞，少尿或无尿，苔黄白而腻，脉弦数。

治法：清泄湿热，逐瘀通络。

方药：三仁汤合抵当汤加减。

生薏苡仁 20g，清半夏、竹叶各 15g，厚朴、滑石（包煎）、水蛭、桃仁各 10g，白通草、白蔻仁、生大黄（后下）、杏仁 6g。

舌红无苔、口渴者，加麦冬、天花粉，以生津止渴；小便黄赤者，加竹叶、木通，以利尿通淋；纳呆痞满者，加焦神曲、焦麦芽、佛手，以健脾疏肝。

6. 热极生风证

证候：身灼热，心烦不寐，肢体抽搐，甚则昏谵，颈项强直，苔黄，脉弦数。

治法：清心凉营，养阴息风。

方药：羚角钩藤汤加减。

生地黄、竹茹各 15g，川贝母、钩藤（后下）、桑叶、菊花、白芍、茯苓各 10g，羚羊角（先煎）、炙甘草各 3g。

口干少苔者，加玉竹、天花粉，以滋阴生津；心烦不寐甚者，加柏子仁、夜交藤、合欢皮，以养心安神；大便不通者，加生大黄（后下）、芒硝（冲服），以泄热通腑。

7. 气阴两虚证

证候：低热伴气短乏力，大汗不止，气短喘息，五心烦热，失眠多梦，心悸怔忡，口干口渴，舌燥，或皮肤黯红，紫红或肌肤甲错，舌红苔少，脉细数。

治法：养阴益气。

方药：生脉散合炙甘草汤加减。

生地黄 30g，阿胶（烊化）、炙甘草各 15g，玄参、丹参、火麻仁、麦冬、人参、生姜、桂枝各 10g，五味子 6g。

食少便溏者，加党参、白术，以益气健脾；自汗、盗汗重者，加麻黄根、浮小麦、煅牡蛎，以敛汗；心烦失眠重者，加酸枣仁、柏子仁、合欢皮，以养心安神。

8. 阳虚水泛证

证候：发热，心悸气喘，头晕，头重，胸闷不舒，尿少浮肿，大便溏薄，四肢沉重疼痛，面色苍白，舌质淡黯，苔白滑，脉沉无力。

治法：温阳利水。

方药：真武汤加减。

白术、生姜、茯苓、葶苈子、益母草各 15g，制附子（先煎）、白芍、泽泻各 10g。

大便秘结者，加肉苁蓉，以温阳通便；心悸失眠者，加夜交藤、珍珠母，以养心安神；水肿、小便不利重者，加桂枝，以温阳利水。

9. 阳气暴脱证

证候：体温骤降，冷汗淋漓，面色苍白，四肢厥冷，唇甲发绀，神志恍惚，舌质淡黯，苔灰滑，脉伏或至数不清，或微细欲绝。

治法：回阳固脱。

方药：参附汤加减。

人参 30g，制附子（先煎）、干姜各 10g。

汗多不止者，加生黄芪、煅龙骨、煅牡蛎，以益气敛汗；心悸怔忡者，加柏子仁、酸枣仁、珍珠母，以养心安神；精神萎靡、形寒肢冷重者，加肉桂、杜仲，以温肾助阳。

（五）治疗经验

1. 初始抗感染经验治疗 感染性心内膜炎，表皮葡萄球菌是主要致病菌，晚发的心内膜炎以链球菌和葡萄球菌感染为主。急性心内膜炎首选方案为萘夫西林 2g 静脉滴注、每 4 小时 1 次，加用或不加用氨苄西林 C 或青霉素 2g 静脉滴注、每 4 小时 1 次，加用庆大霉素 1.0mg/kg 静脉滴注、每日 1 次；次选方案为万古霉素加庆大霉素，次选方案也可作为对青霉素过敏者的方案。甲氧西林敏感的金黄色葡萄球菌或耐甲氧西林金黄色葡萄球菌感染的急性感染性心内膜炎患者应用万古霉素治疗无效时，可以改用达托霉素 6mg/（kg·d）静脉滴注，每日 1 次。

2. 手术疗法 当患者病情进行性加重，心力衰竭及感染无法控制时，外科手术的疗效将优于保守治疗。右心感染性心内膜炎采用瓣叶修复技术，尽可能避免瓣膜置换。二尖瓣病变采用瓣膜置换，尽量保留后瓣组织及其相应腱索，但是要以彻底清除病变组织为前提，不能为了保留而清除病变组织不彻底。感染仅局限于主动脉瓣叶，切除病变组织及主动脉瓣叶行主动脉瓣置换。肺动脉瓣病变采用自体心包成形术。三尖瓣病变尽量行成形修复手术，无法行瓣膜成形术者给予三尖瓣置换（选用生物瓣膜）。

3. 针灸疗法 急性感染性心内膜炎患者高热经药物治疗无效者，可以在常规治疗上加用针刺疗法。穴位选择心俞、神门、内关、合谷、曲池、大椎、十宣、十二井，大椎刺络拔罐放血，十宣、十二井点刺出血，心俞、神门、内关、合谷、曲池直刺 0.8 寸，快速进针，先深后浅，轻插重提，频率快，幅度大，留针 30 分钟，每日 1 次。

4. 中药治疗 急性感染性心内膜炎患者，经常规抗感染治疗效果不佳时，可以在常规西药治疗基础上给予中药。中医认为，急性感染性心内膜炎患者为感受温热毒邪，迅速入里化火，成热毒壅盛之势，故表现高热，热盛伤阴，故应清热生津，益气养阴，给予白虎加人参汤。方药组成：生石膏 30g，知母、人参各 10g，炙甘草 6g，水煎取汁 200ml，分早晚 2 次温服。

（六）典型病例

丁某，男，61 岁，主因寒战高热 10 天，于 2011 年 11 月 23 日入院。既往风湿性心脏病、心房颤动病史 30 余年，高血压病史 15 年，脑梗死病史 1 年。否认手术史、外伤史。患者入院 10 天前，拔牙后出现体温升高，波动于 38.8～40.6℃，伴咽痛偶有咳嗽，时有心悸，于院外查血白细胞计数升高。考虑为"肺感染"，抗炎治疗 1 周，寒战高热仍无改善，遂就诊于我院。查血常规：WBC 16.5×10^9/L，Hb 126g/L；血生化示：ESR 60mm/h。尿潜血（＋＋）。心电图示：心房颤动。胸片示：双肺间质纤维化，主动脉硬化。入院查体：T 38.8℃，P 96 次/分钟，R 21 次/分钟，BP 110/70mmHg，神志清，精神尚可，发育正常，营养中等，全身浅表淋巴结未触及肿大，皮肤、黏膜无黄染，未见皮下出血点及瘀斑。双侧瞳孔等大等圆，对光反射（＋），睑结膜无苍白，球结膜无水肿，巩膜无黄染，双肺呼吸音低，双下肺可闻及湿性啰音，心浊音界稍大，心音强弱不等，脉搏短绌，心率 110 次/分钟，律不齐，二尖瓣区舒张期杂音呈高调样改变。腹软，无压痛、反跳痛及肌紧张，肝脾肋下未及，双肾区叩诊痛（－），移动性浊音（－），双下肢水肿（－），四肢肌力 5 级，双巴氏征阴性。监测心电图无改变，血培养回报阴性。行超声心动图检查提示：①风湿性心脏病：二尖瓣狭窄，左房轻度扩大，肺动脉高压，左房血栓形成（5.0cm×1.2cm）；②感染性心内膜炎：二尖瓣叶左室侧与左室侧壁直径约 1cm 与 0.5cm

不规则赘生物。

中医辨证：间断胸闷气短，纳差，身痛，高热寒战伴烦渴，盗汗，尿少色红等，舌红苔黄燥，脉细数。

西医诊断：①感染性心内膜炎；②风湿性心脏病；③心律失常（房颤）；④高血压2级（极高危）；⑤陈旧性脑梗死。

中医诊断：发热（邪热炽盛、气津两伤证）。

治疗过程：头孢曲松2g静脉滴注、每日1次，阿米卡星0.2g静脉滴注、每12小时1次，抗感染治疗。中医辨证为邪热炽盛、气津两伤证，中药予竹叶石膏汤加减（生石膏40g，麦冬、白茅根各30g，丹参20g，生地黄、连翘各15g，淡竹叶、生黄芩、人参各10g，炙甘草6g），每日1剂，水煎500ml，分2次温服，以清热解毒、益气生津，并对症支持治疗。入院治疗7天后，患者体温开始逐渐下降，37.8～38.4℃，唯每夜间发热2～3小时，可自行汗出热退，尿量有增。中药逐渐减生石膏剂量守方续服。先后2次血培养回报均阴性。治疗14天后，体温正常，仍诉间断气短，口渴，汗出，动辄汗出加重，舌质色黯、苔薄白，脉细缓。血尿检查正常。中药以前方人参加量，去连翘、黄芩、白茅根续服。转至社区治疗，2周后复诊超声心动图提示菌栓已消失1个，另1个体积明显缩小（0.3cm）。未发现菌栓脱落迹象，自觉气短、汗出烦渴较前改善，舌脉亦如前。中药守方再服。2周后（治疗6周）超声心动图提示菌栓及血栓已消失，停用中药及抗生素，予口服扩冠药物及复方丹参片治疗。随访半年无复发。

（七）专家分析

1. **急性感染性心内膜炎的病因病机**　大多数IE患者存在与感染密切相关的易感因素，如先天性心脏病、静脉药物滥用（吸毒）、人工心脏瓣膜置换术等心脏手术、心脏瓣膜病等，这些都为致病微生物进入血液，侵入心内膜、心瓣膜创造了条件。致病微生物在侵犯心内膜、心脏瓣膜后，定居于侵犯部位，迅速繁殖，促使血小板、白细胞和纤维蛋白聚集沉积，产生感染赘生物。厚的纤维蛋白层覆盖在赘生物外，阻止吞噬细胞进入，为其内细菌生存繁殖提供良好的庇护所，赘生物可延伸至腱索、乳头肌和室壁内膜。

中医学认为，本病多由正气虚弱，禀赋不足，复感外邪，内舍于心所致。本病多是缘于温邪侵体，气分热邪未解，营血分热毒又盛，出现气营（血）两燔之证。热毒煎熬阴血，使血行艰涩不畅而成瘀血阻滞之证。病位在心肺，症见心悸、咳嗽，久病累及脾肾，可有水肿、动则喘促等症状，后期可见喘逆不得卧、四肢厥冷等心阳虚脱的症状，属心力衰竭危重证。

2. **感染性心内膜炎的诊断**

（1）超声心动图在诊断中的重要性：超声心动图有经胸超声心动图（TTE）和经食管超声心动图（TEE）两种。临床上对怀疑感染性心内膜炎的患者应用TEE进行检查，因为TTE诊断IE的敏感性为40%～63%，TEE为90%～100%，TEE的敏感性和特异性均高于TTE，有助于检出脓肿和准确测量赘生物的大小。然而用TEE结果阴性不能完全排除IE，因为在有严重瓣膜病变（二尖瓣脱垂、退行性钙化、人工瓣膜）、赘生物很小（<2mm）、赘生物已脱落或未形成赘生物者时，超声不易或不能检出赘生物。超声心动图也可能误诊IE，因为有多种疾病可显示类似赘生物的图像，如风湿性瓣膜病、瓣膜黏液样变性、瓣膜血栓、腱索断裂、系统性红斑狼疮患者的利-萨病变（Libman-Sacks lesions，一种非细菌性心内膜炎，常累及二尖瓣）、心腔内小肿瘤（如纤维弹性组织瘤）等，所以，不能光依靠超声心动图进行检查。

（2）血培养在诊断中的重要性：感染性心内膜炎血培养是诊断的非常重要的方法，因为该病是病原微生物侵入血液、心内膜、心脏瓣膜所引起的疾病。对于近期未接受过抗生素治疗的患者血培养阳性率可高达 95％以上。已用抗生素者，停药 2～7 天后采血。本病的菌血症为持续性，无需在体温升高时采血。

（3）与败血症合并存在时的注意要点：急性感染性心内膜炎与败血症常合并存在，故对败血症患者，无论有无心脏病或心脏瓣膜损害的表现，都要高度警惕急性感染性心内膜炎存在。心脏形态正常又没有心脏杂音者，临床须注意寻找栓塞的表现。败血症患者如出现多发性肺脓肿，不能只考虑败血症引起的迁徙性病灶，也应想到存在急性感染性右心内膜炎导致肺栓塞的可能，因急性感染性右心内膜炎约有 90％会出现肺栓塞征，其中包括肺梗死、肺炎和肺脓肿。

3. 急性心内膜炎的治疗

（1）抗生素使用的注意事项：由于 IE 病原微生物深藏于赘生物中，而赘生物内又无血管供应，人体内的白细胞及防御功能难以发挥作用，故需要尽早应用能有效控制病原微生物生长、杀菌能力强的抗生素治疗。首先，在选择抗生素时尽早应用能杀死病原微生物的抗生素，而不是抑菌抗生素，如青霉素类抗生素、头孢菌素等。因为 IE 引起的并发症及死亡率主要发生于疾病较早阶段，抑菌剂不能杀灭细菌，停药后受抑制的细菌可重新繁殖，杀菌剂能穿透赘生物，杀灭隐藏于深部的病原体。其次，必要时联合应用 2 种或 2 种以上的抗生素，如青霉素、头孢菌素、万古霉素等能抑制细胞壁的合成，促进氨基苷类药物进入细胞内杀细菌。除此之外，抗生素剂量要足，通常需要维持血清杀菌滴度在 1：8 以上，从而保持较高抗生素浓度，使其能穿透渗入赘生物内杀灭细菌。最后疗程要足够长，一般 4～6 周。如血培养持续阳性，有并发症者疗程可延长至 8 周以上，如停药过早易致感染复发。

（2）抗感染治愈标准：当患者应用抗生素 4～6 周后，自觉症状改善和消失，查体体温恢复正常，脾缩小，实验室检查血沉恢复正常，血红蛋白、红细胞计数上升，尿常规转阴性，同时停药后第 1、2、6 周做血培养结果显示阴性，表示抗感染治疗有效。

（3）急性感染性心内膜炎的中医治疗：中医治宜清热解毒，益气养阴，予白虎加人参汤或竹叶石膏汤进行治疗。方中石膏大寒清热生津，除烦止渴；竹叶甘寒清热除烦；人参益气生津；麦冬、知母滋阴润燥而清热；甘草、粳米益气养胃，半夏温燥化湿。除中药治疗外，还可以辅助针灸疗法，穴选心俞、神门、内关、合谷、曲池、大椎。因为本病病位在心，所以取心俞、神门、内关疏通经络，调理心气；又因患者临床表现多伴有高热，故针刺大椎以益气固表，宣散表邪；然而肺与大肠相表里，故取手阳明大肠经合穴与原穴之曲池、合谷，宣肺解表清热，助大椎以疏解肌肤热邪。诸穴合用，疏散风热，解表透汗，清热泻火，调心理气。

（4）感染性心内膜炎的手术前抗生素治疗：感染性心内膜炎患者在手术前应联合应用敏感抗生素进行治疗。未回报血培养结果时，予青霉素 500 万 U 静脉滴注、每 6 小时 1 次，联合庆大霉素 1.7mg/kg 肌内注射、每 8 小时 1 次。回报血培养结果时，则根据血培养结果进行给药，给药时间 4～8 周。因为如果在感染未控制情况下，植入人工瓣膜的异物性使周围组织的炎症粘连，会进一步加剧感染。并且处在急性感染期的心肌、瓣膜组织水肿明显，极易引起缝合线撕脱，造成瓣周漏。

4. 急性感染性心内膜炎的并发症　最常见并发症为心力衰竭，还可见各种栓塞（常见于脑、肺、脾和冠状动脉）。

（1）合并充血性心力衰竭：当患者出现充血性心力衰竭时，嘱患者多休息，低盐饮食，限制活动，必要时予氢氯噻嗪 25～50mg 口服、每日 2 次，减轻心脏容量负荷过重，减轻水钠潴留；毛花苷丙 0.2～0.4mg 缓慢静脉注射，激动心肌收缩蛋白，增加心肌收缩力；吗啡 2.5～5.0mg 静脉缓慢注射，使患者镇静，扩张静脉和小动脉，减轻心脏负荷。并发心力衰竭的原因为心脏瓣膜被破坏并穿孔，以及其支持结构如乳头肌、腱索等受损，发生瓣膜功能不全，或使原有心功能不全加重，产生心力衰竭。

（2）出现栓塞：感染性心内膜炎瓣膜上赘生物极易脱落，当脱落的赘生物随血流至各动脉时就可产生栓塞。合并脑栓塞时，在积极进行病因治疗的同时，应早期应用脱水剂，予甘露醇 125ml 静脉滴注，每 8 小时 1 次，脱水降颅压；抗血小板聚集剂华法林 2.5mg 口服、每日 1 次抗凝，监测 INR 值，必要时调整华法林用量，防止出血；并用低分子右旋糖酐 250ml 静脉滴注，每日 1 次，降低血液黏滞性，改善微循环。其他器官栓塞应尽早进行手术，取出栓子。

然而栓塞在不同的部位，临床表现各不相同，临床上需了解栓子在不同位置时的临床表现，以便作出正确的判断，对患者进行及时、正确的治疗。当患者出现偏瘫症状时，要高度怀疑脑栓塞；肺栓塞后较小的肺梗塞可无明显症状，较大的肺栓塞可有突发胸痛、气急、发绀、咳嗽、咯血或休克等症状；当患者有突发胸痛、休克、心力衰竭、严重的心律失常等表现时，要考虑有冠状动脉栓塞的发生；患者出现左上腹或左肋部疼痛以及脾肿大等症状时，为脾栓塞的表现。

5. 急性感染性心内膜炎的预防及预后　在急性感染性心内膜炎疾病的预防方面，我们可以对极有可能发生该病的患者采取预防性给予抗生素的措施。

对有该病高危因素患者的口咽部、呼吸道、上消化道进行手术时，在术前 1 小时口服阿莫西林 2g，青霉素过敏者，可改用头孢氨苄、克林霉素、阿奇霉素，若患者不能口服用药，可肌内注射或静脉注射氨苄西林 2g。进行泌尿生殖道或肠道手术的患者，可在术前 30 分钟应用氨苄西林 2g 联合庆大霉素 1.5mg/kg（最大不超过 120mg）静脉注射。对中度危险者，可在术前 30 分钟口服阿莫西林 2g。因为患者在行口咽部、呼吸道、上消化道、肠道、泌尿系手术时极易造成感染，进一步导致急性心内膜炎的发生，在手术前预防性给予抗生素，可以减少患者急性心内膜炎的发生率，起到预防的作用。同时应注意，当行泌尿系、肠道手术时，易感染肠球菌，所以采用对肠球菌敏感的抗生素。

急性感染性心内膜炎的高危因素有主动脉瓣狭窄或关闭不全、有感染性心内膜炎病史、人工心脏瓣膜、先天性发绀型心脏病、室间隔缺损、左房室瓣关闭不全、左房室瓣狭窄合并关闭不全、心脏手术史；中度危险因素包括右房室瓣疾病、单纯左房室瓣狭窄、左房室瓣脱垂、心脏瓣膜退行性变且伴有轻度血流动力学异常。

IE 患者的预后取决于病原菌及其治疗是否及时合理，早期诊断、及时抗生素治疗可显著改善其预后。栓塞、心力衰竭、脓肿形成、细菌性动脉瘤破裂是 IE 预后不良的重要因素，如果 IE 合并上述并发症，早期病死率为 40%～75%，晚期为 20%～25%。多数

IE患者经早期诊断，及时有效的抗生素治疗，可获得细菌学治愈。细菌学治愈的标准为：经治疗体温正常，肿大的脾脏缩小，疲乏无力等自觉症状消失4～6周，每2周做血培养阴性，持续2个月尿检正常。IE治愈后5年存活率为70%～90%，10年存活率为50%～80%。值得指出的是，约10%的IE患者在临床治愈数月或数年后可再次发生IE，常见于置换人工心脏瓣膜者。感染性心内膜炎是严重的感染性疾病，并发症多且复杂，容易漏诊、误诊，若失治则死亡率极高。

参 考 文 献

1. Durack DT, Lukes AS, Bright DK, et al. New criteria for diagnosis of infective endocarditis: utilization of specific echocardiographic findings [J]. Am J Med, 1994, 96 (3): 200-209.

2. 郑宏健. 2009欧洲感染性心内膜炎防治指南的解读 [J]. 心血管病学进展, 2010, 31 (4): 512-515.

3. 邓万俊. 感染性心内膜炎抗生素治疗方案的研究现状 [J]. 国外医药（抗生素分册）, 2007, 28 (1): 29-35.

4. 孙筱璐, 张健. 人工瓣膜感染性心内膜炎的治疗策略与预后 [J]. 中华心血管病杂志, 2012, 40 (10): 892-894.

5. 任伟, 王志维, 夏军, 等. 感染性心内膜炎合并心力衰竭的急诊手术治疗 [J]. 中华急诊医学杂志, 2013, 22 (8): 927-929.

6. 王超. 早期外科干预感染性心内膜炎：利大于弊 [J]. 医学综述, 2013, 19 (7): 1234-1237.

7. 杜朝阳, 陈燕, 李虎, 等. 降钙素原诊断感染性心内膜炎的系统评价与Meta分析 [J]. 国际检验医学杂志, 2013, 34 (13): 1642-1644.

8. 熊长明, 程显声, 杨方伦, 等. 215例感染性心内膜炎临床分析 [J]. 中国循环杂志, 2001, 16 (3): 203-204.

9. 王焕玲, 盛瑞媛. 感染性心内膜炎70例临床分析 [J]. 中华内科杂志, 2004, 43 (1): 33-36.

10. 陈树宝. 小儿感染性心内膜炎的诊断标准（试行）[J]. 中华儿科杂志, 2001, 39 (5): 310.

11. 周千星, 吴正贤, 黄芬, 等. 感染性心内膜炎特点分析（附119例报告）[J]. 临床心血管病杂志, 2007, 23 (4): 274-276.

12. 周碧蓉, 熊自忠, 李睿, 等. 感染性心内膜炎患者血培养病原菌及其耐药性分析 [J]. 中华医院感染学杂志, 2009, 19 (12): 1601-1602.

13. 黄美容, 陈树宝. 儿童感染性心内膜炎的治疗——2005年美国心脏协会及2009年欧洲心脏病学会感染性心内膜炎诊断、治疗及预防指南解读 [J]. 中华儿科杂志, 2012, 50 (6): 474-479.

14. 葛均波, 徐永健. 内科学 [M]. 北京：人民卫生出版社, 2013.

15. 及孟. 感染性心内膜炎的中医辨证治疗初探 [J]. 中国中医基础医学杂志, 2010 (9): 785-786.

16. 张婷婷, 王振涛. 孙建芝教授辨治亚急性感染性心内膜炎经验 [J]. 中医学报, 2010, 25 (6): 1090-1091.

17. 陈洁. 加味竹叶石膏汤在感染性心内膜炎中的应用 [J]. 四川中医, 2006, 24 (3): 48-49.

18. 徐高文. 亚急性感染性心内膜炎治验 [J]. 安徽中医临床杂志, 2000, 12 (5): 427.

19. 梁碧伟. 卫气营血辨证治愈感染性心内膜炎2例 [J]. 广东医学, 1996 (11): 762-763.

20. 魏文康. 感染性心内膜炎的肾损害及中医辨证治疗 [J]. 广州医药, 1993 (3): 23.

21. 蒋一鸣, 陈湘君, 姚乃中, 等. 亚急性感染性心内膜炎的辨证施治 [J]. 上海中医药杂志, 1984 (7): 12-14.

22. 罗悦性, 张志华. 急性金黄色葡萄球菌性心内膜炎误诊分析 [J]. 临床误诊误治, 2005, 18 (9):

663-664.

23. 贾洪君. 浅谈感染性心内膜炎的抗生素治疗 [J]. 中国伤残医学，2013 (8)：246-247.

24. 刘浩，许茜，白楠，等. 感染性心内膜炎治疗新药——达托霉素 [J]. 中国临床药理学杂志，2010，26 (6)：462-465.

25. 袁国辉，熊霞. 消赘饮辅助治疗感染性心内膜炎 37 例 [J]. 四川中医，2002，20 (11)：32-33.

26. 周承志，邱明义，张道亮，等. 论亚急性感染性心内膜炎是伏气温病 [J]. 中国中医药信息杂志，2006，13 (7)：4-5.

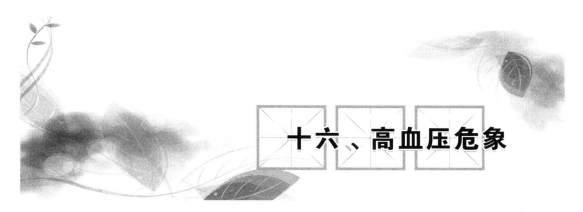

十六、高血压危象

高血压危象（hypertension crisis）是指一系列需要快速降低动脉血压治疗的临床紧急情况。在临床治疗上将其分为高血压急症和高血压亚急症。高血压急症是指在不良诱因的影响下，原发性或继发性高血压患者血压突然和明显升高（一般超过 180/120mmHg），同时伴有心、脑、肾等靶器官功能不全的表现。包括高血压脑病、脑梗死、颅内出血、急性冠脉综合征、肺水肿、急性心力衰竭、主动脉夹层、子痫等。高血压亚急症是指血压明显升高但不伴靶器官损害。患者可以出现血压升高导致的症状，如胸闷、头痛、烦躁不安和鼻出血等。该病属于中医的"眩晕"、"头痛"范畴，病因主要有情志不遂、饮食不节、病后体虚、年高肾亏、跌仆外伤等，其发病机制主要是肝肾阴亏，阴不维阳，水不涵木，肝阳上亢或气火暴生，上扰头目而发。

（一）诊断要点

1. 有原发性或急、慢性继发性高血压病史。

2. 常有某些诱发因素，突然起病，出现严重头痛、恶心和呕吐等症状。

3. 血压标准　短时间内（数小时至数日）血压骤然升高，BP＞200/120mmHg，或DBP≥130mmHg。

4. 出现心、脑、肾等重要靶器官损害。

符合以上 1、2、3 条可诊断高血压亚急证；若出现靶器官功能不全的表现，无论血压是否达到标准，均可诊断为高血压急症。

（二）鉴别诊断

1. 急性脑血管病　起病急，患者多有高血压、糖尿病、冠心病、动脉硬化等基础疾病，可有意识障碍，伴有肢体感觉和运动障碍及相应的脑神经损伤症状等表现，查体可有神经系统定位体征，头颅 CT 或 MRI 等可鉴别。

2. 肺性脑病　患者多有慢性阻塞性肺疾病病史，如慢性咳嗽、咯痰、喘息。有近期出现感染等因素诱发，表现为不同程度的意识障碍伴发绀，查体肺部可闻及干湿性啰音，动脉血气分析提示氧分压减低伴二氧化碳潴留，胸片提示肺感染，脑脊液压力增高，血压常不升高。

3. 糖尿病酮症酸中毒　患者有糖尿病病史，有感染、饮食或治疗不当及各种应激等诱发因素，早期多饮、多食、多尿、消瘦等症状加重；酮症酸中毒失代偿期，病情迅速恶化，表现为头痛、嗜睡、食欲减退、恶心呕吐、口干、多尿、疲劳乏力、呼吸深大，呼出气体中有烂苹果味；后期严重脱水，尿量减少、皮肤黏膜干燥、眼眶凹陷、心率加快、血压下降、四肢厥冷；晚期出现不同程度意识障碍，反应迟钝，甚至昏迷。表现有神经系统症状时，与高血压危象相似，但是患者血压多数正常，易鉴别。

4. 肝性脑病　患者多有重症病毒性肝炎、药物性肝病、妊娠期急性脂肪肝、各型肝硬化、原发性肝癌等广泛门体侧支循环形成的基础，且有肝性脑病的诱因，如上消化道出血、高蛋白饮食、大量排钾利尿、放腹水，使用安眠、镇静、麻醉药，便秘、尿毒症、感染或手术创伤等。常出现性格改变、行为改变等精神症状，意识障碍，可有扑翼样震颤。实验室检查：血氨增高，反映肝功能的血生化指标明显异常，脑电图可异常，但是无血压升高及相关循环系统症状，可鉴别。

（三）治疗方案

1. 一般治疗　高血压危象患者入院后立即给氧、进行心电和血压监护，如果血压不稳定或难以控制，应行有创动脉压监测。定期监测内环境情况，注意维持水、电解质、酸碱平衡，计算单位时间的出入量，严密监测各项靶器官功能指标，如肝、肾功能，血糖、心肌酶是否增高，神经系统的症状和体征等。采取一定的对症治疗措施，稳定患者的生命体征，如镇静、止痉、降低颅内压和改善心、脑、肾等重要器官的血液循环。

2. 高血压亚急症的处理　对高血压亚急症患者，可在24～48小时将血压缓慢降至160/100mmHg，可通过口服降压药控制，如钙通道阻滞剂（CCB）、血管紧张素转换酶抑制剂（ACEI）、血管紧张素Ⅱ受体阻滞剂（ARB）、α-受体阻滞剂、β-受体阻滞剂，还可根据情况应用袢利尿剂。2～3天后调整药物治疗，可应用长效制剂控制至最终的靶目标血压（<140/80mm Hg）。

3. 高血压急症的处理　高血压危象首选静脉给予短效降压药物，初始阶段（数分钟到1小时内）血压控制的目标为平均动脉压的降低幅度不超过治疗前水平的25%。在随后的2～6小时内将血压降至较安全水平，一般为160/100mmHg左右，如果可耐受这样的血压水平，临床情况稳定，应放慢静脉给药速度，开始加用口服降压药物。在以后24～48小时逐步降低血压达到正常水平。降压时需充分考虑到患者的年龄、病程、血压升高的程度、靶器官损害和合并的临床状况，因人而异地制订具体的方案。

（1）高血压脑病：高血压脑病的关键治疗措施是尽快降低血压、降低颅内压、控制抽搐，否则可因颅内压持续升高导致不可逆转的脑损害或形成脑疝而死亡。降压的同时应注意保证脑血流灌注，尽量避免使用减少血流量的药物，减少对颅内压的影响。药物首选：尼卡地平、拉贝洛尔、乌拉地尔等。

（2）高血压危象合并脑血管意外：急性脑血管病的患者，脑血流的自身调节机制受损，容易出现脑血流灌注不足的情况，故缺血性脑血管病患者一般不给予降压治疗，盲目降压反而会增加脑缺血和坏死的风险。对于急性脑血管病的治疗，动脉血压的维持范围有其特殊的标准。美国心脏病学会的指南：舒张压大于120～130mmHg的患者进行降压治疗。药物首选乌拉地尔、尼卡地平等。

颅内出血的患者，病程早期会伴有颅内压升高和反射性高血压，一般认为血压增高可能导致复发或出血加重，但相对较高的血压是保证脑血流灌注的基础。出血性脑卒中急性期血压超过200/110mmHg时才需要立即降压治疗，且应保证血压不低于160/100mmHg。降压药物首选利尿剂如呋塞米。

（3）高血压危象合并急性心力衰竭：急性心力衰竭患者常伴有血压升高，而扩张动静脉血管、减轻前后负荷是治疗的关键，应在 1 小时内将血压降至安全范围（160～170/100～110mmHg），或者下降 10%～15%。首选硝酸甘油或硝普钠等药物降压治疗。

（4）高血压危象合并急性冠状动脉综合征：急性冠状动脉综合征包括不稳定型心绞痛和心肌梗死。治疗时首选硝酸酯类药物，早期可以联合其他降压药物治疗，如 β-受体阻滞剂、钙通道阻滞剂、α₁-受体阻滞剂，配合使用利尿剂、镇静剂、镇痛剂等。同时治疗原发病也非常重要，如溶栓、抗凝、血管再通等。

（5）高血压危象合并主动脉夹层：伴有主动脉夹层的高血压危象患者的治疗目标是扩张血管，降低血压、抑制心脏收缩，控制心动过速，降低左室摄血速度，减轻血流对动脉的剪切力。血管扩张剂联合 β-受体阻滞剂是标准的降压方法，首选降压效率高的尼卡地平或硝普钠，同时加用 β-受体阻滞剂降低心率及心脏收缩力。

（6）高血压危象合并子痫或先兆子痫：妊娠高血压的治疗原则为镇静预防抽搐、止抽搐；积极降压；适时终止妊娠。先兆子痫降压治疗应使血压达到一个安全范围，切忌出现低血压。美国妇产科学会最新指南指出，收缩压控制在 140～160mmHg，舒张压控制在 90～105mmHg。降压药物首选尼卡地平、拉贝洛尔，这类药物不影响子宫胎盘血流量且不易透过胎盘屏障，同时可加用硫酸镁镇静止痉。

（7）高血压危象合并嗜铬细胞瘤：嗜铬细胞瘤是由于阵发性或持续性释放过多肾上腺素、去甲肾上腺素和多巴胺，导致血压异常与代谢紊乱的一组症候群；临床表现为阵发性或持续性血压升高伴心动过速、出汗、头痛、面色苍白等。治疗上宜选用 α-受体阻滞剂联合 β-受体阻滞剂，待血压控制到 160/100mmHg 时，择期行手术治疗。

（8）高血压危象合并急性肾功能不全：对于急性肾功能不全的患者，治疗时应选择不影响肾功能的降压药物，首选袢利尿剂：呋塞米起始剂量 40～80mg 静脉推注，根据血压及病情酌情调整用量。在强效控制血压的同时，应避免使用有肾毒性药物或经肾代谢或排泄的药物，以免造成肾的进一步损伤。通常需要联合用药，如尼卡地平具有利尿排钠且增加肾血供的作用；ACEI 和 ARB 有利于控制糖尿病肾病和非糖尿病肾病的进展，可以早期联合应用。

4. 其他治疗　针灸治疗：百会、合谷、三阴交、曲池、太冲。痰浊中阻者，加丰隆、足三里，平补平泻，针灸并用；肝阳上亢者，加风池、行间，用泻法，只针不灸；气虚血瘀者，加血海、膈俞，补泻兼施，针灸并用；阴阳两虚者，加肾俞、关元，补法，针灸并用。也可以采用耳尖针刺放血法，疗效较好。

（四）中医辨证论治

1. 肝阳上亢证

证候：头目胀痛，眩晕耳鸣，失眠多梦，颜面潮红，急躁易怒，肢麻震颤，遇烦劳及郁怒而加重，甚则仆倒，舌红苔黄，脉弦或数。

治法：清火息风，平肝潜阳。

方药：天麻钩藤饮加减。

天麻、怀牛膝、杜仲、桑寄生、石决明（先煎）各 15g，钩藤（后下）、黄芩、栀子、菊花各 10g。

口苦目赤、肝火上炎、烦躁易怒者，加牡丹皮、龙胆草、夏枯草，以清肝泻火；剧烈眩晕兼见手足麻木或震颤者，加羚羊角粉、地龙、生牡蛎，以清热止痉、镇肝息风；耳鸣目涩，腰膝酸软者，加生地、麦冬、枸杞子、玄参，以滋补肝肾。

2. 痰浊壅滞证

证候：眩晕或头重如裹，身体困重，或伴恶心，呕吐痰涎，胸闷，视物旋转，痞满纳呆，多寐食少，舌苔白腻，脉濡滑。

治法：健脾和胃，利湿化痰。

方药：半夏白术天麻汤加减。

生薏苡仁20g，天麻、清半夏、白术、茯苓各15g，陈皮10g。

头痛头胀，心烦口苦，渴不欲饮者，加黄连、竹茹，以清化痰热；眩晕较甚，视物旋转，呕吐频作者，加代赭石、旋覆花（包煎）、竹茹、生姜，以镇逆止呕；耳鸣重听者，加郁金、石菖蒲、葱白，以通阳开窍；脘闷纳呆者，加砂仁、白蔻仁，以芳香和胃。

3. 瘀阻清窍证

证候：眩晕，头重，视物旋转，心悸烦闷，失眠健忘，面唇紫黯，舌黯有瘀斑，脉沉涩或细涩。

治法：祛瘀生新，活血通窍。

方药：通窍活血汤加减。

赤芍、白芷、当归各15g，桃仁10g，红花、川芎各6g。

畏寒肢冷者，可加桂枝、制附子（先煎），以温经活血；少气自汗、神疲乏力者，加党参、生黄芪，以益气行血；神志昏蒙者，加菖蒲、郁金，以涤痰开窍。

4. 风寒伤阳证

证候：头昏，心悸，失眠，恶风无汗，手足不温，小便清长，苔薄白，脉弦数。

治法：祛风散寒，回阳救逆。

方药：葛根汤加减。

葛根20g，生姜、红枣、桂枝、白芍、炙甘草各10g，炙麻黄、制附子（先煎）各6g。

风寒重者，加紫苏、防风，以祛风散寒；入里化热，舌红苔黄者，加石膏、知母，以清热泻火；胃纳欠佳、食谷不化者，加焦麦芽、焦神曲，以开胃健脾。

5. 肝郁气滞证

证候：右胁及胃脘胀满不舒，时有压痛，胸闷，嗳气，心烦易躁，心情不畅时尤甚，头两侧胀痛，眩晕乏力，纳差，大便欠畅，小便色黄，舌边尖红，苔黄或干、脉弦。

治法：疏肝解郁。

方药：柴胡疏肝散合半夏厚朴汤加减。

清半夏、芍药、茯苓各15g，厚朴、生姜、苏叶、柴胡、陈皮、香附、川芎各10g，枳壳、炙甘草各6g。

气郁化火、烦躁易怒、舌红甚者，加黄芩、郁金，以泻火解郁；胸闷甚、头重、苔腻者，加全瓜蒌、郁金、杏仁，以清热涤痰；形色萎靡、神倦体疲者，加人参、白术、黄芪，以益气健脾。

6. 气滞血瘀证

证候：眩晕头痛，痛有定处，胸闷胁胀，舌质黯苔薄，脉细涩。

治法：活血化瘀。

方药：血府逐瘀汤。

当归、生地黄、怀牛膝各 15g，桃仁、红花、赤芍各 10g，枳壳、炙甘草、桔梗、川芎、柴胡各 6g。

血瘀化热、身热不解者，加生地黄、丹皮，以清热凉血；心悸不安、失眠多梦者，加朱砂、磁石，以重镇安神；疼痛明显者，加蒲黄、五灵脂，以祛瘀止痛。

7. 肝胃虚寒证

证候：头痛如劈，巅顶痛为主，有重紧感，呕吐清涎冷沫，烦躁不宁，时有黑蒙和视物不明，神志时清时昧，昧时则不识人，循衣摸床，二便失禁，面白带黯，手足厥冷，舌淡青黯，脉迟而弦。

治法：温中补虚，降逆止呕。

方药：吴茱萸汤加减。

党参 20g，生姜、法半夏各 15g，红枣、石菖蒲各 10g，吴茱萸 6g。

脾虚湿盛、大便溏薄者，加防风、车前子（包煎），以疏风利湿；身倦气短者，加生黄芪、人参，以益气健脾；心悸失眠者，加珍珠母、酸枣仁，以养心安神。

8. 气血亏虚证

证候：眩晕，严重者头晕且痛，动则加剧，劳累即发，神疲乏力，倦怠懒言，面色苍白，唇甲不华，发色不泽，肢体麻木，心悸少寐，纳少腹胀，舌淡苔白，脉细弱。

治法：补血益气，调养心脾。

方药：归脾汤加减。

党参 20g，白术、生黄芪、当归各 15g，龙眼肉、大枣、茯苓、远志、酸枣仁各 10g，木香、炙甘草各 6g。

腹泻便溏，纳呆腹胀者，加炒薏苡仁、炒扁豆、泽泻，以健脾渗湿；气虚自汗，易于感冒者，当重用生黄芪，加浮小麦、防风，以益气固表敛汗；若血虚较甚，唇舌色淡，面色苍白者，可加阿胶（烊化）、紫河车粉（冲服），以补养气血。

9. 肾精不足证

证候：眩晕日久不愈，腰膝酸软，精神萎靡，健忘，多梦少寐，双目涩，视力减退，耳鸣齿摇，或遗精滑泄，或颧红咽干，五心烦热，舌红少苔，脉细数，或面色白，形寒肢冷，舌淡苔白，脉弱，尺脉尤甚。

治法：滋补肝肾，填精补髓。

方药：左归丸加减。

熟地黄 20g，山药、山茱萸、龟甲（先煎）、枸杞子、菟丝子、鹿角胶（烊化）各 15g，川牛膝 10g。

健忘失眠者，加酸枣仁、柏子仁、茯神，以养心安神；五心烦热，潮热颧红者，加鳖甲、地骨皮、知母，以滋阴清热；遗精滑泄者，加莲须、芡实、桑螵蛸，以固肾涩精。

10. 肝肾两虚证

证候：头痛目胀，眩晕耳鸣，急躁易怒，腰膝酸软，精神萎靡，舌红少苔，脉细数。

治法：平补肝肾，调和阴阳。

方药：天麻钩藤饮加减。

石决明（先煎）20g，钩藤（后下）、川牛膝各 15g，栀子、天麻、黄芩、茯神、夜交藤、益母草、桑寄生、杜仲各 10g。

躁动不安者，加生牡蛎、生龙骨，以滋阴潜阳；头晕甚者，加羚羊角粉（冲服）、磁石，以平肝潜阳；心烦不安、夜不能眠者，加酸枣仁、柏子仁、夜交藤，以养心安神。

11. 五脏虚衰证

证候：腰酸膝软，头晕乏力，胸闷心悸，脘腹胀满不适，纳差，少眠，便溏，面白，舌淡苔白，脉细缓或结代。

治法：补虚安神。

方药：左归丸合归脾汤加减。

熟地黄 20g，山药、山茱萸、龟甲（先煎）、枸杞子、菟丝子、鹿角胶（烊化）各 15g，川牛膝、党参、白术、生黄芪、当归、龙眼肉、大枣、茯苓、远志、枣仁各 10g，木香、炙甘草各 6g。

小便清长，四肢不温者，加制附子（先煎）、肉桂，以温补肾阳；面色苍白，冷汗淋漓者，加人参、制附子，以回阳固脱；胸闷胸痛，舌有瘀斑，气滞血瘀者，加生蒲黄（包煎）、五灵脂，以活血化瘀。

（五）治疗经验

1. 选择合适的降压药物，个体化治疗　①急性左心衰竭、肺水肿：选用硝普钠、硝酸甘油或乌拉地尔联合一种袢利尿剂；②急性冠状动脉脉综合征：选用拉贝洛尔或艾司洛尔联合硝酸甘油，也可单独使用以上 3 种药物；③高血压脑病：选用拉贝洛尔、尼卡地平或乌拉地尔；④急性主动脉夹层：选用拉贝洛尔或联合使用硝普钠和艾司洛尔；⑤子痫：首选拉贝洛尔或尼卡地平，可联合硫酸镁使用；⑥急性肾衰竭：选用袢利尿剂或尼卡地平；⑦嗜铬细胞瘤高血压危象：选用酚妥拉明。

2. 刺血疗法　选穴：四神聪、耳尖、太阳、曲池、曲泽、委中、耳背降压沟。准确找到穴位后常规消毒，用消毒的三棱针在四神聪或耳尖点刺出血，如豆大即可；若病情严重，可让紫黑色血液流出，待血色转鲜红时止血。其余穴位均取穴位附近暴涨显露的静脉刺血，让紫黑色血液流出，出血太少者可拔罐。通常只用四神聪、耳尖、太阳、曲池刺血即可，如果刺后效果不显，可加曲泽、委中、耳背降压沟等穴。出血量以症状立即缓解或消失为度。

3. 经导管射频消融肾交感神经术　对于交感神经过度激活的高血压患者，在应用包括利尿剂在内的 3 种或以上的足量降压药后血压仍居高不下，发生严重的靶器官损伤和心血管疾病的风险性较大，实施经导管射频消融肾交感神经术。

4. 血液净化　高血压危象患者经 3 种以上降压药物联合应用治疗后，血压仍不能控制，且有靶器官损害，出现心力衰竭、肾衰竭征象时，可行血液净化治疗，清除体内多余水分，减轻心脏前、后负荷，改善血流动力学，通过相对特异性的吸附装置清除肾素、血管紧张素Ⅱ、内皮素、甲状旁腺素等中、大分子物质。

5. 舌下含服氯丙嗪　氯丙嗪阻断肾上腺素 α-受体，使血管扩张、血压下降，其镇静、催眠作用也有利于缓解症状。将氯丙嗪 25mg 研细后置于舌下含服。

（六）典型病例

李某，男，68 岁，主因头晕伴恶心呕吐，胸闷憋气 1 天，于 2013 年 4 月 16 日入院。患者既往"高血压"病史 10 余年，血压最高达 200/100mmHg，未规律服用降压药物，未规律监测血压情况，"冠心病"病史 10 余年，否认外伤史、手术史及药物过敏史。否认抽烟、饮酒史。患者入院前 1 天劳累后出现头晕，伴有视物旋转，视物模糊，站立不稳，无耳鸣，无头痛，无发热，无肢体活动异常，自测血压 210/120mmHg，未给予特殊处理，上述症状逐渐加重，并出现恶心呕吐，呕吐物为胃内容物，无咖啡样物，伴有胸闷、胸痛，遂就诊于我院，为求系统诊治收入我科。查体：T 36.3℃，P 90 次/分钟，R 24 次/分钟，BP 200/125mmHg，神志清楚，呼吸稍促，全身皮肤巩膜无黄染，浅表淋巴结无肿大。双侧瞳孔等大等圆，对光反射（＋），睑结膜无苍白，球结膜轻度水肿。口唇无发绀，咽不红，扁桃体无肿大。桶状胸，呼吸运动对称，双肺叩诊清音，两肺呼吸音粗，未闻及明显干湿性啰音。心率 90 次/分钟，律齐，未闻及病理性杂音。腹平软，无包块及压痛。肝脾肋下未触及，双下肢不肿。四肢肌力 5 级，巴氏征阴性。辅助检查：血常规：WBC $7.13×10^9$/L，RBC $4.67×10^{12}$/L，Hb 137g/L，PLT $231×10^9$/L，N 69.8％；凝血全项：Fib 2.82g/L，D-二聚体 1.26mg/L；生化：TG 3.6mmol/L；肿瘤系列指标阴性；肝肾功能电解质正常；风湿免疫系列正常；24 小时尿糖定量 32.088g，24 小时尿蛋白定量 0.13g；胸 CT：左肺上叶舌段及左肺下叶外基底段局限性肺不张，主动脉硬化；腹 CT：脾钙化灶，腹主动脉及双侧髂总动脉硬化；头颅 MR：脑白质稀疏。

中医证候：头重眩晕，视物旋转，失眠心悸胸痛，面唇紫黯，舌黯有瘀斑，脉涩。

西医诊断：①高血压 3 级（极高危型，高血压危象）；②冠心病心绞痛。

中医诊断：眩晕（瘀血阻窍证）。

治疗过程：入院后积极控制血压，立即予硝普钠 50mg 静脉滴注（速度 20μg/min），同时予血压监测，根据病情及血压情况调整药物剂量至 50μg/min，血压稳定，维持在 160/100mmHg 左右。患者持续出现胸痛、胸闷、憋气，间歇性加重。急查心肌酶正常；心电图：广泛导联 T 波低平，ST 段下移≥0.01mV。考虑高血压危象合并不稳定型心绞痛。改用硝酸甘油 40mg 静脉滴注（速度 40μg/min），同时给予氯吡格雷首次 375mg，之后 75mg、每日 1 次维持，阿司匹林首次 300mg，之后 100mg、每日 1 次维持，低分子肝素钠 4000U 皮下注射、每日 1 次，3 小时后胸痛、胸闷症状明显好转，血压稳定。第 2 天加用氨氯地平 5mg 口服、每日 1 次，咪达普利 5mg 口服、每日 1 次，控制血压；阿罗洛尔 10mg、每日 1 次；长春西汀 20mg 静脉滴注、每日 1 次，改善微循环。中医辨证为瘀血阻窍证，给予通窍活血汤加减：白芷、石菖蒲、当归、桃仁各 10g，川芎、赤芍、红花、地龙、全蝎各 3g，水煎服 200ml，日 2 次，服用 7 天。第 13 天，患者病情稳定，治愈出院。

（七）专家分析

1. **高血压危象的病因病机**　高血压危象是临床急危重症，常伴有心、脑、肾等重要器官缺血缺氧损害。本病病因复杂（表 12），如高血压、冠心病、糖尿病、嗜铬细胞瘤、主动脉夹层等自身基础疾病，外界环境、自身情绪的变化，以及抽烟等，都可引发；基本病机为血管壁张力增加，血管内皮释放血管收缩因子，导致血压增高，而血压增高导致小血管内的凝血机制启动、纤维素样坏死及血管收缩因子进一步释放，从而形成恶性循环，最终导致各器官缺血缺氧进一步损伤。

十六、高血压危象

表 12　高血压危象的常见病因

高血压急症	高血压亚急症
中枢神经系统病变	急进型恶性高血压
高血压脑病颅内出血	循环中儿茶酚胺水平过高
蛛网膜下腔出血急性脑梗死伴严重高血压	降压药物的撤药综合征（α-受体阻滞剂、可乐定）
心血管疾病	服用拟交感神经药物（可卡因）
急性主动脉夹层瘤	食物或药物与单胺氧化酶抑制剂相互作用
急性左心衰竭、肺水肿	围手术期高血压
不稳定型心绞痛或急性心肌梗死伴严重高血压	
其他	
先兆子痫、子痫、HELLP 综合征	
嗜铬细胞瘤	
急性肾衰竭伴严重高血压	
移植后重度高血压	
微血管溶血性贫血	

　　高血压危象没有特定的中医病名对照，可参考"头痛"、"眩晕"等进行辨证论治。本病的病因有饮食不节、情志不遂、体虚年高、跌仆损伤等。病变部位主要在清窍，病变脏腑与肝、脾、肾三脏有关。其中医病机主要为虚实两端。虚者为髓海不足、气血亏虚，实者为风、火、痰、瘀互结上扰神明。风阳每夹有痰火，肾虚肝旺，久病入络化瘀，故易形成虚实夹杂之证候。如肝阳上亢可兼肝肾阴虚，气血亏虚可夹痰浊中阻，血虚可兼肝阳上亢等。

　　2. 高血压危象的诊断　　高血压危象的诊断不难，患者常有明确的高血压病史，以及此次发病的诱因，短期而显著的血压升高和靶器官损害。但是针对"短期而显著"以及高血压危象血压值的具体量化并未统一。高血压危象的诊断不能拘泥于数值本身。有些患者长期高血压，血压维持在 170/100mmHg，所以这类患者血压升高到 180/100mmHg 时，要严密监测各项指标，如无靶器官损害，应先按高血压亚急症处理。有些高血压患者血压长期维持在 130/80mmHg，如有明确的诱发因素，血压突发显著上升，甚至出现靶器官早期损害，即使血压未达到既定的数值，也应高度警惕高血压危象的发生。

　　3. 高血压危象的治疗

　　（1）急性期合理降压

　　1）高血压脑病：高血压脑病患者降压应谨慎，不宜太快，起初使血压维持在稍高水平上（通常在 160/100mmHg）以保证脑供血，同时降压药物不能选用硝普钠等药物。因硝普钠可能引起颅内压升高，影响脑血流量，导致氰化物蓄积。常用药物有：尼卡地平，降压效果迅速，剂量 0.5～6μg/(kg·min)，静脉滴注；拉贝洛尔 25～50mg，静脉推注，每隔 15 分钟重复注射，每日最大剂量为 150mg，但对有心动过缓、Ⅰ度以上房室传导阻滞、心力衰竭的患者慎用；乌拉地尔，起始剂量 12.5～25mg，静脉推注，然后改为100～400μg/min，静脉滴注维持。颅内压明显升高的患者，可加用甘露醇和利尿剂降低颅内压。20％甘露醇 0.25～2g/kg，静脉滴注（30～60 分钟内滴注完）；呋塞米 40～

80mg，静脉推注，同时密切监测肾功能，酌情增减药物剂量。地塞米松 10～20mg，静脉推注，每日 2 次，也有较好降低颅内压的作用。

2）高血压合并脑血管病：缺血性脑血管病患者，当血压过高（通常＞220/100mmHg）时应谨慎降压，并使血压维持在较高水平（通常＞180/100mmHg）。避免过度降压引起的脑缺血性水肿，甚至出现脑疝压迫脑干危及生命。在治疗的前 24 小时之内降压不超过 10%～15%，急性缺血性脑卒中溶栓前血压应控制在＜185/110mmHg，急性期禁用影响改变脑循环灌注、降低颅内压的药物，静脉药物应选用短效的降压药物，如拉贝洛尔、乌拉地尔、尼卡地平等，同时严密监测血压情况。

出血性脑血管病患者，有证据显示颅内出血 24 小时以内血压快速下降会造成脑血流灌注不足，使死亡率升高，因此降压治疗并不能减轻血管源性水肿和预防再出血。降低动脉血压禁止使用扩血管药物，因其会加重脑水肿，使颅内压升高造成脑疝压迫脑干。如果收缩压＞200mmHg 或平均动脉压＞150mmHg，降低颅内压的同时可谨慎降压，使血压维持在 180/105mmHg 左右。降压药物应以利尿剂为主，如呋塞米 40～80mg 静脉推注。

3）高血压合并急性心力衰竭：心力衰竭的诱因主要是前后负荷过大，所以快速有效地降低血压，使前后负荷降低，纠正原发病，是治疗此类急性心力衰竭的基础。血压稳定后即过渡到口服药物降压，避免血压过低、回心血量过低而加重心力衰竭。首选硝酸甘油或硝普钠等药物降压治疗。该类药物作用快，持续时间短，直接扩张动静脉，降低心脏前、后负荷，还可以扩张冠状动脉。硝普钠开始剂量 50mg 静脉滴注（20μg/min 泵入），可依据血压和病情逐渐增至 200～300μg/min；用药时，密切监测血压，直至药物剂量和血压控制达到稳定。硝普钠用药持续时间最多不应超过 72 小时，以免发生氰化物中毒。硝酸甘油 30～40mg 静脉滴注（30～50μg/min 泵入），根据血压情况随时调整剂量，最大剂量不超过 100μg/min；可扩张动静脉，降低外周血管阻力，减轻心脏前、后负荷。硝酸甘油可能引起头痛及心动过速，持续给药 12～24 小时后产生耐药现象，可通过增加剂量或更换药物进一步治疗。

4）高血压合并急性冠状动脉综合征：高血压危象合并急性冠状动脉综合征的治疗原则是降压的同时给予扩冠、抗凝、溶栓治疗，必要时行 PCI（经皮冠状动脉介入术）等改善心肌血液供应。降压药物首选硝酸酯类药物如硝酸甘油。硝酸甘油起始剂量 5～10μg/min 静脉滴注，逐渐增加剂量，每 5 分钟增加 5～10μg/min，以 10～30μg/min 维持，最高剂量不超过 100μg/min。硝酸甘油可以减少心肌耗氧量，减轻心内膜下缺血，增加缺血组织周围血供；可扩张静脉血管，大剂量时同时扩张动、静脉血管，降低心脏前、后负荷，降低心肌耗氧量，改善心肌缺血。

病例患者入院后予硝普钠降压治疗，而后患者持续出现胸痛、胸闷、憋气，间歇性加重，未见好转，急查心肌酶正常。心电图：广泛导联 T 波低平，ST 段下移≥0.01mV。考虑高血压危象合并不稳定型心绞痛，加之患者恶心呕吐，有可能存在颅内压升高，立即改用硝酸甘油扩冠，氯吡格雷、阿司匹林抗血小板，低分子肝素 50mg 皮下注射、每日 2 次抗凝，3 小时后胸痛、胸闷症状明显好转，且血压持续保持稳定。

5）高血压合并嗜铬细胞瘤：高血压合并嗜铬细胞瘤易反复发作，病情凶险。治疗首选酚妥拉明 5～10mg 静脉滴注，当血压下降至 160/100mmHg 时，改为 0.2～1mg/min 维持。因其副作用有心动过速、恶心呕吐、血压过低等，要在酚妥拉明起效的基础上加用

β-受体阻滞剂。此外，还可以应用钙通道阻滞剂、血管扩张剂、儿茶酚胺合成抑制剂及ACEI等。对于高血压和低血压交替出现者，治疗应灵活变化。低血压休克时，切勿盲目用去甲肾上腺素升压。若由于血容量严重不足而休克者，应快速补充液体，扩充血容量。只有当充分扩充血容量后血压仍不可测到时，才可滴注去甲肾上腺素，一旦血压高于正常，立即改为滴注酚妥拉明，并应用β-受体阻滞剂防止心律失常。对顽固性严重休克患者，应给予大剂量氢化可的松500～1000mg静脉滴注（20～30分钟内滴注完），一旦危象控制后，继续内科治疗，并为手术做准备。

6）高血压合并主动脉夹层：当患者出现主动脉夹层波及主动脉瓣及心包出现渗液、有血管并发症或病变局部血管直径＞5cm时，应行介入或手术治疗。先给予强化的内科药物治疗，使收缩压迅速降至100～120mmHg以下，再行介入或手术治疗。常用药物有：尼卡地平10～20mg静脉滴注［滴速0.5～6μg/（kg·min）］，直至血压稳定；硝普钠30mg静脉滴注，起始剂量为20μg/min，可视血压和病情逐渐增至200～300μg/min，用药持续时间应不超过72小时，以免发生氰化物蓄积中毒；普萘洛尔1mg（每3～5分钟），或拉贝洛尔200mg静脉滴注（滴速0.5～1mg/min），直至血压稳定。若主动脉夹层病情稳定，行内科药物保守治疗1周后，血压控制仍不理想，甚至顽固性疼痛，应立即行介入或手术治疗。

7）高血压合并肾功能不全：高血压合并肾功能不全时使用降压药物必须遵循以下基本原则：宜从最小剂量开始，逐渐加量，达到降压效果后小剂量维持；使用不影响肾血流量，降压作用温和且持久，副作用少的药物；避免使用有肾毒性的降压药物；经肾排泄与代谢的降压药，剂量应控制在常规剂量的1/2～3/2；肾功能不全伴有尿蛋白的高血压患者，应将血压降至120～130/75～80mmHg。

8）高血压合并子痫：先兆子痫病情可由轻到重，以重症疾病伴多器官衰竭为特征。患者可表现为剧烈头痛、癫痫发作、右上肢疼痛、视力下降、谵妄、少尿和充血性心力衰竭，通常致命性并发症是颅内出血。在有效控制血压的情况下，必须根据母婴的危险状态，尽快作出判断和确定分娩方式。

妊娠不足28周者，可试用保守治疗，但有可能导致母体并发症，如脑出血，也可导致胎儿宫内窘迫或胎盘早剥；孕期超过28周，终止妊娠是首选措施；对于重症先兆子痫及子痫患者，在子痫发生前应终止妊娠。子痫发生后应延缓分娩，以子痫停止24～48小时分娩为宜。

降压药物首选尼卡地平、拉贝洛尔，这类药物不影响子宫胎盘血流量且不易透过胎盘屏障。禁用硝普钠、ACEI，因其可透过胎盘屏障；禁用钙通道阻滞剂，因其可抑制子宫平滑肌收缩，影响产程。密切监测患者血压、尿量、腱反射、呼吸等情况，避免患者发生中毒反应。拉贝洛尔1～2mg/min的速度静脉泵入，或25～100mg静脉推注，15分钟后可根据患者血压情况重复推注。尼卡地平初始剂量0.5g/（kg·min）静脉滴注（根据血压调整速度）。同时给予镇静止痉治疗：地西泮10～20mg静脉推注或肌内注射，硫酸镁4～6g溶于5%葡萄糖注射液20ml，15～20分钟内静脉推注，后用60ml溶于5%葡萄糖注射液1000ml中静脉滴注（滴速1～2g/h）。

（2）稳定期口服药物降压：高血压危象血压稳定后应逐步过渡到口服药物降压，常用口服降压药物有利尿剂、钙通道阻滞剂（CCB）、β-受体阻滞剂、血管紧张素转换酶抑制剂（ACEI）、血管紧张素Ⅱ受体阻滞剂（ARB）等。对于后期血压控制不理想的患者，应给予2种以上药物联合治疗，现在临床上推荐的优化联合治疗方案主要有：CCB＋ARB、ARB＋噻嗪类利尿剂、CCB＋ACEI、CCB＋噻嗪类利尿剂、ACEI＋噻嗪类利尿剂5种。

1）噻嗪类利尿剂：主要是抑制远曲小管和集合管对氯化钠的重吸收，从而增加 Na^+-K^+ 交换，使 K^+ 分泌增加。应用噻嗪类利尿剂降压治疗应从最小有效剂量开始用药，以减少副作用的发生。有低钾血症倾向的患者，应酌情补钾或与保钾利尿剂合用。随访应注意检查血压、电解质、血尿酸、血肌酐、尿素氮、血糖等。

2）ACEI：可以逆转心肌梗死后的心室重构，减少心力衰竭、心源性猝死的发生，还具有抗增生作用，能减轻血管和心肌细胞肥大及细胞外基质的增殖。同时，ACEI能够延缓动脉粥样硬化进展，改善肾功能，减少尿蛋白。主要不良反应是低血压、刺激性干咳、高血钾、血肌酐增高等。刺激性干咳的发生机制不明，可能与缓激肽降解受阻的作用有关，可改用ARB或福辛普利、咪达普利这些发生率较低的药物代替。高血钾时可与小剂量氢氯噻嗪联合应用，密切监测血钾变化，必要时减少ACEI剂量。因ACEI药物扩张肾动脉，故双肾动脉狭窄患者禁用。ACEI药物可透过胎盘屏障，有胎儿致畸性，故妊娠高血压患者禁用。

3）钙通道阻滞剂：CCB的作用机制主要是抑制钙离子内流，减少血管平滑肌的张力而产生降压作用。CCB具有保护血管内皮细胞结构和功能完整、减轻血管钙化、抗动脉粥样硬化、抑制血管平滑肌细胞增生的作用，增加动脉血管的顺应性，对老年人高血压更为有益。此类药物还可扩张冠状动脉和侧支血管，增加冠状动脉血流量，缓解心绞痛。但是不稳定型心绞痛、心肌梗死急性期、心源性休克、颅内出血与脑血管病急性期颅内压增高者禁用CCB。二氢吡啶类CCB与肾素-血管紧张素系统（RAS）抑制剂（ACEI或ARB）这两类药物联合应用，比两者单独使用降压效果更好。CCB直接扩张动脉，激活交感系统，而ACEI或ARB同时扩张动静脉，阻断RAS，抑制交感神经兴奋，两类药发挥协同作用，体现了血流动力学上的互补。

4）β-受体阻滞剂：包括具有血管舒张作用的拉贝洛尔和无血管舒张作用的艾司洛尔。拉贝洛尔可用于妊娠相关的高血压危象患者，因其脂溶性很差，故很少通过胎盘。拉贝洛尔可以选择性阻断 α_1-受体和非选择性阻断β-受体。拉贝洛尔与纯粹的β-受体阻滞剂不同，可以在不减少心、脑、肾血流的同时降低后负荷，不降低心排出量，不降低外周血流量，脑、肾和冠状动脉血流量保持不变。该药物起效迅速，静脉注射2～5分钟起效，5～15分钟达高峰，持续大约2～4小时。拉贝洛尔在急性冠状动脉综合征伴有高血压的患者中使用是安全的，但是对慢性阻塞性肺疾病、哮喘、心动过缓和Ⅰ度以上的传导阻滞、收缩功能不全引起的心力衰竭患者应避免使用。初始剂量为20mg，以后每10分钟给药20～80mg，24小时总计300mg，直至血压控制在理想范围。

病例患者接受硝普钠静脉滴注后，血压稳定，进而改用苯磺酸氨氯地平、咪达普利进一步口服降压后，效果显著，证实了这两类药物联合应用的良好效果。

4. 高血压危象的预后及预防　高血压危象出现相关并发症时，若不能及时纠正，会造成急性肾功能不全、急性心功能不全、脑水肿甚至脑疝的发生，最终诱发MODS导致死亡，预后往往凶险。高血压危象早期应立即降压治疗，使血压降至安全范围，强调降低血压的同时保证重要器官的血流灌注，避免并发症的发生和发展，最大限度地改善患者预后，提高患者的生存质量。

高血压患者应严格控制血压，使血压控制在正常范围（140/90mmHg以下）；合并糖尿病的患者血压严格控制在130/80mmHg以下，严格控制血糖：空腹＜6.9mmol/L，餐后控制在＜11.1mmol/L；某些药物如普萘洛尔、倍他乐克应缓慢减药，上呼吸道感染或哮喘时应避免使用含有麻黄碱成分的药物；根据自身情况适当运动，保持良好的生活方式，限酒、戒烟、限盐，特别是长期食用盐鱼、盐菜者，血压常难于控制，兼有高血脂、高血糖的患者，会影响降压药的疗效，应及时加用降脂和降糖药物；有些继发性高血压无法根治，如某些肾性高血压，需长期药物治疗。

参 考 文 献

1. 王一镗. 急诊医学 [M]. 北京：学苑出版社，2006：234.

2. 李小鹰. 心血管疾病药物治疗学 [M]. 北京：人民卫生出版社，2006：183.

3. 孙宁玲. 高血压治疗学 [M]. 北京：人民卫生出版社，2009：468.

4. 刘力生. 高血压 [M]. 北京：人民卫生出版社，2001：736.

5. 周仲瑛. 中医内科学 [M]. 第2版. 北京：中国中医药出版社，2007：297-303.

6. 王启才. 针灸治疗学 [M]. 北京：中国中医药出版社，2007：75-79.

7. 中国高血压防治指南修订委员会. 中国高血压防治指南2010 [J]. 中华心血管病杂志，2001，39（7）：579-616.

8. 中国医师协会急诊医师分会. 中国急诊高血压诊疗专家共识 [J]. 中国急救医学，2010，30（10）：865-876.

9. 荆全民，刘日辉. 高血压危象的现代诊断及治疗 [J]. 中国实用内科杂志，2006，26（19）：1477-1478.

10. van den Born BJ, Beutler JJ, Gaillard CA, et al. Dutch guideline for the management of hypertensive crisis-2010 revision [J]. Neth J Med, 2011, 69 (5): 248-255.

11. 王晓君. 硝酸甘油联合硫酸镁治疗妊娠高血压危象 [J]. 中国妇幼健康研究，2007，18（4）：345-347.

12. 王晓君，王浩. 硝酸甘油与酚妥拉明分别联用硫酸镁治疗妊娠高血压危象 [J]. 中国全科医学，2008，11（11）：2075-2076.

13. 姜援朝，徐炳琅. 经方救治高血压危重症2则 [J]. 湖北中医杂志，2002，24（7）：38-38.

14. 杜文孝. 葛根汤治疗高血压危象的体会 [J]. 中国中医急症，2004，13（3）：154.

15. 王培兴. 中医对高血压病的辨证防治 [J]. 辽宁中医杂志，2006，33（1）：74-75.

16. 白瑞娜，唐林，衷敬柏，等. 四型辨证治疗高血压251例临床疗效分析 [C] //第二届全国中西医结合心血管病中青年论坛暨第二届黄河心血管病防治论坛论文集. 北京：中国中西医结合学会，2011：127-131.

17. 周兵，柏正平. 天麻钩藤饮超微配合穴位贴敷指压治疗高血压危象疗效观察 [J]. 中国中医急症，2014，23（4）：728-729.

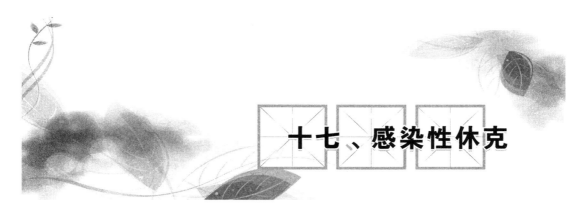

十七、感染性休克

感染性休克（septic shock）是指由感染引起的全身炎症反应，进而出现器官功能障碍、组织灌注不良或低血压等表现，在给予足量液体复苏后仍无法纠正持续性低血压、器官功能障碍及低灌注状态的危重综合征。本病多属于中医"脱证"、"厥证"范畴，多因邪毒侵扰，脏腑败伤，气血受损，阴阳互不维系而致，表现为目合口开、四肢厥冷、甚则神昏等。

（一）诊断要点

1. 机体存在明确的感染灶。

2. 全身炎症反应　①发热（中心体温＞38.3℃）或低体温（中心体温＜36.0℃）；②呼吸频率＞30 次/分钟；③心率＞90 次/分钟或大于同等年龄段正常心率范围 2 个标准差，呼吸＞30 次/分钟；④白细胞计数升高或下降（白细胞计数＞$12×10^9$/L 或白细胞计数＜$4×10^9$/L）；⑤CRP 大于正常值 2 个标准差；⑥降钙素原（PCT）大于正常值 2 个标准差。

3. 急性循环功能障碍　即难以纠正的低血压（SBP＜90mmHg 或 MAP＜70mmHg 或 SBP 下降＞40mmHg 或儿童 SBP＜正常血压标准差的 2 倍）。尿量＜30ml/h，或有急性意识障碍等脑灌注不足的临床表现。

4. 血培养可能有致病微生物生长。

（二）鉴别诊断

感染性休克的鉴别诊断主要是对不同类型休克的鉴别。常见休克类型：低血容量性休克（失血性休克和创伤性休克）、心源性休克、分布性休克（感染性休克、过敏性休克和神经源性休克）、梗阻性休克。上述休克的共性是血流动力学发生异常，并出现了微循环障碍。鉴别的关键是导致休克的原因、休克的特点，对难以鉴别的休克可采取诊断性治疗（对治疗的反应性），在治疗的过程中进行鉴别。

1. 低血容量性休克　①存在有效血容量的体内、外丢失；②收缩压和舒张压均可降低，而以收缩压降低为主，伴有口渴、少尿或无尿、尿比重升高；③实验室检查：血红细胞、血红蛋白和血细胞比容在短期内急剧降低，但在出血早期，由于血管及脾脏代偿性收缩，组织间液尚未进入循环以扩充血容量，此时血红蛋白和血细胞比容可正常；④单纯的液体复苏即可迅速恢复正常的血流动力学状态，除非存在持续的失液或失血。

2. 心源性休克　①多继发于心脏疾病进行性恶化或急性心脏病变（急性心肌梗死、致命性心律失常、心瓣膜或室间隔破裂等）；②主要特点为低心排出量伴有中心静脉压的显著升高和颈静脉怒张，伴有容量不足时颈静脉怒张可不明显；③接受针对心脏异常的病因的处理措施后，血压可迅速回升。

3. 梗阻性休克 ①存在导致心脏流出、流入通道梗阻的各种原因，如胸部穿透性创伤引起的张力性气胸、上下腔静脉梗阻、心包压塞等；②颈静脉怒张是最主要特点，而中心静脉压的升高和降低与梗阻部位相关；③手术解除梗阻后血压可迅速恢复。

4. 过敏性休克 ①在休克发生前的短时间内有明确过敏原接触史；②全身可有皮疹等过敏反应；③有时可伴有严重气道反应，如喉头水肿、支气管痉挛、支气管出血、肺水肿等；④皮下或肌内注射肾上腺素后，血压显著回升。

5. 神经源性休克 ①有严重创伤导致的剧烈疼痛病史，疼痛使外周血管舒缩调节功能丧失，血液滞留于外周血管，循环血量减少，进而心排出量降低；②如果是脊髓损伤时，脊髓损伤平面之上皮肤温暖，平面之下则厥冷；③迅速皮下或肌内注射肾上腺素后，血压恢复正常。

6. 内分泌性休克 ①存在垂体前叶功能衰退或肾上腺皮质功能减退的相关病史；②对输液、儿茶酚胺、血管活性药物等抗休克措施反应性差，且多与其他类型休克混合在一起发生；③给予糖皮质激素后，血压迅速回升。

（三）治疗方案

1. 抗感染治疗

（1）病原学诊断：抗生素治疗前应及时进行微生物培养，为了确定感染源和致病病原体，应迅速采用诊断性检查，如影像学检查和可疑感染源取样。血培养至少2次（血量≥10ml）：经皮静脉采血至少1次，经血管内留置管采血至少1次（置管48小时内除外）。明确的感染源与感染微生物是准确、高效地运用抗生素的基础。

（2）抗生素治疗：感染性休克的发生常来势凶猛，病情危急，且细菌抗药性不断增加，给治疗带来了一定的困难，故应采用"降阶梯"疗法，按临床实情选用较强抗生素，尽量在较短时间内控制感染，否则会失去抢救时机。早期微生物培养结果尚未回报，此时应暂行经验性治疗，初始经验性抗感染治疗应在1小时内给予，且抗生素应选择覆盖所有可能病原菌的广谱抗生素，并且应用的抗生素应对感染部位有良好的组织穿透力，一般应以控制革兰阴性杆菌为主，兼顾革兰阳性球菌和厌氧菌，宜选用杀菌剂，避用抑菌剂。给药方式以静脉滴注和静脉注射为主，一般不采用肌内注射和口服。为提高抗生素抗菌效果，防止细菌耐药，降低药物毒性，应用抗生素48～72小时后，根据微生物培养结果和临床反应评估疗效，适当选择目标性强的窄谱抗生素治疗。抗生素疗程一般7～10天。

若同时患者存在血液循环不良、呼吸困难等情况，抗生素可能起效较慢，而且休克时肝、肾等器官常受损，故在选择抗生素的种类、剂量和给药方法上，密切予以注意，不可因专注于抗菌而对其他器官组织造成损害。若在治疗过程中判断症状由非感染因素所致，应立即停用抗生素。

（3）外科病因治疗：起病6小时内必须要明确感染的具体部位，评价患者是否存在局部感染灶，然后采取积极果断的措施控制感染源，若感染灶明确（如肺炎、肺脓肿、肝脓肿、腹腔内脓肿、胃肠穿孔、胆囊炎等），应在复苏开始的同时，尽可能控制感染源。在必要情况下可使用手术方法来控制感染源。选择外科手术治疗的原则包括以下两个方面：一是未经系统抗感染治疗而发生的感染性休克首先应该在积极抗休克的同时进行系统的内科抗感染治疗，再根据休克的矫正和感染的控制情况决定是否需要外科干预；二是在内科系统抗感染治疗中发生了感染性休克，说明此时的感染对非手术治疗已经无效，所以应该在抗休克的同时积极准备手术，争取在最短时间内进行外科手术干预。外科干预包括对感染的坏死组织的清创、脓肿或局部感染灶的引流、及时去除潜在感染装置（如血管内置入装置）等。条件允许的情况下，推荐使用微创治疗，如脓肿引流时推荐经皮穿刺而不是外科手术引流。

2. 抗休克治疗

（1）液体复苏：休克补液一般须遵循"先快后慢、先晶后胶、按需补液、见尿补钾"的原则。

液体性质的选择：复苏液体包括天然的或人工合成的晶体或胶体液。无论使用晶体溶液抑或胶体溶液都能达到预定的血流动力学指标，但所需的晶体溶液相当于胶体溶液的3～4倍，而且晶体液能增加外周水肿和肺水肿发生的可能性。与晶体溶液相比，胶体溶液治疗能够更快地恢复血流动力学的稳定性，使血流动力学明显改善，能很好地维持血浆渗透压及血管通透性，减少肺水肿的发生率。比如胶体液6％羟乙基淀粉130/0.4就能很好地达到复苏目标，是感染性休克很好的早期复苏液体。

液体复苏的量与速度：液体复苏应做到"早期"和"强化"两点。早期1小时内输注>40ml/kg的液体可以显著改善感染性休克患者的血流动力学状态。建议从30分钟输注1000ml晶体液或300～500ml胶体液开始。如果组织灌注不良时则需要更快速、更大量的补液，当心脏充盈压提高而血流动力学仍未得到相应改善时，应减少补液，并配合血管活性药物等其他药物以提高液体复苏效率。

（2）血管活性剂的应用：如果充分的液体复苏仍不能恢复动脉血压和组织灌注，需应用升压药：①去甲肾上腺素：开始以8～12μg/min滴注，维持量为2～4μg/min；②多巴胺：先按5～10μg/(kg·min)滴注，然后以5～10μg/(kg·min)增至20～50μg/(kg·min)，以达到满意效果；③血管加压素：0.01～0.04U/min静脉泵点。条件允许留置动脉导管，监测有创血压，以随时指导用药。

（3）糖皮质激素的使用：对于经足够液体复苏治疗仍需升压药来维持血压的感染性休克患者，推荐静脉使用糖皮质激素，氢化可的松200～300mg/d，分3～4次或持续给药，持续7天。

3. 其他治疗措施

（1）营养支持：感染性休克危重患者多存在贫血、消瘦、嗜睡、食欲差等症状，能量消耗加快，肠道吸收明显下降，整体营养状态不佳，需予充足的营养补充。要求每日热量不低于8368kJ（2000kcal），可以行肠外营养补充ATP、1,6-二磷酸果糖（FDP）、长链脂肪乳剂、氨基酸和葡萄糖等。同时在患者病情允许的情况下尽早行肠内营养。注意在补充高浓度葡萄糖溶液时应适当加入胰岛素，以防止高血糖的发生。在感染性休克后发生MODS时，更要重视各类各种微量元素及维生素的补充。

（2）贫血的治疗：一旦组织低灌注纠正，同时无严重冠心病、急性出血或乳酸酸中毒等，成人Hb<70g/L时应输红细胞悬液，使Hb达70～90g/L。

（3）血小板计数减低的治疗：当存在以下3种情况时需考虑输注血小板：①血小板<$5×10^9$/L，不论有无明显出血，均应输注血小板悬液；②当计数为（5～30）×10^9/L，

并且出血风险较大时，考虑输注血小板悬液；③外科手术或有创操作时，应使血小板计数 $>50×10^9/L$。

（4）纠正酸碱平衡及电解质紊乱：感染性休克早期可能有呼吸性碱中毒，继之出现代谢性酸中毒，后期常呼吸性酸中毒合并代谢性酸中毒。感染性休克早期的呼吸性碱中毒，一般不做特殊处理，代谢性酸中毒用5％碳酸氢钠溶液150～250ml静脉滴注，每天2～4次，然后根据病情和血 pH 等估计用量。晚期发生的呼吸性酸中毒可加剧病情，可采取排痰等减轻呼吸道阻力的措施，同时产生的低氧血症用鼻导管给氧不能纠正时，应尽快使用呼吸机。伴有低氯血症时，可用精氨酸纠正。伴有低钾血症时，应补充氯化钾和适量葡萄糖和胰岛素，既可纠正血清钾，又能逐步将血清钾转入细胞内，使氢离子和钠离子置换到细胞外，以达到正常平衡状态。在感染性休克时常伴有低镁血症，故在纠正电解质失衡时应注意镁的补充，一般在500ml液体中加入25％硫酸镁溶液10～20ml缓慢静脉滴注，每日可用5～20g。此外，感染性休克有时还可有低钠血症，治疗目的为提高血钠浓度，但不宜过快，一般主张以每小时提高0.5～1mmol/L为宜。

（5）血糖控制：感染性休克出现高血糖时，应用静脉输注胰岛素控制血糖。空腹血糖水平应控制在8.3mmol/L以下，血糖达到标准后，可通过持续静脉输注胰岛素和葡萄糖来维持血糖水平。每30～60分钟测定1次血糖，直到血糖水平和胰岛素输注剂量均达稳定状态，以后每4小时监测1次血糖。严重脓毒症患者的血糖控制需制订肠内营养方案。

（6）强心药物的应用：充分液体复苏后仍然存在低心排出量，应使用多巴酚丁胺增加心排出量。若同时存在低血压，应联合使用升压药。不推荐以提高心排指数达到目标性的高氧输送。

（7）预防深静脉血栓形成：感染性休克患者应预防深静脉血栓的形成，可使用每日2～3次小剂量普通肝素，每日1次低分子肝素。有肝素禁忌证者，建议使用机械预防手段如弹力袜，高危者应联合药物和机械预防，既往有深静脉血栓病史、骨科手术后、创伤后的极高危者建议首选低分子肝素而非普通肝素。

4.中药制剂的使用　休克时可酌情使用中药注射液辅助治疗：①丹参注射液 4ml 静脉推注，必要时半小时重复；②醒脑静注射液 4ml 肌内注射或静脉推注，或 20ml 静脉滴注，每日1次；③清开灵注射液 4ml 肌内注射或 20～40ml 静脉滴注，每日1次；④复方柴胡注射液 2～4ml 肌内注射，每日1次；⑤生脉注射液 2～4ml 肌内注射、每日1～2次，2～60ml 静脉滴注、每日1次，用药宜慢，适量稀释；⑥枳实注射液：先以 5ml 缓慢静脉推注，必要时半小时重复1次，后以 5～10ml 静脉滴注，20～30 滴／分钟，血压稳定后逐渐撤除；⑦双黄连粉针剂先以适量灭菌注射用水充分溶解，再用 0.9％氯化钠注射液稀释，每次 60mg/kg 静脉滴注，每日1次。

患者持续昏迷不醒时，可搐鼻散取嚏，如不应随后调灌苏合香丸或玉枢丹以开窍醒脑，也可用安宫牛黄丸、紫雪丹溶化点舌，或用安宫牛黄栓直肠给药。

5.针灸治疗　常用穴位有人中、内关、合谷、涌泉、足三里，可用电针强刺激，持续15分钟。耳针常用穴位有肾上腺、皮质下等。有阳脱证表现者，灸百会、关元、神阙。

（四）中医辨证治疗

1.热伤气阴证（轻度休克）

证候：气短自汗，精神淡漠，语音低微，口干喜饮，小便短赤，唇甲发绀，四肢逆冷，舌红，苔黄少津，脉细数。

治法：益气养阴。

方药：生脉散加减。

人参、麦冬各 15g，五味子 10g。

大便秘结者，加何首乌、当归，以滋养精血，润肠通便；热甚者，加石膏、知母，以清热生津；气短喘促者，加山茱萸、煅龙骨，以敛阴平喘。

2. 热盛腑实证

证候：壮热面赤，烦躁不安，气息粗急，口干喜饮，小便短赤，腹满便结，舌苔黄燥，舌质深红，脉象沉滑或浮大而数。

治法：清腑泄热。

方药：大承气汤加减。

厚朴 15g，枳实、生大黄（后下）各 12g，芒硝（冲服）9g。

舌质干红无苔、口渴者，加用麦冬、天花粉，以养阴生津；小便黄赤者，加竹叶、木通，以清心泻火；神昏烦躁、胡言乱语者，加服安宫牛黄丸，以清热解毒，镇惊开窍。

3. 痰浊蒙蔽证

证候：神志呆滞，时昏时醒，意识模糊，面色晦暗，胸腹闷胀，食少纳呆，恶心呕吐，痰涎壅盛，喉中痰鸣，舌体胖大有齿痕，苔白腻或灰腻，脉沉滑或沉濡。

治法：豁痰开窍。

方药：涤痰汤合菖蒲郁金汤加减。

茯苓、石菖蒲、党参各 15g，郁金、清半夏、胆南星、枳实、栀子、连翘、牡丹皮各 9g，木通、陈皮、竹茹、炙甘草各 6g。

病情深重、昏迷不醒者，可加用玉枢丹合苏合香丸，以化痰开窍；纳呆呕恶重者，加焦神曲、焦麦芽、砂仁，以健脾和胃；舌苔厚腻较著者，加苍术、厚朴，以健脾燥湿。

4. 毒热壅盛证

证候：高热持续不退，汗出，烦躁甚至胡言乱语，神昏，舌质红绛，苔黄燥，脉数，洪大。

治法：清热解毒。

方药：泻热汤加减。

蒲公英、虎杖、败酱草各 15g，大黄 12g，半枝莲 10g，芒硝（后下）9g，元参 6g，甘草 3g。

烦渴引饮、口干舌燥者，加生石膏、知母，以清热生津；心烦尿赤者，加竹叶、栀子，以清心除烦；惊厥抽搐者，加钩藤、磁石，以息风止痉。

5. 中焦阻滞证

证候：腹部胀满或疼痛，或呕吐，甚或呕血黑便，意识模糊，舌红苔黄，脉滑。

治法：燥湿健脾，涤荡胃肠。

方药：葛根芩连汤加减。

葛根 15g，黄连、茜草、黄芩各 9g，地榆炭、炙甘草各 6g。

腹胀呕吐甚者，加白术、厚朴、砂仁，以健脾燥湿；神疲乏力、面色苍白者，加生黄芪、当归，以益气养血；脘痞纳呆、烦渴口臭者，加半夏、竹茹、栀子，以清热燥湿。

6. 热入心包证

证候：高热，神昏谵语，甚则昏迷不醒，四肢厥逆，或见抽搐，舌红苔黄，脉洪大。

治法：清营养阴，豁痰开窍。

方药：清宫汤送服安宫牛黄丸。

水牛角 30g，元参、麦冬各 15g，竹叶、连翘 10g，莲子心 6g，安宫牛黄丸 1 丸。

神昏舌短、大便秘结者，加生大黄（后下），以通便泄热；口干喜饮、小便短赤者，加人参、麦冬、知母，以清热养阴；烦躁不安、身见瘀斑者，加生地、丹皮，以清热凉血。

7. 气脱证

证候：面色苍白，精神萎靡，大汗淋漓，气短不续，目合口开，或二便自遗，舌淡胖，脉细微无力。

治法：益气固脱。

方药：独参汤加减。

人参 30g，大枣 5 枚。

喘脱不止，加山茱萸、五味子、沉香，以纳气定喘；大汗不止，加煅龙骨、煅牡蛎、生黄芪，以收敛固汗；二便不禁者，加肉桂、肉豆蔻、制附子（先煎），以温肾助阳。

8. 阳脱证

证候：神疲倦怠，或精神恍惚，呼吸微弱，冷汗淋漓，四肢逆冷，小便自遗，舌淡紫，脉微欲绝。

治法：回阳固脱。

方药：参附汤加减。

人参、制附子（先煎）各 15g，干姜 9g。

汗脱不止者，加五味子、煅龙骨、煅牡蛎，以敛汗固脱；心悸胸闷者，加桂枝、薤白，以通阳散结，行气导滞；四肢逆冷者，加桂枝、当归、细辛，以通经活络；气促者，加五味子、麦冬、炙黄芪，以益气敛肺。

9. 阴脱证

证候：神情恍惚或烦躁不安，面色潮红，汗出如油，目眶内陷，皮肤皱褶，身热心烦，口渴欲饮，少尿或无尿，舌红干裂，苔焦黄或焦黑，脉虚数或结代。

治法：救阴固脱。

方药：固阴煎加减。

熟地黄 15g，人参、五味子、菟丝子、山药各 12g，山茱萸 9g，炙甘草、远志各 6g。

大便滑泄日久者，加生牡蛎、炒山药，以涩阴固脱；心烦尿赤者，加栀子、竹叶、木通，以清心除烦；血虚者，加生黄芪、当归，以益气补血。

10. 阴竭阳脱证（重度休克）

证候：神志恍惚，气促息微，身出冷汗，四肢逆冷，舌卷囊缩，舌绛苔燥，脉微欲绝。

治法：养阴补阳。

方药：四逆汤加减。

制附子（先煎）12g，人参、干姜、炙甘草各 9g。

汗出不止者，可加用山茱萸、五味子、生龙骨、生牡蛎，以敛汗固脱；皮肤湿冷有花斑者，加桂枝、桃仁、红花，以温经活血；唇淡面白、神疲乏力者，加炙黄芪、白术，以益气健脾。

11. 热伤营血证（弥散性血管内凝血）

证候：精神淡漠，语音低微，四肢不温，唇甲发绀，发斑出血，舌紫黯或有瘀斑，脉象细数。

治法：清营凉血。

方药：清营汤加减。

水牛角 30g，生地黄 15g，玄参、麦冬、金银花各 9g，丹参、黄连、连翘、竹叶各 6g。

斑疹明显者，加用赤芍、牡丹皮、紫草，以凉血活血；心烦夜甚者，加栀子、郁金，以清热除烦；大便不通者，加生大黄（后下）、芒硝（冲服），以泄热通腑。

（五）治疗经验

1. 促醒药物的使用　昏迷者，可使用促醒药物：①安宫牛黄丸：可在患者高热、舌红苔黄等热象重时使用，一天 1 丸；②纳洛酮：首剂 0.01mg/kg 加 5％葡萄糖注射液静脉推注，继以纳洛酮 0.01～0.04mg/kg 静脉滴注，每 2 小时 1 次；③醒脑静注射液：4ml 肌内注射或 20ml 静脉滴注，每日 1 次。

2. 预防应激性溃疡　所有严重感染患者都需预防应激性溃疡。建议使用 H_2 受体阻滞剂或质子泵抑制剂预防应激性溃疡。在提高胃液 pH 方面，质子泵抑制剂优于 H_2 受体抑制剂。可用兰索拉唑 15～30mg，口服，每日 1 次。

3. 免疫调节　①大剂量免疫球蛋白 10g/d 静脉滴注，连续给 7 天；②胸腺肽 1.6mg 皮下注射，每日 1 次，连续 4 周；③生脉注射液 20～60ml 加 5％葡萄糖注射液 250～500ml 稀释后静脉滴注，每日 1 次，连续用药 1 周；④乌司他丁 10 万 U 静脉滴注，每日 3 次，持续用药 10 天。

4. 中药制剂改善微循环　改善血液循环，有助于休克的恢复。①血必净注射液 50～100ml 加入 250ml 液体中静脉滴注，每日 2～3 次；②复方丹参注射液：每日 16ml，加入 5％葡萄糖等渗盐水 500ml 中静脉滴注，每日 1 次；③川芎嗪注射液 8～12mg/(kg·d) 溶于 0.9％氯化钠注射液 250ml 中静脉滴注，每日 2 次（最大量不超过 160ml/d）。

5. 血液净化治疗　重症感染的患者，在积极抗感染治疗后，仍不能控制病情，并且很快发展为感染性休克，这时应及早进行连续血液净化，最好在肾和其他器官功能发生障碍之前，以避免发生不可逆性器官功能损害，同时可以提高救治成功率。对于血流动力学不稳定的全身性感染并发急性肾衰竭时，持续血液净化能够更好地控制液体平衡，有利于休克的纠正。

（六）典型病例

赵某，女，85 岁，主因高热 3 天，伴意识障碍 2 天，于 2012 年 9 月 20 日入院。既往糖尿病病史 12 年，冠心病病史 10 年，高血压病史 5 年。患者 3 天前无明显诱因出现发热，体温最高达 39℃，伴有恶寒、咳嗽、胸闷、胸痛等，不伴有头痛、头晕、恶心、呕吐。患者发病以来神昏，腹泻，少尿。为求进一步诊治，收入我院。住院后查体：T 38.5℃，P 120 次/分钟，R 32 次/分钟，BP 90/70mmHg。面色和皮肤苍白，轻度发绀，肢端湿冷，舌淡紫。双肺呼吸音粗糙，左下肺可闻及细湿啰音，心率增快，呼吸深而快，腹部压痛、反跳痛。

中医证候：冷汗淋漓，四肢逆冷，神疲倦怠，或精神恍惚，恶寒、寒战，呼吸微弱，大便溏泄，舌淡紫，脉微欲绝。

西医诊断：①重症肺炎；②感染性休克；③2型糖尿病；④冠心病；⑤高血压。

中医诊断：脱证（阳脱证）。

治疗过程：给予6%羟乙基淀粉130/0.4溶液1000ml；去甲肾上腺素50μg/min持续滴注；0.9%氯化钠注射液250ml＋头孢米诺钠2.0g静脉滴注，每8小时1次；氢化可的松300mg/d持续泵入；生脉注射液40ml＋5%葡萄糖注射液500ml静脉滴注，每日1次。中医辨证为阳脱证，治疗予参附汤加减：人参、煅龙骨、煅牡蛎各30g，炙黄芪、桂枝、当归各20g，五味子、磁石、薤白各15g，制附子12g（先煎），100ml胃管灌入。入院治疗2小时后，患者血压稳步上升，休克症状缓解。入院治疗1天后，患者高热神昏，呼吸急促病情加重，急查动脉血气，血常规：WBC $20×10^9$/L，N 90%，余正常；尿常规各项均正常；胸片示右下肺大片阴影；腹部B超无异常。予面罩给氧2L/min，血必净注射液50ml＋0.9%氯化钠注射液100ml静脉滴注，每日2次，抗生素升级为头孢哌酮钠/舒巴坦钠2g＋0.9%氯化钠注射液100ml静脉滴注，每8小时1次，余治疗不变。入院治疗2天后，患者神清，精神差，休克症状明显好转，仍见发热，T 38℃。继续抗感染、抗凝、调整机体内环境、改善血液循环等治疗。入院治疗7天后，患者无发热，病情基本稳定，复查胸片、血常规、凝血、动脉血气、肝肾功能等。入院治疗9天后，患者病情稳定，检查结果基本正常。患者出院。

（七）专家分析

1. 感染性休克是感染导致的微循环障碍　感染性休克是机体感染各种致病微生物后，当感染达到一定程度而造成的微循环功能障碍。各科的严重感染均可能发生感染性休克。它的常见病因有呼吸道感染、肠道感染、肝胆系统感染、泌尿系感染、腹腔及器官感染等。发生感染时病原体产生内毒素和超抗原，它们与机体相互作用促使体内炎性因子升高，引起机体发热，血管扩张，循环系统衰竭和乳酸中毒等全身性炎症反应，进而出现感染性休克，甚则出现多器官衰竭。在休克初期为高排低阻型，由于容量血管扩张，有效循环血量减少，周围阻力下降，心脏指数增加，微循环灌注不足引起微循环障碍，利用氧的能力受到抑制，产生无氧代谢和乳酸性酸中毒。主要表现为肢体皮肤温暖干燥，脉搏快而有力，精神尚好。随着病程的进展，进入低排高阻型，毛细血管壁通透性增加，液体流失到组织间隙，血容量进一步减少，血管活性物质进一步释放，周围血管收缩，心脏指数下降。再下一步即进入休克难治期，微循环内可出现大量血栓栓塞，继发纤溶亢进，进而出现DIC，预后较差。

中医学认为，感染性休克属"厥证"、"脱证"。中医对休克的记载可追溯到中医对"脱证"的论述。"脱"之名源自《灵枢·血络论》，其后的很多文献都有相关论述，如气脱、血脱、阳脱、阴脱等。中医对于厥的经典论述在《伤寒论》一书中，该书的厥阴病篇提到了"厥"发生的机制，"厥者，阴阳气不相顺接是也"，而且该书也指出厥证为疾病发展到病重危急阶段的一种表现，是十分凶险的。后世慢慢地又充实了厥证的范畴，出现了气厥、痰厥、热厥等不同分类。

本病病机复杂，基本病机为邪毒侵扰，脏腑败伤，气机逆乱，血行障碍，内闭外脱，阴阳不相顺接，严重者因阴竭阳亡而绝。厥脱的病机演变，往往由气及血、由阳及阴，由厥而脱，由脱而亡。临床表现也险恶多变，危象丛生，累及脏器多以心、脑、肝、肾为主，多脏同病，气血阴阳俱亏。厥脱的发生，常是一个由轻到重的发生发展过程，多数有明显的病因可寻，如本病就属于热毒之厥脱者，有感受外邪、由轻到重的原发病史，多由毒邪较甚或失治误治发展而来。厥脱虚实夹杂，虚多实少，以虚为主，虚实之辨对厥脱治疗关系重大，如果"虚其虚、实其实"将给患者带来严重的不良后果。

典型病例中患者糖尿病病史 12 年，并发感染，感染灶迅速发展，形成全身炎症反应综合征，微循环障碍，最终导致全身各器官灌注不足，发生感染性休克，出现神识昏迷、四肢冰凉、出虚汗等厥脱表现。

2. 一些实验室检验可为感染性休克的诊断提供依据　感染性休克除了存在感染源和一些休克的生命体征外，有一些实验室指标亦可协助诊断本病。比如有 3 种生物标志物：PCT、IL-6 和 D-二聚体，它们联合使用是诊断重度感染性休克（脓毒症）的独立预测因素，可提高本病的诊断能力。PCT 在判断是否存在感染及感染严重程度时优于其他生物标志物。IL-6 比其他急性期蛋白更早出现升高，有助于早期诊断。D-二聚体水平可提示脓毒症、严重脓毒症和脓毒性休克的病情严重程度及预后。

典型病例中老年女性患者既往糖尿病、冠心病、高血压病史，表现为高热、意识障碍、呼吸急促及休克症状和体征，白细胞计数明显升高，胸片示重度炎症。可诊断为感染性休克。

3. 感染性休克的治疗以抗感染和纠正休克为主

（1）液体复苏为当务之急：液体复苏的目标在于及时纠正组织灌注不足和组织缺氧。早期液体复苏（特别是发病 6 小时内）在感染性休克的一系列综合治疗中尤为重要，尽早改善灌注将减少组织缺氧的时间，延缓和阻断休克的发生。

在以往的观念中，液体治疗的过程以追求患者血压稳定为目标，而没有认识到早期改善组织灌注和微循环障碍对于感染性休克治疗的重要作用。最新研究强调了液体复苏中"早期"和"强化"两个新理念，认为液体复苏应在密切血流动力学监测的前提下，通过短时间内输注大量的液体，以此能够迅速恢复循环血量，减少器官灌注不足和缺氧的时间。

在感染性休克液体复苏过程中，应根据患者血流动力学的监测指标，并结合患者临床表现及时进行液体量和速度的调整。由于感染性休克存在外周血管舒张和通透性增加，所以应配合使用血管活性药物等其他药物提高液体复苏效率，同时在这过程中，必须警惕组织水肿（特别是脑水肿、肺水肿）等并发症的出现，尽早发现，及时处理。

1）6 小时内液体复苏目标：初始液体复苏尽早进行，6 小时内液体复苏达到：①中心静脉压（CVP）8～12cmH$_2$O；②平均动脉压（MAP）≥65mmHg；③尿量≥0.5ml/（kg·h）；④中心静脉或混合静脉血（ScvO$_2$）≥70%。若中心静脉压达标而血氧饱和度未达标，应输红细胞悬液使血细胞比容≥30%，若通过补液血压一直不能达标，可使用多巴酚丁胺，最大剂量 20μg/（kg·min），或去甲肾上腺素 0.03～0.5μg/（kg·min）等血管活性物质帮助升压。

2）感染性休克复苏液体的选择：液体主要分为晶体液和胶体液。晶体液主要包括0.9%氯化钠注射液、乳酸钠溶液等。胶体液主要包括白蛋白、血浆、羟乙基淀粉类、明胶类和右旋糖苷等。它们各有优缺点,晶体液费用低廉,使用方便,较少出现机体过敏反应,但容易引起肺水肿和全身组织水肿,同时还能引起疼痛和复视等不良反应;胶体液可以快速恢复血容量和氧供,改善微循环灌注,很少出现肺水肿和全身水肿,但费用昂贵,易导致凝血功能障碍和变态反应发生,甚至可能会损害肾功能。在液体复苏时,一般认为不管使用胶体液还是晶体液,当达到相同的充盈压时,组织的灌注是一样的,所以对于液体的选择,目前大多使用 2 种以上不同类型的液体,并认为复苏液体容量的重要性远大于复苏液的性质。因此复苏液性质的选择已不具有十分重要的意义。

后期血容量已补足的依据:①组织灌注良好,神志清楚,口唇红润,发绀消失,肢端温暖;②收缩压>90mmHg,脉压差>20mmHg;③脉率<100 次/分钟;④尿量>30ml/h;⑤血红蛋白回降,血液浓缩现象消失。同时要及时纠正酸中毒,改善微循环,维护重要器官的功能,是保证复苏成功和后期康复的重要措施。

(2)血管活性药物改善组织灌注:血管活性药物可以提高感染性休克患者的血压,改善器官组织灌注。选用血管活性药需保障患者的有效血容量,及时纠正酸中毒。血管舒张药不可用于低血容量,高排低阻型休克。常用药物包括:①阿托品或山莨菪碱(654-2),依病情 15~20 分钟重复 1 次,观察患者如面色红润、尿量增加、四肢温暖、血压回升,逐渐减量及延长给药间隔时间至停药,若用 5 次以上效果不佳时应考虑换其他血管舒张剂;②多巴胺 20~40mg 加入 5%葡萄糖注射液 200~500ml 中静脉滴注,依治疗反应和病情调整剂量;③多巴酚丁胺:对于高排低阻型休克或已适当补充血容量血压仍不回升或需要急速恢复血压来保障生命器官血液供应的患者,可暂时低浓度、小剂量应用收缩血管药或酌情与舒张血管药联合应用,常选间羟胺 10~20mg 加入葡萄糖注射液中静脉滴入,休克纠正后逐渐减量至停药。

血管扩张剂使用时的注意事项:在扩容基础上,其有效血容量得到充分补充前提下可加用血管扩张剂,使用剂量应逐步升与降,防止机体不适应和出现反跳现象,使用时应注意首剂综合征的发生,有的患者对某种血管扩张剂(如哌唑嗪等)特别敏感,首次应用后发生严重低血压,故药物种类和剂量应因人而异。血管扩张剂多采用联合用药法,一般应用多巴胺和多巴酚丁胺加苯海拉明或硝普钠,老年冠心病者,加用硝酸甘油或硝酸异山梨酯,其剂量差异大,应按临床实际情况而定,如果血压上升不理想,加用尼可刹米。

(3)及时选用抗生素控制感染:潜在威胁生命的细菌感染,一般选用广谱抗生素进行经验性治疗。对威胁生命的败血症,推荐合用两种有良好抗革兰阴性菌并尽可能覆盖革兰阳性菌的抗生素。较好的选择包括第三代头孢菌素或 β 内酰胺类/β 内酰胺酶抑制剂,加上氨曲南或 1 种氨基苷类抗生素。常用方案:头孢曲松+庆大霉素、替卡西林/舒巴坦+氨曲南、头孢美唑+环丙沙星。

耐药革兰阳性球菌需给予特别关注,原发性抗生素耐药可造成患者死亡。如怀疑耐药革兰阳性球菌(如 MRSA、高度耐药肺炎球菌)感染时,应一开始就予万古霉素,直到细菌培养排除 MRSA,并证实对其他抗生素敏感。目前发现高水平耐万古霉素粪肠球菌,尚无确切疗法。

(4)液体复苏效果不佳者可酌情加用激素:休克者对液体复苏和血管收缩药治疗无反应,需接受激素治疗。临床上常用甲强龙,甲强龙、氢化可的松优于地塞米松。感染性休克患者无需做促肾上腺皮质激素(ACTH)刺激试验。当患者不再需要使用血管收缩剂后，应逐渐停用皮质类固醇。脓毒症不存在休克时不推荐使用皮质类固醇，但对于那些有既往服用糖皮质激素或有肾上腺功能不全病史者，可以使用维持量或应激量的激素。

1）大剂量、短疗程糖皮质激素冲击治疗，不能改善感染性休克的预后，感染性休克患者不推荐使用大剂量糖皮质激素。

2）应激剂量（中小剂量）、较长疗程的糖皮质激素治疗感染性休克，有利于休克的逆转，改善器官功能损害，降低病死率。

3）ACTH 刺激试验有助于判断感染性休克患者的肾上腺皮质功能，但临床医师不应该等待 ACTH 刺激试验的结果再给予糖皮质激素治疗。

（5）注意改善内环境：治疗感染性休克时应注意改善患者内环境，维持酸碱平衡。多选用 5％碳酸氢钠溶液纠正酸中毒，其中轻度酸中毒每日给药 200～400ml，重度酸中毒每日约给 600ml，分 2～3 次静脉滴注。有条件者参考血二氧化碳结合力、动脉血 pH 和动脉血气分析调整碳酸氢钠溶液的用量。

（6）重要器官的维护：休克后期显示不同程度的心功能不全，需调整输液速度，在补足血容量的同时酌加血管舒张药有助于纠正休克和降低心脏负荷，改善心功能。发生心力衰竭时可予吸氧、毛花苷丙强心、呋塞米利尿、氨茶碱止喘等，忌用吗啡。其次，需要对呼吸功能进行保护，保持气道通畅，迅速给氧。呼吸支持、使用皮质激素等有助于保护呼吸功能。还要维护患者脑功能，酌情选用脱水剂降低颅内压，保护脑细胞，防治脑水肿等。同时，感染性休克还可导致其他各种损害，如心律失常、肺水肿、急性肺损伤（ALI）、ARDS、消化道出血、肝功能损害、急性肾衰竭和 DIC 等，临床医师需要时刻关注各个器官的功能情况，并在必要时给予相应药物干预，尤其需警惕 MODS 的发生，并做好相应预防与救治处理。

（7）配合中药注射液治疗效果更好：感染性休克常表现为中医的厥证和脱证。对于厥证和脱证的治疗，中医有着非常丰富的经验。近十多年来，中医加强了对本证的研究与探索，治疗本证的药物剂型，已经从之前传统的口服汤剂、丸剂、散剂，发展为多种剂型，尤其是注射剂的产生，极大地提高了中医在应对感染性休克等危急重症方面的疗效，方便、安全、可靠。比如回阳救逆的参附注射液、益气养阴的生脉注射液，以及改善微循环的血必净注射液等，可根据临床情况，于急需时采用，中西医配合治疗，及早扭转休克状态。

典型病例患者高龄，且患多种基础病，病情较重，立即给予补液、血管活性药物、激素、中药制剂等治疗措施，患者休克症状及时得到纠正，后由于头孢米诺钠抗感染治疗无效，立即改用更有效的抗生素，最后患者病愈出院。

4. 感染性休克各项指标的监测对判断预后极为重要　感染性休克的指标监测十分重要，同时可判断预后。许多休克监测指标能客观反映感染性休克的进程，判断患者的预后。

尿量是临床上判断感染性休克是否纠正、扩容是否充足及肾功能状况的重要依据。休克状态下尿量减少是组织灌注不足的重要指标之一，尿量>30ml/h 则表示休克状态好转、肾的血供良好，如尿量持续在 30ml/h 以下，说明组织灌注持续不足，并提示有肾衰竭的可能性。

CVP 反映机体血容量、右心室舒张末压及心功能，正常值为 5～12cmH$_2$O。动态监测 CVP 的变化可判断休克程度及治疗效果。若 CVP<2cmH$_2$O，表示右心房血容量不足，需继续补液，若 CVP>15cmHg，并出现呼吸困难和肺底部湿性啰音，提示左心衰竭，说明心脏已超负荷，应减慢或停止输液。将 CVP 维持在 8～12cmH$_2$O 是感染性休克的治疗目标，但 CVP 不能准确反映全身组织的缺氧情况，而且易受各种条件的影响。

心脏指数（CI）、体循环阻力指数（SVRI）的下降是感染性休克的特征之一。顽固性低血压多与 SVRI 下降有关，极少数是因为心排出量下降所致。CI 和 SVRI 可作为早期判断感染性休克预后的指标。

SvO$_2$ 能较早反映组织器官对氧的摄取状态。在感染性休克早期，全身组织灌注就已经发生了改变，即使心率、血压、尿量和 CVP 处于正常范围，此时的 SvO$_2$ 就可能出现降低，这表明 SvO$_2$ 能较早发现病情变化。SvO$_2$ 反映氧输送和氧消耗的平衡，当氧输送不能满足组织氧需要时 SvO$_2$ 下降。SvO$_2$ 成为严重感染与感染性休克复苏的重要监测指标之一。

血乳酸作为反映全身灌注与氧代谢情况的重要指标，其升高反映了低灌注情况下无氧代谢的增加。乳酸是糖酵解的终末产物，当组织缺氧时导致厌氧代谢增加，在辅酶参与下葡萄糖无氧氧化为乳酸，使血乳酸水平增高。严重感染者，尤其是感染性休克患者存在着血流分布异常、动-静脉短路等病理变化，最终结果是多个组织器官灌注显著降低，组织细胞缺血，无氧代谢增强，乳酸生成过多，发生高乳酸血症。高乳酸血症严重影响内环境的稳定，对心功能和机体氧代谢造成不利影响，加重组织缺氧。动态监测血乳酸浓度可较准确地反映组织器官的缺血缺氧是否被有效纠正、复苏时组织器官的灌注是否充分、组织的无氧代谢是否被纠正。可以把血乳酸水平监测作为感染性休克预后的重要判断指标。动态监测乳酸水平变化或计算乳酸清除率是很好的监测指标。

感染性休克时局部组织灌注及氧代谢改变往往发生较早，监测局部组织灌注状态的指标对于早期诊断、判断治疗效果与预后很重要。

参 考 文 献

1. 严静. 2008 年拯救严重脓毒症与感染性休克治疗指南［G］//2008 年浙江省老年医学学术会议暨老年医学新进展学习班国际自由基/炎症与循证医学研讨会论文汇编. 杭州：浙江省科学技术协会，2008：7.

2. 吴彩军，李春盛. 中药注射液血必净对感染性休克犬抗凝物质的影响［J］. 中国医院药学杂志，2009，29（5）：372-375.

3. 吴明艳. 感染性休克中的抗生素应用问题探讨［J］. 中国当代医药，2010，17（9）：170.

4. 喻莉，龙鼎，许涛，等. 严重感染和感染性休克早期集束化治疗临床分析［J］. 中国现代医学杂志，2010，20（23）：3632-3634.

5. 全世超，潘景业，陈洁. 休克中的抗炎抗凝治疗［J］. 医学研究杂志，2006，35（8）：96-97.

6. 万献尧，黄伟. 对国际上有关全身性感染诊断标准与治疗指南的一些看法［J］. 中华内科杂志，2007，46（9）：709.

7. 喻莉，许涛，张远超，等. 严重感染和感染性休克早期集束治疗分析［G］//第三届重症医学大会论文汇编. 中华医学会重症医学分会，2009：2.

8. 宛素云，陈伟. 感染性休克液体复苏的进展与体会［G］//第七届全国创伤学术会议暨 2009 海峡两岸创伤医学论坛论文汇编．重庆：重庆市科学技术协会，2009：2.

9. 赵醴，王莹．严重脓毒症和脓毒性休克的抗感染治疗［J］．中国实用儿科杂志，2011，26（12）：899-902.

10. 卓道勤．参附注射液对感染性休克早期血流动力学影响［G］//中华医学会第五次全国重症医学大会论文汇编．广州：广东省科学技术协会科技交流部，2011：1.

11. 汪霄．严重感染和感染性休克集束化治疗的病例分析［D］．杭州：浙江大学，2008.

12. 黄洁，毛恩强．感染性休克诊断与鉴别诊断［J］．中国实用外科杂志，2009，29（12）：1046-1048.

13. 黄志英．感染性休克研究进展［J］．中国卫生检验杂志，2009，19（3）：709-711.

14. 吴德全，高峰．感染性休克外科干预时机与手段的选择［J］．中国实用外科杂志，2009，29（12）：1040-1043.

15. 吴国豪，庄秋林．感染性休克的监测及预后判断［J］．中国实用外科杂志，2009，29（12）：1044-1060.

16. 金德西，曹利平．感染性休克液体复苏策略［J］．中国实用外科杂志，2009，29（12）：992-994.

17. 黄明霞，谢健，赵淳，等．赵淳中西医结合救治感染性休克经验浅探——附32例临床观察［J］．中国中医急症，2001，10（5）：285-286.

18. 谢荃，高培阳．论感染性休克中西医结合治疗思路与方法［J］．中国中医急症，2009，18（7）：1109-1109，1134.

19. 吴中兴．论脓毒症与感染性休克中医治疗［J］．中国卫生产业，2013（25）：57，59.

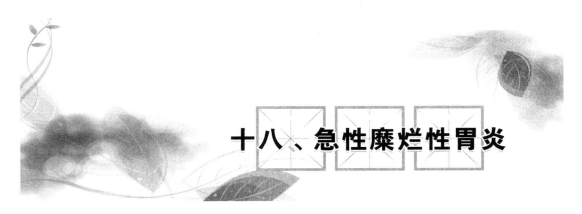

十八、急性糜烂性胃炎

急性糜烂性胃炎（acute erosive gastritis，AEG）是指以胃黏膜多发性糜烂为特征的急性胃黏膜病变，可伴有胃黏膜出血或一过性浅溃疡，又称急性糜烂出血性胃炎、急性胃黏膜病变，临床常表现为腹痛、腹胀、食欲减退等消化不良症状。常由微生物感染、理化刺激、急性应激等因素引起。其基本病理改变为胃黏膜局灶性多发性糜烂，伴有点片状新鲜出血点或陈旧性出血灶，有时可见胃黏膜小溃疡，覆以白苔或黄苔，周边黏膜充血水肿。根据急性糜烂性胃炎的临床表现，归属为中医"胃脘痛"、"痞满"、"呕血"、"便血"等范畴，病因包括外邪犯胃、情志不畅、饮食伤胃、素体脾胃虚弱等，病机为胃气壅滞，热毒内蕴，灼伤胃络。

（一）诊断要点

1. 发病前有服用非甾体类抗炎药物史或创伤、烧伤、大手术、重要器官衰竭等应激状态病或其他理化刺激。

2. 起病前可无明显不适，或有上腹部饱胀、隐痛、嗳气、呕吐、食欲减退等非特异性消化道症状，或上腹部疼痛近期加重，常以上消化道出血为主要表现，多有呕血及黑便。

3. 在24～48小时内，内镜下表现为胃黏膜局限性或弥漫性糜烂、浅表溃疡、出血、血痂。

（二）鉴别诊断

1. 肝硬化食管静脉曲张破裂出血　患者多有肝炎、血吸虫病或慢性酒精中毒病史，体格检查可见蜘蛛痣、腹壁静脉怒张、脾肿大甚或腹水等肝功能减退及门静脉高压的表现。食管静脉曲张破裂出血往往是突然发作的呕血，血色新鲜，涌吐而出，甚至呈喷射状。胃镜检查和X线钡餐可鉴别。

2. 消化性溃疡出血　多数患者表现为慢性节律性周期性上腹痛，部分患者可无症状或症状较轻，以出血、穿孔为首发表现。十二指肠后壁溃疡可表现为迅猛的大量出血，而前壁溃疡则较少发生大量出血。消化性溃疡伴出血时胃镜检查可鉴别。

3. 食管贲门黏膜撕裂　由于腹内压或胃内压力突然升高造成胃的贲门、食管远端的黏膜和黏膜下层撕裂，导致大量出血，其典型的症状为先有干呕或呕吐，继而出现呕血，多数患者表现为无痛性出血，出血量较大，严重时可引起休克和死亡。出血24小时内进行胃镜检查是诊断本病最有效的手段，胃镜下可见食管与胃交界处或食管远端、贲门黏膜的纵行撕裂，撕裂多为单发，少数为多发。

4. 胃癌　好发于中老年人，早期多无明显症状和体征，中晚期可有上腹痛。初期表现为饱胀不适，餐后较甚，继之出现隐痛，多伴有纳差、厌食，抑酸剂多不能缓解疼痛。中晚期可在上腹部扪及肿块，有压痛，常伴有贫血、消瘦、乏力。内镜检查可见：隆起性的病变，呈菜花或菊花状，表面明显粗糙，凹凸不平；或见凹陷型病变，中央溃疡形态多不规则，边缘模糊不清，基底粗糙，结合黏膜活检有助于鉴别。

（三）治疗方案

1. 一般治疗　卧床休息，禁食或清淡流质饮食。加强护理，密切观察神志、呼吸、脉搏、血压变化及出血情况，记录 24 小时出入量；注意保持呼吸道通畅；积极去除诱发因素，针对颅脑外伤、严重感染、大面积烧伤、严重创伤等原发病采取相应的治疗措施；对症给予止痛、镇静等药物治疗。积极纠正休克，补充血容量，维持水、电解质、酸碱平衡。

2. 胃黏膜保护剂　急性糜烂性胃炎是以胃黏膜多发性糜烂为特征的急性胃黏膜病变，常伴有胃黏膜出血和一过性浅表溃疡形成，这时的治疗应以黏膜保护剂为主。①前列腺素衍生物：米索前列醇 50mg 口服，每日 4 次，三餐前 1 小时和睡前服用。②铋剂：胶体果胶铋 150mg 口服，每日 4 次，三餐前 1 小时和睡前服用；枸橼酸铋钾 300mg 口服，每日 4 次，三餐前 1 小时和睡前服用。③硫糖铝 1g 口服，每日 3～4 次，三餐前 1 小时和（或）睡前服用，或铝碳酸镁 1.5g 口服，每日 3～4 次，三餐前 1 小时和（或）睡前服用。④替普瑞酮 50mg 口服，每日 3 次，三餐前 1 小时和（或）睡前服。⑤L-谷氨酰胺呱仑酸钠 0.67g 口服，每日 3 次，三餐后 2 小时服用。

3. 抑制胃酸分泌药

（1）H_2 受体拮抗剂：H_2 受体拮抗剂能明显抑制由食物、五肽胃泌素、组胺等刺激引起的胃酸分泌，对消化道糜烂及溃疡疗效卓越。西咪替丁 200～400mg 口服，每日 4 次；雷尼替丁 150mg 口服，每日 2 次；法莫替丁 20mg 口服，每日 2 次；罗沙替丁 75mg 口服，每日 2 次；尼扎替丁 300mg 口服，每日 1 次。

（2）质子泵抑制剂（PPI）：质子泵抑制剂抑制胃酸作用强而持久，是目前最好的抗酸分泌药，同时有抗幽门螺杆菌作用。在急性糜烂性胃炎出血期间由于胃酸浓度较高，止血药物容易在胃酸环境中失效而达不到止血的目的，需要抑制胃酸药物与止血药物联合应用。常用药物有：奥美拉唑 20mg 口服，每日 2 次，或 40mg 口服，每日 1 次；兰索拉唑 30mg 口服，每日 3 次，或 60mg 口服，每日 1 次；雷贝拉唑 10～20mg 口服，每日 1 次；泮托拉唑 40mg 口服，每日 1 次；埃索美拉唑 20～40mg 口服，每日 1 次。

4. 根除幽门螺杆菌的治疗　幽门螺杆菌（Hp）相关性急性糜烂性胃炎应使用抗生素联合 PPI、铋剂进行治疗。克拉霉素 500mg 口服，每日 2 次，疗程 7～14 天；阿莫西林 1000mg 口服，每日 2 次，疗程 7～14 天；甲硝唑 250mg 口服，每日 4 次，疗程 7～14 天；四环素 500mg 口服，每日 4 次，疗程 7～14 天。

5. 合并上消化道出血时的治疗措施

（1）补充血容量：立即建立静脉通路，积极补血、补液扩充血容量，酌量输注新鲜血液，同时注意纠正休克及水电解质紊乱。输液开始宜快，可选用 0.9% 氯化钠注射液、低分子右旋糖酐等，补液量根据失血量而定，但低分子右旋糖酐 24 小时内不宜超过 1000ml。失血量较大时应输血，输血指征为：①Hb<70g/L，RBC<$3×10^{12}$/L 或血细胞

比容（HCT）＜30％；②收缩压＜80mmHg；③脉率＞140次/分钟。

（2）胃内灌注止血：①凝血酶胃内灌注止血：1000～4000U用0.9％氯化钠注射液溶解成10～100U/ml的溶液，胃内灌注；②去甲肾上腺素加冰盐水洗胃：将6～8mg去甲肾上腺素加入3～5℃冰盐水中，每次300～500ml，反复冲洗至冲洗液清亮，总量不超过3000ml。

（3）止血剂：①生长抑素：奥曲肽，首剂100μg肌内注射或静脉推注，以20～50μg/h的速度静脉维持24～48小时；②云南白药：0.5g口服，每日3次；③血管加压素0.4～1μg/kg，静脉推注。

（4）选择性动脉内灌注垂体后叶素：股动脉穿刺插管后将垂体后叶素灌注入腹腔动脉及肠系膜上动脉，每5分钟0.1～0.3U，维持18～24小时；或特利加压素1～2mg进行灌注。

（5）内镜下止血：急性糜烂性胃炎患者若在内镜检查中观察到正在出血的病灶或有新鲜的血块时，继续出血或再度出血的可能性很大，需要接受内镜止血术治疗。对于溃疡出血有呕血、便血表现的患者，80％经药物止血治疗可缓解，对于药物止血效果不佳，出血量仍较大的患者应考虑内镜止血。可用去甲肾上腺素、凝血酶电镜下局部喷洒止血，也可选用电凝、激光、微波凝固止血。稀释的肾上腺素联合凝血酶治疗有良好的止血效果，注射治疗后必须密切注意患者是否有再度出血的状况发生，必要时须再次以内镜追踪治疗。若内镜注射止血术治疗失败，须考虑其他内镜止血术，或手术治疗。

（6）介入治疗：选择性腹腔动脉造影对上消化道出血有准确的定性和定位诊断价值，凡出血速度在5ml/s以上就能显示造影剂外溢，同时造影还能显示病变部位血管和血流异常等情况。应用数字减影血管造影显示出血动脉的具体位置，确定安全栓塞部位比常规血管造影显示造影剂外溢更为敏感。介入栓塞治疗是在动脉造影确定了出血部位的基础上，有的放矢地将药物和栓塞剂直接注入出血动脉，如操作得当，可收到即时止血的良好效果。经验表明，应用止血药物对较小血管及出血广泛者有较好效果，而对出血量大的血管则用栓塞治疗，其作用快而持久。

（7）手术治疗：药物治疗无效时行外科手术治疗，手术指征如下：①8小时内输血达500ml而循环状态仍不能稳定者，或24小时内失血量达1000ml以上者；②虽经大量输血，在24～48小时内血红蛋白、血细胞比容仍不上升者；③3天内每日输血1000ml以上仍未止血者；④需每小时输血600ml以上方能使中心静脉压维持不下降者；⑤中心静脉压每分钟下降超过$2mmH_2O$者。常用的手术方式有：全胃切除术，胃大部切除术；迷走神经切断加次全胃切除；迷走神经切断术加幽门成形术。

6. 针灸治疗　以和胃止痛为法，选用中脘、内关、足三里直刺，脾俞、胃俞斜刺，采用平补平泻法，留针30分钟，每隔10分钟行针1次。可根据具体证型随证加减穴位。

（四）中医辨证治疗

在治疗上多采用滋阴降火、清热降火、清气降气、补气益气、凉血止血、收敛止血、祛瘀止血等原则。

1. 脾胃湿热证

证候：胃脘胀闷或胀痛，纳少，嗳气泛酸，口苦、口臭、口黏或发涩，心烦、大便溏或干结，舌红或黯红，苔黄厚或腻，脉弦滑或滑数。

治法：清热利湿，健脾和胃。

方药：四妙丸加减。

苍术、怀牛膝、炒薏苡仁各 15g，黄柏 10g。

湿偏重者，加藿香，以燥湿醒脾；热偏重者，加蒲公英、黄芩，以清泻胃热；气滞腹胀者，加厚朴、枳实，以理气消胀；纳呆食少者，加谷芽、神曲、麦芽，以消食导滞。

2. 脾胃失和，湿热中阻证

证候：胃脘嘈杂不适或灼热，畏寒肢冷，反酸口苦，心烦躁热，肠鸣便溏，遇冷加重，舌质淡，苔薄黄，脉沉细数。

治法：辛开苦降，调中和胃。

方药：半夏泻心汤。

半夏 15g，黄芩、党参、甘草各 9g，黄连 6g，吴茱萸 3g。

寒甚者，加干姜、草豆蔻，以温中散寒；嗳气、胸胁胀痛者，加厚朴、枳壳、炒槟榔，以疏肝理气；纳差者，加焦三仙、鸡内金，以健脾和胃。

3. 食滞湿热证

证候：恶心，呕吐，上腹部隐痛，反酸，餐后饱胀，食欲减退，舌苔黄腻，脉滑数。

治法：消食导滞。

方药：保和丸加减。

焦山楂 15g，茯苓、半夏各 12g，焦麦芽、焦神曲各 10g，莱菔子、陈皮、连翘各 6g。

食积较重者，加枳实、槟榔，以行气导滞；大便秘结者，加生大黄（后下）、芒硝（冲服），以通腑泄热；呕恶纳呆者，加白术、茯苓、苏叶，以健脾止呕。

4. 热伤胃络证

证候：脘腹胀闷，高热汗出，呕血衄血，口渴引饮，大便黑干，小便黄赤，舌质绛红，苔黄燥，脉洪数。

治法：清泻火热，凉血止血。

方药：三黄泻心汤。

生大黄（后下）10g，黄芩、黄连各 6g。

出血甚者，加牡丹皮、白及、三七，以凉血止血；口渴咽干者，加生石膏、知母、麦冬，以清热生津；胃脘灼痛甚者，加金银花、蒲公英，以清热解毒。

5. 肝火犯胃证

证候：胃脘胀痛，攻窜胁背，呕吐鲜红色或褐色血，嗳气恶心，烦躁易怒，便如柏油，舌质红，少苔，脉弦数有力。

治法：清泻肝火，和胃止血。

方药：柴胡疏肝散加减。

白芍 15g，柴胡 12g，枳壳、香附各 9g，川芎、陈皮、炙甘草各 6g。

泛酸者，加乌贼骨、煅瓦楞子，以中和胃酸；嗳气较频者，加沉香、旋覆花（包煎），以顺气降逆；胃痛较甚者，可加川楝子、延胡索，以理气止痛。

6. 瘀血阻络证

证候：胃痛拒按，痛有定处，宛如针刺，夜间尤著，或痛彻胸背，呕血便血，舌质紫黯，或有瘀斑，脉象弦涩。

治法：活血化瘀，理气止痛。

方药：金铃子散加减。

金铃子、延胡索各 15g。

刺痛明显者，加生蒲黄、五灵脂，以行气活血；纳呆痞满者，加焦神曲、焦麦芽、佛手，以健脾行气；身热不解者，加生地黄、牡丹皮，以清热凉血。

7. 脾胃气虚证

证候：胃脘隐痛，呕吐清水，甚则呕血，神疲乏力，面色萎黄，大便色黑，舌质淡胖，苔白腻，脉沉细无力。

治法：益气健脾，补血宁神。

方药：归脾汤加减。

生黄芪、茯苓、白术各 15g，党参 12g，当归、龙眼肉、大枣、酸枣仁各 10g，木香、甘草各 6g。

五心烦热、大便干结者，加沙参、玉竹、天花粉，以养阴和胃；脘腹痞胀、不思饮食者，加香附、柴胡，以行气解郁；心悸、头晕者，加人参、阿胶（烊化），以益气养血。

8. 胃阴不足证

证候：胃痛隐隐，或如火灼，食欲不振，口干口渴，嘈杂如饥，五心烦热，大便干结，舌红少津，苔少，脉细数。

治法：养阴和胃。

方药：沙参麦冬汤。

天花粉 15g，北沙参、玉竹、麦冬、扁豆各 10g，桑叶 6g，甘草 3g。

脘腹痞胀、乏力懒言者，加白术、人参，以益气健脾；胃脘灼痛、口渴、心烦者，加金银花、连翘、竹叶，以清热泻火；胃痛拒按、痛有定处者，加桃仁、红花、生蒲黄（包煎），以行气活血。

（五）治疗经验

1. 山莨菪碱联合血必净改善微循环　二者联合使用解除微血管痉挛，改善胃肠黏膜血液循环，起到保护胃黏膜的作用。山莨菪碱 10mg 肌内注射、每日 2 次，血必净注射液 40ml 静脉滴注、每日 1 次，疗程 3 天。

2. 四联疗法　急性糜烂性胃炎合并呕血、黑便，呕血量不大的患者，应早期给予保护胃黏膜药物和止血药物。又因胃内高胃酸环境会影响止血药物的疗效，应适当加用抑酸药物。①硫糖铝混悬液 10ml 口服，每日 3 次；②奥美拉唑 20mg 口服，每日 2 次；③生长抑素首剂 100μg 静脉推注，以 20～50μg/h 的速度静脉维持 24～48 小时；④三七粉 6g、白及 10g 冲服，每日 3 次，连用 1 个月。

3. 针灸治疗　以神阙为中心，按顺序选穴进针，从上到下中脘、下脘、气海、关元；从左到右天枢（左）、大横（左）、天枢（右）、大横（右），双侧足三里。避开毛孔进针，进针后每 3～5 分钟行针 1 次，30 分钟后起针。

4. 谷氨酰胺　谷氨酰胺是胃黏膜细胞重要的能量来源和氮的来源。当有胃肠功能损害、创伤手术等情况时，细胞内谷氨酰胺显著下降，补充谷氨酰胺能修复损伤的胃肠黏膜。谷氨酰胺 0.3g/kg 口服，每日 1 次。

5. 内镜下氩离子凝固术　对于幽门螺杆菌阴性且胃镜诊断为隆起型糜烂性胃炎，数目不超过 20 个，直径不低于 0.3cm，无严重心、肝、肾等重要器官疾病的患者，可行内镜直视下经内镜嵌道插入氩气电凝切导管烧灼病灶。

（六）典型病例

郑某，男，43 岁，主因上腹部疼痛 3 天，于 2011 年 9 月 10 日入院。患者既往体健，否认手术史，否认食物及药物过敏史，饮酒史 18 余年，约 4 两/天，无抽烟史。患者入院前 3 天饮酒半斤后出现上腹部隐隐作痛，偶有烧灼感，进食后加重，伴腹胀、纳差、嗳气，无恶心、呕吐，无心悸、胸闷、胸痛，无腹痛、腹泻，未给予特殊治疗，病情未见好转，遂就诊于门诊，为求进一步诊治收入院。入院查体：T 36.4℃，R 20 次/分钟，P 80 次/分钟，BP 130/75mmHg，神志清楚，急性病容，全身皮肤巩膜无黄染，浅表淋巴结无肿大，球结膜无水肿，睑结膜无苍白，口唇无发绀，咽不红，扁桃体无肿大。颈软，无抵抗，气管居中，颈静脉无怒张。双肺呼吸音清，未闻及干湿啰音。心率 80 次/分钟，律齐，未及病理性杂音。腹平软，无包块、压痛、反跳痛及肌紧张，双肾区叩击痛（－），移动性浊音（－），双下肢水肿（－），四肢肌力 5 级，双巴氏征阴性。

中医证候：上腹部隐痛，偶有烧灼感，进食后加重，口苦，纳少，嗳气，舌黯红，苔黄微腻，脉滑。

西医诊断：急性糜烂性胃炎。

中医诊断：胃脘痛（脾胃湿热证）。

治疗：入院后嘱患者流质饮食，给予雷尼替丁 150mg 口服、每日 2 次，奥美拉唑 20mg 口服、每日 2 次抑酸，同时给予补液、营养支持治疗。入院后第 2 天胃镜回报示：胃窦部多发性糜烂灶，直径 0.1～0.5cm，附有白苔，伴有 2 处点状出血，Hp（＋）；便常规＋潜血示：黑便，潜血（＋＋）；血常规：WBC $6.7×10^9$/L，RBC $3.9×10^{12}$/L，Hb 105g/L，PLT $221×10^9$/L。加用甲硝唑 400mg 口服、每日 2 次，抗幽门螺杆菌，疗程 14 天；奥美拉唑改为 40mg 静脉滴注，每日 2 次；胶体果胶铋 150mg 口服，每日 4 次；奥曲肽 100μg 静脉推注（5 分钟内推注完），继以奥曲肽 0.6mg 溶于 5% 葡萄糖注射液 500ml 中静脉滴注（20μg/h 的速度滴注），每 12 小时 1 次。中医辨证为脾胃湿热证，治法为清热利湿，健脾和胃，给予中药汤剂四妙散加减：炒薏苡仁 30g，怀牛膝 12g，苍术、黄连、黄柏、栀子、草豆蔻、半夏、生甘草各 6g。患者入院第 3 天下地活动后突然出现大量呕血，约 300ml，色鲜红，伴有乏力、心慌，嘱患者吸氧，急予保留胃管，并进行负压引流，将奥曲肽调整为 50μg/h 的速度持续静脉滴注，给予奥美拉唑 80mg 静脉推注，再以 8μg/h 的速度静脉持续滴注，经治疗病情稳定。入院后第 6 天 13：23 左右患者与家属生气后再次呕吐鲜血 350ml，色鲜红，同时排出鲜红色大便 2 次，再次给予奥美拉唑保护胃黏膜、奥曲肽止血等治疗，急查血常规示 Hb 73g/L，查输血全项并输注悬浮红细胞 2U，加用山莨菪碱 10mg 静脉推注，血必净 40ml 静脉滴注，每日 2 次，谷氨酰胺 2g 口服、每日 1 次治疗，患者未再出现呕吐鲜血、便血及上腹疼痛等症状。入院后 11 天复查便常规＋潜血示：棕黄便，潜血（－）；血常规示：Hb 117g/L。入院第 13 天，患者未再出现出血、腹痛等不适，嘱患者出院。并嘱患者 2 周后复查胃镜，结果示：胃黏膜完整、平滑，未见溃疡、出血点，Hp（－）。

（七）专家分析

1. 急性糜烂性胃炎的病因病机　急性糜烂性胃炎多由微生物感染、理化刺激、急性应激等引起。外源性因素一般通过损伤胃黏膜导致黏膜通透性增加，胃液的氢离子回渗入胃黏膜，引起胃黏膜糜烂出血。非甾体抗炎药（阿司匹林、吲哚美辛等）可直接损伤胃黏膜，亦可通过抑制环氧合酶活性而损伤胃黏膜。酒精的亲脂性和溶脂性能造成胃黏膜屏障破坏及上皮细胞损害，同时黏膜内出血和水肿可导致胃酸分泌亢进而造成黏膜的进一步损伤。应激状态时交感神经和迷走神经兴奋，去甲肾上腺素和肾上腺素分泌增多，内脏血管收缩，胃血流量减少，缺血、缺氧使黏膜上皮的线粒体功能减退，影响氧化磷酸化过程，使胃黏膜的糖原贮存减少，故黏膜易受损伤；而胃黏膜缺血时，不能清除逆向弥散的H^+，引起胃黏膜损伤而发生糜烂、出血；同时胃黏膜缺氧和去甲肾上腺素可使HCO_3^-分泌减少，黏液分泌不足，前列腺素合成减少，削弱胃黏膜屏障保护功能；此外，应激状态下胃肠运动迟缓，幽门功能失调，胆汁反流，也可进一步损伤胃黏膜。

中医学认为，急性糜烂性胃炎多由感受外邪、饮食不节、情志不畅、劳倦过度或久病体虚所致气虚不摄、血溢脉外或火热熏灼、迫血妄行而引起。由火热亢盛所致者属于实证，气虚不摄或阴虚火旺者属于虚证。虚实常相互转化，火热亢盛迫血妄行者，在反复出血之后会导致气血亏虚。若出血过多，气虚阳衰，不能摄血，血溢脉外，出血之后，离经之血留积体内，蓄结为瘀血，瘀血妨碍新血生长，气血运行不畅，使得反复出血，缠绵难愈。

2. 急性糜烂性胃炎的诊断　急性糜烂性胃炎患者在发生大出血之前，多有不同程度的上腹部隐痛、腹胀、恶心、呕吐咖啡渣样内容物。尤其是严重创伤、感染或器官衰竭的危重患者，由于原发病症状更为突出，消化道症状常不被重视。此类患者常在发生大出血之前1～3天出现胃管引流物或呕吐咖啡样物质，同时或先后出现黑便，随后在几小时或几天之内发生消化道大出血。因此机体处于应激状态时，上腹部胀满不适伴咖啡渣样胃内容物或黑便，实为急性胃黏膜病变的早期表现，应积极采取预防措施同时行胃镜检查。对于已发生出血的患者，应尽早在出血后24～48小时内进行处理。有血液循环衰竭征象者，如收缩压<90mmHg，HR>120次/分钟或基础收缩压降低>30mmHg，Hb<50g/L等，应先迅速纠正循环衰竭，再行内镜检查。

3. 急性糜烂性胃炎的治疗

（1）胃黏膜保护剂的应用：症状较轻的患者可单纯给予胃黏膜保护剂。急性糜烂性胃炎临床多见于缺血缺氧等原因引起的胃黏膜损伤，胃黏膜保护剂可对症保护胃黏膜，包括前列腺素衍生物、铋剂、硫糖铝等。前列腺素衍生物能抑制基础组胺和胃酸等多种刺激所致的胃酸和胃蛋白酶的分泌，增加胃黏膜血流量，促进黏液和HCO_3^-盐分泌，增强黏液-HCO_3^-盐屏障保护作用，并可促进胃黏膜受损上皮细胞的重建和增殖，对非甾体类抗炎药引起的溃疡、出血、坏死效果较好；铋剂可在酸性环境中形成氧化铋胶体，直接保护黏膜，抑制胃蛋白酶活性，同时可促进黏液分泌，增强黏液-HCO_3^-盐屏障保护作用；硫糖铝在酸性环境中聚合形成胶冻，黏附于溃疡基底，直接保护胃黏膜，同时可促进前列环素分泌，增加胃黏液和碳酸氢盐分泌，增强表皮生长因子、碱性成纤维细胞生长因子的作用，使之聚集于溃疡区，促进溃疡愈合；替普瑞酮属萜烯类衍生物，可促进前列环素合成，并能够使胃黏液合成、分泌增多，使黏液层中的脂类增加，防止胃液中H^+回渗作用于黏膜细胞。

（2）山莨菪碱联合血必净改善微循环：急性应激性溃疡发病时，缺血、缺氧及微循环障碍是其主要发病机制。山莨菪碱是从茄科植物唐古特莨菪中提取出的一种生物碱，属于M胆碱能受体阻滞剂，其作用于全身能解除血管痉挛，松弛平滑肌，改善微循环，并有镇痛作用。山莨菪碱可以改善胃肠道的循环灌注，延缓乳酸水平的升高，纠正胃黏膜局部碳酸血症，起到保护胃黏膜的作用。血必净是我国中西医结合急救医学奠基人王今达根据中西医结合"菌、毒、炎并治"的新理论，以古方血府逐瘀汤为基础，反复精炼筛选出的静脉制剂，其可以防止凝血机制紊乱和微循环障碍的发生，维持肠系膜的血供，减轻胃肠黏膜屏障的损伤。

（3）生长抑素联合三七粉止血：中药三七属于化瘀止血药，三七粉的成分有三七皂苷、人参皂苷和氨基酸类，其中三七皂苷和人参皂苷为止血活性成分，而氨基酸类成分中含7种人体必需氨基酸，其中田七氨为特殊氨基酸，可调节人体免疫力。三七可以缩短出血和凝血时间，并通过机体代谢、诱导血小板释放凝血物质，从而起到止血作用。生长抑素可以抑制胃酸、胃蛋白酶、胃泌素在基础或应激状态下的分泌，迅速提高胃内pH，减少H^+反弥散，并在一定程度上保持胃十二指肠黏膜保护因子和攻击因子之间的平衡，利于血小板在出血部位凝集，创造有利于出血部位黏膜修复和愈合的环境而促进止血。

（4）谷氨酰胺的应用：谷氨酰胺是机体血液中最丰富的一种游离氨基酸，除作为蛋白质和肽的组分外，尚有维持机体酸碱平衡、调节机体免疫功能的作用。在健康状态和应激状态下，维持机体肠道结构和功能的完整性具有其他氨基酸不可替代的作用。谷氨酰胺是胃肠道上皮细胞、巨噬细胞和淋巴细胞代谢能量的重要来源，在创伤、感染等应激状态下机体血浆及肌肉中谷氨酰胺浓度明显降低，而病理状态下谷氨酰胺是维持肠道黏膜代谢、结构及功能的必需营养成分，补充谷氨酰胺可显著降低肠黏膜的通透性，维护肠道黏膜结构，增强肠道免疫功能，减少细菌移位。因此，在急性糜烂性胃炎时加用谷氨酰胺是非常必要的。

（5）Hp根除治疗：消化系统溃疡性疾病和炎症性疾病的发病与Hp感染存在相关性，对于Hp阳性的急性糜烂性胃炎应进行Hp根除治疗。第四次全国幽门螺杆菌感染处理共识报告指出，消化性溃疡是根除Hp最主要的适应证，根除Hp能促进溃疡愈合，显著降低溃疡并发症的发生率和复发率，因此当急性糜烂性胃炎合并Hp感染时，尤其是有溃疡存在时，Hp根除治疗尤为重要。一般应用的是疗程为10～14天的经典铋剂四联疗法（一种PPI或H_2RA、铋剂、甲硝唑和四环素），或疗程为14天的标准三联疗法（一种PPI、克拉霉素和阿莫西林或甲硝唑）。

典型病例患者因上腹部疼痛入院，胃镜回报示胃窦部多发性糜烂灶，伴有2处点状出血且Hp（＋），给予H_2受体拮抗剂和质子泵抑制剂持续滴注，并加以胶体果胶铋保护胃黏膜，同时针对Hp（＋）加用甲硝唑行根除Hp治疗。入院后患者出现2次大出血，除给予奥曲肽止血外，加用山莨菪碱10mg静脉推注，血必净40ml静脉滴注改善局部微循环，保护肠系膜的血供，减轻肠黏膜屏障的损伤，同时加用谷氨酰胺保护肠道黏膜结构，增强肠道免疫功能，减少细菌移位，起到较好的作用。

（6）大出血时内镜下止血：若发生急性上消化道大出血，在补充血容量、纠正休克、稳定病情后尽早行内镜下止血治疗，推荐对Forrest分级Ⅰa～Ⅱb的出血病变行内镜下止血治疗〔Forrest分级：ForrestⅠa（喷射样出血）、ForrestⅠb（活动性渗血）、Forrest Ⅱa（血管裸露）、ForrestⅡb（血凝块附着）、ForrestⅡC（黑色基底）、ForrestⅢ（基底洁净）〕。常用的内镜止血方法包括药物局部注射、热凝止血和机械止血3种。药物注射可选用 1∶10000 肾上腺素盐水、高渗钠-肾上腺素溶液（HSE）等；热凝止血包括高频电凝、氩离子凝固术（APC）、热探头、微波等；机械止血主要采用各种止血夹，尤其适用于活动性出血，但对某些难以操作的病灶部位，尤其是十二指肠球部及后壁溃疡时，由于空间狭小，难以把止血夹与血管走向相垂直，另外，对于慢性渗血及广泛渗血时止血夹无效。在药物注射治疗的基础上，联合一种热凝或机械止血方法，可以进一步提高局部病灶的止血效果；必要时可行栓塞止血治疗。但以下情况为内镜下止血的禁忌：①怀疑有消化道急性穿孔；②严重心肺功能不全；③不能耐受内镜检查或不能配合者；④明显的胸腹主动脉瘤及脑血管病。

4. 并发症及其处理　急性糜烂性胃炎常并发出血性休克、腹膜炎，以及水、电解质代谢紊乱。急性溃疡侵犯裸露的动脉血管时，患者可发生呕血，急性大量出血（超过总血量的 30%～35%）易发生失血性休克。首先应该放置中心静脉导管或肺动脉导管，进行有创血流动力学的监测。迅速建立静脉通路，根据患者具体情况快速扩容，恢复有效循环血量，维持重要器官灌注，防止休克的进一步发展。具体方法是：0.5～1 小时内快速给予 0.5～1.0L 乳酸林格液，根据临床指标的改变进一步调整补液量和速度；在等待血源过程中输入羟乙基淀粉，但用量过大可使组织液过量丢失，且可有出血倾向，一般勿超过 1000ml；晶体液与胶体液的比例通常为 3∶1；在血源充足时应尽量输血，一般为浓缩红细胞，并输入血浆，以提高血液携氧能力，改善组织缺氧。患者循环稳定后行胃镜检查进一步确定出部位，并联合镜下止血或介入治疗。

5. 急性糜烂性胃炎的预防及预后　急性糜烂性胃炎在去除病因后预后良好。患者在服用某些损伤胃黏膜的药物时，如非甾体类抗炎药、某些抗生素、肾上腺皮质激素，以及在应激状态下，如大面积烧伤、脓毒症、手术，给予胃黏膜保护剂联合 H_2 受体拮抗剂、抑酸剂进行预防。

加强营养：应选用易消化、含足够热量、蛋白质和维生素丰富的食物，如稀饭、细面条、牛奶、软米饭、豆浆、鸡蛋、瘦肉、豆腐和豆制品；富含维生素的食物，如新鲜蔬菜和水果等。这些食物可以增强机体抵抗力，有助于修复受损的组织和促进溃疡愈合。注意锻炼身体，增强体质，避免情绪激动，养成良好的生活饮食习惯，避免暴饮暴食及服用刺激性药物，节制烟酒，注意生活规律，劳逸结合。

参 考 文 献

1. 于皆平，沈志祥. 实用消化病学［M］. 第 2 版. 北京：科学出版社，2007.

2. 陈灏珠. 实用内科学［M］. 第 12 版. 北京：人民卫生出版社，2005.

3. 杨宝峰. 药理学［M］. 第 7 版. 北京：人民卫生出版社，2010.

4. 陆再英，钟南山. 内科学［M］. 第 7 版. 北京：人民卫生出版社，2008.

5. Bayless dehte. 胃肠和肝脏疾病治疗学［M］. 第 5 版. 北京：人民卫生出版社，2008.

6. 洪文旭. 糜烂性胃炎分型治疗［N］. 中国中医药报，2010-09-24（004）.

7. 张学华. 糜烂性胃炎的中医分型治疗［J］. 临床合理用药杂志，2012，5（6）：66.

8. 杨玺. 急性糜烂性胃炎的临床特征及处理原则［J］. 中国社区医师，2011（6）：4.

9. 刘建军，邱明义. 糜烂性胃炎的中医治疗进展［J］. 中医药信息，2006，23（5）：16-18.

10. 俞芹，娄莹莹，史纯纯，等. 糜烂性胃炎的中医治疗进展［J］. 世界中医药，2011，6（3）：

274-276.

11. 王长洪，周莹，王艳红，等．中药治疗糜烂性胃炎 124 例的临床及实验研究［J］．中国医药学报，1989，4（1）：15-17＋78.

12. 蔡生业，姚成芳，王丽，等．胃康宁治疗糜烂性胃炎临床应用和实验研究［J］．中国中西医结合脾胃杂志，1995，3（2）：76-78.

13. 张明萍．四妙散加减治疗急性糜烂性胃炎临床观察［J］．中国中医急症，2012，21（8）：1338.

14. 张闽光，朱国曙．糜烂性胃炎中医分型与幽门螺杆菌感染的相关研究［J］．现代中西医结合杂志，2002，11（1）：7-8.

15. 赵治友，程军，吴玉泉，等．穴位敷贴治疗糜烂性胃炎临床研究［J］．中医临床研究，2011，3（22）：18-19.

16. 施杰．中西医结合治疗急性糜烂性胃炎疗效观察［J］．中国医药指南，2012，10（9）：538-539.

17. 刘新民．急性糜烂性胃炎［J］．中国社区医师，1989（3）：13-15.

18. 曹春阳．121 例急性胃炎的诊疗分析与临床治疗［J］．求医问药（下半月），2012，10（7）：413.

19. 姚瑜．解读美国胃肠病学会幽门螺旋杆菌感染治疗最新指南（续一）［J］．国外医药（抗生素分册），2008，29（1）：36-43.

20. 马丽群．质子泵抑制剂的研究和临床应用进展［J］．内科，2012，7（2）：160-163.

21. 刘文忠，谢勇，成虹，等．第四次全国幽门螺杆菌感染处理共识报告［J］．胃肠病学，2012，7（10）：618-625.

22. 陶可胜，王卫东．H_2 受体拮抗剂临床应用与分析［J］．中国社区医师，2010（18）：11.

23. 张斌，段继武，何锦均，等．山莨菪碱对重度创伤患者胃黏膜酸度的影响［J］．中国危重病急救医学，2002，14（2）：107-109.

24. 徐杰，邓梦华，张斌，等．大黄联合山莨菪碱对重度创伤患者胃黏膜酸度的影响［J］．中国中西医结合急救杂志，2007，14（5）：278-280.

25. 潘永，冯锦昉，徐杰，等．大黄联合山莨菪碱对多发伤家兔胃肠道黏膜屏障的保护作用研究［J］．中国医药，2006，1（8）：462-464.

26. 唐胜平，李强．血管加压素临床应用进展［J］．临床军医杂志，2008，36（2）：294-296.

27. 刘绍基，陈卫民，何家乐，等．血管加压素的研究进展［J］．小儿急救医学，2005，12（3）：226-227.

28. 陈建英．生长抑素对上消化道出血的治疗作用机制［J］．社区医学杂志，2010，8（19）：48-50.

29. 赵洪礼，吴战军，谢艳娜，等．生长抑素临床应用研究进展［J］．齐鲁药事，2009，28（7）：416-419.

30. 师战强，哈斯塔娜，吴清梅，等．口服去甲肾上腺素治疗急性上消化道出血疗效的临床观察［J］．中国医药指南，2008，6（21）93-94.

31. 赖翼，刘阳，林方昭，等．凝血酶研究概况［J］．血栓与止血学，2009，15（3）：142-144.

32. 孙小玲．三七的研究进展［J］．云南中医中药杂志，2005，26（6）：44-46.

33. 白由元，于明琨，刘震洋，等．谷氨酰胺与肠道免疫调节作用［J］．中国临床康复，2006，10（4）：153-155.

34. 曹书华，王今达．血必净对感染性多器官功能障碍综合征大鼠组织及内皮损伤保护作用的研究［J］．中国危重病急救医学，2002，14（6）：489-491.

35. 刘建军，邱明义．糜烂性胃炎的中医治疗进展［J］．中医药信息，2006，23（5）：16-18.

36. 陈眖．糜烂性胃炎诊治一得［J］．光明中医，2012，27（3）：545-547.

37. 王艳艳．保和丸治疗慢性糜烂性胃炎的临床研究［J］．中国保健营养（中旬刊），2014（5）：3293-3294.

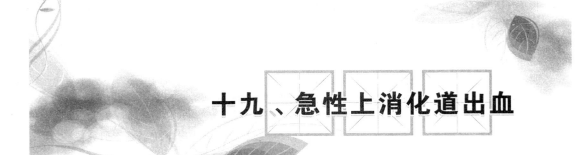

十九、急性上消化道出血

上消化道出血（upper gastrointestinal bleeding，UGB）系指十二指肠空肠交界处屈氏韧带以上消化道的出血。急性上消化道出血的常见病因是消化性溃疡、肝硬化食管-胃底静脉曲张破裂、急性胃黏膜病变和胃癌，以呕血和（或）黑便为主要表现，常伴有血容量减少，引起急性周围循环衰竭、器官灌注不足。中医学认为，本病主要由于"瘀"、"热"、"虚"等导致血不循经，溢于脉外，属于"血证"、"呕血"、"吐血"、"便血"等范畴。

（一）诊断要点

1. 有胃十二指肠溃疡、糜烂性胃炎、肝功能异常、胃癌等病史。

2. 有呕血、黑便及失血性急性周围循环衰竭表现，包括头晕、面色苍白、心率增快、血压降低等。

3. 血红蛋白浓度、红细胞计数及血细胞比容下降，但急性出血早期可无明显变化。呕吐物或大便潜血试验呈强阳性。胃镜、X线钡餐造影、血管造影等发现出血灶。

4. 排除来自呼吸道、口、鼻、咽部的出血及进食动物血块、铋剂引起的黑便。

（二）鉴别诊断

1. **下消化道疾病出血** 一般为鲜血便或黯红色大便，但不伴呕血，结肠镜检查可明确诊断。如痔疮出血，见粪便表面附有鲜血或便后滴血，局部检查肛门外可有痔块（肿物）脱出，肛门镜检可见齿状线上下有大小不等的痔块；如结肠癌，近期内有排便习惯改变（便秘、腹泻或排便不畅）、持续腹部隐痛或腹胀，粪便潜血试验持续阳性，大便带有血液和黏液，腹部可扪及肿块，伴有消瘦、乏力等全身症状，直肠镜检查及组织病理检查可确诊。

2. **支气管扩张咯血** 支气管扩张的典型临床表现为慢性咳嗽、咳大量脓痰和反复咯血，胸CT显示支气管扩张的异常影像学改变，典型表现为"轨道征"或"戒指征"或"葡萄征"，可与上消化出血相鉴别。

3. **肺结核咯血** 有结核病接触史，常有咯血、胸痛、咳嗽、咳痰、不同程度胸闷或呼吸困难，伴有低热、盗汗、乏力、消瘦等全身症状，胸X线片和痰结核菌素检查可作出诊断。

4. **支气管肺癌** 可有刺激性咳嗽，痰中带血或咯血，胸痛和消瘦等症状。胸部CT能检查出早期肺癌，周围型病灶最大直径≤2cm，中央型病灶侵犯未超过支气管；纤维支气管钳夹组织活检，可获得肿瘤的组织学诊断；取患者清晨用力咳出的第二、三口痰进行痰细胞检查，阳性率可达 80％。

（三）治疗方案

1. 一般治疗 平卧位休息，严密监测患者生命体征，如心率、血压、呼吸；建立静脉通道；大量出血者宜禁食，少量出血者可适当进流质；患者头侧向一边，保持呼吸道通畅，以防呕吐物窒息，必要时吸氧；监测 24 小时尿量；观察神志变化；观察呕血及黑便情况；定期复查血红蛋白浓度、红细胞计数、血细胞比容与血尿素氮；注意保暖；镇静，但肝病所致的出血应禁用吗啡、苯巴比妥类。

2. 补充血容量 及时补充和维持血容量，改善周围循环，防止微循环障碍引起器官功能障碍。以输入新鲜全血最佳，在配血的同时可先用其他血浆代用品 500～1000ml，静脉滴注，同时适量补充 5％葡萄糖盐水及 10％葡萄糖注射液。有酸中毒时可用 5％碳酸氢钠溶液静脉滴注。

若患者处于休克状态，提示至少已丢失 20％血容量，需要使用血浆扩容剂或输血。输血指征：RBC＜3×10^{12}/L，Hb＜70g/L，脉搏＞110 次/分钟，收缩压＜90mmHg。

对于有心、肺、肾疾患及老年患者，要防止因输液量过多、过快引起的急性肺水肿。因此，必须密切观察患者的一般状况及生命体征变化，尤其要注意颈静脉的充盈状况。最好通过测定中心静脉压来测量输入量。

3. 胃内降温 通过胃管注入 10～14℃0.9％氯化钠注射液反复灌洗胃腔，从而使胃降温。该方法使胃血管收缩、血流减少，并可使胃分泌功能受到抑制，出血部位纤维蛋白溶解酶活力减弱，从而达到止血目的。也可经胃管注入含有 8mg 去甲肾上腺素的 0.9％氯化钠注射液 100ml，夹管 10～15 分钟，在夹管期间，可让患者变换体位，然后抽出，再用 0.9％氯化钠注射液冲洗，观察有无持续出血，此方法可反复使用。

4. 止血

（1）药物止血

1）抑酸药物：提高胃内 pH 接近中性，可促进血小板聚集和纤维蛋白凝块的形成，避免血凝块过早溶解，有利于止血和防止再出血。目前常用的抑酸剂包括组胺 H$_2$ 受体拮抗剂（如法莫替丁、西咪替丁等）和质子泵抑制剂（如奥美拉唑、泮托拉唑等）。临床上常用西咪替丁 50mg/h，持续静脉滴注；或奥美拉唑 40mg，静脉滴注，每日 1～2 次，必要时可增加奥美拉唑用量至每天 200mg，先 40mg 静脉推注，然后 160mg 静脉持续泵入，维持 24 小时。

2）血管活性药物：在足量液体复苏的情况下，可以适当选用血管活性药物改善组织和器官的灌注。选用的药物有血管收缩剂和血管舒张剂。①血管加压素及其衍生物：以垂体后叶素应用最为普遍。剂量为 0.2～0.4U/min，止血后每 12 小时减 0.1U/min，可降低门静脉压力 8.5％，止血成功率 50％～70％，但出血复发率高。另外，药物本身可能引起门静脉系统内血栓形成、冠状动脉血管收缩等并发症，可与硝酸甘油联合使用。本品衍生物有八肽加压素醋酸去氨加压素。②生长抑素及其衍生物：可以降低胃酸和胃蛋白酶分泌，减少内脏血流量，但并不直接收缩血管，可能通过抑制胃肠分泌的血管活性肠肽引起血管平滑肌收缩。人工合成的奥曲肽，是八肽生长抑素，能减少门脉主干血流量的25％～35％，降低门脉压 12.5％～16.7％，又可同时使内脏血管收缩及抑制胃泌素和胃酸的分泌。对于肝硬化食管静脉曲张破裂出血，其止血成功率为 70％～87％，首先以 100μg 加入 5％葡萄糖注射液 20ml 中，静脉缓推，继以 25～50μg/h，持续静脉滴注，最多 5 天。生长抑素及其衍生物也可用于消化性溃疡出血，其止血率 90％左右。③血管扩张剂：不主张在大量出血时应用，与血管收缩剂合用或止血后预防再出血时用较好；常用硝苯地平与硝酸盐类（如硝酸甘油等），有降低门脉压力的作用。

3）口服止血药：消化性溃疡的出血是黏膜病变出血，推荐应用氢氧化铝凝胶 30ml 口服、每日 3 次，联用云南白药 0.5g 口服、每日 3 次。亦可采用去甲肾上腺素 2mg 加 0.9％氯化钠注射液 20ml，口服，每 2 小时 1 次；这种方法可使出血的小动脉强烈收缩而止血，但长时间反复使用可使其他器官灌注不足，易导致胃黏膜局部缺血，不主张用于老年人。

（2）三腔二囊管压迫止血：经鼻腔或口插入三腔二囊管，注气入胃囊（囊内压 50～70mmHg），向外加压牵引，用以压迫胃底，若未能止血，再注气入食管囊（囊内压 35～45mmHg），压迫食管曲张静脉，适用于食管胃底静脉曲张破裂。其止血效果显著，但由于不能长期压迫，停用后再出血率高，且并发症多（如吸入性肺炎、气管阻塞、食管壁缺血坏死），故不推荐作为首选止血措施，仅作为过渡性疗法，以获得内镜或介入手术止血的时机。

（3）内镜下止血：内镜直视下注射硬化剂或组织黏合剂至曲张的静脉（前者用于食管曲张静脉，后者用于胃底曲张静脉），不仅能达到止血目的，而且可防止早期再出血，是目前治疗食管胃底静脉曲张破裂出血的重要手段。此类治疗一般无并发症，但注射硬化剂的部位，局部有可能出现浅表糜烂，2～3 周后可自行修复。

内镜直视下喷洒药物止血，适用于非食管胃底静脉曲张破裂出血。局部喷洒 5％孟氏液，或 1％肾上腺素液，凝血酶 500～1000U 经内镜直视下局部喷洒，均可使出血面周围发生收缩，并有促进血液凝固的作用，从而达到止血的目的。

内镜直视下激光凝固疗法，适用于持续性出血者。内镜下激光治疗，可使组织蛋白凝固，小血管收缩闭合，立即起到机械性血管闭塞或血管内血栓形成的作用。目前主要有两种激光应用于临床，包括钕钇铝石榴石激光和氩激光，氩激光适宜对组织浅表（1～2mm）部位的止血，安全性大，而钕钇铝石榴石激光适宜于较大较深血管的止血，因其穿透力强，需要避免穿孔。

此外，还可在内镜直视下进行热探针、金属钛夹、高频电灼血管、氩气刀及微波、射频等治疗。

（4）介入治疗：严重消化道大出血无法控制的患者，应及早行介入治疗。可考虑肠系膜动脉血管造影找到出血灶经血管导管滴注血管加压素或去甲肾上腺素，使小动脉和毛细血管收缩，进而使出血停止，无效者可用明胶海绵栓塞；经颈静脉肝内-体静脉支架分流术，适用于静脉破裂出血，其特点为能在短期内明显降低门静脉压，但有少部分患者发生肝性脑病。

（5）手术治疗：当药物和介入治疗止血无效、出血部位相对明确、疑为恶性病灶者，考虑手术治疗止血。

食管胃底静脉曲张出血，经非手术治疗仍不能控制出血者，应做紧急静脉曲张结扎术，如能同时做门体静脉分流术或断流术，可减少复发率。择期门腔分流术的手术死亡率低，有预防性意义。由严重肝硬化引起者，亦可考虑做肝移植术。

溃疡性疾病致上消化道持续出血超过 48 小时仍不能停止者，24 小时内输血 1500ml 仍不能纠正血容量、血压不稳定者，保守治疗期间发生再次出血者，内镜下发现有动脉活动性出血而止血无效者，中老年患者原有高血压、动脉硬化而出血不易控制者，应尽早行外科手术。

（四）中医辨证治疗

1. 肝火犯胃证

证候：吐血，颜色红或紫黯色，胁肋部疼痛，口苦，心烦易怒，嗳气频作，寐少梦多，烦躁不安，舌质红绛，脉弦数。

治法：清胃泻火，凉肝止血。

方药：丹栀逍遥散加减。

代赭石 30g，白茅根 20g，藕节炭、泽泻、牡丹皮、焦栀子、白芍各 15g，当归、柴胡、茯苓、白术、车前草、生甘草各 10g，薄荷（后下）6g。

胁痛者，加郁金、制香附、玫瑰花，以疏肝理气、活络定痛；血热妄行、吐血量多者，加生地黄、生大黄（后下），以清热泻火、凉血止血；面红目赤、口苦心烦者，加龙胆草、黄芩，以清肝泻火。

2. 胃热炽盛证

证候：脘腹胀闷，甚则作痛，恶心泛呕，吐血量多，色鲜红或紫黯，夹食物残渣，口臭便秘，大便色黑，舌质红，苔黄腻，脉滑数。

治法：清胃泻火，凉血止血。

方药：泻心汤合十灰散加减。

焦栀子、白茅根、牡丹皮、白芍、生地黄、玄参、茜草炭各 15g，黄芩、大蓟、小蓟、黄连各 10g，当归、生甘草各 6g。

胃气上逆，见恶心呕吐者，加代赭石、姜竹茹、旋覆花（包煎），以和胃降逆；口渴、舌红而干、脉象细数者，加麦冬、石斛、天花粉，以养阴生津；大便秘结者，加生大黄（后下），以泄热通便。

3. 脾气虚弱证

证候：形色萎靡，吐血绵绵不断，时轻时重，心悸，体倦神疲，头晕，乏力，黑便，舌淡苔薄白，脉沉细。

治法：益气养血，健脾止血。

方药：归脾汤加减。

仙鹤草、炙黄芪各 20g，茯神、阿胶（烊化）各 15g，白术、当归、人参、炮姜炭、白及、乌贼骨各 10g，木香、炙甘草各 6g。

脾胃虚寒，气损及阳，见畏寒、肤冷者，加艾叶、制附子（先煎），以温阳止血；心悸者，加酸枣仁、远志，以宁心安神；吐血不止者，加三七粉（冲服）、藕节炭，以固涩止血。

4. 脾胃虚寒证

证候：面色苍白，头晕气短，胃冷痛或隐痛，口淡纳呆，喜热饮，肢冷，大便色黑稀溏，舌质淡，苔白润，脉虚细弱。

治法：和胃温中，补脾摄血。

方药：炙甘草炮姜汤加减。

炮姜炭、党参、蒲黄炭各 15g，茯苓、清半夏、海螵蛸、炙甘草、五味子各 10g。

黑便稀溏者，加肉豆蔻、补骨脂，以温阳固涩；阳虚较甚者，加鹿角霜、艾叶，以温阳止血；寒甚、甚则气随血脱者，宜用大剂参附汤（人参、制附子），以益气温阳固脱。

5. 脾胃阴虚证

证候：面色潮红，头晕，心悸，心烦，夜寐不宁，梦多，手足心热，呕血量多鲜红，口干欲饮，大便黑或干黑，舌红少苔，脉细数。

治法：滋阴清热止血。

方药：玉女煎或茜根散加减。

生石膏 30g，侧柏叶、生地黄各 20g，知母、生地黄、麦冬、怀牛膝、茜草、阿胶（烊化）各 15g，黄芩 10g，炙甘草 6g。

低热者，加青蒿、地骨皮、白薇，以养阴透热；心烦、梦多者，加黄连、酸枣仁、夜交藤，以清热养阴安眠；口干欲饮水者，加天花粉、西洋参，以益气养阴生津。

6. 气随血脱证

证候：神志昏迷，吐血兼便血，盈碗倾盆，面色苍白，冷汗淋漓，气短声低，尿少色黄，舌质淡，脉细数无力。

治法：益气摄血，回阳固脱。

方药：独参汤加减。

人参 30g，大枣 10g。

阳虚、畏寒肢冷明显者，加参附汤（人参、制附子），以益气固脱；待阳气急固后，再用当归补血汤（黄芪、当归），以益气养阴生血。

（五）治疗经验

1. 充分抑酸　临床上应用大剂量的奥美拉唑联合奥曲肽充分抑酸，使胃液 pH 迅速提高并且保持在 6 以上。奥美拉唑首剂 80mg 静脉滴注，继以 8mg/h 静脉持续泵入，维持 72 小时；奥曲肽先以 100μg 加入 5％葡萄糖注射液 20ml 中，静脉缓推，继以 25～50μg/h，持续静脉滴注。

2. 中药止血　中医治疗中注意止血不留瘀，化瘀不动血。在剂型上可采用三七、白及、乌贼骨打粉调成稀糊状，冷却后口服或经胃管注入，每天 3 次，直到出血控制后连用 3～5 天。有利于在胃黏膜上覆盖，在改善全身情况的同时直接治疗局部病位，最大限度地发挥药物疗效。

3. 预防再出血　纤维素凝血块的溶解是上消化道病变持续出血或再出血的原因，使用纤维蛋白溶解酶原抑制剂氨甲环酸 0.5g 静脉滴注，每日 2 次，预防再出血。

4. 去甲肾上腺素洗胃　上消化道出血患者应用去甲肾上腺素 24mg 加 0.9％氯化钠注射液 250ml 由胃管一次注入胃腔，闭管 5 分钟，抽尽胃内容物，然后注入凝血酶 4000U 以 0.9％氯化钠注射液 40ml 溶解，4 小时后抽取胃内容物，若为血性胃液，重复上述灌洗。

5. 三腔二囊管与内镜下止血的应用　食管静脉曲张破裂性上消化道出血视野模糊，无法行内镜介入治疗，暂时行三腔二囊管压迫止血，二囊内注入 0～10℃的冷生理盐水 100ml，起到压迫和使局部血管收缩的双重作用。对非食管静脉曲张性上消化道出血，经内科保守治疗，仍出血不止者，行内镜下止血或手术治疗。

（六）**典型病例**

李某，男，38 岁，因腹痛 1 天，加重伴呕吐咖啡色液体 2 小时，于 2012 年 2 月 15 日入院。既往十二指肠溃疡病史 3 年，否认有外伤史和输血史。入院前 1 天，暴饮暴食后出现上腹部隐痛不适，未予重视及治疗。入院前 2 小时，患者腹痛加重，呕吐混有少量血块及胃内容物的咖啡色液体 2 次，总量约 400ml，伴有乏力、心慌、头晕，由急诊收住院。查体：T 37.2℃，P 113 次/分钟，R 24 次/分钟，BP 85/50mmHg，神志清，精神差，皮肤黏膜未见黄染及皮肤出血点，浅表淋巴结无肿大，双瞳孔等大等圆，对光反射（＋），颈部无抵抗。双肺呼吸音清，心音有力，律齐，HR 113 次/分钟，未闻及病理杂音。腹软，上腹压痛阳性，无反跳痛，肝脾肋下未触及，腹水征阴性，肠鸣音活跃。入院后排黯红色血便 1 次，量约 100ml。查血细胞分析：WBC $11.8×10^9$/L，Hb 58g/L，PLT $132×10^9$/L；血型："B" 型 Rh（＋）；凝血四项检测：PT 22s，TT 16.7s，APTT 50.3s，FIB 3.6g/L。

中医证候：面色苍白，神疲乏力，头晕心悸，呼吸急促，四肢厥冷，脘腹胀闷，甚则作痛，吐血色紫黯，夹有食物残渣，口臭，大便色黑，舌红苔黄，脉数。

西医诊断：①上消化道出血；②十二指肠溃疡。

中医诊断：血证（胃热壅盛）。

治疗过程：立即予以吸氧，开通双静脉通道，申请交叉配血，快速输注 0.9％氯化钠注射液、林格液等对症处理，予奥美拉唑 40mg 静脉滴注、每 6 小时 1 次，注射用白眉蛇毒血凝酶 1U 静脉推注、每日 1 次，氨甲环酸 0.5g 静脉滴注、每日 2 次，入院当天输注 2U 红细胞悬液。经上述紧急处理后，患者休克症状得以缓解，生命体征平稳，查体：T 36.7℃，P 91 次/分钟，R 19 次/分钟，BP 110/65mmHg。入院治疗 3 天后，复查 Hb 72g/L，PT 16s，TT 14.2s，APTT 28.3s，FIB 2.6g/L，凝血功能恢复至正常范围。患者病情稳定后予中药泻心汤加减：黄芩、当归、白芍、荆芥、白术、连翘、玄参、蒲黄炭、三七粉（冲服）、白及粉（冲服）各 10g，黄连 6g，生甘草、生大黄各 3g。连服 5 剂后，患者腹痛明显减轻，未再呕吐，大便潜血由强阳性逐渐变为阴性，后经胃镜检查诊断为：十二指肠溃疡合并贲门黏膜撕裂症，幽门螺杆菌（＋＋）。予泮托拉唑 40mg 口服、每日 2 次，甲硝唑 500mg 口服、每日 2 次，克拉霉素 500mg 口服、每日 2 次，连用 7 天，患者病情好转出院。

（七）**专家分析**

1. 上消化道出血的病因病机 上消化道出血一般多见于胃及十二指肠溃疡出血，其次是肝硬化并发食管和胃底静脉曲张破裂，胃炎、胃癌并发大出血亦较多见，其他疾病如胰腺疾病累及十二指肠、胸主动脉瘤破裂、血液病、尿毒症、急性感染等也可导致出血。

中医学认为，出血的本质是络伤血溢，可以引起络伤血溢的病机主要责之于"瘀"、"热"、"虚"。瘀者多因热煎津液、血寒则凝或气虚血行无力，则血不归经而溢于脉外；热者因于胃热、肝火、阴虚火旺，灼伤胃络；虚者多因脾虚、劳倦、体虚而致血不循经而外溢，血随胃气上逆而吐出，下走大肠故大便色黑。

2. 上消化道出血的早期诊断

（1）少数急性上消化道出血患者早期并无呕血或黑便，仅表现四肢软弱、全身乏力、面色苍白、心悸、脉搏细数、出冷汗、血压下降等急性周围循环衰竭征象，需经相当长时间才排出黯红色或柏油样黑便。临床上凡遇患者有急性周围循环衰竭，排除急性感染、过敏、中毒及心源性因素等所致者，则提示内出血的可能。如患者无宫外妊娠破裂、动脉瘤破裂、自发性或外伤性肝脾破裂等可能时，则应考虑急性上消化道出血，直肠指检可较早发现尚未排出的血便。如皮肤、黏膜有出血点应考虑血液病与消化道出血的联系。如45岁以上慢性持续性粪便潜血试验阳性，伴有缺铁性贫血、持续性腹痛、厌食、消瘦，应警惕胃癌的可能性。

（2）提示成人严重大出血的征象：①患者须卧床才不头晕；②心率超过120次/分钟；③收缩压低于90mmHg或较基础血压降低25％以上；④Hb低于70g/L。急性大出血血容量减少时，首先出现的临床表现是心率加快，其次是血压下降，而红细胞总数与血红蛋白量下降较迟，故早期不能片面根据后二者估计失血程度。

（3）准确定位出血部位：消化性溃疡导致出血的患者，发病前有上腹部周期性节律性疼痛；肝硬化食管胃底静脉曲张破裂出血的患者，有黄疸、蜘蛛痣、脾大、腹壁静脉曲张和腹水的表现；食管贲门黏膜撕裂症导致的出血，先有剧烈的恶心呕吐，继之呕血；胃癌患者合并上消化道出血，伴有厌食、贫血及恶病质；胆道出血患者，有寒战、发热、黄疸或胆道病史。

借助血管造影技术定位出血部位，根据器官的不同可选择腹腔动脉、肠系膜动脉或门静脉造影，在活动性出血的情况下，即出血速率0.5～2ml/min时，能准确发现出血病灶。

（4）出血量的估计：成人每日消化道出血在5～10ml，便潜血试验即可（＋）；出现黑便估计出血在50～100ml；呕吐咖啡色物质、出现柏油样便，则估计出血超过300ml。

通过血红蛋白量的下降来估算出血量。在急性失血3～4小时后，出现血红蛋白的下降，每下降10g/L，估计出血量在300ml左右。如果患者出血前无贫血，血红蛋白在短时间内下降至7g以下，表示出血量大，在1200ml以上。

脉搏的改变是失血程度的重要指标。脉搏快而弱（或脉细弱），增至100～120次/分钟，失血估计在800～1600ml；脉搏细微，甚至摸不清时，失血已达1600ml以上。有的患者出血后，在平卧位脉搏、血压都可接近正常，但患者坐或半卧位时，脉搏马上增快，出现头晕、冷汗，表示失血量大，在800～1600ml。

通过周围循环状态判断，有的患者可无自觉症状，说明血容量轻度减少，出血在400ml以下，因组织液及脾储血补偿可无自觉症状；出现头晕、心悸、乏力、口干等全身症状，表示急性失血在400ml以上；出现晕厥、血压下降、心率加快、烦躁不安等周围循环衰竭表现，失血量至少在1000ml以上；若出血仍然继续，除晕厥外，尚有气短、无尿，此时急性失血已达2000ml以上。

血压的变化同脉搏一样，是估计失血量的可靠指标。当收缩压正常或稍升高，且脉压缩小时，提示急性失血在800ml以上，尽管此时血压尚正常，但已进入休克早期，应密切观察血压的动态改变；但收缩压下降至70～80mmHg，且脉压差小时，提示急性失血在800～1600ml；当收缩压降至50～70mmHg时，提示急性失血在1600ml以上。警惕严重上消化道出血的患者，胃肠道内的血液尚未排出体外，仅表现为休克时，应注意排除心源性休克（急性心肌梗死）、感染性休克或过敏性休克及非消化道的内出血（宫外孕或主动脉瘤破裂)。

3. 上消化道出血的治疗

(1) 中药的治疗优势:急性上消化道出血急性期应首先消除胃腑实热,才能有效地对出血加以遏制,进而避免全身性气血亏虚症状的出现。《景岳全书·血证》说:"凡治血证,须知其要,而血动之由,惟火惟气耳。故察火者但察其有火无火,察气者但察其气虚气实,知此四者而得其所以,则治血之法无余义矣。"概言之,归纳为行瘀、凉血、泻火3个原则。火热熏灼,损伤脉络,实火当清热泻火,虚火当滋阴降火;气为血之帅,气能统血,对实证当清气降气,虚证当补气益气;然后再根据各种证候的病因进行辨证论治,包括凉血止血、收敛止血或祛瘀止血。

中医强调"止血为第一要法",迅速有效地止血是救治本病的关键。而宁血、补虚、止血、消瘀,即泻火益气、化瘀止血覆盖所有治疗方案。治疗中注意"止血不留瘀,化瘀不动血"要贯穿始终,胃热宜清降,肝火宜泻,脾虚宜补,气脱宜固。常用药为三七、白及、乌贼骨,可视为"专药"。三七味甘微苦性平,化瘀止血又兼补益;现代药理证实,三七能诱导血小板释放花生四烯酸、二磷酸腺苷、血小板因子Ⅲ和钙离子等止血活性物质,最终表现为促凝作用。白及具有收敛止血,消肿生肌的作用,所含成分的止血作用在于缩短凝血时间,加速红细胞沉降率,加速血栓形成,在治疗胃十二指肠溃疡所致出血时,可借助其黏性形成膜阻止胃酸的进一步外溢而达到止血目的。乌贼骨咸、涩、微温,除制酸止痛外,有止血生肌之功;乌贼骨中含有碳酸钙,为弱碱性盐,入胃后可降低胃酸浓度,其中的 Ca^{2+} 是一种凝血因子,也可促凝血。

临床上亦可使用大黄进行止血。现代药理研究证实,大黄具有抗病毒、收敛止血、解痉、泻下、抗菌和利胆等作用;大黄富含诸多鞣质,具有局部止血的作用,并且对溃疡也有治疗作用,能够促进结肠蠕动,而不会加强十二指肠的蠕动及胃的蠕动。正是因为大黄中不仅含有引起便秘的鞣质,也含有致泻的成分,所以能够在机体中互相制约,而不会造成过度腹泻,并且大黄的服用能够发挥出缓泻的作用,进而迅速排出瘀血,消退吸收热,有助于收缩平滑肌,实现止血的最终目的。

病例患者中医辨证为胃热壅盛,治以清胃泻火,凉血止血,予泻心汤加减,并加用三七、白及打粉调成稀糊状,直接治疗局部病位,止血效果佳。

(2) 病因不明确时的经验性治疗:在明确病因诊断前推荐经验性使用质子泵抑制剂+生长抑素+抗菌药物联合用药,以迅速控制不同病因引起的上消化道出血,尽可能降低严重并发症的发生率。抑酸药物能提高胃内 pH,既可促进血小板聚集和纤维蛋白凝块的形成,避免血凝块过早溶解,有利于止血和预防再出血,又可治疗消化性溃疡。生长抑素及其类似物生长抑素是由 14 个氨基酸组成的环状活性多肽,能够减少内脏血流、降低门静脉阻力、抑制胃酸和胃蛋白酶分泌、抑制胃肠道及胰腺肽类激素分泌等,临床常用于急性静脉曲张出血(首选药物)和急性非静脉曲张出血的治疗。活动性出血时常存在胃黏膜和食管黏膜炎性水肿,预防性使用抗菌药物有助于止血,并可减少早期再出血及感染,提高存活率。

(3) 补充血容量的注意事项

1) 一般年轻且没有持续活动性出血者,Hb 在 70g/L 以上即可,老年或有明确心血管疾病、出血活动者,Hb 应在 100g/L 左右。

2) 大量输血时可能因其中的枸橼酸盐造成低钙血症,应适当补充钙。

3）浓缩红细胞只含少量血小板，不含凝血因子，对肝硬化患者，每输 4 个单位的浓缩红细胞补充 1 单位新鲜冰冻血浆是合理的。

4）对高龄、伴心肺肾疾病的患者，应防止输液量过多，以免引起急性肺水肿。对于急性大量出血者，应尽可能施行中心静脉压监测，以指导液体的输入量。

5）血容量充足的指征：口渴感消失，四肢末端由湿冷、青紫转为温暖、红润；脉搏由快、弱转为正常、有力；收缩压接近正常，脉压差＞30mmHg；肛温与皮温差从＞3℃转为＜1℃；收缩压 90～120mmHg；脉搏＜100 次/分钟；尿量＞40ml/h、血钠＜140mmol/L；中心静脉压恢复正常（5～12cmH$_2$O），神志清楚或好转，无明显脱水征。

（4）怎样判断是否继续出血：临床上不能单凭血红蛋白的继续下降或大便柏油样来判断出血是否继续。一次出血后，血红蛋白的下降有一定的过程，且经适当治疗，可于短时间内停止出血，而出血 1000ml 时柏油样便可持续 1～3 天，出血 2000ml 时柏油样便可持续 4～5 天。临床上出现以下情况应考虑再出血或继续出血：①反复呕血，或黑粪次数增多、粪质稀薄，或排出黯红以至鲜红色血便；②血红蛋白浓度、血细胞比容与红细胞计数继续下降，网织红细胞计数持续增高；③周围循环衰竭经充分补液输血而未见明显改善，或虽暂时好转而又恶化；④补液与尿量充足的情况下，血尿素氮再次或持续增高；⑤胃管抽出物有较多新鲜血；⑥伴有肠鸣音亢进，该指征仅做参考，因肠道内有积血时肠鸣音亦可活跃。

如果患者自觉症状好转，能安稳入睡而无冷汗及烦躁不安，脉搏及血压恢复正常并稳定不再下降，则可以认为出血已减少、减慢甚至停止。

典型病例患者既往十二指肠溃疡病史 3 年，且发病前有暴饮暴食史，按照常见病多发病原则首先考虑消化性溃疡引起的出血。估算出血量约 500ml，伴有乏力、心慌、头晕，出现循环衰竭症状。经过补液、止血、补充血容量、抗酸及中药对症治疗后患者未再出血。患者幽门螺杆菌阳性，给予常规抗幽门螺杆菌感染三联治疗，可以防止再出血。

4. 上消化道出血的预防及调护

（1）老年人应保持足够的警惕性：老年人的胃肠功能都有不同程度的退化，长期服用非甾体类抗炎药物如阿司匹林，存在引起上消化道出血的风险，又由于老年人对疼痛的感受迟钝，往往会延误治疗的最佳时机。

（2）在气温骤降时，预防性服药：气温骤降时适当使用抑酸药或胃黏膜保护性药物，如奥美拉唑 20mg 口服、每日 1 次，或氢氧化铝凝胶 5～8ml 口服、每日 3 次。寒冷天气会使交感神经兴奋，人体的自主神经功能发生紊乱，胃肠蠕动的正常规律被扰乱；寒冷环境使人体新陈代谢增强，耗热量增多，胃液及各种消化液分泌增多，食欲增强，加重胃肠功能负担，影响已有溃疡的修复；寒冷也可使周围血管收缩，内脏血流量增加，血管压力增大，使某些疾病原有的薄弱环节（如曲张的静脉、溃疡底部暴露的血管）易被这种改变所突破，诱发消化道出血。中医认为，这种变化打破了人体的阴阳平衡，导致阴阳失和，气血运行失常，从而产生呕血、便血之症。

（3）饮食调护：①定时进食，多加咀嚼，少量多餐。这样能减轻胃的负担，使胃内经常保持食物的存在，起到稀释胃液、中和胃酸的作用，利于溃疡面的愈合。②以进食蛋白质和脂肪为主。以摄入牛奶为宜，在补充能量的同时，可减少胃酸分泌和抑制胃蠕动，利于溃疡愈合。同时注意补充丰富的维生素 C，如山楂、柠檬、橙子。③避免摄入过冷过热或粗糙食物，以减少对溃疡的物理性刺激。④避免刺激性饮食，如酒类、浓茶、辣椒、食醋、油煎食品等。⑤肝硬化伴有食管及胃底静脉曲张的患者，绝对禁食不易消化甚至质硬的食物，如粗粮、骨头等。

（4）舒缓运动：合理休息，提倡散步、练保健气功、打太极拳、练瑜伽等较为舒缓的运动，不适合快跑、急走、游泳等剧烈的活动。

参 考 文 献

1. 中国医师协会急诊医师分会. 急性上消化道出血急诊诊治专家共识［J］. 中国急救医学，2010，30（4）：289-293.

2. 《中华内科杂志》编委会，《中华消化杂志》编委会，《中华消化内镜杂志》编委会，等. 急性非静脉曲张性上消化道出血诊治指南（2009，杭州）［J］. 中华内科杂志，2009，48（10）：891-894.

3. 上消化道出血国际共识会议组，梁晓. 非静脉曲张性上消化道出血处理共识意见［J］. 胃肠病学，2010，15（6）：348-352.

4. 谢鹏雁. 2012美国胃肠病学院溃疡出血患者处理指南——简介及体会［J］. 中国医学前沿杂志（电子版），2012，4（5）：59-61.

5. 李兆申. 重视急性非静脉曲张性上消化道出血的规范化诊治［J］. 中华内科杂志，2005，44（1）：3-4.

6. 邹兵. 上消化道出血的中医药研究进展［J］. 中国中医急症，2009，18（2）：275-276.

7. 危北海. 上消化道出血的中医证治［J］. 中国农村医学，1993（1）：50-52.

8. 蒙旭光. 中医治疗上消化道出血近况［J］. 中国中西医结合急救杂志，1999（11）：526-528.

9. 李岩. 上消化道出血的药物治疗［J］. 中国实用内科杂志，2008，28（3）：167-168.

10. 汪鸿志. 上消化道出血的诊断与治疗［J］. 新医学，2006，37（12）：814-816.

11. 魏海波. 老年上消化道出血患者120例胃镜诊治临床分析［J］. 中国老年学杂志，2011，31（14）：2737-2738.

12. 王宏宇. 中西医结合治疗非静脉曲张性上消化道出血［J］. 中国实验方剂学杂志，2013，19（8）：329-331.

13. 郑义. 老年上消化道出血与服用小剂量阿司匹林的关系［J］. 中国老年学杂志，2013，33（16）：4044-4045.

14. 许勤，胡乃中，崔小玲，等. 1520例上消化道出血病因和临床特点分析［J］. 中华全科医学，2010，8（9）：1079-1081.

15. 钟旭辉，余志金，翁志雄，等. 不同时机急诊胃镜检查诊治上消化道出血的效果分析［J］. 广东医学，2010，31（16）：2106-2107.

16. 李锐，和心依，肖燕，等. 单味大黄应用治疗上消化道出血分析［J］. 时珍国医国药，2013，24（11）：2697-2698.

17. 张学菊. 冷水囊压迫食管胃底静脉曲张破裂大出血23例［J］. 实用护理杂志，2003，19（15）：10-11.

18. 周辉学. 206例急性上消化道出血的中医辨证论治［J］. 卫生职业教育，2005，23（8）：59-60.

19. 陈伟峰. 中西医结合治疗急性上消化道出血40例［J］. 中国中医急症，2008，17（1）：109.

20. 蔡涛. 以中医血证常规治疗急性轻中度上消化道溃疡出血48例［J］. 中国医药指南，2013，11（20）：453-455.

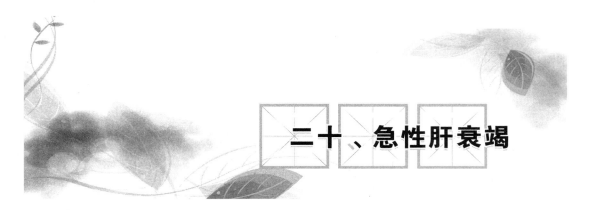

二十、急性肝衰竭

急性肝衰竭（acute liver failure，ALF）是指由于各种致病因素作用于机体导致肝细胞短时间内大量坏死或肝功能严重损害而引起的临床综合征。临床表现为黄疸迅速加深、进行性神志改变，进而发展至肝性脑病，并有出凝血机制异常、肾衰竭，甚至出现多器官衰竭。因黄疸贯穿于本病的始终，且多伴有神志昏蒙之候，或以鼓胀、出血为特征，故本病可归属于中医"急黄"、"胁痛"、"瘟黄"范畴。

（一）诊断要点

1. 急性起病，2 周内出现伴肝性脑病的肝衰竭。

2. 极度乏力、有明显的腹胀、厌食、恶心、呕吐等消化道症状。

3. 短期内黄疸进行性加深（TBIL>171μmol/L 或每天上升 17μmol/L）。

4. 明显的出血倾向，凝血酶原活动度（PTA）<40％，且排除其他原因。

5. 肝脏进行性缩小。

如病程在 2～26 周内进展为肝衰竭，则诊断为亚急性肝衰竭。

（二）鉴别诊断

1. **高黄疸型病毒性肝炎**　患者一般情况较好，全身乏力和消化道症状不严重，出血倾向不明显，凝血酶原活动度>40％，而血清胆红素超过 171μmol/L，甚至达到 500μmol/L 以上。此类患者预后一般较好，但应注意有部分患者进一步加重而发生肝衰竭。

2. **胆汁淤积性肝炎**　临床表现为黄疸，轻微的消化道症状，伴有明显皮肤瘙痒，粪便颜色变浅，尿色呈深茶色。碱性磷酸酶活性、血清总胆红素明显升高，谷丙转氨酶及活化部分凝血酶原时间升高不明显，极少出现肝性脑病、出血及腹水。

3. **急性化脓性胆管炎**　以急性黄疸、发热、右上腹痛、血压下降、精神症状为主要临床表现。胆道系统疾病病史，腹部查体体征可提示该病；腹 CT 检查可见胆囊肿大、胆管有无扩张及结石，可以帮助确定诊断。

4. **急性溶血性黄疸**　有食物或药物及输血等诱因，急性溶血时可有发热、寒战、头痛、呕吐、腰痛，并有不同程度的贫血和血红蛋白尿，常有网织红细胞水平增高，肝功能往往正常。

（三）治疗方案

急性肝衰竭的治疗原则：在生命支持治疗基础上进行病因治疗，处理及预防以消化道功能衰竭为主的多器官功能障碍，终止肝损伤，促进肝细胞再生。

二十、急性肝衰竭

1. 一般护理及监护　对于急性肝衰竭患者，应实施重症监护，加强护理，严格隔离消毒，防止继发感染，留置鼻胃管和静脉导管，定期监测各项生化指标，加强对各器官功能的监测，如颅内压、脑电图等，及时发现和治疗并发症（表13）。

表 13　急性肝衰竭患者监测项目及监测频率

监 测 项 目	监 测 频 率
心电监护	连续监测
呼吸、心率、血压、中心静脉压，每小时尿量	每小时观察 1 次
脑电图，肝脏大小（B超），心肺功能，血气分析，血清电解质，血糖	每 6 小时观察 1 次
血常规（血白细胞、红细胞计数），凝血酶原时间	每 12 小时观察 1 次
血清转氨酶、总胆红素、血小板计数，部分凝血活酶时间，胸部 X 线	每 24 小时观察 1 次

对于准备肝移植的患者，必要时需进行颅内压的监测，此项监测有一定的危险性，应在患者处于Ⅲ～Ⅳ期肝性脑病并已使用机械通气时使用。

2. 支持治疗

(1) 饮食：以碳水化合物和维生素为主，低脂，严格限制蛋白质摄入量，一般每日＜0.5g/kg。对于有腹水、脑水肿的患者，应给予低盐饮食。昏迷患者禁食一般不超过 3～5 天，可通过鼻胃管进食流质，如米汤、果汁及葡萄糖溶液等，每次 150～200ml，每日 6～8 次。随着患者逐渐清醒，可于 2 周后适当增加蛋白饮食。

(2) 水和能量供给：急性肝衰竭患者常有水钠潴留，为防止脑水肿、肺水肿等并发症，每日输液量应控制在 1000～1500ml，若出现肝肾综合征，输液量应视尿量情况而定，一般为前一天尿量加 500ml。肝衰竭患者对能量的需求是增加的，但因消化道症状重，消化吸收功能紊乱，影响了热量的摄入，每日应保证 4120～8240kJ（984.4～1968.7kcal）的能量。营养因素对肝细胞的再生有至关重要作用。对仅靠输液来维系能量供给的肝衰竭患者，单以葡萄糖来供给是有明显缺陷的，一方面葡萄糖的热价较低，另一方面机体对能量的需求是多方面的。所以，患者可通过输入脂肪乳补充能量，剂量控制在每日 1g/kg。

(3) 电解质及酸碱平衡：水及电解质紊乱在肝衰竭中是一种常见现象。由于电解质紊乱会进一步引起肝衰竭患者的病情恶化，因此维持电解质的平衡就有利于肝衰竭患者的进一步恢复、延缓病情的进一步恶化。急性肝衰竭患者常出现低钾血症，可静脉补钾（2～3g/d）或口服枸橼酸钾（1.45g 口服，每日 3 次）。低钠血症为本病的严重表现，若 Na^+＜120mmol/L，提示病情已进入终末期，治疗可应用 0.9%氯化钠注射液。呼吸性碱中毒（或合并代谢性碱中毒）多发生在急性肝衰竭早期，晚期可发生代谢性酸中毒，由碱中毒转变为酸中毒提示预后不良。

(4) 补充白蛋白和新鲜血浆：在肝功能严重受损，重度低白蛋白血症（血清白蛋白＜20g/L），大量腹水影响心血管功能时，补充白蛋白。新鲜血浆含有各种凝血因子、补体等，可防止出血、增强机体抵抗力，两者可交替使用。

(5) 重视心理治疗：肝衰竭患者心理负担重，常出现抑郁、悲观及对恢复病情不利的思想，这些因素常可能导致患者病情进一步恶化发展，因此临床也应予以重视。给予患者恢复病情的信心是重要的，这需要医护人员的适时鼓励，解除患者顾虑，加强患者合作，对于肝衰竭患者是有积极作用的。

3. 保护肝细胞，防止损伤，促进再生

（1）促肝细胞生长素（pHGF）：可促进肝细胞 DNA 合成，使损伤的肝细胞修复。一般应用 pHGF 80～120mg 静脉滴注，每日 1 次，疗程 1～2 个月。

（2）前列腺素 E_1（PGE_1）：能改善肝内循环，抑制磷酸酶对肝细胞的破坏，抑制 TNF 的释放，增加肝细胞再生，保护肝细胞，促进前白蛋白和白蛋白的合成，扩张血管，抑制血小板聚集与弥散性血管内凝血，抑制和清除免疫复合物，保护胃黏膜，预防溃疡出血。PGE_1 50～150μg 静脉滴注，每日 1 次，10～30 天为 1 个疗程。不良反应有恶心、呕吐、腹痛、腹胀等消化道症状，静脉刺激和低血压等。PGE_1 的脂微球载体（Lipo PGE_1）可减少 PGE_1 通过肺部时的失活率，降低药物对血管的刺激，且能向炎症部位聚集，20μg 静脉滴注，每日 1～2 次。

（3）还原型谷胱甘肽：急性肝衰竭时脂质过氧化，使体内抗氧化物大量消耗，对细胞膜、蛋白质、核酸等产生氧化应激性损害。还原型谷胱甘肽是体内重要的抗氧化物质，能保护肝细胞，恢复其合成功能。每次 1.2～1.8g，静脉滴注，每日 1 次。

（4）胰高血糖素-胰岛素（G-T）疗法：胰高血糖素 1mg、普通胰岛素 8～10U 加入 10% 葡萄糖注射液 500ml 中静脉滴注，每日 1 次，疗程一般 10～14 天。两种物质均属非特异性促肝细胞生长素，能够促进肝细胞再生，纠正氨基酸代谢紊乱，降低血氨等。副作用有恶心、呕吐、低血糖等，减慢输入速度可减轻症状；同时应注意低血钾的发生。

（5）N-乙酰半胱氨酸：细胞内还原型谷胱甘肽的前体，能刺激谷胱甘肽的合成，增强谷胱甘肽-S 转移酶的活性，促进解毒及对氧自由基反应的直接作用。早期应用能阻止严重的肝损害，后期应用能减轻或改善肝损害。用法：8g 乙酰半胱氨酸用 10% 葡萄糖注射液 250ml 稀释，静脉滴注，每日 1 次，疗程 45 天。

4. 抗病毒治疗　目前主要选用干扰素和口服核苷类药物。用法为：干扰素 3×10^6U 肌内注射，每日 1 次，7～10 天为 1 个疗程；拉米夫定 100mg 口服，每日 1 次。

5. 免疫调节治疗　胸腺肽能降低 TNF-α、IL-2 受体、IL-6、CD_8^+ T 淋巴细胞水平，而提高 IL-4、CD_4^+ T 淋巴细胞水平，可能降低多种炎症介质，从而应用于急性肝衰竭的治疗。胸腺肽应用量 1.6mg 皮下注射，隔日 1 次。

6. 人工肝支持系统　目前临床多应用血浆置换、活性炭血浆灌流、血液滤过及血液透析等方法，能明显提高合并有Ⅲ～Ⅳ期肝性脑病患者的苏醒率，并能明显提高药物性急性肝衰竭患者的存活率。

7. 肝移植　肝衰竭患者经肝移植的生存率可高达 50%～90%，远远高于常规药物治疗的 10%～20%。因此，经常规治疗无效的患者，有条件时应及时行肝移植手术。

（四）中医辨证治疗

1. 热毒壅盛证

证候：高热，黄疸迅速加深，色泽鲜明，精神萎靡，甚则神昏谵语，极度乏力，食欲减退，恶心呕吐，腹脘胀痛，大便秘结或黏滞不爽，小便黄赤，舌质深红，苔黄或黄褐焦黑起刺，脉洪大或滑数。

治法：清热解毒，利湿退黄。

方药：茵陈蒿汤合三黄解毒汤加减。

茵陈蒿（后下）20g，金银花、连翘、丹参各 15g，栀子、黄连、黄芩、黄柏、生大黄（后下）各 10g，生甘草 6g。

高热、汗出者，加生石膏、知母，以清气分邪热；肝风内动，抽搐者，加羚羊角粉（冲服）、钩藤，以息风止痉；气营两燔，高热不退，伴见衄血者，加生地黄、玄参、牡丹皮，以凉血解毒。

2. 瘀热互结证

证候：病程久长，黄疸徐徐加深，经久不退；或反复波动，黄色晦暗，面色黧黑，朱砂掌，两胁刺痛，痛有定处，鼻衄、齿衄、肌衄；或大便色黑，舌质黯红，边有瘀斑或瘀点，苔少，脉弦涩。

治法：清热解毒，凉血散瘀。

方药：犀角地黄汤合茵陈蒿汤加减。

茵陈蒿（后下）20g，水牛角粉（冲服）、生地黄、赤芍、牡丹皮、丹参各 15g，黄连、栀子、桃仁、红花、生甘草各 10g，生大黄（后下）6g，三七粉（冲服）3g。

发热重，出血广泛者，加生地榆、龙胆草、紫草，以凉血止血；胁痛较甚者，加柴胡、郁金、川楝子，以理气疏肝止痛；肝脾肿大者，加生鳖甲、煅牡蛎、柴胡、当归，以软坚散结。

3. 肝郁脾虚证

证候：神疲乏力，懒言抑郁，胁肋隐痛，肢体困重，善太息，纳谷不馨，腹胀，大便不调，舌红苔白，脉弦。

治法：疏肝解郁，和胃健脾。

方药：柴胡疏肝散合归芍六君子汤加减。

山药、焦麦芽、香附、党参、白术、白芍、当归各 15g，柴胡、炙甘草、川芎、陈皮、茯苓、焦山楂各 10g，枳壳 6g。

脘腹胀满、胸闷恶心者，加苍术、藿香、佩兰，以健脾燥湿；气虚、乏力明显者，加黄芪、人参，以益气健脾；畏寒、肢冷者，加制附子（先煎）、肉桂，以温阳祛寒。

4. 寒湿发黄证

证候：面目身黄如熏，面色晦暗，头目昏沉，食少便溏，畏寒喜温，四肢不温；或浮肿腹水，舌淡胖，苔白腻，脉细无力。

治法：温中化湿。

方药：茵陈术附汤加减。

茵陈蒿（后下）20g，白术 15g，茯苓、泽泻、猪苓、制附子（先煎）、干姜、炙甘草各 10g，肉桂 6g。

黄疸较深者，加红花、王不留行、泽兰，以化瘀利胆；腹水多而作胀者，加大腹皮、桂枝，以温阳化气利水；纳差者，加木香、砂仁、焦麦芽、焦山楂、焦神曲，以理气消食。

5. 痰浊内闭证

证候：黄疸深重但不如热者鲜亮，神志昏蒙，时明时昧，恶心，呕吐，腹部膨胀，身热不扬，喉中痰鸣，甚至意识模糊，言语不清，昏不知人，狂躁妄动，痰多胸闷，尿黄而少，甚至尿闭，舌质黯红苔白腻或淡黄垢浊，脉濡滑。

治法：化痰开窍。

方药：菖蒲郁金汤加减

茵陈（后下）20g，石菖蒲、郁金、连翘、竹叶、牡丹皮、藿香、天竺黄、胆南星各15g，栀子10g。

深度昏迷者，可服用苏合香丸，以芳香豁痰开窍；痉厥者，加钩藤（后下）、全蝎、地龙，以息风止痉；湿从热化、心烦口苦、舌苔转黄者，稍加黄芩、栀子，以清热。

6. 热扰心包证

证候：除热毒炽盛证表现外，出现谵语，狂躁不安，甚至昏迷，心烦失眠，尿少便结，舌红绛，苔黄燥，脉弦数。

治法：清热解毒，醒神开窍。

方药：犀角散加味。

茵陈蒿（后下）、升麻各20g，水牛角粉（冲服）、石菖蒲、郁金、丹参、花蕊石各15g，黄连、栀子、胆南星各10g。

黄疸深重者，加金钱草、海金沙，以利胆退黄；大便秘结者，加生大黄（后下）、芒硝（冲服），以通腑泄热；神昏谵语甚者，加服安宫牛黄丸或紫雪丹，以醒神开窍。

7. 肝肾阳衰证

证候：身目俱黄，黄色晦暗，腰膝酸软，头晕目眩，耳鸣耳聋，胸脘胁痛，气衰神疲，畏寒肢冷，阳痿遗精，食少便溏，脉虚弱或尺部沉细迟。

治法：温肾补肝，回阳救逆。

方药：桂枝加桂汤合回阳救逆汤加减。

桂枝20g，白芍、熟地黄、人参各15g，生姜、炙甘草、大枣、制附子（先煎）、鹿角胶（烊化）各10g。

呕吐涎沫或少腹痛者，加盐炒吴茱萸，以温肝降逆；呕吐不止者，加生姜汁，以止呕；汗出不止者，加生黄芪，以固表止汗。

（五）治疗经验

1. 及早人工肝支持治疗　常血浆置换联合血液灌流，每次置换1200～1600ml并补充等量的新鲜冰冻血浆，置换完毕后行血液灌流，流速100～130ml/min，约灌流4000ml。这样联合应用可有效吸附患者体内的胆红素、血氨、尿素氮、肌酐等，消除患者体内的毒性物质，为病损肝细胞创造再生和功能恢复的内环境，以达到临床缓解。

2. 赤芍承气汤的应用　赤芍承气汤能快速排出肝衰竭所产生的内毒素和TNF-α等炎性介质，主方为：赤芍、厚朴、枳实各30g，生大黄15g，芒硝（冲服）10g。大便不通时，生大黄用量可加至30g。其中生大黄、赤芍能降低血浆内毒素水平和肝坏死面积，促进肝细胞再生。

3. 保持大便通畅　肝衰竭患者在肠胃功能紊乱，出现大便不畅的情况下，利用乳酸菌制剂维系肠道酸性环境，减少有毒物质吸收。临床上常用乳酸菌素片2.4g口服、每日3次，也可通过食醋灌肠。

4. 保肝药物的应用　还原型谷胱甘肽、腺苷蛋氨酸和异甘草酸镁三药联用，多靶点保护肝细胞。还原型谷胱甘肽（1.8g）易与某些药物、毒素等结合，而具有整合解毒作用，且在肝细胞坏死过程中，可为谷胱甘肽过氧化酶提供还原剂，从而抑制自由基的产生，保护肝细胞膜免受氧自由基的损害。异甘草酸镁（150mg）保护肝细胞，具有明显的抗肝纤维化、抗氧化和抗细胞凋亡的作用。补充腺苷蛋氨酸（1000mg）能较快恢复肝功能，促进黄疸消退，减少肝细胞损伤。

5. 胸腺肽调节免疫治疗　对于亚急性肝衰竭，应用胸腺肽1.6mg皮下注射，隔日1次。胸腺肽对患者的外周血Th1与Th2类细胞因子有影响，能减少合并细菌感染的概率，并通过调节机体免疫功能，增强抗病毒、抗感染能力，减轻内毒素血症，改善肝功能。

（六）典型病例

张某，男，43岁，因头晕、乏力1周，意识障碍1天，于2012年3月3日入院。既往体健，否认高血压、冠心病、糖尿病病史，否认肝炎、结核等传染病史，否认手术外伤史及输血史，否认食物及药物过敏史。患者于入院前1周无明显诱因出现头晕、乏力，无发热、盗汗，无胸闷、憋气，无腹泻、黑便，未进行诊治；入院前1天出现短暂意识障碍，就诊于当地医院，查头颅CT未见明显异常；血常规：WBC 9.19×10^9/L，Hb 136g/L，PLT 105×10^9/L；血液生化：ALT 142U/L，AST 877U/L，Alb 32g/L，TBIL 208μmol/L，Na^+ 141mmol/L，K^+ 3.4mmol/L，ALP 171IU/L，γ-GT 72U/L。为进一步诊治就诊于门诊，考虑为肝损害，收入院。患者自发病以来，睡眠差，反应略迟钝，小便颜色深，大便无异常，体重无减轻。入院查体：T 36.5℃，P 76次/分钟，R 19次/分钟，BP 140/80mmHg。神志清，反应迟钝，全身浅表淋巴结未触及肿大，全身皮肤、黏膜重度黄染，未见皮下出血点及淤斑。双侧瞳孔等大等圆，对光反射存在，眼睑结膜无苍白，球结膜无水肿，巩膜重度黄染，口唇无发绀。双肺呼吸音清，未闻及干湿性啰音，心音有力，HR 76次/分钟，律齐，各瓣膜区未闻及病理性杂音。腹软，无压痛及反跳痛，肝脾肋下未及。移动性浊音阴性，肠鸣音无亢进，双下肢无水肿。

中医证候：发病急骤，黄疸迅速加深，身目俱黄，表情呆滞，反应迟钝，寡言少语，尿黄赤，舌质红绛，苔黄燥，脉数。

西医诊断：①急性肝衰竭？②肝性脑病。

中医诊断：急黄（热毒壅盛证）。

治疗过程：患者入院后出现浅昏迷，无发热，给予心电监护示：P 102次/分钟，BP 112/72mmHg，R 20次/分钟，SpO_2 96%；急查血常规：WBC 7.47×10^9/L，Hb 142g/L，PLT 128×10^9/L；出凝血时间：PT 39.2s，PTA 17%；血液生化：K^+ 3.31mmol/L，Na^+ 143.7mmol/L，Alb 31.2g/L，ALT 2417.4U/L，AST 1417.8U/L，ALP 201.3U/L，γ-GT 73.6U/L，TBIL 237.31μmol/L，DBIL 110.52μmol/L，IBIL 126.79μmol/L，NH_3 86μmol/L；腹部B超示：肝实质损害，门静脉主干扩张，胆囊水肿，腹腔积液；腹部CT示：腹水、脾大。予复方甘草酸苷注射液40ml静脉滴注，每日1次，保肝；丁二磺酸腺苷蛋氨酸0.5g静脉推注，每日1次，退黄；门冬氨酸鸟氨酸注射液50g，每日1次输液泵入，降血氨；泮托拉唑40mg静脉滴注，每日1次，抑酸；前列地尔10μg静脉滴注，每日1次，改善微循环；以及补液支持。入院治疗2天后，患者病情好转，意识转清。患者凝血功能较差，予间断输入冰冻血浆，复查凝血功能：PT 27.0s、PTA 27%，较前改善。患者一般状况稳定，戊型肝炎IgM阳性，医嘱转至传染病院继续治疗。出院诊断：①急性戊型肝炎；②急性肝衰竭；③肝性脑病。

（七）专家分析

1. 急性肝衰竭的病因病机　急性肝衰竭病因颇为复杂，不同地区其病因构成存在很大差异。常见病因是药物诱发的肝损伤、各型病毒性肝炎、妊娠急性脂肪肝、自身免疫性肝病等。肝衰竭的发病机制目前倾向于"二次打击"学说，即致病因素直接导致肝细胞的坏死是初次打击，第二次打击是继发性的损伤，以肠源性内毒素血症为核心诱发炎症细胞因子、补体等免疫因子的大量释放，导致肝细胞膜损伤、胞内外离子失衡、线粒体功能障碍、氧自由基损伤、细胞能量代谢障碍及酶的失活等。

中医学认为，急性肝衰竭病因有湿热病邪致病、疫疠致病、毒邪致病等三说并存。认为其病机为热毒炽盛，损伤津液，累及营血，或湿热内蕴，蒙蔽清窍致躁烦不安，神昏谵语，或热入血分，损伤脉络致出血，或湿热伤中，脾伤水聚，发为腹胀水臌。

2. 急性肝衰竭的诊断和初始评估　对于中、重度急性肝炎患者应立即检查凝血酶原时间，并对其意识状态的轻微改变进行仔细评估。如凝血酶原时间延长 4～6 秒或更长（INR≥1.5）并有意识改变，即可诊断为 ALF，应立即住院，有条件者进入 ICU。应积极查找 ALF 的准确病因以指导进一步治疗。需要检查的项目包括：凝血参数、血常规、生化指标、动脉血气分析、血型、乙酰氨基酚水平、其他药物和毒素检查、病毒性肝炎血清学检查（主要是甲型、乙型肝炎）、Wilson 病相关检查、自身免疫抗体检查，必要时应进行肝活检。

病例患者急性起病，头晕、乏力 1 周，意识障碍 1 天，既往体健，无肝炎病史。凝血酶原时间延长，凝血酶原百分活度 17%，谷丙转氨酶、谷草转氨酶、总胆红素明显升高，诊断为急性肝衰竭。

3. 急性肝衰竭的治疗

（1）确定急性肝衰竭的原发病及其特异性治疗

1）病毒性肝炎：对甲型肝炎病毒和戊型肝炎病毒所致的 ALF 须行支持治疗，HBsAg 阳性者应尽早给予核苷类似物如拉米夫定、替比夫定、恩替卡韦等，并在化疗完成后维持 6 个月，以防乙型肝炎重新激活或复燃。病毒变异或耐药导致的肝衰竭，必须采取核苷类药物联合治疗，如拉米夫定或替比夫定联合阿德福韦酯，恩替卡韦联合阿德福韦酯等。明确或怀疑单纯疱疹病毒或带状疱疹（水痘）病毒感染所致 ALF，应使用阿昔洛韦（5～10mg/kg 静脉滴注，每 8 小时 1 次）治疗。

2）自身免疫性肝炎：由其导致的 ALF 比较严重，尽管一部分患者对激素治疗敏感，但部分患者仍需肝移植。当疑为自身免疫性肝炎导致的 ALF 时，应考虑进行肝活检以明确诊断。确诊者应给予激素治疗（泼尼松 40～60mg/d），即使在激素治疗期，也应考虑肝移植。

3）对乙酰氨基酚中毒：对乙酰氨基酚是一种剂量依赖性毒素，导致 ALF 的剂量多超过 10g/d，但低于 4g/d 偶尔也可造成严重肝损害。中毒时常有明显的转氨酶升高，可达 3500U/L。N-乙酰半胱氨酸（NAC）是对乙酰氨基酚中毒的解毒药物，首剂口服 140mg/kg，以后每 4 小时给予 70mg/kg，共 17 个剂量；或首次静脉滴注 150mg/kg（溶于 5% 葡萄糖注射液内静脉滴注，大于 15 分钟），以后 4 小时内静脉滴注 40mg/kg，最后 16 小时内静脉滴注 100mg/kg。服药 4 小时内者，应用 NAC 前应先服用活性炭 1g/kg。对怀疑摄入对乙酰氨基酚或不能明确是否摄入的 ALF 者，也可用 NAC 治疗。

4）菌（蕈）中毒：通常是鬼笔鹅膏蕈类，诊断主要根据近期食用过蕈类，常于食用数小时至 1 天内出现严重消化道症状。一旦确诊应尽早洗胃、灌肠，并经鼻-胃管给予活性炭。对确诊或怀疑毒蕈中毒的 ALF 者，应考虑给予青霉素和水飞蓟宾治疗。肝移植常为挽救此类患者生命的唯一选择。

5）药物引起的肝毒性：许多药物可导致 ALF，如利福平、异烟肼、磺胺类、他汀类、氟烷等，某些中药（如苍耳子、何首乌等）和某些保健食品都可导致肝损伤。目前对这种异质性药物肝中毒尚无特异性解毒剂，也不推荐使用激素。一旦确定是药物引起的 ALF，应立即停用所有可疑药物，宜早期洗胃、导泻，加用吸附剂，可采取血液透析、利尿等措施。此外，NAC 对药物导致的 ALF 是有益的。

6）急性缺血性肝损伤：任何原因引起休克或血流动力学不稳定，肝脏因血流灌注减少而发生的弥漫缺血性损害，也称休克肝，多属于全身多器官衰竭的一部分。对急性缺血性肝损伤的 ALF 患者，心血管支持是治疗的首选，处理好心力衰竭是取得良好临床结局的关键，一般不推荐使用肝移植。

7）Budd-Chiari 综合征（BCS，即急性肝静脉血栓形成）：根据腹痛、肝肿大、顽固性腹水等临床表现，结合多普勒超声、CT 及选择性血管造影，可诊断 BCS。一旦出现严重的肝衰竭，不宜采取单纯的静脉减压措施，应立即进行肝移植，在肝移植之前排除患者潜在的恶性肿瘤。

8）肝豆状核变性（又称 Wilson 病）：Wilson 病导致的 ALF 很少见，早期诊断非常关键，如不及时进行肝移植，病死率极高。50％的患者可见 K-F 环，血浆铜蓝蛋白水平常较低，血铜和尿铜明显增高，肝铜检测有助于确诊。总胆红素/碱性磷酸酶的比值（＞2.0）是诊断 Wilson 病的一个可靠的间接指标。治疗的起始阶段不主张使用 D-青霉胺，治疗措施包括白蛋白透析、持续血液滤过、血浆去除法或血浆置换等，但康复仍需肝移植。

9）妊娠期急性脂肪肝和 HELLP 综合征：妊娠期急性脂肪肝多见于初产妇和多胎妊娠者，表现为黄疸、凝血异常、血小板降低并常与低血糖同时出现，高血压、蛋白尿等先兆子痫也很常见，肝出血和（或）肝破裂罕见，影像学检查提示脂肪变性则更支持诊断，肝活检油红 O 脂肪染色（＋）可确诊。HELLP 综合征表现为溶血、肝酶增高、血小板减少的三联征，临床上以消化道症状明显，产后大出血、胃肠道出血、牙龈出血均常见。治疗原则为终止妊娠，应用糖皮质激素。妊娠偶可引起 ALF，多见于妊娠后期，一经确诊应尽快终止妊娠，如终止妊娠仍无效，应考虑肝移植。

10）恶性肿瘤浸润：急性重度肝浸润发生于乳腺癌、小细胞癌、淋巴瘤和黑色素瘤。诊断依靠影像学检查和肝活检，治疗上主要是处理潜在的恶性肿瘤。对该类患者，无须选择肝移植。

（2）激素的应用时机：自身免疫性肝衰竭早期可使用氢化可的松琥珀酸钠 5mg/kg，能降低机体过高的反应性，减轻靶细胞的免疫损伤；同时能稳定溶酶体膜，发挥强大而迅速的抗内毒素血症的作用，从而保护肝细胞，阻止肝细胞大块坏死的发生。

对黄疸急剧加深、肝性脑病Ⅰ～Ⅱ期、肝尚未明显缩小、有脑水肿征象的患者，早期使用泼尼松龙 10～15mg 静脉滴注、每日 1 次，或地塞米松每日 5～10mg 静脉滴注、每日 1 次，连用 3～5 天，见效时停用，病情恶化时也停用。采用早期、小剂量、短疗程的方法可在保留治疗作用基础上避免激素诱发的出血、感染。

但已进展至肝衰竭晚期，机体内环境紊乱，并发腹水、感染、肝性脑病Ⅲ～Ⅳ期，以及药物性肝衰竭、病毒性肝炎等，属激素治疗禁忌证。

（3）赤芍承气汤在 ALF 中的应用：大黄有清热解毒、活血化瘀等功效，能促进胆汁分泌和排泄，消除肝细胞炎症和胆汁淤积，并具有抗菌、抗病毒作用；佐以枳实、厚朴宽中行气，破结除满。诸药相伍，大黄、厚朴着重于泻热攻积、利胆抑菌而兴奋大肠；枳实、芒硝则重在破结行气，清除胃肠气滞；赤芍善走血分，能清肝火，除血分郁热而有清热凉血、散瘀止痛、利胆退黄之效。君臣互补，相得益彰，使湿热下行，毒瘀清化，协助恢复肝的生化功能。全方化瘀、利胆、通下、解毒为主，可抑制超敏反应，消除体内毒素、致病菌，减少胆红素的肝肠循环，保护肝脏。

4. 常见并发症的治疗

（1）中枢神经系统病症：主要有脑水肿和颅内高压。颅内压（ICP）和脑灌注压（CPP）是监测脑水肿的指标。在 ICP 监测下治疗脑水肿，基本要求是使 ICP 维持在 20～25mmHg 以下，CPP 维持在 50～60mmHg 以上。存在颅内高压者，应快速推注甘露醇 0.5～1.0g/kg（5 分钟内推完），以暂时降低颅内压，必要时可重复 1～2 次以预防 ICP 反跳，但不推荐预防性应用。具有高度脑水肿危险性的 ALF 患者（$NH_3 > 150\mu mol/L$、Ⅲ或Ⅳ度肝性脑病、急性肾衰竭、需要血管升压类药物维持平均动脉压），推荐应用高渗盐水（145～155mEq/L）预防性诱发高钠血症。短效的巴比妥类药物和诱导低体温使中心温度降至 34～35℃可用于对渗透药物治疗无效的难治性颅内高压患者，从而为肝移植准备条件。皮质激素通常用于防治脑部肿瘤和某些中枢神经系统感染引起的颅内高压者，而对于 ALF 患者没有作用。

（2）合并感染：由于机体免疫功能低下、肠黏膜屏障作用降低、侵入性操作和广谱抗生素的应用等原因，ALF 患者都存在获得性细菌、真菌感染和败血症的高风险，应定期进行血、尿、痰的真菌和细菌培养，以及床旁摄片等，以监测感染。当培养提示有明确的分离菌株，肝性脑病恶化或Ⅱ～Ⅲ度肝性脑病，顽固性低血压或存在全身炎症反应综合征时，应给予抗生素治疗。

感染常见病原体为大肠埃希菌等革兰阴性杆菌、葡萄球菌、肺炎链球菌、厌氧菌、肠球菌等细菌，以及曲霉菌、念珠菌等真菌。因此，抗生素首选广谱抗生素，同时注意防治二重感染。有细菌感染征象时，选用无肝肾毒性的抗生素，如氨苄西林 6～8g/d，分 2 次静脉滴注；哌拉西林钠 6～8g/d，分 2 次静脉滴注；头孢他啶 4～6g/d，分 2 次静脉滴注等。胆道感染可选用间隙移行较好的 β-内酰胺类抗生素，如哌拉西林钠 6～8g/d，分 2 次静脉滴注；头孢噻肟 2～6g/d，分 2 次静脉滴注等。厌氧菌感染可选用甲硝唑，首次剂量 15mg/kg，维持量为 7.5mg/kg，静脉滴注，每 8 小时 1 次。对于静脉导管相关性脓毒症和（或）耐甲氧西林葡萄球菌感染者，推荐使用万古霉素 1g 静脉滴注，每 12 小时 1 次。当肝衰竭患者出现发热、咳嗽、咳痰、气促、胸闷等症状，抗生素使用无效时，常常通过影像学及病原学检查来辅助诊断是否并发真菌感染，高度怀疑真菌感染时，建议加用伏立康唑，第 1 天 6mg/kg 静脉滴注、每 12 小时 1 次，第 2 天起 2mg/kg 静脉滴注、每 12 小时 1 次，注意滴注速度每小时不超过 3mg/kg。预防性应用抗生素和抗真菌药物并不能改善 ALF 的预后，因而并不建议用于所有患者尤其是轻度肝性脑病者。

（3）凝血障碍：常规皮下给予 5～10mg 维生素 K 对凝血状态的改善可起到一定的作

用。补充血浆对凝血改善的价值有限，除非出现出血、计划进行侵入性操作和血小板计数处于阈值以下，一般无须预防性输注新鲜冰冻血浆（FFP）。对于感染或败血症者，血小板不低于 $15 \times 10^9/L \sim 20 \times 10^9/L$，其他情况下 $> 10 \times 10^9/L$ 即可接受。如必须进行侵入性操作，通常应将血小板维持在 $50 \times 10^9/L \sim 70 \times 10^9/L$。对于发生严重出血的患者，血小板在 $50 \times 10^9/L$ 以下时，如无禁忌证应输注血小板。凝血酶原时间延长（INR$\geqslant$1.5）的情况下出血也应给予 FFP。重组活化凝血因子Ⅶ（rFⅦa）也可用于治疗肝病患者的凝血障碍。

（4）胃肠道出血：肝衰竭出血是最常见、最严重的并发症之一。常见出血为上消化道出血、肺出血、脑出血、腹腔内出血、痔出血、皮肤大片瘀斑等，其中上消化道出血最为常见。上消化道出血可使患者原有的肝损害进一步加重，继以导致腹水骤增、肝性脑病、严重感染、肝肾综合征的发生，甚至导致多器官功能障碍。对于 ALF 患者应给予 H_2 受体阻滞剂或质子泵抑制剂（或用硫糖铝作为二线用药），以预防应激引起的酸相关性胃肠道出血。如奥美拉唑 20mg 口服，每日 1 次。

（5）血流动力学或肾衰竭：ALF 患者推荐液体复苏和保持足够的血容量，低血压的初步治疗可静脉应用 0.9％氯化钠注射液。急性肾衰竭者如需要进行透析，持续性血液透析优于间歇性，在改善心血管和颅内指标的稳定性方面有优势。对于扩容难以纠正的低血压或为了维持足够的大脑灌注压（CPP），可应用系统性血管加压支持治疗，如注射去甲肾上腺素（开始以 $8 \sim 12\mu g/min$ 速度滴注，调整滴速以达到血压升到理想水平，维持量为 $2 \sim 4\mu g/min$）。对于去甲肾上腺素治疗效果不佳的病例，可加用血管加压素，但对存在颅内高压的严重肝性脑病患者应慎用。ALF 循环支持的目标是平均动脉压（MAP）$\geqslant$75mmHg，CPP 60$\sim$80mmHg。

5. 急性肝衰竭的预后及预防　肝衰竭病情危重，预后较差，病死率高。单一病原所致病毒性肝炎中，预后好坏依次为甲型、戊型、乙型、丙型，其他原因不明者亦预后不佳。重叠感染在肝衰竭发展中起到重要作用，对肝细胞的损害作用是共同加强的，尤其多见于乙丙、乙丁二重感染，其病死率最高。在有并发症时，肝性脑病和肝肾综合征对病死率的影响最大，肝性脑病程度越重，病死率越高。肝肾综合征常出现在肝衰竭晚期，一经出现，预后极为不良，病死率居各并发症之首。

对于存在慢性肝炎病毒感染的患者，应每年定期检查肝功能和乙肝病毒复制状态，发现肝功能异常，在专科医师指导下及时采取有效治疗措施，一旦出现黄疸及时治疗，警惕肝衰竭。已口服抗病毒药物治疗者，不可擅自停药，否则会造成病毒大量复制，引起的免疫反应会出现急性肝衰竭。

慎用肝毒性药物，包括：金属类药物如铋剂、砷剂；解热镇痛药如对乙酰氨基酚；抗菌药物如磺胺类、四环素；抗结核药如异烟肼、利福平；抗精神病药如氯丙嗪；抗甲状腺药如甲硫氧嘧啶片；中草药如黄药子、天花粉、番泻叶、何首乌等；其他药如去氧孕烯炔雌醇片、氢氯噻嗪、抗癌药等。

由于本病易于迁延、反复，甚至恶化，因此患病后患者多虑易怒，常使病情加重。医师应详细告知病情，使患者从自身疾病的束缚中解脱出来，而不要为某些症状的出现或消失而忧虑不宁。

对于酗酒者，坚持戒酒。同时也要规律起居，不妄劳作，饮食有节。可选择进食新鲜、细嫩和易消化的食物，如去刺去骨的鱼类及奶类、蛋类、豆制品、纤维少的蔬菜与水果，禁食油煎、油炸食物及多油的花生、核桃、瓜子等食物。同时选择食物时顾及兼证，如凝血机制差、脾功能亢进，可多吃些富含胶质的食物诸如炖猪蹄、海参等，又如患者有贫血者，可选用枣泥、桂圆、大豆、木耳等含铁多的食物。

参 考 文 献

1. American Association for the Study of Liver Disease，Polson J，Lee WM. AASLD position paper：the management of acute liver failure［J］. Hepatology，2005，41（5）：1179-1197.

2. Stravitz RT，Kramer AH，Davern T，et al. Intensive care of patients with acute liver failure：recommendations of the U. S. Acute Liver Failure Study Group［J］. Crit Care Med，2007，35（11）：2498-2508.

3. American Association for the Study of Liver Diseases. AASLD position paper：the management of Acute Liver Failure：Update 2011［EB/OL］.（2011-01-02）［2015-06-11］http：//www. aasld. org/prac-ticeguidelines/Documents/Acute Liver Failure Update 2011. pdf. htm.

4. 饶慧瑛，郭芳，魏来. 2005 年美国肝病学会急性肝衰竭诊治和肝移植患者评价指南简介［J］. 中华肝脏病杂志，2006，14（2）：154-156.

5. 中华医学会感染病学分会肝衰竭与人工肝学组，中华医学会肝病学分会重型肝病学与人工肝学组. 肝衰竭诊疗指南［J］. 中华肝病杂志，2006，14（9）：643-646.

6. 周新民，董旭旸. 从临床病例谈肝功能衰竭的治疗策略［J］. 临床肝胆病杂志，2012，28（2）：93-98.

7. Ye YN，Gao ZL. Three shock hypotheses that May induce liver failure［J］. Zhonghua Gan Zang Bing Za Zhi，2009，17（8）：638-640.

8. Bernal W，Auzinger G，Sizer E，et al. Intensive care management of acute liver failure［J］. Semin Liver Dis，2008，28（2）：188-200.

9. Maclayton DO，Eaton-Maxwell A. Rifaximin for treatment of hepatic encephalopathy［J］. Ann Pharmacother，2009，43（1）：77-84.

10. Bass N，Mullen K，Sigal S，et al. Rifaximin is effective in maintaining remission in hepatic encephalopathy：results of a large，randomized，placebo-controlled trial［J］. J Hepatol，2009，50（Suppl 1）：S53.

11. Kramer DJ，Canabal JM，Arasi LC. Application of intensive care medicine principles in the management of the acute liver failure patient［J］. Liver Transpl，2008，14（Suppl 2）：S85-S89.

12. 中华医学会感染病学会人工肝学组. 人工肝支持系统治疗指征、标准及技术指南［J］. 中华传染病杂志，2002，20（4）：254-258.

13. Pluta A，Gutkowski K，Hartleb M. Coagulopathy in liver diseases［J］. Adv Med Sci，2010，55（1）：16-21.

14. Fabrizi F，Dixit V，Messa P，et al. Terlipressin for hepatorenal syndrome：A meta-analysis of randomized trials［J］. Int J Artif Organs，2009，32（3）：133-140.

15. Runyon BA. AASLD practice guidelines committee. management of adult patients with ascites due to cirrhosis：an update［J］. Hepatology，2009，49（6）：2087-2107.

16. Santaeruz JF，Diaz Guzrnan Lavala E，Arroliga AC. Update in ARDS management：recent randomized controlled trials that changed our practice［J］. Cleve Clin J Med，2006，73（3）：217-236.

17. 毛德文，龙富立，邱华，等. 大黄赤芍在肝衰竭治疗中的应用［J］. 辽宁中医杂志，2008，35（10）：1497-1498.

18. 沈南兰，郭丽颖，时海艳，等. 肝衰竭中医证候归纳及演变规律研究［J］. 中国中医急症，2014，23（8）：1434-1435，1446.

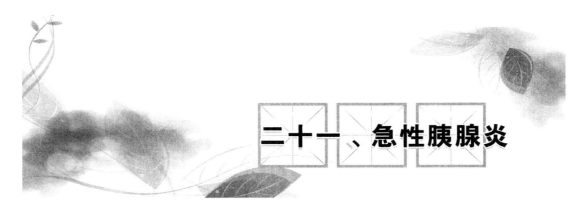

二十一、急性胰腺炎

急性胰腺炎（acute pancreatitis，AP）是胰酶在胰腺内激活后引起胰腺组织自身消化而导致的急性化学性炎症，临床上以急性上腹痛、恶心呕吐、发热及血、尿淀粉酶急剧升高为特点。病变程度轻重不等，轻者多见，约占90%，以胰腺水肿为主，呈自限性，预后较好，称为轻症急性胰腺炎（mild acute pancreatitis，MAP）；少数重者，胰腺出血坏死，易发生休克、腹膜炎、呼吸衰竭等并发症，预后差，死亡率高，称为重症急性胰腺炎（severe acute pancreatitis，SAP）。中医认为本病多由感受六淫之邪、情志失畅、饮食不节、创伤、虫积、胆石等因素引起邪阻气滞，肝胆不利，湿郁热结，蕴于中焦所致，病位在脾，与心、肝胆、胃肠有关。本病属于中医"腹痛"、"脾心痛"、"胁痛"、"膈痛"等病证范畴。

（一）诊断要点

1. 急性胰腺炎

（1）发病前多有饱食、饮酒或有胆道疾病史。

（2）急性、持续性上腹部或左上腹疼痛，可放射至左腰或肩背部，压痛明显，伴有恶心、呕吐、腹胀或发热。

（3）血白细胞计数升高，血清或（和）尿淀粉酶水平升高达正常值3倍以上，淀粉酶/肌酐清除率>5.5。

（4）B超可见胰腺弥漫性均匀性增大。增强CT检查可发现胆管、胰管弥漫性或节段性扩张，胰腺轮廓不清，胰周脂肪坏死或假性囊肿。

2. 急性重症胰腺炎

（1）全身状态不良，有明显的循环障碍或重要器官功能不全，如休克、呼吸困难、少尿或无尿、皮肤黏膜出血倾向、消化道出血或精神症状等。

（2）腹膜刺激征、血性腹水及腰部瘀斑（Grey-Turner征）和脐部瘀斑（Cullen征）。腹平片示广泛麻痹性肠梗阻，腹部B超或CT检查示胰腺肿大、质不均、炎症侵及周围组织及多量渗出液潴留。

（3）以下检查3项以上异常：①WBC>16×10^9/L；②Glu>11.2mmol/L（无糖尿病病史者）；③BUN>16mmol/L（补液后仍高）；④$PaCO_2$<60mmHg；⑤Ca^{2+}<2.0mmol/L；⑥Alb<32g/L；⑦LDH>60IU/L、AST>200U/L；⑧血、尿淀粉酶水平突然下降。

（4）腹腔诊断性穿刺有高淀粉酶活性的腹水。

（二）鉴别诊断

1. 胆石症与急性胆囊炎　有胆绞痛发作史，疼痛常位于右上腹，可放射至右肩部，Murphy 征阳性，可有黄疸。B 超及 X 线检查可发现胆石症、胆囊炎征象。血清淀粉酶可轻度增高，一般不超过 500U/L（Somogyi 法）。本病与胰腺炎在病因上密切相关，两者可同时存在。

2. 胃、十二指肠溃疡急性穿孔　常有消化性溃疡病史，腹痛突然加剧，呈刀割样，腹肌紧张呈板状，肝浊音界消失。立位腹平片可见膈下游离气体，血清淀粉酶不超过 500U/L（Somogyi 法）。

3. 急性肠梗阻　腹痛多位于脐周，伴有腹胀、便秘、呕吐等，疼痛为阵发性绞痛，可见肠型蠕动波，肠鸣音亢进，可闻及气过水声，排气排便停止。腹部 X 线可见梗阻以上肠管扩张及气液平面。血清淀粉酶亦可轻度增高。

4. 急性心肌梗死　有冠心病史，部分心肌梗死患者可表现为上腹痛，但这些患者年龄相对较大，常突然发病，有心前区压迫感或疼痛。心电图检查呈心肌梗死图形，血清心肌酶升高，但血淀粉酶、尿淀粉酶、血清脂肪酶无明显升高。

（三）治疗方案

大多数急性胰腺炎属于轻症急性胰腺炎，经 3～5 天积极治疗多可治愈。治疗措施包括：①短期禁食；②胃肠减压；③支持治疗；④止痛；⑤抗感染；⑥抑酸。

重症急性胰腺炎病情危重，常伴感染、休克、多器官功能损害等，故应采取综合性治疗。目的在于：减少胰腺分泌，抑制胰酶活性，纠正水、电解质平衡紊乱，维持有效血容量及防治并发症。

1. 一般治疗

（1）监护：密切观察体温、呼吸、脉搏、血压和尿量；动态观察腹部体征及肠鸣音改变；注意监测血常规、血淀粉酶、尿淀粉酶、电解质、肾功能及动脉血气分析等情况。

（2）支持治疗、抗休克：因呕吐、禁食、胃肠减压等常导致血容量不足，应积极补液，以晶体液为首选，同时补充适量胶体、维生素及微量元素。低分子右旋糖酐可提高血容量、降低血黏滞度，每日 500～1000ml，可预防胰腺坏死；重症患者常有休克，应给予白蛋白、鲜血及血浆代用品。若循环衰竭症状不见好转或有心力衰竭，可加用升压药物或强心剂。

（3）营养支持：营养支持可增强肠道黏膜屏障，防止肠内细菌移位引起胰腺坏死合并感染。MAP 患者只需短期禁食，不需肠内或肠外营养。SAP 患者常先施行肠外营养，待患者胃肠动力能够耐受，及早（发病 48 小时内）实施肠内营养。目前认为，经鼻空肠置管是最佳途径。实施肠内营养，先用甘露醇或乳果糖清洁肠道再行营养，先调整肽型配方后调整蛋白型，先增量后增浓度，先联合肠外营养再逐步加大肠内营养比例。输注能量密度为 4.187J/ml 的营养物质，如能量不足，可辅以肠内营养，并观察患者的反应，如能耐受，则逐渐加大剂量。应注意补充谷氨酰胺制剂。对于高脂血症患者，应减少脂肪类物质的补充。SAP 患者由于蛋白质合成减少，分解代谢增加，加之血管通透性增加引起蛋白质跨膜丢失增加，患者常出现不同程度的低蛋白血症，在进行营养支持的同时应补充足够的白蛋白，尽量使血浆白蛋白维持在 35g/L 以上。出现腹胀、腹痛加剧，腹内压增加，血淀粉酶波动，一般情况恶化时，应终止肠内营养模式，改用全肠外营养。

2. 抑制胰腺分泌

（1）禁食及胃肠减压：常规禁食，目的在于减少食物和胃酸对十二指肠的刺激，减少胰腺分泌，并减轻呕吐和腹胀。轻症胰腺炎禁食时间多为 3～5 天，重症患者根据病情轻重多为 10～20 天不等。患者腹痛减轻或消失、腹胀减轻或消失、肠道动力恢复或部分恢复时可考虑开放饮食，开始以糖类为主，逐步过渡至低脂饮食，不以血清淀粉酶活性高低作为开放饮食的必要条件。对有严重腹胀、麻痹性肠梗阻者，应采取胃肠减压等相应措施。

（2）抑制胰腺外分泌和胰酶抑制剂的应用

1）临床上应用 H_2 受体拮抗剂（H_2RA）或质子泵抑制剂（PPI）来抑制胃酸分泌从而抑制胰液分泌，且 PPI 比 H_2RA 作用强且持久，PPI 代表药物有奥美拉唑，40mg，静脉滴注，每日 1 次；H_2RA 代表药物有西咪替丁，200mg，静脉滴注，每 6 小时 1 次，但每日不应超过 2g，亦可用雷尼替丁、法莫替丁等。

2）生长抑素及其类似物（奥曲肽）能抑制各种原因引起的胰液和胰酶分泌，抑制胰酶合成，降低 Oddi 括约肌痉挛，减少胆汁反流入胰管内，减轻腹痛，减少局部并发症。奥曲肽是临床应用最广的人工生长抑素，用法为首先 100μg 静脉注射，继以 25～50μg/h 持续静脉滴注，持续 3～7 天。

3）氟尿嘧啶（5-Fu）：5-Fu 可以抑制核糖核酸和脱氧核糖核酸的合成，可以阻断胰腺外分泌细胞合成和分泌胰酶。用法：5-Fu 500mg 溶于 5％葡萄糖注射液 500ml 中，静脉滴注，每日 1 次，疗程 7 天。适用于水肿性胰腺炎且淀粉酶很高者，以及部分"清创"者。对重症胰腺炎但淀粉酶不高、免疫功能低下或胰部分切除术后者，皆不宜应用。

4）蛋白酶抑制剂（乌司他丁、加贝酯）能够广泛抑制与 AP 进展有关的胰蛋白酶、弹性蛋白酶、磷脂酶 A 等的释放和活性，还可稳定溶酶体膜，改善胰腺微循环，减少 AP 并发症，主张早期足量应用。加贝酯开始 3 天用量 300mg，溶于 500ml 葡萄糖盐水中静脉滴注，每日 1 次，点滴速度不宜超过 2.5mg/(kg·h)，症状减轻后改为 100mg/d，疗程 6～10 天；乌司他丁 10 万 U 静脉滴注，每日 1～3 次，疗程 7～10 天。

3. 镇痛　急性重型胰腺炎腹痛十分剧烈，重者可导致疼痛性休克，并可通过迷走神经的反射，而发生冠状动脉痉挛。腹痛剧烈者，可予哌替啶 50mg 肌内注射（立即），避免使用胆碱能受体拮抗剂或吗啡，以免诱发或加重肠麻痹。

4. 抑制炎症反应　非胆源性胰腺炎不推荐预防使用抗生素。与胆道疾病相关或疑有感染者，应及时使用；重症胰腺炎常规使用抗生素，有预防胰腺坏死和合并感染的作用。应选用针对厌氧菌和革兰阴性菌为主、脂溶性强的抗生素。病程后期应密切注意真菌感染，必要时进行经验性抗真菌治疗。

5. 连续性血液净化（CBP）　CBP 可以清除炎症细胞因子、维持内环境稳态、保护重要器官功能、调节免疫、防止多器官衰竭，同时可降低腹内压，为进一步治疗创造条件，故提倡早期（72 小时内）进行。适应证：①SAP 伴急性肾衰竭，或尿量≤0.5ml/(kg·h)；②SAP 早期伴 2 个或 2 个以上器官功能障碍；③SAP 早期高热（39℃以上），伴心动过速、呼吸急促，经一般处理效果不明显；④SAP 伴严重水、电解质紊乱；⑤SAP 伴胰性脑病或毒性症状明显。方法为持续大流量（4L/h）连续静脉-静脉血液净化。

6. 防治胃肠衰竭　由 SAP 导致肠麻痹或麻痹性肠梗阻、应激性溃疡、消化道出血、肠穿孔或胃肠黏膜屏障损害、肠道细菌及内毒素移位等表现，称为胰源性胃肠衰竭，可进一步加重胰腺的自身消化和缺血坏死，并引起肠源性感染、全身性炎症反应综合征（SIRS），甚至多器官衰竭。治疗上应及早给予促肠道动力药物（包括生大黄、硫酸镁、乳果糖等），加速肠内容物排泄；给予微生态制剂调节肠道细菌菌群；应用谷氨酰胺制剂，保护肠道黏膜屏障。

7. 外科治疗

（1）内镜下 Oddi 括约肌切开术（EST）：适用于胆源性胰腺炎合并胆道梗阻或胆道感染者。行 Oddi 括约肌切开术及（或）放置鼻胆管引流。

（2）腹腔灌洗：可清除腹腔内细菌、内毒素、胰酶、炎症因子等，减少全身器官损害，有助于预防休克、肾衰竭、肺水肿等并发症。主要适用于发病早期（3 天之内），炎性渗出以腹腔内为主，较多血性腹水而腹膜后扩散不严重者；病程早期（1 周内）出现持续进展的多器官功能不全，非手术治疗无效，全身情况差，不能耐受开腹手术者。通常用持续灌洗法，1L/h 灌洗液，至灌洗液由淡红色转清为止。灌洗液中加入抗生素和蛋白酶抑制剂效果更佳。有效者 24 小时内从低灌流状态逆转，超过 72 小时无效者反而增加感染机会，应该停用。

（3）引流：对于急性重症胰腺炎伴有炎性渗出液时，可在局麻下在右下腹和左下腹分别做小切口，放出大量炎性液体，用环形钳将引流管分别送至双膈下及双下腹的最低位置。

（4）手术治疗

手术适应证：①胰腺坏死合并感染：在严密监测下考虑行坏死组织清除术及引流术；②胰腺假性囊肿：视情况选择手术治疗、经皮穿刺引流或内镜治疗；③胰腺脓肿：可选择手术引流或经皮穿刺引流；④胆道梗阻或感染：无条件行 EST 时予手术解除梗阻；⑤诊断未明确，疑有腹腔器官穿孔或肠坏死者，行剖腹探查术。

手术时机：早期手术和延期手术的选择。早期手术指发病后 2 周内进行手术，而 2 周后手术为延期手术。手术时机根据胰腺病理变化的进程而定。在治疗过程中，有外科急腹症的表现，无法排除其他威胁生命的急腹症，均应予以积极准备手术探查。但急性出血坏死性胰腺炎，发病 3～6 周胰腺的病变方能有明显局限，全身反应终止，若进行延期手术，治愈率高达 85%。

8. 其他疗法

（1）中成药：金佛止痛丸，每次 6g，口服，每日 3 次，适用于肝郁气滞证。茵栀黄注射液，每次 20～50ml 加入 0.9% 氯化钠注射液 100ml 中，静脉滴注，每日 1～2 次，适用于肝胆湿热证或伴有黄疸者。清开灵注射液，每次 20～40ml 加入 0.9% 氯化钠注射液 100ml 中，静脉滴注，每日 1 次，适用于发热或伴有神志异常变化者。复方丹参注射液，每次 10～20ml 加入 0.9% 氯化钠注射液 100ml 中，静脉滴注，每日 1 次，适用于各种证型胰腺炎。

（2）针灸治疗：体针取足三里、中脘、胃俞、太冲、脾俞、梁门、阳陵泉、下巨虚，用泻法。呕吐重者，配内关；腹胀明显者，可配上巨虚。每日 1 次，10 天为 1 个疗程。耳针：交感、神门、胆区、胰区，留针 30 分钟或埋针。

（四）中医辨证治疗

1. 肝郁气滞证

证候：胃脘胁肋阵痛或窜痛，或向左腰背部窜痛，胸胁苦满，恶心呕吐，纳呆嗳气，急躁易怒，溲黄便结，胁下痞块，舌质淡红，苔薄白或薄黄少津，脉弦紧或弦数。

治法：疏肝理气，通腑泄热。

方药：大柴胡汤加减。

黄芩、赤芍、清半夏、连翘、白芍、枳实各 15g，大枣、生大黄（后下）、川楝子、柴胡、郁金各 10g，生姜、木香各 6g。

黄疸重者，加茵陈（后下），以利胆退黄；湿停者，加金钱草、茵陈、栀子、车前子（包煎），以利湿退黄；腹胀明显者，加青皮、槟榔，以理气除胀；呕吐重者，加姜竹茹、代赭石、旋覆花（包煎），以和胃降逆止呕；病势减缓，加白术、炒薏苡仁、陈皮、焦神曲，以健脾和胃。

2. 阳明腑实证

证候：上腹持续疼痛，阵阵加剧，痛如刀绞，脘腹硬满，压痛拒按，多有反跳痛和腰背肿胀，触痛明显，恶心呕吐，热盛口渴，大便秘结，小便短赤；重者痞、满、燥、实俱备，痛、吐、胀、闭均见。舌质红，舌苔黄厚，或腻或燥，脉洪数或弦数。

治法：峻下热结，清热泻火。

方药：柴芩承气汤加减。

芒硝（冲服）、青皮、法半夏、白芍各 15g，生大黄（后下）、枳实、厚朴、生黄芪、栀子各 10g，龙胆草、柴胡、川芎、生甘草各 6g。

热重者，加金银花、大青叶，以清热解毒；呕吐重者，加姜竹茹、代赭石，以降胃止呕；湿热重者，加金钱草、黄连、黄柏，以清利湿热；食积者，加焦麦芽、焦山楂、焦神曲，以消食化积。

3. 肝胆湿热证

证候：胃脘持续钝痛，甚或绞痛，牵及肩背腰胁，脘腹硬满，压痛拒按，恶寒发热或寒热往来，恶心呕吐，口渴而不欲饮，头晕，胸闷痞满，小便黄赤，舌质红绛，苔黄腻，脉弦数或滑数。

治法：清肝利胆，清热化湿。

方药：茵陈蒿汤合龙胆泻肝汤或清胰汤加减。

方药：茵陈（后下）、生地黄各 20g，当归、延胡索、木香、黄芩、车前子（包煎）各 15g，龙胆草、生大黄（后下）、栀子、柴胡各 10g，枳实、黄连、通草各 6g。

面色苍白、四肢厥冷，出冷汗，脉沉细而数，血压下降者，加制附子（先煎）、干姜，以回阳救逆；有腹水者，加猪苓、泽泻，以利水消胀；舌有瘀斑或腹部刺痛者，加丹参、红花、牡丹皮、五灵脂，以化瘀止痛。

4. 瘀热互结证

证候：腹部刺痛拒按，痛处不移，或可扪及包块，或见出血，皮肤青紫有瘀斑，发热夜甚，口干不渴，小便短赤，大便燥结，舌质红或有瘀斑，脉弦数或涩。

治法：清热泻火，祛瘀通腑。

方药：泻心汤或大黄牡丹皮汤合膈下逐瘀汤加减。

生地黄20g，五灵脂、牡丹皮、水牛角粉（冲服）、芒硝（冲服）、黄芩、当归、丹参、赤芍各15g，生大黄（后下）、黄连、川芎、桃仁、红花、延胡索、厚朴各10g。

热重者，加金银花、连翘，以清热解毒；严重腹胀者，加甘遂末（冲服）、大腹皮、槟榔、莱菔子，以理气通腑；伤津者，加葛根、生地黄、麦冬，以养阴生津。

5. 内闭外脱证

证候：脐周剧痛，呼吸喘促，面色苍白，肢冷抽搐，恶心呕吐，身热烦渴多汗，皮肤可见花斑，神志不清，大便不通，小便量少甚或无尿，舌质干绛，苔灰黑而燥，脉沉细而弱。

治法：通腑逐瘀，回阳救逆。

方药：小承气汤合四逆汤加减。

生晒参20g，代赭石、生牡蛎（先煎）、厚朴、枳实、葛根、赤芍各15g，制附子（先煎）、干姜、生甘草、红花、生大黄（后下）各10g。

冷汗淋漓者，加麻黄根、黄芪、山茱萸，以固表止汗；烦渴不解者，加天花粉、麦冬，以滋阴生津；胁肋疼痛者，加柴胡、川楝子，以疏肝止痛。

（五）治疗经验

1. 急性胰腺炎的五联疗法 ①禁食及胃肠减压；②生长抑素：奥曲肽首先100μg静脉注射，继以25μg/h持续静脉滴注；③抑酸：奥美拉唑40mg溶于0.9%氯化钠注射液100ml中，静脉滴注，每日1次；④上注下灌清胰汤：主方为生大黄（后下）15g，芒硝（冲服）、枳实、厚朴、黄芩、柴胡、白芍、延胡索、木香各10g，黄连3g。水煎400ml，其中100ml鼻饲，每日2次，并200ml高位灌肠，每日1次；⑤抗生素：选择抗生素的原则是效能高、不良反应少，能透过血胰屏障，针对革兰阴性菌的抗生素，如喹诺酮和头孢类抗生素（如头孢他啶2g静脉滴注，每日2次）。

2. 乌司他丁联用血必净拮抗炎性介质 重症胰腺炎患者，给予乌司他丁20万U加入5%葡萄糖注射液250ml中，静脉滴注，每日2次，联用血必净50ml加0.9%氯化钠注射液100ml，静脉滴注，每日2次。起到了细菌、内毒素、炎症介质并治的效果，降低机体炎症因子水平，改善局部及全身的炎症反应。轻症急性胰腺炎患者体内内毒素及炎症介质水平低，不推荐应用。

3. 血浆置换治疗重症高脂血症性急性胰腺炎 血浆置换的泵速为100ml/min，每次置换入体内新鲜血浆2000～3000ml，置换出同等量废弃血浆，速率为1000ml/h；置换前予低分子肝素4000U抗凝，地塞米松5mg静脉推注、马来酸氯苯那敏10mg肌内注射、10%葡萄糖酸钙溶液20ml静脉推注以预防过敏及补充钙剂；置换进行1小时后，再予10%葡萄糖酸钙溶液20ml静脉推注。通过血浆置换能够快速降低血脂，打破高脂血症与胰腺损害之间的恶性循环，控制胰腺局部炎症，同时降低血清IL-6和TNF-α等炎症介质水平，利于控制全身炎性反应。

4. 糖尿病并发急性胰腺炎 根据血糖水平，使用适当剂量的胰岛素控制血糖（常采用小剂量胰岛素持续微量泵入），使患者的空腹血糖控制在8mmol/L以内，餐后血糖控制在13.9mmol/L以内，避免口服药物对胰腺分泌功能的影响。

5. 经内科治疗24小时以上无缓解的重症胰腺炎患者，或确诊为胆源性急性胰腺炎的患者，应在入院72小时内行内镜下乳头括约肌切开术或经内镜胰胆管引流术治疗。

（六）典型病例

刘某，女，46 岁，因上腹部持续性胀痛伴恶心、呕吐 1 天，于 2012 年 7 月 4 日入院。既往胆囊炎、胆结石病史，否认高血压、冠心病、糖尿病病史，否认肝炎、结核等传染病史，否认手术外伤史，否认食物及药物过敏史。患者入院前 1 天无明显诱因出现上腹部胀痛，伴恶心、呕吐，呕吐物为胃内容物，呕吐后疼痛无缓解，为求进一步诊治，由门诊收入院。入院查体：T 37.0℃，P 102 次/分钟，R 24 次/分钟，BP 150/85mmHg。神志清，精神差，皮肤黏膜轻度黄染，浅表淋巴结无肿大，双瞳孔正大等圆，对光反射（＋），颈部无抵抗，唇发绀，双下肺呼吸音略低，双肺未闻及干湿性啰音。心音有力，HR 102 次/分钟，律齐，未闻及心脏杂音。腹平，上腹轻度肌紧张伴压痛，无反跳痛，肝脾肋下未触及，移动性浊音（±），肠鸣音减弱。双侧病理反射未引出。查血常规：WBC 15.2×10⁹/L，N 91％，Hb 122g/L，HCT 32％，PLT 179×10⁹/L；生化检查：TBIL 65.7μmol/L，IBIL 26.2μmol/L，ALT 179U/L，ALB 29.7g/L，BUN 6.9mmol/L，Cr 116.8mmol/L，K⁺ 4.14mmol/L，Na⁺ 138.1mmol/L，Cl⁻ 104.8mmol/L，Ca²⁺ 1.69mmol/L，Glu 10.36mmol/L；血淀粉酶 1297U/L（参考值 0～220U/L），尿淀粉酶 3006U/L（参考值 10～1000U/L）；心电图示：窦性心动过速，非特异性 ST-T 改变；腹部 CT：急性胰腺炎，胆囊炎，胆囊多发结石，胸腹腔积液。

中医证候：脘腹胀满疼痛，拒按，烦闷呕吐，吐后疼痛不减，面目及肌肤淡黄，稍有喘促，口唇青紫，大便秘结，小便短赤，舌苔黄腻，脉濡数。

西医诊断：急性胰腺炎。

中医诊断：腹痛（肝胆湿热证）。

治疗过程：首先禁食，胃肠减压。患者入院后逐渐出现胸闷、呼吸困难症状，查体示：T 37.6℃，P 112 次/分钟，R 36 次/分钟，BP 130/80mmHg。24 小时补液量 2400ml，尿量 1200ml。皮肤黏膜轻度黄染，唇发绀，呼吸急促，双下肺呼吸音略低，腹膨隆，轻度肌紧张，全腹压痛（±），反跳痛（±），移动性浊音（±），肠鸣音消失。胸部 CT：双肺散在斑片渗出影，双侧胸腔积液伴双下肺膨胀不全。复查腹部 CT：胰腺较前增大肿胀，胰周渗出增多，双侧肾前筋膜增厚。磁共振胰胆管造影（MRCP）示：左右肝管及胆总管未见扩张，主胰管显示未见增粗。动脉血气分析（吸氧 4L/min）：pH 7.36，PaO₂ 52mmHg，PaCO₂ 27.5mmHg，AB 15.6mmol/L。行膀胱内测压为 20mmHg。考虑患者呼吸衰竭并发急性呼吸窘迫综合征，遂行经口气管插管，机械通气，以纠正低氧血症。于右下腹穿刺引流，引流液呈淡红色血性。同时加强血浆、代血浆的补充，继续禁食、胃肠减压，并应用奥美拉唑 40mg 静脉滴注、每日 1 次，抑酸；奥曲肽 50μg/h 输液泵入，抑制胰酶分泌；联合应用头孢哌酮/舒巴坦钠 2g 静脉滴注、每日 2 次，左氧氟沙星 0.2g 静脉滴注、每日 2 次及甲硝唑 0.5g 静脉滴注、每日 3 次，抗感染治疗；经鼻空肠置管，生大黄胃管注入并灌肠，并行血液净化等治疗。经上述治疗，3 天后患者腹内压（IAP）下降至 15mmHg，循环稳定，氧合指数缓慢上升，停用奥曲肽。1 周后拔除气管插管，无创通气序贯治疗。治疗 14 天后，患者一般情况明显改善，无明显腹痛腹胀，有肛门排气，无发热，生命体征平稳，患者出院。共住院治疗 15 天。

（七）专家分析

1. 急性胰腺炎的病因病机　急性胰腺炎的最常见病因为胆源性，其次是特发性、高脂血症性及酒精性。胆源性胰腺炎多由胆道疾病诱发，如胆道结石、胆道蛔虫、十二指肠乳头狭窄；特发性胰腺炎是指常规检查无法明确病因的胰腺炎。此外，手术、创伤、妊娠、甲状腺功能亢进、感染及药物均能导致急性胰腺炎。急性胰腺炎的发病机制目前的共识是胰腺自身消化理论，胰腺腺泡的损失或破裂，导致胰酶渗漏进入胰腺组织内并被激活，启动自身消化，激活的消化酶损伤胰腺实质及邻近组织，引起水肿、血管损伤、出血及坏死，细胞损伤和坏死又促使消化酶释出，形成恶性循环。急性胰腺炎时，胰腺损伤过程中产生的一系列炎性介质起着重要介导作用，它们和血管活性物质可导致胰腺血液循环障碍，并可通过血液和淋巴循环，到达全身各处，引起多器官损害，产生多种并发症。

中医学认为，本病主要由于气滞食积，或肝胆脾胃郁热，进一步演变为热毒炽盛，瘀热内阻，或上迫于肺，或内陷心包，或热伤血络，其病机关键是"实热内蕴，瘀热互结"的实证，病至后期则表现为脾胃亏损，气阴两虚。

2. **急性胰腺炎的诊断**　推荐 CT 扫描作为诊断 AP 的标准影像学方法，且发病 1 周左右的增强 CT 诊断价值更高，可有效区分液体积聚和坏死的范围。在 SAP 的病程中，应强调密切随访、CT 检查，建议按病情需要，平均每周 1 次。在发病初期 24～48 小时行超声检查，可以初步判断胰腺组织形态学变化，同时有助于判断有无胆道疾病，但受胃肠道积气的影响，对 AP 不能作出准确判断。除了超声检查，肝酶水平的增加可进一步支持胆源性胰腺炎的证据，故所有患者应在入院 24 小时内做肝功能检查，以除外胆源性胰腺炎。

3. **急性胰腺炎的治疗**

（1）AP 患者进食时机及进食种类的选择：禁食是胰腺炎患者治疗的基本措施，但是长时间禁食会使肠道黏膜萎缩，肠衰竭，并导致肠道渗透压降低，肠道细菌和内毒素移位。因此不失时机地提供流质、半流质和普通饮食有助于病情恢复。因为腹部 CT 或腹部 B 超检查能显示胰腺的大小、形态、密度及胰周积气、积液等情况，可动态客观判断 AP 处于急性炎症期还是吸收康复期，故根据胰腺影像学改变，来确定进食时机。临床上会出现临床症状、体征与胰腺影像学变化不一致现象，故仅仅以患者的临床表现，自我感觉和实验室检查来确定进食时间是不完全可靠的。在临床症状、体征已消失的基础上，根据腹部 CT 或腹部 B 超检查提示胰腺体积缩小，胰周积气、积液减少或胰实质回声增强时进流质饮食；待胰腺边界清楚，积气、积液已基本吸收时改进半流质饮食；影像检查基本正常后进普通清淡饮食。据胰腺外分泌的规律可选择进食的种类，可先经口适量进含糖流质（糖盐水、蔬菜汤，富含维生素新鲜果汁等），再到低脂、低蛋白饮食（稀饭、麦片、面汤等），最后过渡到普通清淡饮食（不进油煎炸的食物）。

（2）抗菌药物的应用：抗菌药物应选择能透过血-胰屏障，能在胰腺组织内形成有效浓度，能有效抑制已知致病菌的抗生素。由于重症胰腺炎的感染多为混合感染，且病情危重、变化快，故建议早期使用广谱抗生素、联合用药，随后根据细菌培养进行治疗。首选方案为喹诺酮类联用甲硝唑，次选方案为第三代头孢菌素联用甲硝唑，一般疗程为 7～14 天，特殊情况下可延长应用时间，但在临床实践中如发生 MODS、暴发性胰腺炎及严重感染，可能危及生命时，首选碳青霉烯类抗生素，如亚胺培南、美罗培南。临床症状改善如器官功能、系统性炎症指标改善，可认为是停用抗生素的指征。

（3）液体复苏的几点注意：复苏目标：心率 80～110 次/分钟、尿量≥0.5ml/（kg·

h)、平均动脉压（MAP）≥65mmHg、中心静脉压（CVP）8～12cmH$_2$O、血细胞比容（HCT）≥30％及中心静脉血氧饱和度（ScvO$_2$）≥70％。

若 CVP 达标而 ScvO$_2$＜70％，则根据血红蛋白浓度，输注浓缩红细胞使 HCT 达 30％以上。若 ScvO$_2$ 仍然低于 70％，则给予多巴酚丁胺以达到复苏目标。如出现严重威胁生命的低血压，在积极液体复苏的同时，早期开始应用升压药；经过积极的液体复苏而平均动脉压仍然低于 60mmHg 时，加用升压药，首选去甲肾上腺素。

（4）清胰汤在 AP 中的应用：清胰汤的主要功效为疏肝利胆，泄热通腑。方中大黄苦、寒，具有较强的解毒攻下之功，经现代药理学证实，其能有效抑制胰腺酯酶的活性，产生明显的抗菌作用，同时其还能增加胰腺血液的灌注量，从而对肠道形成保护作用；芒硝的泄下、清火之功较强，其口服后在肠道内可形成高渗盐，维持肠等消化器官的水分；木香、延胡索有利于减少胰腺胆管的压力；白芍善活血止痛；黄连、黄芩去火解毒之功较明显，对细菌具有较明显的抑制作用，能减少其他消化器官被感染的风险；柴胡内含有的柴胡醇具有软脾之功。诸药合用，可增强胃肠蠕动，促进胆汁的分泌和排泄；排除肠内积聚，抑制肠道细菌的繁殖，加速细菌和毒素的排泄，从而减少内源性细菌和毒素移位的可能，缓解腹胀、腹痛等症状。

（5）控制血糖：在胰腺炎初期，患者血糖升高可以十分突出，与患者既往糖耐量异常或糖尿病病史、肾上腺素分泌增加、应激反应使胰高血糖素升高、胰岛素分泌减少或胰岛素受体及受体后缺陷等因素有关。因此，应密切监测患者血糖水平，使血糖控制在可接受范围内。通常使用葡萄糖注射液内加入一定比例胰岛素控制的方法控制血糖，胰岛素与葡萄糖的比例范围为 1∶6～1∶2。当血糖超过 20mmol/L 时，采用小剂量胰岛素 [0.1U/(kg·h)] 静脉滴注或泵入，使血糖降至 13.9mmol/L 左右后改用胰岛素比例。由于血糖波动大，难以达到满意的水平，使血糖控制在 11.1mmol/L 以下即可，须预防低血糖的发生。在治疗中监测血糖十分重要，初期血糖升高较突出，应每 2 小时检测血糖，逐步控制后每日检测 1～3 次。

（6）免疫调节治疗：根据机体免疫状态应用免疫调节剂是治疗 SAP 的重要措施。SAP 患者均伴有不同程度的免疫失调，主要表现为早期免疫过激和后期免疫抑制，前者与多器官衰竭发生有关，而后者多是胰腺感染的潜在诱因。

血必净具有拮抗内毒素和炎症递质，改善免疫功能，保护和修复应激状态下受损的组织细胞和器官等作用，早期应用能够有效抑制 SAP 早期全身免疫过激状态。急性胰腺炎后期，出现严重免疫力低下表现，如使用多种强效抗生素仍不能控制感染，严重真菌感染，或发生条件致病菌感染时，可在应用抗生素的同时使用胸腺肽治疗。胸腺肽可以促进 IL-2 和干扰素的分泌，促进 T 淋巴细胞成熟，具有免疫促进作用。

（7）高血脂性 SAP 的处理：有 12％～38％的急性胰腺炎伴有血脂的异常升高，其中以血甘油三酯（TG）升高引起的胰腺炎最为常见。一般认为 TG＞11.3mmol/L 易发生急性胰腺炎。治疗高脂血症性 SAP 的主要措施是短期内将 TG 水平降至 5.65mmol/L 以下。快速降脂方法有血浆置换或血液滤过，当腹部体征减轻、心率下降至 90 次/分钟、呼吸降至 20 次/分钟、肾功能恢复时停止。持续静脉输注小剂量肝素或胰岛素能刺激脂蛋白酶的活性，加速乳糜微粒降解，能有效降低 TG 水平。血浆置换的基础上加用大腹皮磨粉外敷具有改善腹腔内组织水肿（腹壁、腹膜、肠壁等）和促使胰腺假性囊肿吸收的作用。治疗过程中可同时酌情加用降脂药物和进行肠外营养，且发病72小时内应避免使用脂肪乳剂，但当患者腹痛减轻，血 TG≤5.65mmol/L，而单纯输注高糖补充能量难以控制血糖者，可输入短、中链脂肪乳剂。

4. 常见并发症及其处理　全身并发症主要包括腹腔内高压（intra-abdominal hypertension，IAH）或腹腔间隔室综合征（abdominal compartment syndrome，ACS）、急性胰腺炎相关性肺损伤（acute pancreatitis associated lung injury，APALI）、肾脏损害、胰性脑病（pancreatic encephalopathy，PE）。

（1）SAP 具有所有潜在的、导致腹腔内压升高的条件。持续的腹内压>20mmHg，伴或不伴腹腔灌注压<60mmHg（腹腔灌注压＝平均动脉压－腹内压）可诊断 ACS。ACS 的主要危害在于影响腹腔器官灌注，抬高膈肌，限制肺扩张，影响呼吸及循环系统功能。SAP 并发 ACS 的治疗原则是在积极治疗 SAP 的基础上，减轻、缓解腹腔高压，有效保护和恢复重要器官功能。SAP 并发 ACS 的临床表现符合中医理论中阳明腑实、实热蕴结的机制，可采用中医通里攻下法，以大承气汤为代表治疗 SAP 并发 ACS；其机制在于通过攻下大便、消除肠麻痹及肠胀气，减轻腹腔器官的水肿和积液，从而降低腹腔内压力，缓解 ACS。

（2）APALI 是重症急性胰腺炎早期最常见、最严重的并发症，临床症状从较轻的低氧血症到成人呼吸窘迫综合征（ARDS）均可出现。对急性胰腺炎患者应密切监测 PaO_2 变化，及早发现低氧血症，及时纠正缺氧状态。患者 PaO_2 在 65mmHg 以下，但临床体征并不明显，倘若此时不予以纠正，病情继续发展则可发展为不可逆变化。当氧合指数<200mmHg，则应高度考虑 ARDS，积极予以适用呼吸机，给予呼气终末正压（PEEP）治疗，使 PaO_2 迅速提高。中医认为。肺失宣降、痰热瘀闭、肺不主气是 APALI 发生、发展的病机，主要治法为通里攻下、清热解毒、活血化瘀、回阳救逆。清胰汤有通腑利肠泻肺实的作用，使肺气得以宣发肃降，有保护肺组织、减轻肺损伤的功能，对 APALI 的治疗具有显著作用。

（3）急性胰腺炎可合并有肾脏损害，轻者仅出现轻度肾小管及肾小球功能异常，重者则可发生致命性急性肾衰竭（ARF）。急性胰腺炎合并急性肾衰竭时，除需积极治疗原发病变、控制水的摄入量和纠正电解质紊乱外，还应考虑腹膜透析或血液透析。在急性胰腺炎整个病程中仔细观察液体输入量及尿量，特别对重症患者应记录每小时尿量，一旦出现少尿且可排除肾前性因素所致，即应按急性肾衰竭治疗，必要时行透析治疗。老年患者由于易患高血压、糖尿病及前列腺肥大，更容易造成肾损害，因此对老年患者要密切观察尿量、尿常规、尿比重及血尿素氮、肌酐的变化，防止发生肾损害。

（4）由于 MAP 患者的大量活性蛋白水解酶、磷脂酶 A 等进入脑内，损伤脑组织和血管，引起中枢神经系统损害，而致 PE。PE 有 2 个发病高峰，早期常在胰腺急性炎症 1 周左右起病；在 AP 发生 2 周后出现，则被定义为迟发性胰性脑病。临床表现呈多样性，精神神经症状呈一过性精神错乱、意识障碍和神经衰弱样综合征，以烦躁、谵妄、精神异常和定向力障碍最常见，可出现意识迟钝或兴奋、抽搐、昏迷，伴有颅内压增高及脑脊髓病综合征，有时可有去皮质状态。神经系统检查可有脑膜刺激征、共济失调。伴眼球震颤者，可能预示脑病为不可逆性，预后不佳。目前 PE 主要是在积极治疗胰腺炎的基础上，降低颅内压、减轻脑耗氧量，促进中枢神经代谢，保护脑组织功能。精神症状严重者，应给予对症治疗，兴奋型以镇静剂为主，轻者可用苯二氮䓬类镇静药，中到重度者可用普鲁卡因或加用抗精神病药物如盐酸苯海索等。

5. 急性胰腺炎的预防与调护　高油、高脂、嗜酒的饮食习惯是导致 AP 反复发作的重要原因，平时进餐不规律、饥饿后暴饮暴食是 AP 的危险因素。因此，控制饮食，避免暴饮暴食及进食过多含脂肪的食物，避免饮酒，予以相应的降血脂治疗，是预防和减少 AP 反复发作的重要措施。

平常饮食可多摄入富含维生素和膳食纤维的食物，如绿叶蔬菜、海带等。膳食纤维，尤其是可溶性膳食纤维（海带多糖）能减少脂肪的摄入，而绿叶蔬菜中含有大量的抗氧化维生素，可防止脂质过氧化反应，从而起到预防 AP 的作用。另外，摄入牛奶亦可预防 AP 的复发。牛奶是碱性物质，可中和胃酸，防止胰液大量分泌，对胰腺起到保护作用。奶类与肉类相比含的蛋白质和脂肪相对较低，并且还含有丰富的维生素和钙，因此多饮牛奶不易引起蛋白质的摄入量过多。

AP 反复发作的患者应将血清甘油三酯控制在 5.65mmol/L 以下，从而有效控制胰腺炎的复发及改善患者的预后。药物（如长期服用左炔诺孕酮）、胰管及胆管病变、感染、高钙血症、胰腺损伤也可导致胰腺炎反复发作，应积极治疗胆道疾病及其他可以引起 AP 的各种疾病。

参 考 文 献

1. 急性胰腺炎协作组. 中国 6223 例急性胰腺炎病因及病死率分析 [J]. 胰腺病学，2006，6（6）：321-325.

2. 黄丽彬，唐承薇，谢咏梅，等. 成都地区 3073 例急性胰腺炎致病危险因素分析 [J]. 四川大学学报（医学版），2005，36（1）：138-139.

3. Bhatia M, Wong FL, Cao Y, et al. Pathophysiology of acute pancreatitis [J]. Pancreatology, 2005, 5（2-3）：132-144.

4. Di Francesco V, Angelini G, Zoico E, et al. Effect of native somatostatin on Sphincter of Oddi motility in patients with acute recurrent pancreatitis. A pilot study with Ultrasound-Secretin test [J]. Dig Liver Dis, 2006, 38（4）：268-71.

5. Rivers E, Nguyen B, Havstad S, et al. Early goal-directed therapy in the treatment of severe sepsis and septic shock [J]. N Engl J Med, 2001, 345（19）：1368-1377.

6. Whitcomb DC. Clinical practice. Acute pancreatitis [J]. N Engl J Med, 2006, 354（20）：2142-2150.

7. 孙备，张太平，董明. 重症急性胰腺炎的液体治疗 [J]. 中国实用外科杂志，2010，30（6）：466-468.

8. 孙备，张太平，王春友. 重症急性胰腺炎液体治疗推荐方案 [J]. 中国实用外科杂志，2011，31（7）：629-630.

9. 孙备，张太平. 重症急性胰腺炎病人的免疫治疗 [J]. 中国实用外科杂志，2011，31（8）：737-738.

10. 陈晓理，黄兴兰，吴浩，等. 常用免疫抑制剂对急性胰腺炎免疫异常的调节作用 [J]. 中国普外基础与临床杂志，2002，6（9）：384-397.

11. Shen Y, Cui N, Miao B, et al. Immune dysregulation in patients with severe acute pancreatitis [J]. Inflammation, 2011, 34（1）：36-42.

12. Wang X, Li W, Niu C, et al. Thymosin alpha 1 is associated with improved cellular immunity and re-

duced infection rate in severe acute pancreatitis patients in a double-blind randomized control study [J].
Inflammation，2010，34（3）：198-202.

13. 蔡建铨．急性重症胰腺炎并发腹腔室隔综合征的分型及其临床意义 [J]．重庆医科大学学报，2006，
    31（6）：904-905.

14. 刘山，郑本波，何永林．早期血浆置换联合连续血液滤过治疗高血脂性重症急性胰腺炎的效果观察
    [J]．中国现代医学杂志，2009，19（21）：3323-3325.

15. Erstad BL．Enteral nutrition support in acute pancreatitis [J]．Ann Pharmacother，2000，34
    （4）：514.

16. 中国中西医结合学会消化系统疾病专业委员会．急性胰腺炎中西医结合诊治方案 [J]．中国中西医
    结合消化杂志，2011，19（3）：207-209.

17. 马庆勇．急性胰腺炎患者进食时机的选择 [J]．中国普通外科杂志，2006，15（6）：475-476.

18. 张声生，李乾构，李慧臻，等．急性胰腺炎中医诊疗专家共识意见 [J]．中华中医药杂志，2013，
    28（6）：1826-1831.

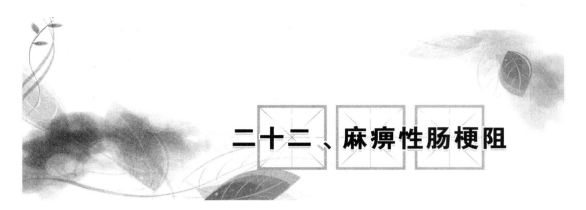

二十二、麻痹性肠梗阻

麻痹性肠梗阻（paralytic ileus，PI）是指因交感神经反射性兴奋或毒素刺激肠管而使肠管蠕动减弱，肠内容物无力向下运行引起的以腹胀、呕吐、排气排便消失及肠鸣音消失为主要临床表现的疾病。多继发于腹膜炎、腹部手术、肾绞痛或胆绞痛等神经反射性刺激，以及脊柱或中枢神经损伤或腹膜后病变如感染或肿瘤、肠系膜病变等疾病之后，常与痉挛性肠梗阻统称为动力性肠梗阻。根据麻痹性肠梗阻的临床表现，可属中医的"气鼓"、"肠结"、"呕吐"、"腹痛"等范畴，主因饮食不节、情志失调、感受外邪、素体虚弱等因素导致气滞、血瘀、寒凝、湿阻、热结、食积等聚结肠腑，阻滞气机，腑气不通而发病。

（一）诊断要点

1. 腹胀　腹胀发生迅速，多可累及全腹。
2. 呕吐　呕吐多呈溢出性，呕吐物为胃内容物，多无粪臭味。
3. 腹痛　腹痛多表现为胀痛，患者多无绞痛感。
4. 肠鸣音减弱或消失，大便不通，无排气。
5. 腹部平片检查　卧位：整个胃肠道普遍胀气、扩张，尤以结肠胀气明显；立位：在小肠和结肠内可见宽窄不等、位置高低不等的气液平面，透视下见肠管蠕动明显减慢或消失。

（二）鉴别诊断

1. 机械性肠梗阻　主要病理变化为肠蠕动增强，多表现为阵发性腹部绞痛，腹痛时常自感有气体窜行，可见到或扪及肠型和肠蠕动波，可闻及连续高亢的肠鸣音，呕吐常发生在腹痛的高峰，呕吐后腹痛可以有所缓解，早期腹胀不明显，胀气多限于梗阻以上部分肠管，X线可见多个气液平面，伴有倒U型的扩张小肠管。

2. 痉挛性肠梗阻　较少见，多由交感神经麻痹或副交感神经兴奋导致肠管肌肉强烈痉挛收缩而使肠腔变细，导致肠内容物不能下行。常有明显的腹绞痛，小肠梗阻有恶心、呕吐，结肠梗阻有便秘，甚至停止排便排气，肠鸣音亢进。

3. 血运性肠梗阻　血运性肠梗阻多是由于肠系膜血管栓塞或血栓形成，导致肠管供血障碍，发生肠麻痹而使肠内容物不能下行。临床表现可根据病因不同而不同，但其共同点均有因肠痉挛引起的腹部绞痛、呕吐、腹泻及因血运障碍引起的肠坏死等症状。

4. 假性肠梗阻　假性肠梗阻是指有腹痛、呕吐、腹胀、肛门停止排气排便、肠鸣音亢进等症状和体征，而实际上无机械性肠梗阻的一种临床综合征。X线平片与机械性肠梗阻无法鉴别，但经胃管小肠低张造影有鉴别诊断价值。

（三）治疗方案

1. 病因治疗　麻痹性肠梗阻多继发于腹部其他疾病，首先要对致病原因进行相应处理，如腹部手术后或腹膜炎等所致的肠麻痹给予胃肠减压后，可使病情好转；肾绞痛者，给予解痉和肾囊周围封闭，可使肠麻痹减轻；卵巢囊肿蒂扭转等病因消除后，肠麻痹大多可自行痊愈。

2. 非手术治疗　非手术治疗是麻痹性肠梗阻的主要治疗手段。

（1）药物治疗

甲氧氯普胺：具有强大的中枢性镇吐和胃肠道兴奋作用，常用量 10～20mg，肌内注射，每日剂量不宜超过 0.5mg/kg。

阿维莫泮：促进术后患者正常肠道功能的恢复。12mg，口服，每日 2 次，用药 7 天或总用药次数不超过 15 次。

氯丙嗪：0.5mg/kg，肌内注射；一般用药后 20～30 分钟即可闻及肠鸣音，40～60 分钟后即排气。

0.2％普鲁卡因溶液：500ml/d，静脉滴注，滴速为 50 滴/分钟，直至肛门排气后停用。

另外，副交感神经兴奋剂，如毒扁豆碱、新斯的明、垂体素等，对预防和治疗麻痹性肠梗阻也有一定疗效。

（2）胃肠减压：是治疗肠梗阻的主要方法。作用主要为吸出胃肠道内的气体与液体，减轻腹胀，降低肠腔压力，从而减轻肠壁水肿，改善肠壁血液循环。一般采用单腔或双腔鼻肠长管减压（法），经鼻插入导管，在管子末端扎一气囊，将气囊充气或注入水后，借其重力作用使管子通过幽门，直达梗阻上端，进行连续的抽吸减压，此法常需在 X 线透视下进行。也有在减压管末端扎上线丝，管子放入胃内后，再借内镜钳住丝线，将其送过幽门。较长的三腔长减压管，其下端带有可筑起的薄膜囊，借肠蠕动推动气囊将导管带至较低位的梗阻部位，对低位肠梗阻减压效果较好。另外，多孔导管（Levin 十二指肠管）持续性抽吸的效果也较为理想。抽吸时负压吸引的力量一般以 $-7.35kPa$（$-75cmH_2O$）最适宜。

腹胀消除后，可自导管内注入 30ml 蓖麻油，如能引起剧烈的肠蠕动、大便自肛门自动排出，则表示肠麻痹的现象已经解除，胃肠减压导管方可拔出。

（3）纠正水、电解质紊乱和酸碱失衡：肠梗阻患者因呕吐和长期禁食，常导致全身水及电解质的大量丢失，结合相关生化检查指标，积极纠正水、电解质紊乱及酸碱平衡，改善全身状况。

1）等渗或低渗性脱水：患者存在血容量不足时，快速静脉滴注 5％葡萄糖注射液、等渗盐水或平衡溶液 2500ml（按体重 50kg 计算），若无明显血容量不足表现，可先予 1000～1500ml。

准确输液量的计算公式：

补充等渗盐水（L）＝血细胞比容上升值/正常血细胞比容×体重（kg）×0.25

补液量（ml）＝生理需要量＋1/2 累计丢失量＋继续丢失量

常用的平衡盐溶液有：①1.86％乳酸钠溶液加复方氯化钠注射液（1∶2）；②1.25％碳酸氢钠溶液和等渗盐水溶液（1∶2）。

2）代谢性酸中毒：输注碳酸氢钠溶液或 1/6M 乳酸钠溶液。

注意事项：①当尿中出现酮体后，可给予 10％葡萄糖注射液，以补充热量和纠正饥饿引起的酮症；②尿量恢复正常后注意补钾，10％氯化钾溶液 30ml＋0.9％氯化钠注射液 100ml 静脉滴注，10ml/h；③镁缺乏者：可 10％硫酸镁溶液 20ml 静脉滴注，每日 2 次。

（4）抗菌治疗：肠梗阻后肠道细菌大量繁殖，肠屏障功能受损，肠道细菌移位可能导致肠道感染或其他远部器官感染，此时应选用适量抗生素对症治疗。如甲硝唑 0.4～0.6g，口服，每日 3 次；头孢哌酮 1～2g，静脉推注或肌内注射，每 12 小时 1 次；庆大霉素 80mg，静脉滴注或肌内注射，每 8 小时 1 次。

（5）静脉营养支持：一般每日给予 167.4kJ/（kg·d）［40kcal/（kg·d）］，能量的主要来源是葡萄糖和脂肪，以葡萄糖为主，每天给 200～300g，脂肪提供热量约占 1/3，蛋白质每日需 1g/kg，氮与非蛋白热卡之比以 1∶150～1∶200 为宜。

3. 手术治疗　麻痹性肠梗阻患者在进行非手术治疗之后大多可痊愈，但出现以下情况者可作为手术指征：①手术后肠麻痹持续 4 日以上；②术后已排气，但又出现肛门不排气和排便的情况；③腹部肠绞痛伴肠鸣音亢进；④腹部 X 线平片可见局限性扩大的小肠祥，但无结肠内充气。手术一般多选择肠减压造瘘术。

（四）中医辨证治疗

1. 阳明腑实证

证候：脘腹痞满，呕吐，腹痛拒按，按之较硬，大便不通，甚或潮热谵语，手足溅然汗出，舌苔黄燥起刺，或焦黑燥裂，脉沉实。

治法：通腑泄热。

方药：大承气汤加减。

莱菔子、火麻仁各 15g，大黄（后下）、芒硝（冲服）、厚朴、枳实各 10g。

肠胃热盛，津液已伤而口渴者，加生地黄、麦冬、玄参，以滋阴生津；若肺热气逆，咳喘便秘者，加瓜蒌仁、紫苏子、黄芩，以清肺降气通便；腹部胀痛明显者，加木香、大腹皮、白芍，以理气解痉止痛。

2. 热瘀互结证

证候：大便数日不下或便少干燥，腹胀腹痛，矢气则舒，或恶心呕吐，口干口臭或口舌生疮，舌黯或有瘀斑，苔腻或黄腻，脉细数。

治法：解毒化瘀通腑。

方药：桃核承气汤加减。

桃仁、枳实各 15g，生大黄（后下）、桂枝、芒硝（冲服）、生甘草、连翘、厚朴各 10g。

瘀血明显、腹痛剧烈者，加生蒲黄、五灵脂，以活血化瘀止痛；腹胀明显、胃纳欠佳者，加焦槟榔、枳壳，以理气消胀；胃热严重、口气臭秽者，加黄连、黄芩，以清理胃热。

3. 肝郁气滞证

证候：胁腹胀满疼痛，矢气则舒，嗳气时作，大便不畅，便前腹痛加重，舌红苔白，脉弦细涩。

治法：疏肝行气通腑。

方药：厚朴三物汤合六磨汤加味。

枳实、厚朴、木香、青皮、香附、郁金、槟榔、当归各15g，生大黄（后下）、陈皮、乌药、赤芍、白术各10g，沉香6g。

气机郁久化热，中上焦郁热明显者，配合凉膈散（芒硝、生大黄、栀子、连翘、黄芩、生甘草、薄荷、竹叶），以清宣中上二焦郁热；气逆呕吐者，加清半夏、代赭石，以降胃止呕；大便不畅严重者，加火麻仁、谷精草，以理气润肠通便。

4. 阴津不足证

证候：腹痛、腹胀，大便不畅，口干舌燥，消瘦乏力，舌红苔少或无苔，脉细或细数。

治法：滋阴通便。

方药：增液承气汤加减。

玄参、麦冬、生地黄各20g，生大黄（后下）、芒硝（冲服）、火麻仁各10g。

便干如羊屎状者，加柏子仁、瓜蒌仁，以增润肠之效；口干面红、心烦盗汗者，加白芍、玉竹，以养阴；胃阴不足、口干口渴者，可加用益胃汤（沙参、麦冬、生地黄、冰糖、玉竹），以滋养胃阴。

5. 寒结肠腑证

证候：大便不通，腹中冷痛，喜温畏寒，或呕吐清水，四肢不温，面色㿠白，小便清长，舌淡苔白，脉弦紧或沉迟。

治法：温里散寒通腑。

方药：大黄附子细辛汤合济川煎加减。

肉苁蓉、当归各20g，怀牛膝15g，乌药、制附子（先煎）各10g，枳实、生大黄（后下）各6g，细辛3g。

便秘腹痛明显者，加枳实、厚朴、木香，以理气通便止痛；腹部冷痛、手足不温者，加高良姜、小茴香，以散寒止痛；脾胃虚弱、食少纳呆者，可加用理中汤（党参、白术、干姜、炙甘草），以温中祛寒。

6. 气血亏虚证

证候：四肢乏力，腹绵绵而痛，纳呆，颜面微青而白，形体虚弱，排便无力，舌质淡红欠润滑，苔黄或薄白，脉多沉虚而缓。

治法：益气养血，润肠通便。

方药：归脾汤加减。

生白术、当归、肉苁蓉各20g，茯苓、黄芪、酸枣仁各15g，龙眼肉、远志、木香、炙甘草、党参各10g。

气息低微、懒言少动者，可加黄芪、黄精，以补益肺脾之气；面白、头晕乏力者，加生何首乌、枸杞子、柏子仁，以养血润肠；排便困难、腹部坠胀者，可合用补中益气汤（黄芪、生白术、陈皮、升麻、柴胡、党参、炙甘草、当归），以升提阳气。

（五）治疗经验

1. 四联疗法（前列地尔＋血必净＋凉膈散＋针灸）

（1）前列地尔：10μg＋0.9％氯化钠注射液100ml静脉滴注，每日1次。肠梗阻发生后，肠内容物较长时间积聚在肠管造成局部缺血，同时毒素刺激肠管产生炎性反应，此二者是麻痹性肠梗阻的病理基础。前列地尔具有强效扩血管作用，能抑制血小板聚集，阻止微血栓形成，从而改善缺血，并能抑制纤维母细胞胶原聚集，减少炎性细胞的激活，有利于局部炎症状态的好转。

（2）血必净：50ml＋0.9％氯化钠注射液100ml静脉滴注，每日2次。麻痹性肠梗阻多属于全身炎症性反应疾病。血必净具有类皮质激素样作用，可以强效拮抗内源性炎性介质，保护损伤的内皮细胞，减少肠管损伤。

（3）凉膈散：麻痹性肠梗阻患者证属中上焦郁热者，用此方疗效佳。主方为：连翘20g，栀子、黄芩各15g，大黄（后下）、芒硝（冲服）、竹叶、蜂蜜各10g，生甘草、薄荷（后下）各6g。水煎温服，300ml，日1剂。

（4）针灸：取足三里、三阴交、天枢、合谷、阳陵泉、中脘、下脘、大肠俞、公孙，采用30号毫针直刺，平补平泻，留针30分钟。诸穴合用具有调中和胃、行气通腑的作用，可以改善血液循环、促进胃肠蠕动、缓解肠梗阻。

2. 结肠灌注透析　对于使用上述方法效果不佳者，可采用结肠灌注透析的方法进行治疗。首先对肠道进行有效的循环灌注，使肠腔内的细菌、毒素排出体外，然后把煎好的加味大承气汤（生大黄20g，枳实、厚朴、槟榔、大腹皮各15g，芒硝10g）100ml通过透析机灌注于肠腔内，并保留30分钟，每日1次。使用后观察效果，梗阻解除后停止使用。

（六）典型病例

朱某，男，42岁，主因腹胀、腹痛伴恶心呕吐1天，于2012年5月21日入院。患者既往体健，否认高血压、冠心病、糖尿病病史，否认结核、乙肝等传染病史，否认外伤史、药物过敏史。否认抽烟、饮酒史。曾于2012年5月17日行阑尾切除手术，术后3天未排气排便，当地医院给予药物治疗（具体药物不详），未见明显好转。入院前1天出现腹胀、腹痛，伴恶心、呕吐、口干，呕吐物为胃内容物，无咖啡样物质、无粪臭味，腹部无压痛，叩诊呈浊音，听诊未闻及肠鸣音，无发热、头晕头痛等不适，急查腹部平片可见小肠和结肠均匀胀气，可见数个气液平面，现为求进一步诊治收入我院。入院查体：T 36.3℃，P 80次/分钟，R 20次/分钟，BP 135/80mmHg，神志清楚，急性病容，自主体位，皮肤黏膜未见黄染及皮疹出血点，全身浅表淋巴结无肿大，双瞳孔正大等圆，对光反射（＋），口唇无发绀，咽部无充血，扁桃体无肿大，颈部无抵抗，双肺呼吸音清，未闻及干湿啰音。HR 80次/分钟，律齐，各瓣膜听诊区未及杂音。腹部膨隆，脐周腹围101.3cm，剑突至耻骨47cm，肠鸣音消失，无肠型及肠蠕动波，腹式呼吸消失，叩诊呈均匀鼓音，肌肉略紧张；双肾区叩击痛（－），移动性浊音（－），双下肢水肿（－），四肢肌力5级，双巴氏征阴性。

中医证候：大便不通，腹胀痛，恶心欲吐，面色发红，舌苔黄燥，脉实有力。

西医诊断：麻痹性肠梗阻。

中医诊断：肠结（阳明腑实证）。

治疗过程：患者入院后立即查腹部CT示：肠管可见多处明显扩张，多个气液平面。并急查血生化、血常规未见明显异常。嘱禁食水，立即予新斯的明0.5mg肌内注射，甲氧氯普胺10mg肌内注射，兴奋副交感神经，刺激胃肠平滑肌蠕动；前列地尔10μg静脉滴注，血必净50ml静脉滴注，改善肠道血液循环，缓解肠内细菌积聚状态；5％葡萄糖注射液1000ml静脉滴注补液。行胃肠减压持续性抽吸，减压后从导管内灌注大承气汤灌胃，入院后 2 小时患者自述有排气，入院后 4 小时患者自述腹胀较前缓解。继续给予胃肠减压，前列地尔 $10\mu g$ 静脉滴注、每日 2 次，血必净 50ml 静脉滴注、每日 2 次，甲氧氯普胺 10mg 肌内注射、每日 3 次，以及能量支持治疗，治疗 2 天后患者腹围降至 92.5cm，腹胀缓解。5 天后患者腹胀明显好转，脐周腹围 87.5cm，剑突至耻骨 34cm，已可排便，停用血必净、前列地尔、甲氧氯普胺及大承气汤灌肠，嘱患者出院。

（七）专家分析

1. 麻痹性肠梗阻的病因病机 麻痹性肠梗阻是由于肠壁受到损伤或炎症刺激神经后反射等影响，导致肠功能紊乱、肠蠕动消失，以至肠内容物不能正常运行而引起肠梗阻。常见原因有腹部手术、腹腔感染和电解质紊乱等。其病理改变为肠管扩张、肠壁充血水肿、体液丧失、毒素吸收。腹部手术、腹膜炎、肾绞痛或胆绞痛等神经反射性刺激，或脊柱、中枢神经损伤及腹膜后病变如感染或肿瘤、肠系膜病变等刺激交感神经，使得交感神经兴奋，抑制肠壁平滑肌，使肠壁的运动表现出暂时性的抑制状态，而通过食物进入肠管的气体和胃肠分泌的液体在肠内的积聚进一步加剧了肠管扩张和肠蠕动消失，如此形成恶性循环，造成了麻痹性肠梗阻的发生。

中医学认为，麻痹性肠梗阻的基本病机为大肠通降传导受阻，腑气不通。病性可概括为寒、热、虚、实四方面，实证多为气滞、血瘀、寒凝、热结、湿阻等聚结肠腑，阻滞气机，腑气不通；虚证多因阴津亏耗，肠道失润，影响大肠传导功能，发为本病。

2. 麻痹性肠梗阻的诊断 一个完整的肠梗阻诊断，必须考虑梗阻的原因、部位、程度，以及肠管有无血运障碍等。其中明确梗阻的原因和是否有肠绞窄的早期表现是肠梗阻诊断中的难点。机械性梗阻以上部位的肠袢由于过度膨胀、毒素吸收及血运障碍，亦可转化为麻痹性肠梗阻。

根据典型的"痛、吐、胀、闭"的临床症状和腹部体征，加上腹部立、卧位 X 线平片的典型表现，诊断肠梗阻似乎并不困难。但是，在临床工作中遇到的肠梗阻患者有的并不完全具备这些典型的症状和体征。有些急腹症患者起病时临床症状不典型，如急性阑尾炎、胆囊炎、胰腺炎、消化道穿孔等，有时以肠麻痹为首发症状，易与麻痹性肠梗阻混淆，甚至造成误诊。

除临床表现外，影像学表现是诊断麻痹性肠梗阻重要的依据。常用的影像学手段有腹部平片、胃肠造影、CT 扫描等。

腹部平片：①胃、小肠和结肠有充气呈轻度至重度扩张。小肠充气可轻可重，结肠充气多数较显著，常表现为腹周全结肠框充气。立位见结肠肝、脾曲处最明显，卧位气体多见于横结肠及乙状结肠。小肠充气多在结肠框以内的中腹部，鉴别困难时侧位透视可见其位于前腹部，扩张重时肠袢呈连续的管状，扩张轻时表现为分隔状充气肠管。②腹部立位平片中，扩张的胃和小肠、结肠内出现宽窄不一的液平面，这些液平面可高低不等，静止不动。一般麻痹性肠梗阻液平面数量少于机械性肠梗阻。③结肠粪便（不论是颗粒糊状或是粪便块状）是确认结肠的可靠征象。④急性腹膜炎者常于腹平片中出现腹腔积液征，严重者还可出现腹脂线模糊。⑤肠壁因水肿、充血而增厚，甚至出现横膈动作受限，胸腔积液征象。

胃肠造影：多用 60% 泛影葡胺 60ml，口服或经胃管注入，通过这种高渗性碘液对肠道的刺激作用，可使肠内液量增多，并促进胃肠蠕动。当麻痹性肠梗阻较轻时，一般可在服药 3～6 小时后复查，此时碘剂多可进入结肠，从而排除小肠机械性肠梗阻。麻痹性肠梗阻较严重时，造影剂下行极为缓慢，在服药 3～6 小时后仍停留在胃和十二指肠、上段空肠内。

CT 扫描：影像可见胃、小肠、结肠均有充气扩张，以结肠改变较为明显，可见液平面，肠腔扩张广泛但程度较轻。如同时合并肠壁水肿、腹水、气腹等，多提示并发腹膜炎，需继续观察原发病因。

病例患者朱某，阑尾切除术后 3 天未排气排便，随后出现腹胀、腹痛，伴恶心、呕吐、口干，呕吐物为胃内容物，腹部叩诊呈浊音，听诊未及肠鸣音，查腹部 CT 示"肠管可见多处明显扩张，多个气液平面"，考虑该病系腹部手术后支配肠壁的交感神经过度兴奋，而使肠壁的运动表现出抑制状态所致，诊断为麻痹性肠梗阻。

3. 麻痹性肠梗阻的治疗

（1）四联疗法：活血化瘀，通腑泻浊、清上泻下，疏通经络，调节胃肠功能的四联疗法治疗麻痹性肠梗阻。方法如下：

1）前列地尔注射液：肠梗阻发生后，可导致肠管局部缺血，同时毒素刺激肠管可产生炎性反应。前列地尔是血管活性药物，具有很强的扩血管作用，抑制血小板聚集，阻止微血栓的形成，从而改善肠壁血液循环，减轻全身中毒症状，改善肠壁血液循环；同时它可抑制纤维母细胞胶原聚集，减少炎性细胞的激活，有利于局部炎症状态的好转。用量：10μg＋0.9％氯化钠注射液 100ml，静脉滴注，每日 1 次。

2）血必净注射液：血必净活血化瘀，具有类皮质激素样作用，可以强效拮抗内源性炎性介质，保护损伤的内皮细胞，减少肠管损伤。麻痹性肠梗阻由于肠壁蠕动减慢，毒素累积，可并发局部或全身的炎症反应。用量：50ml＋0.9％氯化钠注射液 100ml，静脉滴注，每日 2 次。

3）凉膈散：以泻代清，清上与泻下并行，而泻下的目的在于清泄郁热。凉膈散出自《太平惠民和剂局方》，方中以大黄、芒硝之荡涤下行者，去其结而逐其热，然恐结邪虽去，尚有浮游之火，散漫上中，故以黄芩、薄荷、竹叶清彻上中之火，连翘解散经络中之余火，栀子自上而下，引火邪屈曲下行，如是则有形无形、上下表里诸邪，悉从解散。方中连翘轻清透散，长于清热解毒，透散上焦之热，故重用以为君。配黄芩以清胸膈之郁热；山栀通泻三焦，引火下行；大黄、芒硝泻火通便，以荡涤中焦燥热内结，共为臣药。薄荷清头目，利咽喉；竹叶清上焦之热，均为佐药。使以甘草、蜂蜜，既能缓和硝、黄峻泻之力，又能生津润燥，调和诸药。各药配合，能促进肠蠕动，改善肠道运动功能及局部循环状况，有抑菌及减轻肠粘连的作用，体现了中医下法的本质。大黄的多种有效成分在促进肠蠕动恢复，促进肠道细菌和毒素排泄，稳定肠道微生态环境，平衡肠道菌群方面具有重要作用。

4）针灸：疏通经络，通调大肠气血，理气行滞。足三里为胃经合穴，有行气通腑止痛的作用，是治疗胃肠腑病之要穴。现代医学研究证实，针灸刺激足三里，可使胃肠蠕动有力而规律，提高多种消化酶的活力，增进食欲，帮助消化，还可通过兴奋或抑制神经内分泌调节系统发挥调节胃肠功能及调整机体免疫功能及功能状态的作用；中脘为胃之募穴、也是腑会，大肠俞为背俞穴，天枢为大肠募穴，合气海纳气归元，以助百脉相通，俞募相配以疏通大肠之腑气；公孙为脾之络穴，中脘属任脉，胃之募，腑之会，取之可升清降浊，通腹泻下，均是治疗消化系统病证的常用要穴之一。诸穴合用，具有调中和胃、行气通腑的作用，可以改善血运、促进胃肠动力，缓解肠梗阻。同时配大肠原穴合谷以通调大肠气血，理气行滞；天枢、中脘、下脘合用，也体现了针灸的近治作用。诸穴配用，增强肠蠕动，改善肠道血液循环，能明显缩短麻痹性肠梗阻的疗程，加快肠道功能的恢复，使患者更早进食，减少肠道毒素的吸收，从而消除患者的腹胀、呕吐、腹痛等肠抑制症状。

通过上述四联疗法，可明显缓解症状，缩短治疗周期。

（2）胃肠减压：胃肠减压一般作为麻痹性肠梗阻的基础治疗，其作用主要是通过吸出积聚在梗阻以上的肠祥内的气体和液体，减轻腹胀，降低肠内压力，有利于改善肠壁的血液循环，减少肠内的细菌和毒素，减轻全身中毒症状。胃肠减压成功的标志为腹部绞痛和肠膨胀减轻、胃肠减压吸出内容物呈正常肠液性状、吸出量逐步减少同时小肠梗阻者 X 线复查显示结肠内有气体或气体增多。胃肠减压的缺点是只能做到远离阻塞部位的减压，故须吸出大量肠液和气体才能达到较满意的减压效果，且在减压期间，阻塞以上肠管不能进行正常的营养摄取。胃肠减压也存在一定的并发症，如咽喉不适、误插气管、喉头水肿、食管和胃黏膜损伤或压迫出血、减压导管在胃内打结等，临床应用时应注意。

病例患者朱某，阑尾切除手术后出现腹胀、腹痛、恶心、呕吐，肠鸣音消失，给予新斯的明 0.5mg 肌内注射、甲氧氯普胺 10mg 肌内注射以兴奋副交感神经，刺激胃肠平滑肌蠕动，同时行胃肠减压持续性抽吸，减压后从导管内灌注大承气汤灌胃，4 小时后症状缓解。

（3）药物的应用

1）阿维莫泮：为新型外周阿片类受体拮抗剂，可用于大肠或小肠部分切除术后的患者，以促进术后患者正常肠道功能的恢复。常见副作用为低血钙、贫血和胃肠道症状（包括便秘、消化不良和气胀）。用法用量：12mg，口服，每日 2 次，用药 7 天或总用药不超过 15 次。

2）甲氧氯普胺：为多巴胺受体阻滞剂，属第一代胃肠动力药，是最常用的治疗术后肠梗阻的药物之一。主要通过拮抗胃和十二指肠的多巴胺受体发挥促动力作用，同时促进肠肌神经丛释放乙酰胆碱而不影响胃酸分泌。甲氧氯普胺的每日剂量不宜超过 0.5mg/kg，否则易产生锥体外系反应，如失眠、焦虑、昏睡等。

3）奥曲肽：作用部位是小肠和结肠，可增加肠动作电位发生和移动性运动复合波频率；阻断抑制神经介质的释放，加速胃肠道蠕动；抑制肠分泌，从而减少术后肠扩张，消除或改善术后肠梗阻，具有作用时间长，广泛抑制消化液的吸收等作用。用量：0.1mg，皮下注射，每日 3 次。

4）新斯的明：为可逆的乙酰胆碱酯酶抑制剂，抑制乙酰胆碱的分解，加强了胃肠平滑肌的兴奋性，增加胃肠蠕动。但新斯的明常有腹痛等副作用，且由于此药可能引起吻合口裂漏，故不能用于肠缝补术或肠吻合术后的患者。此外，机械性肠梗阻、尿路梗阻、支气管哮喘患者也需禁用。用量：15mg，口服，每日 3 次。

（4）抗菌药物的使用：麻痹性肠梗阻后肠道细菌大量繁殖，必须使用一定的抗菌药物来预防和控制感染。凡手术时切开肠腔，均应使用广谱抗生素，术后连用 3～5 天，或至腹内无感染征象时停药。抗生素选用能覆盖肠道革兰阴性杆菌、肠球菌属等需氧菌和脆弱拟杆菌等厌氧菌的药物。若为大肠埃希菌、变形杆菌属感染，宜选用哌拉西林、氨苄西林/舒巴坦、阿莫西林/克拉维酸；克雷伯菌属感染，可选用第三代头孢菌素；肠杆菌属感染，可选用头孢吡肟或氟喹诺酮类；肠球菌属感染，可选择氨苄西林或青霉素＋氨基苷类；拟杆菌属等厌氧菌感染，可选用甲硝唑进行治疗。此外，红霉素能与胃肠道平滑肌细胞的胃动素受体结合产生促动力作用，在其覆盖范围内的菌属感染时可将其作为首选，但由于胃动素受体存在于胃和十二指肠，因此对于直肠、结肠手术后肠梗阻无治疗意义。

（5）营养支持：肠梗阻时无论是手术还是非手术都有相当一段时间不能进食，在饥饿状态下，机体 1 天之内即可将储备的糖原约 500g 全部耗尽，因此在肠梗阻时营养支持是很重要的治疗方式之一。肠外营养的主要营养素包括碳水化合物（葡萄糖）、脂肪乳剂、氨基酸/蛋白质及水、电解质和微量元素。葡萄糖是非蛋白质热量（NPC）的主要部分，能够在所有组织中代谢，提供所需的能量，是蛋白质合成代谢所必需的物质，每天需要量大于 100g。长链脂肪乳剂（LCT）和中长链混合脂肪乳剂（MCT/LCT）是目前临床上常选择的静脉脂肪乳剂类型（ω-6PUFA），浓度有 10％、20％、30％。LCT 提供必需脂肪酸，而 MCT 更有助于改善应激与感染状态下的蛋白质合成。而氨基酸液常作为肠外营养蛋白质补充的主要来源，必需氨基酸（EAA）与非必需氨基酸（NEAA）的比例为 1：1～1：3。临床常用剂型有平衡型氨基酸溶液，它不但含有各种必需氨基酸，也含有各种非必需氨基酸，各种氨基酸间的比例适当，具有较好的蛋白质合成效应，为经常应用的配方之一。营养液容量应根据病情及每个患者的具体需要，综合考虑每日液体平衡与前负荷状态确定，并随病情变化予以调整。

4. 麻痹性肠梗阻的预后及预防　麻痹性肠梗阻多属继发性病变，去除病因后大多能缓解。腹部手术后应尽早进行康复运动，增加肠道蠕动，以防止麻痹性肠梗阻的发生。

参 考 文 献

1. 杨春明. 外科学原理与实践［M］. 北京：人民卫生出版社，2003.

2. 王吉甫. 胃肠外科学［M］. 北京：人民卫生出版社，2000.

3. 方先业，刘牧林. 急腹症与腹部损伤诊疗学［M］. 北京：人民军医出版社，2010.

4. 吴在德. 外科学［M］. 第 7 版. 北京：人民卫生出版社，2008.

5. 陈市生. 针灸加穴位注射治疗麻痹性肠梗阻［J］. 中国社区医师，2012，14（9）：215.

6. 徐敏. 中西医结合治疗腹部手术后麻痹性肠梗阻 16 例观察［J］. 浙江中医杂志，2012，47（4）：289.

7. 中医恶性不完全性肠梗阻诊疗指南（草案）［C］//2007 国际中医药肿瘤大会会刊. 重庆：中华中医药学会，2007：3.

8. 孙家邦，李铎. 机械性、麻痹性、假性肠梗阻的鉴别诊断与治疗［J］. 中华外科肠胃杂志，1999，2（2）：67-70.

9. 刘学岐，刘玮. 针刺治疗术后麻痹性肠梗阻疗效观察［J］. 中国针灸，2004，24（12）：19-20.

10. 唐勇，白先忠，蒙清贵，等. 根治性膀胱切除加直肠膀胱术后麻痹性肠梗阻诊治体会并文献复习［J］. 广西医科大学学报，2012，29（4）：544-546.

11. 吕云福，邹声泉. 肠梗阻诊断治疗学［M］. 北京：人民卫生出版社，2007.

12. 简志刚，池锐彬，罗醒政，等. 肠麻痹性肠梗阻床旁腹部平片特征分析［J］. 职业卫生与病伤，2011，26（5）：290-292.

13. 何维夏. 辨证论治老年人肠梗阻30例［J］. 中国中西医结合急救杂志，2005，12（3）：172-172.

14. 张韡，李宁，张小胜，等. 肠梗阻的中医证候分型与影像分析［J］. 现代中西医结合杂志，2010，19（7）：867-867.

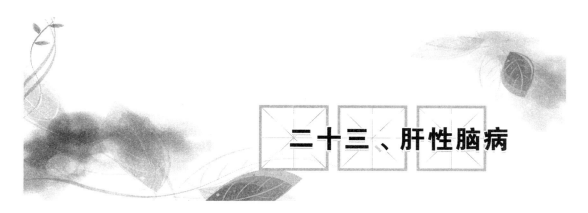

二十三、肝性脑病

肝性脑病（hepatic encephalopathy，HE）是严重的肝功能失调或障碍引起的以代谢紊乱为基础的中枢性神经系统失调综合征，以神经精神症状，如性格改变、行为异常和昏迷等为突出表现。中医认为，本病病位在心、脑，常累及肝、肾，多由痰湿、痰热、痰浊蒙蔽心窍或心脏气血阴阳衰败，心神失用而引发昏迷。根据其发病特点，当属中医的"昏迷"、"神昏"、"谵妄"、"瘟黄"、"急黄"等范畴。

（一）诊断要点

1. 有肝性脑病的诱因，包括严重感染（败血症、自发性腹膜炎、肺炎等）、高蛋白饮食、消化道出血、电解质紊乱及酸碱失衡，以及医源性诱因（应用强烈排钠、排钾利尿剂，大量放腹水，输注库存血或应用含氮药物，应用止痛、安眠或镇静药物）等。

2. 出现精神紊乱、昏睡或昏迷、肝臭，可引出扑翼样震颤。

3. 严重肝病（如失代偿期肝硬化、重症肝炎等）和（或）广泛门体侧支循环形成。

4. 肝功能明显异常（血清胆红素进行性升高，谷草转氨酶、谷丙转氨酶升高，甚至出现胆酶分离现象）、凝血功能障碍、血氨升高、脑脊液中谷氨酰胺升高。

5. 脑电图（electroencephalogram，EEG）或诱发电位异常变化。

排除心、脑、肾疾病及严重电解质紊乱和药物中毒后即可诊断。

（二）鉴别诊断

1. 颅内出血　多见于中老年高血压患者，查体可见神经系统定位体征（如偏身感觉障碍、失语、共济失调等），以及脑膜刺激征、视网膜出血等体征，头颅 CT 提示实质内高密度影，腰椎穿刺可见血性脑脊液。

2. 肺性脑病　患者常有慢性肺源性心脏病病史，在肺部感染或应用镇静安眠药的诱因下，由于缺氧和（或）二氧化碳潴留损伤中枢神经系统，导致神经精神障碍症候群，可表现为失眠、兴奋、烦躁不安、言语不清、精神错乱、扑翼样震颤、嗜睡、昏迷、抽搐和呼吸抑制，还可表现出木僵、视力障碍、球结膜水肿及发绀等症状。动脉血气分析（$PaCO_2$ 增高与 PaO_2 降低）有重要辅助价值。

3. 尿毒症昏迷　患者有慢性肾脏基础疾病，临床表现无特异性，生化检查可见内生肌酐消除率下降、血尿素氮及血肌酐升高，超声显示双肾缩小，或有双侧尿路结石梗阻，或肾先天性畸形、多囊肾、马蹄肾等。

4. 低血糖症　有引起低血糖的诱因，如胰岛素注射过量、饥饿等，主要症状包括心悸、焦虑、出汗、饥饿感和脑功能障碍，检测血糖<2.8mmol/L，给予葡萄糖治疗后症

状可缓解。

5. 糖尿病酮症酸中毒　有糖尿病基础疾病，由感染、用药不当、应激等诱发，糖尿病症状（多饮、多尿、多食及体重降低）明显加重，存在不同程度的脱水征、周围循环衰竭和精神神志异常。辅助检查：血糖＞16.7mmol/L，血酮＞3mmol/L，尿酮体阳性（＋＋），动脉血气分析呈代谢性酸中毒表现和电解质代谢紊乱等。

6. 中毒性脑病　发病前有与大剂量乙醇、毒物、药物、重金属的接触史，可表现为头痛、嗜睡、恶心呕吐、意识障碍，并伴有全身中毒的症状。头颅 CT 提示，以脑水肿为主，部分可见蛛网膜下腔或脑内出血等。

7. 精神疾病　HE 还应与多种器质性精神疾病相鉴别，如昏迷前期的精神症状常被误诊为精神分裂症、抑郁症、动脉硬化性精神病等，甚至给予大量氯丙嗪而致症状迅速恶化。HE 患者体检可发现多项肝功能不全征象，如肝臭、黄疸、肝掌、蜘蛛痣、出血倾向及门静脉高压体征和扑翼样震颤等，肝功能检查异常，结合 EEG 及血氨等检查可鉴别。

（三）治疗方案

关于 HE 发病机制的观点众多，而高氨血症是各种假说的联结点，所以目前临床上倾向于以降氨治疗为主的综合治疗。HE 治疗的目的重点在发现和消除诱因，避免已发生的 HE 加重，促进患者苏醒，改善神志和智能，提高生存质量和改善预后，对反复发作性 HE 进行预防治疗，防治轻微型肝性脑病恶化演变为临床型 HE。

1. 及早识别、去除诱因　HE 的发生除确因肝衰竭外，常伴一定的诱因，因此在起病初期就应积极寻找可能存在的诱因。针对诱因治疗是避免肝性脑病发生和进一步发展的最基本策略。

（1）限制蛋白质的过多摄入：起病首日禁食蛋白，以后根据病情逐渐增加。考虑 HE 患者常有蛋白质消耗，不建议连续数日禁食蛋白质，每日摄入量应保持在 40g 以上，随病情好转、神志清醒逐渐加量至 1g/（kg·d）。饮食上首选植物蛋白和奶制品，其中植物蛋白应选择富含支链氨基酸的黄豆类食物，同时要限制富含芳香族氨基酸的动物蛋白。

（2）预防及治疗消化道出血：肝硬化门脉高压所致食管及胃底静脉曲张出血是 HE 的最重要诱因之一，出血的有效防治不仅能抢救患者生命和避免肝功能进一步受损，同时对 HE 的治疗和预防再复发均有重要作用。

（3）预防和控制感染：失代偿期肝硬化患者广泛侧支循环的建立，使肠道细菌易扩散（移位），发生肠道感染、自发性胸膜炎、败血症等，加重或诱发 HE。特别是对肝硬化大量腹水或合并曲张静脉出血者，应高度警惕，必要时可予抗生素预防性治疗。

（4）慎用镇静药及损伤肝功能的药物：镇静、催眠、镇痛药及麻醉剂可诱发肝性脑病，在肝硬化特别是有严重肝功能减退时应尽量避免使用。肝性脑病患者应避免使用巴比妥类、苯二氮䓬类药物，更不宜使用吗啡。兴奋、躁狂时可适量应用异丙嗪，亦可采用 1/3～1/2 常规剂量东莨菪碱。

（5）纠正电解质及酸碱平衡紊乱：低钾性碱中毒是肝硬化患者在进食量少、利尿过度及大量排放腹水后的内环境紊乱，是诱发或加重肝性脑病的常见原因之一。因此，治疗时应重视患者的营养支持，应用利尿药剂量不宜过大，大量排放腹水时应注意静脉补充足量白蛋白，以维持有效血容量和防止电解质平衡紊乱。

（6）防治便秘：HE 患者胃肠蠕动功能较差，易发生便秘，可进食缓泻食品（如蜂蜜、香油等），给予适量质软、无刺激性的纤维膳食，不但有利胆作用，而且还能刺激肠道蠕动，利于通便。

2.减少肠内氮源性毒物的生成与吸收

（1）清洁肠道：特别适用于上消化道出血或便秘患者，主要措施有：用乳果糖、乳梨醇或25％硫酸镁溶液口服或鼻饲导泻；0.9％氯化钠注射液或弱酸溶液（如稀醋酸溶液）清洁灌肠。

（2）应用非吸收性双糖：包括乳果糖或乳梨醇。乳果糖口服后在小肠不会被分解，到达结肠后可被乳酸杆菌、粪肠球菌等细菌分解为乳酸、乙酸而降低肠道pH，从而使肠道细菌产氨减少，并减少氨的吸收，促进血氨排出。乳果糖改善HE患者临床症状及血氨水平的疗效确切，可用于各期肝性脑病及轻微肝性脑病的治疗。其剂量为每日30～60g，分3次口服，调整至患者每日排2～3次、pH4～6的软便为宜。但其口感甜腻，少数患者不能接受，不良反应主要有腹胀、腹痛、恶心、呕吐等。乳梨醇是另一种合成的不吸收双糖，经结肠的细菌分解为乙酸、丙酸而酸化肠道。其疗效与乳果糖相似，但其起效快，24小时的改善率较乳果糖高，且甜度低，口感好，不良反应亦较少，乳果糖不能耐受者可应用。其剂量为每日30～40g，分3次口服。对于昏迷、口服用药不便的患者，可用20％乳果糖或乳梨醇保留灌肠。

（3）口服抗生素：可抑制肠道产尿素酶的细菌，减少氨的生成。常用的抗生素有新霉素、庆大霉素、利福昔明、卡那霉素、甲硝唑等。联合应用乳果糖和新霉素对降低血氨和治疗慢性HE有协同作用。但其他抗生素如甲硝唑、诺氟沙星或万古霉素对代谢乳果糖的细菌有抑制作用，则不宜联合应用。

（4）益生菌制剂：乳酸菌和双歧杆菌等微生物制剂通过补充益生菌，能改善双歧杆菌与大肠杆菌比例，有效抑制细菌移位和调整肠道菌群，减少腐败菌和尿素酶阳性细菌的活性，减少肠源性毒物生成；降低肠道pH及其渗透性，改善肠上皮营养状况及屏障功能，提高肠道防御和免疫功能，增加毒物清除和减少毒物吸收，对HE具有显著的防治疗效。

3.促进体内氨的代谢

（1）L-鸟氨酸-L-门冬氨酸（ornithine-aspartate，OA）：为治疗肝性脑病的首选药物，直接参与肝细胞代谢，促进体内氨的转化与尿素的合成，迅速降低过高的血氨，有利于肝细胞能量合成，加速肝细胞自我修复和再生。口服或静脉途径给药，60％～90％的HE患者血氨含量降低，血浆支链氨基酸/芳香氨基酸比值增加，数字连结试验（number connection test，NCT）时间缩短，HE分级改善，其疗效不亚于乳果糖，耐受性好，无明显不良反应。用法：20g加入0.9％氯化钠注射液或5％葡萄糖注射液中，静脉滴注，每日1次。

（2）支链氨基酸（BCAA）：是一种以亮氨酸、异亮氨酸、缬氨酸等BCAA为主的复合氨基酸，主要用于B、C型HE的治疗，有时仅将其作为蛋白不耐受患者的营养补充。用法：每次250～500ml，静脉滴注，每分钟不宜超过40滴，每日1～2次，一般10天为1个疗程。

（3）谷氨酸盐：属于传统的降血氨药，以往曾在临床上广泛应用，其能与氨结合生成谷氨酰胺而有效降低血氨浓度。该类制剂属碱性溶液，故合并代谢性酸中毒时适量应用，但大量使用时，可加重钠潴留、腹水或脑水肿，故目前主张28.75％谷氨酸钠溶液60～

80ml、31.5％谷氨酸钾溶液 10～20ml、11.4％谷氨酸钙溶液 10～20ml 配合用药，可减轻单纯应用谷氨酸钠带来的钠负荷。但因其强碱性，可引起碱中毒，加之不易透过血-脑屏障而影响疗效，近年临床已很少应用。

（4）精氨酸盐：尿素循环的底物，通过促进鸟氨酸循环清除氨，但不具有像 L-鸟氨酸-门冬氨酸盐刺激氨甲酰磷酸合酶（CPS）、谷氨酰胺合成酶（OCT）的作用，其临床疗效也远逊于 L-鸟氨酸-门冬氨酸盐。由于该制剂属酸性溶液，故适用于有碱中毒倾向者。用量：10～20g，加于 5％葡萄糖注射液中，静脉滴注，每日 1 次。

4. 保护肝功能，促进肝细胞再生　肝功能不全、肝解毒功能下降为 HE 发生的基本原因。因此，积极的保肝、护肝治疗是从根本上防治 HE 的方法。

（1）抗病毒治疗：肝炎病毒感染与 HE 的发病机制虽无直接关系，但抗病毒治疗有助于治疗肝脏原发病，主要用于肝炎病毒所致的暴发性肝衰竭的早期治疗，常用拉米夫定 100mg 口服、每日 1 次，也可使用阿德福韦、恩替卡韦等。

（2）促进肝细胞再生：促肝细胞生长素（因子）能增加肝库普弗细胞功能，抑制肿瘤坏死因子，刺激肝细胞 DNA 合成及促进其再生。用法：$120\mu g$ 加于 10％葡萄糖注射液中，静脉滴注，每日 1 次，疗程 4～8 周。

（3）前列腺素 E_1（PGE_1）：直接作用于肝细胞使其不受细胞毒性因子（如内毒素）的影响，能提高肝细胞内 cAMP 含量，抑制磷酸酯酶活性，保护肝细胞膜系统；还能抑制肿瘤坏死因子，减轻肝坏死，具有舒张血管和改善重要器官微循环的作用。用法：$200\mu g$ 加于 10％葡萄糖注射液内，静脉滴注（缓慢），每日 1 次，10～20 天为 1 个疗程，有腹痛、恶心、呕吐、腹泻及发热等不良反应。

（4）其他：可根据病情选用能量合剂、极化液、新鲜血制品、清蛋白等。

5. 调节神经递质

（1）GABA/BZ 复合受体拮抗剂：以氟马西尼为代表。氟马西尼为苯二氮䓬（BZ）受体拮抗剂，可拮抗内源性苯二氮䓬所致的神经抑制，对部分Ⅲ～Ⅳ期患者有促醒作用。静脉注射氟马西尼起效快，往往在数分钟之内，但维持时间很短，通常在 4 小时之内，症状出现后给药越早，其效果越好。用量：0.5～1.0mg 静脉滴注，每日 1 次；或 1mg/h 持续静脉滴注。使用后偶有皮肤潮红、恶心、呕吐，但症状轻微、短暂。

（2）L-多巴与溴隐亭：L-多巴通过血-脑屏障进入中枢神经系统后转变为多巴胺，进而形成真性神经递质去甲肾上腺素，以抑制假性神经递质，恢复中枢神经系统的正常功能。用法：300～400mg，加入 5％葡萄糖注射液 500ml 中，静脉滴注，每日 1 次，待完全清醒后减量至每日 200mg，继续用药 1～2 天后停药。另外，还可用 5g 加入 0.9％氯化钠注射液 100ml 中鼻饲或保留灌肠。

溴隐亭为多巴胺受体激动剂，通过刺激突触后神经元多巴胺受体，竞争性抑制假性递质，其作用与 L-多巴相似。开始剂量为每日 2.5mg，与饮食同服，每 3 日递增 2.5mg，每日最大剂量 15mg，维持用药至少 8～15 周，有引起催乳素升高等副作用，临床使用应谨慎。

6. 人工肝支持系统　主要用于 A 型肝性脑病患者，目的在于清除血液中的氨和其他毒性物质，并可补充蛋白质及凝血因子，纠正水电解质紊乱及酸碱平衡失调，对肝性脑病有暂时疗效，可为肝移植赢取时间。临床上有多种方式可供选择，如血浆置换、血液透析、血液灌流、分子吸附再循环系统及生物人工肝等，实际工作中要针对患者的具体情况，选择不同的方法，以达到最佳效果。对于肝细胞能够迅速再生的可逆性肝衰竭，通过人工肝支持治疗，可以为患者赢得肝细胞恢复的时间；对于不可逆性肝衰竭，人工肝则是通向肝移植的桥梁。

7. 门-体分流栓塞术　门-体分流栓塞术的常用途径有经皮逆行经腔静脉栓塞和经皮经肝门静脉栓塞，多用于经颈静脉肝内门体分流术（TIPS）相关性 HE。放射介入栓塞术因创伤较小，较手术分流闭塞术应用得更多。门-体分流栓塞术的并发症有发热、一过性胸腔积液、腹水和轻微的食管静脉曲张，对于轻微的食管静脉曲张无严重后果不需治疗。保存分流的门-体静脉断流术和部分脾动脉分流术也有开展，亦可改善 HE 的症状和体征。然而，患者依然存在门脉高压及可能发生门脉高压并发症的危险性，因此，并没有从根本上解决实质性问题。

8. 肝移植　肝移植是治疗各种终末期肝病的一种有效手段，有肝细胞移植和原位（正位）肝移植 2 种类型，不同方法的肝细胞移植（如脾内、腹腔及腹腔内肝细胞微载体移植技术）均可延长 HE 患者的生存期。

9. 其他疗法

（1）中药制剂：①醒脑静注射液 10ml 加入 10% 葡萄糖注射液 500ml 中，静脉滴注，每日 2 次。适用于 HE 症见躁动不安、神志昏迷、脉数有力、苔薄质红的患者。可用于抢救急性、亚急性重症肝炎所致肝性脑病。②清开灵注射液 2～4ml，肌内注射，每日 2 次；或 40～100ml 加入 5%～10% 葡萄糖注射液 500ml 中，静脉滴注，每日 1 次，3～5 天为 1 个疗程。适用于 HE 热邪内陷，热入心包，发热神昏等。③参附注射液 40～60ml 加入 5% 或 10% 葡萄糖注射液 500ml 中，静脉滴注，每日 1 次。附子注射液 2ml，肌内注射，每日 3～4 次。均用于 HE 阳气欲脱者。

（2）针灸治疗：昏迷前期取穴神门、内关、大陵；昏迷期取穴人中、合谷、涌泉、十宣，毫针刺入，取泻法；湿浊蒙蔽者，可取十宣、少冲，用三棱针点刺出血，每穴出血少许；也可以采用耳尖针刺放血，肾上腺、皮质下、心、枕，任选一耳，强刺激，以清醒为度。

（3）中药灌肠：可用大黄灌肠液（生大黄 30g、食醋 100ml）、大黄丹参灌肠液（丹参、败酱草各 60g，生大黄 30g、食醋 100ml）、大黄茵陈灌肠液（茵陈 60g，生大黄、生牡蛎各 30g、食醋 100ml），每日 1 剂，加水适量，煎成药液 200ml，兑入食醋 100ml 后保留灌肠 30 分钟以上，每日 1 次，7 天为 1 个疗程。或大黄牡蛎灌肠液（生大黄、生牡蛎、蒲公英各 30g），每日 1 剂，加水适量，煎成药液 300ml，保留灌肠 30 分钟以上，每日 1 次，7 天为 1 个疗程。适用于各型 HE。

（四）中医辨证治疗

1. 毒火攻心证

证候：急黄，发热烦渴，口鼻干燥，呕恶，脘痞，尿少便结，腹满拒按，躁动不安，神昏谵语，或躁狂，舌红绛，苔黄褐干燥，脉弦数或洪大。

治法：清热利湿，通里攻下。

方药：清瘟败毒饮加减。

生石膏 20g，知母、生地黄、玄参、车前子（包煎）、水牛角粉（冲服）、茵陈、土茯苓、金钱草各 15g，栀子、泽泻、连翘、黄连、黄芩、竹叶各 10g，桔梗、枳实、生大黄（后下）各 6g。

鼻衄血、尿血、皮下瘀斑、黑便者，合用犀角地黄汤（水牛角粉、生地黄、赤芍、牡丹皮），以凉血化瘀止血；大便不通者，加重生大黄用量，并加用芒硝（后下）、火麻仁，以泄热通便；躁扰不宁者，加珍珠母、石决明（先煎），以重镇安神。

2. 肝风内动证

证候：精神昏愦，手足蠕动，烦躁不宁，肢体抽搐或震颤，腹大坚满，脉络暴露，口咽干燥，舌红少津，苔薄或无苔，脉弦细数，甚者可见呕血、便血。

治法：镇肝息风，豁痰开窍。

方药：羚羊角汤加减，灌服至宝丹。

石决明（先煎）、生地黄、白芍各 20g，菊花、夏枯草、牡丹皮、川牛膝、石菖蒲、姜竹茹、生龟甲（先煎）各 15g，羚羊角粉 10g。

面色黧黑、眩晕、尺脉沉者，加熟地黄、枸杞子、山茱萸，以补益肝肾；衄血者，加侧柏叶、藕节炭，以凉血止血；抽搐明显者，加地龙、全蝎，以息风止痉。

3. 痰热蒙蔽证

证候：神昏谵语，重者狂乱，身热烦躁，双手震颤、抖动，呼吸急促，喉中痰鸣，腹大坚满，身目黄染，大便秘结，尿短赤，舌红，苔黄厚腻，脉滑数。

治法：清热化痰，开窍醒神。

方药：涤痰汤加减。

石菖蒲 20g，茯苓、天竺黄、郁金、清半夏、胆南星、姜竹茹各 15g，黄连、枳实、栀子各 10g。

昏迷重者，加安宫牛黄丸或至宝丹，以开窍醒神；抽搐震颤者，加地龙、全蝎，以息风止痉；大便秘结者，加生大黄、芒硝（冲服），以泄热通腑。

4. 气滞血瘀证

证候：神昏狂躁，胸胁痞满，呕吐黯血，面色青黯，唇甲青紫，舌质深绛或紫黯，有瘀斑，脉沉实或沉涩。

治法：理气活血。

方药：血府逐瘀汤加减。

怀牛膝、川芎、当归、生地、赤芍各 15g，红花、桔梗、桃仁各 10g，柴胡、枳壳、甘草各 6g。

神识昏蒙、胸闷呕恶者，加半夏、菖蒲、郁金，以化痰开窍；食欲不振、纳呆呕恶者，加焦麦芽、焦神曲、莱菔子，以健脾和胃；烦躁不安、发热口渴者，加连翘、生石膏、栀子，以清热解毒。

5. 浊阴上逆证

证候：嗜睡昏迷，面色黄或㿠白，腹大胀满，肢冷浮肿，口淡不渴，小便短少，舌质胖淡紫，脉沉弦无力。

治法：化浊开窍。

方药：菖蒲郁金汤加减，送服至宝丹。

石菖蒲 20g，苍术、郁金、清半夏、茯苓、党参各 15g，干姜、藿香各 10g，制附片

（先煎）6g。

下肢浮肿者，加泽泻、猪苓、车前子（包煎），以利水消肿；腹胀满、舌苔厚腻者，加苍术、草果、木香，以燥湿化痰、理气消胀；恶心呕吐者，加生姜、陈皮、竹茹，以和胃止呕。

6. 阴阳俱脱证

证候：神昏不醒，呼之不应，面白唇紫，四肢厥冷，两手抖动，汗出肢冷，气息低微，二便失禁，舌萎舌淡，无苔，脉细弱或脉微欲绝。

治法：益气回阳，救阴固脱。

方药：参附汤合生脉散加减。

人参、麦冬各 20g，五味子、山茱萸、石菖蒲、远志各 15g，制附子（先煎）、干姜各 10g。

汗多不止者，加生黄芪、煅龙骨、煅牡蛎，以固涩止汗；大便失禁者，加补骨脂、益智仁、肉豆蔻，以固涩止便；汗出而黏、脉细数者，加玉竹、生地黄、西洋参，以补益气阴。

（五）治疗经验

1. 肝性脑病四联疗法　醒脑静注射液（30ml 静脉滴注，每日 1 次，持续 7～10 天）、门冬氨酸鸟氨酸（第 1 天 40g 静脉滴注，之后减至 20g，持续 7 天）、乳果糖（15ml 口服，每日 3 次，持续 7 天）联合白醋 100ml 灌肠，起效快，对肝硬化和肝癌所致肝性脑病患者更有效。

2. 结肠透析联合中药保留灌肠　结肠途径治疗机使用结肠透析液（葡萄糖粉 330g，甘露醇 300g，氯化钠 80g，氯化钙 5g，氯化镁 1.6g，按比例溶于 8L 净化水中制成）进行灌洗约 45 分钟，再取中药大承气汤，主方为生大黄（后下）15g，芒硝（冲）20g，枳实、厚朴各 12g，水煎 200ml，保留灌肠，保留 1～2 小时，连续治疗 7 天。

3. 血浆置换治疗肝性肝病　用人工肝血浆置换治疗肝硬化和肝癌后肝性脑病，每次血浆置换量为 2500～3000ml，血液流速为 50～100ml/min，血浆分离速度是血流速的 30%。每置换 1000ml 血浆，常规给 10% 葡萄糖酸钙溶液 10ml，置换结束后根据情况给予鱼精蛋白 10～25mg，静脉注射。

4. 安宫牛黄丸联合应用纳洛酮　对于肝性脑病已浅昏迷者，胃管内注入安宫牛黄丸 3g 联合纳洛酮 0.8mg，静脉推注，必要时纳洛酮在其后 15 分钟、30 分钟、90 分钟、180 分钟等剂量应用，直至患者苏醒。及时应用能有助于缩短肝性脑病昏迷患者的神志转清醒时间，并提高转清醒患者的相关智力水平。

5. 伴有狂躁不安时的镇静治疗　肝性脑病 Ⅱ、Ⅲ 期患者伴有狂躁不安的，不能配合临床治疗时，规范应用咪达唑仑镇静治疗：咪达唑仑 50mg 用 0.9% 氯化钠注射液稀释至 50ml，先给予负荷剂量 0.03～0.1mg/kg 静脉注射，再以 0.03～0.2mg/（kg·h）注射泵静脉泵入。

（六）典型病例

王某，女，76 岁，主因腹胀 3 天，言语混乱 3 小时，黑便 1 小时，于 2012 年 4 月 19 日入院。既往肝硬化病史 4 年，脑萎缩病史 2 年余，2 年前呕血后行内镜下曲张静脉套扎，7 个月前于我院诊断为原发性肝癌。否认高血压、冠心病、糖尿病病史，否认肝炎、结核等传染病史，否认外伤史，否认食物及药物过敏史。患者于入院前 3 天无明显诱因出现腹胀，伴乏力及尿量减少，每日尿量约 500ml，无腹泻及发热，无恶心、呕吐，脐周轻度隐痛，仍有排气、排便，食欲尚可。自诉腹围增长迅速，自服利尿剂（具体不详）效果不佳，同时出现双下肢水肿。入院前 3 小时，出现言语混乱，躁动，无头痛、呕吐、晕厥、黑蒙等，无肢体抽搐及运动障碍。入院前 1 小时患者排柏油样黑便 1 次，量约 300g，无腹痛、呕血等，患者为求进一步诊治入院。入院查体：T 36.5℃，P 96 次/分钟，R 18 次/分钟，BP 130/60mmHg。慢性肝病面容，嗜睡，查体欠合作。全身皮肤、黏膜及巩膜无黄染，未见皮下出血点及瘀斑，可见肝掌；腹部隆起，可见脐疝，无压痛及反跳痛，移动性浊音阳性，双下肢水肿（＋＋）。定时、定向力、理解力、计算力及判断力轻度下降。四肢肌张力正常，四肢腱反射（＋＋），双侧巴氏征（±）。血常规：WBC 6.79×10^9/L，RBC 3.14×10^{12}/L，Hb 105g/L，PLT 129×10^9/L，N 82.7%，L 13.2%；血液生化：TBIL $53.8 \mu mol$/L，DBIL $10.36 \mu mol$/L，AST 40.6U/L，ALT 21.7U/L，γ-GT 28.1U/L，ALP 109.7U/L，Alb 27.8g/L，UA $220.1 \mu mol$/L，Cr $58 \mu mol$/L，BUN 10.68mmol/L，P 1.12mmol/L，Ca^{2+} 1.92mmol/L，Na^+ 136.2mmol/L，K^+ 4.06mmol/L，Cl^- 106mmol/L，CO_2 20.7mmol/L，NH_3 $165 \mu mol$/L；出凝血时间：PT 24.9s，PTA 34%，APTT 50.4s，INR 2.31；AFP 26.01ng/ml；肝炎系列：HBsAg 0.72（－），抗-HBs＜2.00U/L（－），HbeAg 0.091（－），抗-Hbe 1.37（－），抗-HBc 1.7（－），抗-HCV 0.1（－）；大便 OB（＋＋＋）；腹水常规：黄色，透明，无凝块，比重 1.01，pH 8，李凡它（－），细胞总数 1979×10^6/L，白细胞计数 868×10^6/L，多个核细胞百分数 80%；腹水生化：TP 8.5g/L，Glu 56mmol/L，Cl 112.5mmol/L，LDH 97.1IU/L；腹部 B 超：肝右叶实性占位（肝癌不除外）、肝硬化、肝门处曲张静脉、胆囊炎、胆囊结石、脾大（轻度）脾门静脉曲张、腹水（中大量）。

中医证候：腹部膨隆胀满，嗜睡昏迷，面色萎黄，肢冷浮肿，口淡不渴，小便短少，舌质胖淡紫，脉沉弦无力。

西医诊断：①原发性肝癌；②肝性脑病；③消化道出血；④自发性腹膜炎；⑤肝硬化失代偿期；⑥脑萎缩。

中医诊断：臌胀（浊阴上逆证）。

治疗过程：患者入院后嗜睡，呼之可应，无法正确对答，病情危重，予特级护理，持续心率、血压、血氧及呼吸监护，监测 24 小时出入量；监护示：P 77 次/分钟，R 17 次/分钟，BP 118/54mmHg，SpO_2 95%。给予奥美拉唑 40mg 静脉滴注、每 8 小时 1 次，抑酸、保护胃黏膜；血凝酶针 1U 静脉推注、每日 2 次，维生素 K_1 注射液 20mg 静脉推注、每日 1 次，去氨加压素注射液 $15 \mu g$ 静脉滴注、每日 2 次，生长抑素 30mg 静脉滴注、每日 1 次，止血；门冬氨酸鸟氨酸 50g 输液泵入，复合氨基酸注射液（3AA）250ml 静脉滴注、每日 2 次，降血氨；还原型谷胱甘肽针 1.8g 静脉滴注、每日 1 次，异甘草酸镁注射液 150mg 静脉滴注、每日 1 次，改善肝功能；氨曲南 1g 静脉滴注、每 12 小时 1 次，奥硝唑 0.5g 静脉滴注、每日 2 次，抗感染；维持电解质平衡等对症支持治疗。患者入院后始终嗜睡，处于浅昏迷状态，予上述治疗后未见明显好转。遂加用甘露醇 125ml 静脉滴注、每日 2 次，防治脑水肿；长春西汀 10mg 静脉滴注、每日 1 次，改善脑循环；白醋 30ml 灌肠、酸化肠道、清除肠内积血及高渗葡萄糖等支持能量供给，并予冰冻血浆 400ml 补充凝血因子。入院治疗 2 天后，患者仍嗜睡，呼之可应，不能正确对答。复查腹水常规：比重 1.01，pH 8，李凡它（一），细胞总数 132×10^6/L，白细胞计数 132×10^6/L，多个核细胞百分数 40％；腹水生化：TP 9.7g/L，Glu 8.89mmol/L，Cl 116.1mmol/L，LDH 38.1U/L。加用至宝丹温化胃内灌服，醒脑静注射液 10ml 静脉滴注、每日 1次，醒脑治疗。3 天后，患者神志渐清，对答准确，睡眠无昼夜颠倒，偶有精神错乱。7天后复查血液生化：TBIL 38.75μmol/L，IBIL 11.53μmol/L，AST 26.9U/L，ALT 11.5U/L，ALP 96.1U/L，Alb 23.4g/L，Na$^+$ 137.9mmol/L，K$^+$ 3.65mmol/L，NH$_3$ 76μmol/L；出凝血时间：PT 21.4s，PTA 42％，APTT 39.9s，INR 1.89。患者神志恢复，肝性脑病好转，予以停用降氨药物（门冬氨酸鸟氨酸、复合氨基酸注射液），嘱进软食、低蛋白饮食，保持大便通畅；予乳果糖 100ml 口服、每日 1 次，酸化肠道；双歧杆菌片 200mg 口服、每日 3 次，调整肠道菌群；盐酸普萘洛尔片 10mg 口服、每日 3 次，降低门脉压；埃索美拉唑镁肠溶片 40mg 口服、每日 1 次，抑酸；注射用核糖核酸 150mg 静脉滴注、每日 1 次，提高免疫力等治疗。入院 14 天，患者发热，最高体温 38.3℃，轻度嗜睡，腹痛较前明显，右上腹压痛，无反跳痛，移动性浊音阳性。复查血细胞分析：WBC 3.26×10^9/L，RBC 2.66×10^{12}/L，Hb 89g/L，PLT 109×10^9/L，N 47.3％，L 38.7％；血液生化：TBIL 16.81μmol/L，DBIL 6.53μmol/L，IBIL 10.28μmol/L，AST 28.9U/L，ALT 12.9U/L，γ-GT 30.8U/L，LDH 106.3U/L，Alb 19.2g/L，Na$^+$ 139.9mmol/L，K$^+$ 3.49mmol/L，NH$_3$ 127μmol/L；腹水细菌培养 72 小时无细菌生长。考虑患者再次出现自发性腹膜炎，换用哌拉西林/他唑巴坦针 4.5g 静脉滴注，每 12 小时 1 次，加强抗感染治疗。患者血氨升高，予门冬氨酸鸟氨酸及支链氨基酸降氨治疗。患者腹水再次增多，查 Alb 19.2g/L，予人血白蛋白 10g 静脉滴注、每日 1 次，同时予托拉塞米 20mg 静脉推注、每日 1 次利尿、消除腹水。入院 17 天，患者精神好转，体温正常，腹胀减轻。复查血生化：Alb 23.5g/L，Na$^+$ 143mmol/L，K$^+$ 3.87mmol/L，NH$_3$ 55μmol/L；腹水常规：比重 1.015，pH 8，李凡它（一），细胞总数 208×10^6/L，白细胞计数 86×10^6/L，多个核细胞百分数 35％；腹水生化：TP 8.3g/L，Glu 8.04mmol/L，Cl 110.3mmol/L，LDH 36.9U/L。患者病情平稳出院，共住院 21 天。

（七）专家分析

1. **肝性脑病的病因病机**　肝硬化是肝性脑病的主要病因，在国内以乙型肝炎后肝硬化为主，约 25％的肝硬化最终可致门体分流性 HE；而国外仍以酒精性肝硬化为主。对于 A 型 HE 的病因，国内外也有显著差别，在欧美等发达国家，药物（对乙酰氨基酚肝中毒）是导致急性肝衰竭的主要病因，自身免疫性肝炎也是重要病因之一；而在发展中国家，特别是我国，嗜肝病毒感染是引起 A 型 HE 的首要因素。

在肝硬化肝功能不全的基础上发生的 HE，常有一定的诱因，其中较为常见的有：①消化道出血；②蛋白质摄入过量，特别是植物性蛋白质的摄入；③感染，包括病毒性和细菌性；④电解质紊乱；⑤医源性因素，如大量应用利尿剂、大量放腹水及不恰当应用麻醉镇静药物；⑥继发再次肝损害，如药物性、酒精、病毒感染等；⑦便秘；⑧手术创伤及并发肝脏肿瘤等。HE 发生时可同时存在多种诱因，当有 3 个以上诱因存在时，HE 的死亡率可高达 100％。

中医学认为，本病在各种致病因素（感受六淫及邪毒，情志过极，饮食不节，长期嗜酒，劳倦太过）的作用下，肝脾俱损，肝失疏泄，脾失运化，湿热、痰浊、瘀血内盛，郁而成毒，热毒内陷心包；或痰浊上蒙清窍；或肝阴内耗，肝火上炎，肝风内动，上扰心神；或肝病日久，久病及肾，脏腑俱虚，阴阳离决，神明无主。

2. 肝性肝病的分类法（表14）

表14　肝性脑病的分类法

类　　型		定　　义
A 型		急性肝衰竭相关 HE，不包括慢性肝病伴发的急性 HE
B 型		门-体分流相关 HE，且无内在肝细胞疾病
C 型		与肝硬化及门脉高压和（或）门体分流相关 HE
亚型	发作性 HE	诱因型
		自发型（无明显诱因）
		复发型（1 年内有 2 次以上 HE 发作）
	持续性 HE	轻型（为 HE I 级）
		重型（为 HE II～IV 级）
		治疗依赖型
	轻微 HE	

3. 肝性脑病的治疗

（1）禁食时给予营养支持：禁食易导致负氮平衡，应给予一定的营养支持，以保证每日热量供给 5022.6～6696.8kJ（1200～1600kcal）。营养支持以糖类为主，辅以蛋白质和氨基酸，但应控制蛋白质的摄入量。

饮食中蛋白质供给宜根据病情需要来调配。血氨轻度升高（78～152μmol/L），无神经系统症状，24～48 小时供给蛋白质 0.5g/(kg·d)，病情好转后增加供给量，总量＜0.8g/(kg·d)；血氨明显升高（297～400μmol/L），而且伴神经系统症状，出现昏迷，48～72 小时内供给完全植物蛋白质饮食，从 0.2～0.3g/(kg·d) 开始，待病情好转后每隔 3～5 天增加蛋白质 10g，总量＜0.8g/(kg·d)。血氨不高（41～65μmol/L）但有神经系统症状，24 小时内供给含植物蛋白质的饮食，蛋白质供给量为 0.2～0.3g/(kg·d)，以后每 2～3 天增加 10g，直至蛋白质为 1g/(kg·d)。肠道供给蛋白质必须选择产氨少的动物蛋白质，牛奶产氨较少，蛋类次之，肉类产氨最多，故对 HE 患者，牛奶为首选。

HE 患者氨基酸的供给，应选用富含支链氨基酸（BCAA）的黄豆类食物，限制富含芳香族氨基酸（AAA）的动物蛋白质（如禽肉类），纠正血浆氨基酸谱失衡，维护血-脑屏障的正常竞争性抑制。

（2）通腑开窍法在肝性脑病中的应用：大肠是人体重要的排泄器官。如能将五脏浊气及时排出，则机体内环境良好，气血流通，则浊气不再扰乱脏腑功能，清气上升，浊气下降，气机畅顺。若腑气不通则浊气没有出路，气机逆乱，扰乱神明。脑主元神，脑窍清灵，一受邪气则昏乱不明。故通腑开窍必须同用，方见显效。泻可去闭，釜底抽薪，借泻下之力，给热毒、痰浊、瘀血、肝风诸邪以出路；开窍使上窍通达，引清阳上升，浊阴下降，有助于通腑，通腑开窍二者相互促进，相得益彰。不可否认，过度使用通腑开窍可以耗气伤阴，而且肝性脑病多数有黄疸、鼓胀、积聚等基础病，患者身体条件差，虽有腑实之证，但正气亦不足，通腑开窍应适可而止。待大便通泻、神志转清后，根据患者情况辨证施用益气养阴、化痰软坚、活血化瘀、调理脾胃等法。

通过灌肠疗法以达通腑的目的：灌肠疗法根据灌肠液不同可分为乙酸灌肠疗法和抗生素法。前者通过酸化肠道，抑制氨的吸收、减少氨的产生。后者主要通过抑制肠道产尿素酶的细菌，使蛋白质和尿素分解减少，减少肠道氨的产生。白醋及乳果糖均为临床常见的灌肠药物，应用时注意：白醋浓度控制在30%～40%，其pH约5.0，避免加重肠黏膜损害；白醋用于清洁灌肠，而乳果糖须经结肠细菌分解为乳酸和乙酸才能充分发挥作用，故必须进行保留灌肠。临床灌肠疗法在操作过程中应注意：①灌肠液温度为37～38℃，以减少对肠道的冷刺激，增加局部血液循环，加快吸收；②灌肠液体量为300～500ml；③双腔气囊尿管保留灌肠对肠道刺激小，减少药物泄漏，药液保留时间长；④插管深度25～30cm，肛管前端达到乙状结肠中段，引起便意的机会少；⑤体位先左后右，左侧、右侧卧位各2分钟，抬高臀部10cm静卧，腹部逆时针方向按摩7～10次，利于灌肠液进抵右半结肠，增加肠道毒素的排出。

通过安宫牛黄丸的应用以达开窍目的：安宫牛黄丸由牛黄、郁金、黄连、黄芩、栀子、朱砂、雄黄、冰片、水牛角粉、麝香、珍珠等组成。有清热开窍、豁痰解毒之功，适用于肝性脑病症见烦躁不安、神志昏迷、舌质红苔薄白、脉数有力者。现代医学认为，该药可改善脑组织血液循环，减轻脑组织缺氧，增强脑组织对毒素的耐受能力。

（3）应用抗生素减少氨的生成：临床上常用不经肠道吸收或吸收很少的抗生素，抑制肠道细菌，减少氨的生成。首选新霉素，新霉素与乳果糖合用可增强抑制产氨作用，同时增加食物蛋白质的耐受性，对顽固性慢性HE有效。甲硝唑对厌氧菌有较强抑制作用，主要用于B型HE反复发作者，联用新霉素的效果更好；用法为每日0.6～0.8g，分次口服，适用于HEⅠ～Ⅱ期及鼻饲患者，对于不能口服的患者可行保留灌肠。利福昔明与新霉素及乳果糖疗效一致，在不耐受新霉素和肾功能不全的患者，常作为首选抗生素；其与乳果糖合用在减少肠道内产氨菌方面有协同作用，可长期使用，但易产生耐药性。此外，还可应用庆大霉素或卡那霉素，其抑菌作用与新霉素相同。以上抗生素可交替使用，以避免不良反应与耐药。

（4）改善脑循环及脑代谢：乙酰半胱氨酸为还原型谷胱甘肽的前体，是一种自由基清除剂，可通过增加心排出量、增加组织对氧的摄取和利用而改善组织的低氧状态；通过改善血流动力学和氧输送能力、扩张微循环而发挥脑保护作用。丙泊酚通过抑制组织代谢而降低中枢血流，进而降低颅内压。硫喷妥钠可通过收缩脑血管降低颅内压，但其可引起明显的血流动力学紊乱，出现动脉压和中枢灌注压下降，仅限于颅内压急性增高者。

（5）高压氧（HBO）治疗亚临床型HE：采用高压氧舱，戴面罩吸纯氧60分钟（分2次，每次30分钟，2次中间间隔10分钟吸舱内空气），每天1次，15天为1个疗程。适用于某些肝硬化患者，其临床表现、常规的精神和神经功能检查均正常，但心理学测试或诱发电位检查异常。HBO可增加肝血氧含量，促进肝细胞再生，加速代谢功能恢复，改善肝功能，从而在根本上治疗亚临床型HE。经HBO治疗后，亦可使脑组织中血氨含量下降，可以使网状系统和脑干部位获得更多血供和氧供，加之HBO环境下葡萄糖代谢增加，能量生成增多，有利于脑组织的修复。

4. **诱因及并发症的处理** HE患者极易合并感染、脑水肿、消化道出血、电解质及酸碱平衡紊乱等并发症，并发症的出现又进一步加重肝性脑病，并对患者的预后产生重要影响。

（1）低钠血症：在机体尚能保证重要器官的血流灌注时，限钠和排钠有对 HE 的治疗有一定意义，但是在长期慢性严重肝损害时，由于限制钠的入量、输入低渗液体及长期应用利尿剂，使钠摄入减少而排泄增加，且晚期患者心钠素浓度远高于醛固酮水平，使体内钠排出增加，导致真性缺钠，此时应酌情补钠。血清钠降低至 120mmol/L 时可诊为低钠性脑病并进行补钠治疗。急性失钠，血清钠 8～24 小时下降超过 5～10mmol/L 并诱发 HE 时，即使血清钠正常或稍低，仍应适量补钠。重度低钠血症可给予静脉补钠（配成 3％～5％浓度的氯化钠液），以血钠恢复到 125～130mmol/L 的水平为宜，但应避免大量补钠或快速补钠，否则有导致神经脱髓鞘病变及增加消化道出血的危险。稀释性低血钠者（Na^+<125mmol/L），首先限制水的摄入量，可给予静脉滴注 28.75％谷氨酸钠溶液（含钠 34mmol/20ml）、3％氯化钠注射液等，也可应用排水多于排钠的渗透性利尿剂（如 20％甘露醇），酌情补钠。

（2）酸碱平衡紊乱：HE 患者极易出现酸碱失衡，严重的酸碱失衡是 HE 的主要致死原因之一。治疗时应注意低钾、低氯血症时多伴有碱中毒，除补充氯化钾外，还可补充氯化钙液，每日 3～4g。此外，可应用 25％谷氨酸溶液 40～80ml 或 28.75％精氨酸溶液 40～80ml 加入葡萄糖注射液中静脉滴注，亦可加用维生素 C 溶液静脉滴注，血 pH 以纠正至正常偏酸为宜。低钾血症时，常伴低镁血症、低钙血症，前者可用门冬氨酸镁，后者可用氯化钙或 11.2％谷氨酸钙溶液；同时应警惕低血糖并及时纠正。呼吸性碱中毒多由通气过度所致，宜针对病因治疗，同时间断吸氧，改善低氧血症。代谢性酸中毒多见于晚期并发功能性肾衰竭的患者，可用适量谷氨酸钠溶液静脉滴注，碳酸氢钠溶液只宜小量，切忌大量。

（3）脑水肿：HE 患者常伴脑水肿，应积极行脱水治疗。目前多应用 20％甘露醇或 25％山梨醇 250ml，快速静脉滴注，3～4 小时重复 1 次，也可与高渗葡萄糖注射液、10％～30％甘油交替使用，以防反跳现象；或应用呋塞米、螺内酯等利尿剂，为提高脱水效果，也可联合应用甘露醇和呋塞米或清蛋白和呋塞米。重症肝病常伴低氧血症，组织缺氧导致脑细胞水肿，脑水肿后又降低了氧的摄取，形成恶性循环，故患者应常规吸氧，甚至用高压氧来提高氧供和氧摄取率，改善重要器官代谢、促进功能恢复。地塞米松有稳定溶酶体膜和细胞膜通透性的作用，可促进血-脑屏障的恢复，防治血管源性脑水肿，通常剂量为每日 20～40mg。另外，根据病情可予冰帽降低脑部温度、保护脑细胞。苯妥英钠通过对 Na^+-K^+-ATP 酶的影响，降低脑水肿，防治 HE 发展至Ⅲ～Ⅳ期。

（4）消化道出血：消化道出血是肝硬化门脉高压症的常见并发症，亦是 HE 常见的诱因。出血发生后，患者肠内的大量血液在肠内细菌和消化酶作用下生成大量氨，诱发 HE。临床中可应用左氧氟沙星 0.2g 静脉滴注，每日 2 次，至出血停止、大便颜色正常后停药，以预防肝性脑病。氟喹诺酮类药物左氧氟沙星对大部分肠杆菌和链球菌呈高度抗菌活性，对革兰阴性杆菌、革兰阳性杆菌及厌氧菌有广谱抗菌活性，且不良反应发生率较低，可有效抑制肠道细菌繁殖，减少氨的产生，在一定程度上预防了肝性脑病的发生。

（5）肠道菌群移位导致的再次感染：失代偿期肝硬化患者广泛侧支循环的建立，易因肠道菌群移位并发自发性腹膜炎，加重或诱发 HE，必要时可预防性应用抗生素进行治疗。发生感染者应结合细菌培养结果选择合适抗生素，或根据经验选择肝损害小的广谱抗生素，如三代头孢菌素如头孢他啶4～6g/d、分2次静脉滴注，或氟喹诺酮类，也可配合氨基苷类。患者机体抵抗力较差，必要时可给予胸腺肽，以调节免疫，减少细胞因子及炎症介质的有害作用。

病例患者肝恶性肿瘤，机体抵抗力降低，加之肝硬化失代偿期门体侧支循环形成，并发自发性腹膜炎，经验性予以氨曲南联合奥硝唑抗炎治疗，腹痛、腹胀症状缓解，腹水减少。后患者再次发热，考虑因恶病质、低蛋白血症等因素，机体免疫力极度低下，再次出现自发性腹膜炎，需选用抗菌谱较宽，主要针对革兰阴性菌同时兼顾肠道常见阳性菌及厌氧菌的抗生素，故予以哌拉西林/他唑巴坦加强抗感染治疗，取得良好效果。

5. 肝性脑病的预后和调护 影响HE预后的因素有很多，如年龄、病因、病理过程、昏迷程度、肝功能分级、有无并发症和诱发因素是否能消除等，其中肝功能的损害程度是影响患者预后的最关键因素。肝细胞受损害广泛或严重时，可引起胆红素升高，且升高幅度与病情严重程度及病死率相关。血清胆红素越高，HE病死率越高，是预后不良的重要指标。凝血酶原时间（PT）与凝血酶原活动度（PTA）与肝组织坏死程度密切相关，如PT不断延长、PTA不断下降，提示预后不良。PTA<30%，HE病死率几乎达100%。胆酶分离现象代表肝细胞大量坏死，是肝衰竭终末期和预后恶劣的表现。除此之外，低钠血症和血pH对HE预后也有重要影响。血Na^+浓度<125mmol/L的HE患者病死率明显升高。pH越低，提示预后越差。pH保持在正常水平时，病死率为5%～10%。pH每下降0.10～0.15，病死率增加1倍，降至<7.20时，病死率达90%～100%。这是因为严重的酸血症影响组织代谢和重要器官的功能。此外，随pH的上升，碱中毒加重，当pH>7.50时，病死率也显著上升，此时严重碱中毒和低氧血症成为HE患者致死的主要原因。因此，临床治疗时应注意监测并积极改善以上指标，以期改善患者预后。

及时祛除诱因，减少肠道NH_3和毒性代谢产物的生成与吸收，在预防和治疗肝性脑病中起着重要作用。目前常用方法有：①控制饮食中蛋白质，尤其是动物蛋白质的摄入。肝硬化伴有肝性脑病患者每天需要的热量为105～167kJ/（kg·d）［25～40kcal/（kg·d）］，需要摄入的食物蛋白质为1.0～1.5g/（kg·d），以植物蛋白质和奶类蛋白质为主，每天至少摄入25～45g植物纤维，另应适当补充微量元素锌（醋酸锌220mg口服，每日2次）和多种维生素；②保证足够的能量供给，以减少蛋白质的分解；③避免使用可能诱发和加重肝性脑病的药物，如苯二氮䓬类药物（地西泮）、巴比妥类、吩噻嗪类（氯丙嗪）及其他镇静类药物；④抑制肠道细菌的过度繁殖，应用利福昔明（400mg口服，每日3次）能有效预防和治疗肝性脑病；⑤保持大便通畅，保持每日大便1～2次，有便秘习惯者给予蜂蜜、麻子仁丸空腹服下，多食香蕉、蔬菜，必要时灌肠，指导患者养成定时排便的习惯。

参 考 文 献

1. Ferenci P，Lockwood A，Mullen K，et al. Hepatic encephalopathy- definition，nomenclature，diagnosis，and quantification：final report of the working party at the 11th World Congresses of Gastroenterology，Vienna，1988［J］. Hepatology，2002，35（3）：716.

2. Dasarathy S，Mullen KD. Hepatic Encephalopathy［J］. Curr Treat Options Gastroenterol，2001，4
（6）：517-526.

3. Als-Nielsen B，Gluud LL，Gluud C，et al. Non-absorbable disaccharides for hepatic encephalopathy：
systemic review of randomized trials［J］. BMJ，2004，328（7447）：1046.

4. Cordoba J，Lopez-Hellin J，Planas M，et al. Normal protein diet for episodic hepatic encephalopathy：
results of a randomicized study［J］. J Hepatl，2004，41（1）：38.

5. 曾峥，李瑜元. 乳果糖干预治疗对亚临床肝性脑病病程的影响［J］. 中华医学杂志，2003，83
（13）：1126.

6. 曾峥，李瑜元. 乳果糖治疗对亚临床肝性脑病患者生存质量的影响［J］. 广东医学，2003，24
（9）：934.

7. Hanada S，Kumashiro R，Kaji R，et al. Additional benefit for lamivudine treatment as a preventive
therapy for hepatic encephalopathy in patients with decompensated liver cirrhosis associated with hepati-
tis B［J］. Int J mod Med，2002，10（5）：647.

8. Mas A，Rodes J，Sunyer L，et al. Comparison of rifaximin and lactitol in the treatment of hepatic en-
cephalopathy：results of a randomized，double-blind，double-dummy，controlled clinical trial［J］. J
Hepatol，2003，38（1）：51.

9. Maclayton DO，Eaton-Maxwell A. Rifaximin for treatment of hepatic encephalopathy［J］. Ann Phar-
macother，2009，43（1）：77-84.

10. Bass N，Mullen K，Sigal S，et al. Rifaximin is effective in maintaining remission in hepatic encepha-
lopathy：results of a large，randomized，placebo-controlled trial［J］. J Hepatol，2009，50（Suppl
1）：S53.

11. 毛富立，毛德文，黄古叶，等. 优化中药保留灌肠技术治疗肝性脑病多中心临床研究［J］. 新中医，
2012，44（2）：59-61.

12. 黄秋先，胡肃平. 重型肝炎并发肝性脑病中医辨治五法［J］. 中西医结合肝病杂志，2006，16（6）：
370-372.

13. 沈芝仙，过建春，荀运浩，等. 肝性脑病的早期观察与辨证施护［J］. 浙江中医药大学学报，2006，
30（3）：308-309.

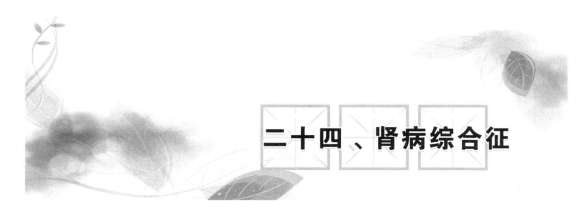

二十四、肾病综合征

肾病综合征（nephrotic syndrome，NS）是由于肾小球基底膜对血浆蛋白的通透性增加，大量血浆蛋白自尿中丢失而引起的一系列病理生理变化的临床综合征，主要临床特点为大量蛋白尿、低白蛋白血症、高脂血症和水肿。NS 并非一个独立的肾脏疾病，而是由先天性或原发性肾小球损害（先天性或原发性肾病综合征）或全身疾病引起的肾小球损害（继发性肾病综合征）引起的症候群；它们虽有相同的临床表现，但由于其发病原因各异，诊疗和预后也不尽相同。根据肾病综合征的临床表现，可归属于中医学的"水肿"、"虚劳"、"尿浊"等范畴，主因风邪侵袭、疮毒内犯、外感水湿、饮食不洁、久病劳倦、禀赋不足导致肺脾肾阳气衰微，阴亦不足，风湿热浊毒内停所致。

（一）诊断要点

1. 大量蛋白尿（尿蛋白定量大于 3.5g/d）。

2. 低白蛋白血症（血浆白蛋白低于 30g/L）。

3. 高度水肿。

4. 高脂血症（血浆胆固醇、甘油三酯均明显增高）。

前 2 项是诊断肾病综合征的必要条件，后 2 项为次要条件。临床上只要满足上述 2 项必要条件，肾病综合征的诊断即可成立。

（二）鉴别诊断

1. 过敏性紫癜性肾炎　好发于青少年，有过敏史，出现典型的皮肤紫癜，可伴有关节痛、腹痛、消化道出血等症状，血尿和（或）蛋白尿多在皮疹出现后的 2～4 周；肾活检多为系膜毛细血管性肾小球肾炎，免疫荧光以 IgA 及 C_3 为主要沉积物。少数患者在皮损消退后数月或者更长时间内才出现肾炎性肾病综合征，此时，既往病史对本病诊断具有重要意义。

2. 系统性红斑狼疮性肾炎　好发于青中年女性，患者多有发热、皮疹、关节炎、面部蝶形红斑等症状，免疫学检查可见抗核抗体、抗 ds-DNA、抗 SM 抗体阳性，活动期血清补体下降，血中可找到狼疮细胞，皮肤狼疮带实验阳性，肾活检光镜下病变呈多样性，免疫病理呈"满堂亮"表现。

3. 乙型肝炎病毒相关性肾炎　好发于儿童及青少年，以蛋白尿或肾病综合征为主要临床表现，病毒血清学检查可见目前或既往 HBV 感染证据，肾活检最常见的病理类型是膜性肾病，肾组织切片中可找到 HBV 抗原。

4. 糖尿病肾病 好发于中老年，多有 10 年以上糖尿病病史，早期可发现微量白蛋白尿，后期逐渐发展为大量白蛋白尿，眼底可见增生性视网膜病变，肾活检光镜下可见基底膜增厚和系膜基质增生，有时可见 Kimmelstiel-Wilson 结节形成。

5. 肾淀粉样变性 好发于中老年，肾淀粉样变性是全身多器官受累的一部分，是淀粉样物质在肾组织广泛沉积引起的一种少见病。早期仅有蛋白尿，一般经 3～5 年后出现肾病综合征，肾活检多可确诊。

6. 骨髓瘤性肾病 好发于中老年，男性多见，有骨痛、骨折、贫血、高钙血症等多发性骨髓瘤特征，血清单株球蛋白增高、蛋白电泳 M 带及尿本周蛋白阳性，骨髓象显示浆细胞异常增生。

7. 混合结缔组织病肾损害 患者同时具有系统性硬化症、系统性红斑狼疮和多发性肌炎或皮炎 3 种疾病的混合表现，但不能确诊为其中一项疾病，血清多可检出高浓度的 RNP 抗体，抗 SM 抗体阳性，血清补体大多数不能发现异常。肾损害仅占 5%，主要表现为血尿和蛋白尿，也可发现肾病综合征，肾活检病理多为系膜增生性肾小球肾炎或膜性肾病。

8. 原发性血管炎相关肾损害 好发于中老年，本病除肾受累以外，多有全身系统改变，如上、下呼吸道、耳、眼、关节、肌肉等，血清抗中性粒细胞胞浆抗体（ANCA）多呈阳性，肾脏病理常为节段性坏死性改变，多有新月体形成。

（三）治疗方案

1. 一般治疗

（1）休息：肾病综合征患者应卧床休息，有利于增加肾血流量，使尿量增多，减少蛋白尿。同时可进行适量床边活动，以防止肢体血栓的形成。

（2）蛋白质摄入：蛋白质的摄入应以牛奶、鸡蛋、鱼、瘦肉等含必需氨基酸的中优质动物蛋白为主，限制植物蛋白的摄入。在保障每日饮食热量为 146.5kJ/kg（35kcal/kg）的前提下，每日蛋白质摄入量以 0.8～1.0g/kg 为宜；存在慢性肾功能不全时，每日蛋白摄入量应控制在 0.6～0.8g/kg，同时加用 α-酮酸或必需氨基酸。

（3）水钠摄入：盐摄入量应控制在 2～3g/d，每天液体摄入量不超过 1.5L，少尿患者可据前 1 日的尿量加上约 500ml 不显性失水来粗略估计液体摄入量。

2. 病因治疗 对继发性肾病综合征患者应积极治疗原发病。如：积极进行手术或化疗治疗肿瘤、由药物引起肾损害者应立即停用相关药物、抗肝炎病毒治疗肝炎、抗感染治疗感染性疾病、控制自身免疫性疾病等。

3. 激素及免疫抑制治疗

（1）糖皮质激素：激素使用应注意：①起始足量：常用药物为泼尼松 1mg/(kg·d) 静脉滴注，极量不超过 60～80mg/d，足量治疗 8 周，必要时可延长至 12 周。②缓慢减量：足量激素治疗尿蛋白连续转阴 3 天后每 1～2 周减原剂量的 5%～10%，或 5～10mg。对于常复发的肾病综合征患者，在激素减至 0.5mg/(kg·d) 或接近肾病综合征复发的剂量（约 20mg/d）时，应维持一段足够长的时间，然后再逐渐减量。③长期维持：以最小有效剂量 10～15mg 维持至少 6～12 个月甚至更长，总疗程为 1～2 年。激素治疗期间应密切关注药物副作用（如类固醇性糖尿病、高血压、骨质疏松、股骨头无菌性坏死、消化道溃疡、感染等），定期进行相关检查。

（2）免疫抑制剂：对激素依赖或激素抵抗型或激素有反指征患者可考虑在激素基础上加用或单用免疫抑制剂治疗。常用药物有：①环磷酰胺：常用剂量 1～2mg/(kg·d) 口服、每日 1～2 次，或 200mg 静脉推注、隔日 1 次，累积量达 6～8g 后停药，使用过程中应定期复查血常规和肝功能。②环孢素 A 1.5～2.5mg/(kg·d) 口服，每日 2 次，服药 2～3 个月后缓慢减量，疗程 6～12 个月；③霉酚酸酯 0.5～1g 口服，每日 2 次，需持续服药 1 年以上；④来氟米特 20～50mg 口服，每日 1 次，维持 6～12 个月；⑤雷公藤多苷片：20～60mg/d 口服，每日 2～3 次，1～3 个月为 1 个疗程。

4. 对症治疗

（1）利尿消肿：①噻嗪类利尿剂：氢氯噻嗪 25mg 口服，每日 3 次，使用时需防止低钠和低钾血症的发生。②袢利尿剂：呋塞米 20～120mg/d，口服或静脉滴注；布美他尼 1～5mg/d，口服或静脉滴注。使用过程中均应防止低钠、低钾和低氯的发生。③保钾利尿剂：螺内酯 20～40mg 口服，每日 2～3 次。使用时注意高血钾的发生，肾功能不全者慎用。④渗透性利尿剂：低分子右旋糖酐或淀粉代血浆（分子量均为 2.5 万～4.5 万）250～500ml 静脉滴注，隔日 1 次。

（2）减少尿蛋白：可选用血管转化酶抑制剂和血管紧张素 Ⅱ 受体拮抗剂，所用剂量一般比常规剂量大，例如：厄贝沙坦 300mg/d 口服，每日 1 次。

（3）纠正低蛋白血症：首先应根据病因尽早进行原发疾病治疗，对病因采取治疗不能取得满意效果时，应进行对症支持治疗，病情严重者可输注人血白蛋白来纠正低蛋白血症。尽管患者丢失大量蛋白，但由于高蛋白饮食增加肾小球高滤过，可加重蛋白尿并促进肾脏病变的进展，故目前一般不主张应用。

（4）降低血脂：所有西医降脂药物均可用于肾病综合征患者，临床医师可根据患者病情调整药物和剂量。

5. 并发症的治疗

（1）感染：保持对肾病综合征感染的高度警惕是预防感染的第一前提，一般在激素治疗时无需应用抗生素预防感染，否则不但达不到预防目的，反而可能诱发真菌二重感染。免疫增强剂如胸腺肽等可一定程度上预防感染，可根据个体情况应用胸腺肽 10～20mg 皮下注射，每日 1 次，连用 3 个月。一旦发现感染，应及时选用对致病菌敏感、强效且无肾毒性的抗生素进行积极治疗，并尽快去除感染灶。严重感染难以控制时，须视情况而定，可考虑减量或停用激素。

（2）血栓及栓塞：建议在血浆白蛋白水平<20g/L、低血容量、长期卧床的肾病综合征患者中常规应用抗血栓和抗凝药物。肝素钠 25mg 皮下注射，每 6 小时 1 次。监测活化部分凝血活酶时间（APTT），保持在正常的 1.5～2.5 倍；低分子肝素 40～60U/kg 皮下注射，每日 1 次，使用 4 小时后监测抗凝血因子 Ⅹa 活性，维持其活性在正常值左右；阿司匹林 50～100mg 口服，每日 1 次；双嘧达莫 100mg 口服，每日 3 次。

（3）急性肾衰竭：袢利尿剂：呋塞米 20～120mg/d 口服或静脉注射；碱化尿液：碳

酸氢钠 0.3～2g 口服，每日 3 次；病情危重、有条件的患者可行血液透析治疗。

（4）高血压：肾病综合征患者应严格控制血压，降压的目标应低于 130/80mmHg。肾病综合征时多选用 ACEI 和血管紧张素Ⅱ受体拮抗剂（ARB）降压，在肾病综合征部分缓解或稳定后开始应用。但在肾病综合征水肿严重、存在肾血流量相对不足时，应避免使用，以免引起肾前性急性肾衰竭。

6. 其他治疗

（1）中成药的应用：百令胶囊、肾康注射液、黄芪注射液、金水宝胶囊、六味地黄丸、血必净注射液等均可在肾病综合征中辨证应用。

（2）针灸治疗：治法以益气扶正，利水活络为主。选穴：足三里、三阴交、关元、气海直刺，脾俞、肾俞斜刺，均采用补法，留针 30 分钟，每隔 10 分钟行针 1 次。

（四）中医辨证治疗

1. 风水泛滥证

证候：眼睑及头面先肿，继则波及四肢及全身，来势迅速，多伴发热、恶风、咽喉肿痛，或伴咳喘，肢节酸楚，小便不利，舌红苔微黄或薄白，脉浮滑数。

治法：疏风清热，宣肺行水。

方药：越婢汤加减。

生石膏 30g，生麻黄 10g，生姜、生甘草、大枣各 6g。

偏风寒者，去生石膏，加紫苏叶、桂枝，祛风散寒；偏风热者，加连翘、板蓝根、桔梗，疏风清热；咳喘者，加清半夏、葶苈子，以将降气化痰。

2. 水湿浸渍证

证候：全身水肿，下肢较为明显，按之没指，身体困重，胸闷，泛恶纳呆，小便短少，舌胖大苔白滑腻，脉沉缓。

治法：通阳化湿，健脾利水。

方药：胃苓汤合五皮饮加减。

猪苓、茯苓、泽泻各 15g，白术、茯苓皮、大腹皮、桑白皮、苍术、生姜皮、厚朴各 12g，桂枝、陈皮、炙甘草各 6g。

湿伤阳气，阳气衰惫者，可加制附子（先煎），温阳化气；脾虚湿盛、大便溏薄者，加防风、车前子（包煎），以疏风利水祛湿；胃纳欠佳，食谷不化者，加炒神曲、炒麦芽，以开胃健脾。

3. 湿热壅盛证

证候：遍身浮肿，身体困重，皮色润泽光亮，烦热，脘腹痞满，纳差，口苦口黏，渴不欲饮，腰部胀痛，小便短赤，大便干结不畅，舌红苔黄腻，脉滑数。

治法：清热利湿，利水消肿。

方药：麻黄连翘赤小豆汤加减。

赤小豆 30g，泽泻 12g，大枣、桑白皮各 10g，连翘、杏仁各 10g，生麻黄、生姜、生甘草各 6g。

偏于湿盛者，加茯苓、猪苓，以利尿消肿；水湿化热严重者，加防己、滑石，以清热利湿；大便不畅者，加焦槟榔、枳壳，以理气通便。

4. 温热浊毒证

证候：尿多浊沫，渴不欲饮，咽干痛，口中异味，尿赤口苦，舌红苔黄，脉滑数。

治法：清热解毒，祛湿化浊。

方药：五味消毒饮加减。

金银花、野菊花、蒲公英、紫花地丁、萆薢各15g，紫背天葵、穿山龙、白花蛇舌草各10g。

小便灼热者，加滑石、通草，以利尿通淋；咽痛明显者，加连翘、牛蒡子，以清热利咽；水肿严重者，加猪苓、茯苓，以利尿消肿。

5. 气滞血瘀证

证候：患者急躁易怒，善太息，胸胁胀满，口苦咽干，腹胀，身有瘀斑，肌肤甲错，舌边黯有瘀点，脉弦或脉涩。

治法：活血化瘀，行气利水。

方药：柴胡疏肝散合桃红四物汤加减。

生地黄、当归、白芍各15g，桃仁、柴胡各12g，香附、川芎、枳壳各10g，陈皮、炙甘草、红花各6g。

气滞明显，肝郁化热严重者，可加牡丹皮、生栀子，以清肝泄热；瘀血明显，水肿严重者，可加益母草、鬼箭羽，以活血利水。

6. 水瘀互结证

证候：面浮肢肿，迁延日久，肌肤甲错，腰痛如刺，小便短赤，面色黧黑萎黄，眼圈发黑，唇舌色黯，纳差泛恶，舌边瘀点或瘀斑，脉弦或沉涩。

治法：活血祛瘀，化气行水。

方药：桃红四物汤合五苓散加减。

生地黄、白芍、当归、茯苓、猪苓、泽泻各15g，桃仁、白术各12g，红花、川芎各10g，桂枝6g。

瘀血阻滞，全身肿甚，气喘烦闷者，加葶苈子、川椒目、泽兰，以逐瘀泻肺；阳气虚者，加生黄芪、制附子（先煎），以益气温阳；心悸胸痛者，加丹参、元胡，以活血止痛。

7. 脾虚失运证

证候：面色萎黄，神疲乏力，浮肿以下肢尤甚，脘腹胀满，便溏纳差，小便短少，苔白，脉细弱或缓。

治法：温运脾阳，化湿和水。

方药：补气运脾汤。

黄芪、山药各30g，党参、白术、茯苓、大腹皮、车前子各15g，厚朴、木瓜、陈皮各10g，桂枝、砂仁、炙甘草各6g。

大便溏泄严重者，加防风、葛根，以升清止泻；水肿严重者，加猪苓、泽泻，以利尿消肿；饮食不消，胃脘不适者，加炒神曲、炒山楂、连翘，以消食化积。

8. 脾肺气虚证

证候：面浮肢肿，面色萎黄或㿠白，气短懒言，纳差便溏，易于感冒，舌体胖嫩，边有齿痕，苔薄白，脉细弱。

治法：补脾益肺，活血利水。

方药：防己黄芪汤合玉屏风散加味。

生黄芪、山药各30g，白术、党参、茯苓、益母草、丹参、连翘各15g，防己、防风、泽泻、百合、蝉蜕各10g，砂仁、炙甘草各6g。

痰白量多者，加陈皮、清半夏，以燥湿化痰；腹泻严重者，加莲子肉、芡实，以温脾止泻；心悸不安者，加酸枣仁、龙眼肉，以补益心血。

9. 脾肾气虚证

证候：神疲乏力，腰膝腿软，反复面浮肢肿，大便溏薄，尿中泡沫，舌淡胖或边有齿痕，苔白滑或白腻，脉细或弱。

治法：益气健脾，补肾固精。

方药：六味地黄丸合四君子汤加减。

熟地黄24g，白术15g，山茱萸、山药各12g，人参、茯苓、牡丹皮、泽泻各10g，炙甘草6g。

脾虚食纳欠佳明显者，加炒神曲、炒麦芽，以健脾助消化；腰膝酸软乏力明显者，加桑寄生、续断、杜仲等，补肾强腰；大便溏泄者，加干姜、炙黄芪，以温中益气。

10. 阴虚火旺证

证候：面部及下肢皆肿，腰酸膝软，头晕耳鸣，五心烦热，两颧潮红，口燥咽干，潮热盗汗，纳呆，小便黄赤，大便干，舌红少津苔黄，脉细数。

治法：滋肾柔肝，养阴利水。

方药：知柏地黄丸加减。

熟地黄25g，知母、当归、山茱萸、山药各12g，黄柏、木瓜、茯苓、牡丹皮、泽泻各10g。

腰酸乏力、水肿明显者，加生黄芪、芡实、莲子肉，益气收涩；头目眩晕严重者，加龟甲（先煎）、五味子、鳖甲（先煎），敛阴潜阳；大便不通者，加玄参、白芍，以滋阴通便。

11. 气阴两虚证

证候：疲乏无力，食欲不振，气短懒言，体形消瘦，口渴多饮，五心烦热，大便干结，舌淡红或舌苔少黄，脉细无力。

治法：益气养阴。

方药：参芪地黄汤加减。

生地黄25g，党参、生黄芪各15g，山茱萸、山药各12g，牡丹皮、茯苓、泽泻各10g，桂枝、制附子（先煎）各6g。

胃阴不足、胃脘嘈杂、口渴纳差者，加沙参、麦冬、玉竹、石斛，以养阴生津；大便干结严重者，加玄参、火麻仁，以滋阴润肠通便；心悸失眠者，加酸枣仁、首乌藤，以养心安神。

12. 脾肾阳虚证

证候：面浮身肿，腰以下尤甚，面色苍白，畏寒喜暖，四末欠温，腹胀纳呆，大便溏薄，舌淡胖苔白腻或白滑，脉沉细。

治法：温运脾肾，通阳利水。

方药：实脾饮合真武汤加减。

茯苓、白芍、白术各15g，炮附子（先煎）12g，干姜、厚朴、木瓜、草果、焦槟榔各10g，炙甘草、木香、生姜、大枣各6g。

水湿过盛，腹胀大，小便短少，可加苍术、桂枝、猪苓、泽泻，以增化气利水之力；若症见身倦气短，气虚甚者，可加生黄芪、人参，以健脾益气；自汗盗汗者，加煅牡蛎、麻黄根，以收敛止汗。

13. 阳虚水泛证

证候：全身浮肿，腹胀，纳差，尿浊或小便短少，疲倦乏力，腰酸膝软，手足欠温，心悸气短，舌淡胖，苔白滑，脉滑或沉细。

治法：温肾助阳，化气行水。

方药：萆薢分清饮合真武汤加减。

萆薢、生姜各15g，石菖蒲、益智仁、茯苓、白术各12g，制附子（先煎）、乌药、白芍各10g。

气短乏力、中气不足者，加党参、黄芪，以补中益气；畏寒肢冷、带下清稀、寒湿甚者，加苍术、肉桂，以温阳祛湿；四肢疼痛者，加细辛、麻黄，以散寒止痛；伴瘀血者，加丹参、赤芍、红花，以活血化瘀。

（五）治疗经验

1. 抗凝药物的使用　肾病综合征时血液多呈高凝状态，可用低分子肝素5000U皮下注射，每日1次。其为带负电荷的氨基多糖，可以恢复肾小球基底膜的电荷屏障，改善肾小球滤过膜的通透性，减少蛋白漏出。

2. 免疫抑制剂的应用　对激素存在依赖或抵抗及激素治疗无效的肾病综合征常常与激素联合应用免疫抑制剂，多可取得较好的效果。静脉注射环磷酰胺按体表面积每次500～1000mg/m²，加0.9%氯化钠注射液20～30ml静脉推注，每周1次，连用2次，休息1～2周重复。联合用药500～600mg/m²。亦可使用雷公藤多苷片1mg/(kg·d)分3次饭后口服。

3. 合理补充蛋白　肾病综合征患者摄入高蛋白会导致尿蛋白增加，加重肾小球损害，而血浆白蛋白水平没有增加。因此，建议每日摄入优质蛋白量为1g/kg，再加上每日尿内丢失的蛋白质量，每摄入1g蛋白质，必须同时摄入非蛋白热卡138kJ（33kcal）。应用静脉白蛋白时应严格掌握适应证：①严重的全身水肿，而静脉注射呋塞米不能达到利尿效果的患者，在静脉滴注白蛋白以后，紧接着静脉滴注呋塞米（呋塞米120mg，加入葡萄糖溶液100～250ml中，缓慢滴注1小时），常可使原先对呋塞米无效者仍能获得良好的利尿效果；②使用呋塞米利尿后，出现血浆容量不足的临床表现者；③因肾间质水肿引起急性肾衰竭者。

4. 虫草制剂在肾间质、肾小管病变时的应用　冬虫夏草含有十多种氨基酸，能补充氨基酸，影响蛋白质的代谢，调节免疫功能，并可降低胆固醇、甘油三酯，减轻肾小球硬化。可使用虫草制剂百令胶囊 5 粒、每日 3 次，或金水宝 6 粒、每日 3 次，改善患者乏力、浮肿、腰酸痛等症状，改善肾功能，减轻毒性药物对肾脏的损害。

5. 使用 ACEI 和 ARB 辅助治疗　ACEI 和 ARB 是肾病综合征降蛋白和处理肾病综合征时高血压并发症的重要药物，用于降低尿蛋白时用量宜大。常用药物为福辛普利 20mg 口服、每日 1 次，厄贝沙坦 150mg 口服、每日 1 次，在用于降低尿蛋白时厄贝沙坦可用至 300mg 口服、每日 1 次。

（六）典型病例

国某，男，20 岁，主因全身水肿、泡沫尿 3 月，加重 4 天，于 2012 年 3 月 3 日入院。既往体健。患者入院前 3 月无明显诱因出现全身水肿，泡沫尿，伴有腹胀，无发热、皮疹，无过敏史、关节痛、腹痛，无骨痛、贫血，无畏光、脱发，无头痛、晕厥，遂就诊于当地医院，予足量激素及抗凝、改善血液循环、利尿等治疗，病情好转出院，出院继续口服药物维持治疗。入院前 4 天，患者水肿较前加重，并呈进行性发展，伴有泡沫尿、腹胀，遂来我院就诊，查血生化：Alb 10.1g/L，A/G 0.41，TC 8.34mmol/L，TG 2.10mmol/L；尿常规：尿蛋白（＋＋＋＋）；24 小时尿蛋白定量 24.00g/24h；电解质、空腹血糖、肾功能、肝功能正常；乙肝五项（－）；抗核抗体（－），抗双链 DNA（－），为求进一步诊治收住院。入院查体：T 36.2℃，R 18 次/分钟，HR 80 次/分钟，BP 120/75mmHg，神志清楚，慢性病容，自主体位，全身皮肤巩膜无黄染，浅表淋巴结无肿大，球结膜水肿，睑结膜无苍白，口唇无发绀，咽不红，扁桃体无肿大。颈软，气管居中，颈静脉无怒张，颜面水肿。双肺呼吸音清，未闻及干湿啰音。心律齐，各瓣膜听诊未及杂音。腹软，腹部皮肤紧张发亮，移动性浊音（＋），双肾区叩击痛（±），双下肢水肿（＋＋＋），上肢水肿（＋），四肢肌力 5 级，双巴氏征阴性。

中医证候：全身浮肿，腹胀，纳差，尿浊，疲倦乏力，腰酸膝软，手足欠温，舌淡胖苔白，脉滑。

西医诊断：肾病综合征。

中医诊断：水肿（阳虚水泛证）。

治疗：患者入院后立即予足量甲泼尼龙 60mg 静脉滴注、每日 1 次，抑制免疫与炎症反应；呋塞米 20mg 静脉滴注、每日 1 次，螺内酯 20mg 口服、每日 3 次，减轻水肿，同时监测电解质和血压变化；低分子肝素钠 5000U 皮下注射、每日 1 次，抗凝、降低尿白蛋白，改善高凝状态；钙尔奇 D 片 600mg 口服、每日 2 次，补钙；嘱患者卧床休息，低盐低蛋白优质蛋白饮食；并查双肾彩超、免疫全项、肾脏病理检查以明确病理类型。入院后第 2 天病理检查回报示：Ⅲ期膜性肾病；超声提示：双肾体积增大，结构紊乱，腹水。诊断为"原发性肾病综合征Ⅲ期膜性肾病"。鉴于膜性肾病对单纯激素治疗不敏感，采用糖皮质激素联合环磷酰胺交替使用的治疗方案（CTX＋MP）：第 1、3、5 个月使用甲泼尼龙 1g 静脉滴注、每日 1 次，3 天后改为泼尼松 0.5mg/(kg·d)，第 2、4、6 个月使用环磷酰胺 2～2.5mg/(kg·d)。患者入院后第 4 天其全身浮肿程度减轻，腹胀缓解，体重稍下降约 2kg，病情基本稳定，加用贝那普利片 10mg 口服、每日 1 次，协助其他药物减少蛋白尿。入院后第 5 天复查化验回报示：血浆总蛋白 36.6g/L，Alb 17.0g/L，TC 7.73mmol/L，尿常规蛋白（＋＋＋），24 小时尿蛋白定量 16.73g/24h；在维持激素-免疫抑制剂联合治疗的基础上加服中药，中医辨证为阳虚水泛证，治则为温运脾肾，通阳利水，给予真武汤合萆薢分清饮加减：萆薢、生姜 15g，益智仁、茯苓、白术各 12g，制附子（先煎）、白芍各 10g，4 剂，水煎服，日 1 剂。第 8 天，将甲泼尼龙 1g 静脉滴注、每日 1 次，改为泼尼松 30mg 静脉滴注、每日 1 次。入院后第 9 天患者体重较刚入院时降低约 3.5kg，鉴于呋塞米长期应用后其利尿效果会大大降低，停呋塞米，予氢氯噻嗪 25mg 口服、每日 3 次，其他治疗维持不变。入院后 1 个月停泼尼松，改为环磷酰胺 120mg 静脉滴注、每日 1 次，维持 1 个月。患者入院后 40 天，患者仍存在全身浮肿，腹胀，纳可，尿浊，手足心热，口干，大便秘结不畅，舌红少津苔黄，脉细数，给予知柏地黄汤加减：知母、滑石各 15g，茯苓、车前子（包煎）、萹蓄、萆薢、墨旱莲各 12g，女贞子、黄柏、山药、牡丹皮各 10g，4 剂，水煎服，日 1 剂。继续保持激素-免疫抑制剂联合治疗，维持至第 8 周，再次复查化验回报示血液生化：总蛋白 57.01g/L，Alb 31.10g/L，A/G 1.2，TC 5.29mmol/L，TG 1.36mmol/L；尿常规：尿蛋白（＋＋）；24 小时尿蛋白定量 2.64g/24h；体重较前下降 6kg；嘱患者次日出院，出院后建议维持糖皮质激素联合环磷酰胺交替使用的方案（CTX＋MP）进行治疗。

（七）专家分析

1. **肾病综合征的病因病机** 肾病综合征是各种原因导致的肾小球滤过膜通透性增高，从而使大量血浆蛋白从尿中丢失，引起肾病综合征的相应症状。分而言之，微小病变肾病的发病多与肾小球电荷屏障功能失调、T 细胞的过度增生对肾小球基底膜的毒性作用、血管通透因子和肾小球通透因子的产生及细胞因子表达异常有关；此外，免疫复合物的沉积是多种肾病发生的主要原因，在系膜毛细血管增生性肾小球肾炎的发病中，补体系统攻击免疫复合物造成肾小球损伤占有重要的地位，膜性肾病的发病也是由于免疫复合物在肾小球基底膜上皮细胞下沉积，激活补体攻击膜复合物造成肾小球损伤，加之足细胞屏障的破坏而产生；对于局灶阶段性肾小球硬化而言，足细胞损伤、肾小球内高灌注高滤过状态激活肾素-血管紧张素-醛固酮系统，促进系膜细胞增生和细胞外基质合成增加，是其发生发展的始动因素。

中医学认为，肾病综合征的根本原因是脾肾两虚，水湿是其发病关键。蛋白尿的形成是由于血浆中的蛋白从尿中丢失，属于人体的精微物质外泄所致。人体精微物质来源于脾，藏于肾，脾为后天之本，将水谷化为精微，脾主运化，又主升清，脾伤则不运，脾虚则清浊不分，精微物质外泄；肾藏精，肾虚则精关不固，精微物质失于封藏，从尿中丢失而成蛋白尿。肾主水，其气下通于阴；脾主土克水；肾虚不能传其水液，脾虚不能克制于水，故水气流溢于皮肤，发为水肿。脾的运化功能和输布津液功能障碍，肾失温煦，津液停聚而成水湿，发为水肿，故水湿是肾病综合征的关键因素。

2. **肾病综合征的诊断** 原发性肾病综合征需进行肾活检才能确诊，其具体病理分型如下：

（1）微小病变型肾病：光镜下肾小球基本正常，近曲小管上皮细胞可见脂肪变性，故又被称为"类脂性肾病"。免疫荧光阴性，电镜下特征性表现为弥漫性肾小球脏层细胞足突融合，球内无电子致密物沉积。

（2）系膜增生性肾小球肾炎：光镜可见肾小球弥漫性系膜细胞增生伴系膜基质增多，而肾小球毛细血管壁和基底膜正常。按免疫荧光结果可分为 IgA 肾病（单纯 IgA 或以 IgA 沉积为主）和非 IgA 系膜增生性肾小球肾炎（以 IgG 或 IgM 沉积为主），常伴有 C3 在肾小球系膜区或沿毛细血管壁呈颗粒状沉积，电镜下系膜区可见电子致密物。

（3）系膜毛细血管性肾小球肾炎：系膜细胞和系膜基质弥漫重度增生，可插入到基底膜和内皮细胞之间，毛细血管祥呈"双轨征"，为其典型特征性病理改变。免疫病理检查常见 IgG 和 C3 呈颗粒状沿基底膜及毛细血管壁沉积。电镜下系膜区和内皮下可见电子致密物。

（4）膜性肾病：以局限于肾小球基底膜的免疫复合物沿肾小球基底膜外侧沉积，刺激基底膜增厚，致使"钉突"形成、基底膜弥漫增厚、晚期基底膜增厚可呈链环状；免疫荧光下可见 IgG 和 C3 呈颗粒状沿毛细血管壁沉积。

（5）局灶节段性肾小球硬化：病变呈局灶、节段性损害。病变节段表现为系膜基质增多，毛细血管祥塌陷，基膜皱缩，球囊粘连，相应的肾小管局灶性萎缩，肾间质纤维化。电镜可见弥漫性足细胞足突消失；免疫荧光呈现 IgM 和 C3 在病变部位呈团块状沉积。

临床上亦可通过相应的特征对原发性肾病综合征进行推测。NS 属于肾小球疾病，临床上有以下 3 项主要特征可做初步推测：①是否有进行性肾功能或肾小球滤过率（GFR）下降，如有其时间经过如何；②蛋白尿是否达到肾病型标准；③是否伴有血尿。

另外，根据以下其他特征也可进行鉴别诊断：①年龄：微小病变型 NS（MCNS）多见于儿童，膜性肾病好发于成人。②选择性蛋白尿：选择性蛋白尿是有参考价值的指标。譬如，MCNS 患者尿蛋白选择性较高，即大分子 IgG 清除率与小分子转铁蛋白清除率之比较小。③血清补体：低补体血症多见于膜性增生性肾炎（MPGN）或毛细血管内增生性肾小球肾炎。④血清免疫电泳：M 蛋白血症多见于纤维样肾小球病和触须样免疫性肾小球病。⑤影像学检查：影像学资料上出现的肾萎缩多见于像 ANCA 相关性肾炎那样由急进性肾炎所造成的 NS。

典型病例患者入院时全身水肿，泡沫尿；TC 8.34mmol/L，TG 2.10mmol/L；尿蛋白（＋＋＋＋），24 小时尿蛋白定量 24.00g/24h；血生化 Alb 10.1g/L；双下肢水肿（＋＋＋），上肢水肿（＋）；病理检查回报示：Ⅲ期膜性肾病；故可诊断为"原发性肾病综合征Ⅲ期膜性肾病"。

3. 肾病综合征的治疗

（1）激素的个体化治疗：激素可通过抑制免疫反应、抗炎症状态、抑制醛固酮和拮抗垂体后叶抗利尿激素的作用，改善肾小球基底膜通透性等综合作用而发挥其利尿、消除蛋白尿的疗效。

1）微小病变型肾病：对激素治疗敏感，成人治疗效果较儿童差，初期可根据激素治疗方案进行治疗；因感染、劳累短内复发，去除诱因仍不缓解者，可再次使用激素；若效果不好或反复发作，可用细胞毒类药物联合激素进行治疗。

2）系膜增生性肾小球肾炎：多数对激素和细胞毒药物有良好反应，轻度时可单用激素治疗，重度时可采用激素-细胞毒类药物联合应用，若无明显副作用，激素足量用药时间应保持较长时间，减药速度要更加缓慢，维持治疗要更加持久。

3）系膜毛细血管性肾小球肾炎：目前没有激素或细胞毒类药物治疗此类肾病综合征有效的证据。

4）膜性肾病：使用糖皮质激素联合环磷酰胺交替使用的方案（CTX＋MP）：先使用甲泼尼龙 1g 静脉滴注、每日 1 次，3 天后改为泼尼松 0.5mg/(kg·d)，第 1、3、5 个月应用；第 2、4、6 个月使用环磷酰胺 2～2.5mg/(kg·d)。

5）局灶节段性肾小球硬化：激素治疗效果缓慢，激素足量治疗时间应长（3～4 个月），若至 6 个月仍无效，方可称激素抵抗。激素治疗效果不佳者，可试用环孢素。

（2）细胞毒药物的应用：这类药物主要适用于对糖皮质激素抵抗或依赖、应用激素无效或经糖皮质激素治疗缓解后反复复发的肾病综合征患者。就病理类型而言，反复复发和激素抵抗的微小病变型肾病综合征、激素依赖或激素抵抗的系膜增生性肾小球肾炎、伴有肾功能恶化的膜性肾病均可应用环磷酰胺治疗。用法一般为 1～2mg/(kg·d) 口服，每日 1～2 次，其主要副作用为骨髓抑制、肝功能损害、脱发、性腺抑制、出血性膀胱炎、感染加重及消化道反应，在应用过程中，应随时监测血常规、肝功能，终身监测尿常规，若出现非肾小球源性血尿，需及时进行膀胱镜检查，以防出血性膀胱炎的发生。

（3）雷公藤多苷：可单独治疗肾病综合征，也可与激素及其他免疫抑制剂联合应用。一般用量为 1～1.5mg/(kg·d)，分 3 次口服。大量研究证实，雷公藤多苷是一种新型的免疫抑制剂，能够抑制淋巴细胞的增殖，诱导活化的淋巴细胞凋亡，抑制白介素-2 的产生和细胞核因子 RB 等，其产生的免疫作用具有独特性。在肾病综合征应用中，其主要作用机制是抑制免疫复合物在肾小球内沉积，抗炎症反应，恢复肾小球滤过膜的电荷屏障功能，改善肾小球滤过膜的通透性，从而达到减少蛋白尿的作用。

（4）ACEI 和 ARB 的使用：ACEI 和 ARB 除了可降低全身血压外，尚能减低肾小球内高压、高灌注及高滤过状态，直接影响肾小球滤过膜选择通透性，从而降低蛋白尿，维持肾功能，延缓肾病进展，多应用于病理表现为肾小球局灶节段硬化的肾病综合征。在应用 ACEI 和 ARB 降尿蛋白时，所用剂量一般比常规剂量大，才能获得良好疗效。但在肾病综合征出现严重水肿，存在肾血流量相对不足时，应避免使用，以免引起肾前性急性肾衰竭。应在肾病综合征部分缓解或稳定后开始应用。

（5）中医辨证论治：通过中医辨证施治，亦可取得较为满意的结果。微小病变型肾小球肾炎多属风水泛滥，可用越婢汤加味；系膜增生型肾小球肾炎多呈气滞血瘀，可用柴胡疏肝散合桃红四物汤加减；系膜毛细血管性肾炎多呈水湿浸渍，可用胃苓汤合五皮饮加减；膜性肾病多呈脾肾阳虚，可用理中汤合济生肾气丸加减；局灶节段性肾小球硬化多呈湿热壅盛，可用三仁汤或甘露消毒丹加减。

（6）激素联合中药治疗：在激素治疗起始阶段，因为激素为阳刚之品，若服用剂量大、时间长，多可导致阳亢，阳亢则伤阴，故临床常出现阴虚火旺之证，可应用知柏地黄丸加减；激素减量治疗阶段，在激素撤减至一定量时，可出现不同程度的皮质激素撤减综合征，这时患者常由阴虚向气虚转化而呈气阴两虚之证，可应用参芪地黄汤加减；激素维持量治疗阶段，由于激素已减至维持量，此阶段由激素所致阴虚火旺之证已大为减轻，此时大多属肾病综合征缓解期，为防止复发，宜加强补肾健脾之力，可应用实脾饮合真武汤加减；而活血化瘀法应贯穿激素治疗肾病综合征的始终。

典型病例患者入院后卧床休息，低盐低蛋白饮食，补充优质蛋白，并予足量甲泼尼龙抑制免疫与炎症反应，另配合利尿、抗凝、补钙；后改用糖皮质激素联合环磷酰胺交替使用的治疗方案，加用贝那普利并配合中药温阳利水，最终患者症状好转而出院。

4. 肾病综合征的并发症及其治疗　肾病综合征易并发高脂血症、感染及血栓栓塞性疾病。黄葵有降血脂作用，并可抗炎、抑制免疫反应，临床可应用黄葵胶囊 5 粒、每日 3 次，协助治疗高脂血症。不提倡在激素和免疫抑制剂治疗期间应用抗生素预防感染，但可应用免疫增强剂如胸腺肽 10mg 皮下注射以增强免疫，在感染发生后，可应用敏感度强且无肾毒性的抗生素治疗。高凝状态可使肾内广泛纤维蛋白沉着及微血栓形成，导致肾血流量减少，加重组织及器官损伤，使病情进一步恶化，因此使用肝素 5000U 皮下注射、每日 1 次，以抗血小板、抗凝，亦是肾病综合征的重要辅助治疗手段。

5. 肾病综合征的预后及饮食调护　肾病综合征的预后与肾病的分型有关。微小病变型肾病预后良好，长期肾脏存活率高，激素治疗效果较好，复发率相对较低；系膜增生性肾小球肾炎的预后与蛋白尿的多少、肾功能水平及系膜细胞和基质增生程度等密切相关，轻中度系膜增生性肾小球肾炎预后较好，系膜弥漫增生治疗相对困难；系膜毛细血管性肾小球肾炎的预后不佳，早期出现肾衰竭、高血压、肾病综合征持续不缓解及肾脏病理存在新月体、重度系膜增生、严重的肾小管-间质损伤等改变提示其预后不良；膜性肾病的自然进程差异较大，约 1/3 的原发性膜性肾病发展至终末期肾脏疾病；局灶节段性肾小球硬化预后不佳，多数呈慢性进行性进展，最终导致肾衰竭，少数患者进展较快，较早出现肾衰竭。

肾病综合征患者宜多进食不饱和脂肪酸（植物油及鱼油），少进食富含饱和脂肪酸的食物（动物油脂）；控制胆固醇摄入（<300mg/d）；蛋白质摄入量为 1g/(kg·d) 的优质蛋白（富含必需氨基酸的动物蛋白如乳类、蛋、瘦肉、鱼等）。不提倡高蛋白饮食；热量要保证充足，但不可过量，每日摄入 125.6～146.5kJ/kg（30～35kcal/kg），其中脂肪供能在 30% 以下，除蛋白质外，其余的能量由糖供给；钠的摄入量每日不超过 3g，严重水肿者不超过 2g/d，并按血钠水平随时调整；水的摄入量应根据病情而定，高度水肿而尿量少者应严格控制，可按进液量＝尿量＋500ml 计算，仅有下肢水肿或下垂性水肿而无浆膜腔积液者，尿量在 1000ml/d 左右，水可不限制，但也不宜过度饮水；注意补充各种维生素。多吃新鲜蔬菜与水果；增加含钙丰富食物的摄入；长期应用糖皮质激素可使血糖升高，还可引起低血钾，故应限制高糖食物，无高钾血症时应多进含钾丰富的食物。同时应注意休息，避免过度劳累，保证充足睡眠，在改变体位时宜缓慢，以防止因低蛋白血症引起低血容量性直立性低血压而导致晕厥。

参 考 文 献

1. 李顺民. 现代肾脏病学［M］. 北京：中国医药科技出版社，2004.

2. 梅长林. 肾病综合征［M］. 北京：人民卫生出版社，2005.

3. 叶任高，杨念生，郑志高. 肾病综合征［M］. 北京：人民卫生出版社，2005.

4. 中华医学会儿科学分会肾脏病学组. 儿童常见肾脏疾病诊治循证指南（一）：激素敏感、复发/依赖肾病综合征诊治循证指南（试行）［J］. 中华儿科杂志，2009，47（3）：167-170.

5. 冯权贵. 86 例原发性肾病综合征中医证型与病理类型相关性研究［D］. 广州：广州中医药大学，2012.

6. 覃桂英. 辨证分析激素治疗肾病综合征的中医症候特点［J］. 中外医疗，2012（1）：99-100.

7. 陈香美. 临床诊疗指南——肾脏病学基础［M］. 北京：人民卫生出版社，2011.

8. 叶任高，李友姬. 临床肾脏病学［M］. 第 2 版. 北京：人民卫生出版社，2007.

9. 陆再英，钟南山. 内科学［M］. 第 7 版. 北京：人民卫生出版社，2008.

10. 周仲瑛. 中医内科学［M］. 第 2 版. 北京：中国中医药出版社，2007.

11. 胡水平. 百令胶囊联合依那普利治疗肾病综合症的疗效观察［J］. 求医问药（下半月），2012，10（6）：798-799.

12. 王丽雅，王少渠，张鹏. 还原型谷胱甘肽辅助治疗难治性肾病综合征的临床观察［J］. 社区医学杂志，2012，10（6）：3-4.

13. 张新安，刘晓丽，邵德宾. 双倍剂量雷公藤多苷治疗老年人原发性肾病综合征 36 例疗效观察［J］. 中国民族民间医药，2012，21（16）：109-110.

14. 张旭. 中西医结合治疗难治性肾病综合症临床体会［J］. 内蒙古中医药，2012，31（7）：73.

15. 宋来泉. 24 例雷公藤多甙片联合用药治疗肾病综合症疗效观察［J］. 中外医疗，2011，30（30）：113.

16. 仇玉夫. 益气利水活血法治疗肾病综合征的机理探讨［D］. 济南：山东中医药大学，2011.

17. 张文辉，王永丽，孟艳芳，等. 低分子肝素钙辅助治疗原发性肾病综合征 30 例疗效观察［J］. 遵义医学院学报，2011，34（4）：403-404.

18. 任野萍，裴姝文. 黄葵胶囊联合爱若华治疗肾病综合症［G］//中国中西医结合学会肾脏疾病专业委员会 2011 年学术年会暨 2011 年国际中西医结合肾脏病学术会议论文汇编. 北京：中国中西医结合学会肾脏疾病专业委员会，2011：1.

19. 李洪贵. 黄芪注射液治疗原发性肾病综合征的临床疗效研究［J］. 医学信息（上旬刊），2011，24（4）：1989-1990.

20. 周荣军，孙永贺，王晓燕. 金水宝胶囊加六味地黄丸联合激素治疗肾病综合征疗效观察［J］. 现代中西医结合杂志，2011，20（26）：3297-3298.

21. 王强，陈利宏，高秀侠，等. 来氟米特治疗原发性难治性肾病综合征的临床观察［J］. 安徽医学，2011，32（5）：648-649.

22. 李勇. 辨证治疗原发性肾病综合征的临床观察［D］. 武汉：湖北中医药大学，2010.

23. 胡大勇. 肾病综合征不同病理类型的辨证分型探讨［J］. 江苏中医，2011，22（6）：16.

24. 杜雨茂. 原发性难治性肾病综合征的辨证论治思路与方法［J］. 陕西中医学院学报，2010，33（4）：1-5.

25. 曹希文，余翔. 丹红注射液配合西医治疗肾病综合症临床观察［J］. 中国实用医药，2009，4（33）：

135-137.

26. 李敏，刘雪燕，刘番芹 . 中药配合激素辨证治疗肾病综合征的体会 [J] . 陕西中医学院学报，2009，32（2）：40.

27. 赖文妍，陈国庆，卢曼，等 . 丹参注射液联合大剂量糖皮质激素治疗肾病综合征的临床观察 [J] . 中国医药导报，2008，5（8）：76-78.

28. 王健英，赵军，王臻 . 多靶点治疗激素抵抗型肾病综合征的临床研究 [J] . 中国实用医药，2009，4（16）：63-64.

29. 刘伦志 . 多靶点免疫抑制治疗儿童难治性肾病综合征的疗效及安全性 [J] . 临床儿科杂志，2012，30（4）：325-328.

30. 刘学兰，陶冶，吴丹，等 . 多靶点治疗难治性肾小球疾病临床观察 [J] . 华西医学，2011，26（4）：496-499.

31. 张伟石 . 温针灸治疗肾病综合征 50 例临床观察 [J] . 中外医疗，2009，28（30）：96.

32. 占桂香 . 针灸联合泼尼松治疗原发性肾病综合征疗效观察 [J] . 湖北中医杂志，2012，34（2）：34-35.

33. 姜英 . 大黄在肾功能不全中的应用与研究 [J] . 安徽中医学院学报，1997，16（4）：64-65.

34. 顾茵，宋志芳，潘祝平，等 . 大黄对危重病患者胃肠道保护及肾功能不全的治疗作用 [J] . 医师进修杂志，2001，24（11）：34-35.

35. 高红勤 . 陈以平教授治疗老年肾病综合症的经验 [G] //中国中西医结合学会肾脏疾病专业委员会 2011 年学术年会暨 2011 年国际中西医结合肾脏病学术会议论文汇编 . 北京：中国中西医结合学会肾脏疾病专业委员会，2011：2.

36. 李建华，闫肃 . 肾病综合征辨证施治体会 [J] . 陕西中医，2002，23（4）：381-382.

37. 王建川 . 中医辨证治疗肾病综合征水肿 [J] . 河南中医学院学报，2005，20（2）：42-43.

38. 高祯明，龚长武 . 肾病综合征中医证治点滴体会 [J] . 现代中医药，2006，26（4）：44-46.

39. 盛新民 . 中医辨证治疗老年肾病综合症临床效果观察 [J] . 中医临床研究，2014，6（20）：52-53.

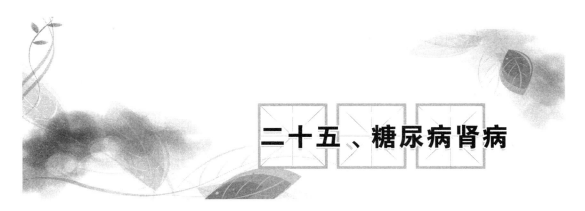

二十五、糖尿病肾病

糖尿病肾病（diabetic nephropathy，DN）又称糖尿病性肾小球硬化症，是由糖尿病所致的肾小球微血管病变引起的蛋白排泄和滤过异常，是糖尿病常见的慢性微血管并发症之一，一旦累及肾脏出现持续蛋白尿，则肾脏病变往往不可逆转，最终在较短时间内进入终末期肾衰竭。本病属中医学的"消渴"、"水肿"、"虚劳"、"关格"等范畴。其病因包括禀赋不足、饮食失调、久病劳倦或外邪侵袭等，病机主要是阴虚热盛，日久引起气阴两虚或阴损及阳，以致阴阳两虚，水湿浊毒瘀内生。

（一）诊断要点

1. 有明确的糖尿病病史　一般均有 5 年以上的糖尿病病史，有糖尿病视网膜病变；对病程小于 5 年的糖尿病患者要排除其他肾脏疾病的可能。

2. 临床出现水肿、蛋白尿、高血压等症状，晚期出现肾衰竭。

3. 持续白蛋白尿　尿白蛋白/肌酐比值＞300μg/mg 或尿白蛋白排泄率＞200μg/min 或尿白蛋白定量＞300mg/d 或尿蛋白定量＞0.5g/d。

4. 肾组织学检查　基本病理特征是肾小球系膜基质增多、基底膜增厚和肾小球硬化，包括弥漫性病变、结节性病变和渗出性病变；早期多表现为肾小球体积增大。这是诊断糖尿病肾病最直接、最准确的依据。

5. 临床和实验室检查　排除其他肾脏或尿路疾病。

（二）鉴别诊断

1. 原发性肾小球疾病　多无糖尿病病史或有短期糖尿病病史但不伴视网膜病变；肾小球疾病多可出现单纯肾源性血尿或蛋白尿加血尿、短期内肾功能迅速恶化、突然出现水肿和大量蛋白尿而肾功能正常、GFR 很低或迅速降低及显著的肾小管功能减退。

2. 高血压肾损害　多有 5 年以上的高血压病史，早期表现为夜尿增多等肾小管功能损害的症状，继之出现蛋白尿，多为轻中度尿蛋白；其眼底改变主要为动脉硬化，而非糖尿病视网膜病变。

3. 肾淀粉样变性　本病常见于中青年男性，早期可出现大分子、非选择性蛋白尿，24 小时尿蛋白定量较多，常合并心律失常、心力衰竭、肝脾肿大等非肾脏器官受累的表现，部分患者有多发性骨髓瘤、类风湿关节炎或慢性感染的全身表现，病理学检查是确诊肾淀粉样变性最可靠的方法。

4. 肥胖相关性肾病　主要表现为代谢综合征、肥胖、轻微蛋白尿、肾小球肥大、局灶节段性肾小球硬化等，若同时合并糖尿病，则与糖尿病肾病很难鉴别。但是，肥胖相关性肾病的蛋白尿在减肥后可以减轻或消失，一般不合并糖尿病的视网膜病变和周围神经病变，没有糖尿病肾病的渗出性病变和结节性病理改变。明确的糖尿病患病时间，对鉴别诊断具有重要的价值。

5. 多发性骨髓瘤肾损害　多见于老年患者，肾损害改变主要在肾小管远曲段和集合管，临床常见到尿糖及尿蛋白阳性，尿蛋白多为小分子蛋白，且常伴有骨痛、贫血、高钙血症等表现。

6. 功能性蛋白尿　多由发热、剧烈运动、心功能不全等引起，可通过详细询问病史、临床表现及实验室等相关检查以协助诊断。

以上鉴别诊断困难时，可以通过肾穿刺病理检查进行鉴别。

（三）治疗方案

1. 低蛋白饮食　从临床糖尿病肾病期开始实施低蛋白饮食治疗，蛋白质摄入量应控制在 $0.8\sim1.0g/(kg\cdot d)$；肾功能不全（肌酐$>178\mu mol/L$）时，蛋白质摄入量应控制在 $0.6g\sim0.8g/(kg\cdot d)$，且蛋白质来源应以牛奶、鸡蛋、鱼、瘦肉等含必需氨基酸的优质动物蛋白为主；肌酐高时应禁食豆制品，若蛋白摄入量小于 $0.6g/(kg\cdot d)$，应适当补充复方 α-酮酸制剂。生长发育期、妊娠或合并有肝病者，不宜过度限制蛋白摄入。

2. 控制血糖　严格控制血糖能防止微量蛋白尿的发生，也可使 1、2 型糖尿病患者的肾病发展速度减慢。非妊娠成人的糖化血红蛋白（A1C）控制目标是$<7\%$；空腹血糖应控制住 $4.4\sim6.1mmol/L$，非空腹血糖应控制在 $4.4\sim8.0mmol/L$。常用药物有：

（1）磺脲类：格列喹酮，初始 $15\sim30mg$ 口服、每日 1 次（餐前），可根据个体差异逐步增加剂量，最大剂量 $180mg/d$、每日 $2\sim3$ 次。

（2）格列奈类：适用于老年及轻中度肾功能不全的患者。初始 $0.5\sim1mg$ 口服、每日 3 次，根据病情酌情加减。

（3）α糖苷酶抑制剂：阿卡波糖，初始剂量 $50mg$ 口服、每日 3 次，根据餐后 2 小时血糖进行调整，多数人采用$100mg$、每日 3 次，能取得良好效果。伏格列波糖，初治剂量 $0.2mg$ 口服、每日 3 次，若血糖控制欠佳，可增至 $0.3mg$ 口服、每日 3 次。

（4）胰岛素：糖尿病肾病患者应尽早使用胰岛素，肾功能不全时宜选用短效胰岛素为主，以防止胰岛素在体内蓄积发生低血糖。胰岛素 1 日剂量分配以早餐最多，其次是晚餐和睡前，最少的是中餐。其用量应根据餐前、餐后及睡前的血糖调整，血糖波动较大时，可加用 α糖苷酶抑制剂稳定病情，以减少胰岛素用量。

（5）糖尿病饮食：分 3 步实施：①计算总热量：根据简易公式［理想体重（kg）＝身高（cm）－105］计算理想体重，成人休息状态下每日每千克理想体重给予热量 $105\sim146.5kJ$（$25\sim35kcal$），轻、中、重度体力劳动者可依次加 $41.9kJ$（$10kcal$）。②营养物质含量：糖类约占饮食总热量的 $50\%\sim60\%$，提倡食用粗制米、面和杂粮，忌食葡萄糖、蔗糖、蜂蜜及其制品；脂肪约占总热量的 30%，饱和脂肪、多价不饱和脂肪与单价不饱和脂肪的比例应为 $1:1:1$；蛋白质含量一般不超过总热量的 15%，且同时遵循"低蛋白饮食"原则，蛋白质应至少有 1/3 来自动物蛋白质，以保证必需氨基酸的供给；每日胆固醇摄入量宜在 $300mg$ 以下。③确定总热量和食物比例之后，按每克糖类、蛋白质产热 $16.7kJ$（$4kcal$），每克脂肪产热 $37.7kJ$（$9kcal$），将热量换算为食谱，可按每日三餐分配为 1/5、2/5、2/5 或 1/3、1/3、1/3。另外，糖尿病肾病患者应合理控制体重，体重指数

（BMI）目标值应控制在 $18.5\sim24.9kg/m^2$。

3. 降低尿蛋白 除了妊娠期间外，应该使用 ACEI 或 ARB 治疗微量或大量蛋白尿。常用药物：替米沙坦 40mg 口服、每日 1 次，福辛普利 5~40mg 口服、每日 1 次。在用药期间应监测血肌酐及血钾水平，观察是否发生肾功能不全和高钾血症。

4. 严格控制血压 高血压是糖尿病肾病的危险因素，大于 18 岁的非妊娠糖尿病患者血压应控制在 130/80mmHg 以下，对收缩压＞180mmHg 的患者，初步目标为降到 160mmHg 以下；而收缩压在 160~180mmHg 者，要求下降 20mmHg。若能达到初步目标且耐受，则进一步降压。糖尿病合并明显蛋白尿（＞1g/d）和肾功能不全（肌酐＞178μmol/L）的患者应控制在 125/75mmHg。2011 年美国糖尿病学会（ADA）糖尿病诊疗指南指出：1 型糖尿病合并高血压、蛋白尿的患者，首选 ACEI；2 型糖尿病合并高血压、微量蛋白尿的患者，首选 ACEI 或 ARB，可延缓进展至大量蛋白尿；2 型糖尿病合并高血压、大量蛋白尿，伴有肾功能不全的患者，首选 ARB。

（1）ACEI：赖诺普利 5~40mg，口服，每日 1 次，最大剂量 80mg/d；雷米普利 5~20mg，口服，每日 1 次；贝那普利，初始剂量为每天 5mg，口服，每日 1 次，可根据病情渐增量至 40mg/d，每日 1~2 次；螺普利 12.5~50mg，口服，每日 1 次；福辛普利 5~40mg，口服，每日 1 次，最大剂量 80mg/d；赖诺普利、雷米普利、贝那普利、螺普利在肾衰竭时应药量减半，福辛普利是肾衰竭时唯一不需要减量的 ACEI。

（2）ARB：替米沙坦 40~80mg，口服，每日 1 次；缬沙坦 80mg，口服，每日 1 次；氯沙坦 50mg，口服，每日 1 次；厄贝沙坦，初始剂量应为 0.15g，口服，每日 1 次，可增量至 0.3g；坎地沙坦 2~8mg，口服，每日 1 次；奥美沙坦，初始剂量应为 20mg，口服，每日 1 次，必要时可加量至 40mg。

5. 纠正脂质代谢紊乱 糖尿病肾病患者 TC＞5.7mmol/L，TG＞1.7mmol/L，低密度脂蛋白＞3.7mmol/L，应加用降脂药。

（1）他汀类：他汀类药物是控制低密度脂蛋白、胆固醇达标的首选药物。常用药物有：洛伐他汀 20mg，口服，每晚 1 次，最大剂量 80mg/d，每日 1~2 次；辛伐他汀，初始剂量 10mg，口服，每晚 1 次，最大剂量 80mg/d；普伐他汀，初始剂量 10~20mg，口服，每日 1 次，最大剂量 40mg/d；氟伐他汀，常规剂量 20~40mg，口服，每晚 1 次，最大剂量 80mg/d；阿托伐他汀，起始剂量 10mg，口服，每晚 1 次，最大剂量 80mg/d；瑞舒伐他汀 10~40mg，口服，每日 1 次。

（2）贝特类：苯扎贝特 0.2g，口服，每日 3 次；吉非贝齐 0.6g，口服，每日 2 次；非诺贝特 0.1g，口服，每日 3 次，或 0.2g，每日 1 次。

6. 抗凝治疗 抗凝、改善微循环是治疗糖尿病肾病的另一重要环节。一般采用低分子肝素 4000~5000U，皮下注射，每日 1~2 次；阿司匹林 50~150mg，口服，每日 1 次；氯吡格雷 75mg，口服，每日 1 次；双嘧达莫 25~100mg，口服，每日 3 次。

7. 透析、移植治疗 对于已进入慢性肾衰竭期的患者，治疗原则是尽早给予促红细胞生成素纠正贫血，尽早进行透析治疗。糖尿病肾病肾衰竭，GFR 降至 15~20ml/min 或血清肌酐水平超过 442μmol/L 时，应准备开始透析。透析方式包括腹膜透析和血液透析，临床医师可根据患者的具体情况决定透析方式。糖尿病肾病慢性肾衰竭后期患者，可行肾移植或胰-肾联合移植。

8. 中医治疗

（1）单味中药：生黄芪、大黄、雷公藤、冬虫夏草、葛根、赤芍、川芎等一些中药对改善糖尿病肾病患者的肾功能和一般状况有良好疗效，可根据患者情况选择使用。

（2）复方中药和中成药：金水宝、渴肾康胶囊、六味地黄丸、尿毒清颗粒、黄葵胶囊、百令胶囊、柴黄益肾颗粒、虫草胶囊、海昆肾喜胶囊、补阳还五汤、参芪地黄汤、抵当汤等均对糖尿病肾病的部分症状有疗效。

（3）针灸治疗：以补肾活血、分利浊毒为治法，选用脾俞、肾俞、命门、三阴交、中脘、足三里、血海、地机、天枢、支沟、太溪、膏肓俞、阴陵泉等穴治疗，对降低糖尿病肾病患者微量白蛋白尿有较好的治疗作用。

（四）中医辨证治疗

1. 肝肾阴虚证

证候：面浮足肿，头晕耳鸣，腰膝酸软，尿频量多，混浊如膏，目涩口燥咽干，烘热多汗，口干便秘，舌红，苔少，脉细数。

治法：滋养肝肾。

方药：知柏地黄丸加减。

熟地黄 25g，山茱萸、山药、知母各 12g，黄柏、泽泻、牡丹皮、茯苓各 10g。

尿量多而混浊者，加益智仁、桑螵蛸、芡实等，益肾缩泉；气阴两虚而伴困倦，气短乏力，舌质淡红者，可加党参、生黄芪、白术、黄精，补益正气；心烦失眠者，加黄连、肉桂，以交通心肾。

2. 阴虚热盛证

证候：倦怠乏力，体形消瘦，多食善饥，口渴多饮，两颧潮红，五心烦热，下肢或眼睑浮肿，小便黄，大便秘结，舌质红，苔薄黄，脉细数。

治法：养阴润燥，清热除烦。

方药：玉女煎合消渴方加减。

生石膏 30g，熟地黄 20g，怀牛膝、麦冬、天花粉、石斛各 15g，黄连 10g。

若口渴甚，加沙参、芦根，以滋阴生津；若腰膝酸软、烦躁者，加知母、黄柏，以滋阴降火；大便秘结者，加玄参、火麻仁、郁李仁，以滋阴润肠。

3. 脾虚湿盛证

证候：身肿，腰以下为甚，按之凹陷不易恢复，神疲乏力，脘闷腹胀，尿少，纳减便溏，面色萎黄，舌体胖大黯淡，舌边有齿痕，苔白腻，脉沉细或濡。

治法：温阳健脾、行气利湿。

方药：实脾饮合温脾汤加减。

茯苓 15g，制附子（先煎）、炮姜、炒白术、川朴、木瓜、木香、草果仁、大腹皮、党参各 10g，大黄、炙甘草各 6g，生姜 5 片，大枣 5 枚。

水肿严重者，加猪苓、泽泻、桂枝，以温阳利水；饮食不消者，加炒神曲、炒麦芽，以消食化积；腹泻严重者，加升麻、葛根，以升清止泻。

4. 浊毒血瘀证

证候：手足麻木，肢体末端疼痛，下肢尤甚，皮肤瘙痒，肌肤甲错，时有恶心，短气乏力，下肢酸软，面色苍白，舌黯淡，脉细涩。

治法：补气活血，祛毒降浊。

方药：补阳还五汤合四妙勇安汤加减。

黄芪 60g，党参、金银花各 30g，猪苓、茯苓、当归各 15g，川芎、桃仁、红花、地龙、赤芍、生甘草各 10g。

腹胀纳差者，加枳壳、炒麦芽，以理气消食；便秘者，加生大黄、芒硝（冲服），以攻下通便；肢体麻木疼痛严重者，加忍冬藤、青风藤，以通络止痛；口苦胁痛、善太息者，加柴胡、香附，以疏肝理气。

5. 气阴两虚证

证候：体形消瘦，口渴多饮，纳呆、倦怠乏力，头晕目眩，失眠多梦，五心烦热，下肢或眼睑浮肿，小便频数。腰膝酸软，耳鸣耳聋，大便干结，舌红少苔或苔黄，脉细无力。

治法：益气养阴

方药：生脉散合六味地黄丸加减。

人参、麦冬、生地各 15g，山茱萸、山药各 12g，茯苓、泽泻、五味子各 10g。

肺有燥热者，加知母、地骨皮，以清肺热；口渴明显者，加天花粉、生地，以养阴生津；食少腹胀者，加神曲、鸡内金，以健脾助运。

6. 阳虚水泛证

证候：眩晕、胸闷，面浮身肿，腰以下为甚，按之凹陷不起，肢体困倦，纳呆，畏寒肢冷，脘腹胀满，腰酸腿软，阳痿早泄，面色无华，大便溏，舌胖暗淡，苔薄白或白腻，脉沉细或濡缓。

治法：健脾补肾，益气行水。

方药：实脾饮合真武汤加减。

白芍、白术、茯苓、大腹皮、厚朴各 15g，木香、制附子（先煎）12g，桂枝 10g，炙甘草、生姜各 6g。

小便清长量多者，加菟丝子、补骨脂，以温固下元；若病程日久，反复发作，缠绵不愈者，加党参、补骨脂，以益气补肾，扶正祛邪；大便泄泻者，加干姜，以温中止泻。

7. 阴阳两虚证

证候：腰膝酸痛，口干不欲饮，神疲乏力，面色黧黑，畏寒肢冷，或怕热，头晕目眩，面足浮肿，面色白，尿少或尿闭，大便或干或稀，舌胖质红苔腻，脉沉细弱。

治法：滋阴补阳。

方药：桂附地黄汤或济生肾气汤加味。

熟地黄 25g，山茱萸、山药、川牛膝各 12g，泽泻、茯苓、牡丹皮、制附子（先煎）、肉桂、车前子（包煎）各 10g。

阳虚畏寒严重者，可酌加鹿茸粉 0.5g（吞服），以启动元阳，助全身阳气之气化；阳虚不能固精者，可酌加覆盆子、桑螵蛸、金樱子等，以补肾固摄；腹胀纳差严重者，加炒麦芽、厚朴，以理气开胃。

（五）治疗经验

建议对本病采用六联疗法进行系统治疗。

1. 前列地尔　　前列地尔 5～10μg＋0.9％氯化钠注射液 10ml 静脉推注，每日 1 次。

具有很强的扩血管作用，能够抑制血小板聚集，改善微循环灌注，减轻肾小球血管内皮细胞的损伤，同时还可抑制纤维母细胞胶原聚集，减少炎性细胞的激活，有利于局部炎症状态的好转，延缓肾小球硬化的进程。

2. 血必净 血必净具有类肝素样作用，能缓解本病的高凝状态。通过改善微循环增加肾血流量，改善肾功能，保护和修复基底膜涎蛋白，维持电荷屏障的完整性。血必净还有类皮质激素样作用，可以强效拮抗内源性炎性介质，保护损伤的内皮细胞。大剂量血必净（50～100ml）可通过抑制纤维母细胞合成胶原等途径延缓慢性肾功能不全。使用 30～100ml＋0.9％氯化钠注射液 100ml 静脉滴注，每日 2～3 次。

3. 低分子肝素 4000～5000U 皮下注射，每日 1～2 次。低分子肝素为带负电荷的氨基多糖，可以恢复肾小球基底膜的电荷屏障，改善肾小球滤过膜的通透性，减少蛋白漏出。低分子肝素在抗凝、抗血栓、改善肾小球微循环的同时，可以改善糖尿病肾病的微炎症状态，并能有效缓解高血压、高血脂等并发症。

4. ACEI 或 ARB ACEI 可以抑制 Ang Ⅰ 向 Ang Ⅱ 转化，使 Ang Ⅱ 减少，同时还可以升高激肽水平，扩张肾血管，使过高的 GFR 降至正常，并减少蛋白的排泄，抑制尿中细胞因子和肾脏肥大，从而延缓肾小球硬化的发生。对 ACEI 不耐受者，可换为 ARB。常用福辛普利 20mg 口服、每日 1 次，厄贝沙坦 150mg 口服、每日 1 次，在用于降低尿蛋白时可用 300mg 口服、每日 1 次。

5. 雷公藤多苷片 对于蛋白尿明显者，可使用雷公藤多苷片 1～2mg/（kg·d）口服，4 周后采用停 2 周服 2 周的顿挫方法，疗程为 6 个月，可降低尿蛋白排泄率，明显减少糖尿病肾病蛋白尿，改善糖尿病肾病患者的高脂血症，减轻局部的炎症反应，保护肾脏；治疗初每周复诊 1 次，1 个月后每半个月复诊 1 次，以观察病情进展情况。

6. 山莨菪碱 在糖尿病早期肾病和临床期肾功能正常时，可给予山莨菪碱 20mg 加入 0.9％氯化钠注射液 250ml 中静脉滴注，每日 1 次，28 天为 1 个疗程，可有效地使糖尿病肾病早期和临床肾功能代偿期患者尿蛋白减少，肾功能得以改善，肾脏病变的速度减慢。当肾功能失代偿后，肾小球硬化比例增多，应用效果较差。

（六）典型病例

李某，男，60 岁，主因双下肢水肿 1 周，于 2012 年 9 月 10 日入院。既往肺源性心脏病 20 余年；糖尿病肾病 10 余年，长期予甘精胰岛素、阿卡波糖片等控制血糖，血糖控制尚可；高血压 10 余年，长期予苯磺酸氨氯地平片、替米沙坦治疗，血压控制可。患者入院前 1 周无明显诱因出现双下肢水肿，伴有尿频，胸闷，憋气，乏力，无发热、胸痛，无咳嗽、咳痰，无心慌、气短等不适，自服消栓通络胶囊治疗后病情未见明显好转，遂就诊于我院门诊。查尿常规：尿糖（＋＋＋＋），尿白蛋白（＋＋＋），酮体（－）；24 小时尿微量白蛋白 94.50mg/dl，尿微量白蛋白定量 2693mg/24h，尿蛋白定量 3.86g/24h；血糖 13.63mmol/L；糖化血红蛋白 7.0％；肾功能：BUN 25.3mmol/L，Cr 364.5μmol/L，UA 574.9μmol/L，CRP 1.34mg/L，为求进一步诊治收入院。入院查体：T 36.4℃，P 77 次/分钟，R 18 次/分钟，BP 180/90mmHg。神志清楚，精神尚可，全身皮肤巩膜无黄染，浅表淋巴结未触及肿大，球结膜无水肿，睑结膜无苍白。口唇无发绀，咽不红，扁桃体无肿大。颈软，气管居中，颈静脉无怒张。双肺呼吸音清，未闻及干湿啰音。心律齐，各瓣膜听诊区未及杂音。腹平软，无包块、压痛反跳痛及肌紧张，双肾区叩击痛（－），移动性浊音（－），双下肢水肿（＋＋），四肢肌力正常，双巴氏征阴性。

中医证候：双下肢肿胀，按之凹陷不起，畏寒肢冷，面色无华，胸闷，肢体困倦乏力，纳差，脘腹胀满，腰酸腿软，大便溏，舌胖苔白腻，脉滑。

西医诊断：①糖尿病肾病；②2 型糖尿病；③糖尿病周围神经病变；④肺源性心脏病；⑤高血压 3 级，极高危型。

中医诊断：水肿（阳虚水泛证）。

治疗过程：患者入院后立即给予门冬胰岛素针 20U 皮下注射，每晚 1 次，积极控制血糖，同时监测三餐后血糖；予低分子肝素 5000U 皮下注射、每日 1 次，血必净 50ml＋0.9％氯化钠注射液 100ml 静脉滴注、每日 1 次，以改善微循环、降低蛋白尿；前列地尔 10μg＋0.9％氯化钠注射液 100ml 静脉滴注、每日 1 次，改善肾脏微炎症反应；氯沙坦片 50mg 口服、每日 1 次，降血压；甲钴胺片 0.5mg 口服，每日 3 次，营养神经、缓解糖尿病神经病变；单硝酸异山梨酯缓释片 60mg 口服，每晚 1 次，改善心功能；入院后第 2 天三餐血糖：早餐后血糖 9.92mmol/L，午餐后血糖 7.11mmol/L，晚餐后血糖 7.40mmol/L。加用诺和灵 R 早 10U、中 6U、晚 8U 皮下注射。中医辨证为阳虚水泛证，给予实脾饮加减：茯苓、干姜各 20g，白术、大腹皮、厚朴各 15g，木香、白芍各 12g，制附子（先煎）6g，4 剂，水煎服，日 1 剂。入院后第 5 天患者发热，并自述尿频，但尿量少，体温 37.7℃，舌苔黄腻，脉滑数。查尿常规，化验回报示：细菌 13.6/μl，WBC（＋），考虑泌尿系感染，给予左氧氟沙星片 0.1g 口服、每日 2 次，同时在实脾饮基础上加用木通、车前子（包煎）、瞿麦各 10g，3 剂。入院后第 8 天患者自述尿频缓解，T 36.3℃，复查尿常规示 WBC（－）；肾功能：Urea 17.3mmol/L，Cre 188.9μmol/L，UA 451.2μmol/L；微量白蛋白 50.83mg/dl，尿微量白蛋白 1124mg/24h，尿蛋白 2.32g/24h。嘱停用左氧氟沙星片及中药，其他继续巩固治疗。患者入院后 10 天复查化验示：BUN 15.54mmol/L，Cr 132.7μmol/L，UA 382.0μmol/L，微量白蛋白 31.62mg/dl，24 小时尿微量白蛋白 735mg/24h，尿蛋白 1.24g/24h，患者糖尿病肾病病情好转，嘱患者出院。

（七）专家分析

1. 糖尿病肾病的病因病机　糖尿病肾病的发生和发展与遗传因素、代谢因素、血流动力学改变、激素、生长因子、细胞因子、氧化应激反应、微炎症反应及足细胞损伤等因素有关。糖尿病患者长期高糖状态引起的肾小球高灌注、高压力、高滤过等一系列血流动力学改变及葡萄糖代谢异常所致的一系列后果是造成糖尿病肾脏病变的基础，转化生长因子-β、结缔组织生长因子、血管内皮细胞生长因子等细胞因子被激活及氧化应激反应的发生则是糖尿病肾病发生的直接机制。其造成的肾脏基本病理改变为肾小球系膜基质增生、肾小球毛细血管基底膜（GBM）增厚与肾小球硬化。

中医学认为，糖尿病肾病多由于禀赋不足、饮食失调、久病劳倦或外邪侵袭等导致阴虚热盛，日久引起气阴两虚或阴损及阳，以致阴阳两虚，水湿浊毒内生。本病病位在肾，可涉及五脏六腑。病性为本虚标实，本虚为肝脾肾虚，五脏气血阴阳俱虚，标实为气滞、血瘀、痰浊、浊毒、湿热等。发病初期，气阴两虚，渐至肝肾阴虚，肾络瘀阻，精微渗漏。糖尿病日久，肾阴、肾气虚损，固摄无权，开阖失司，开多阖少则尿频尿多，开少阖多则少尿浮肿；病变进展期，脾肾阳虚，水湿停留，泛溢肌肤，则面足水肿；病变晚期，肾用失司，毒浊内停，五脏受损，气血阴阳衰败。肾阳衰败，水湿泛滥，浊毒上泛，胃失和降，则恶心呕吐、食欲不振；水饮凌心射肺，则心悸气短、胸闷喘憋；溺毒入脑，则神志恍惚、意识不清；肾元衰竭，浊邪壅塞三焦，肾关不开，则少尿或无尿，并见呕恶，以致关格。

2. 糖尿病肾病的诊断　首先要有确定的糖尿病病史，除了出现的水肿、蛋白尿及高血压等临床症状外，实验室检查亦很重要。微量白蛋白尿为临床诊断糖尿病肾病的早期主要线索，对于发病时间确定的 1 型糖尿病，起病 5 年后就要进行尿微量白蛋白的筛查，而对于 2 型糖尿病则在确诊糖尿病时就要同时进行检查。24 小时尿蛋白定量、尿白蛋白排泄率（UAE）及随机尿白蛋白和肌酐的比值是监测糖尿病肾病发展的重要指标。早期糖尿病肾病期，UAE 为 $20\sim200\mu g/min$ 或 $30\sim300mg/24h$，当 UAE＞$200\mu g/min$ 或尿白蛋白定量＞300mg/d 或尿蛋白定量＞0.5g/d 时，说明病情进入临床糖尿病肾病期。

当出现以下情况需除外其他肾脏疾病，必要时需做肾穿刺病理活检明确诊断：①1 型糖尿病病史不足 10 年，出现蛋白尿者；②无明显诱因而肾功能急剧恶化者；③无糖尿病视网膜病变者；④有明显血尿者。

肾穿刺病理活检是诊断糖尿病肾病最直接、最准确的依据。具体表现可参考以下糖尿病肾病的临床分期：

Ⅰ期：肾小球高滤过，肾脏体积增大。

Ⅱ期：间断微量白蛋白尿，患者休息时尿白蛋白排泄率（UAE）正常（＜$20\mu g/min$ 或＜30mg/d），病理检查可发现肾小球基底膜（GBM）轻度增厚及系膜基质轻度增宽。

Ⅲ期：早期糖尿病肾病期，以持续性微量白蛋白尿为标志，UAE 为 $20\sim200\mu g/min$ 或 $30\sim300mg/24h$，病理检查 GBM 增厚及系膜基质增宽明显，小动脉壁出现玻璃样变。

Ⅳ期：临床糖尿病肾病期，白蛋白尿（UAE＞$200\mu g/min$，即尿白蛋白排出量＞300mg/24h，相当于尿蛋白总量＞0.5g/24h），部分可进展为肾病综合征，病理检查肾小球病变更重，部分肾小球硬化，灶状肾小管萎缩及间质纤维化。

Ⅴ期：肾衰竭期，肾小球基底膜广泛增厚，肾小球毛细血管腔进行性狭窄和更多的肾小球荒废，肾滤过功能进行性下降，导致肾衰竭，患者的 GFR 多＜10ml/min，血肌酐和尿素氮增高，伴严重的高血压、低蛋白血症和水肿。

3. 糖尿病肾病的治疗

（1）低分子肝素、血必净、前列地尔：现代研究显示，糖尿病肾病患者常伴有血管内皮细胞的损伤，引起微炎性状态的发生，凝血纤维的异常又会使血管进一步加重内皮细胞的损伤，增强血液中的凝血活性，使肾小球基底膜变厚，通透性增加，毛细血管变窄、硬化。因此，对于糖尿病肾病的治疗，抗凝、改善血管微炎症状态是重要的一环。

肝素为带负电荷的氨基多糖，可以恢复肾小球基底膜的电荷屏障，改善肾小球滤过膜的通透性，减少蛋白漏出。另外，其还有抗凝、抗炎的作用，同时可降血压、降血脂，可改善肾小球微循环，改善肾功能，极大程度上与糖尿病肾病的治疗原则相吻合。可使用低分子肝素 5000U 皮下注射，每日 1 次。

血必净具有活血化瘀、疏通经络、溃散毒邪的作用，并且有类肝素样、类皮质激素样作用。大剂量血必净（$50\sim100ml$）可抑制肾小球硬化，抑制内源性炎性介质释放。

前列地尔的主要成分为前列腺素 E1（prostaglandin E1），是一种血管活性药物，具有很强的扩血管作用，能够抑制血小板聚集，改善微循环灌注，同时它可抑制纤维母细胞胶原聚集，减少炎性细胞的激活，有利于局部炎症的好转，延缓肾小球硬化的进程。可使用前列地尔 5～10μg＋0.9％氯化钠注射液 10ml 静脉推注，每日 1 次。

（2）降糖药的选择：磺脲类药大多经肾排泄，在患者肾功能不全时可能导致药物在体内蓄积，易引发严重的低血糖，但格列喹酮类例外，其作用时间短，不易发生低血糖，是轻中度肾功能不全患者的首选药物，用量为 1 日 15mg，然后按病情调整剂量，但每日最大量不得超过 120mg，一次超过 30mg，应分早晚服；格列奈类药物中瑞格列奈是快速胰岛素促分泌剂，其 8％经肾排泄，虽然对肾影响相对较小，但肾功能损伤的糖尿病患者对胰岛素敏感性增强，应用时仍需谨慎，可采用 10mg 口服，每日 1 次；双胍类药物经肾排泄，极易蓄积导致乳酸性酸中毒，故不予使用；α糖苷酶抑制剂主要作用在肠道，很少吸收入血，对肾功能影响不大，可选择性使用；噻唑烷二酮类药物易导致水钠潴留，且其本身也经尿排泄，并不推荐使用。

（3）胰岛素：糖尿病肾病患者应尽早使用胰岛素，但当肾功能不全时，肾对胰岛素的清除率下降，导致胰岛素的半衰期延长，而且肾实质受损时肾的糖异生能力下降，加之糖摄入不足，机体对低血糖保护不足，因此存在肾功能不全时不宜使用中长效胰岛素，应以短效胰岛素为主，以防止胰岛素在体内蓄积发生低血糖。在血肌酐＞194μmol/L 时，低血糖发生率增加，应注意监测血糖。

（4）降压药物的选择：糖尿病肾病时，降压药物多推荐使用 ACEI 和 ARB。在糖尿病肾病时，肾小球入球小动脉扩张，出球小动脉变窄，肾毛细血管内压力增高，毛细血管扩张，蛋白漏出。在肾小球高滤过状态的形成中，肾素-血管紧张素系统起到了核心作用，ACEI 和 ARB 可扩张血管，有效抑制蛋白漏出，并减少细胞外基质，防治肾间质纤维化，同时降低血压。现在大量研究认为，糖尿病肾病合并高血压时，ACEI 和 ARB 合用较单用治疗效果好。

但值得注意的是，在严重肾功能不全（GFR＜20ml/min）时，ACEI 和 ARB 联合治疗应为禁忌。ACEI 在应用过程中，应尽量选择通过肝、肾双排泄的药物，如福辛普利、贝那普利、螺普利，若肌酐增加＞30％时，ACEI 如培哚普利、赖诺普利、雷米普利应减量（一般采用半量）或停用，而福辛普利是经肾排泄最少（50％）的药物，也是唯一不需要调整剂量的 ACEI，因此在药物选择中，尽量选择此药。

（5）糖基化终末产物（AGEs）抑制剂的应用：高血糖导致的线粒体氧化应激是糖尿病肾病发生的重要机制，其产物糖基化终末产物会使循环中的白蛋白糖基化，进一步增加尿蛋白，因此糖基化终末产物抑制剂可有效降低蛋白尿，延缓糖尿病肾病的进程。现已发现，阿司匹林、赖氨酸、氨基胍等均能抑制 AGEs 形成，可使用阿司匹灵肠溶片 100mg，口服，每日 1 次。

（6）中药的应用：中医学认为，"久病入络、久病血瘀"，疾病后期属瘀血阻络者可用桃红四物汤加减以活血化瘀，属湿浊内阻者用黄连温胆汤加减以化湿泄浊，属水湿泛滥者用真武汤合五苓散加减以温阳利水，属湿热下注者用八正散加减以清利湿热，属血虚血瘀者用四物汤加味以养血活血，属阴虚阳亢者用镇肝熄风汤或天麻钩藤饮加减以滋阴降火。

病例患者入院后积极控制血糖、改善微循环、降低蛋白尿、改善肾脏微炎症反应、改善肾功能、降血压、缓解糖尿病神经病变、改善心功能等，并配合中药以温阳利水，经治疗症状好转出院。

4. 预后及预防　糖尿病肾病是糖尿病常见的微血管并发症之一，也是糖尿病患者的主要死亡原因之一。糖尿病患者出现肾功能损害后，发展至肾功能不全、尿毒症的速度远快于非糖尿病患者。糖尿病肾病发展至终末期肾衰竭时，无论是给予透析还是肾移植，其远期预后均比其他肾脏病患者差。

糖尿病肾病发生后为了减少或延缓肾病进展的风险，应优化血糖、血压的控制。对于Ⅰ型糖尿病病程 5 年以上及所有Ⅱ型糖尿病患者从诊断开始，应该每年评估尿白蛋白排泄率。对于所有成人糖尿病不管其尿白蛋白排泄率多少，至少每年测定血清肌酐以了解病情进展情况。

参 考 文 献

1. American Diabetes Association. Standards of medical care in diabetes—2015 [J]. Diabetes Care, 2015, 38 (S1): S1-S93.

2. 高彦彬, 刘铜华, 李平. 糖尿病肾病中医防治指南 [J]. 中国中医药现代远程教育, 2011, 9 (4): 151-153.

3. 张友太. 中医防治糖尿病肾病概况 [J]. 光明中医, 2012, 27 (7): 1489-1491.

4. 赵进喜. 糖尿病及其并发症中西医结合治疗现状 [J]. 药品评价, 2010, 7 (21): 31-35.

5. 陈香美. 临床诊疗指南——肾脏病学基础 [M]. 北京: 人民卫生出版社, 2011.

6. 陆再英, 钟南山. 内科学 [M]. 第 7 版. 北京: 人民卫生出版社, 2008.

7. 陈灏珠. 实用内科学 [M]. 第 12 版. 北京: 人民卫生出版社, 2005.

8. 叶任高, 李友姬. 临床肾脏病学 [M]. 第 2 版. 北京: 人民卫生出版社, 2007.

9. 廖二元, 超楚生. 内分泌学 [M]. 北京: 人民卫生出版社, 2004.

10. 汪年松. 继发性肾脏疾病 [M]. 北京: 科学技术文献出版社, 2008.

11. Lee Goldman, Dennis Ausiello. 希氏内科学 [M]. 王贤才, 主译. 西安: 世界图书出版公司, 2009.

12. 董兴刚. 雷公藤多甙治疗糖尿病肾病病人对血脂的影响 [J]. 齐齐哈尔医学院学报, 2006, 27 (4): 416-417.

13. 吕海琳, 刘丽秋. 雷公藤多苷对糖尿病肾病大鼠肾脏中 CTGF 表达的影响 [J]. 中国中西医结合肾病杂志, 2009, 10 (4): 312-314.

14. 王光浩, 张敬芳, 杨雪琴. 黄芪注射液治疗糖尿病肾病的实验研究 [J]. 微循环学杂志, 2007, 17 (1): 20-21.

15. 王慧芳, 马骏, 陈国庆, 等. 大黄对早期糖尿病肾病患者肾脏血流动力学的影响 [J]. 铁道医学, 2001, 29 (5): 320-321.

16. 许成群, 徐明松, 王元. 大黄治疗糖尿病肾病的研究概况 [J]. 中医药导报, 2011, 17 (4): 123-125.

17. 熊智慧. 大黄对糖尿病肾病患者血脂及 TGF-β_1 水平的影响研究 [J]. 海南医学院学报, 2012, 18 (8): 1066-1068.

18. 唐新妹. 川芎注射液对糖尿病肾病患者血小板活化功能和尿蛋白水平的影响 [J]. 中国老年学杂志, 2012, 8 (32): 3166-3167.

19. 韩斐, 王婷. 阿魏酸钠联合贝那普利治疗早期糖尿病肾病的疗效研究 [J]. 新疆医科大学学报, 2012, 35 (7): 942-945.

20. 于敏, 史耀勋, 田谧, 等. 黄葵胶囊治疗糖尿病肾病机制探讨 [J]. 吉林中医药, 2012, 32 (8):

829-831.

21. 陈洪滔，王丽，栾韶东，等. 高渗葡萄糖对反复发生透析低血压糖尿病肾病患者的影响 [J]. 中国中西医结合肾病杂志，2012，13（8）：728-729.

22. 郭继磊. 前列地尔治疗糖尿病肾病疗效观察 [J]. 河北医药，2011，33（22）：3418-3419.

23. 王立新，付士玲. 前列地尔对糖尿病肾病患者尿微量白蛋白作用的观察 [J]. 齐齐哈尔医学院学报，2011，8（23）：3847.

24. 陶涛，刘璠娜，尹良红. 终末期糖尿病肾病治疗的研究进展 [J]. 广东医学，2011，32（24）：3289-3291.

25. Giles TD，Sander GE. Diabetes mellitus and heart failure：basic mechanisms，clinical features，and the rapeutic considerations [J]. Cardiol Clin，2004，22（4）：553-568.

26. 杨定平，贾汝汉，丁国华，等. 氯沙坦对早期糖尿病肾病大鼠的保护作用 [J]. 医药导报，2004，23（9）：615-618.

27. 高玖鸣. ACEI 和 ARB 联合治疗糖尿病肾病 [J]. 药品评价，2008，5（8）：355-357，372.

28. 苏克亮，张翥，杨亦彬. 低分子肝素钙对 2 型糖尿病肾病的疗效初探 [J]. 华西医学，2005，20（2）：281-283.

29. 毛广泽. 低分子肝素治疗糖尿病肾病的临床观察 [J]. 中国医药导报，2008，5（20）：84-85.

30. 单玉英. 低分子肝素治疗糖尿病肾病的临床分析 [J]. 中国医药科学，2011，1（6）：60，67.

31. 刘红栓，李志军，孙元莹. 血必净治疗慢性肾功能不全的临床观察 [J]. 时珍国医国药，2006，17（4）：616-617.

32. 黎磊石，刘志红. 中国肾脏病学 [M]. 北京：人民军医出版社，2008.

33. 陈淑娇，郑京. ACEI、ARB 阻止糖尿病肾病发展的机制 [J]. 现代实用医学，2004，16（12）：740-742.

34. 曾文新. 山莨菪碱对糖尿病肾病患者尿蛋白的影响 [J]. 实用医学杂志，2004，20（7）：839-840.

35. 高阳，李琪. 刘启庭辨治糖尿病肾病经验 [J]. 河南中医，1997，17（1）：31-32.

36. 吴家瑜. 辨证分型治疗糖尿病肾病 58 例 [J]. 中医药学刊，2006，24（9）：1716.

37. 魏军平，林兰. 糖尿病肾病的辨治经验 [J]. 国际中医中药杂志，2007，29（3）：175-176.

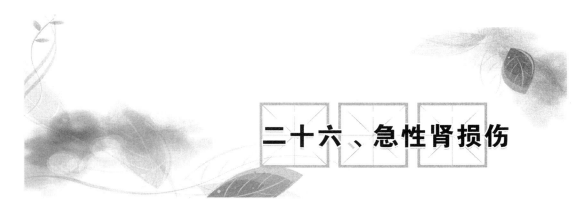

二十六、急性肾损伤

急性肾衰竭（acute renal failure，ARF）是指各种原因引起的肾功能在短时间内（数小时到数周内）突然下降而出现的氮质废物滞留和尿量减少综合征。近年来，国际肾脏病和急救医学界趋向于用急性肾损伤（acute kidney injury，AKI）取代急性肾衰竭（ARF）的概念，对于早期诊断、治疗和降低病死率更具有积极的意义。本病病位在肺、脾、肾，以清浊升降失序、清浊泌别失调为主导病机，可归属中医学"癃闭"、"关格"、"水肿"、"肾厥"等病证范畴。

（一）诊断要点

1. 肾功能在 48 小时内突然减退。

2. 48 小时内血肌酐（Cr）绝对值升高 26.5mmol/L 以上，或 7 天内 Cr 较原先水平增高 50% 以上。

3. 尿量减少<0.5ml/（kg·h），持续 6 小时以上。

若单用尿量改变作为判断标准时，需除外尿路梗阻及其他导致尿量减少的可逆原因。

（二）鉴别诊断

1. **肾前性 AKI**　多有大量失血、失液、大量利尿、心力衰竭或应用扩血管药物等影响肾灌注的因素，体检可发现低血压，心率增快，脉搏细速，皮肤干燥、弹性消失（首先出现在前臂和胸部上方，老年人可查前额部胸骨柄处），眼眶下陷等脱水或血容量不足表现，尿比重多>1.020，尿渗透压常>400mosm/L，尿沉渣常无明显异常。

2. **肾后性尿路梗阻**　由泌尿系结石、肿瘤、前列腺肥大等导致，一般双侧输尿管阻塞或一侧肾丧失功能伴对侧输尿管阻塞才表现为 AKI。除原发病表现外，常表现为无尿或短期内无尿与多尿交替出现，有尿潴留时可触及膨胀的膀胱。尿常规可有血尿、少量蛋白尿，尿沉渣无异常或少量白细胞。B 超提示双肾肿大及肾盂积水，腹部 X 线可确定有无不透光结石引起的尿路梗阻。同位素肾图示分泌段持续增高，呈抛物线状，15 分钟不下降，快速补液或使用甘露醇后无变化，则提示尿路梗阻。

3. **肾实质性 AKI**　可分为肾小球疾病、肾小管间质病变和肾血管病变。诊断时应按肾血管疾病（包括肾大血管及小血管病变）、肾小球及肾间质病变的顺序进行分析，如能排除上述病因，应考虑急性肾小管坏死（ATN）的诊断。

（1）**肾大血管疾病**：包括双侧肾静脉血栓形成、双侧肾动脉血栓形成或栓塞及单侧肾衰竭，对侧肾大血管病变。应注意是否存在易产生动脉栓子的基础疾病，如细菌性心内膜炎、心房颤动及近期行心脏介入治疗等。常突然起病，有严重的血尿（多有肉眼血尿）、中重度的蛋白尿、剧烈的腰痛或上腹痛、肾区叩击痛。肾梗死者可有发热、白细胞计数升高。放射性核素肾显像、肾动静脉多普勒彩超有助于诊断，必要时可行肾血管造影。

（2）肾小球疾病和肾小血管病变：可引起 ARF 的肾小球疾病包括急进性肾小球肾炎、急性肾小球肾炎、IgA 肾病、伴有重度肾病综合征的其他原发性肾小球疾病及狼疮性肾炎等继发性肾小球疾病；肾小血管疾病主要包括系统性血管炎、溶血尿毒症综合征、血栓性血小板减少性紫癜、恶性高血压、硬皮病肾危象、妊娠及产后急性肾衰竭等。水肿、高血压、大量蛋白尿（24 小时超过 2g）、少尿的表现较突出，尿沉渣可见较多肾小球源性红细胞，有时可见红细胞管型。发现微血管病性溶血性贫血、血小板减少及抗基底膜（GBM）抗体、抗中性粒细胞胞浆抗体（ANCA）、抗核抗体（ANA）等免疫学检查异常，有助于鉴别诊断。

（3）急性肾小管间质疾病：包括急性间质性肾炎及急性肾小管坏死（acute tubular necrosis，ATN）。急性间质性肾炎可由过敏、感染及特发性因素等引起。其中药物引起的过敏性急性间质性肾炎应有近期用药史，可有全身过敏表现（发热、皮疹、关节痛等），尿沉渣可见白细胞、嗜酸性粒细胞增多，血中嗜酸性粒细胞及 IgE 增高。ATN 常有肾缺血或肾毒素（如抗生素、造影剂、重金属）等致病因素。尿比重多<1.015，甚至固定在 1.010，尿渗透压<350mosm/L、尿钠>40mmol/L、尿肌酐/血肌酐<20、FENa％>1％、肾衰竭指数>1，蛋白尿较轻，尿沉渣无明显异常。

$$钠排泄分数（FENa％）＝（尿钠/血钠）/（尿肌酐/血肌酐）×100％$$
$$肾衰竭指数＝尿钠/（尿肌酐/血肌酐）$$

（三）治疗方案

急性肾损伤一般经过少尿期、多尿期和恢复期。

1. 少尿期　此期患者尿量骤减或逐渐减少，可表现为少尿或无尿，每日尿量持续少于 400ml 者称为少尿，少于 100ml 者称为无尿。致病原因不同，病情轻重不一，少尿持续的时间不一致，一般介于 1～2 周，也可短至数小时或长达 3 个月以上。一般认为，肾中毒者持续时间短，而缺血性者持续时间较长。此期重点为调节水电解质和酸碱平衡，控制氮质潴留，供给适当营养防治并发症和治疗原发病。

（1）卧床休息：所有明确诊断的患者都应严格卧床休息。

（2）纠正可逆病因：对于引起 AKI 的原发可逆因素，如严重外伤、急性失血、心力衰竭、尿路梗阻等应积极治疗，及时纠正休克、血容量不足等，积极解除梗阻，停用影响肾灌注或肾毒性药物如庆大霉素、阿米卡星等。

（3）饮食和营养：补充营养以维持机体营养状况和正常代谢，有助于损伤细胞的修复和再生。能进食者尽量通过胃肠道补充营养，给予清淡流质或半流质食物为主，酌情限制水分、钠盐、钾盐和蛋白质，酌情给予适量脂肪，防止酮症。重症患者常有明显胃肠道症状，可先通过胃肠道补充部分营养，让胃肠道适应，以不出现腹胀或腹泻为原则，然后循序渐进补充部分热量，过快过多补充食物多不能吸收，且易导致腹泻；也可给予全静脉营养。

（4）严格控制液体入量：应严格记录 24 小时出入量，量出为入。每日补液量可按前一日尿量加 500ml 计算，以每日减少体重 0.2～0.5kg 最为理想；重症创伤及感染者，每日减少 0.5～1.0kg 为宜；轻度水肿者，只需严格限制水的摄入；如水负荷明显，应行血液净化治疗。

少尿期既要限制入量，防止体液过多，又必须注意有无血容量不足，以免过分限制补液量而加重缺血性肾损害，使少尿期延长。下列几点可作为观察补液量适中的指标：①皮下无脱水或水肿现象；②每天体重不增加，若超过 0.5kg 提示体液过多；③血清钠浓度正常，若偏低且无失盐基础，提示体液潴留；④中心静脉压 6～10cmH$_2$O，若高于 12cmH$_2$O 提示体液过多；⑤心率快、血压升高、呼吸频速，若无感染征象，应怀疑体液过多。

（5）纠正电解质及酸碱平衡

1）高钾血症的处理：血钾轻度升高（5.2～6.0mmol/L）仅需密切随访，严格限制含钾药物和食物的摄入，并使用离子交换树脂（15～30g，口服，每日 2 次），由于离子交换树脂作用较慢，故不能作为紧急降低血钾的治疗措施，仅对预防和治疗轻度高钾血症有效。当血钾＞6.5mmol/L，或伴有高分解代谢时，血液净化疗法是最有效的方法。在准备血液净化治疗前则需紧急处理：①钙剂：心电监护下给予 10%葡萄糖酸钙溶液 10～20ml 稀释后缓慢（5分钟）静脉注射，可拮抗钾离子对心肌细胞的毒性作用，但持续时间较短；②纠酸：5%碳酸氢钠溶液 100～200ml 静脉滴注，以纠正酸中毒，并促进钾离子向细胞内移动，可在数分钟内起效，维持数小时；③GI 液：50%葡萄糖注射液 50～100ml（G）＋胰岛素 6～12U（I）静脉滴注，可促进钾离子向细胞内转移，持续时间 4～6 小时。

此外，限制饮食中含高钾的食物，纠正酸中毒，不输库存血，以及清除体内坏死组织，均为防治高钾血症的重要措施。

2）低钠血症的处理：绝大部分为稀释性低钠，故一般仅需控制水分摄入即可。如出现定向力障碍、抽搐、昏迷等水中毒症状，则需予高渗盐水滴注或血液净化治疗。如出现高钠血症，应适当放宽水分的摄入。

3）代谢性酸中毒的处理：如血浆 HCO$_3^-$＜15mmol/L 或 CO$_2$CP＜13mmol/L，应予以 5%碳酸氢钠溶液纠酸，100～250ml 静脉滴注，根据心功能情况控制滴速；重症者应予血液净化治疗。酸中毒纠正后，常出现血中游离钙浓度降低，可致手足抽搐，可予 10%葡萄糖酸钙溶液 10～20ml 稀释后静脉推注。

4）低钙血症、高磷血症的处理：对于无症状性低钙血症不需要处理，如出现症状性低钙血症，可临时予以静脉补钙。中重度高磷血症可给予氢氧化铝凝胶 30ml，口服，每日 3 次。

（6）预防和治疗并发症

1）心力衰竭的治疗：最主要原因是水钠潴留致心脏前负荷增加。此时肾对利尿剂反应很差，同时心泵血功能不全，故洋地黄剂量调整困难，易于中毒，应用时应谨慎。内科保守治疗以扩张血管为主，尤以扩张静脉、减轻前负荷的药物为主。

2）感染的预防和治疗：开展早期预防性透析以来，少尿期患者死于急性肺水肿和高钾血症者显著减少，而感染则成为少尿期的主要死亡原因。AKI 患者易并发肺部、尿路或其他感染，应适当隔离，防止交叉感染；注意口腔、皮肤、阴部的清洁；非必要时不要进行导尿。一旦发现感染征象，应尽早使用有效抗生素治疗。可根据细菌培养和药敏试验选择无肾毒性或毒性小的药物，如青霉素、第二代或第三代头孢菌素、大环内酯类、氟喹诺酮类等，并注意调整抗菌药物的剂量。原则上氨基苷类、某些第一代头孢菌素及肾功能减退时易蓄积而对其他器官造成毒性的抗生素，应慎用或不用。但近年来，耐甲氧西林金黄色葡萄球菌、肠球菌、假单胞菌属、不动杆菌属等耐药菌院内感染逐渐增多，有时也需权衡利弊，选用万古霉素等抗生素，但需密切观察临床表现，有条件者应监测血药浓度。

3）贫血和出血的治疗：AKI 的贫血往往较慢性肾衰竭轻，血红蛋白一般在 $80\sim$ 100g/L，可不予特殊处理。出现重度贫血时，应注意原发病的诊断或合并出血的可能。AKI 的贫血治疗以输血为主，其合并消化道出血的主要原因是应激性溃疡，治疗原则和一般消化道出血相似，但通过肾排泄的抑酸药物（如西咪替丁、雷尼替丁等）在较长期应用时，需减量使用。

（7）血液净化治疗：保守治疗无效的患者，应考虑血液净化治疗。可选择腹膜透析、间歇性血液透析、连续性肾替代治疗等。目前，提倡对高分解代谢患者进行预防性透析，可减少感染、出血、高钾血症、液体潴留和昏迷等威胁生命的并发症，保护重要器官功能、降低患者死亡率。

血液净化治疗的指征：①急性肺水肿或充血性心力衰竭；②酸中毒，$CO_2CP<$ 13mmol/L，pH$<$7.25；③高钾血症，$K^+>$6.5mmol/L；④Cr$>$422μmol/L 或 BUN$>$ 21.4mmol/L；⑤高分解代谢状态，Cr 每日升高$>$176.8μmol/L，或 BUN 每日升高$>$ 8.9mmol/L，血 K^+ 每日升高$>$1mmol/L；⑥无明显高分解代谢，但无尿 2 日以上或少尿 4 日以上；⑦少尿 2 日以上，并伴有体液过多（如眼睑结膜水肿、胸腔积液、心奔马律或中心静脉压升高）、尿毒症症状（如持续呕吐、烦躁或嗜睡）以及心电图提示高血钾。

2. 多尿期　多尿期是以 24 小时尿量多于 400ml 开始，计算血中尿素氮达到最高峰为止，此期可持续 3～4 天。多尿期的开始，每日尿量可成倍增加，可达 3000～5000ml，一般是在发病后的 7～10 天开始出现。多尿期的开始，常常是水中毒的高峰，而且酸中毒和氮质血症仍在继续加重，此期易出现水电解质紊乱、严重感染和消化道出血等并发症。早期仍按少尿期治疗原则处理，尿量明显增多后应注意水及电解质的监测，防治脱水和低血钾，同时给予足够的热量及维生素，适当增加蛋白质的摄入，以促进机体恢复。

部分急性肾小管坏死病例多尿期持续时间较长，每天尿量多在 4000ml 以上，补充液体量应逐渐减少（比出量少 500～1000ml）并尽可能经胃肠道补充，以缩短多尿期。对卧床的患者应注意防治肺部感染和尿路感染。

多尿期即使 24 小时尿量超过 2500ml，血尿素氮仍可继续上升，故已行血液净化治疗者此时仍应继续血液净化至血肌酐降至 265μmol/L 以下并稳定在这一水平，临床一般情况明显改善者可试暂停血液净化，观察病情稳定后停止血液净化治疗。

3. 恢复期　此期血尿素氮开始下降，直到接近正常，可持续 2～3 个月。除继续病因治疗外，应注意营养，避免使用损害肾的药物。着重防治肾小管细胞损伤，促进细胞的修复。可应用腺嘌呤核苷酸，增加肾小管细胞内 ATP 含量，减轻肾小管细胞肿胀、坏死；用过氧化物歧化酶消除机体内活性氧，防止因脂肪过氧化损伤肾小管细胞膜；用钙离子阻滞剂阻止 Ca^{2+} 向细胞内转移，防止 Ca^{2+} 在细胞线粒体内堆积，使细胞内 ATP 含量增多，有助于损伤细胞的修复。在此期间应每 1～2 个月复查肾功能 1 次，持续 1 年以上。

（四）中医辨证治疗

1. 少尿期

（1）热毒炽盛证

证候：发热不退，头痛，面红目赤，口干咽燥，烦躁不安，神昏谵语，腰痛，尿少黄赤甚或尿闭，胸闷腹胀，口中臭秽，甚至腹痛便秘，舌红绛，苔黄燥起刺，脉洪数。

治法：泻火解毒，通利水道。

方药：白虎汤合黄连解毒汤加减。

生石膏 30g，知母 15g，黄连、黄芩、黄柏、生栀子、炙甘草 10g。

发热重者，加紫雪丹，以清热开窍；口渴甚者，加石斛、天花粉，以清热养阴；小便短赤或尿血者，加大蓟、小蓟、白茅根、生地榆，以凉血止血。

（2）火毒瘀滞证

证候：高热谵语，烦躁不安，心悸气喘，口干欲饮，干呕、腰痛，尿点滴难出或尿血、尿闭；衄血、咯血、吐血，血色鲜红或紫黑斑疹，或大便秘结，舌质绛紫，苔焦黄或芒刺遍起，脉细数。

治法：清热解毒，活血化瘀。

方药：清瘟败毒饮合三黄泻心汤加减。

生石膏、生地黄 30g，水牛角粉、玄参、15g，牡丹皮、连翘、知母、赤芍各 12g，桔梗、川黄连、栀子、黄芩、竹叶、生大黄、生甘草各 10g。

热扰心营、烦躁谵语者，加安宫牛黄丸，以清热解毒开窍；大便不通者，加桃仁，或桃仁承气汤（桃仁、芒硝、生大黄、桂枝、甘草）加减，以活血攻下；热盛动血者，加白茅根、紫草，以凉血止血。

（3）湿毒内蕴证

证候：恶心呕吐，食少纳呆，尿少尿闭，水肿，胸闷腹胀，口中尿臭，口干而不欲饮，面色晦暗，头痛烦躁，神昏抽搐，肢体困重，皮肤瘙痒，大便不畅，苔黄腻，脉滑数。

治法：利湿解毒，清热利尿。

方药：清肾汤加减。

茵陈、猪苓、茯苓、泽泻、白术、薏苡仁、丹参、益母草、车前草各 15g，生大黄、白花蛇舌草、黄连、白豆蔻、白扁豆各 10g。

水湿内蕴、水肿严重者，加泽兰、桂枝，以活血温阳；湿阻中焦、苔黄厚腻者，加佩兰、砂仁、苍术，以健脾除湿；纳差呕呃者，加清半夏、苏梗，以降气止呕。

（4）湿热瘀结证

证候：小便不通，淋漓涩痛，小腹胀满，急迫难堪，腰部胀痛，甚至恶心呕吐，大便秘结，申请及早，脉滑数，舌质黯红，苔腻黄。

治法：清热利湿，活血化瘀。

方药：八正散加减。

瞿麦、车前草、滑石粉（包煎）、丹参各 30g，萹蓄、赤芍各 15g，栀子、大黄、木通、甘草各 10g。

泌尿系有结石者，加金钱草、海金沙、枳壳、冬葵子，以利尿通淋；尿血者，加白茅根、大蓟、小蓟，以凉血止血；气虚者，去大黄，加生黄芪、党参，以补益正气。

（5）瘀血内阻证

证候：严重创伤、挤压后，腰部疼痛，突然尿血，少尿无尿，大便不畅，心中憋闷，胸腹胀满，恶心呕吐，甚或身热夜甚，舌质瘀紫，苔薄白，脉沉弦紧。

治法：活血化瘀，通络利水。

方药：血府逐瘀汤加减。

生地、赤芍、川牛膝各15g，当归、桃仁、红花、川芎、柴胡、桔梗、甘草各10g。

小便不通、蓄血发狂者，加大黄、水蛭，以活血化瘀；尿少尿闭者，加益母草、茯苓、猪苓，以利尿消肿；腰痛不已者，加续断、杜仲，以补肾强腰。

（6）水饮内停证

证候：四肢浮肿，少尿，腹胀，纳差，恶呕，或心悸，胸闷，气短，咳痰清稀，舌淡胖苔白滑，脉细滑无力。

治法：利水渗湿，利尿消肿。

方药：五苓散加减。

茯苓30g，猪苓、葶苈子、泽兰、白术、泽泻各15g，桂枝10g。

腹胀呕吐者，加清半夏、生姜，以散痞止呕；大便泄泻者，加干姜、草豆蔻，以温胃止泻；腰酸腰痛者，加制附子（先煎）、白芍，以温肾利水。

（7）气脱伤津证

证候：少尿无尿，口干舌燥，面色苍白，精神疲惫，汗出湿冷，心悸头晕，气微欲绝或喘咳息促，唇黑甲青，二便闭结，舌绛色黯，干燥起刺，脉微欲绝。多见于大量失水或失血患者。

治法：益气养阴，回阳固脱。

方药：生脉饮合参附汤加减。

人参、麦冬各15g，五味子、制附子（先煎）各10g。

瘀血明显者，加当归、丹参、赤芍，以活血化瘀；失血血虚者，加生黄芪、当归、熟地黄，以补气生血；尿少尿闭严重者，加茯苓皮、车前子（包煎）、玉米须，以渗湿利水。

（8）水湿壅盛证

证候：小便短少，全身或双下肢水肿，按之没指，身体困重，胸闷腹胀，纳呆泛恶，苔白腻，脉沉缓。

治法：健脾化湿，通阳利水。

方药：胃苓汤合五皮饮加减。

茯苓皮30g，白术、苍术、陈皮、猪苓、泽泻各15g，厚朴、地骨皮、五加皮、大腹皮各12g，肉桂、生姜皮各10g。

若上半身肿甚而喘者，加麻黄、杏仁、葶苈子，以宣泄肺水而平喘；下半身肿甚者，加赤小豆、防己、车前子，以利水消肿；寒湿内盛肢冷者，加附子、干姜，以温阳散寒。

2. 多尿期

（1）气阴两虚证

证候：尿多清长，尿频量多，面色㿠白或萎黄，食欲不振，全身疲乏，咽干思饮，腰酸腿软，手足心热，舌红少津或舌淡有齿印，脉细弱。

治法：益气养阴。

方药：参芪地黄汤加减。

生地 24g，生黄芪、党参各 15g，山茱萸、山药、枸杞子、当归各 12g。

恶心呕吐者，加陈皮、姜半夏，以和胃止呕；大便不通者，加桃仁、火麻仁，以润肠通便；自汗盗汗者，加浮小麦、煅龙骨，以敛汗安神。

（2）肾阴亏损证

证候：尿多不禁，腰膝酸软，口干欲饮，潮热盗汗，两颧潮红，手足心热，舌红少津，苔少，脉细数。

治法：滋阴补肾。

方药：六味地黄丸加减。

熟地黄 24g，山药、山茱萸各 12g，泽泻、牡丹皮、茯苓各 10g。

尿多不禁者，加桑螵蛸、金樱子、芡实，以固肾涩尿；五心烦躁者，加知母、鳖甲（先煎），以滋阴除烦；心悸失眠者，加酸枣仁、天冬，以养心安神。

（3）脾肾气虚证

证候：尿多清长，面色萎黄，乏困无力，头晕目眩，形寒肢冷，纳呆或便溏，腰背酸痛，舌淡有齿痕，苔白，脉细弱。

治法：补益脾肾。

方药：补中益气汤加减。

黄芪 30g，生地、山药、白术、当归、白芍各 15g，川芎 10g，陈皮、柴胡、炙甘草各 6g。

腰酸腰痛者，加熟地、杜仲、续断，以补益肝肾；大便不通者，加肉苁蓉、火麻仁，以温阳润肠；心悸失眠者，加丹参、茯苓，以宁心安神。

（五）治疗经验

1. 血液净化　血液灌流联合血液透析治疗：以 170ml/min 的流速实施血液灌流，持续操作 2 小时，而后取下灌流器换成透析机，以 230ml/min 的流速对患者进行血液透析，同样持续此操作 2 小时。两者联合可以持续稳定地清除血液废物，大大地增加了清除效果，同时避免了因单纯血液灌流停止所造成的血液中废物又蓄积的现象，减少反复性。

2. 前列地尔联合还原型谷胱甘肽钠　一旦急性肾损伤确诊，应及早使用常规剂量的前列地尔（10μg）和还原型谷胱甘肽钠（1.2g），能缩短少尿期、多尿期及血肌酐的恢复时间，有效降低急性肾损伤患者的尿素氮、血清胱抑素 C 及 β_2-微球蛋白水平。

3. 序贯结肠透析　急性肾损伤的少尿期时，对未达到血液净化治疗指征的患者，采用序贯结肠透析。首先 3000ml 的 0.9%氯化钠注射液进行肠道清洗，其次采用结肠透析机进行结肠透析，结束后应用中药高位保留灌肠。灌肠方为煅牡蛎 30g，生大黄（后下）、蒲公英、丹参各 15g，六月雪、槐花、制附子（先煎）、杜仲、生甘草各 10g，适量加水煎至 300ml，予高位保留灌肠，保留时间为 60 分钟，可有效降低血肌酐。

4. 去菀陈莝法的应用　因挤压综合征所致急性肾损伤患者，表现为大小便闭，身燥热，胸部满闷，憋气，腹部胀满，水肿，脉弦滑，舌质黯等，适用"去菀陈莝"法。用复元活血汤加味，主方：苏木、皂角刺各 30g，柴胡、天花粉各 24g，生大黄（后下）15～30g，当归、芒硝（冲服）、桃仁、红花各 15g，穿山甲、乳香、没药各 10g，生甘草 10g，每日 1 剂，水煎 300ml，分 2 次服，至多尿期停用。

5. 参附注射液的应用　对有明显血容量减少、心排出量不足和休克等导致肾灌流不足的病因，应用参附注射液 40ml 静脉滴注、每日 1 次，对肾前性急性肾损伤有保护作用。

（六）典型病例

何某，男，56 岁，主因双下肢水肿 1 周，于 2012 年 4 月 20 日入院。既往慢性支气管炎病史 20 年，否认高血压、冠心病、糖尿病病史，否认手术外伤史，否认肝炎结核等传染病病史，否认药物及食物过敏史。患者于入院前 1 周感冒后出现双下肢水肿，呈指凹性，低热，体温 37.5℃，无心慌、憋气，无纳差、腹胀等，就诊于当地医院，血常规提示：WBC $12×10^9/L$，Hb 115g/L；肾功能：Cr 115μmol/L；胸片提示：肺纹理增粗、紊乱，双肺散在斑片影，诊断为慢性支气管炎、肺炎。给予头孢哌酮抗炎治疗 1 周，下肢水肿症状未见缓解，且出现尿量减少，每日尿量约 900ml，遂就诊于我院门诊，查尿常规：RBC 33.5/μl、pro（++）；血常规：WBC $14.7×10^9/L$，Hb 108g/L；血液生化：K^+ 6.26mmol/L，Cr 648μmol/L，UA 459mmol/L，Alb 26g/L；泌尿系超声提示：双肾实质回声增强，右肾囊肿，前列腺钙化斑，腹腔积液。遂由门诊收入院。入院查体：T 37.8℃，P 84 次/分钟，R 20 次/分钟，BP 140/85mmHg。发育正常，营养中等，全身浅表淋巴结未触及肿大，皮肤、黏膜无黄染，未见皮下出血及瘀斑。双肺呼吸音粗，双下肺可闻及湿啰音。心音有力，律齐，各瓣膜区未闻及病理性杂音。腹软，无压痛，肝脾肋下未及，双肾区叩击痛（－），双下肢水肿（+++）。查血常规：WBC $18.56×10^9/L$，RBC $3.67×10^{12}/L$，Hb 106g/L，PLT $396×10^9/L$，N 81%；生化检查：K^+ 5.99mmol/L，Alb 23.5g/L，BUN 36.79mmol/L，Cr 710.5μmol/L，UA 473.5μmol/L；FIB 5.15g/L；D-二聚体 5982μg/L；CRP 4.1mg/ml；PCT 1.64ng/ml。

中医证候：双下肢水肿，按之没指，小便短少，身体困重，胸闷，纳呆，苔白腻，脉沉缓。

西医诊断：①急性肾损伤；②肺炎；③高钾血症；④慢性支气管炎。

中医诊断：水肿（水湿壅盛）。

治疗过程：给予尿毒清 5g 口服、每日 4 次，头孢哌酮/舒巴坦钠 2g 加入 0.9%氯化钠注射液 100ml 中静脉滴注、每 12 小时 1 次，以及补液、降血钾等治疗。入院治疗 3 天后查肾功能及电解质：BUN 36.19mmol/L，Cr 757.2μmol/L，UA 511.3μmol/L，K^+ 5.58mmol/L。停用尿毒清，给予深静脉置管，行血液净化治疗。入院治疗 6 天后化验回报：免疫系列：IgG 2170mg/dl，C_3 74.7μmol/L；抗中性粒细胞胞浆抗体（ANCA）：pANCA（+）1：320，cANCA（－），MPO（+），PR3（－），考虑为急进性肾小球肾炎 ANCA 相关性血管炎，遂予以甲强龙治疗，并于入院第 7 天行肾穿刺活检，自入院第 10 天开始给予环磷酰胺 0.4g 静脉滴注，共给予 6 次，总量 2.4g；同日起开始行血液净化，共行 6 次血液净化治疗。入院第 14 天，复查血常规提示白细胞计数及中性粒细胞比例降至正常，予停用抗生素。肾穿刺活检病理提示：新月体肾炎（寡免疫复合物型），ANCA（+）。入院治疗 17 天后，复查 Cr 377.8μmol/L，24 小时尿量增加至 2000ml，停止血液净化治疗。患者于入院第 6 天应用甲强龙 80mg 静脉滴注、每日 1 次治疗，从开始使用 21 天后减量至 60mg，23 天后减量至 40mg，28 天后将激素调整为甲泼尼龙 40mg 口服、每日 1 次。入院治疗 37 天后，复查血常规：WBC $5.08×10^9/L$，RBC $3.04×10^{12}/L$，Hb 94g/L，PLT $294×10^9/L$，N 75.1%；血液生化：Alb 32.3g/L，BUN 20.74mmol/L，Cr 176.4μmol/L；肝功能正常。患者好转出院。

（七）专家分析

1. 急性肾损伤的病因病机　AKI 的病因可分为肾前性、肾实质性和肾后性。肾前性 AKI 的常见诱因包括大量失血、严重呕吐和腹泻、过量应用利尿剂、高热等引起的循环血容量不足，心力衰竭、休克、肝肾综合征、高钙血症及使用非甾体类抗炎药、血管紧张素转换酶抑制剂等导致的肾灌流量不足。肾实质性 AKI 常见于严重创伤、感染和外科手术，应用具有肾毒性的抗生素、免疫抑制剂和抗肿瘤制剂等药物，合并弥散性血管内凝血（DIC）、溶血和横纹肌溶解等。肾后性 AKI 常见于肾结石、膀胱肿瘤、前列腺肥大及尿道狭窄等疾病。

如存在 AKI 的诱因，出现突发的少尿或无尿；原因不明的充血性心力衰竭、急性肺水肿；原因不明的电解质紊乱和代谢性酸中毒；突发全身水肿或水肿加重时，应考虑 AKI 的可能。

从中医角度而言，外邪侵袭脏腑，导致脏腑功能失常，水湿浊邪不能排除体外，从而发为本病；又或禀赋不足、劳累过度、饮食失节，致水湿毒邪内停，诸症由生，发为本病。湿毒阻于中焦，正气不得升降，水液不得下输膀胱而致无尿癃闭；水湿泛滥肌肤则为肿；清窍被蒙，肾虚风动则神志昏迷，甚则惊厥抽搐；最终水气凌心，喘促由生，心肾两败，阴阳离决而死亡。

2. 急性肾损伤的诊断　对已确诊的 AKI 患者，应鉴别是肾前性、肾性还是肾后性，以便进行针对性治疗。典型病例患者 1 周内 Cr 由 $115\mu mol/L$ 上升至 $710.5\mu mol/L$，急性肾损伤诊断明确。患者双下肢水肿明显，尿常规提示血尿、蛋白尿，泌尿系超声提示双肾实质回声增强，未见肾盂积水、输尿管扩张等肾后性梗阻表现，考虑为肾性 AKI，同时其尿素（mmol/L）/肌酐（$\mu mol/L$）$\times 248 > 10$，考虑存在肾前性因素，通过补液纠正肾灌流不足后行肾穿刺活检，病理诊断为新月体肾炎（寡免疫复合物型）、ANCA（＋）。

3. 急性肾损伤的治疗

（1）血糖控制和营养支持：危重症患者建议使用胰岛素控制高血糖，为了避免出现严重的低血糖，血糖控制目标为 $6.1\sim8.3mmol/L$。

建议 AKI 患者能量摄入应达到 $83.7\sim125.6kJ/(kg \cdot d)$ [$20\sim30kcal/(kg \cdot d)$]，相当于 $100\%\sim130\%$ 的静息能量消耗。其中碳水化合物量为 $3\sim5g/(kg \cdot d)$，脂肪为 $0.8\sim1.0g/(kg \cdot d)$，葡萄糖不少于 $3g/(kg \cdot d)$，蛋白质则视病情而定。炎症、应激和酸中毒导致的蛋白质高分解代谢在危重症患者中很常见，因此 AKI 患者营养管理的目标是提供充足的蛋白质以保持代谢平衡，不能为了避免尿素氮升高而限制蛋白质摄入量。对于非高分解、不需要透析的 AKI 患者，摄入蛋白质量为 $0.8\sim1.0g/(kg \cdot d)$，AKI 并行肾替代治疗的患者为 $1.0\sim1.5g/(kg \cdot d)$。每升持续性肾替代治疗的滤过液中含有约 $0.2g$ 氨基酸，每天氨基酸丢失量达到 $10\sim15g$。因此，高分解、行 CRRT 患者蛋白质摄入量最大给予 $1.7g/(kg \cdot d)$。

AKI 是胃肠道出血的主要危险因素。肠内营养能够对应激性溃疡或出血起到预防作用，且与生存率提高相关。因此，建议 AKI 患者优先使用胃肠方式提供营养。

（2）及时正确地使用利尿剂：AKI 患者应用利尿剂通常是为了增加尿量，将少尿型 AKI 转变为非少尿型以防止进一步肾损伤。但研究显示，应用袢利尿剂并不能降低死亡率、透析需求、透析间隔、ICU 住院时间及出现持续性少尿的患者比例或增加肾功能恢复，甚至增加危重患者的病死率。然而，对于合并少尿或容量负荷的 AKI 患者，利尿剂可减少液体负荷，避免一些心肺相关并发症的发生。因此，不推荐使用利尿剂用来预防和治疗急性肾损伤，除非用于控制容量负荷。

甘露醇在急性肾衰竭的防治中应用并不广泛，但在挤压综合征引起肌红蛋白尿性急性肾衰竭中具有治疗作用；再有，在肾移植中，甘露醇可作为移植肾的保护剂，而对于造影剂引起的急性肾衰竭，应用甘露醇反而加重急性肾衰竭。

（3）"去菀陈莝"法的应用：其基本精神是给邪以出路。"去菀陈莝"含义有二：一是指各种方法，包括"开鬼门"、"洁净府"等排除体内郁积过剩的水液，以消水肿、腹满；二是指祛除郁久之物，含有去除血脉中陈旧瘀血之含义。故水肿患者，尤其因挤压伤所致无尿、水肿的患者，更适用"去菀陈莝"法。《素问·玉机真脏论》所述五实证，即"脉盛，皮热，腹胀，前后不通，闷瞀"与挤压伤所致 AKI 极为相似，应为死症，但文中又提出"身汗，得后利，则实者活"。故我们治疗此类患者应用复元活血汤加味，虽未经发汗，但通过大量、多次泄浊通便排除了浊阴、瘀血等致病因素，给邪以出路，因此使五实之死证得到转机。

（4）肾替代治疗（RRT）：由于缺乏有效的药物治疗，肾替代治疗是 AKI 的主要治疗措施。急诊血液净化指征包括：输注碳酸氢钠不能纠正的严重的代谢性酸中毒，药物治疗无效的高钾血症等电解质紊乱，利尿剂治疗无效的肺水肿，以及严重的尿毒症症状（如尿毒症脑病、癫痫发作和心包炎）。

AKI 的血液净化治疗方式包括：腹膜透析、血液透析、血液滤过和血液透析滤过、持续性肾替代治疗（CRRT）、血浆吸附和血浆置换。

CRRT 液体清除缓慢持续，溶质清除效率较高，血流动力学耐受性更好。对于血流动力学不稳定、伴有急性脑损伤，或其他病因引起颅内压增高或广泛脑水肿的 AKI 患者，建议使用 CRRT。一旦血流动力学达到稳定状态，CRRT 可以转换为标准的间歇性血液透析（IHD）。CRRT 使用局部枸橼酸盐抗凝，有枸橼酸盐抗凝禁忌证时，使用普通肝素或低分子肝素。行 CRRT 时，推荐超滤剂量 $20\sim25ml/(kg \cdot h)$。研究显示，CRRT 剂量增加至 $20\sim25ml/(kg \cdot h)$ 以上没有益处。但在临床实际操作中，为了达到 $20\sim25ml/(kg \cdot h)$ 的实际剂量，通常需要给予 $25\sim30ml/(kg \cdot h)$ 的处方剂量，并且应尽量减少各种原因导致的 CRRT 中断。

腹膜透析需要的设备、技术简单，易于操作，对患者血流动力学要求和影响较小，且无需建立血液通路，无需全身抗凝治疗。适合于非高分解型；心功能欠佳，有心律失常或血压偏低；血管通路制造困难；有活动性出血，全身肝素化有禁忌；老年患者或近期术后；小儿患者。但其尿素清除率较低，易丢失氨基酸等营养素而引起负氮平衡和营养不良，易合并腹腔感染，可能影响患者的呼吸状态，且对水分和小分子的清除率均较血液透析差，因此在严重高血钾、肺水肿时，应首选血液透析。

间歇血液透析应用最广泛，对小分子毒素具有高效清除作用，但对中、大分子清除差，无明显清除细胞因子等炎症因子的作用，需建立血液通路和全身抗凝，对患者血流动力学要求较高、影响较大，且治疗过程中产生的低血压也可延缓 AKI 患者肾功能的恢复。因此，不适合应用于伴有严重并发症（败血症、休克、成人呼吸窘迫综合征、多器官功能不全等）的急性肾损伤患者。而缓慢低效率血液透析及延长日间血液透析则对患者血流动力学要求和影响较小，且具有更高的毒素清除效率，是近年发展起来的治疗 AKI 的新型血液透析方式。

血液滤过具有一定的中分子毒素清除作用，可以减轻细胞因子等炎症因子的损伤。治疗过程中，患者血流动力学较稳定，发生低血压的概率较低，但溶质清除效率较低。因此，目前临床上很少采用单纯血液滤过治疗 AKI，而采用血液透析滤过的方式。

血浆置换法不仅可以清除体内中、小分子的代谢毒素，还清除了蛋白、免疫复合物等大分子物质，因此对有害物质的清除率高。适用于狼疮性肾炎、紫癜性肾炎、IgA 肾病、膜增殖性肾炎及移植肾的急性排斥反应等导致的 AKI。

寡免疫复合物型新月体肾炎临床表现为急进性肾小球肾炎，约 70%～80% 的患者伴有 ANCA（＋）。糖皮质激素联合环磷酰胺等免疫抑制剂为基础治疗。对于肾功能快速恶化需要透析的重症患者，在免疫抑制剂治疗基础上行血浆置换治疗者，肾功能改善明显好于单用免疫抑制剂治疗者。

（5）结肠透析机的应用：结肠透析机可以使肠道得到充分清洁，结肠黏膜可灌洗面积大，使肠腔液体溶质离子充分交换，及时排除代谢废物与粪便，通过机器将药液直接作用于肠道，使药物分子的活动度增强，减少了药液有效成分的损失。在结肠透析治疗后再进行中药灌肠，应用清热解毒与通腑泄热类中药，可扩张微血管，增加血流量，起到改善肠道血液循环的作用。

4. 药物性肾损伤　药物导致的急性肾损伤是指使用药物后数天至数周后肾功能的恶化，又称肾毒性急性肾损伤，多数属于非少尿型 AKI，往往以肾小管间质损伤为主，常表现为无症状的肌酐、尿素氮升高。药物引起的肾衰竭在临床上很常见，约占 AKI 的 20%，尤其在高龄、糖尿病和高血压患者中，发生率显著增高。各类抗生素、高血压药物（ACEI/ARB）、非甾体类抗炎药（NSAIDs）、抗肿瘤的化疗药物、造影剂及肾毒性中药等，均是导致 AKI 的常见药物。

（1）抗感染药物导致的 AKI：目前导致肾损害最常见的药物仍为抗生素类药物，主要有氨基苷类、β-内酰胺类、多肽类和氟喹诺酮类等，且静脉途径给药发生者居多。

抗感染药物所致 AKI 的共同特点是于用药后数日或数周内，部分于再次用药后突然发病，可表现为少尿或非少尿型急性肾损伤，还可能同时出现药疹、药物热、贫血、肝功能损害和神经系统损害等表现。氨基苷类药物可同时伴有耳鸣、听力下降和共济失调等。β-内酰胺类抗生素所致肾损害可合并血尿。磺胺类药物多见无症状结晶尿、肾绞痛等，并可因损伤肾小血管而出现高血压等。复方磺胺甲唑引起的 AKI 中，部分患者可伴有眼角结膜炎、皮肤黏膜改变或过敏性休克。

大多数患者如能及时诊断并停用致病药物，肾功能可恢复，仅部分患者会遗留慢性肾损害。当临床诊断怀疑急性肾小管坏死（ATN）时，停药后 2 周内肾功能应出现好转迹象，表现为尿量增多、血肌酐逐渐下降。如果同时伴有明确的过敏反应（如药物热、过敏性皮炎、外周血嗜酸性粒细胞增多等），停药数日后肾功能未能得到改善、肾衰竭程度过重且病理提示肾间质弥漫性炎性细胞浸润，可考虑为急性间质性肾炎（AIN），给予泼尼松 30～40mg/d 短疗程治疗可能改善并加快肾功能的恢复。应用糖皮质激素 2 周后仍无缓解迹象或肾衰竭进行性恶化且肾活检显示并无或仅有轻度间质纤维化的 AIN 患者，加用免疫抑制剂可能有助于控制肾间质的炎性反应从而改善肾功能。但对于存在未控制的严重全身性感染的患者，使用激素可能促进感染的蔓延播散，是否使用激素须谨慎考虑。

（2）造影剂导致的 AKI：随着影像诊断和介入技术的发展，造影剂引起的急性肾损伤（contrast-induced acute kidney injury，CI-AKI）的发病率明显上升，成为院内获得性 AKI 的常见病因。一般认为，接触对比剂 48 小时后 Cr 升高≥44μmol/L 或较基线升高 25% 者，应诊断为 CI-AKI。

几乎所有血管内注射对比剂的患者均会出现一过性肾小球滤过率下降，但是否会发生有临床意义的 AKI，取决于患者是否存在某些特定危险因素，如慢性肾功能不全、糖尿病、充血性心力衰竭、大剂量使用对比剂等。CI-AKI 多表现为非少尿型 AKI，Cr 水平通常于造影后 24～48 小时升高，3～5 天达到高峰，多数在 7～10 天可恢复至原水平，部分患者表现为一过性尿检异常、尿渗透压下降、尿酶升高、尿糖和尿钠排泄增加等。少数患者表现为少尿型 AKI，少尿持续时间和 Cr 升高水平取决于患者基础肾功能水平，部分患者遗留不同程度的肾功能不全，少于 1% 的患者需要维持性肾替代治疗。

水化是目前最常用的预防措施。造影前补液可纠正亚临床脱水，造影后补液可减轻造影剂引起的渗透性利尿及对肾小管细胞的直接毒性，减少 CI-AKI 的发生。一般选择静脉水化，补液量为 1ml/（kg·h），于造影前 3～12 小时以 1.0～1.5ml/min 的滴速持续静脉滴注等渗盐水或碳酸氢钠溶液，至造影后 6～12 小时，以维持造影后 6 小时尿量＞150ml/h。水化的同时，可联合口服 N-乙酰半胱氨酸（NAC）以预防 CI-AKI。血液净化可有效清除造影剂，但预防性血液净化并不能较水化更好地减少造影剂肾病的发生率，因此不推荐预防性血液净化。

（3）药物性 AKI 的防治：对于高危患者（高龄、糖尿病、高血压、血容量不足、原有肾功能不全等基础疾病），用药前应评估肾功能，根据肾小球滤过率，调整用药剂量；其次，应避免联合应用多种肾毒性药物，严格按照适应证和用药原则给药；避免滥用抗生素，尽量选用肾毒性小的抗菌药物，感染控制后，应及时停药或减量；对于双侧肾动脉狭窄或已有明显肾实质损害者，应避免使用 ACEI/ARB 降压药物；避免应用关木通、厚朴、雷公藤、广防己等中草药；已选用者，定期监测，若 Cr＞基础值的 30% 应停止使用。高危患者使用造影剂时，应选择肾毒性较小的非离子型造影剂，避免大剂量应用造影剂，在使用造影剂前后，应充分水化、碱化，静脉注射碳酸氢钠溶液，较 0.9% 氯化钠注射液能更有效防止造影剂肾病。肿瘤患者在化疗前后，要加强水化、利尿、使用排尿酸药物，以防肿瘤溶解综合征引起的急性肾损伤。NSAIDs 用药期间，应密切观察患者尿量、肾功能和血钾情况，避免合用其他肾毒性药物。

5. AKI 的预防

（1）补液支持：AKI 及其相关的液体超负荷可引起脑、心、肺、肝等器官损伤，而为处理液体超负荷而使用的利尿剂可加重肾损伤。对非失血性休克的高危患者，应尽量使用等张晶体液作为扩容的起始治疗，而不是胶体液（白蛋白、羟乙基淀粉）；对于合并血管源性休克的 AKI 高危患者，在补液的同时可联合使用升压药物，临床上常用去甲肾上腺素维持血压、保证肾血流灌注，通常在补液过程中使用，当低血容量逆转时则停用，长期使用反而会加重肾缺血促发 ATN；对围手术期或败血症休克的患者，依循治疗方案调控血流动力学和氧合参数，预防 AKI 的发生或恶化，在败血症休克患者中给予早期目标治疗，能够预防器官衰竭，改善预后，治疗目标为：①平均动脉压≥65mmHg；②中心动脉压 8～12mmHg；③血乳酸改善；④中心静脉氧饱和度＞70％；⑤尿量≥0.5ml/(kg·h)。

（2）避免使用有肾损害的药物和诊断性操作：AKI 的高危患者包括糖尿病、高血压、冠状动脉性心脏病、周围血管病及已知的肾病尤其是肾病综合征患者，应采取合理的监测措施以维持体液容量和血流动力学稳定，慎重选择治疗药物和诊断性操作，将接触肾毒素的机会降至最低。必要时采取干预措施，如可使用 N-乙酰半胱氨酸联合 0.45％氯化钠注射液或静脉输注碳酸氢钠溶液预防造影剂相关 AKI。此外，在任何可能引起 AKI 的诊治操作后都应主动监测肾功能，并教育患者避免使用肾毒性药物。

（3）对肾损害的早期治疗：对肾损害较轻者，停药后肾功能可自行恢复，无需特殊治疗。而对肾损害较重伴少尿的患者，血液净化治疗能排除机体代谢产物，维持机体水、电解质及酸碱平衡，缩短病程，减少并发症，促进肾功能早日恢复；对急性过敏性间质性肾炎等免疫机制所致的 AKI，早期给予激素治疗和（或）免疫抑制剂治疗，能迅速控制肾小球内免疫炎症反应，有利于肾功能的恢复；部分危重急进性肾小球肾炎患者，还可以联合血浆置换或免疫吸附治疗。配合百令胶囊、阿魏酸哌嗪、血塞通等解除肾血管痉挛及营养支持，还原型谷胱甘肽具有拮抗 NF-KB 活化、氧化应激等作用，可在一定程度上预防 AKI 的发生。

参考文献

1. 王海燕. 肾脏病学［M］. 第 3 版. 北京：人民卫生出版社，2009：1207.

2. Farley SJ. Acute kidney injury/acute renal failure：standardizing nomenclature, definitions and staging［J］. Nat Clin Pract Nephrol, 2007, 3 (8)：405.

3. Mehta RL, Kellum JA, Shah SV, et al. Acute Kidney Injury Network：report of an initiative to improve outcomes in acute kidney injury［J］. Crit Care, 2007, 11 (2)：R31.

4. 孙雪峰. 急性肾损伤的临床诊治思路［J］. 中国实用内科杂志，2007，27 (14)：1152-1154.

5. Bouchard J, Soroko S, Chertow CM, et al. Program to Improve Care in Acute Renal Disease (PICARD) Study Group：Fluid Accumulation, Survival and Recovery of Kidney Function in Critically Ⅲ Patients with Acute Kidney Injury［J］. Kidney Int, 2009, 76 (4)：422-427.

6. Joannidis M, Druml W, Frni LG, et al. Prevention of acute kidney injury and protection of renal function in the intensive care unit. Expert opinion of the Working Group for Nephrlogy, ESICM［J］. Intensive Care Med, 2010, 36 (3)：392-411.

7. Moreos SK, Thomsen HS, Webb JAW, et al. Dialysis and contrast media［J］. Eur Radiol, 2002, 12 (12)：3026-3030.

8. Pannu N, Nadim MK. An overview of drug-induced acute kidney injury［J］. Crit Care Med, 2008, 36 (4 Suppl)：S216-S223.

9. A lexopou los E. Drug-induced acute interstitial nephritis［J］. Ren Fail, 1998, 20 (6)：809-819.

10. 王庆伟，刘雪英，高翔，等. 227 例药物致肾衰病例中文文献分析［J］. 药物流行病学杂志，2001，10 (1)：13-14.

11. 伦新强. 142 例头孢菌素肾损害分析［J］. 中国药房，2001，12 (11)：681.

12. 梁雁，李晓玫，鲁云兰. 345 例 β-内酰胺类抗生素所致肾损害文献分析［J］. 药物流行病学杂志，2003，12 (4)：198-201.

13. 晏琼，黄秋明，胡红艳. 5517 例药源性肾损害中文文献分析［J］. 中国医药导报，2009，6（25）：114-116.

14. 梅长林，张彤. 急性肾损伤的诊断及治疗进展［J］. 上海医学，2009，32（3）：177-179.

15. Bagshaw SM，McAlister FA，Manns BJ，et al. Acetylcysteine in the prevention of contrast-induced nephropathy：a case study of the pitfalls in the evolution of evidence［J］. Arch Intern Med，2006，166（2）：161-166.

16. Merten GJ，Burgess WP，Gray LV，et al. Prevention of contrast- induced nephropathy with sodium bicarbonate：a randomized controlled trial［J］. JAMA，2004，291（19）：2328-2334.

17. Klima T，Christ A，Marana I，et al. Sodium chloride vs. sodium bicarbonate for the prevention of con-trast medium-induced nephro-pathy：a randomized controlled trial［J］. Eur Heart J，2012，33（16）：2071-2079.

18. 陈莉. 杨素珍. 运用"去菀陈莝"法治疗挤压综合征致急性肾衰竭的经验［J］. 河北中医，2006，28（9）：645-646.

19. 黄刚，马特安. 参附注射液对肾前性急性肾衰竭的保护作用［J］. 中国基层医药，2009，16（7）：1312.

20. 王自良. 血液灌流联合血液透析治疗急性肾衰竭的临床研究［J］. 医学综述，2013，19（13）：2467-2468.

21. 曾岷. 中医辨证治疗急性肾衰竭 22 例临床分析［J］. 中外健康文摘，2011，8（18）：415-416.

22. 戴双明，刘建红，樊平等. 辨证论治配合西药治疗慢性肾功能衰竭 254 例［J］. 陕西中医，2012，33（8）：962-964.

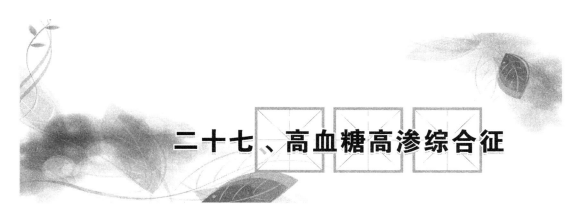

二十七、高血糖高渗综合征

高血糖高渗综合征（hyperosmolar hyperglycemic state，HHS）是以严重高血糖（>33.3mmol/L）、严重脱水、高血浆渗透压（>320mmol/L），伴不同程度的神经系统损害，或肾前性尿毒症为特征的糖尿病急性严重并发症。多发生于 2 型糖尿病的老年患者，约 2/3 的患者发病前有糖尿病病史。本病属于中医学"消渴"、"昏迷"、"厥证"等范畴，在消渴的基础上，素体阴虚燥热，外感六淫，阴液大伤而发病。本病病机关键在于阴虚燥热，痰浊内郁，上蒙清窍。

（一）诊断要点

高血糖高渗综合征诊断标准（表 15）

表 15 高血糖高渗综合征诊断标准

血糖（mmol/L）	>33.3
血 pH	多数正常，或稍低于 7.35
血清 HCO_3^-（mmol/L）	>18
尿酮	大多数正常
血酮	大多数正常
血浆有效渗透压（mmol/L）	>320
阴离子间隙	<12
精神状态	木僵或昏迷
血钠（mmol/L）	>145，有时可达 180，亦可正常或偏低
血尿素氮（BUN）（mmol/L）	30～35
血肌酐（mmol/L）	450～550
血常规	白细胞计数升高，血细胞比容增大

中老年无论有无糖尿病病史，出现下列情况均应考虑 HHS：①进行性意识障碍伴明显脱水；②在感染、心肌梗死、手术等应激状态下出现多尿；③大量摄入糖或应用糖皮质激素等升高血糖药物时，出现多尿和意识障碍；④失水或利尿、脱水治疗等出现意识障碍；⑤不能用其他原因解释的中枢神经系统症状和体征。

（二）鉴别诊断

1. **脑血管意外** 高血糖高渗综合征神经系统症状和体征较多，易误诊为脑血管意外，应仔细询问病史，并测血糖、血酮体、血电解质、血 pH 后作出判断，必要时可行脑脊液检查和头颅 CT、MRI 进行鉴别。

2. 低血糖昏迷　血糖检测小于 2.8mmol/L，尿糖、尿酮呈阴性，临床主要表现为发作性和进行性的极度饥饿，伴有大汗、心悸、面色苍白、焦虑、躁动等交感神经兴奋症候群，亦有脑功能障碍、昏迷等，主要通过测血糖与高血糖高渗昏迷相鉴别。

3. 中枢神经系统感染　为病原微生物侵犯中枢神经系统的实质或被膜等引起的急性或慢性炎症，血常规化验白细胞多有异常，结合头部 CT 和脑脊液检查多可诊断。

4. 糖尿病高渗性昏迷与糖尿病酮症酸中毒（表 16）

表 16　糖尿病高渗性昏迷与糖尿病酮症酸中毒

	糖尿病高渗性昏迷	糖尿病酮症酸中毒
血糖	>33.3mmol/L	多在 16.7～33.3mmol/L
血酮	阴性或弱阳性	强阳性，一般>5mmol/L
血渗透压	>320mmol/L	轻度升高
pH	7.35 左右或正常	常低于 7.35
CO_2 结合力	正常或稍低	降低
血钠	升高	降低或正常
发病情况	多见于老年 2 型糖尿病	好发于年轻 1 型糖尿病

（三）治疗方案

HHS 的治疗原则：尽快补液以恢复血容量、纠正失水状态，降低血糖，纠正电解质紊乱及酸碱平衡失调，同时积极寻找和消除诱因，防治并发症，降低病死率。主要治疗方法包括：补液、胰岛素降糖、补钾、补碱。

1. 补液　迅速补液以恢复血容量，纠正高渗和脱水是治疗的关键。输液总量按患者原体重的 10%～12% 计算，一般用等渗溶液即可。如已发生休克，可补充 0.9% 氯化钠注射液和适量胶体溶液以纠正休克。补液过程中应密切观察血压、心率、尿量、血渗透压、血糖、血电解质的变化及心脑血管的功能状态，以调整补液速度和补液量。

（1）第 1 小时输入 0.9% 氯化钠注射液，速度为 15～20ml/（kg·h）（一般成人总量 1～1.5L）。

（2）如果纠正后的血钠浓度正常或高于 155mmol/L，则以 250～500ml/h 的速度补充 0.45% 氯化钠注射液，之后再输入 0.9% 氯化钠注射液。如果纠正后的血钠浓度低于正常，仅输入 0.9% 氯化钠注射液。

（3）开始 2 小时内输液 1000～2000ml，头 12 小时输液量为输液总量的 1/2 加上当日的尿量，其余 24 小时内输入。输液过程中需监测尿量和心功能，必要时行中心静脉压测定。

（4）当血糖≤16.7mmol/L 时，可用 5% 葡萄糖注射液加胰岛素补液。

2. 胰岛素降糖　①常用 50U 加入 0.9% 氯化钠注射液 500ml，以 1ml/min 的速度持续静脉滴注。血糖下降速度以每小时 3.9～6.1mmol/L 为宜。若第 1 小时内血糖下降不到 10%，则以 0.14U/（kg·h）静脉注射后继续先前的速度输注。②当 HHS 血浆葡萄糖降到 16.7mmol/L 时，可以减少胰岛素输入量至 0.02～0.05U/（kg·h），此时静脉补液中应加入葡萄糖。此后维持血糖值在 13.9～16.7mmol/L。若血糖迅速降至 13.3mmol/L 以下，胰岛素应减量。③患者可以进食后，则开始常规皮下注射胰岛素方案。在停止静脉输入胰岛素前1~2小时进行胰岛素皮下注射。若仍无法进食，则持续静脉胰岛素注射及补液治疗。

3. 补钾　严重脱水必然失钾，且随着补液的进行血钾可能降低，故应注意及时补钾。一般在开始胰岛素及补液治疗后，只要每小时尿量＞40ml，血钾≤5.5mmol/L，即可静脉补钾。在心电及血钾测定监护下，每小时补充氯化钾1.0~1.5g，24小时总量3~6g。若血钾＜3.3mmol/L，应优先进行补钾治疗。治疗过程中，监测心电情况及血钾水平，结合尿量，调整补钾量和速度。病情稳定后需口服钾盐数天。

4. 补碱治疗　pH＜6.9应进行补碱治疗。方法：$NaHCO_3$ 8.4g 及 KCl 0.8g 配于400ml等渗等张液中，以200ml/h速度滴注至少2小时，直至pH＞7.0。此后，血pH应每2小时测定1次，需要pH维持在7.0以上。如pH≥6.9则无需进行补碱治疗。

（四）中医辨证治疗

1. 肺燥津枯证

证候：口干咽燥，烦渴引饮，皮肤干瘪，小便频数量多，大便秘结，舌红少津，苔薄黄，脉细数。

治法：清肺润燥，养阴生津。

方药：白虎汤合消渴方加减。

生石膏30g，知母、生地黄、天花粉各15g，黄连、炙甘草各10g，生姜6g。

烦渴不止、脉数乏力者，加党参、石斛、天花粉，以益气生津；大便秘结者，加生大黄（后下）、枳实、厚朴，以泄热通便；腹胀、饮食不消者，加炒神曲、炒麦芽，以消食化积。

2. 热陷心包证

证候：痰壅气促，四肢厥冷，神识昏蒙，或有谵语，甚则昏迷，或见手足抽搐，舌绛少苔，或苔黄燥，脉细数。

治法：清热凉营，豁痰开窍。

方药：清营汤加减。

水牛角粉、生地黄各30g，玄参、丹参、金银花、麦冬各15g，黄连、连翘、竹叶各10g。

痰热盛者，加竹沥、天竺黄，以清热化痰；惊厥抽搐者，加石决明、磁石、钩藤，以平肝息风；身发斑疹者，可合用化斑汤（生石膏、知母、水牛角粉、生地黄），以清营化斑。

3. 痰浊中阻证

证候：四肢困重，头晕如蒙，倦怠嗜卧，脘痞纳呆，恶心呕吐，烦渴思饮，口甜或口臭，舌红苔黄腻，脉滑数。

治法：芳香化浊，降逆和胃。

方药：温胆汤合菖蒲郁金汤加减。

陈皮、清半夏各12g，连翘、石菖蒲、郁金、栀子、牡丹皮、枳实、炙甘草、生姜、竹茹各10g，竹叶、灯心草各6g，竹沥（冲服）20ml。

恶心呕吐者，加紫苏叶、砂仁，以和胃止呕；舌苔厚腻较著者，加苍术、厚朴，以燥

321

湿健脾；神志昏蒙者，加用至宝丹，以化痰开窍。

4. 阴虚动风证

证候：头晕目眩，神识昏蒙，手足蠕动，轻微抽搐，或口噤不开，躁动不安，大便秘结，舌红绛无苔，脉弦数。

治法：清热镇惊，平肝息风。

方药：羚羊钩藤汤合黄连阿胶汤加减。

生地黄、白芍各 15g，钩藤、霜桑叶各 12g，川贝母、竹茹、菊花、茯神木、黄连、黄芩、阿胶（烊化）各 10g，生甘草 6g，羚羊角粉（冲服）1g，鸡子黄（烊化）1 枚。

躁动不安者，加生龙骨、生牡蛎，以镇静安神；痰热胜者，加天竺黄、竹沥，以化痰清热；头晕甚者，可加用天麻、葛根，以平肝定眩。

5. 气阴两虚证

证候：口渴多饮，神疲乏力，甚或昏迷，气短汗出，形体消瘦，舌红少津。舌苔薄少，脉细数。

治法：益气生津、滋阴活血。

方药：滋阴生津汤加减。

生黄芪 50g，黄精、玉竹各 30g，生地、麦冬、丹参各 25g，天冬、知母、当归、怀牛膝、熟地各 20g，五味子、生鳖甲（先煎）15g，炙龟甲（先煎）10g。

阴阳气血俱虚、阴竭阳亡者，加人参、制附子（先煎），以回阳救逆；汗出不止、喘促不安者，加山茱萸、煅龙骨，以敛汗纳气；大便泄泻者，加干姜、赤石脂，以温中涩肠。

6. 阴阳两虚证

证候：尿频尿浊，面色黧黑，腰膝酸软，形寒怕冷，阳痿，舌苔淡白而干，脉沉细无力。

治法：温补肾阳，滋养肾精。

方药：金匮肾气丸加减。

熟地、山药、生黄芪各 20g，山茱萸、菟丝子、淫羊藿各 10g，肉桂、制附子（先煎）各 6g。

腰酸腰痛者，加杜仲、续断、桑寄生，以补肾强腰；自汗盗汗严重者，加麻黄根、煅龙骨、煅牡蛎，以收涩止汗；心悸失眠者，加酸枣仁、茯苓，以养心安神。

7. 瘀血阻络证

证候：头晕目眩，神识昏蒙，甚或谵语，胸部疼痛，肢体麻木或眩晕，中风，舌黯有瘀点、瘀斑，脉细涩。

治法：活血化瘀。

方药：桃红四物汤加减。

生地、丹参、赤芍、地龙各 15g，桃仁、红花、当归、川芎各 10g，大黄、水蛭各 6g。

大便不通者，加桃仁、杏仁、火麻仁，以润肠通便；两胁胀痛者，加柴胡、香附，以疏肝理气；四肢疼痛者，加忍冬藤、首乌藤，以通络止痛。

（五）治疗经验

1. **重症 HHS 胰岛素用量及给药方法的选择** 重症 HHS 早期应合理使用胰岛素，可酌情给予首次负荷量 20U 静脉注射，然后再予胰岛素静脉滴注。当血糖降至 13.9～16.7mmol/L 时，开始输入 5% 或 10% 葡萄糖注射液，并按每 2～4g 葡萄糖加入 1U 胰岛素给药。在用小剂量胰岛素治疗同时，并做到 3 小时之内必用血糖仪监测 1 次，随血糖变化调节胰岛素用量。

2. **电解质紊乱的治疗** 本病除补钾外，应常规补充硫酸镁及葡萄糖酸钙，以防低血镁及低血钙引起的抽搐。血磷偏低，尚应补磷，可静脉输入或口服磷酸钾缓冲液，但补磷时应注意血磷及血钙的变化，警惕低血钙的发生。对于比较复杂的电解质紊乱，可在常规治疗基础上，同时进行连续性肾替代治疗。可通过有计划地改变置换液中的离子浓度来平稳而及时地纠正电解质平衡紊乱。

3. **合并脑卒中的治疗** 高血糖高渗合并脑卒中的患者，HHS 一旦确诊，必须禁止使用大剂量脱水剂、利尿剂及激素等诱发 HHS 的药物，在基础治疗高血糖高渗的同时静脉给予小剂量甘露醇（0.2～0.5g/kg），每 12 小时 1 次。

4. **昏迷的中医治疗** 高热昏迷者，给予安宫牛黄丸；昏迷、舌苔厚腻、口中痰涎多者，给予至宝丹；高热昏迷伴有抽搐者，予以紫雪丹；高热昏迷并有大便燥闭、腹部胀满等表现者，给予增液承气汤，腑气得通，神昏可解；若昏迷，面色苍白，目闭口开，大汗不止，手撒肢冷，甚至二便自遗，脉微欲绝者，当益气养阴、回阳固脱，用参附注射液或参麦注射液静脉推注。

5. **中药黄连治疗** 高血糖高渗状态多数是 2 型糖尿病急性血糖升高而引起的。中医认为，此病为"阴虚燥热"、"中满内热"等造成的急性"阴脱"危证，对于本病的治疗可以大剂量应用黄连煎服（30～60g）。中医理论认为，苦能克甜，因此可迅速而平稳地扭转高血糖状态，为防止苦寒败胃，可以按 6:1 的比例配合加入干姜（5～12g）护胃。

（六）典型病例

章某，男，58 岁，主因嗜睡、反应迟钝 1 天，于 2011 年 6 月 29 日入院。既往 2 型糖尿病病史 12 年。1 天前无明显诱因出现嗜睡、反应迟钝，伴头晕、乏力、尿频、口干。就诊于我院急诊，查血常规：WBC $8.5×10^9$/L，N 50%，Hb 112.0g/L，PLT $156.0×10^9$/L，HCT 0.46；尿常规：PRO（＋＋＋），BLD（＋＋＋），RBC（＋＋＋）；血液生化：K^+ 4.1mmol/L，Na^+ 145.0mmol/L，Cl^- 103.2mmol/L，CO_2-CP 99mmol/L，TBIL 45.0mmol/L，DBIL 21.5mmol/L，ALB 36.0g/L，ALT 26.7g/L，CK 158.2U/L，CK-MB 34.4U/L，BUN 5.39mmol/L，Cr 115.6μmol/L；静脉血糖 35.6mmol/L；动脉血气分析：pH 7.42，$PaCO_2$ 35.5mmHg，PaO_2 89mmHg；血渗透压 330mmol/L；心电图正常；腹部 B 超：肝胆胰脾正常。诊断为：高血糖高渗综合征、2 型糖尿病。为进一步系统治疗收入院。入院后查体：T 37.1℃，P 89 次/分钟，R 21 次/分钟，BP 140/80mmHg。脱水貌，急性病容，嗜睡状态，反应迟钝。皮肤巩膜无黄染、无皮疹及出血点，较干燥；颈软，无抵抗，无颈静脉怒张，甲状腺不肿大；双肺呼吸音粗；心界不大，HR 89 次/分钟，心律齐，心音正常，未闻及病理性杂音，周围血管征阴性。腹软，无压痛、反跳痛及肌紧张，肝脾肋下未扪及，移动性浊音阴性，肠鸣音弱。四肢肌力正常，双下肢无浮肿，生理反射存在，病理反射未引出。

中医证候：口干口渴、小便频数、大便秘结，舌红少津，苔薄黄，脉细数。

西医诊断：①2 型糖尿病；②高血糖高渗综合征。

中医诊断：厥证（肺燥津伤证）。

治疗经过：立即建立 2 条静脉通路，一条为小剂量胰岛素 0.1U/(kg·h)，并首剂静脉推注胰岛素 20U，当血糖降至 16.7mmol/L 时，用 5％葡萄糖注射液加入胰岛素（每 2～4g 葡萄糖加入 1U 胰岛素），持续静脉滴注；另一条为快速补液，选用 0.9％氯化钠注射液，开始 2 小时内输液 1500ml，输液总量按患者原体重的 10％计算，为 6L，头 12 小时输液量为输液总量的 1/2 加上当日的尿量，为 4L，其余 2L 在 24 小时内输入。同时补钾：KCl 1.0g/h 加入液体中静脉滴注，并监测血钾。中医辨证为肺燥津伤，给予白虎汤和消渴方加减：生石膏 50g，天花粉 30g，黄连、知母、生地黄、蜂蜜各 20g，生姜 15g，粳米 10g，炙甘草 6g，3 剂，水煎服。每小时测血糖、尿糖 1 次；每 4 小时测电解质，动脉血气。根据结果补充具体方案调整。患者经治疗 36 小时症状好转出院。

（七）专家分析

1. 高糖引起脱水是 HHS 发病的核心　HHS 多见于老年 2 型糖尿病患者骤然血糖急剧升高，主要诱因为胰岛素治疗不当和感染，其他诱因包括急性胰腺炎、心肌梗死、脑血管意外，以及诱发高血糖危象的药物，包括糖皮质激素、噻嗪类利尿剂、拟交感神经药及第二代抗精神病药。

血糖升高的发病与以下因素有关：①2 型糖尿病患者胰岛素绝对或相对不足，各种因素使胰岛素分泌进一步减少，致血糖升高；②患者常因循环血量减少，且多有肾功能不全或潜在的肾功能不全，使葡萄糖经尿排泄受阻，造成急剧的高血糖；③在感染、急性脑血管意外、手术等应激状态下，儿茶酚胺和糖皮质激素分泌增加，抑制胰岛素分泌和加重胰岛素抵抗，致血糖显著增高；④患者骤然进食大量高糖食物，超过机体的承受力，或不适当使用大量糖皮质激素等，直接诱发血糖急剧升高；⑤高渗引起的失水和低钾引起皮质醇、儿茶酚胺和糖皮质激素分泌增加，进一步抑制胰岛素分泌，造成血糖进一步升高，形成恶性循环。

各种因素导致的血糖升高后，血渗透压明显升高，发生高渗性利尿，并引起组织细胞脱水，尤其是脑细胞严重脱水，严重者可导致昏迷。糖尿病患者一旦脱水，容易进一步加重其高血糖状态。低血容量引起醛固酮分泌增多，醛固酮保钠排钾的作用致使尿钠排出进一步减少，血钠进一步升高，血浆渗透压进一步升高（可≥400mmol/L），进一步加重高渗性利尿，形成恶性循环。同时老年人由于口渴中枢调节功能随着年龄的增长而衰退，造成患者自身口服补液不及时，亦加重其脱水状态。

中医学认为，本病是在消渴的基础上，素体阴虚燥热，消渴日久，或因医过，或因他病，又感外邪，邪并于阳，从阳化热，消灼阴液，阴液大伤，阴伤愈重，燥热益盛，发生阴损及阳、阴阳俱虚的变化。消渴虽以阴虚为本，燥热为标，但由于阴阳互根，阳生阴长，若病程日久，阴伤气耗，阴损及阳，则致阴阳俱虚，其中以肾阳虚和脾阳虚较为多见，严重者可因阴液极度耗损，虚阳浮越，而见烦躁、头痛、呕恶、呼吸深快等症，甚则出现昏迷、肢厥、脉细欲绝等阴竭阳亡危象，即为本病。本病的关键在于阴虚燥热，痰浊内郁，上蒙清窍，后期则以阴阳俱虚为根本。燥热耗伤肺津，肺枯叶焦不能输布津液，充身泽毛，而见皮肤干瘪；燥热伤津而见咽干口燥；燥热炼液为痰，痰浊上蒙清窍而见神昏谵语、躁扰不宁；痰浊中阻而见脘痞胸闷；阴阳俱虚，甚至虚阳浮越者，可见深度昏迷、脉微细等濒死表现。

2. HHS 的诊断　本病起病缓慢，最初表现为不同程度的口干、多尿、多饮，但多食不明显反而有食欲不振或厌食现象，随后逐渐出现严重脱水和神经、精神症状，患者反应迟钝、烦躁或淡漠、嗜睡，逐渐陷入昏迷、抽搐，晚期尿少甚至尿闭，导致 MODS 等。HHS 容易误诊和漏诊，凡遇到下列情况应想到本病的可能：①中老年患者发生原因不明的意识障碍，尤其是曾给予大量葡萄糖和（或）肾上腺皮质激素；②重度脱水或处于休克状态而尿量无明显减少甚至多尿者；③意识障碍同时伴局灶性或刺激性神经系统症状体征者；④神经精神症状用一种疾病难以解释或相应治疗无效者；⑤脑脊液糖浓度升高而颅内压偏低者；⑥意识障碍而伴高张性脱水者。同时结合常规查血糖、尿糖、血钠、血钾、二氧化碳结合力的测定等，对本病诊断十分容易。

典型病例中患者既往 2 型糖尿病病史 12 年。无明显诱因出现脱水和神经系统症状。急性病容，脱水貌，嗜睡状态，反应迟钝，呼吸音粗，皮肤较干燥。静脉血糖 35.6mmol/L，血渗透压 330mmol/L，CO_2-CP 9mmol/L；明确诊断为高血糖高渗综合征。

3. HHS 的治疗

（1）及时补液，纠正脱水

1）胃管、静脉双重补液效果最好：补液的方式最好采用多通道补液，可以经胃管及静脉双重补液，使机体能快速补充丢失的液体，有效降低血浆渗透压，明显减少肺水肿、心力衰竭、脑水肿等并发症的发生，尤其适用于年龄偏大、心肺功能不良的患者，从而弥补了常规治疗以单纯静脉补液的不足。对于糖尿病高渗性昏迷的患者，早期、多通道、充足的补液可尽早改善临床症状，提高治愈率。

2）补液性质的选择学问大：胃管可注入白开水或淡盐水。静脉一般情况下推荐输等渗液，具体按以下 3 种情况掌握：①血压低、血钠≤150mmol/L 时，不论血浆渗透压高低，都应使用 0.9% 氯化钠注射液。若血压低，即使血钠稍＞150mmol/L，仍可使用 0.9% 氯化钠注射液。同时辅以胃肠道补水，并密切监测血钠。因为 0.9% 氯化钠注射液含钠较高（154mmol/L），有时可造成血钠及血浆渗透压进一步升高而加重昏迷。在血容量恢复、血压正常且稳定后，而血渗透压仍高（＞320mmol/L）时，改用低渗液（0.45% 氯化钠溶液）。②血压正常，血钠＞150mmol/L 时，予 0.45% 氯化钠低渗溶液滴注。当血浆渗透压降至＜320mmol/L、血钠＜150mmol/L 时，改输等渗的 0.9% 氯化钠注射液。③若有休克或收缩压持续＜80mmHg，可在补等渗液时，间断输血浆或全血，但全血可增加血栓栓塞和感染的风险，应予以注意。④若治疗期间血糖降至 14mmol/L 左右时，改输 5% 葡萄糖注射液或葡萄糖盐水补液，以防发生低血糖。

3）补液速度坚持先快后慢的原则：第 1 小时可静脉滴注 1~1.5L，前 4 小时静脉滴注 1.5~3L，以后逐渐减慢补液速度。一般第 1 天可补给估计失水总量的一半左右。这样可以较快地提高血容量，升高血压，改善肾血流，恢复肾功能。在补液过程中，还应根据患者的失水程度、血压、血钠及血浆渗透压情况，随时调整输液量、输液速度和液体种类，防止因静脉补液过量、过快，诱发肺水肿、心力衰竭、脑水肿等危重症状。老年患者尤其合并心、肾疾病者，应监测中心静脉压、心电图等。

具体的补液速度如表 17 所示。

典型病例中年男性患者，2 型糖尿病病史 12 年，嗜睡、反应迟钝 1 天。静脉血糖 35.6mmol/L，CO_2-CP 9mmol/L，PaO_2 89mmHg，血渗透压 330mmol/L，病情较重，立即抢救。建立 2 条静脉通路：一条小剂量短效胰岛素静脉滴注，另一条为快速补液，同时补钾。

表 17 补液速度

时　　间	建议补液量
第 1 小时	1000～1500ml（可酌情增加至 2000ml）
第 2 小时	1000ml
第 3 小时	500～1000ml
第 4 小时	250～500ml

（2）合理使用胰岛素降糖是治疗本病的关键：注意合理使用胰岛素，胰岛素泵持续皮下注射不适合该病的救治，最好采用胰岛素静脉滴注。HHS 患者应用胰岛素疗效明显，胰岛素宜应用小剂量，一般情况下开始以 4～6U/h 迅速静脉滴注，这样血糖浓度下降速度为 2.3～5.5mmol/L，若 HHS 伴高热、昏迷者，可加用首次负荷量胰岛素 10～20U 静脉注射。若合并肢端肥大症、库欣综合征或甲状腺功能亢进症，对胰岛素有抵抗性者，应加大胰岛素用量。患者一般在 4～8 小时内血糖浓度下降至 16.7mmol/L，此时应开始输入 5％葡萄糖注射液，按每 2～4g 葡萄糖加入 1U 胰岛素，使血糖稳定在 11.1mmol/L 左右。控制血糖时给予的胰岛素剂量不能过大，血糖下降的速度不能过快，因为高血糖是 HHS 患者维护患者血容量的重要因素，若血糖迅速降低而液体补充不足，导致血浆渗透压下降过快，造成血脑间渗透压梯度增加，脑细胞内相对高渗，可使循环系统的水向细胞内转移，进而使血容量和血压进一步下降，增加了休克、脑水肿等病发生的风险，增加了死亡率。同时需要注意的是，在高血糖高渗的胰岛素治疗过程中，要警惕低血糖昏迷的出现，所以在治疗过程中应严密监测血糖浓度变化，不应使血糖浓度下降过快，防止继发性脑细胞水肿和低血糖的发生。一般来说，HHS 患者对胰岛素较敏感，一般应用小剂量的胰岛素即可达到降糖目的。病情稳定后，可改为胰岛素常规皮下注射，以防止血糖反弹，但大多数患者不需长期维持。

典型病例中患者 HHS 伴精神症状，脱水较重。首次静脉注射负荷量胰岛素 20U 后，采用小剂量短效胰岛素静脉滴注治疗。当血糖降至 16.7mmol/L 时，加 5％葡萄糖注射液治疗。注意渗透压下降不宜过快，以免发生脑水肿。

（3）补钾时刻记心间：由于此类疾病患者高血糖，发生渗透性利尿，患者失钾严重，机体处于低血钾状态，化验回报即使血钾正常或接近正常，也可能是由于高渗脱水，血液浓缩的原因，所以不能只看表面现象。同时在输胰岛素后，钾离子可从细胞外转移到细胞内，这也是能使血钾降低的一个潜在因素。所以除无尿或少尿（每小时尿量少于 17ml），或血钾高于 5.5mmol/L 暂不补钾外，其他都应在开始补液时，尽早同时补钾。

典型病例中患者嗜睡、反应迟钝 1 天，伴头晕、乏力、尿频、口干。血钾正常，脱水较重，考虑存在失钾。故在开始胰岛素及补液治疗后，且尿量＞40ml/h 时，同时静脉补钾治疗。治疗 36 小时后症状好转，暂未给予补镁、补钙、补磷治疗。

（4）病情复杂者可寻求血液净化治疗：常规药物治疗是积极补液、小剂量胰岛素持续静脉滴注及处理各种并发症，这是治疗 HHS 最基本的治疗原则。但临床中患者的病情是复杂的，补液速度及每日总量常因患者自身各项因素，如心脑血管条件、脉率、血压、尿量及年龄等限制而不能达到预计治疗目的，致使治疗时间延长，增加各种并发症的发生概率，且高渗性昏迷补糖亦为治疗矛盾，血浆高渗状态可进一步加重脱水和低血钾，严重低钾引起心室颤动等严重心律失常，增加了本病的死亡率。所以治疗本病过程中，用药的时机及用药量是极难把握的。应用血液净化治疗解决了这一问题，它能排出机体中一部分多余的血清钠，在快速大量补充液体的同时避免补入过量钠、氯，同时还能降低尿素氮，迅速缓解血清电解质紊乱和高渗状态，缩短病程，促进患者尽早恢复清醒，最终降低并发症的发生率及病死率。尽早行血液净化治疗不失为治疗糖尿病高渗性非酮症性昏迷相对安全有效的方法。但对于行血液净化的最佳时机、血液净化的间隔时间、血清钠的降低速度、血液净化并发症的处理等问题，还有待于临床工作中进一步总结探讨。

（5）随时警惕并及时救治多器官衰竭：HHS 是多器官衰竭的病因之一，而多器官衰竭又是患者死亡的主要因素之一。多器官衰竭的病死率高低取决于多器官衰竭的持续时间和受累器官的数目。因此，要加强早期对多器官功能不全的识别，防止其向器官衰竭状态的过渡，对引起 HHS 合并多器官衰竭的诱因（包括脱水、感染、酸碱平衡失调和电解质紊乱等），发现后必须早治疗，否则难以纠正高血糖和高渗状态，进而发生 MODS。

多器官衰竭常表现为：①急性肾衰竭时的无尿、少尿主要是脱水、肾灌注不足所致，应增加补液量。必要时应用呋塞米，以顺利度过少尿期。如为严重肾功能不全，应予以血液净化治疗。慎用氨基苷类抗生素和肾毒性大的药物。②心功能不全者应扩血管，适量应用强心药物，并适当控制液体的输入。检测中心静脉压防止补液太快致心力衰竭；积极补钾，预防因低钾所致的心律失常。③对于合并脑水肿多是血糖、血钠、血渗透压下降太快所致，应适当减慢补液速度，调整胰岛素用量，补充葡萄糖溶液并采用等渗溶液。严重的可应用 20％甘露醇 125ml 与白蛋白 50ml 交替脱水，以降低颅内压。④HHS 如果合并动静脉血栓形成，可给予抗凝治疗，但必须监测出血、凝血时间。本病易发生应激性溃疡，甚至消化道出血，不主张常规抗凝治疗，胃肠道出血者给予凝血酶 4000U，加 0.9％氯化钠注射液 40ml 口服，同时配合奥美拉唑静脉注射，可达到止血效果。

总之，对多器官衰竭患者要及早发现、及早处理，是抢救 HHS 患者、预防严重并发症、提高患者生存率的关键措施之一。

4.HHS 应防重于治　对高渗性昏迷患者应坚持防重于治的原则，主要预防人群包括两类：一类是既往已经确诊糖尿病的患者，要注意对诱发 HHS 因素的防范，因为高渗性昏迷的发生与诱发因素密切相关，感染是本病的主要诱因，严重的感染不及时诊治，将会诱发本病，是死亡的重要原因，其次是大量葡萄糖或过量甜食的摄入，脱水剂的不合理应用也是诱发本病的条件。第二类是既往没有确诊过糖尿病的中老年人，平时应养成体检的习惯，了解自己平时的血糖状况，做到及早发现糖尿病，因为有一部分 HHS 患者，既往没有确诊过糖尿病，自己也不了解自己的血糖状况，很容易使临床医师误诊。同时，心脑血管病、高血压伴有过度肥胖的患者入院后，一定将血糖测定作为常规检查，以免漏诊误诊；对感染较重、状态欠佳的高龄老人，既往无糖尿病病史，而以神经、精神症状为首发症状就医者，也应首先测指血血糖以防误诊。同时，对昏迷的患者不应在没有诊断明确的情况下盲目地补给葡萄糖，以防诱发本病。

参 考 文 献

1. 刘萍. 高渗性非酮症糖尿病昏迷 16 例临床分析［J］. 实用全科医学，2007，5（9）：608-609.

2. 梅广源，邹旭，罗翌. 中西医结合急诊内科学［M］. 北京：科学出版社，2008：142-145.

3. 邓世周，王玉萍，王兵，等. 高渗性非酮症糖尿病昏迷 56 例救治体会［J］. 人民军医，2006，49（7）：385.

4. 杨志寅. 内科危重病［M］. 第 2 版. 北京：人民卫生出版社，2006：599-603.

5. 蒋健，于金德. 现代急诊内科学［M］. 第 2 版. 北京：科学出版社，2005：811-815.

6. 刘萍. 16 例高渗性非酮症糖尿病昏迷抢救体会［J］. 现代医药，2004，20（12）：990-991.

7. 连韩，汪保华，柳夕斌. 老年人高渗性非酮症糖尿病昏迷误诊 10 例分析［J］. 中国误诊学杂志，2006，6（15）：2948-2949.

8. 肖海鹏，杨念生. 糖尿病的补液疗法（二）［J］. 中国实用乡村医生杂志，2007，14（10）：54-56.

9. 程春艳，赵巍. 肠内营养在糖尿病高渗昏迷中的应用［J］. 中国误诊学杂志，2009，9（12）：2830-2831.

10. 胡斌，姜小玉. 血液透析治疗糖尿病高渗性昏迷 6 例疗效观察［J］. 中国现代医生，2008，46（3）：154.

11. 田现民，赵喜刚，刘森，等. 重视高血糖高渗状态合并脏器衰竭的早期诊断与救治［J］. 医学综述，2009，15（21）：3358-3360.

12. 杨丽敏，王仲言，黄姣红，等. 老年人高血糖高渗状态诊治研究［J］. 武警后勤学院学报（医学版），2013，22（8）：672-674.

13. 教富娥. 滋阴生津汤治疗高渗性非酮症糖尿病昏迷 16 例［J］. 中国中医急症，2007，16（5）：608-609.

14. 夏卫明，黄云. 糖尿病的辨证论治［J］. 河北中医，2010，32（6）：850-851.

二十八、糖尿病酮症酸中毒

糖尿病酮症酸中毒（diabetic ketoacidosis，DKA）是各种诱发因素作用下，胰岛素明显减少甚至缺乏和拮抗胰岛素的激素显著升高所致，以高血糖、高血酮和代谢性酸中毒为主要表现的临床综合征。本病属于中医学"消渴病"范畴，病位在肺、胃、肾；病因病机为禀赋不足、饮食失节、情志失调、劳欲过度致阴津亏损，燥热偏盛，而以阴虚为本，燥热为标，二者互为因果。

（一）诊断要点

1. 糖尿病原有症状加重或无糖尿病者，出现食欲减退、恶心、呕吐、腹痛，伴头痛、头晕、烦躁等。进一步发展为有效循环血量不足，出现深大呼吸伴烂苹果味。病情进一步恶化，出现反应迟钝、嗜睡，甚至昏迷。

2. 当血酮体≥3mmol/L 或尿酮体阳性，血糖＞13.9mmol/L 或既往有糖尿病病史，血清 HCO_3^-＞18mmol/L 和（或）动脉血 pH＞7.3 时，可诊断为糖尿病酮症；而血清 HCO_3^-＜18mmol/L 和（或）动脉血 pH＜7.3 即可诊断为 DKA；如发生昏迷可诊断为 DKA 伴昏迷。

（二）鉴别诊断

1. 酮症的鉴别

（1）饥饿性酮症酸中毒：正常人或糖尿病患者由于其他疾病引起剧烈呕吐或禁食等状态时，体内脂肪分解过多，亦产生大量酮体，引起酮症发生及酸中毒表现。但此时血糖不高，尿糖阴性，可鉴别。

（2）酒精性酮症酸中毒：慢性酒精中毒可合并严重代谢性酸中毒。其临床表现和实验室检查类似于酮症酸中毒，常容易被误诊为糖尿病酮症酸中毒。剧烈呕吐、脱水、厌食使血 β-羟丁酸升高，用传统的氢氰酸盐法无法检出。当渗透压间隙（OG）≥25mOsm/kg，同时伴阴离子间隙（AG）升高和酸中毒时，可排除酒精性酸中毒。

酮症酸中毒昏迷的鉴别：酮症酸中毒昏迷需与低血糖性昏迷、高糖高渗性昏迷、乳酸性昏迷相鉴别（表 18）。

表 18　4 种不同类型昏迷的鉴别

	酮症酸中毒昏迷	低血糖性昏迷	高糖高渗性昏迷	乳酸性昏迷
病史	多发生于青少年；多有糖尿病史；常有感染、胰岛素治疗中断等病史	有糖尿病史；有胰岛素、口服降血糖药、进食过少、体力过度等病史	多发生于老年；常无糖尿病病史；常有感染、呕吐、腹泻等病史	常有肝肾功能不全、低血容量休克、心力衰竭、饮酒、服双胍类药物等病史
起病	慢（2～4 天）	急（数小时）	慢（数天）	较急

续表

	酮症酸中毒昏迷	低血糖性昏迷	高糖高渗性昏迷	乳酸性昏迷
症状	厌食、恶心、呕吐、口渴、多尿、昏迷等	饥饿感、多汗、心悸、手抖等交感神经兴奋表现	嗜睡、幻觉、震颤、抽搐等	厌食、恶心、昏睡，伴发病的症状
体征				
呼吸	深快	正常	加快	深快
脉搏	细速	速而饱满	细速	细速
血压	下降	正常或稍高	下降	下降
生化				
血糖	16.7~33.3mmol/L	<2.8	一般>33.3	正常或增高
尿糖	阳性（++++）	阴性	阳性（++++）	阴性或（+）
血酮	显著增高	正常	正常或稍增高	正常或稍增高
血钠	降低或正常	正常	正常或显著升高	降低或正常
pH	降低	正常	正常或降低	降低
CO_2CP	降低	正常	正常或降低	降低
乳酸	稍升高	正常	正常	显著升高
血浆渗透压	正常或稍升高	正常	显著升高；常>350mmol/L	正常

2. 与高血糖高渗综合征（HHS）的鉴别　糖尿病酮症酸中毒和高血糖高渗综合征是糖尿病危象的两个重要的急性并发症。二者鉴别见表19。

表19　DKA与HHS的鉴别

糖尿病酮症酸中毒（DKA）	高血糖高渗综合征（HHS）
病史	
1型糖尿病（T1DM）	2型糖尿病（T2DM）
未进行正规治疗	饮水障碍
前驱疾病（数周）	前驱疾病（数周）
感染	胃肠外营养
体重减轻	药物治疗
	糖皮质激素类
	腹膜透析/血液净化
临床表现	
多尿、多饮，伴恶心、呕吐、腹痛	多尿
诊断标准	
显著特点：酮症酸中毒	显著特点：高渗透压，高血糖，无酮症酸中毒
pH<7.3	pH>7.3
血糖>13.9mmol/L	血糖>33.3mmol/L
血酮≥3mmol/L或尿酮阳性	血浆渗透压>320mmol/L
血清HCO_3^-<18mmol/L	血清HCO_3^->18mmol/L
进行性意识障碍	进行性意识障碍（抽搐）

3. 外科急腹症 ①糖尿病酮症酸中毒发生之前常有多饮、多尿的过程，而外科急腹症多突然发生；②糖尿病酮症酸中毒时先呕吐后腹痛，而外科急腹症先腹痛后呕吐或腹痛、呕吐同时发生；③糖尿病酮症酸中毒尿糖呈强阳性、血糖明显升高、尿酮阳性，外科急腹症则无此现象；④糖尿病酮症酸中毒症状积极治疗3～6小时后便完全消失，外科急腹症则持续存在；⑤糖尿病酮症酸中毒腹痛部位弥散且多不固定。

（三）治疗方案

治疗原则：尽快补液以恢复血容量、纠正失水状态，控制血糖，纠正电解质及酸碱平衡失调，同时积极寻找和消除诱因，防止并发症。

1. 补液治疗 首先建立2条静脉通路，在补液的同时给予胰岛素治疗。补液是抢救DKA的首要措施。通常用0.9%氯化钠注射液，补液总量可按原体重的10%估算。具体为：

（1）第1小时输入0.9%氯化钠注射液，速度为15～20ml/(kg·h)。随后补液速度取决于脱水的程度、电解质水平、尿量等。

（2）当血糖≤11.1mmol/L时，补充5%葡萄糖注射液并继续胰岛素治疗，直到血酮、血糖均得到控制。

（3）第1个24小时内补足液体丢失量。通过血流动力学、出入量、实验室指标及临床表现等评估补液效果。

2. 胰岛素治疗 一般主张小剂量短效胰岛素0.1U/(kg·h)持续静脉滴注，也可给予0.14U/(kg·h)。血糖的下降速度以2～5mmol/L为宜。轻至中度的DKA，可皮下注射超短效胰岛素类似物或短效胰岛素。重度DKA，首剂0.1U/kg静脉注射后以0.1U/(kg·h)维持。若第1小时内血糖下降不到10%，则以0.14U/kg静脉注射后继续先前的速度输注。

（1）床旁监测血糖及血酮：血酮的下降速度<0.5mmol/h时，可每小时增加1U的胰岛素。当血浆葡萄糖达到11.1mmol/L时，将胰岛素减量至0.02～0.05U/(kg·h)。此时静脉补液中加入葡萄糖，维持血糖在8.3～11.1mmol/L，血酮<0.3mmol/L。

（2）强化胰岛素治疗：胰岛素注射或胰岛素泵≥3次/天，自我血糖监测（SMBG）≥4次/天。建议起始剂量为4U/h，分三阶段：第一阶段：寻找合适的胰岛素剂量，此阶段必须实时监测末梢血糖和尿糖。第二阶段：维持期初期，2～3小时监测末梢血糖，每小时监测尿糖。第三阶段：维持期，6～8小时监测末梢血糖，每2小时监测尿糖。在第三期发现血糖异常，则重复上述3个步骤。DKA后稳定期，给予强化胰岛素治疗方案，可显著降低并发症的发生风险。

3. 纠正电解质紊乱和酸碱失衡

（1）补钾应和补液同时进行：血钾<5.2mmol/L时，在尿量>40ml/h的前提下，开始静脉补钾。一般每升溶液加1.5～3.0g氯化钾；当血钾<3.3mmol/L时，优先补钾治疗。治疗过程中，监护心电情况及监测血钾水平，结合尿量，调整补钾量和速度。病情稳定后仍需继续口服钾盐数天。

（2）纠正酸中毒：轻症DKA，经胰岛素及补液治疗后，酸中毒可自行纠正，一般不必补碱。当pH<7.1、HCO_3^-<5mmol/L时，进行补碱治疗。8.4g $NaHCO_3$+0.8g KCl溶于400ml无菌用水中，以200ml/h静脉滴入2小时，可重复1～2次至pH>7.0。

（3）磷酸盐治疗：DKA患者机体磷酸盐的总量平均减少1mmol/kg体重，但血清磷酸盐的浓度正常或升高。磷酸盐的补充方法为磷酸钾4.2～6.4g加入0.9%氯化钠注射液中。氯化钾过量可能会导致高氯性酸中毒，建议给予氯化钾（2/3）加磷酸钾（1/3）的配比方案治疗。在磷酸盐治疗过程中，注意监测血钙。前瞻性随机研究未能证明补充磷酸盐对 DKA 的临床结果有益处，且过量补充磷酸盐可引起严重的低钙血症。

4. 特殊类型酮症酸中毒的处理

（1）老年酮症酸中毒：①强化胰岛素控制：老年 DKA 多为 2 型糖尿病，使用胰岛素应注意避免血糖下降过快，否则可能引起低血糖、脑水肿甚至脑疝的发生，危及生命。②严格规范液体管理：纠正脱水仍是抢救 DKA 的重要措施。老年人普遍存在器官老化退变，推荐选择相对安全的胃肠内补液，补液成分首选等渗液体，补液时严格控制补液速度和补液量。防止血浆渗透压下降过快诱发脑水肿；避免补液不足造成的休克、肾前性肾衰竭及补液过多过快导致的心、肾功能不全。③密切监测血钾：由于脱水、尿少、酸中毒等因素可造成血钾检查结果不低而实际体内缺钾。老年人血钾明显降低，有诱发心律失常甚至心源性猝死的危险，故应积极补钾，并注意及时复查血钾。

（2）儿童酮症酸中毒：①补液治疗方案：第 1 小时补充 0.9％氯化钠注射液，速度以 10～20ml/(kg·h) 为宜。前 4 小时内补液总量不超过 50ml/kg，剩余丢失量在 48 小时内均匀补足。24 小时 0.9％氯化钠注射液（根据血钠水平酌情输入 0.45％氯化钠注射液）输入量约为 7.5ml/(kg·h)，同时应使渗透压下降速度不超过 3mmol/L/h。②胰岛素治疗：对于青少年患者不建议使用首剂负荷量胰岛素，开始就以 0.1U/(kg·h) 的速度持续静脉滴注短效胰岛素即可。当 DKA 患者血糖下降到 11.1mmol/L，开始改为输注 5％葡萄糖生理盐水，并调整胰岛素用量，含糖液的浓度和输注速度视血糖情况而定，葡萄糖浓度一般最高不超过 12.5％。持续静脉输注直至患儿可进食及饮水。当血酮<1.0mmol/L 时，可转为皮下胰岛素治疗。

（四）中医辨证治疗

1. **肺热津伤证**

证候：周身乏力，五心烦热。口干舌燥，烦渴多饮，或伴尿量频多，舌边尖红、苔薄黄，脉洪数。

治法：清热润肺，生津止渴。

方药：消渴方加减。

党参、沙参、生地黄、麦冬各 15g，天花粉、天冬、知母各 10g。

舌苔黄燥者，加生石膏，以清肃肺胃，生津止渴；大便秘结者，加枳实、生大黄（后下），以攻下通便；咳嗽者，加紫菀、桔梗，以宣肺化痰。

2. **胃热炽盛证**

证候：多饮善饥，形体消瘦，或伴口干舌燥，周身乏力倦怠，大便秘结，舌苔黄燥，脉滑实有力。

治法：清热泻火，养阴保津。

方药：玉女煎加减。

生石膏、生地黄 30g，知母、麦冬、玄参各 15g，黄连、栀子、怀牛膝各 10g。

呃逆呕吐者，加大黄、黄芩，以清热止呕；胃脘胀闷者，加枳壳、厚朴、炒麦芽，以理气消胀；口中黏腻者，加茵陈、佩兰，以化湿清热。

3. **热盛伤津证**

证候：头昏沉，嗜睡，面色苍白，食少纳呆，舌质黯红，少苔，舌下静脉增粗，脉沉略数。

治法：清热养阴，生津润燥。

方药：白虎汤加减。

石膏 60g，知母 30g，炙甘草、天花粉、黄连各 15g，生姜 10g。

腹胀纳呆者，加枳壳、炒麦芽，以理气开胃；大便干燥者，加桃仁、火麻仁，以润肠通便；皮肤斑疹者，加牡丹皮、玄参，以清营凉血。

4. 肾阴亏虚证

证候：尿量频多，混浊如膏，或伴有腰膝酸软，阳痿遗精，舌红少苔，脉细数。

方药：六味地黄丸加减。

生地黄 24g，山茱萸、山药 12g，茯苓、泽泻、牡丹皮各 10g。

肾阴不足，虚火上炎者，加知母、煅龙骨（先煎）、煅牡蛎（先煎）、黄柏，以敛阴降火；腰膝酸软，阳痿早泄，肾阴阳两虚者，加肉桂、炙附子（先煎）、覆盆子、金樱子，以温肾涩精；盗汗者，加碧桃干、麻黄根，以收敛止汗。

5. 阴竭阳脱证

证候：大汗淋漓，手足厥冷，目合口开，手撒尿遗，脉微细欲绝。

治法：益气养阴，回阳固脱。

方药：参附汤合生脉散加减。

人参、制附子（先煎）15g，麦冬 12g，五味子 10g。

汗出不止、喘促不安者，加山茱萸、煅龙骨、沉香，以敛汗纳气；腹泻者，加干姜、葛根，以温中升清；心悸者，加酸枣仁、龙眼肉，以养心安神。

6. 虚风内动证

证候：神倦欲寐，耳聋眼花，手足蠕动，甚则抽搐，惊厥。舌红绛少苔，脉虚细数。

治法：滋阴清热，柔肝息风。

方药：大定风珠加减。

生龟甲、生鳖甲、生牡蛎、生地、白芍各 15g，麦冬、火麻仁各 12g，阿胶（烊化）、五味子、炙甘草 10g，鸡子黄 1 枚。

抽搐惊厥者，加炙龟甲（先煎）、生牡蛎（先煎），以敛阴止痉；眩晕耳鸣者，加天麻、钩藤，以平肝潜阳；纳差呕吐者，加清半夏、生姜，以和胃止呕。

7. 阴虚燥热证

证候：疲乏倦怠，心烦，口渴喜冷饮，纳呆或见恶心欲吐，舌黯红，苔薄黄而干或微腻，脉细数或滑数。

治法：生津止渴，清泻肺胃。

方药：玉女煎合白虎汤加减。

生石膏、生地黄各 30g，麦冬、知母、怀牛膝各 15g，黄连、栀子、生甘草各 10g。

汗出烦渴重者，加五味子、天花粉、石斛，以敛汗养阴、止渴除烦；疲乏倦怠重者，加太子参、黄芪，以补益正气；恶心欲呕，舌苔白腻者，加竹茹、法半夏、藿香，以和胃止呕；大便秘结者，加生大黄、玄参、生首乌，以养阴清热通便。

8. 浊毒中阻证

证候：皮肤干瘪，精神萎靡，嗜睡，口燥唇焦，大渴引饮，渴饮无度，胸闷纳呆，恶心呕吐，口有秽臭，时有少腹疼痛如绞，大便秘结，舌红苔厚而燥，脉沉细。

治法：清热导滞，芳香化浊。

方药：增液承气汤合清胃汤加减。

生石膏、生地黄各 30g，玄参、麦冬各 18g，生大黄（后下）、芒硝（冲服）各 10g。

伴头晕、嗜睡不语者，加石菖蒲、佩兰，以芳香醒神；小便刺痛者，加黄柏、车前子（包煎）、苍术，以清热利尿通淋；少腹疼痛如绞，舌质紫黯有瘀斑者，加赤芍、桃仁、木香，以活血行气。

9. 浊毒闭窍证

证候：口干微渴，心烦不寐，烦躁不安，或嗜睡，甚则昏迷不醒，呼吸深快，食欲不振，口臭呕吐，小便短赤，舌黯红而降、苔黄燥或黑，舌有灰晕，脉细数。

治法：芳香开窍，清营解毒。

方药：菖蒲郁金汤加减。

石菖蒲 12g，牡丹皮、栀子、连翘、郁金各 10g，淡竹叶、灯心草各 6g，鲜竹沥（冲服）20ml。

惊厥抽搐者，加羚羊角粉（冲服）、钩藤，以清肝息风；大便不通者，加生大黄（后下）、枳壳，以攻下通便；口中黏腻臭秽者，加藿香、佩兰，以芳香化浊。

10. 湿热内阻证

证候：皮肤干瘪，精神萎靡，嗜睡，渴不欲饮，胸闷纳呆，恶心呕吐，口有臭秽，大便秘结，舌红苔厚，脉滑数。

治法：清热利湿。

方药：甘露消毒丹合三仁汤加减。

黄芩、茵陈、薏苡仁、金银花各 15g，连翘、滑石、天花粉、藿香、杏仁、白蔻仁、厚朴、竹叶、通草、怀牛膝各 10g。

四肢麻木者，加桑枝、忍冬藤、水蛭，以活血通络；大便不畅者，加枳壳、白术，以理气通便；意识昏迷严重者，可加用至宝丹，以化痰开窍。

（五）治疗经验

1. 监测血钠浓度补液治疗 ①第 1 小时输入 0.9％氯化钠注射液。当血钠＞155mmol/L，血渗透压＞330mmol/L，选择 0.45％氯化钠注射液。②如果纠正后的血钠浓度正常或升高，则开始以 250～500ml/h 的速度补充 0.45％氯化钠注射液，同时输入 0.9％氯化钠注射液。如果纠正后的血钠浓度低于正常，仅输入 0.9％氯化钠注射液。③血糖≤11.1mmol/L 时，补充 5％葡萄糖注射液并继续胰岛素治疗。④第 1 个 24 小时内补足液体丢失量。

2. 连续静脉输注胰岛素治疗 重度 DKA，首剂 0.1U/kg 静脉注射后，以 0.1U/(kg·h)静脉滴注，每小时血糖下降 4.2～5.6mmol/L 较理想。若第 1 小时内血糖下降不到 10％，则以 0.14U/kg 静脉注射后继续先前的速度输注。如治疗 2 小时后血糖未下降，胰岛素剂量加倍，血酮的降低速度＜0.5mmol/h，可每小时增加 1U 的胰岛素剂量。当血浆葡萄糖达到 11.1mmol/L 时，将胰岛素减量至 0.02～0.05U/(kg·h)，静脉补液中加入葡萄糖，维持血糖 8.3～11.1mmol/L，血酮＜0.3mmol/L。症状控制，可进食后，采取皮下注射胰岛素。

3. 胃肠内补液治疗 酮症酸中毒意识清楚者，鼓励多饮温白开水或无糖牛奶或菜汤，每次量约 200ml，开始每次 20 分钟。胃管内补液量占总补液量的 2/5～2/3，前 6 小时补液量占 24 小时补液量的 1/3，胃管补液持续 16～30 小时；酮症酸中毒意识障碍者，静脉补液约 1500～2500ml 后，鼻饲管分次注入，开始每小时温开水 100～200ml，每 4～6 小时胃管内交替注入无糖奶和米汤。

4. 糖尿病酮症酸中毒合并便秘的治疗 酮症酸中毒尤其存在便秘时，在补液、消酮治疗的基础上，予中药大柴胡汤：柴胡、黄芩、法半夏、枳实、芍药、大枣各 10g，生大黄（后下）、生姜各 6g，每次取汁 100ml＋水 400ml，保留灌肠持续 20～30 分钟，每 6 小时 1 次，疗程 5 天。或增液承气汤口服或保留灌肠：玄参、麦冬、生地黄各 30g，生大黄（后下）6g，芒硝 3g，水冲服，分 2 次服用，疗程 21 天。

5. 生脉散联合黄芪注射液治疗 在常规抢救酮症酸中毒的基础上，予生脉散加减：黄芪 40g，北沙参、山药各 30g，五味子 20g，太子参 15g，丹参、麦冬、川芎、桑椹、枸杞子、鸡内金各 10g，生甘草 3g，煎服 100ml，每日 3 次；同时黄芪注射液 50ml 加入 9％氯化钠注射液 250ml 中静脉滴注，每日 1 次，症状改善后停药。常规治疗基础上联合扶正固本中药能够更有效控制血糖，降尿酮，纠正酸中毒，缩短治疗时间。

（六）典型病例

王某，男，38 岁，主因腹痛 5 天，呼吸急促，神志模糊 2 小时，于 2010 年 6 月 9 日入院。既往体健。入院前 5 天患者无明显诱因出现右下腹痛，伴恶心，就诊于社区医院，诊断为"阑尾炎"，给予输液抗感染等治疗，具体用药不详。入院前 2 小时，上述症状未见明显好转，并出现呼吸急促，神志模糊，为进一步诊治转入我院。入院时查体：T 38.1℃，P 132 次/分钟，R 35 次/分钟，BP 86/50mmHg。神志模糊，精神差，脱水貌，急性病容，嗜睡状态。皮肤黏膜无黄染、无皮疹及出血点，皮肤较干燥。颈软，无抵抗，无颈静脉怒张，甲状腺不肿大；双肺呼吸音粗，右下肺可闻及湿性啰音。心界不大，HR 132 次/分钟，心音正常，律齐，未闻及病理性杂音，周围血管征阴性。腹软，右下腹压痛，无反跳痛及肌紧张，肝脾肋下未扪及，移动向浊音阴性，肠鸣音弱。血常规：WBC 18.5×10^9/L，N 87％，HBG 112.0g/L，PLT 156.0×10^9/L，HCT 0.46。尿常规：PRO（＋＋＋），BLD（＋＋＋），RBC（＋＋＋），UAB（＋＋＋）。生化：K$^+$ 3.6mmol/L，Na$^+$ 151.6mmol/L，Cl$^-$ 100.8mmol/L，CO$_2$CP 9mmol/L，TBIL 45.0mmol/L，DBIL 21.5mmol/L，CK-MB 34.4U/L，BUN 10.9mmol/L，Cr 115.6μmol/L，ALB 36.0g/L，ALT 26.7g/L，CK 158.2U/L。静脉 GLU：45.6mmol/L。血酮 6.7mmoll/L。动脉血气分析：pH 6.91，PaCO$_2$ 21.5mmHg，PaO$_2$ 89mmHg，BE－30mmol/L。心电图：窦性心动过速。腹部 B 超：肝胆胰脾正常。

中医证候：口燥唇焦，大渴引饮，渴饮无度，皮肤干瘪，精神萎靡，胸闷纳呆，时有少腹疼痛如绞，大便秘结，舌红苔厚而燥，脉沉细。

西医诊断：①糖尿病酮症酸中毒；②肺炎。

中医诊断：消渴（浊毒中阻证）。

治疗经过：立即建立 2 条静脉通路，一条为首剂静推胰岛素 20U，然后以小剂量 0.1U/（kg•h），静脉滴注；另一条为第 1 小时快速静脉滴注 0.9％氯化钠注射液 20ml/（kg•h），5％碳酸氢钠溶液 84ml 及氯化钾 0.8g 配于 400ml 等渗等张液中，以 200ml/h

速度滴注。补液同时插胃管，从胃管内注入白开水 200ml/h；予头孢米诺钠 2.0g＋0.9％ 氯化钠注射液 250ml、每 12 小时 1 次静脉滴注抗感染，物理降温及对症支持治疗。中医辨证为浊毒中阻证，予玄参、生石膏各 30g，麦冬、生地黄各 25g，黄连、牡丹皮各 15g，升麻 12g，生大黄（后下）10g，生甘草 6g，芒硝 3g（冲）。每 1 小时测血糖、尿糖 1 次；每 4 小时测电解质，动脉血气分析。入院治疗 12 小时后，意识清楚，体温正常，尿量可，GLU 11.4mmol/L，WBC 12.6×10^9/L，N 72％，Hb 123.0g/L，动脉血气分析正常，其他症状明显改善，加 5％葡萄糖注射液补液并加入普通胰岛素 10U；停物理降温。经治疗 36 小时后，症状好转，酮症消失，K^+ 4.6mmol/L，改为口服补钾。继续抗感染、纠糖治疗。入院治疗 6 天后，神清，精神可，进食可。T 36.5℃，P 78 次/分钟，R 18 次/分钟，BP 94/67mmHg。病情稳定，生化正常，血钾恢复，GLU＜8.2mmoL/L，血酮 0.1mmol/L，HCO_3^- 19mmol/L，pH 7.38，AG 12mmol/L，停止补钾治疗，体温、血常规等提示感染消失，停抗生素，继续常规治疗糖尿病。观察 2 天后，患者病情平稳，出院。出院后控制糖尿病饮食，自我监控血糖，口服降糖药治疗糖尿病。

（七）专家分析

1. DKA 的病因病机　　DKA 是糖尿病最常见的急性并发症之一，其发生与糖尿病的病程无关，与类型相关。常见的诱因有急性感染、胰岛素不适当减量或突然中断治疗、饮食控制不佳、胃肠疾病、脑卒中、心肌梗死、创伤、手术、妊娠、分娩、精神刺激等。

发病机制主要有：①胰岛素缺乏或不足：酮症酸中毒时，由于胰岛素绝对缺乏或相对不足，导致血糖升高，细胞外液渗透压改变。由于葡萄糖利用障碍，供能不足，脂肪组织分解增强，使酮体（β-羟丁酸、乙酰乙酸、丙酮）增多，导致高酮血症及代谢性酸中毒。②拮抗胰岛素的激素增多：应激使肾上腺素、生长激素和胰高血糖素等拮抗胰岛素的激素（ICRH）增多，刺激糖原分解、糖异生，促进酮体生成，是酮症酸中毒形成的重要致病因素。酮症酸中毒形成后，脱水、酸中毒本身作为一种应激，使拮抗胰岛素的激素持续升高，延长并加重酮症酸中毒，形成恶性循环。③DKA 时大量的渗透性利尿造成大量水和电解质丢失，出现严重的电解质紊乱和酸碱失衡，同时出现血容量不足，使肾小球滤过率下降，进一步加重酸中毒，血糖水平明显升高。④酸中毒：酮症酸中毒时，血浆酮体浓度显著升高，使血浆 H^+ 快速增加，超过体液和组织的缓冲能力，导致代谢性酸中毒。酸中毒对心肌有负性肌力作用，诱导周围血管扩张引起血压下降，同时亦可增加胰岛素抵抗。严重酸中毒（pH＜7.0）可引起呼吸中枢抑制，使 CO_2 排出受限，酸中毒程度进一步加重。

中医学认为，本病属于"消渴"重症，主要由于禀赋不足、饮食不节，或情志失调、郁热伤阴，或房劳过度、肾精亏耗，或过服温燥、耗液伤阴所致；以阴虚为本，燥热为标。"消渴"在复感外邪、饮食不节、施治不当、情志失调、外受创伤等因素作用下急剧发展，燥热内盛，严重耗伤气阴，营血受燥热煎熬，黏稠凝滞，气不行血，脉道不畅，致使浊邪秽毒内蓄，壅塞三焦，气机升降不利，清阳不升，浊阴不降，气血郁滞，浊毒内盛，导致 DKA 的发生。

2. DKA 的诊断

（1）根据精神状态、血糖、动脉血气分析，将 DKA 分为轻、中、重 3 型：

轻度 DKA：GLU＞13.9，动脉血气分析：pH 7.25～7.30，血清 HCO_3^- 15～

18mmol/L，AG＞10，精神状态-清醒。

中度 DKA：GLU＞13.9，动脉血气分析：pH 7.00～7.24，血清 HCO_3^- 10～15mmol/L，AG＞12，精神状态-清醒/嗜睡。

重度 DKA：GLU＞13.9，动脉血气分析：pH ＜7.00，血清 HCO_3^- ＜10mmol/L，AG＞12，精神状态-木僵/昏迷。

（2）动态血酮监测：血酮检测贯穿 DKA 诊断、治疗和预防的全过程。血酮升高约在 5～10 倍以上。定量检查血酮（ket）≥3mmol/L 有诊断意义，严重时可超过 8.4mmol/L（50mgl/dl）。定性检查呈强阳性反应；在 DKA 的诊断过程中，血酮≥3mmol/L 或尿酮阳性为 DKA 诊断的三大重要标准之一。血酮水平还有一定预测预后的价值，血酮仪测得的血酮每增加 1mmol/L，死亡率增加 24％；生化仪测得的血酮每增加 1mmol/L，死亡率增加 93％。一般不用尿酮体评估病情和预后，因为尿酮体检测的硝普盐法，无法检出反应酮症酸中毒程度的 β-羟丁酸水平。

典型病例中，青年男性患者以腹痛起病，当地医院抗阑尾炎治疗无效，随后出现高血糖危象症状，血糖显著升高，血、尿酮异常，酸中毒明显，可明确诊断为 DKA。少数糖尿病酮症酸中毒患者，临床上首先表现为腹痛，注意需与急腹症相鉴别。

3. DKA 的治疗

（1）补液的选择：胃肠内补液时，清醒者，纯净水口服补液；昏迷者，为防止误吸，有效补充循环血量，选择经胃管补液。酮症酸中毒伴低血压或休克者，应快速补液；晶体液不能有效升压时，则输入胶体液治疗。心功能正常者，前 4 小时补充总脱水量的 1/3～1/2。严重脱水者，可在第 1 小时内静脉输入 1000ml 等渗盐水；由于低渗液体利尿会加重酸中毒和血容量不足，所以采用等渗液体迅速补充严重脱水患者的血浆及细胞外液容量。

（2）胰岛素治疗

1）不同程度 DKA 胰岛素治疗方案的选择：轻度可采用分次肌内或皮下注射，每 4～6 小时 1 次。但病情严重时，疗效难以保证。肌内注射也受循环状态影响，因此剂量不宜太大。

伴循环障碍和（或）严重酸中毒和（或）昏迷的重症者，首选静脉推注后静脉滴注方案：首次静脉推注 10～20U，继以 5～10U/h 的速度静脉滴注。该方法可使胰岛素浓度维持在较高而均匀的水平，是临床最常用的方法。不宜采用分次肌内或皮下注射，因为末梢循环障碍，吸收较差，不能有效降低血糖，且肌内和皮下注射吸收较慢，易引起迟发型低血糖。

DKA 症状缓解、可进食时，在停止静脉输入胰岛素前 1～2 小时，开始常规皮下注射胰岛素方案。DKA 缓解但无法进食者，持续静脉胰岛素注射及补液支持治疗。

2）胰岛素泵持续皮下输注胰岛素：胰岛素泵持续皮下输注胰岛素是近年来一种新的胰岛素注射技术，是目前临床控制血糖的最佳手段。具体治疗方案为：将全天胰岛素总量的 50％～60％作为基础量，可使餐前胰岛素用量明显减少，显著降低餐后高胰岛素血症和餐后低血糖的发生；同时根据人体生理胰岛素的分泌特点，在 4：00～6：00 时段设置基础量增加，可以减少"黎明现象"的发生；在 0：00～3：00 时段设置为全天量最小的基础量，可以减少夜间低血糖的发生。此方法模拟人体胰岛素 β 细胞胰岛素分泌方式，增加了胰岛素治疗的安全性，极大改善了糖尿病急症的治疗与预后。但应注意，对于重症

DKA 患者，由于循环衰竭，皮下输注胰岛素吸收较差，疗效难以保证，慎用。

（3）补磷时机的选择：当血磷＜0.32mmol/L 时，可出现低磷症候群如软弱无力、呼吸功能下降，应及时补磷，恢复红细胞 2,3-二磷酸甘油酸（2,3-DPG）的生成，改善缺氧，加速酸中毒的纠正。对于贫血、呼吸困难、心功能不全，同时血磷≤0.32mmol/L 者，可给予 20～30mmol/L 的磷酸钾配合补钾治疗。

典型病例为严重酸中毒和昏迷的重症患者，立即补液、纠酸、消酮等治疗，因病情较重，选择静脉注射负荷剂量胰岛素＋持续静脉滴入，根据血糖及血酮监测结果判断酮症缓解后，改为常规抗糖尿病治疗，患者未再出现中毒症状，好转出院。

4. DKA 并发症的处理及预后

（1）低血糖：输注胰岛素最常见的并发症为低血糖，部分可不表现为出汗、精神紧张、疲劳、饥饿等低血糖症状，故应用胰岛素治疗时应注意密切监测血糖变化。

（2）休克：如休克严重且经快速补液后仍不能纠正，应详细检查并分析原因，如确定有无合并感染或急性心肌梗死，给予相应措施。

（3）严重感染：是本症常见的诱因，亦可继发于本症之后。因 DKA 可引起低体温和血白细胞计数升高，故不能以有无发热和血常规变化来判断，应积极处理。

（4）急性心肌梗死：一旦出现 DKA 合并 AMI，治疗上可参考以下几点：①严格控制补液量和补液速度，依血压、尿量及肾功能变化调整，行 CVP 及肺动脉楔压（PCWP）监测，避免诱发或加重心力衰竭；②给予足量胰岛素，使血糖维持在适当水平，控制血糖变化速度，不宜过快过低，避免低血糖诱发心肌梗死；③营养心肌细胞，稳定细胞膜可使用极化液；④积极纠正酸中毒，建议补碱，原则仍按 DKA 常规处理；⑤吸氧，积极降低血液黏滞度，降脂；⑥防治心律失常；⑦注意及时诊断及治疗感染，特别是肺部感染；⑧依情况使用血管紧张素转化酶抑制剂（ACEI）和（或）β-受体阻滞剂，改善预后；⑨积极防治并发症。

（5）肾衰竭：是本病的主要死亡原因之一。导致急性肾衰竭的致病因素有高血糖、酸中毒、感染、缺氧、多器官衰竭。DKA 时常合并严重感染，可引起微循环障碍，有效循环血量减少，最终导致肾血流量减少，肾小球率过滤降低，引起少尿甚至无尿。

如有下列情况应尽早行血液净化：① 血肌酐≥530.4mmol/L；② 血 BUN＞28.56mmol/L 或每日上升＞10.71mmol/L；③ 血清钾＞6.5mmol/L；④ HCO_3^- 持续在 10mmol/L 以下；⑤重度高血容量状态：包括高血压脑病、心脏衰竭和肺水肿；⑥无尿或少尿 60 小时。

（6）脑水肿：是 DKA 最严重的并发症，重在预防、早期发现和治疗。如经治疗后血糖有所下降，酸中毒改善，昏迷反而加重，或虽然一度清醒，但烦躁、心率快、血压偏高、肌张力增高，应警惕脑水肿的可能。可予地塞米松、呋塞米，同时观察血糖，必要时加大胰岛素剂量。脑水肿在血浆渗透压下降过程中出现，可给予白蛋白，慎用甘露醇。怀疑儿童 DKA 并发脑水肿，应立即予以治疗，可予高渗氯化钠注射液，必要时可行机械通气辅助治疗。

（7）急性胰腺炎：一旦确诊应禁食，同时给予小剂量速效胰岛素、补液及纠正电解质紊乱酸碱失衡、抗感染，并进行有效的持续胃肠减压、抑制胰液分泌等综合治疗。

（8）DKA 合并高血糖高渗状态（HHS）：因酸中毒引起呕吐或伴急性胃扩张者，可插胃管行胃肠减压，也可用 1.25% 碳酸氢钠溶液洗胃，预防吸入性肺炎。

参 考 文 献

1. 孙庆华. 中医治疗糖尿病 33 例临床观察 [J]. 当代医学，2009，15（7）：151.

2. 刘太斌. 胰岛素治疗糖尿病酮症酸中毒的定量研究 [J]. 当代医学，2010，16（13）：77.

3. 梁延宏，李云. 糖尿病酮症酸中毒并发急性肾功能衰竭 15 例诊治体会 [J]. 卫生职业教育，2001（S2）：109.

4. 黄和银，肖蓉，唐永忠，等. 糖尿病酮症酸中毒并发急性肾功能衰竭 20 例临床分析 [J]. 第三军医大学学报，2003，25（15）：1331.

5. 徐美伦，王川. 糖尿病酮症酸中毒并发急性肾功能衰竭诊治体会 [J]. 国际医药卫生导报，2005（17）：79-81.

6. 孟新科，潘景业. 危重症实战攻略 [M]. 北京：人民卫生出版社，2010：308-312.

7. 梅广源，邹旭，罗翌. 中西医结合急诊内科学 [M]. 北京：科学出版社，2008：139-142.

8. 陆再英，钟南山. 内科学 [M]. 第 7 版. 北京：人民卫生出版社，2008：788-792.

9. 海洁，白立炜，张燕霞，等. 糖尿病酮症酸中毒并发急性胃扩张 16 例临床分析与护理 [J]. 中国民康医学，2008，20（7）：706.

10. 林国钦，刘文捷，蔡金明，等. 急性心肌梗死合并糖尿病酮症酸中毒高病死率临床分析 [J]. 实用心脑肺血管病杂志，2010，18（5）：549-551.

11. 蒋德琴，鲁奇良，王友华，等. 糖尿病酮症酸中毒并发梗死性疾病的临床研究 [J]. 中国医药导报，2008，5（23）：52-53.

12. 谢勇丽，苏晓清，张雅薇，等. 糖尿病酮症酸中毒患者血淀粉酶升高的临床分析 [J]. 江西医学院学报，2009，49（9）：95-97.

13. 肖宏. 糖尿病酮症酸中毒并急性胰腺炎 2 例 [J]. 临床荟萃，2008，23（14）：1002.

14. 向玉桂，杨春艳. 糖尿病酮症酸中毒合并急性胰腺炎 9 例分析 [J]. 检验医学与临床，2008，5（10）：620.

15. 段小凯. 糖尿病酮症酸中毒合并急性胰腺炎 12 例临床分析 [J]. 中国实用医学，2008，3（12）：161.

16. 谢玉谦，丁艳，周龙，等. 糖尿病急性并发症与急性胰腺炎的相关性探讨 [J]. 医学信息，2009，22（9）：1839-1840.

17. 陈瑶，王健，黄培基，等. 糖尿病合并酮症酸中毒合并高脂性胰腺炎 7 例 [J]. 福建医科大学学报，2008，42（4）：369-370.

18. 梁波. 糖尿病酮症酸中毒合并急性胰腺炎 21 例临床分析 [J]. 中国民族民间医药，2010，19（7）：127-128.

19. 杨志寅. 内科危重病 [M]. 第 2 版. 北京：人民卫生出版社，2006：599-603.

20. 蒋健，于金德. 现代急诊内科学 [M]. 第 2 版. 北京：科学出版社，2005：799-810.

21. 杨文英，纪立农. 中国高血糖危象诊断与治疗指南（CDS＋2012 年版）[M]. 北京：中华医学会糖尿病学分会，2012：2-11.

22. 常俊佩. 胰岛素泵联合胃管补液治疗糖尿病酮症酸中毒并高渗昏迷临床疗效分析 [J]. 中外医疗，2011，30（28）：128.

23. 周济忠. 胃肠内补液治疗糖尿病酮症酸中毒和非酮症高渗性昏迷的应用 [J]. 中外健康文摘，2010，7（12）：81-82.

24. 周成梅，彭海英．胃肠内补液联合静脉补液治疗糖尿病酮症酸中毒［J］．医学临床研究，2003，20（3）：172-174.

25. 陈丽娟．大柴胡汤治疗糖尿病酮症酸中毒合并急性胰腺炎1例［J］．中国中医急症，2013，22（2）：333-334.

26. 虞成毕，严东标，张美珍，等．增液承气汤治疗糖尿病便秘40例［J］．实用中西医结合临床，2012，12（6）：25-26.

27. 马金鹏，王岩．程益春教授治疗糖尿病酮症及酮症酸中毒经验［G］//第七次全国中医糖尿病学术大会论文汇编．北京：中华中医药学会糖尿病分会，2003：151-152.

28. 王林，段景文．黄芪注射液治疗糖尿病酮症酸中毒34例临床观察［J］．中国中医急症，2006，15（3）：267.

29. 彭永德．中国糖尿病血酮监测专家共识［J］．中华内分泌代谢杂志，2014，30（3）：177-182.

30. 李瑞国，方宏梅．强化胰岛素治疗危重症患者应激性高血糖的临床疗效观察［J］．河北医学，2014，20（4）：605-607.

31. 周强，赵锡艳，彭智平，等．仝小林教授运用白虎汤治疗糖尿病酮症酸中毒验案［J］．中国中医急症，2012，21（12）：1929.

32. 向盈，魏军平．糖尿病酮症酸中毒的中西医结合治疗研究进展［J］．中国中医急症，2013，22（10）：1752-1754.

33. 宋薇，魏华，范冠杰，等．从湿热辨治糖尿病酮症酸中毒的临床研究［C］//世界中医药学会联合会糖尿病专业委员会第六次国际中医糖尿病学术交流会论文集．北京，世界中医药学会联合会糖尿病专业委员会，2009：287-290.

附1 糖尿病酮症酸中毒治疗有效性评估表

1. 若血酮≥3mmol/L、血糖＞27mmol/L且下降速度小于3mmol/h，则须每小时监测1次血酮及血糖。

2. 每小时监测1次血酮，如血酮下降速度≥0.5mmol/h，监测持续到酸中毒缓解后2天。若血酮下降速度＜0.5mmol/h，应增加胰岛素剂量（1U/h）直至血酮降至正常。

3. 若无法监测血酮，则监测静脉 HCO_3^- 浓度，血浆 HCO_3^- 上升的速度应达到≥3mmol/h，若上升速度小于上述目标值，应增加胰岛素剂量（1U/h），直至 HCO_3^- 浓度上升速度达到目标值。

4. 当 DKA 血糖≤11.1mmol/L、HHS 血糖≤16.7mmol/L 时，须补5％葡萄糖注射液并调整胰岛素给药速度，以维持血糖值在 8.3～11.1mmol/L（DKA）或 13.9～16.7mmol/L（HHS）。

5. DKA 血酮＜0.3mmol/L。

6. Na^+ 为 135～145mmol/L。

7. 阴离子间隙 7～9。

8. 血钾 3.5～4.5mmol/L。

9. 血浆渗透压下降的速度应≤3mmol/l/h，目标值为 285～295mmol/L。

10. 每4小时监测1次磷酸盐、钙及镁，确保其在正常水平。

11. 肾功能目标值：血 Cr 55～120μmol/L。

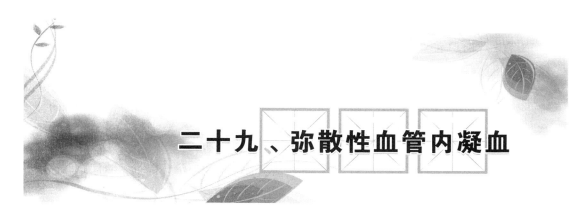

二十九、弥散性血管内凝血

弥散性血管内凝血（disseminated intravascular coagulation，DIC）是在某些严重疾病的基础上，致病因素损伤微血管系统，引起机体凝血系统激活，广泛血小板（PLT）聚集和纤维蛋白沉积，导致全身微血管内弥散性微血栓形成，多种凝血因子及血小板消耗性降低，并伴以继发性纤溶亢进的获得性全身性血栓-出血综合征。临床上以微血管栓塞、出血、休克或微循环障碍和微血管性溶血等为突出表现。本病属中医"瘀血证"范畴，其病机系外邪侵入人体，或邪热与血互结，或寒凝气滞，或气虚，或各种损伤导致气血不通、血行不畅、气血运行无力而产生瘀血阻滞。

（一）诊断要点

1. 存在易致 DIC 的基础疾病，如病理产科、恶性肿瘤、感染、大型手术及创伤等。

2. 有下列 2 项以上临床表现　①严重或多发性出血倾向；②广泛性皮肤黏膜栓塞、病灶缺血性坏死、脱落及溃疡形成，或不明原因的肾、肺、脑等器官功能不全；③不能用原发病解释的微循环障碍或休克；④抗凝治疗有效。

3. 实验室检查符合下列标准

（1）同时有 3 项以上异常：①PLT＜100×10⁹/L 或进行性下降（肝病、白血病患者PLT＜50×10⁹/L）；②血浆纤维蛋白原（Fib）＜1.5g/L 或＞4.0g/L（白血病及其他恶性肿瘤＜1.8g/L，肝病＜1.0g/L）或呈进行性下降；③凝血酶原时间（PT）缩短或延长3 秒以上（肝病延长 5 秒以上），活化部分凝血活酶时间（APTT）延长 10 秒以上；④血浆鱼精蛋白副凝（3P）试验阳性或纤维蛋白（原）降解产物（FDP）＞20mg/L（肝病＞60mg/L）或 D-二聚体（D-D）水平升高或阳性。

（2）疑难或特殊病例有 1 项以上异常：纤溶酶原含量及活性降低；血浆纤溶酶-纤溶酶抑制物复合物（PIC）浓度升高；血浆因子Ⅷ：C 活性＜50%；抗凝血酶（AT）含量、活性及 vWF 水平降低（不适用于肝病）；血（尿）纤维蛋白肽 A（FPA）水平增高；血浆凝血酶-抗凝血酶复合物（TAT）或凝血酶原碎片 1+2（F₁₊₂）水平升高。

（二）鉴别诊断

1. **血栓性血小板减少性紫癜**　本病是毛细血管内广泛形成微血栓，具有血小板减少性紫癜、微血管病性溶血、肾及神经系统损害的表现，易与 DIC 混淆。但本病具有特征性透明血栓，血栓中无红、白细胞，不涉及消耗性凝血，故纤维蛋白原及凝血酶原时间一般正常，有时亦可异常，病理活检可以确诊。

2. **重症肝病**　因有多发性出血、血小板和纤维蛋白原下降、凝血酶原时间延长、意识障碍、黄疸、肾衰竭而易与 DIC 混淆。但无血栓表现，3P 试验阴性，优球蛋白溶解时间（ELT）和 FDP 正常。

3. 原发性纤溶亢进　本病极罕见。尿激酶和链激酶治疗不当所致的纤溶亢进是典型实例。因 DIC 与原发性纤溶亢进可由同一病因同时诱发且均有纤溶特点，故本病和 DIC 极难鉴别。两者纤溶部位不同，DIC 继发纤溶的典型部位局限于微循环；原发性纤溶发生在大血管，且无血小板骤减和大量凝血因子消耗。

（三）治疗方案

DIC 治疗原则：个体性、及时性、序贯性及动态性。主要治疗包括：治疗原发病及诱因，阻断血管内凝血过程，恢复正常血小板与血浆凝血因子水平，抗纤溶治疗，溶栓治疗，对症及支持治疗。

1. 治疗原发病以除病因　原发病的治疗是终止 DIC 病理过程的最关键措施，终止促凝物质入血为首要治疗原则，如积极控制感染、败血症，及时清除子宫内容物（残留胎盘、死胎等）及抗肿瘤治疗等。祛除诱因，如补充血容量、防治休克、改善缺氧、纠正酸中毒等也有重要意义。

2. 阻断血管内凝血过程

（1）抗凝治疗：目的在于抑制广泛性毛细血管内微血栓形成的病理过程，防止血小板及各种凝血因子进一步消耗，是终止 DIC 病理过程、减轻器官功能损伤、重建凝血-抗凝平衡的重要措施。一般认为，DIC 的抗凝治疗应在积极处理基础疾病前提下，与补充凝血因子同步进行。

1）肝素：对凝血过程的 3 个阶段均有抑制作用，但不能溶解已形成的血栓。肝素的剂量及用法：尽早应用，症状发生 1 小时内应用较好，以低剂量静脉持续输注为主。具体剂量应根据凝血时间（试管法）调整，使凝血时间控制在 15～30 秒。若凝血时间低于 15 秒，应加大剂量；凝血时间延长超过 30 秒，提示肝素过量，应及时减少用量，必要时输入鱼精蛋白对抗，鱼精蛋白 1mg 可中和 100U 肝素，每 8～12 小时 1 次，1～2 次后即可纠正。

2）低分子肝素：安全性和有效性明显优于普通肝素，可以考虑在 DIC 全程应用（包括低凝期、高凝期和纤溶亢进期）。预防：每日 50～100U/kg，1 次或分 2 次皮下注射，疗程 5～10 天；治疗：每日 200U/kg，分 2 次皮下注射，用药间隔 8～12 小时，疗程 3～5 天。

3）其他抗凝药物：包括重组人体血栓调节素（rhTM）、组织因子途径抑制物（TF-PI）、抗组织因子（TF）制剂及抗凝血酶Ⅲ（AT-Ⅲ）、水蛭素等。

（2）抗血小板治疗：用于临床表现较轻的 DIC 或诊断尚未肯定的病例。一般应和肝素同时使用，对于短期内能去除病因的轻型 DIC 或 DIC 基本控制，已停用肝素患者，也可单独使用。主要药物：①阿司匹林：抑制前列腺素环氧合酶，从而抑制血小板的聚集和释放反应。成人每日 150mg，口服，每日 1 次。②右旋糖酐：可降低红细胞与血小板黏附性，抑制血小板聚集，降低血液黏滞度，有利于损伤内皮的修复，并有抗凝血酶作用。6% 的低分子右旋糖酐有利于改善微循环，中分子右旋糖酐的抗血小板聚集作用较强。一般用量为 500～1000ml，分 2 次静脉滴注。若在 500ml 右旋糖酐中加入 100～200mg 双嘧达莫（每日 200～400mg），可获得更好疗效。③双嘧达莫：成人 400～600mg/d，分 3 次口服，或 100～200mg 加入 100ml 葡萄糖溶液中静脉滴注，每 4～6 小时重复 1 次。④噻氯匹定：通过稳定血小板膜，抑制 ADP 诱导的血小板聚集。用量：250mg，口服，每日 2 次，连续 5～7 天。

3. 补充凝血因子及血小板　适用于 DIC 消耗性低凝期和继发性纤溶亢进期，高凝期禁用。而消耗性低凝期必须在肝素化（即肝素用量达到发挥效力的剂量，表现为出血控制、病情好转、血压稳定等）的基础上应用。对于 APTT 显著延长者，可输注新鲜冰冻血浆、新鲜全血或冷沉淀物，以补充凝血因子。对于 PLT 显著减少或纤维蛋白原（Fib）显著降低（<1g/L）者，可分别输注血小板悬液或纤维蛋白原。

4. 抗纤溶治疗　适用于继发性纤溶亢进为主的 DIC 晚期，应在控制原发病、抗凝治疗及补充凝血因子的基础上应用。主要药物：抑肽酶：可抑制纤溶酶活性，4 万～8 万 U 静脉滴注，必要时可在 8～12 小时后重复 1 次；氨甲环酸（AMCA）：500～700mg，静脉滴注，每日 1 次；氨甲苯酸（PAMBA）：600～800mg，静脉滴注，每日 1 次；氨基己酸（EACA）：首剂 4～6g 加入 100ml 0.9％氯化钠注射液或 5％葡萄糖注射液中，15～30 分钟内滴入。之后每日 4～10g 静脉滴注，滴速保持在 0.5～1.0g/h，每日最大剂量不超过 20g。

5. 溶栓治疗　适用于 DIC 后期，凝血和纤溶过程已基本终止，而器官功能恢复缓慢或欠佳者；血栓形成为主型 DIC，前述治疗未能有效纠正者。可应用尿激酶每日 3 万～6 万 U/d，同时测定 PT、FDP 及观察疗效。

6. 其他治疗

（1）肾上腺皮质激素：可抑制纤溶活性，往往应用于晚期纤溶亢进时。适用于：①血小板重度减少者；②肾上腺皮质功能减退者；③有创伤、感染、失血性休克伴 DIC 者；④基础疾病需激素治疗，如暴发性紫癜、溶血反应、变态反应性疾病及结缔组织病所致 DIC。使用原则：宁早勿晚，短期大量。一般应用氢化可的松 100～300mg/d，或地塞米松 5～10mg/d，分 1～2 次静脉滴注，并在肝素抗凝治疗基础上应用。

（2）中药疗法：血必净注射液 50～100ml，静脉滴注，每日 2～3 次。凉血口服液（生地黄、水牛角粉、牡丹皮、赤芍等），每次 30ml，每日 3～4 次，疗程 4～5 天，用于治疗各种感染所致 DIC。参麦注射液，每次 10～20ml，加入 50％葡萄糖注射液 20～30ml，缓慢静脉推注，每隔 15～60 分钟，重复推注 1 次，连续使用 3～5 次；血压回升稳定后，以 30～60ml 加入 10％葡萄糖注射液或 5％葡萄糖盐水 500ml 中静脉滴注，用于 DIC 导致的休克。

（3）针灸治疗：对呕吐拒药者，可针刺中脘、内关、足三里，强刺激，泻法。艾灸取气海、关元、足三里、膻中，采用直接灸或悬灸，每穴 4～5 壮，20 分钟，可用于 DIC 引起的休克。

（四）中医辨证治疗

1. 热毒火盛证

证候：皮肤黏膜发斑，发热，斑色紫黯，甚则吐血、咯血、衄血、尿血、便血等，面红，烦热口渴，渴喜凉饮，胸满闷，或狂躁不安，神昏谵语，小便黄赤，大便干，舌质红绛或紫黯，无苔，脉沉细数。

治法：泻火解毒，凉血化瘀。

方药：犀角地黄汤加减。

水牛角粉 30g，生地黄 20g，牡丹皮、丹参各 15g，赤芍、紫草各 10g。

神昏者，可予安宫牛黄丸，以清心开窍；热毒较甚者，可用清瘟败毒饮（生石膏、生地、水牛角粉、赤芍、玄参、连翘、竹叶、甘草、牡丹皮、黄连）合血府逐瘀汤（当归、生地、桃仁、红花、赤芍、川芎、柴胡、牛膝、枳壳、桔梗）化裁，以活血化瘀、清热解毒；出血明显者，加蒲黄炭、白茅根、藕节、地榆炭，以凉血止血。

2. 气滞血瘀证

证候：皮肤或黏膜紫斑，或有咯血、吐血、呕血、便血等，胸闷胸痛或有两胁胀痛，情志抑郁或烦躁不安，腹胀纳呆，舌红，苔白，脉弦。

治法：疏肝理气、活血化瘀。

方药：血府逐瘀汤加减。

桃仁 12g，当归、生地、红花、赤芍、怀牛膝各 10g，枳壳、甘草、川芎、桔梗各 6g，柴胡 3g。

出血严重者，加茜草炭、血余炭，以凉血止血；心悸胸痛剧烈者，加檀香、元胡、丹参，以理气止痛；腹胀纳呆者，加厚朴、炒麦芽，以行气开胃。

3. 气虚血瘀证

证候：皮肤紫斑或有咯血、吐血、呕血、尿血、便血等，伴见神疲懒言，面色萎黄，自汗，气短，乏力，纳呆，腹泻，舌胖嫩苔白，脉沉无力或脉微欲绝。

治法：益气健脾，活血化瘀。

方药：四君子汤合血府逐瘀汤加减。

桃仁 12g，人参 10g，白术、红花、川牛膝、茯苓、当归、生地黄各 10g，川芎、枳壳、桔梗、赤芍、炙甘草各 6g，柴胡 3g。

大汗淋漓、四肢不温者，应急用独参汤（红参 30g）或升压汤（黄精、党参、炙甘草），以益气固脱；气虚较甚者，可加生黄芪，以补气行瘀；纳呆、腹泻严重者，加藿香、葛根，以化湿升清。

4. 血虚瘀滞证

证候：皮肤紫斑，咯血、呕血、吐血、或尿血、便血，面白无华，气短乏力，懒言，心悸，头晕眼花，舌淡或有瘀点，苔白，脉细数无力。

治法：补血益气，活血化瘀。

方药：当归补血汤合血府逐瘀汤加减。

生黄芪 30g，桃仁 12g，红花、川牛膝、生地黄各 10g，当归、桔梗、枳壳、川芎、赤芍、炙甘草各 6g，柴胡 3g。

若血虚气弱，出血不止，加煅龙骨、阿胶（烊化），以固涩止血；伴血热盛，口气臭秽、大便干结者，加牡丹皮、紫草、羚羊角，以凉血清热；伴感染者，加金银花、连翘、大青叶，以清热解毒。

5. 阴虚血瘀证

证候：皮肤黏膜紫斑，五心烦热，盗汗低热，心烦失眠，头晕心悸，耳鸣耳聋，或见神昏，两目干涩，皮肤瘀斑，鼻衄齿衄，吐血、便血、尿血，舌有瘀斑，脉细数。

治法：养血滋阴，活血化瘀。

方药：一贯煎加减。

生地黄 30g，枸杞子、墨旱莲、女贞子各 15g，丹参 12g，桃仁 10g，沙参、茯苓、麦冬、当归、红花各 10g。

心烦不安者，加牡蛎、炒枣仁，以养心安神；便秘者，加玄参、火麻仁，以滋阴润肠通便；阴虚严重，阴损及阳而畏寒者，加鹿角胶（烊化）、菟丝子，以温补肾阳。

6. 阳虚血瘀证

证候：皮肤紫斑，呕血、吐血、咯血、尿血、便血，面色苍白或苍黄而黯，唇紫，倦怠乏力，或见四肢水肿，按之如泥，腹胀，喜暖畏寒，腰膝酸冷，四肢不温，小便清长，舌淡紫有瘀斑，脉沉细涩或脉微欲绝。

治法：温阳补气，活血化瘀。

方药：急救回阳汤加减，回阳救急汤或参附汤合桃红四物汤。

党参 30g，茯苓、白术各 15g，干姜、五味子、红花、桃仁、制附子（先煎）各 10g，炙甘草 6g。

肢冷畏寒重者，加肉桂、细辛，以鼓舞肾阳；出血不止者，加艾叶炭、血余炭，以温中止血；大便溏泄者，加升麻、黄芪，以益气升清。

（五）治疗经验

1. 小剂量低分子肝素早期抗凝应用　小剂量肝素可阻断凝血过程的多个环节，因此应在 DIC 早期即给予低分子肝素治疗。低分子肝素钠 20～30U/（kg·d）皮下注射，每 6 小时 1 次。肝素是抗凝血酶Ⅲ的辅酶，能明显增强体内抗凝血酶Ⅲ和凝血酶的活性，并可以抑制Ⅹ、Ⅸ、Ⅺ、Ⅻ凝血因子的激活，因此可以阻止 DIC 的发展。

2. 积极纠正休克以改善微循环　对于休克患者，应迅速建立通畅的静脉通路，给予液体复苏。胶体液选择低分子右旋糖酐、血浆或白蛋白，晶体液以平衡盐液为主，按 3：1 的晶胶比例快速扩溶，至收缩压升达 90mmHg，24 小时输液总量维持在 2500～3000ml。在充分补液前提下，若血压仍不回升，微循环仍未改善，必要时给予血管活性药物，多巴胺 10μg/（kg·min）＋硝酸甘油（0.9%氯化钠注射液 50ml＋硝酸甘油 50ml）3ml/h，静脉泵入，升高血压，以维持重要器官血流灌注。

3. 成分输血在 DIC 中的应用　对 DIC 患者经药物治疗症状不能很好控制时，使用成分输血治疗。血小板低于 $50×10^9$/L 时应补充单采血小板，凝血因子过少、纤维蛋白原过低时应补充新鲜冰冻血浆。可联合应用冰冻单采血小板与冷沉淀疗法，冷沉淀中含有大量的凝血因子Ⅰ、Ⅷ、ⅩⅢ和纤维结合蛋白，这些成分的输入使体内凝血因子和纤维结合蛋白短期内上升。冰冻单采血小板膜表面黏附受体结合力强，促凝血活性高，即刻止血效果显著。首次血小板输注量为 1～2 个治疗量（每 1 个治疗量含 PLT $2.5×10^{11}$ 个），冷沉淀为 10～20 单位。

4. 血必净注射液治疗弥散性血管内凝血　患者在积极治疗原发病、抗感染、低分子肝素、保护器官功能、营养支持、维持内环境稳定等对症及支持治疗效果不明显时，可应用血必净注射液治疗。血必净注射液对血小板及凝血因子有保护作用，能降低血液黏滞度，对多种炎性介质有清除作用。使用方法：血必净注射液 100ml＋0.9%氯化钠注射液 100ml 静脉滴注，每日 2 次，连续 7～14 天。

5. 连续性血液净化疗法　当患者药物治疗无效时，可以在进行常规治疗与原发病治疗基础上，使用血液净化疗法。滤过器的应用时间一般在 6～12 小时内不等。保持血流量与置换液流量分别在 60～180ml/min 和 35～50ml/(kg·h) 范围内，血滤治疗时间为 8～24h/d，全部采用前稀释法，控制置换液流动速度在 1500～2000ml/h 范围内。连续性血液净化治疗通过其扩散、滤过和吸附作用，可以将血液中的有毒有害物质快速排出体外，能够全方位避免出现炎症反应级联。

（六）典型病例

秦某，女，26 岁，因反复皮肤、黏膜出血，月经量多 4 年，加重 1 周，于 2011 年 8 月 23 日入院。既往体健，否认高血压、冠心病、糖尿病病史，否认肝炎、结核等传染病史，否认手术、外伤史，否认食物及药物过敏史。患者于 4 年前无明显诱因出现全身皮肤、黏膜紫癜及瘀斑，伴鼻衄、牙龈出血，月经量多且经期延长，就诊于我院，查 PLT $1.2×10^9$/L，骨髓活检明确诊断为特发性血小板减少性紫癜（ITP），予以口服泼尼松 45mg/d 及输血小板等治疗后，缓解出院。泼尼松逐渐减量维持半年后停药。此后上述症状反复发作且进行性加重，加用长春新碱、环磷酰胺治疗，病情控制可。入院前 1 周上述症状加重，阴道流血不止，伴鼻衄及牙龈出血，由急诊收入院。入院查体：T 36.5℃，P 88 次/分钟，R 20 次/分钟，BP 120/70mmHg。全身皮肤黏膜散在瘀点及瘀斑，双下肢为著，腹平软，肝肋下未触及，脾左肋下 3cm 扪及。血常规：WBC $6.9×10^9$/L，N 82％，Hb 12g/L，PLT $15×10^9$/L；骨髓检查：有核细胞增生明显活跃，粒红比例 1.3：1，巨核细胞 79 个，颗粒型为主，有成熟障碍，血小板少见。

中医证候：皮肤青紫斑点及斑块，伴有鼻衄、齿衄及月经过多，神疲懒言，面色苍白，食欲不振，气短自汗，二便可，舌胖嫩苔白，脉沉无力。

西医诊断：①特发性血小板减少性紫癜；②DIC。

中医诊断：血证（气虚血瘀）。

治疗过程：入院后，给予地塞米松 20mg 静脉滴注、每日 1 次，环磷酰胺 200mg 静脉滴注、每日 1 次，长春新碱 2mg 静脉推注、每日 1 次，中药给予四君子汤合血府逐瘀汤加减（当归 20g，生地黄 12g，白术、赤芍、川芎、桔梗、炙甘草各 10g，茯苓、桃仁、柴胡、川牛膝、枳壳各 6g，人参、红花各 3g），治疗 3 天无效。入院 3 天后，化验提示：PT、TT 正常，KPTT 28.7s，Fib 200mg/L，3P 试验阳性，考虑合并 DIC（高凝期）；给予低分子肝素 2 万 U 静脉滴注、每日 1 次，低分子右旋糖酐 500ml 静脉滴注、每日 1 次，血必净注射液 100ml 静脉滴注、每日 1 次，并予丙种球蛋白 15g 静脉滴注、每日 1 次。入院 4 天后，复查 KPTT 38s，FIB 75mg/L，3P 试验阴性。继续应用丙种球蛋白及低分子肝素抗 DIC 治疗。入院 9 天后，复查部分凝血活酶时间恢复至正常，PLT 上升至 $135×10^9$/L，遂停用上述治疗，改用干扰素 300 万 U 皮下注射，隔日 1 次。但患者月经量再次出现明显增多，皮肤黏膜再次出血，复查化验提示 Hb 78g/L，PLT $30×10^9$/L。停用干扰素，给予环磷酰胺 200mg 静脉滴注、每周 2 次，长春新碱 2mg 静脉推注、每周 1 次，并予以输注新鲜冰冻血浆等治疗，3 周后患者病情稳定，复查 PLT 升至 $95×10^9$/L，Hb 1210g/L，于 2012 年 9 月 28 日出院。

（七）专家分析

1. DIC 的病因病机　DIC 继发于多种疾病，常见于感染、严重脓毒症及严重创伤。病理产科与恶性肿瘤也是诱发 DIC 的主要因素。其他疾病并发 DIC 相对较少。

DIC 的发病机制涉及血管内皮细胞损伤、血小板活化、凝血途径激活、抗凝系统受损及纤溶系统功能紊乱，关键机制是促凝物质入血，激活血小板及凝血系统，导致弥散性纤维蛋白-血小板血栓形成。人体的各组织、器官内广泛存在的组织因子（TF）是最常见的促凝物质，它是一种脂蛋白，可通过多种途径进入血液，如恶性细胞合成、组织损伤，也可通过炎性介质使内皮细胞、单核细胞表面合成和表达增多。当各种病因致血管、组织损伤，白细胞激活后释放大量组织因子入血，通过激活Ⅶ因子启动外源性凝血途径，而 DIC 凝血系统的激活主要由外源性凝途径介导。

DIC 过程被启动后，所产生的纤维蛋白降解产物、凝血酶、D-二聚体可诱导单核-巨噬细胞进一步释放 IL-1、IL-6、TNF-a、PAI-1 等细胞因子，使血管收缩、痉挛，内皮细胞损伤，纤溶受抑，进一步促进微循环内血栓的形成。

中医学认为，本病为外邪侵入人体，因气虚、热瘀互结、寒凝气滞、各种损伤导致气血运行无力，气血不通，血行不畅，瘀血阻滞而致病，因实致虚，虚实夹杂。早期以邪实为主，中期虚实并重，晚期正虚邪实为主。瘀血是本病的基本病理，存在于疾病的不同时期。

2. DIC 的早期识别与评估　当存在 DIC 诱发因素和凝血-纤溶异常，但未达到 DIC 确诊标准或尚未出现典型 DIC 症状时，为 DIC 前期（Per-DIC），是初期凝血异常的短暂过程，又是治疗最有效的阶段，不治疗会很快发展为 DIC。所以需早期诊断、治疗，以提高患者生存率。

在临床表现上，此期临床表现不突出，所以不能通过临床表现进行诊断。当患者存在低血容量性休克、病理产科、创伤、感染、缺氧性脑病等病史时，如果临床上出现不明原因液体通路突然堵塞、顽固性低血压及突发少尿，应高度怀疑 DIC 前期的存在。除此之外，有上述病史但患者临床表现不突出，DIC 筛查实验阳性也诊断为该病。

对 DIC 进行早期评估非常重要：DIC 的临床表现和转归取决于凝血、纤溶系统的平衡情况，对患者进行早期评估，评估患者病理生理特征，明确其 DIC 以血栓形成为主还是以出血为主，将有利于进行针对性治疗（表20）。

表20　DIC 危险症状评估

	血栓性危险	出血性危险
病史	血栓形成史、高凝状态	止血失败史、有止血缺陷
临床观察	血栓征象：急性肾衰竭、卒中、深静脉血栓、肺栓塞、急性心肌梗死、暴发性紫癜	出血征象：鼻出血、瘀斑、注射静脉或创伤处出血
DIC 类型	亚急性或慢性	急性暴发性
主要病因	恶性肿瘤	损伤、败血症
酸中毒、休克、低温	不定	强烈
血小板$<50\times10^9$/L	无预示作用	有出血危险

3. DIC 的治疗

（1）DIC 早期（弥散性微血栓形成期）——抗凝：DIC 早期以微血栓形成为主，此期治疗的目的在于抑制广泛性微血栓形成，防止各种凝血因子及血小板进一步消耗。治疗上以抗凝为主，未进行充分抗凝治疗者不宜单纯补充血小板和凝血因子。无明显继发性纤溶亢进者，不论是否已进行肝素或其他抗凝治疗，均不宜应用抗纤维蛋白溶解药物。

1）肝素的使用及其注意事项：对急性 DIC 患者，首次标准肝素 5000U，皮下注射，随后每 6～8 小时给药 2500U，根据病情连续使用 3～5 天；对慢性 DIC 患者，剂量可减少约 50%。加大剂量并不能提高疗效，反而增加出血危险。只有在输血错误、暴发性紫癜、羊水栓塞和急性早幼粒细胞白血病等情况时，才需用较大剂量。

肝素抗凝的机制：肝素能增强抗凝血酶Ⅲ与凝血酶的亲和力，加速凝血酶的失活；抑制血小板的黏附聚集；增强蛋白 C 的活性，刺激血管内皮细胞释放抗凝物质和纤溶物质。

肝素在原发病或诱因有效控制，临床症状改善，如血小板计数和纤维蛋白原含量有所回升、血压稳定、尿量明显增加等情况下，可逐渐减量至完全停药，切不可骤然停药，以免复发。停药后 6～8 小时复查血小板计数及有关化验检查，连续观察 3～5 天。急性 DIC 经用肝素有效者，凝血酶原时间可在 24 小时内恢复正常，纤维蛋白原等在 1～3 天内上升，血小板上升较慢，约需 7 天。

在下列情况时，应用肝素要特别谨慎，以免加重出血：①手术创口尚未愈合；②在 DIC 后期，病理变化已转为以纤维蛋白溶解为主，出血主要涉及纤溶亢进及大量纤维蛋白降解形成，而不是凝血因子的消耗；③有明显肝肾功能不良者；④原有造血功能障碍和血小板减少者；⑤原有严重出血如脑出血、肺结核咯血或溃疡病出血等。

肝素治疗失败的原因包括：①用药指征不当，尤其是诊断不甚明确；②剂量不够或用药时间太短；③用药时间过晚，微血管内血栓已广泛形成，造成组织器官不可逆性损害；④酸中毒未纠正，使肝素丧失活性；⑤体内的 AT-Ⅲ 耗竭，使肝素不能发挥正常作用；⑥蛇毒引起的 DIC，肝素不能抑制蛇毒凝血酶。

目前多使用低分子肝素，它在减少出血症状方面优于普通肝素，因而相对较安全，可与血必净注射液、低分子右旋糖酐配合使用。常规剂量下，低分子肝素一般无须严格血液学监护，如用量过大或疑有用药相关性出血可用抗凝血因子Ⅹa活性试验进行监测，使其维持在 400～700U/L 为最佳治疗剂量。但近年来临床实践显示，低分子肝素亦有诱发肝素依赖性血小板减少性血栓形成（HITT）的风险。

2）其他抗凝治疗

水蛭素：为强力凝血酶抑制剂，主要用于急性 DIC，特别早期或以血栓形成为主型 DIC 的患者。用法：5μg/(kg·h)，持续静脉滴注，疗程 4～8 天。主要通过抑制凝血酶分解纤维蛋白原及不能诱导血小板反应，使凝血酶刺激成纤维细胞增生和平滑肌细胞收缩等作用受抑制，从而达到抗凝的效果。

抗凝血酶Ⅲ（AT-Ⅲ）：可用于 DIC 特别是脓毒症致 DIC 的治疗。血中 AT-Ⅲ 浓度＜70% 时，需补充 AT-Ⅲ，一般 1500～1725U 静脉滴注，1 次为 1 个疗程。或同时加入肝素 500～1500U，效果更好。抗凝血酶Ⅲ是循环中凝血酶的有效抑制物，能抑制凝血酶的增殖而不增加出血危险，同时具有抗炎活性（降低 CRP 和 IL-6 水平），可减少肝素用量，提高肝素疗效，避免停用肝素后反跳性血栓形成。

（2）DIC 中期（消耗性低凝血期）——替代：此期微血栓形成仍在进行，抗凝治疗仍必不可少，但因凝血因子进行性消耗，易引发出血情况，因此应在充分抗凝基础上，进行补充凝血因子和血小板的替代治疗。替代治疗制剂包括输注血小板和血浆（包括新鲜冰冻血浆、凝血酶原复合物、冷沉淀）等。

1）DIC 患者输注血小板进行治疗及注意事项：对于 DIC 患者，有活动性出血，或存在出血的高风险（如术后或接受有创性诊疗的患者）和血小板计数低于 $50×10^9/L$ 者，应考虑血小板输注，应输注浓缩血小板 1～2U/10kg。若病情未得到良好控制，应 1～3 天重复输注 1 次。对于无出血的 DIC 患者，不主张进行预防性血小板输注，除非患者存在出血的高风险。

输注血小板主要是为了凝血和止血。血小板表面的糖衣能吸附血浆蛋白和凝血因子Ⅲ，血小板颗粒内含有与凝血有关的物质，使血浆内的凝血酶原变为凝血酶，凝血酶原又催化纤维蛋白原变成丝状的纤维蛋白，与血细胞共同形成凝血块止血。

2）输注不同类型血浆进行治疗

新鲜冰冻血浆：对于有出血的 DIC 患者，凝血酶原时间和活化部分凝血酶时间延长，可给予新鲜冰冻血浆。当有纤维蛋白原浓度小于 1.0g/L 或明显 DIC 相关性出血时，可应用新鲜冰冻血浆 15～20ml/kg。新鲜冰冻血浆含有全部凝血因子及血浆蛋白，因此输注新鲜冰冻血浆的主要目的是补充凝血因子，纠正凝血功能异常。

凝血酶原复合物：对因限制液体入量而无法输注新鲜冰冻血浆的出血患者，可考虑用凝血因子浓缩物如凝血酶原复合物浓缩剂，初始剂量为 60～120μg/kg，2～6 小时重复 1 次。DIC 是全部凝血因子的缺乏，而凝血酶原复合物浓缩剂仅包含部分凝血因子，因此该制剂仅能部分纠正凝血因子缺失。

冷沉淀：新鲜冰冻血浆替代治疗若无法纠正严重的低纤维蛋白血症（<1g/L），可考虑使用冷沉淀，1～1.5U/10kg。冷沉淀中含有大量的凝血因子Ⅰ、Ⅷ、ⅩⅢ 和纤维结合蛋白，这些成分的输入使体内凝血因子和纤维结合蛋白短期内上升。Ⅰ、Ⅷ因子均为凝血酶敏感因子，Ⅷ因子是内源凝血途径的加速因子，其含量增加可促进内源凝血系统激活加强。Ⅰ因子是公共途径上的效应分子，其含量增高可使内源和外源凝血途径同时加快。

（3）DIC 晚期（继发性纤溶亢进期）——抗纤溶：此期微血栓形成已基本停止，继发性纤溶亢进为主要矛盾。若临床确认纤溶亢进是出血的首要原因，则可适量应用抗纤溶药物，同时应积极补充凝血因子和血小板。

一般而言，DIC 患者不推荐使用抗纤溶治疗。当某些卵巢癌、白血病、前列腺癌等患者出血倾向的主要原因是纤溶亢进时，此时可考虑抗纤溶治疗。给予氨甲环酸（AMCA）500～700mg，静脉滴注，每日 1 次。

需要注意的是，抗纤溶药物的给药指征为：①DIC 基本中止，凝血指标已有改善而出血持续；②实验指标示纤溶酶原和 α_2-纤溶酶抑制物减低，提示循环中纤溶酶增加；③排除其他止血障碍因素或局部血管缺损时可考虑应用纤溶抑制剂。

（4）几种特殊类型 DIC 的处理要点

1）产科 DIC：当患者血红蛋白低于 80g/L 或血细胞比容小于 0.24，同时伴有临床贫血症状或活动性出血表现时，输入悬浮红细胞 4～10U；血小板计数小于 $50×10^9/L$，或出现手术野渗血不止时，补充血小板 1～2U/10kg；当纤维蛋白原低于 1.0g/L 时，输入新鲜冰冻血浆 15～20ml/kg 和冷沉淀 1～1.5U/10kg。悬浮红细胞是临床最常用的成分血液制品，其功能主要是改善机体的携氧功能，以及增加有效血容量；新鲜冰冻血浆含有全血中的所有血浆蛋白和凝血因子，在高凝期之后的消耗性低凝血期是补充凝血因子的最佳时间；冷沉淀中含有丰富的纤维蛋白原和各种凝血因子，可促进内源及外源凝血系统激活。

2）恶性肿瘤引起的 DIC，应积极治疗原发病：对于实体肿瘤，待 DIC 纠正、并发症控制后，行抗肿瘤治疗；对急性白血病，可在抗凝和综合治疗的同时行诱导缓解化疗。DIC 的诊断一经确定，立即给予肝素 2500U 加入 0.9％氯化钠注射液 200ml 中静脉滴注，每 8 小时 1 次。然而对合并感染者做病原体及药敏检测，按药敏结果用药。

4. DIC 的预后及预防　DIC 的疗效首先与其诱因的祛除及原发病的好转密切相关。对于病理产科患者，如果短期内诱因祛除，DIC 可经补充消耗的凝血成分、抗凝等治疗迅速改善。而休克、癌肿、ARDS、严重感染等诱因不能短期祛除，DIC 迅速进展，预后较差。其次与 DIC 分期相关，高凝期及时应用肝素，可使凝血因子、血小板等消耗减少，DIC 随原发病好转而减轻。消耗性低凝期因凝血成分大量消耗，导致凝血时间延长，严重凝血功能障碍，此时单用肝素疗效不佳，预后较差。应给予尽快补充凝血酶原复合物、血小板等成分，同时辅以肝素抗凝。

对于 DIC 患者，可以通过以下方式进行预防：

（1）积极防治原发病：预防与迅速去除引起 DIC 的病因是防治 DIC 的重要措施之一。及时有效地控制原发感染病灶，在不确定致病菌时经验给药，一般情况下选用青霉素、氨苄西林、头孢曲松或万古霉素，并常合用一种氨基苷类抗生素。可采用萘夫西林 2g，静脉推注，每 4 小时 1 次；加氨苄西林 2g，静脉推注，每 4 小时 1 次；或加庆大霉素，160～240mg，静脉推注，每日 1 次。确定致病菌的，根据药敏结果给药。

（2）抗凝治疗：应用抑制血小板黏附和聚集功能的药物，如阿司匹林 100mg 口服，每日 1 次。抑制血小板聚集，改善微循环，增加重要器官和组织的血液灌流量。

（3）器官功能的维持和保护：严重 DIC 的死因常与发生多系统器官衰竭有关，故 DIC 的防治需注意主要器官的功能保护。明显的器官功能障碍应当采用适当的人工辅助装置进行治疗，如血液透析、人工心肺机等。血液透析通过弥散/对流进行物质交换，清除体内的代谢废物、维持电解质和酸碱平衡。人工心肺机能将上、下腔静脉或右心房的静脉血通过管道引出，流入氧合器（即人工肺）进行氧合，再经过血泵（人工心）将氧合后的血液输入动脉系统，以维持机体在循环阻断时的生理功能。

参 考 文 献

1. 刘泽霖，贺石林，李家增. 血栓性疾病的诊断与治疗［M］. 第 2 版. 北京：人民卫生出版社，2006：135.

2. Cornet AD，Smit EG，Beishuizen A，et al. The role of heparin and allied compounds in the treatment of sepsis［J］. Thromb Haemost，2007，98（3）：579-586.

3. Hardaway RM，Vasquez YA. shock toxin that produces disseminated intravascular coagulation and multiple organ failure［J］. Am J Med Sci，2001，322（4）：222-228.

4. Dhainaut JF，Yan SB，Joyce DE，et al. Treatment effects of drotrecogin alfa（activated）in patients with severe sepsis with or without overt disseminated intravascular coagulation［J］. J Thromb Haemost，2004，2（11）：1924-1933.

5. Bakhtiari K，Meijers JCM，de Jonge E，et al. Prospective validation of the International Society of

Thrombosis and Haemostasis scoring system for disseminated intravascular coagulation ［J］. Crit Care Med, 2004, 32 (12): 2416-2421.

6. 刘泽霖. DIC 的血小板减少与血栓形成 ［J］. 血栓与止血学, 2010, 15 (4): 190-192, 179.

7. 王兆钺. 弥散性血管内凝血发病机制和治疗研究的进展 ［J］. 临床血液学杂志, 2001, 14 (6): 273-274.

8. Welty-Wolf KE, Carraway MS, Miller OL, et al. Coagulation blockade prevents sepsis-induced respiratory and renal failure in baboons ［J］ • Am J Respir Crit Care Med, 2001, 164 (10pt1): 1988-1996.

9. 王漠, 丁勇, 张爱丽. 急性弥散性血管内凝血的诊治体会 ［J］. 中国急救医学, 2005, 25 (2): 153-154.

10. 余国灵, 陈再荣, 陈长贵, 等. 低分子肝素超早期干预对 DIC 发生率的影响 ［J］. 西部医学, 2013, 25 (5): 755-756.

11. 王国锋, 林秋泉, 周金东, 等. 冷沉淀在多发伤并发 DIC 治疗中的应用 ［J］. 齐齐哈尔医学院学报, 2006, 27 (14): 1681-1682.

12. 邝玉莲. 成分输血在产科 DIC 治疗中的应用 ［J］. 医药前沿, 2012 (22): 57-58.

13. 陈真英. 血必净治疗弥散性血管内凝血 30 例 ［J］. 陕西医学杂志, 2008, 37 (6): 732-733.

14. 叶有玩, 何春辉, 廖长征, 等. 联合应用冰冻单采血小板与冷沉淀治疗弥散性血管内凝血 ［J］. 中国急救医学, 2007, 27 (1): 71-73.

15. 王锦权, 刘宝, 陶晓根, 等. 连续性血液净化治疗弥散性血管内凝血时不同抗凝技术的效果比较 ［J］. 江苏大学学报 (医学版), 2009, 19 (5): 417-421.

16. 王玉环, 陈健. 肝素在 DIC 治疗中的思考 ［J］. 医学与哲学, 2000, 21 (5): 27-27.

17. 黄政. 连续性血液净化在弥散性血管内凝血患者中的临床应用 ［J］. 中国卫生产业, 2011, 8 (28): 69-70.

18. 仇伟. 犀角地黄汤的文献研究 ［D］. 南京: 南京中医药大学, 2008.

19. 王勇, 戴其舟. 温法治疗出血性疾病应用探析 ［J］. 浙江中西医结合杂志, 2009, 19 (12): 745-746.

20. 冯靖涵, 李沐涵. 中医药治疗弥漫性血管内凝血研究进展 ［J］. 辽宁中医药大学学报, 2011, 13 (5): 266-268.

21. 周复兴. 清瘀汤治疗弥漫性血管内凝血 30 例临床观察 ［J］. 内蒙古中医药, 2012, 31 (4): 30-31.

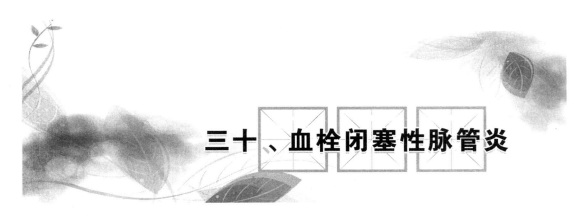

三十、血栓闭塞性脉管炎

血栓闭塞性脉管炎（thromboangiitis obliterans，TAO）又称 Buerger 病，是一种慢性进行性节段性分布的炎症性血管损害。多发生于中青年男性，多有重度嗜烟史。典型表现为间歇性跛行、休息痛及游走性血栓性静脉炎。病变主要累及四肢远端中、小动静脉，以下肢血管为主。受累血管壁全层呈非化脓性炎症，管腔内特征性炎症细胞浸润性血栓形成，使管腔进行性狭窄至完全闭塞，引起肢体缺血、疼痛，严重者可发生不易愈合的溃疡及坏疽。本病系脾肾两虚，气血不足，外受寒湿之邪，以致气滞血凝，经络阻隔，气血不达四肢，发为脱疽。本病属中医学"脱疽"、"脉痹"、"十指零落"等范畴。

（一）诊断要点

1. 有长期大量抽烟史或受寒冻史或砷接触史，一般无高血压、高脂血症、糖尿病等易致动脉硬化的因素。

2. 有慢性肢体动脉缺血表现，如间歇性跛行、麻木、怕冷、淤血、营养障碍改变等，初发时多为单侧下肢，以后累及其他肢体。

3. 有游走性血栓性浅静脉炎的病史或体征，病变静脉区呈红肿索条状，明显疼痛和压痛，局部皮温升高。急性炎症消散后，条索状物硬度增加，皮肤留有色素沉着。

4. 肢体足背或（和）胫后动脉搏动减弱或消失。

5. X 线片或血管彩色多普勒超声检查提示患肢动脉壁内有钙化。患肢血管成像表现为单侧或双侧下肢动脉狭窄、闭塞或血栓，周围见侧支动脉，或 TAO 特有的螺旋形动脉。

（二）鉴别诊断

1. 动脉硬化闭塞症　多见于 50 岁以上的老年人，常伴高血压、高脂血症、冠心病、动脉硬化、糖尿病等疾病病史，病变主要累及大、中动脉，如腹主动脉、髂动脉、股动脉或腘动脉，很少侵犯上肢动脉；X 线检查可见动脉壁不规则钙化；血管造影显示有动脉狭窄、闭塞，伴扭曲、成角或虫蚀样改变。

2. 多发性大动脉炎　多见于青年女性，病变主要累及主动脉及其分支动脉，表现为动脉的狭窄或闭塞，并产生相应的缺血症状；活动期常有低热、红细胞沉降率增快，并有其他风湿指标异常；血管造影显示主动脉主要分支开口狭窄或阻塞。

3. 雷诺（Raynaud）综合征　多见于青年女性，多有寒冷、情绪波动及其他诱发因素，多发生于上肢，可累及下肢，偶尔发生于耳朵、鼻端或颊部。主要表现为肢端接连出现苍白、发紫和潮红三相反应，且患肢远端动脉搏动正常，发作间期皮色正常。

4. 结节性动脉周围炎 本病主要侵犯中、小动脉，肢体可出现类似血栓闭塞性脉管炎的缺血症状。其特点是：病变广泛，常累及心、肝、肾等内脏；皮下有循动脉排列的结节、紫斑、缺血或坏死；常有发热、乏力、红细胞沉降率增快及高球蛋白血症；活组织检查可确诊。

5. 糖尿病性坏疽 血栓闭塞性脉管炎发生肢端溃疡或坏疽时，需与糖尿病性坏疽鉴别。糖尿病患者往往有相关病史，尿糖阳性，血糖增高，且多为湿性坏疽。

（三）治疗方案

血栓闭塞性脉管炎的治疗原则主要是：着重于防止病变发展，促进侧支循环的建立，重建血流，改善患肢血液供应，减轻或消除疼痛，促进溃疡愈合及防止感染，保证肢体的完整性。

1. 一般治疗

（1）戒烟：坚持戒烟是血栓闭塞性脉管炎所有治疗的基础，与本病的预后及其他治疗措施的疗效均密切相关。对于血栓闭塞性脉管炎者，一定要加强戒烟教育，少量抽烟甚至吸二手烟都可能使 TAO 处于活动状态。

（2）保暖：由于血栓闭塞性脉管炎易在寒冷的条件下发病，因此患肢应注意保暖，防止受寒，但也不宜采用局部热敷，以免加重组织缺氧，造成患肢缺血坏疽。

（3）患肢运动练习（Buerger 运动）：可促进患肢侧支循环的建立，增加患肢血液供应，主要适用于较早期患者。方法：平卧位，抬高患肢45°，维持1～2分钟后坐起；患肢下垂床边 2～5 分钟，并做足部伸屈、旋转运动 10 次；最后将患肢放平休息 2 分钟；以上动作每次重复 5 遍，每日数次。

2. 药物治疗

（1）血管扩张剂：解除动脉痉挛，扩张血管，适用于早期患者。动脉完全闭塞者不宜应用，因为其不但不能扩张病变血管，反而由于正常血管的“窃血”作用加重患肢缺血。常用口服药物：①α-受体阻滞剂：苄唑啉（妥拉苏林）25mg，口服，每日 3 次，或25mg，肌内注射，每日 2 次。②钙离子阻滞剂：尼卡地平 10mg，口服，每日 3 次。③烟酸：烟酸 50mg，口服，每日 3 次；盐酸罂粟碱 30mg，口服，每日 3 次。亦可采用动脉注射利多卡因、山莨菪碱、地塞米松等药物，药物直接进入肢体，能迅速扩张血管或解除痉挛。但需反复穿刺动脉，会造成动脉损伤或痉挛，临床应用受到限制。

（2）改善微循环药物

1）前列腺素 E1（PGE1）：具有扩张血管和抑制血小板聚集的作用，静脉用药可明显缓解疼痛，促进溃疡愈合。脂质球包裹的 PGE1（前列地尔）可沉积在病变血管局部，持续释放，剂量为20μg 加入 0.9％氯化钠注射液20ml 中，静脉推注，每天 1 次，10～14 天为 1 个疗程，每 3～6 个月可以重复 1 个疗程。或应用口服制剂，贝前列素钠片 40μg 口服，每日 3 次。此类药物短期应用，可明显改善患者的自觉症状，增加跛行距离，但长期疗效不确切。

2）己酮可可碱：能降低血液黏滞度，加强红细胞变形能力，促进毛细血管内的气体交换，改善组织氧供，减轻静息痛和间歇性跛行，促进溃疡愈合。由于存在直立性低血压及过敏负作用，因此推荐首剂 100mg 加入 5％葡萄糖注射液 250ml 中，静脉滴注，每日 1次，若无不良反应，第 2 天起300mg 加入 5％葡萄糖注射液 500ml 中，静脉滴注，每日 1

次，维持 10 天。

3）低分子右旋糖酐：具有减少血液黏滞度，抑制血小板聚集、改善微循环的作用。常用剂量：500ml 静脉滴注，每日 1 次，10～15 天为 1 个疗程，间隔 7～10 天可重复使用。在急性发展期和溃疡、坏疽伴有继发感染时不宜应用。

（3）抗血小板聚集药物：可防止血小板聚集，预防继发性血栓形成。常用药物：阿司匹林 25～50mg，口服，每日 1～2 次；双嘧达莫 25～50mg，口服，每日 3 次；西洛他唑 100mg，口服，每日 2 次；或噻氯匹定 500mg，分早、晚就餐时服用。

（4）激素的应用：一般不宜使用，仅在病变进展期（如血沉较快）时短期使用。常用药物：泼尼松 10mg，口服，每日 3 次；或地塞米松 0.75mg，口服，每日 3 次。

（5）抗生素的应用：主要应用于存在肢体末端溃疡、坏疽合并感染者，以肌内注射及静脉用药为主，最理想的是根据细菌培养及药物敏感试验结果选用抗生素。由于大部分患者为革兰阴性杆菌感染为主，因此也可以直接使用相应抗生素抗感染治疗，常用药物有环丙沙星、第三代头孢菌素及阿莫西林/克拉维酸钾等。

3. 镇痛治疗

（1）止痛药：对症处理，缓解静息痛。口服制剂有非甾体类解热镇痛药，如吲哚美辛、双氯芬酸、布洛芬；作用较温和的索米痛片、曲马多，以及新型的麻醉类止痛药硫酸吗啡控释片。肌内注射用药以布桂嗪、哌替啶为主。

（2）连续硬膜外麻醉止痛：能缓解患肢疼痛，扩张下肢血管，促进侧支循环建立。适用于严重静息痛的下肢血栓闭塞性脉管炎患者。一般选择第 2、3 腰椎间隙留置硬膜外导管，间断注入 1%利多卡因注射液或 0.1%盐酸丁卡因注射液 3～5ml，导管留置时间以 2～3 天为宜，留置时间过长容易并发硬膜外间隙感染。

（3）小腿神经压榨术（Smithwich 手术）：根据患肢疼痛部位施行胫神经、腓浅、腓深及腓神经压榨术，能起到良好的止痛效果，70%的患者可得到长期止痛。主要缺点是足部感觉迟钝，常需几个月才能恢复。

4. 高压氧治疗（Hy-perbaric oxygen，HBO） 高压氧治疗能够提高血氧浓度，增加肢体供氧量，纠正肢体缺氧状态，从而减轻患肢疼痛，促进溃疡的愈合。方法是 20 分钟左右将舱内压力升高至 2.5～3 个大气压，患者分别呼吸氧浓度为 80%的氧气及舱内空气各 30 分钟，反复 2 次，20～30 分钟后将舱内压力降至正常，如此每日 1 次，10 次为 1 个疗程，休息 1 周后再进行第 2 个疗程，一般可进行 2～3 个疗程。

5. 中医外治法

（1）未溃者：可选用如意金黄散、五黄液外敷；亦可用独活、桑枝、威灵仙各 30g，当归 15g，煎水熏洗，每日 1 次；或用制附子（先煎）、干姜、吴茱萸各等分研末蜜调，敷于患足涌泉穴，每日换药 1 次。

（2）已溃者：溃疡面积较小者，可用上述中药熏洗后，外敷生肌玉红膏；腐肉已净，疮口不敛者，可用生肌象皮膏；溃疡面积较大，坏死组织难以脱落者，可先用冰片锌氧油（冰片 2g、氧化锌油 98g）软化创面硬结痂皮，按疏松程度，依次清除坏死痂皮，先除软组织，后除腐骨，清除坏死组织。值得注意的是，在急性期不清除坏死组织，在肉芽出现时可较大量清除坏死组织，在溃疡界线清楚时可彻底清除坏死组织。

6. 其他治疗

（1）自体骨髓干细胞移植：骨穿抽取骨髓血，分离提取出单个核细胞，经盐水稀释后于患肢缺血处采用肌内注射方法沿动脉走行路径行多点注射，每针间隔 2～3cm，每次注射 1.0ml，每条下肢移植细胞总量为（1.0±0.9）×10⁹ 个，能够改善患肢症状、促进溃疡愈合，但远期疗效尚待观察。

（2）手术治疗：包括交感神经节切除术、血管旁路动脉重建术、动脉血栓内膜剥除术、分期动静脉转流术、大网膜移植术等。坏疽或感染扩散到足跟甚至踝关节以上者，可考虑截肢。

（3）血管内皮生长因子（VEGF）基因治疗：可特异性与血管内皮细胞表面的 VEGF 受体结合，促进内皮细胞分裂，形成新生血管。VEGF 也存在一定的副作用，可促进肿瘤生成并加速转移，加重由于糖尿病引起的视力恶化，因此，目前 VEGF 的基因治疗尚属实验阶段，远期疗效有待进一步研究。

（4）介入治疗：主要是在 X 线动态监测下插管至病变部位溶栓，也可保留导管在动脉内持续给药，但由于血栓闭塞性脉管炎远端血管多为闭塞，而且血栓以炎性为主，因此疗效尚不确切。

（四）中医辨证治疗

1. 阳虚寒凝证

证候：多属早期脉管炎（缺血型），下肢喜暖怕冷，触之发凉，惧冷水，患肢皮肤粗糙，有麻木沉重感，步履不便，多走或受冷后则疼痛加剧，稍歇息后痛减，局部皮肤苍白或紫红，无溃疡或坏疽，跗阳脉搏动减弱，舌淡苔薄白，脉沉细而迟。

治法：温经散寒，活血化瘀。

方药：阳和汤加减。

熟地黄 30g，鸡血藤、木瓜各 10g，鹿角胶（烊化）10g，白芥子 6g，肉桂、生甘草各 3g，麻黄、炮姜炭各 2g。

寒湿甚者，可选用当归四逆汤（当归、桂枝、白芍、细辛、甘草、通草、大枣），以散寒祛湿活血；血虚甚者，加用当归补血汤（当归、黄芪），以益气补血；病在上肢，加桔梗、升麻，以引药上行；病在下肢，加川牛膝，以引药下行以活血。

2. 气滞血瘀证

证候：患肢畏寒，触之发凉，麻木，酸胀疼痛，持续性加重，夜间尤甚，难入寐，步履艰难，患肢皮肤黯红或紫黯，下垂更甚，抬高则兼苍白，皮肤干燥，肌肉萎缩，步态跛行，跗阳脉搏动消失，舌黯红或有瘀斑，苔薄白，脉弦涩。属于中期脉管炎。

治法：活血化瘀，通络止痛。

方药：桃红四物汤加减。

生地黄、当归、丹参各 15g，桃仁 12g，赤芍、红花、川芎各 10g，穿山甲、乳香、没药各 6g。

瘀甚者，加水蛭、三棱，以破血逐瘀；气滞重者，加郁金、香附、枳壳、木香，以行气止痛；局部红肿明显者，加野菊花、紫花地丁，以清热解毒。

3. 湿热下注证

证候：患肢喜冷怕热，下肢酸胀、肿痛剧痛，患指（趾）端潮红，或紫红肿胀，浸淫蔓延，昼轻夜重，甚则局部破溃腐烂出水，肉色不鲜，面色晦滞，低热，口渴而不欲饮，便秘尿赤，趺阳脉微弱，舌红，苔黄腻，脉弦数。属于脉管炎后期。

治法：清热利湿，活血通络。

方药：四妙勇安汤合茵陈赤小豆汤加减。

金银花、玄参各30g，当归、炒薏苡仁各20g，茵陈、赤小豆、泽泻、防己、炒苍术、生甘草各15g，炒黄柏、苦参、佩兰各10g，白豆蔻6g。

湿热难除者，加车前子（包煎）、滑石，以清利湿热；湿甚糜烂者，加威灵仙、土茯苓，以收敛疮面；血热而红肿者，加牡丹皮、赤芍，以凉血消肿。

4. 热毒壅盛证

证候：属血栓闭塞性脉管炎肢体坏疽感染期，患肢趾（指）发生溃腐而恶臭，创面紫黑，有血水、脓液流出，继发严重感染，局部红肿发热，喜凉怕热，火灼样剧痛，趺阳脉搏动消失，昼夜不宁，全身可伴发热、恶寒等毒血症状，口干欲饮、便秘尿赤，趺阳脉消失，舌红绛，苔黄燥，脉滑数。

治法：清热解毒，活血化瘀。

方药：解毒活血汤加减。

金银花、鸡血藤、泽兰各25g，生首乌、玄参、蒲公英、地丁、夏枯草各15g，延胡索、郁金各12g，野菊花10g，血竭、丹参各6g。

壮热口渴甚，加生石膏、知母、栀子，以清热生津；剧痛者，加罂粟壳、赤芍，以活血祛瘀止痛；关节痛甚者，加海风藤、伸筋草，以通络止痛；湿重，加泽泻、苍术，以利湿化浊。

5. 气血两虚证

证候：属血栓闭塞性脉管炎恢复阶段而身体虚弱者，病情日久，患肢疼痛较轻，皮肤干燥脱屑，趾甲肥厚无光泽，肌肉萎缩，坏死组织脱落，溃烂组织创面久不收口，肉芽黯红或淡而不鲜，脓液清稀，形体消瘦，面色萎黄，头晕心悸，气短乏力，皮肤干燥，舌淡苔薄，脉沉细无力。属于脉管炎后期。

治法：补气养血，调和营卫。

方药：人参养荣汤加减。

人参、熟地黄、生黄芪、白芍各15g，白术、茯苓、川牛膝各12g，生甘草10g，陈皮、五味子、远志各6g。

心悸失眠者，加夜交藤、酸枣仁，以养血安神；神疲乏力、动则汗出者，重用生黄芪，加白扁豆，以健脾益气；创口久久不愈、时有疼痛者，重用生黄芪，另加忍冬藤、白芥子，以通络止痛。

（五）治疗经验

1. 四妙勇安汤的应用　　肢体肿胀，皮肤发红，发热、灼痛，脉数大，舌质红，苔黄厚或黑苔，为四妙勇安汤的应用指征，其主方为金银花60g，当归、玄参、生甘草各30g，水煎300ml，分早晚2次温服。若患者肢端皮肤紫黯，疼痛剧烈，加土鳖虫、地龙、全蝎、水蛭各10g，蜈蚣3条。

2. 趾（指）端坏死性溃疡的外治法　　生肌象皮膏治疗趾（指）端坏死性溃疡，足趾（手指）溃疡面用0.9％氯化钠注射液500ml加入庆大霉素注射液8万U的混合液冲洗，清洁创面，再用其药液纱布覆盖溃疡面，将生肌象皮膏适量涂于纱布上，厚约0.3～

0.5cm，药膏范围大于溃疡 1cm，敷于患处，胶布固定，每 24 小时换药 1 次。

3. **血栓闭塞性脉管炎的四联疗法**　①用降纤酶 10U 加入 5% 葡萄糖注射液 250ml 中静脉滴注，隔日 1 次；②脉络宁 20ml 加入 5% 葡萄糖注射液 250ml 中静脉滴注，隔日 1 次；③丹红注射液 40ml 静脉滴注，每日 1 次；④前列地尔注射液 20μg 加入 0.9% 氯化钠注射液 100ml 中静脉滴注，每日 1 次。四药联合使用可以降低纤维蛋白、降低血黏度、扩张血管、拮抗炎性介质，进而改善患肢血流灌注，挽救缺血区濒死细胞，使临床症状得到缓解，可预防血栓再次形成。

4. **免疫抑制剂雷公藤多苷片的应用**　雷公藤多苷片以 0.5mg/(kg·d) 的剂量治疗 45 天能抑制 CD_4^+，提高 CD_4^+/CD_8^+ 比值，从而调控免疫功能。以该剂量的雷公藤多苷片对血管内皮细胞生成及毛细血管再生影响不大，反而能够减轻血管内皮炎症反应，间接改善患趾（指）血运。

5. **针灸止痛**　取三阴交与悬钟、血海、梁丘为主穴，以阴陵泉和阳陵泉为配穴。取温和灸，距离皮肤 2～3cm 进行熏烤，每次每穴 10 分钟，每天 1 次。利用这 3 对阴阳之穴互透，更能调整阴阳之脉，使卫气营血调和，阴阳平衡，血脉流畅，通则不痛。

（六）典型病例

钱某，男，35 岁，主因双下肢发凉、疼痛 1 年，右足小指端溃疡 1 个月余，于 2011 年 12 月 20 日入院。患者于入院前 1 年出现双下肢发凉、疼痛，行走后下肢肿胀、疼痛，足部潮红，休息后缓解，呈间歇性跛行。未做系统诊治，后上述症状加重，间歇性跛行明显，下肢疼痛转为持续性静息痛，夜间加重。入院前 1 个月，右足小趾端溃疡形成，疼痛剧烈，自服止痛药后未见明显缓解，遂住院治疗。入院查体：T 36.8℃，P 75 次/分钟，R 18 次/分钟，BP 130/80mmHg。营养不良，呈慢性病容。双下肢皮肤潮红、肿胀、疼痛，右足小趾端溃疡约硬币大小，上覆少许黄色分泌物，足背皮肤呈黯紫色，右足背动脉搏动较弱，左足背动脉尚可触及。多普勒超声示双下肢趾、足背动静脉闭塞性炎症。

中医证候：患肢剧痛，日轻夜重，局部肿胀，皮肤紫黯、潮红，破溃腐烂，肉色不鲜，身热，口渴不欲饮，便秘尿赤，舌质红，苔黄腻，脉弦数。

西医诊断：血栓闭塞性脉管炎。

中医诊断：脱疽（湿热下注型）。

治疗过程：入院后给予前列地尔 40μg 加入 0.9% 氯化钠注射液中静脉滴注、每日 1 次，丹红注射液 40ml 静脉滴注、每日 3 次，西洛他唑 50mg 口服、每日 2 次，同时给予中药四妙勇安汤加减，主方为金银花 60g，生黄芪、玄参、当归、生甘草各 30g，紫花地丁、苍术、黄柏、全蝎各 10g，每日 1 剂，水煎 400ml，分早晚 2 次温服。溃疡处，用上述中药药渣煎水熏洗后，外敷生肌象皮膏。5 日后患肢灼热减退，皮肤轻度发红，肿胀仍明显，苔厚腻，脉滑，按上方再增加利水渗湿药（茯苓、泽泻、生薏苡仁各 10g），加强消肿作用，以利于肢体血运的恢复。2 周后患肢肿胀明显减退，溃疡愈合，疼痛明显缓解。患者于 2012 年 1 月 14 日出院。随访 1 年未复发。

（七）专家分析

1. **血栓闭塞性脉管炎的病因病机**　血栓闭塞性脉管炎简称脉管炎，是一种以肢体中、小动脉为主的炎症性闭塞性疾病，主要病理变化是动脉内膜损伤、血液高凝、微循环障碍，引起肢体缺血、疼痛或肢端坏疽。目前认为，本病与抽烟、性激素、寒冻潮湿、营养不良、遗传、感染、外伤等因素有关。烟草过敏是其主要的发病学说。烟草中的尼古丁可引发交感神经系统兴奋和血管活性物质释放过多，导致内皮细胞损害，从而使血管痉挛性收缩。此外，烟草作为一种抗原、半抗原物质所引发的血管免疫性损害，在 TAO 的发生、发展中起着重要作用。

中医学认为，其发病与脏腑、经络及营卫气血关系密切。因感受寒湿，寒邪客于经脉，寒凝血瘀，气血不行，壅遏不通；或遇外伤，血溢脉外而瘀阻；因情志所伤，饮食不节，虚耗劳伤，以致经脉功能失调，心阳不足，心血耗伤，血脉运行不畅；脾肾阳虚，运化失司，不能散精于血脉；肝气郁结，不得疏泄，久之营卫气血运行失调，气滞血瘀，经脉瘀阻，气血不达肢末而发生本病。

2. 血栓闭塞性脉管炎的诊断　本病早期主要症状为患肢疼痛、麻木、怕凉、间歇性跛行等，这些症状与腰椎间盘突出症极为相似。临床上有腰部 CT 示腰椎间盘突出明显而患者症状却不重，患者症状重而 CT 示腰椎间盘突出不明显时，应注意筛查是否患有 TAO，或腰椎间盘突出症与 TAO 同时存在。

3. 血栓闭塞性脉管炎的治疗

（1）四妙勇安汤的应用：四妙勇安汤有消除血管炎症，缓解血管痉挛，促进周围血管扩张，增进肢体侧支循环，降低血浆黏度，加快红细胞电泳时间的作用。应用时，金银花用量可达 60～120g，量大力专，能更好地扩张血管，改善微循环，消炎止痛，同时重用生甘草 30g，取其缓急止痛、解毒的作用。

（2）四妙勇安汤如何加味应用

1）活血化瘀贯彻始终：TAO 多表现为疼痛、瘀斑、肿胀、坏疽，舌红绛、紫黯、青紫等，都是血瘀不畅的征象，可知经脉不通、血瘀不畅为本病的主要矛盾。因此，治疗时应以活血化瘀、疏通经络贯穿始终。而气为血之帅，气行则血行，不论寒热，皆可配以生黄芪，气旺则可推动血行。生黄芪又最擅托毒生肌，为痈疽要药，亦脱疽之首选药，其药性平和，可以重用。活血化瘀药能增加缺血肢体的血流量，改善微循环，改善缺氧和局部营养；消肿止痛、促进侧支循环的建立、解除血管痉挛；改善血液的"凝聚"状态，降低纤维蛋白原及纤维蛋白降解产物水平，有抗凝、解凝以防止血栓再形成的作用。但脱疽临证病情变化多端，应在活血化瘀的基础上，根据寒、热、虚、实的不同证候，分别给予温经活血、清热解毒、益气养血等不同的治疗方法。

2）善用虫类药物：脉管炎患者肢端皮肤紫黯，疼痛剧烈，为血瘀重症，非破瘀峻剂不足以消除瘀结，仅用草木之品不能达病所，唯用虫类搜剔之品才能破血逐瘀，取得良效。虫类药性善走窜，通经达络，疏逐搜剔，直达病所，远胜于草本植物药，且药性峻猛，具有活血破血逐瘀、攻坚消疽止痛、解毒消肿等功效，故用于脉管炎各期，尤其是剧痛、坏死面积较大或病情较重时，疗效显著。临床上常用全蝎、水蛭、土鳖虫等，能活血祛瘀，软坚散结，使凝着之气血流通。此皆爬行蠕动之物，在地为阴，其性降，常用于阴分疾病及病在下半身者，为历代医家治疗脱疽所推崇。虫类药具有较强的抗原性，在应用时宜从小剂量逐渐递增，使患者有一个脱敏耐受过程，不可大量长期使用，以免不胜其毒反致病情加重。临床应用时这些药物入汤剂不如研末吞服，不仅效佳，而且节省药源。但这些药物大多有毒，须注意炮制方法及火候，使其能充分发挥作用，并根据患者的辨证属性配伍养血滋阴、辛温活血和络之品，以增其疗效、减毒副作用。另外，对年老体弱、过敏体质、肝肾功能衰退者慎用，孕妇禁用。

3）注重益肾填精：中医学认为，禀赋不足为本病发病之根本。因此，治疗应注重益肾填精，包括补益肾精和温肾壮阳两方面，可应用六味地黄丸、知柏地黄丸、金匮肾气丸等治疗。生地黄、熟地黄、何首乌、山茱萸、枸杞子、女贞子、墨旱莲、龟甲、桑椹、鳖甲等可滋肾益精；紫河车、五味子、补骨脂、胡桃肉等可滋肾纳气；鹿角胶、淫羊藿、仙茅、杜仲、巴戟天、锁阳、黄狗肾、制附子（先煎）、肉桂等可温肾助阳散寒。治疗时应注意温补而慎用刚燥，以防劫阴。病至后期，通过益肾填精可提高机体抗病能力，使正胜邪却。另外，温经散寒药、活血化瘀药、行气破瘀药多辛温宣散，走而不守，药力难以持久，与益肾填精药合用可增强药力，延长药效，使疗效明显提高。

4）适当增加药物剂量：脱疽为重症顽疾，使用常规剂量难以有效控制病情。因此，临床时应根据病情适当增加药物剂量。自古以来，治疗脱疽的主方主药用量均大，四妙勇安汤的金银花用量高达 60～120g，还可见到黄芪用到 120g、毛冬青用到 200g 等，虫类药其用量也常超过常规剂量 1 倍，甚至更多。特别是活血化瘀药，更应大剂量，才能更有效地扩张血管，改善微循环，消炎止痛，缩短疗程。使用大剂量活血化瘀药，应灵活与其他药物联合使用。气滞血瘀者，宜加理气药，如枳壳；湿热者，宜加清热利湿药，如防己；热毒者，宜加清热解毒药，如野菊花；恢复期，阴寒者，可加温经散寒药，如附子（先煎）、桂枝；气血两虚者，宜加补气益血药，如八珍汤。这样既可加强活血化瘀药的作用，又可缓和该药的刺激性等副作用。

（3）针对疼痛病因的镇痛治疗：TAO 患者常因肢体循环障碍，缺血缺氧，导致溃疡或坏疽、趾（指）节脱落、趾（指）骨外露，疼痛剧烈。疼痛还可使血管痉挛，进一步加重肢体缺血缺氧状态，使病情加重。因此，止痛是本病治疗中的重要环节。

引起本病疼痛的原因有多种。疼痛常在夜间发生或加重的为缺血性疼痛，此时可应用扩张血管、改善微循环药，以及活血化瘀类中药治疗；常在受凉、抽烟及精神因素作用下诱发，表现为疼痛持续性阵发性加剧，坐卧不安，患肢皮肤苍白、冰凉、持续数小时的为血管痉挛性疼痛，可应用解除血管痉挛药治疗及针灸止痛；患肢持续性钝痛或剧烈的针刺样疼痛，伴有感觉异常，如蚁行感、灼热感、麻木感等，是神经长期缺血的表现，属于缺血性神经炎疼痛，此时应在改善微循环的基础上加用营养神经药进行治疗；患肢红肿热痛，创口脓液较多，恶臭，昼夜不休，伴全身发热，为肢体组织坏死、溃疡，继发感染引起的疼痛，属于感染性疼痛，此时应及时进行伤口换药，清除表面脓液，应用抗生素控制感染，同时配合清热解毒中药；因创口内遗留有死骨或外用局部刺激性药物、敷料，或分泌物及干痂刺激伤口引起的疼痛，属于异物刺激性疼痛，应避免使用刺激性药物，及时清创换药、清除死骨、创面植皮。

4. 脉管炎的预防及调护　血栓闭塞性脉管炎的发病与抽烟、寒湿、外伤、情绪波动等多种因素有关，并能引起病情的进展，因此要重视生活及饮食调理。

（1）戒烟：是预防和治疗本病的一项重要措施，对家属的宣讲工作应引起足够重视。

（2）保持足部清洁干燥：患者应穿透气性好的鞋袜，忌穿尼龙袜、胶鞋，以防潮湿引起感染。及时修剪趾（指）甲，修剪时避免损伤。

（3）防寒保暖：平常着衣应宽松、舒适，衣领袖口裤边过紧会影响肢末血液循环。秋冬季尤应注意四肢的防冻保暖，但不能过热，以免增加氧消耗量。患肢未破溃时，常用温水洗泡，以促进局部血液循环，洗后及时用软毛巾擦干。忌用过热过冷的水或用力擦洗。

（4）体位变动与足部运动：劳动时应随时变换体位，以利于血液循环。平时可进行足部运动（Buerger运动），以促进患肢侧支循环建立。

（5）避免应用缩血管药物：如去甲肾上腺素、肾上腺素、多巴胺、间羟胺、异丙肾上腺素、甲氧胺和多巴酚丁胺等。

（6）合理膳食：饮食要低盐低脂，忌食生冷、辛辣刺激性食物。营养不良，尤其是维生素B、维生素C缺乏会使血管损害，故应多食新鲜蔬菜水果及山药、大枣、赤小豆等健脾利湿的食品。有溃疡、坏疽者，则给予高营养、高蛋白、高维生素食物。在缓解期，宜食营养丰富、易消化食物，如瘦肉、鸡蛋、牛奶等。急性感染期，饮食宜清淡而富含营养，但不宜进食牛肉、羊肉、鲤鱼、虾、蟹等"发物"，忌辛辣、燥热之品，宜食清热解毒、易消化的食物，如绿豆、赤小豆、薏苡仁粥、梨、西瓜、马齿苋。可饮用菊花茶、金银花露，或用荷叶、竹叶、车前草煎汤代茶饮。

（7）调节情志：不良的情志变化可导致气滞血瘀，而诱发本病或加重病情，因此患者一定要保持良好心态和乐观向上的精神状态。

参 考 文 献

1. 尚德俊，王家桔，张柏银.周围血管疾病医学［M］.北京：人民卫生出版社，2004：228.

2. 程方平，梅国强.《临证指南医案》虫类用药特点探析［J］.光明中医，2008，23（8）：1060.

3. Tateishi-Yuyama E, Matsubara H, Murohara T, et al. Therapeutic angiogenesis for patients with limb ischaemia by autologous transplantation of bone-marrow cells：a pilot study and a randomised controlled trial［J］.Lancet，2002，360（9331）：427-435.

4. 谷涌泉.自体干细胞移植治疗下肢缺血性疾病的问题和对策［J］.外科理论与实践，2009，14（3）：269-270.

5. 谷涌泉，齐立行，张建，等.自体骨髓单个核细胞移植治疗下肢缺血的中期疗效［J］.中国修复重建外科杂志，2009，23（3）：341-344.

6. 李学锋，沈振亚，谷涌泉，等.自体骨髓干细胞移植治疗血栓闭塞性脉管炎［J］.中国普外基础与临床杂志，2010，17（7）：656-659.

7. 王茂华，孙岩，吴学君，等.自体骨髓干细胞移植治疗血栓闭塞性脉管炎效果观察［J］.解放军医药杂志，2014，26（3）：104-106.

8. Hooten WM, Bruns HK, Hays TL, et al. Inpatients of sever nicotine dependence in a patient with TAO (Buerger's disease)［J］.Mayo Clin Proc，1998，73（6）：529-532.

9. Olin JW. Thromboangiitis obliterans（Buerger's disease）［J］.N Engl J Med，2000，343（12）：864-869.

10. Ates A, Yekeler I, Ceviz M, et al. One of the most frequent vascular disease in northeastern of Turkey：Thromboangiitis obliterans or Buerger's disease (experience with 344 cases)［J］.Int J Cardiol，2006，111（1）：147-153.

11. Cooper LT, Henderson SS, Ballman KV, et al. A prospective, case-control study of tobacco dependence in thromboangiitis obliterans（Buerger's Disease）［J］.Angiology，2006，57（1）：73-78.

12. Espinoza LR. Buerger's disease：thromboangiitis obliterans 100 years after the initial description［J］.Am J Med Sci，2009，337（4）：285-286.

13. 王嘉桔，赵文光，孙思翘，等．血栓闭塞性脉管炎的发病变迁（百年回顾之一）［J］．中国血管外科杂志（电子版），2009，1（1）：9-12.

14. 赵文光，王嘉桔，孙思翘，等．血栓闭塞性脉管炎的发病原因（百年回顾之二）［J］．中国血管外科杂志（电子版），2010，2（2）：76-78.

15. 邓靖宇，时德．雌激素对血管内皮细胞的影响及在 Buerger's 病发生发展中的作用［J］．中国普通外科杂志，2002，11（12）：746-748.

16. 陆静，张丽容，刘乃丰．雌激素促血管内皮生成一氧化氮的机制［J］．国外医学（心血管疾病分册），2002，29（2）：76-78.

17. Malecki R，Zdrojowy K，Adamiec R. Thromboangiitis obliterans in the 21st century—a new face of disease［J］. Atheroslerosis，2009，206（2）：328-334.

18. Mills JL Sr. Buerger's disease in the 21st century：diagnosis，clinical features，and therapy［J］. Semin Vasc Surg，2003，16（3）：179-189.

19. 莫爵飞，杨军，张裕华．血栓闭塞性脉管炎辨证论治及调护心得［J］．辽宁中医药大学学报，2012，14（8）：236-237.

20. 路德扬．中医辨证论治血栓闭塞性脉管炎［J］．中国临床康复，2003，7（18）：2517.

21. 夏天，舒家强．血栓闭塞性脉管炎的中医分型论治［J］．中国中医药现代远程教育，2013，11（22）：145-145.

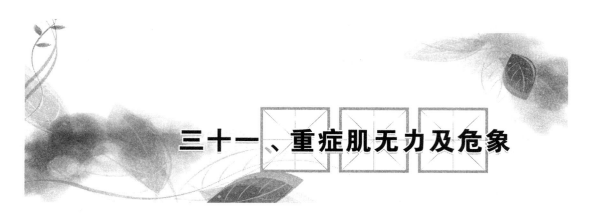

三十一、重症肌无力及危象

重症肌无力（myasthenia gravis，MG）是一种由 T 细胞辅助、抗体介导的，以神经肌肉接头传递障碍为特征的获得性自身免疫性疾病。临床特征为受累骨骼肌无力、易于疲劳，活动后加剧，休息后减轻。重症肌无力危象（myasthenic crisis，MC）是指肌无力患者骤发呼吸、吞咽困难并威胁患者生命安全的一种征象。本病多属中医学"痿证"、"睑废"、"音喑"等范畴，多因外邪侵犯、过度劳累、情志不遂等诱发而致病，病位涉及肝、脾、肾三脏，为本虚标实之候。

（一）诊断要点

1. 某些特定横纹肌群的肌力表现出波动性和易疲劳性，活动后加重，休息后改善，呈"晨轻暮重"现象。50％以上的 MG 患者最为常见的首发症状是眼外肌无力所致的非对称性上睑下垂和双眼复视。

2. 实验室检查　血清乙酰胆碱受体抗体（AChR-Ab）阳性或阴性；新斯的明试验阳性。

3. 免疫病理学检查　对诊断困难的患者做神经肌肉接头处组织活检，可见突触后膜皱褶减少、平坦，乙酰胆碱受体（AChR）数目减少。

4. 电生理学特征　低频重复神经电刺激（RNS）检查示波幅递减 10％或 15％以上；单纤维肌电图（SFEMG）检测的"颤抖"增宽。

5. 影像学检查　多数年龄大于 40 岁的患者，CT 检查可发现胸腺瘤。

在重症肌无力的基础上，出现延髓肌和呼吸肌无力所致的吞咽困难及呼吸功能障碍，动脉血氧分压小于 60mmHg，二氧化碳分压大于 50mmHg，可确诊为重症肌无力危象。

6. 临床分型

Ⅰ型：眼肌型。病变仅局限于眼外肌。

ⅡA型：轻度全身型。四肢肌群轻度受累，伴或不伴眼外肌受累，通常有咀嚼、吞咽和构音障碍，生活能自理。

ⅡB型：中度全身型。较ⅡA型重，生活自理困难。

Ⅲ型：重度激进型。起病急、进展快，伴有球麻痹，发病数周或数月内累及咽喉肌，半年内累及呼吸肌，生活不能自理。

Ⅳ型：迟发重度型。缓慢进展，以Ⅰ、Ⅱ型起病，2 年内逐渐累及呼吸肌。

Ⅴ型：肌萎缩型。起病半年内可出现骨骼肌萎缩，该型少见。

（二）鉴别诊断

1. 全身型 MG 的鉴别诊断

（1）Guillain-Barr 综合征：表现为弛缓性肢体肌无力，腱反射减退或消失，肌电图可见运动神经传导潜伏期延长、速度减慢、传导阻滞、异常波形离散等。但是该病 AChR 抗体检测、新斯的明试验均为阴性，脑脊液存在蛋白-细胞分离现象，有助于鉴别。

（2）慢性炎性脱髓鞘性多发性神经病：表现为弛缓性肢体肌无力，套式感觉减退，腱反射减退或消失。肌电图可见周围神经传导速度减慢、波幅降低、传导阻滞。本病新斯的明试验阴性，脑脊液存在蛋白-细胞分离现象等，有助于鉴别。

（3）Lam bert-Eaton 综合征：表现为肢体近端肌肉无力、易疲劳，短暂用力后肌力增强，持续收缩后病态疲劳。肌电图可见低频重复电刺激波幅递减，高频重复电刺激波幅递增。新斯的明试验阳性，但是 AChR 抗体检测阴性。该病多继发于小细胞肺癌，或并发于其他恶性肿瘤。

（4）进行性脊肌萎缩：表现为弛缓性肢体肌无力和萎缩、肌束震颤、腱反射减退或消失。肌电图示神经源性损害，可有明显的纤颤电位、运动单位减少和巨大电位。但是该病 AChR 抗体检测、新斯的明试验均为阴性，可资鉴别。

（5）进行性肌营养不良症：一组由遗传因素所致的原发性骨骼肌疾病，表现为进行性加重的弛缓性肢体肌无力和萎缩，腱反射减退或消失，肌电图示肌源性损害。

（6）多发性肌炎：本病属于一种自身免疫性疾病，表现为进行性加重的弛缓性肢体肌无力和疼痛。该病新斯的明试验阴性，肌酶显著升高，肌肉活检突触后膜皱褶、AChR 数目不减少，有助于诊断。

（7）代谢性肌病：表现为弛缓性肢体肌无力，易疲劳，腱反射减退或消失，伴其他器官受损。新斯的明试验阴性，肌酶显著升高，肌肉活检突触后膜皱褶、AChR 数目不减少，有助于诊断。

（8）肉毒中毒：表现为眼外肌麻痹、瞳孔扩大和对光反射迟钝，吞咽、构音、咀嚼无力，肢体对称性弛缓性瘫痪，可累及呼吸肌。对食物进行肉毒杆菌分离及毒素鉴定，有助于诊断。

（9）有机磷中毒（中间期肌无力综合征）：表现为胆碱能危象，吞咽、构音、咀嚼无力，肢体弛缓性瘫痪，可累及呼吸肌。新斯的明试验部分呈阳性。高频重复电刺激可出现类重症肌无力样波幅递减现象。但本病多于有机磷类化合物急性中毒 1～7 天后出现，可鉴别。

2. 眼型 MG 的鉴别诊断

（1）Miller-Fisher 综合征：是一种罕见的多发性神经炎疾病，表现为急性眼外肌麻痹、共济失调和腱反射消失。肌电图示周围神经传导速度减慢。但该病新斯的明试验及 AChR 抗体检测均阴性。

（2）慢性进行性眼外肌麻痹：表现为双侧无波动性眼睑下垂，伴近端肢体无力。肌电图的表现与眼球运动受限不相对应，即令其向受累眼外肌作用方向运动时，有与眼球运动受限成比例的强放电现象。眼球运动受限越大，放电越强。

（3）眼咽型肌营养不良（OPMD）：表现为无波动性睑下垂，斜视明显，无复视。肌电图可见肌源性损害。

（4）眶内占位病变：眶内肿瘤、脓肿或炎性假瘤等所致，表现为眼外肌麻痹并伴结膜充血、眼球突出、眼睑水肿。新斯的明试验阴性，眼眶 MRI、CT 或超声检查有助于诊断。

（5）脑干病变：眼外肌麻痹可伴有相应的中枢神经系统症状和体征。脑干诱发电位可有异常。头颅 MRI 检查有助于诊断。

（6）Graves 眼病：表现为限制性眼外肌无力、眼睑退缩不伴眼睑下垂。眼眶 CT 示眼外肌肿胀，甲状腺功能亢进或减退，可鉴别。

（7）Meige 综合征：表现为单侧或双侧眼睑痉挛、眼裂缩小，伴面肌、下颌肌和舌肌非节律性强直性痉挛。多巴胺受体拮抗剂和局部注射 A 型肉毒素治疗有效，可资鉴别。

（三）治疗方案

1. 呼吸支持　重症肌无力危象患者应及时给予呼吸支持，保持呼吸道通畅，因改善和维持呼吸是抢救肌无力危象的关键。若给予药物及对症治疗后病情仍不缓解且加重，出现呼吸困难、动脉血氧饱和度持续下降，应紧急使用呼吸机辅助呼吸，以保持有效通气量。

规范合理的呼吸道管理可保证 MG 患者安全渡过危象期，提高治愈效果，降低病死率。

2. 胆碱酯酶抑制剂　胆碱酯酶抑制剂改善临床症状，是所有类型 MG 的一线用药。药物尽量个体化应用。常用药物及剂量：甲基硫酸新斯的明 1.0～1.5mg，皮下注射/肌内注射，每日 1～3 次；溴吡斯的明 90～720mg/d（60～120mg，每 3～4 小时 1 次），口服；溴化新斯的明 22.5～180mg/d，口服；美斯的明 60mg/d，口服。

3. 糖皮质激素　各型重症肌无力均适用。常用药为泼尼松龙：①每日疗法：从 15～20mg/d 开始，口服，每 1～2 周增加 10mg，至 40～50mg/d 后改为隔日方案。②隔日疗法：从 25mg 开始，隔日增加 12.5mg，至 100mg，每日 1 次；或隔日大剂量，即开始便100mg，隔日用药。待症状明显改善 2～8 个月后，开始逐渐减量；或在获得最大疗效后1～3 个月可渐减至维持量；若非用药日病情恶化，可在非用药日给予 5～10mg/d，并同时在服药日减去 5～10mg/d。

长期大量使用糖皮质激素会出现一些不良反应，引起轻微的类肾上腺皮质功能亢进综合征，表现为满月脸、痤疮、血压、血糖升高等。激素疗法的减量每个月不得＞5mg，否则易使 MG 症状恶化。如果合用其他免疫抑制剂，减量速度可稍快。

4. 免疫抑制剂　适用于激素疗效欠佳或不能耐受者。①硫唑嘌呤：儿童 1～3mg/（kg·d），口服，每日 2 次；成人 2～4mg/（kg·d），口服，每日 2 次或 3 次，可长期使用，多于使用后 3 个月左右起效。②甲氨蝶呤 10～15mg，静脉滴注，每周 1 次（周一），连用 2～4 周。主要用于一线免疫抑制剂无效的患者，但目前缺乏在 MG 患者中使用的证据。③环磷酰胺：成人 400～800mg，静脉滴注，每周 1 次（周一），或 100mg/d，口服，每日 2 次，直至总量 10g；儿童 3～5mg/（kg·d）但总量不大于 100mg，口服，每日 2次，好转后减量，维持剂量为 2mg/（kg·d）。环磷酰胺主要用于糖皮质激素与硫唑嘌呤、甲氨蝶呤联合使用不能耐受或无效的患者。④其他：近年来新型免疫抑制剂如他克莫司和霉酚酸酯逐渐应用于临床。

5. 大剂量静脉注射用丙种球蛋白　主要用于危象期、胸腺切除术前准备或难治性重症肌无力辅助治疗。与血浆置换疗效相同，但不良反应更少。使用方法：400mg/（kg·d），静脉推注，每日 1 次，作用可持续约 2 个月。但在稳定的中、重度 MG 患者中重复使用，并不能增加疗效或减少糖皮质激素的使用量。

6. **血浆置换** 用于危象期、胸腺切除术前准备或难治性重症肌无力辅助治疗。血浆置换第 1 周隔日 1 次，共 3 次，其后每周 1 次。交换量每次用健康人血浆 1500ml 和 706 代血浆 500ml。需要注意的是，在丙种球蛋白使用后 3 周内不能进行血浆置换，长期重复使用并不能增加远期疗效。

7. **胸腺摘除治疗** 适用于：①重症肌无力全身型伴胸腺增生患者，尤其是女性患者；②重症肌无力伴胸腺瘤的各型患者；③经多种方法治疗效果不佳的眼型重症肌无力患者；④18 岁以上药物治疗效果不明显的全身型患者；⑤合并胸腺瘤的各型 MG 患者，预后虽较差，依然需要切除病灶。

胸腺切除的方式主要有 3 种：胸骨劈开胸腺切除术、胸腔镜胸腺切除术、胸腔镜胸腺扩大切除联合颈部切口。胸腔镜下胸腺切除术能取得与胸骨正中劈开术同样的中远期治疗效果，而且创伤小。

8. **淋巴细胞交换疗法** 淋巴细胞交换疗法是定期用正常人血淋巴细胞来交换患者血淋巴细胞，以达到去除产生乙酰胆碱受体抗体的 B 细胞及其相应的辅助与诱导 T 细胞的目的。此方法与血浆交换疗法联合使用，可以延长治疗效果的维持时间，但这些方法仍未能从根本上解决本病的异常免疫应答问题，不久患者体内又可出现产生乙酰胆碱受体抗体的 B 细胞及其相应的辅助性 T 细胞，从而导致症状复发。

9. **造血干细胞移植疗法** 造血干细胞移植是利用造血干细胞建造血和免疫功能来发挥作用的，可以治疗多种自身免疫性疾病，适用于严重的全身型 MG 和肌无力危象患者。

10. **免疫吸附疗法** 免疫吸附疗法适用于全身型重症肌无力和重症肌无力危象患者。本疗法是先将患者血浆中的致病抗体经吸附泵特异性吸附，然后将血浆和其他血液成分重新回输给患者，以此达到治疗的目的。本方法的安全性优于血浆置换疗法。

11. **其他治疗**

（1）针灸治疗：选百会、大椎、至阳、命门为主穴，足三里、三阴交、脾俞、跗阳、交信等为配穴，随症加减，采用平补平泻的操作手法，每次留针 30 分钟，每日 1 次，连续 1 周为 1 个疗程。

（2）穴位注射：主穴选足三里、脾俞；配穴，四肢无力加命门、身柱，呼吸困难加膻中、气海，眼睑下垂加阳白，吞咽困难加廉泉、列缺，咀嚼无力加颊车、下关。用黄芪注射液 5～10ml、当归注射液 2ml 混合，选取合适穴位对症治疗。每穴注射 2ml，每日 1 次，连续 10 天为 1 个疗程，治疗 4～6 个疗程疗效明显。

（四）中医辨证治疗

1. **脾胃气虚证**

证候：眼睑下垂，吞咽困难，多以进食后或下午加重，咀嚼无力，食欲不振，腹胀满，倦怠无力，面色无华，短气懒言，四肢肌肉无力以上肢为重，言语含混不清，语音低沉，小便清长，大便秘结，舌淡苔白腻，脉濡。

治法：健脾益气。

方药：补中益气汤加减。

炙黄芪 30g，党参、白术各 15g，茯苓、当归 10g，升麻、柴胡各 6g，陈皮、炙甘草各 3g。

阴虚者，加山药、黄精、枸杞子、桑椹，以益气养阴；四肢麻木者，加鸡血藤、桑枝，以活血通络；腹胀纳呆严重者，加枳壳、炒麦芽，以理气开胃。

2. 脾肾阳虚证

证候：眼睑下垂，下午加重，眼球转动不灵活，视物不清，甚至复视，声音嘶哑、咀嚼吞咽无力，头昏眩，四肢无力，腰酸腿软、腰膝酸冷，动则气喘，面部虚浮，小便清长，大便溏软，舌淡苔少，脉沉。

治法：益气温阳。

方药：四君子汤合右归丸加减。

炙黄芪、白术、杜仲、山药、当归、熟地黄各 15g，党参、枸杞子、菟丝子各 12g，山茱萸 10g，鹿角胶、干姜、制附子（先煎）各 10g，炙甘草、肉桂 6g。

阴阳虚甚者，加肉苁蓉、细辛、淫羊藿、巴戟天、补骨脂、桑寄生、续断、黄精，以益阴补阳；呕吐呃逆者，加苏叶、生姜，以和胃止呕；夜尿频繁者，加乌药、桑螵蛸、益智仁，以固肾缩尿。

3. 气阴两虚证

证候：四肢软弱无力，气短、自汗，动则加重，五心烦热，口干舌燥，多饮多尿，大便秘结，舌淡红或黯红。舌边有齿痕，苔薄白少津，或少苔，脉细弱。

治法：补气养阴。

方药：生脉散合四君子汤加减。

炙黄芪 30g，西洋参、麦冬、女贞子、白术、茯苓、墨旱莲各 15g，五味子、炙甘草各 10g。

气阴虚甚而伴有虚热者，加山茱萸、枸杞子、地骨皮、银柴胡、青蒿，以养阴清热；心烦尿赤者，加竹叶、栀子、连翘，以清热利尿；气血不足兼有血瘀者，加丹参、川芎、川牛膝，以活血化瘀。

4. 肝肾阴虚证

证候：起病缓慢，下肢痿软无力，腰脊酸软，不能久立，下肢肌肉萎缩，甚至不能行走，眼睑下垂或音暗，吞咽困难，构音障碍，咽干耳鸣，复视，遗精或遗尿，或妇女月经不调。舌红少苔，脉细数。

治法：补益肝肾。

方药：六味地黄丸合二至丸加减。

炙黄芪 30g，熟地黄 25g，女贞子、墨旱莲各 15g，山茱萸、山药 12g，炙甘草 10g，茯苓、泽泻、牡丹皮各 10g。

五心烦热、面赤者，加知母、黄柏、鳖甲、龟甲、炙黄精，以滋阴降火；腰酸乏力、头晕耳鸣者，加桑椹、制首乌、黑芝麻、桑寄生、续断、淫羊藿、巴戟天，以补益肾精；面色萎黄、头昏心悸者，加当归、龙眼肉、党参，以补养气血。

5. 脾虚湿蕴证

证候：颈项乏力，四肢沉重，痿软无力，劳累后益甚，气短声低，腹满食少，小便调，大便溏，舌淡黯，苔白腻，脉濡。

治法：健脾化湿。

方药：六君子汤合温胆汤加减。

炙黄芪 30g，党参、白术各 15g，茯苓 12g，法半夏、炙甘草各 10g，枳实 10g，陈皮、竹茹各 6g。

大便溏泄者，加山药、炒薏苡仁、白扁豆，以健脾止泻；头身困重者，加苍术、防风、藿香，以祛湿醒神；若肌肉活动不利、肢体麻木或痛者，加丹参、鸡血藤、赤芍，以活血通络。

6. 脾虚肝郁证

证候：眼睑下垂，肢软乏力，气短懒言，情志抑郁，善太息，口干、口苦，咀嚼吞咽乏力，纳呆，便溏，舌淡红，苔薄白，脉细弦。

治法：疏肝健脾。

方药：逍遥散加减。

当归、白芍 15g，柴胡、茯苓、白术、苍术、黄精、川楝子各 10g，薄荷（后下）、炙甘草各 6g。

口苦严重者，加牡丹皮、栀子、龙胆草，以清泻肝火；纳呆便溏者，加紫苏叶、山药、莲子，以健脾止泻；胸闷心悸者，加酸枣仁、丹参、合欢藤，以养血安神。

7. 气血亏虚证

证候：病程较长，神疲乏力，面色不华，头晕心悸，气短，形寒，四肢软弱无力，渐致缓纵不收，肌肉枯萎，瘦削，舌瘦苔薄白，脉细弱或芤。

治法：补益气血。

方药：八珍汤加减。

炙黄芪 30g，党参、白术、熟地黄、当归、白芍各 15g，茯苓、川芎各 10g，炙甘草 6g。

病情严重者，加肉桂、灵芝、山药、黄精，以补益脾肾；畏寒严重者，加附子、肉桂，以温肾阳；气短心悸者，加阿胶（烊化）、龙眼肉，以滋养心血。

8. 气虚血瘀证

证候：四肢软弱无力，手指麻木不仁，筋脉抽掣，甚者萎枯不用，舌紫唇青，或舌见瘀斑，四肢脉络青涩，脉涩滞。

治法：益气健脾，活血通络。

方药：补阳还五汤加减。

炙黄芪 30g，党参、白术各 15g，茯苓、桃仁、红花、生地黄、当归、赤芍、川芎、炙甘草各 10g。

肢体麻木者，加鸡血藤、白芥子、桑枝，以活血通络；肾虚而见腰膝酸软者，加淫羊藿、熟地、菟丝子，以滋补肾精；心悸失眠者，加丹参、麦冬，以养心安神。

9. 肾不纳气证

证候：发病年龄较大，素体虚弱，多有外因诱发，病多有痰湿阻滞，发病急，吞咽困难，呼吸无力，喘憋严重，进行性加重，虚汗淋漓，重时大小便失禁，口张手撒，舌淡苔白，脉弱。

治法：补肾纳气。

方药：都气丸加减。

熟地黄、当归各 15g，山茱萸、茯苓、泽泻、牡丹皮、葶苈子、胡桃肉各 10g，五味子 6g。

咳嗽痰多者，可加紫菀、竹沥、款冬花，以止嗽化痰；汗多者，加炙黄芪、煅龙骨、麻黄根，以益气止汗；出现脱证者，重用人参、山茱萸，另加煅龙骨、煅牡蛎，以益气固脱。

10. 风扰络阻证

证候：常见于重症肌无力全身型，症见眼睑下垂，或四肢肌弱无力，咀嚼吞咽困难，头晕，头痛，指甲色淡，舌淡黯，苔薄，脉细弱或弦细。

治法：养血柔肝，疏风通络。

方药：四物汤加减。

当归、熟地黄、生黄芪各 15g，天麻、川芎、白芍各 12g，菊花 10g，全蝎、白芥子、地龙各 6g，炙马钱子 0.3g（冲服）。

乏力纳差者，加党参、枳壳、炒麦芽，以益气开胃；腰膝酸软者，加熟地、淫羊藿、杜仲，以补肾强腰；心悸失眠者，加酸枣仁、首乌藤、合欢藤，以养血安神。

11. 肝肾阴虚，肝风痰浊阻络证

证候：眼睑下垂，肌肉无力萎废，下肢酸软乏力，咀嚼吞咽困难，头晕、头痛，舌质红舌苔薄，脉弦细。

治法：滋补肝肾，镇肝息风。

方药：复肌宁 1 号方。

牡蛎（先下）、珍珠母（先下）各 20g，黄芪、党参、麦冬、伸筋草、钩藤、焦白术、杜仲炭各 15g，胆星、菖蒲、僵蚕、牛膝、佛手、姜半夏、陈皮、焦三仙各 10g，桃仁 6g。

气血两虚者，合八珍汤（党参、白术、茯苓、当归、川芎、白芍、生地、甘草），以补气养血；肝血亏虚者，加当归、熟地、阿胶、首乌、枸杞子、女贞子，以滋阴养血；肝肾阴虚者，加重牛膝、牡蛎、珍珠母的用量，并酌加枸杞子、女贞子、鳖甲、龟甲，以滋阴潜阳；兼有脾肾阳虚者，加巴戟天、肉苁蓉、骨碎补、菟丝子等。

12. 风邪外袭，肺脾两虚证

证候：眼睑下垂，劳累或午后加重，四肢无力，语言低怯，吞咽困难，易疲劳，纳差，怕风，鼻塞流涕，咳嗽痰少色白，甚或低热，二便正常，舌淡、苔薄白，脉浮重按无力。

治法：疏风解表，益气扶正。

方药：人参败毒散加减。

生黄芪 20g，党参、茯苓、神曲各 15g，苏叶、陈皮、前胡、防风、杏仁、桔梗各 10g。

头晕头痛者，加川芎、荆芥，以理气活血；脾虚泄泻者，加葛根、白术、藿香，以健脾止泻；四肢时有麻木疼痛者，加桑枝、忍冬藤、海风藤，以通络止痛。

（五）治疗经验

1. 免疫抑制剂的使用　对于Ⅰ型或ⅡA型较轻的重症肌无力，配合使用雷公藤多苷，以减少西药的毒副反应；吡啶斯的明120mg口服、每日3次，同时加雷公藤多苷60mg口服、每日3次，泼尼松每次60mg口服、隔日1次，疗程2个月。对于ⅡB型和Ⅲ型等中重度重症肌无力，可采用大剂量丙种球蛋白、大剂量甲泼尼龙冲击治疗；丙种球蛋白400mg/(kg·d)，静脉滴注，连续治疗5天，再用甲泼尼龙，剂量为500～1000mg/d，静脉滴注，共3～5天，然后减为泼尼松50～60mg/d口服。对于难治性重症肌无力患者，可以采取小剂量他克莫司治疗，使用剂量为0.1mg/(kg·d)，口服，每日2次，有时可有显著的临床疗效，而且不良反应少。

2. 单味中药的使用　重用黄芪，可单味煎服或加入中药复方中。重症肌无力患者表现为纳食减少、四肢乏力、眼睑下垂等症状不甚严重时，用炙黄芪到60g，加重时重用炙黄芪达120g；患者气虚极重，呼吸、吞咽困难等重症肌无力危象出现时，可重用炙黄芪达200g，用时可佐陈皮以防壅滞。对于Ⅰ型或ⅡA型较轻的重症肌无力的患者，有面色萎黄、四肢肌肉麻木、脉细涩等血虚表现时，可用中药鸡血藤500g以文火水煎2次，第1次煎50分钟，第2次煎30分钟，2次共滤出约2000～2500ml药液，代茶频服。

3. 温针灸　各型重症肌无力均可采用温针灸辅助治疗。取穴：主穴取肾俞、大肠俞、委中、命门、环跳；配穴：眼肌型加合谷，全身型配肩髃、手三里。操作：针刺肾俞、大肠俞、命门、委中，以局部有酸胀感或麻胀重滞感为宜；环跳用0.35mm×75mm的毫针直刺55～70mm，局部有强烈酸麻重胀等感觉并向下肢放射传导为佳。各穴得气后，施平补平泻法1分钟左右，再将2～3cm长的艾段套在针柄上，点燃后施温针灸，待艾绒烧成灰烬后（约20分钟）除掉灰烬拔针。每日温针灸1次，10次为1个疗程，休息3～5天后进行第2个疗程，连续治疗2～3个疗程。

4. 电解质辅助治疗　在基础应用嗅吡斯的明和激素的同时，给予口服10%氯化钾溶液制剂，用量为每次10ml，每日3次。给重症肌无力患者补钾时，其细胞外液的钾离子浓度将升高并抑制钙离子细胞内流，造成细胞外液中钙离子浓度升高，从而使骨骼肌的收缩幅度变大，有助于重症肌无力患者的恢复。如果长期应用胆碱酯酶抑制剂，也可配合使用极化液，成人每次10%葡萄糖注射液1000ml＋10%氯化钾溶液30ml＋胰岛素12～16U静脉滴注，每日1次，可连用14天。

5. 中药汤剂的应用　无论重症肌无力属于何种类型，或疾病处于何种阶段，只要表现为怕冷、大便溏软、乏力等阳虚表现，皆可用麻黄附子细辛汤治疗。一般10岁以下儿童麻黄用量为5～10g，10岁以上者可用10～15g，伴有心脏病心动过速或心律不齐者，适当减量；制附子从10g开始，逐步增加，最大量可用至60g，10岁以下儿童可用10～30g，每剂用量10～30g时煎30～45分钟，30～60g时先煎1小时；细辛10岁以下儿童10～15g，10岁以上者15～30g。必须强调的是，麻黄用至10g时需先煎，并去掉上沫；制附子大剂量时久煎之，即可去除其不良反应；细辛用作煎剂且与大剂量其他药物合用时，即使大剂量使用，也不易产生毒副作用。

（六）典型病例

赵某，男，17岁，因眼睑下垂，四肢无力2年，加重并伴呼吸困难1周，于2010年10月10日入院。既往体健，入院前2年，因疲劳过度出现双眼睑下垂，四肢无力，活动后加重，下午明显，晨起减轻，伴有复视，当地医院诊断为"重症肌无力"，予抗胆碱酯酶药（具体用药不详）对症治疗，症状明显好转，但是仍伴有轻度肌无力，不影响日常生活。入院前 1 周，患者因感冒病情加重，且出现呼吸、吞咽困难，伴大量白色稀痰，就诊于我院门诊，查新斯的明试验（＋）、疲劳试验（＋）、血、尿、脑脊液检查正常，胸片正常，诊断为"重症肌无力危象"，为进一步诊疗而收住入院。入院后查体：T 36.5℃，P 75 次/分钟，BP 130/80mmHg，神志清，精神差，心音有力，律齐，HR 75 次/分钟，未闻及病理杂音。腹软，无压痛反跳痛，肝脾肋下未及，双肾叩击痛（一），移动性浊音（一）双下肢不肿，两肺呼吸音低，眼肌疲劳试验（＋），上、下肢肌疲劳试验（＋），持续时间短于 1 分钟，软腭不能上提。

中医证候：眼睑下垂，晨起较轻，下午加重，眼球转动不灵活，复视，头昏眩，四肢无力，大便溏软，咀嚼吞咽无力。感染后加重，出现呼吸困难，四肢肌肉无力以上肢为重，舌淡苔白腻，脉弱。

西医：重症肌无力危象。

中医：痿证（脾肾阳虚，脾虚为主）。

治疗过程：患者呼吸困难，病情危重，紧急予气管插管、心电监护、禁食；急查动脉血气，完善肝功能、肾功能、红细胞沉降率等检查。药物治疗：予甲泼尼松 1000mg/d 静脉推注，冲击治疗 3 天；654-2 注射剂 5mg，肌内注射，每日 1 次；注射甲硫酸新斯的明 3mg，肌内注射，每日 3 次；能量合剂 2 支溶于 5％葡萄糖注射液 500ml 中，静脉滴注，每日 1 次；中医辨证为脾肾阳虚，脾虚为主，予四君子汤合右归丸加减，益气温阳。方药：炙黄芪 60g，党参 30g，当归 30g，肉桂 30g，山茱萸、枸杞子、鹿角胶、菟丝子、杜仲、制附子（先煎）、白术各 15g，干姜 12g，熟地黄、山药各 10g，炙甘草 6g，胃管注入，每日 2 次。入院治疗 1 天后，患者呼吸稍改善，动脉血气分析示：pH 7.35，$PaCO_2$ 55mmHg，PaO_2 39mmHg，提示 I 型呼吸衰竭，继续予吸氧治疗；复查血常规、尿常规、肌电图、完善胸腺、CT、血清抗体测定。入院治疗 3 天后，血常规示中性粒细胞稍高，肝肾功能、血沉、尿常规、胸片示基本正常。激素冲击治疗减量至 500mg/d。入院治疗 5 天后，患者全身无力症状较前稍好转，停激素冲击治疗，改为早晨顿服 1mg/（kg·d）。检查回报：血清抗乙酰胆碱受体抗体（＋），肌电图（?），胸腺 CT 示胸腺增大。入院治疗 7 天后，患者病情急转，发热，体温最高 39℃，呼吸困难加重，张口抬肩，动脉血氧饱和度持续下降。紧急行经环甲膜气管切开呼吸机辅助呼吸，参数：VT 420ml，f 15 次/分钟，PS 14cmH_2O，PEEP 4cmH_2O，FiO_2 50％～60％。气管切开插管常规管理。予头孢米诺钠 2.0g＋0.9％氯化钠注射液 100ml 静脉滴注、每日 2 次抗感染，加黄芪注射液 20ml、每日 2 次，查痰培养。入院治疗 8 天后，复查动脉血气、血常规、尿常规、胸 CT、肝功能、肾功能，以便于指导用药。血气回报：pH 7.38，$PaCO_2$ 60mmHg，PaO_2 88mmHg。入院治疗 11 天后，体温正常，血常规、肝功能、肾功能基本正常；胸 CT 示右下肺片状阴影；尿常规 WBC（＋＋）。诊断为肺炎，泌尿系感染。予头孢米诺钠联合罗红霉素分散片 150mg，口服，每日 2 次，抗感染治疗；加兰索拉唑 10mg，口服，每晚 2 次，预防应激性溃疡。其他药物适当减停：黄芪注射液 20ml 静脉滴注，每日 1 次；溴吡斯的明片 20g，口服，每日 3 次；泼尼松 1mg/（kg·d），晨顿服。入院治疗 12 天后，患者呼吸困难症状明显好转，血气分析基本正常，开始练习脱机。入院治疗 13 天后，患者脱机后呼吸尚可，拔管。继续治疗观察 3 天，病情无反复，血常规基本正常，血氧饱和度90％（不予吸氧条件下）。入院治疗 16 天后，患者病情已基本稳定，停吸氧、抗生素等，予出院。出院后继续服用溴吡斯的明片 20g 口服，每日 3 次；泼尼松 1mg/(kg·d)，晨顿服；中药补中益气汤合右归丸加减，7 剂，200ml 口服，每日 2 次。建议患者尽早施胸腺切除术。

（七）专家分析

1. **重症肌无力的发病与乙酰胆碱受体减少有关** 多数重症肌无力是一种针对神经肌肉接头处乙酰胆碱受体的自身免疫性疾病，其发病与终板突触后膜上乙酰胆碱受体（AchR）的减少和相关抗体有关。与 MG 发病相关的抗体主要有乙酰胆碱受体抗体、抗横纹肌抗体及肌肉特异性酪氨酸激酶抗体、突触前膜抗体、抗乙酰胆碱酯酶抗体。但抗体的滴度与临床症状之间并不呈比例关系，而且还有少部分患者的血清中查不到相应的抗体，这提示重症肌无力的发病机制并不是单一的。造成 AchR 减少的原因还有很多，如细胞因子、趋化因子、辅助 T 细胞、相关抗体及蛋白及相关遗传因素均可致 AchR 减少。例如，趋化因子表达异常促使 T 细胞向 Th1 细胞分化，然后 T 辅助细胞分泌干扰素（IFN）、白介素（IL）及肿瘤坏死因子（TNF），调节 AchRAb 的产生，进而对 AchR 造成损伤。CD_4^+、$CD25^+$、Tregs 细胞异常导致机体免疫耐受平衡被破坏，也可引起 AchR 的损伤。另外，与自身免疫功能密切相关的 HLA Ⅱ类抗原的某些单体型也与重症肌无力存在相关性，提示遗传异质性对发病起作用，同时 MG 患者的亲属发病显著高于普通人群也说明了这一点。

重症肌无力危象是重症肌无力患者死亡的主要原因之一，大多发生于重症肌无力起病 2 年之内。病程长者可以反复出现危象。感染、劳累过度、精神刺激、外伤、激素误用、月经来潮等均可诱发重症肌无力危象，其中感染是重症肌无力危象最常见的诱发因素。

中医学认为，本病的主症为睁眼困难，四肢、咀嚼、吞咽和言语无力等，多归属"痿证"，病位主要在脾肾，其次为肝。脾虚则运化失常，气血生化乏源，四肢肌肉失于濡养，故肢软、乏力；肾为元气之根，肾精虚，引起脏腑功能衰退，进而出现筋骨痿软、步履艰难；肝主筋，筋膜靠肝血的濡养，肝的疏泄和藏血功能失常则筋力减弱，甚至不能屈伸。同时肝开窍于目，肝窍失养，出现复视、斜视。

总之，肝主筋，脾主肌肉，肾为先天之本，而本病的根本原因为脾、肾、肝三脏亏虚，瘀血、痰浊内生。故该病以虚为主，常夹湿热、瘀血、痰浊等实邪，是本虚标实之证。

2. **重症肌无力及危象的诊断需依靠多项理化检查综合判断**

（1）血清抗体检查：①AChR 抗体：约 30%～50% 的单纯眼肌型 MG 患者可检测到 AChR 抗体，约 80%～90% 的全身型 MG 患者可检测到 AChR 抗体。抗体检测阴性者是否能排除 MG 的诊断，需进一步完善其他检查。②抗骨骼肌特异性受体酪氨酸激酶抗体（抗-MuSK 抗体）：部分 AChR 抗体阴性的全身型 MG 患者可检测到抗-MuSK 抗体。如果重症肌无力患者血清肌肉特异性激酶（MuSK）抗体阳性，则其症状可能更为严重，达到缓解的目标可能更难。③抗横纹肌抗体：包括抗 titin 抗体、抗 RyR 抗体等，伴有胸腺瘤或病情较重且对治疗不敏感的 MG 患者中，此类抗体阳性率较高。

（2）药理实验：新斯的明试验参照 MG 临床绝对评分标准。当相对评分＜25% 为阴性，25%～60% 为可疑阳性，＞60% 为阳性。

（3）电生理检查：可进行单纤维肌电图（SFEMG）检查，一块肌肉记录 20 个"颤抖",其中有 2 个大于 55 微秒则为异常,出现阻滞也判断为异常。SFEMG 并非常规的检测手段,因其敏感性较高,主要用于其他检查指标未见异常的眼肌型 MG 或临床怀疑 MG 的患者。

典型病例赵某,疲劳过度后出现双眼睑下垂,四肢无力 2 年,两肺呼吸音低,眼肌疲劳试验(+),上、下肢肌疲劳试验(+),持续时间短于 1 分钟,软腭不能上提。血清抗乙酰胆碱受体抗体(+),新斯的明试验(+),胸腺 CT 示胸腺增大,可诊断为重症肌无力 ⅡA 轻度全身型。患者发热,最高体温 39℃,呼吸困难加重,张口抬肩,动脉血氧饱和度持续下降,呼吸肌受累,诊断为重症肌无力危象。

3. 重症肌无力及危象的治疗

(1) MG 一线用药为胆碱酯酶抑制剂:胆碱酯酶抑制剂的作用机制主要是抑制胆碱酯酶的活性,使乙酰胆碱降解速度减慢,神经肌肉接头的乙酰胆碱的数量增加,进而增加了乙酰胆碱与乙酰胆碱受体结合的机会并延长了结合时间,使肌无力症状改善。因为本药直接解决了重症肌无力发病的根本环节,所以是治疗重症肌无力的传统和第一线药物,用于除胆碱能危象以外的所有重症肌无力患者。

具体用法:①对于单纯眼肌型重症肌无力患者或全身型症状轻微非进展性 MG 患者,可以长期应用,同时也可作为免疫疗法的辅助治疗。②全身型重症肌无力患者,需要联合用药治疗。③对于首次确诊为重症肌无力的患者,首选溴吡斯的明。④重症肌无力患者长期维持治疗,建议选择口服溴吡斯的明。⑤重症肌无力危象或肌无力症状严重者,建议皮下注射或肌内注射甲基硫酸新斯的明。⑥为了预防溴吡斯的明引起的腹痛,应从小剂量开始,即溴吡斯的明(每片 60mg)起始剂量为 1/4 或 1/6 片,适应性增加,腹痛消失后逐渐加至治疗量。值得注意的是,胆碱酯酶抑制剂过量可导致胆碱能危象,应用时注意预防,需与重症肌无力危象相鉴别。

病例中患者呼吸困难,病情危急,入院前未应用胆碱酯酶抑制剂,除外胆碱能危象,选择注射甲基硫酸新斯的明 3mg,肌内注射,每日 3 次,尽快缓解症状。

(2) MG 的激素疗法可作为辅助用药和急救用药:糖皮质激素可适用于各型患者,主要为:①单纯眼肌型重症肌无力患者;②AChE 抑制剂疗效不佳无法做胸腺切除的全身型 MG 患者;③病情严重不适合做胸腺切除的患者。

建议使用糖皮质激素治疗时配合胆碱酯酶抑制剂联合应用。单纯眼肌型重症肌无力患者早期使用糖皮质激素,可预防眼肌型重症肌无力向全身型重症肌无力的转化。全身型重症肌无力患者,小剂量、中剂量泼尼松长期维持服用即可。重症肌无力危象患者增加胆碱酯酶抑制剂的剂量仍不见满意疗效时,应甲泼尼龙大剂量冲击治疗。经甲泼尼龙冲击后疗效仍不佳者,可选用大剂量丙种球蛋白冲击。再无效者,则行气管插管或气管切开,气管插管或气管切开后,为改善呼吸肌无力症状,仍可考虑使用甲泼尼龙冲击治疗。

典型病例中,患者重症肌无力危象,予甲泼尼松 1000mg/d 冲击治疗 3 天,后逐渐减量,小剂量长期维持治疗。

(3) 一旦感染需及时应用抗生素:MG 患者久病体弱且长期服用免疫抑制剂,机体免疫力低下,极易感染。合理使用抗生素可以治疗或预防感染,避免危象的发生,但必须与新斯的明类药物同用。一旦 MG 患者发生感染,抗生素的使用应做到:早期、足量、针对致病菌用药。重症患者或基础疾病较多者,应选择广谱高效抗生素或联合用药。对重症肌无力患者如需用抗生素时，按不同适用菌种，可用者为青霉素、氯霉素、红霉素、螺旋霉素及麦迪霉素。如上述抗生素无效，可用氨基苷类抗生素、新霉素、卡那霉素、庆大霉素、巴龙霉素、四环素类。

典型病例患者呼吸肌无力，排痰困难，且使用免疫抑制剂，常易合并肺部感染，应查胸片，加用抗生素以便于预防或及时治疗肺感染。为了预防肺感染，这里选用广谱抗生素三代头孢类，头孢米诺钠 2.0g＋0.9％氯化钠注射液 100ml 静脉滴注，每日 2 次，以及可针对呼吸系统和泌尿系感染的罗红霉素 150mg，口服，每日 2 次。

（4）中医治疗以补脾肾为主：根据 MG 脾肾亏虚的病机特点，当以健脾益肾为治疗大法。常选用补中益气汤、金匮肾气汤等；若偏于脾胃亏虚，宜用补中益气汤；若偏于肝肾不足，宜用金匮肾气汤；正气亏虚，免疫力低下者，可以大剂量使用黄芪，用 100～120g，最大可用至 500g。

典型病例中患者危象出现时，使用黄芪注射液 20ml，静脉滴注，每日 2 次。

4. 重症肌无力的预后　10％～20％眼肌型 MG 可以自愈，20％～30％发展为全身型 MG，约 66％的 MG 在发病 1 年内病情严重程度达到高峰，约 20％的 MG 在发病 1 年内出现 MC。全身型 MG 一般经历 3 个阶段：活跃期持续约 7 年，非活跃期持续约 10 年，终末期可伴肌肉萎缩。MG 的死亡率高达 30％，目前由于治疗措施的干预已降至 5％以下。

5. 重症肌无力的预防　本病的预防需注意平时细节。患者应避免感染、疲劳、紧张等危险因素，注意个人卫生、环境卫生，进入公共场所注意自我保护，戴口罩，减少活动，避免疲劳，控制个人情绪，不大喜大悲，饮食易清淡，忌辛辣、油腻、海鲜等，以防病情加重和危象的发生。

参 考 文 献

1. 庄剑彬. 重症肌无力危象中西医治疗的系统回顾性分析 [D]. 广州：广州中医药大学，2011.

2. 董婷，李静，杨文明，等. 补中益气汤治疗重症肌无力临床研究 [J]. 中国中医急症，2011，20 (2)：212-213，236.

3. 谭兰，刘敏，王雁，等. 重症肌无力病人危象 82 例临床分析 [J]. 中华神经科杂志，2002，35 (2)：32-34.

4. 李安民，朱利伟，李伟. 重症肌无力危象患者气管插管或气管切开的管理 [J]. 中国实用神经疾病杂志，2010，13 (20)：79-81.

5. 吴涛，涂来慧，张仁琴. 伴胸腺瘤的重症肌无力患者治疗和预后 [J]. 中华神经科杂志，2001，34 (2)：20-23.

6. 谢琰臣，许贤豪，张华，等. 以大剂量糖皮质激素冲击为主综合治疗重症肌无力的临床观察 [J]. 中华神经科杂志，2006，39 (8)：511-515.

7. 中华医学会神经病学分会神经免疫学组，中国免疫学会神经免疫学分会. 中国重症肌无力诊断和治疗专家共识 [J]. 中国神经免疫学和神经病学杂志，2011，18 (5)：368-372.

8. 潘以丰. 补脾益肾法治疗重症肌无力的疗效评价 [D]. 广州：广州中医药大学，2008.

9. 牛广华. 黄芪复方治疗重症肌无力的临床与实验研究 [D]. 沈阳：辽宁中医药大学，2009.

10. 朱卫士，张静生. 浅析重症肌无力与痿证的异同 [J]. 辽宁中医药大学学报，2009，11 (7)：

21-22.

11. 姜超，刘萍，梁燕．重症肌无力中西医结合治疗思路探讨［J］．中国中医急症，2012，21（3）：365-366，382.

12. 杨明山，卜碧涛．重症肌无力的治疗进展［J］．神经损伤与功能重建，2007，2（2）：69-74.

13. 陈英石．重症肌无力的诊断及治疗［J］．内科，2011，6（3）：261-263.

14. 蒋建明，管阳太．重症肌无力的研究历程与现状［J］．中国神经科学杂志，2002，18（1）：473-476

15. 杨丁友．大剂量鸡血藤治疗重症肌无力［J］．中医杂志，2003，44（9）：647.

16. 吴跃刚．大剂量免疫球蛋白联合大剂量甲基强的松龙治疗重症肌无力临床观察［J］．实用医学杂志，2008，24（9）：1618-1619.

17. 李作孝，谭华，熊先骥，等．雷公藤多甙辅助治疗重症肌无力临床疗效及对血清 IL-6 的影响［J］．中国中西医结合杂志，2002，22（3）：175-177.

18. 钟小劲，何锦照，陈娟婷，等．氯化钾对治疗重症肌无力疗效的影响［J］．医学综述，2013，19（12）：2279-2280.

19. 许凤全，李红霞，黄涛，等．温针灸配合药物治疗重症肌无力 128 例临床观察［J］．中国针灸，2006，26（5）：339-341.

20. 徐亮．小剂量他克莫司在难治性重症肌无力中的应用［J］．中国实用神经疾病杂志，2014，17（7）：27-29.

21. 况时祥．运用麻黄附子细辛汤治疗重症肌无力之探讨［J］．上海中医药杂志，2008，42（1）：37-38.

22. 刘少云．尚尔寿教授诊治重症肌无力经验撷拾［J］．中医药学刊，2001，19（4）：306.

23. 黄春华，赵丽群，胡连根．饶旺福治疗重症肌无力［J］．江西中医药，2007，38（5）：5-6.

24. 王中琳．王新陆教授从肝脾肾论治重症肌无力经验［J］．中国中医药现代远程教育，2010，8（15）：4-5.

三十二、垂体前叶功能减退危象

垂体前叶功能减退危象（hypopituitary crisis，HC）又称垂体危象，是在垂体前叶功能减退症的基础上，由感染、创伤、过度劳累、寒冷、不适当停药等应激因素诱发垂体及其靶腺功能急性下降，进而出现意识模糊、昏迷或休克等危重表现的内科急症。本病表现为脱水、电解质紊乱、低血糖、低血压等。垂体危象根据主要临床表现的不同，可分为高热型、低血糖型、循环衰竭型、低温型、水中毒型及混合型，以混合型多见。垂体前叶功能减退症属中医学"虚劳"范畴，由多种原因致脏腑阴阳、气血严重亏损，久虚不复，如不能及时治疗，则发展为神昏阳脱。

（一）诊断要点

1. 多有垂体瘤、颅脑放疗、产后大出血等病史。

2. 多有昏迷表现，昏迷类型有：①低血糖昏迷：精神症状明显，此型比较多见；②高热昏迷：体温＞40℃，此型多见于产后垂体功能减退者；③低体温昏迷：体温＜30℃，重者＜25℃，多见于老年人，寒冷为主要诱因，主要表现为表情淡漠，后逐渐发展到昏迷；④其他型昏迷：循环衰竭型昏迷、水中毒型昏迷、镇静麻醉剂所致昏迷。

3. 实验室检查

（1）内分泌功能测定：垂体激素和各种靶激素都减少，必要时可做相应的下丘脑激素释放激素激发实验（表21）。

表21 垂体功能低下激素测定

垂 体 激 素	靶 腺 激 素	激 发 试 验
ACTH	血皮质醇（晨8时）	ACTH 兴奋试验
		美替拉酮试验
TSH	TT_3、TT_4、FT_3、FT_4	TSH、TRH 兴奋试验
LH、FSH	血睾酮（男），雌二醇（女）	LHRH 兴奋试验
GH	IGF-1	GH 激发试验
		胰岛素低血糖实验
ADH	24 小时尿量比重	禁饮试验
		高渗盐水实验

注：ACTH，促肾上腺皮质激素；TSH，促甲状腺激素；LH，黄体生成素；FSH，促卵泡激素；GH，生长激素；ADH，抗利尿激素；IGF-1，胰岛素样生长因子-1；LHRH，促性腺激素释放激素；TRH，促甲状腺激素释放激素。

（2）化验检查：胰岛素过敏状态，空腹血糖低，昏迷时血糖可低至 2mmol/L，糖耐量呈低水平线；电解质呈现低钠、低氯。若钠、氯正常，可行水负荷实验。

4. 影像学检查

X 线：垂体肿瘤可见蝶鞍扩大、变形及骨结构破坏；腺垂体缺血性坏死，蝶鞍形态可正常。

CT：垂体出血者，急性期 CT 冠状面薄分层上出血病灶处显示高密度，且造影后增强。

MRI：亚急性期以 MRI 敏感，T_1 高信号。MRI 对于鞍区结构异常的阳性检出率最高。根据病因不同，可以表现为下丘脑及垂体的占位病变、弥漫性病变、囊性变或空泡蝶鞍。

对于有垂体前叶功能减退病史的患者，如同时存在感染、创伤、呕吐、腹泻、脱水、饥饿及寒冷等诱因，继而出现激素分泌不足的相关危重症状者，即可诊断垂体危象。而对于既往病史不清，在应激情况下出现以下急症症状，如严重的循环衰竭、低血糖、淡漠、昏迷、难以纠正的低钠血症、高热及呼吸衰竭，亦应当考虑垂体危象。

（二）鉴别诊断

1. 症状性癫痫　症状性癫痫出现四肢间歇性不自主抽搐，伴神志不清、胡言乱语，易与垂体危象混淆，需行 MRI、脑电图检查以助鉴别。

2. 感染性休克　感染性休克常以严重感染为诱因，合并毒血症或败血症，接着出现微循环障碍，甚至弥散性血管内凝血。与本病均有昏迷、循环衰竭、低血压等表现，有时临床上难以区分。因二者均为内科危急重症，故可以进行诊断性治疗，待病情平稳后再行病因诊断。

3. 低血糖　是单纯性血糖低于 2.8mmol/L，并出现相应低血糖表现，如四肢发冷、面色苍白、出冷汗、头晕、心慌、恶心，进而昏迷。不同于本病的垂体激素分泌减少所产生的一系列系统症状，鉴别时需要重视除低血糖外的其他症状，并配合激素水平的化验。

（三）治疗方案

1. 补充肾上腺皮质激素　第 1 天氢化可的松 200～300mg，静脉滴注；病情好转第 2、3 天减量为 100～200mg；病情稳定后，第 3～8 天可予氢化可的松 20mg，口服，每日 2 次，可持续 2～3 周。

2. 补液、抗感染治疗　10% 葡萄糖注射液 500～1000ml，同时注意纠正循环衰竭、电解质紊乱和酸碱平衡失调。有感染败血症者，在补充血容量和应用糖皮质激素的同时应用抗生素积极抗感染。

3. 纠正低血糖　立即静脉注射 50% 葡萄糖注射液 40～80ml，继以 10% 葡萄糖注射液持续静脉滴注。第 1 个 24 小时葡萄糖的摄入量不应低于 150～200g。

4. 纠正低血钠　静脉滴注 5% 葡萄糖生理盐水，纠正低血钠时补液速度不宜过快。开始 2～3 小时内 1～2mmol/h，以后减量至 0.5mmol/h。

5. 纠正水中毒　首先限制水分摄入。若能口服，立即给予可的松 50～100mg 或泼尼松 10～20mg；或静脉注射氢化可的松 25mg，继以 100mg 溶于 10% 葡萄糖注射液中静脉滴注。

6. 纠正低体温　给予保暖并逐渐提高体温，注意避免灼伤。同时给予左旋甲状腺素

（L-T₄）50μg/d，逐渐加量至 100～200μg/d，口服或鼻饲；或三碘甲状腺原氨酸 T₃ 20～
30μg，口服或鼻饲，每 6 小时 1 次。重度低温昏迷者，可静脉滴注三碘甲状腺原氨酸 T₃
25μg/6h，或甲状腺素 T₄ 300～400μg。注意：①应用甲状腺素时应做心电监护，防止冠
心病患者心肌缺血、心绞痛发作；②用甲状腺素应在静脉注射氢化可的松 100mg 后使用，
以免使肾上腺皮质功能严重不足或衰竭。

7. 纠正性激素缺乏　对有生育需求的女性患者，可先用雌激素促进子宫生长，然后
周期性使用雌激素和黄体酮 3～4 个月诱导月经，并试用 HMG（人绝经期尿促性腺激素）
和 HCG（绒毛膜促性腺激素）治疗。HMG 75～150U/d，连续使用 2 周，可刺激卵泡生
长，然后肌内注射 HCG 2000U 诱导排卵。

8. 其他疗法　垂体瘤可采用放射治疗或手术治疗，下丘脑部位肿瘤以手术治疗为宜。

（四）中医辨证治疗

1. 气血虚衰证

证候：神志不清，气怯畏寒肢冷，自汗，心悸多梦，头晕目眩，面色淡白或面色萎
黄，唇甲色淡无华，舌质淡嫩，脉细无力。

治法：补益气血。

方药：十全大补汤加减。

人参、炙黄芪、生地黄各 15g，当归、白芍、茯苓、白术各 12g，肉桂、川芎、炙甘
草各 6g。

恶寒严重者，加用制附子（先煎）、干姜，以温阳散寒；昏迷者，可加麝香、石菖蒲，
以开窍醒神；大便溏泄者，可去当归，加干姜、莲子肉，以温脾止泻。

2. 脾肾阳衰证

证候：神志不清，昏不知人，皮肤粗糙，形寒怯冷，乏力肢肿，纳差，面色㿠白或萎
黄，性征萎缩，闭经，性欲减退，便溏溲清，舌淡体胖苔白，脉细弱。

治法：健脾温肾。

方药：金匮肾气丸合右归饮（参附汤）加减。

熟地黄 25g，杜仲、当归各 15g，山药、山茱萸各 12g，制附子（先煎）10g，肉桂、
泽泻、茯苓、牡丹皮、枸杞子、鹿角胶（烊化）、紫河车、菟丝子各 10g。

女性闭经者，加用水蛭、鸡内金，以化瘀通经；便溏甚者，加用吴茱萸、肉豆蔻，以
温肾止泻；纳差呕呃者，加半夏、生姜、苏叶，以和胃止呕。

3. 肝肾阴亏证

证候：神志不清，颧红盗汗，咽干口燥，腰膝酸软，五心烦热，男子遗精，女子月经
量少，甚或闭经，舌红少苔，脉细数。

治法：补肝益肾。

方药：左归丸加减。

龟甲胶（烊化）、鹿角胶（烊化）各 15g，枸杞子、怀牛膝、山药、山茱萸、熟地黄、
菟丝子各 12g。

五心烦热者，加用知母、黄柏、地骨皮，以滋阴清热；盗汗严重者，加用煅龙骨、煅
牡蛎、五味子，以收敛止汗；女子血亏经闭者，可加乌贼骨、茜草、阿胶（烊化），以补
虚通经。

4. 寒热夹杂，中气不足证

证候：呕吐呃逆，精神萎靡，神志模糊，时而烦躁，表情淡漠，语音低微，面色㿠白，四肢欠温，小便失禁，舌淡胖苔微黄，脉沉细。

治法：散寒理气，补虚清热，佐以降逆止呕。

方药：橘皮竹茹汤化裁。

橘皮、竹茹各 20g，白参（另包单熬）、炙甘草、大枣、麦冬、枇杷叶、清半夏、生姜各 10g。

肾阳虚而畏寒严重者，加制附子（先煎）、肉桂，以温补肾阳；纳差乏力者，加党参、炒麦芽，以益气开胃；烦躁盗汗者，加煅龙骨、浮小麦、白薇，以敛汗除烦。

（五）治疗经验

1. 甲状腺素的使用原则　需补充甲状腺素的患者，一般在补充糖皮质激素 2～3 天后才可补充，但低体温者补充糖皮质激素的同时，为了加强代谢、升高体温，可同时补充少量甲状腺素。切记不可补充大量甲状腺素或单独补充甲状腺素。另一方面，如无感染等严重应激存在，且患者体温过低时，可适当减少糖皮质激素用量，因为此类患者糖皮质激素用量过大可加重甲状腺素的缺乏，从而加重昏迷。

2. 葡萄糖的使用原则　纠正低血糖昏迷，情况紧急者，50％葡萄糖注射液 60ml＋氢化可的松 100mg 静脉注射，饮食恢复后，停静脉注射。不可间歇大剂量葡萄糖输注，那样可刺激胰岛素大量分泌，而垂体危象合并低血糖患者对胰岛素高度敏感，结果反而出现发作反应性低血糖而加重病情。

3. 低血钠的治疗　在治疗垂体危象过程中，严重低钠血症需静脉补含钠液体。低血钠的纠正应缓慢进行，一般应在 3 天以上，每天提高血钠不超过 10mmol/L，因为低钠血症的快速纠正可能会诱发脑桥中央髓鞘溶解症的发生。

4. 针灸镇静　对于有狂躁表现的垂体危象患者，镇静剂、安眠药不可贸然应用，因垂体危象者可使此类药物的药物毒性加倍。此时，可以应用针灸镇静：针刺太冲透涌泉、太溪、大陵，平补平泻，中等程度刺激，留针 10 分钟左右；针刺神门，用 2 寸毫针，刺神门得气后，出针至皮下，把针放平，针尖向上透刺阴郄、通里、灵道，平补平泻，中等程度刺激，留针 30 分钟。

5. 低体温患者的辅助治疗　对于低温型的危象患者，在基础治疗的同时可采用艾灸配合中药的方法帮助其体温回升。选穴：气海、关元、中脘、足三里、涌泉、百会，隔盐灸，艾灸 30 分钟，每日 2 次。中药汤剂：生甘草 30g，人参 15g，制附子 10g（先煎），水煎服，每日 1 剂，早晚各 1 次。

（六）典型病例

赵某，男，68 岁，主因突发昏迷、血压降低 1 天，于 2009 年 7 月 19 日入院。既往高血压 10 年，慢性支气管炎 10 年，冠心病 5 年，垂体功能减退症 4 年，甲状腺功能减退症 3 年，腔隙性脑梗死病史 3 年，垂体瘤放疗术后 1 年。否认肝炎、结核等传染病史，否认食物、药物过敏史，否认输血史。入院前 1 天，患者无明显诱因出现昏迷，伴面色苍白、全身大汗，无发热、头痛、头晕，无胸闷、胸痛，无恶心、呕吐，无四肢抽搐。曾就诊于我院内分泌科，测血压 76/52mmHg，查头 X 线片示蝶鞍增大，并检测内分泌腺激素水平（具体不详），诊断为：①垂体危象？②休克；③垂体生长激素瘤；④肢端肥大症。

为进一步系统诊疗而收入我科。入院后查体：T 36.5 ℃，R 24 次/分钟，P 112 次/分钟，BP 60/40mmHg。昏迷状态，口唇发绀，颈软。双肺呼吸音清，双肺未闻及干湿性啰音。HR 112 次/分钟，律不齐，心尖部可闻及 3/6 级收缩期杂音。腹软，无压痛，肝脾肋下未触及，移动性浊音阴性，肠鸣音 3 次/分钟。四肢厥冷，双下肢无水肿。生理反射存在，病理反射未引出。

中医证候：神志不清，大汗，面色萎黄，皮肤粗糙，形寒怯冷，乏力肢肿，纳差，便溏，舌淡胖苔白，脉细弱。

西医诊断：①垂体危象；②垂体前叶功能减退症；③高血压；④慢性支气管炎；⑤冠心病；⑥陈旧性脑梗死。

中医诊断：虚劳（脾肾阳虚证）。

治疗过程：立即予以平卧、吸氧、0.9％氯化钠注射液补液，反复应用多巴胺、多巴酚丁胺、去甲肾上腺素等药物持续泵入升压治疗，血压无明显升高。因患者垂体瘤放疗术后、甲状腺功能减退，请内分泌科会诊，考虑垂体前叶功能减退症可能，予氢化可的松 100mg 静脉滴注，每 6 小时 1 次，血压升至 130/75mmHg。急查动脉血气分析、指末血糖 9.3mmol/L。心电图示窦性心动过速，存在不正常 T 波。查血常规、尿常规、便常规、生化、内分泌腺功能测定、胸片、腹部超声、头颅 CT。入院治疗 1 天后，血压稳定，但仍未清醒。实验室检查：血常规：WBC $5.6×10^9$/L，N 73％，L 19％，Hb 110g/L，PLT $161×10^9$/L，HCT 0.36。尿常规、便常规未见异常。生化：GLU 6.83mmol/L，TC 6.12mmol/L，TG 1.67mmol/L，LDL-C 4.21mmol/L，HDL-C 1.15mmol/L，CRP 0.39mg/dl，Cr 65.6μmol/L，BUN 7.93mmol/L，CK 113.1U/L，CK-MB 15.0U/L，CTnI 0.03μg/L，Na^+ 125mmol/L，Cl^- 89mmol/L，K^+ 4.3mmol/L。动脉血气分析：pH 7.458，PaO_2 91.1mmHg，$PaCO_2$ 30.1mmHg，SaO_2 97.5％，HCO_3 20.8mmol/L，BE 1.8mmol/L。内分泌腺功能测定：PRL 0.336μg/L（3.6～16.3）；LH 1.27mIU/ml（1.7～8.6），FSH 2.87mIU/ml（1.5～12.4），T 0.020ng/ml（1.92～7.40）；GH＜0.05μg/L（0.06～5）；TSH 0.040μU/ml（0.35～5.5），TT_4 60.18nmol/L（55.34～160.88），TT_3 0.723nmol/L（1.01～2.95）；8：00 促肾上腺皮质激素（ACTH）4.2pmol/L（＜10.12），8：00 F 77.6nmol/L（198.7～797.5）；0：00 ACTH＜2.2pmol/L（＜10.12），0：00 F 35.7nmol/L（0～165.7）。头颅 CT：脑内多发腔隙性脑梗死；老年性脑改变。腹部超声：脂肪肝，肝多发囊肿，双肾囊肿，前列腺增生伴钙化。血尿便常规、胸片未见明显异常。中医辨证为脾肾阳虚证，给予金匮肾气丸 4g 口服，每日 2 次，温补肾阳，逐渐停用升压药物，并给予抑酸补液、维持电解质平衡等治疗，患者神志清楚，血压正常。此后氢化可的松逐渐减量，逐渐过渡为泼尼松片口服治疗，并缓慢减量，最终替代剂量为泼尼松片 7.5mg/d（5mg/am、2.5mg/pm）治疗，并继续口服左甲状腺素钠 37.5μg/d，病情逐渐稳定，出院。

（七）专家分析

1. **垂体危象发生的基础是垂体前叶功能减退**　垂体由腺垂体和神经垂体组成。腺垂体位于前叶，主要分泌 7 种激素（促肾上腺皮质激素、促甲状腺激素、泌乳素、生长激素、促卵泡激素、黄体生成素、β-促脂素等），主要管辖 3 个靶腺及相应靶组织（肾上腺皮质、甲状腺、性腺）。神经垂体位于后叶，主要分泌抗利尿激素和催产素。

垂体危象多表现为肾上腺皮质衰竭，或肾上腺皮质与甲状腺均衰竭，单有甲状腺衰竭者较少。一般认为，腺垂体毁坏达 75％～90％以上时，有不同程度的腺垂体功能减退表现。残剩的腺垂体组织不足 3％时，各种腺垂体激素分泌均减少，呈现衰竭状态，一般先出现生长激素、促性腺激素分泌不足，继而出现促甲状腺激素不足，最后为促肾上腺皮质激素分泌不足。有时肾上腺皮质功能不足症状可早于甲状腺功能减退出现。

一般情况下，垂体危象发生的基础是垂体前叶功能减退。垂体前叶功能减退时，促肾上腺皮质激素、促甲状腺激素、促性腺激素、生长激素等分泌减少，导致相应的靶器官萎缩和功能减退，尤其是肾上腺皮质及甲状腺。肾上腺皮质激素与甲状腺素等严重缺乏，使机体应激能力和抵抗力明显降低，出现各种代谢紊乱及神经系统功能障碍，如果此时再发生感染、创伤、寒冷、劳累、不适当的停用激素等应激状态，极易诱发垂体危象。

垂体功能减退的原因很多，常见有以下几种：①垂体缺血性坏死及萎缩，比较典型的是席汉综合征。②垂体、丘脑附近肿瘤压迫或浸润，直接导致垂体功能障碍。③自身免疫性疾病，常见的是自身免疫性垂体炎。④蝶鞍区放疗、手术、垂体肿瘤及卒中。垂体瘤切除可能损伤正常垂体组织，术后放疗更加重垂体损伤。垂体瘤内突然出血、瘤体突然增大，压迫正常垂体组织和邻近视神经束，可呈现垂体危象。鞍旁肿瘤引起者则除有垂体功能减退外，还伴占位性病变的体征。⑤感染、垂体脓肿、真菌感染、结核及梅毒都可以直接破坏垂体。⑥其他：少数患者无明显病因，目前认为与淋巴细胞性垂体炎有关。

其中产后大出血或严重感染是引起垂体前叶功能减退进而产生垂体危象的最主要病因。女性垂体危象病因以席汉综合征多见，其次为空蝶鞍，男性则以垂体瘤、颅咽管瘤为主。

中医学认为，本病属于"虚劳"范畴，病位以脾、肾为主，常涉及肝。病机为阴阳气血俱不足，主要为脾肾阳虚及肝肾精血亏损，亦有夹痰夹瘀者。机体脏腑气血阴阳薄弱，卫外不固，外邪入侵，或治疗不当，寒凉伤阳，辛燥伤阴，或手术外伤，或误治失治，或饥饿、寒冷，元气耗竭，或阴损及阳，或阳损及阴，以至阴阳不相维系，终至清窍失养，阴阳离决，神无所倚，厥脱昏迷，呈现危象。

2. 垂体危象的诊断

(1) 垂体危象的具体表现：患者一般多有垂体功能减退病史，在机体处于感染、创伤、寒冷等应激状态发生后数小时至数天不等，出现垂体危象，可以是单纯肾上腺皮质激素缺乏或甲状腺素缺乏，也可二者同时出现。垂体危象主要表现为精神神经系统、循环系统及消化系统等多系统症状。

1) 昏迷：垂体前叶功能减退出现昏迷者占 24％～36.5％。本病的昏迷常有以下几种机制：①使用中枢神经系统抑制药性昏迷：本病患者对这些药物的敏感度明显增加，使用一般剂量的镇静剂和麻醉药即可使患者陷入长时期的昏睡乃至昏迷。②低温性昏迷：冬季寒冷等可诱发低体温性昏迷，起病常缓慢，逐渐进入昏迷，体温常仅为 30℃左右。③水中毒性昏迷：本病原有排水障碍时，进水过多可引起水中毒，主要表现为水潴留、低血钠及血细胞比容降低。④低血糖性昏迷：生长激素降低使机体对胰岛素敏感性增高，糖皮质激素降低使肝糖原贮存减少，甲状腺素可使肠葡萄糖重吸收明显减少，综合以上各种因素，使机体处于低血糖状态。在严重感染、创伤等应激状态下可引起低血糖性昏迷，表现为无力、出汗、视物不清或复视。⑤感染诱发昏迷：本症由于多种内分泌激素减少，使机体抵抗力低下，对病原体的易感性增加，感染后易形成感染中毒性脑病，常伴有感染性休克的发生。⑥低血钠性昏迷：主要是肾上腺皮质激素减少，使肾小管的保钠功能减退，从而机体长期处于低钠状态。在呕吐、腹泻、严重感染、大手术等诱因下可引起低钠血症性昏迷，常伴发周围循环衰竭。⑦垂体切除术后昏迷：垂体原发性或转移性肿瘤、严重糖尿病视网膜病变等，行垂体切除术后易发生急性垂体功能减退危象，主要与手术损伤及内分泌紊乱有关，术前已有垂体功能减退者更易发生。

2）循环系统症状：肾上腺皮质激素和甲状腺素缺乏，可使水钠大量丢失，出现严重低钠血症，血容量降低，表现为脉搏细数，皮肤干冷，心率加快，血压降低，甚至休克。

3）精神神经系统症状：可出现精神萎靡、嗜睡、神志不清或烦躁不安、谵妄，甚至昏迷，有些患者可因表现为精神错乱而被误诊为精神疾病。

4）呼吸系统症状：合并甲状腺素缺乏者，可因黏液性水肿阻塞气道出现呼吸困难，严重时可出现限制性通气障碍，导致低氧血症，进而导致呼吸衰竭。

5）消化系统症状：肾上腺皮质激素缺乏时，胃酸分泌减少，导致胃肠道吸收不良，进而可出现电解质失衡。主要表现为腹胀、腹泻、恶心、呕吐，甚至不能进食，甲状腺素缺乏可加重上述症状。

（2）辅助检查主要表现为各相关激素的分泌减少

1）垂体激素及靶腺激素检查：血促肾上腺皮质激素、血皮质醇、24 小时尿游离皮质醇、促甲状腺激素、T_3、T_4、游离 T_3、游离 T_4、生长激素、促卵泡激素、黄体生成素、雌二醇、睾酮均降低。基础状态的生长激素（GH）不能反映 GH 缺乏的真实情况，应做 GH 兴奋试验，避免做低血糖兴奋试验以免发生危险。同时合并肾上腺和甲状腺功能减退者，建议在充分替代治疗后再评价 GH 水平。

2）血常规及血液生化测定：伴有严重感染的患者，白细胞总数和中性粒细胞数明显升高。而合并甲状腺功能减退的患者，可出现贫血，表现为红细胞或三系均减低。血液生化检查中，低钠血症最为常见，血钠通常低于 120mmol/L，同时可出现高钾血症，但如果是进食减少或腹泻的患者，可出现低钾血症。另外，患者空腹血糖降低，二氧化碳结合力降低。

3）影像学检查：首选磁共振成像（MRI）薄层扫描。无条件或不能做 MRI 检查者，可以选择鞍区 CT 扫描。与 MRI 相比，其阳性检出率不高，但是对于有鞍底骨质破坏及垂体卒中急性期的检出价值比 MRI 高。X 线平扫及断层现在已经被 CT 及 MRI 取代。

腺垂体功能减退症合并垂体危象的临床表现复杂多样，误诊率高，极易误诊为贫血、低血糖等。例如，有的以产后无乳、闭经就诊，有的以贫血就诊，有的以纳差、恶心、呕吐、腹泻就诊，有的以水肿就诊，有的以胸闷、气短就诊，有的以心动过缓就诊，有的以头晕、乏力就诊，有的甚至以强直阵挛性癫痫就诊，相当一部分患者是内分泌科医师在其他科室会诊时才发现本病并明确诊断的。所以，对原因不明的畏寒、易感染、颜面水肿等患者，应详细询问病史，特别是要向其家属询问，患者是否有产后大出血、无乳、闭经、性功能减退等病史，应尽早检查性腺、甲状腺功能、垂体前叶各种激素及靶激素的分泌情况，及早诊断，早予激素替代治疗，避免病情加重及危象的发生。总之，临床腺垂体功能减退以及垂体危象的诊断是有一定难度的，需要临床医师对本病理解较深才能作出正确诊断。

典型病例中，老年男性患者既往垂体功能减退症 4 年，甲状腺功能减退症 3 年，垂体瘤放疗术后 1 年。昏迷状态，心率加快，心脏可闻及病理性杂音，并有循环衰竭的表现。垂体激素和靶激素都减少，垂体危象抢救后有效，可明确诊断为垂体危象。

3. 垂体危象的治疗以糖皮质激素为主

(1) 具体激素替代原则：首先补充肾上腺皮质激素，氢化可的松为首选，泼尼松或泼尼松龙次之。在发热、感染等应激情况下，可加大剂量至原来的 2～3 倍，一旦病情稳定即应减至最低维持量长期替代。低体温应用甲状腺素以少量开始，再逐步加量，但应在用肾上腺皮质激素治疗 3～5 天之后使用，以免诱发危象。生长激素在青春期治疗应从小剂量开始，据其生长速度、骨龄和自感症状逐渐调整剂量。对有生育需要者，补充性激素治疗，男性给予十一酸睾酮肌内注射，女性给予己烯雌酚、甲羟孕酮以达到人工周期性月经。

(2) 个体化治疗：垂体危象的治疗应该有针对性。以甲状腺功能减退为主，表现为低体温者，可予小剂量甲状腺素和糖皮质激素治疗，并用热水浴或电热毯等保温；以肾上腺皮质激素、生长激素缺乏为主，表现为低血糖及低血压休克者，应补充糖皮质激素，如氢化可的松 200～300mg/d 或地塞米松 2～5mg/d，静脉滴注或肌内注射。

(3) 及时补液补糖：补液量应根据病情调整，一般不低于体重的 6％。由于低血糖较为多见，故第 1 个 1000ml 液体应含葡萄糖 50g 以上。水中毒型患者应尽量控制补液量。

典型病例中的患者，最初以休克治疗，效果不佳。结合病历及内分泌科会诊意见，考虑垂体危象，立即中西医结合抢救危象治疗，好转。患者甲状腺功能减退症 3 年，按激素应用原则进行治疗，随后甲状腺替代治疗。由于血钠达 125mmol/L，不予补钠治疗。

4. 垂体危象的预后良好，重在预防　垂体危象在急救时一般只补充肾上腺皮质激素和甲状腺素。多数患者经 1 周左右救治，病情可以逐步稳定，预后良好。病情平稳后已经发生腺垂体功能减退症的患者，必须坚持激素替代治疗，同时应避免受寒、饥饿、外伤、感染等刺激。如遇到感染等应激情况及时调整激素剂量，及早就诊，避免垂体危象的发生。对某些原因引起的腺垂体功能减退症加强预防措施可免于发病，如提高孕妇保健水平可减少产后发生席汉综合征引起的腺垂体功能减退症，提高脑外科手术及放射科放疗水平有助于减少这些因素引起的腺垂体功能减退症，进而可减少垂体危象的发生。

5. 两种常见的诱发垂体危象的疾病介绍

(1) 席汉综合征：席汉综合征是最常见的一种引起垂体功能减退并能发生垂体危象的疾病。

妊娠后期，腺垂体呈生理性增生、肥大，重量可由 0.5g 增至 1.0g，血运极为丰富，而且血液供应主要是垂体门静脉系统供给，而不像其他组织那样直接由动脉系统供血，这就决定了垂体的血供极易受到血压下降的影响。如果产妇胎盘娩出过程中因失血引起休克、昏迷、血栓形成等，则容易发生腺垂体的缺血性坏死和萎缩，在临床上造成腺垂体功能减退。虽然腺垂体的坏死是迅速发生的，但腺垂体功能减退的有些症状可在多年后才出现和加重。性腺功能减退比甲状腺、肾上腺皮质功能减退早出现，后两种腺体功能减退表现可以在多年后才出现，而垂体危象的发生可在更后的时间。

(2) 垂体卒中：垂体卒中是垂体危象的病因之一，在临床上也并非少见，但并非所有的垂体卒中均可导致垂体危象。

垂体卒中多指垂体瘤的梗死、坏死或出血。垂体腺瘤可以自发出现垂体卒中，也可以由某些诱因诱发卒中，诱因包括轻度外伤、血压变化（情绪激动）、脑脊液压力变化（腰穿、咳嗽等）、应用抗凝药、垂体功能试验及垂体腺瘤的放射治疗等。

垂体卒中的主要病理变化为瘤内水肿、出血、坏死，严重者可引起急性蝶鞍扩大，出现垂体前叶功能减退、脑膜刺激症状和鞍周结构受压症状（如视野缺损）。有些患者可以没有任何临床症状，称为沉寂性垂体卒中。

垂体卒中的主要危险为垂体肿瘤出血压迫下丘脑及其他生命中枢，同时垂体卒中也可影响垂体前叶各种激素的分泌，进而引起垂体危象的各种临床表现，但相对来说，垂体卒中引起的颅内压升高和瘤体压迫重要组织引起的症状更为急迫。

垂体卒中的具体临床表现：起病急骤，出现脑膜刺激征、视力障碍及血性脑脊液，然后可迅速出现意识障碍及昏迷。大多数患者最先出现的症状为剧烈头痛，多伴有恶心、呕吐。头痛的产生可能与脑膜刺激、蝶鞍侧壁脑膜受牵拉有关。部分患者可以有发热，可能为血液或坏死组织进入蛛网膜下腔引起的吸收热和肿瘤压迫体温调节中枢有关。此外，各类症状的产生主要与血肿压迫有关：①血肿压迫下丘脑，可使体温调节、血压、呼吸、心律出现异常；②约一半以上的患者出现视觉异常和视神经受累，表现为视力下降和视野缺损，重者全盲，这与垂体瘤压迫视神经有关；③压迫中脑和脑干，患者出现意识障碍，表现为嗜睡、昏睡或昏迷；④极少数患者可有嗅神经被压迫，出现嗅觉丧失。

一旦确诊垂体卒中，必须立即给予大量糖皮质激素，其余各项处理同垂体危象，直到病情稳定后才考虑减量。大剂量糖皮质激素还有助于改善视力，同时需应用止血剂以防继续出血。有电解质紊乱者，应给予相应治疗。有颅内压增高者，应给予甘露醇降颅压。重症患者还应给予抗生素预防感染。仅有轻度头痛而无消化系统、神经系统症状的患者，可以仅给予内科治疗，但也不可掉以轻心，应密切关注病情的变化。

参 考 文 献

1. 李蓓. 垂体危象的诊治 [J]. 医学综述, 1996, 2 (5)：245-246.

2. 程中荣. 垂体前叶危象八例误诊分析 [J]. 临床误诊误治, 2000, 13 (3)：228.

3. 吕以培. 垂体前叶功能减退危象 4 例误诊体会 [J]. 医师进修杂志, 2003, 26 (9)：59-60.

4. 朱玉琴. 垂体前叶功能减退危象 1 例报告 [J]. 实用乡村医生杂志, 1997, 4 (4)：20.

5. 顾维正. 垂体前叶功能减退危象 [J]. 医师进修杂志, 1995, 18 (2)：2-3.

6. 孟新科, 潘景业. 危重症实战攻略 [M]. 北京：人民卫生出版社, 2010.

7. 陆再英, 钟南山. 内科学 [M]. 第 7 版. 北京：人民卫生出版社, 2008.

8. 姜兴权, 陈星海. 常见内分泌危象昏迷的鉴别诊断 [J]. 中国社区医师, 2002 (2)：16-17.

9. 杨志寅. 内科危重病 [M]. 第 2 版. 北京：人民卫生出版社, 2006：593-595.

10. 蒋健, 于金德. 现代急诊内科学 [M]. 第 2 版. 北京：科学出版社, 2005：839-842.

11. 方福生, 裴育. 垂体前叶功能减退症垂体危象典型病例讨论 [J]. 中国社区医师, 2012 (28)：6.

12. 郑海龙, 陈小盼, 宋钦华, 等. 腺垂体功能减退症及其危象的回顾性分析 [J]. 现代预防医学, 2012, 39 (15)：3979-3980.

13. Cho GY, Jeong IK, Kim SH, et al. Effect of growth hormone on cardiac contractility in patients with adult onset growth hormone deficiency [J]. Cardiol, 2007, 100 (6)：1035-1039.

14. 伊端六. 内分泌代谢病临床新技术 [M]. 北京：人民军医出版社，2002：572.

15. 吴荷梅. 腺垂体功能减退症危象临床分析 [J]. 中外医疗，2012，31 (15)：43，45.

16. 曹永胜，樊友武，朱林. 经单鼻孔显微镜下切除垂体腺瘤 26 例手术分析 [J]. 安徽医药，2006，10 (5)：358-359.

17. 张青立. 腺垂体功能减退症及其危象 62 例临床分析 [J]. 现代医药卫生，2013，15 (8)：2283.

18. 顾锋. 垂体危象及垂体卒中 [J]. 国外医学（内分泌学分册），2005，25 (6)：433-435.

19. 欧阳常林. 腺垂体功能减退症并垂体危象的临床诊治分析 [J]. 中国当代医药，2010，17 (21)：131-143.

20. 徐书涛，张启谊，李春北. 垂体危象 24 例临床分析 [J]. 中国当代医药，2005，26 (11)：1274-1275.

21. 王健. 垂体危象 14 例临床分析 [J]. 福建医药杂志，2006，28 (6)：65-66.

22. 吴韬，杜俊文. 腺垂体功能减退症及其危象的回顾性分析 [J]. 河北医药，2011，33 (3)：404-405.

23. 王智达，赵清. 垂体危象的临床诊断与治疗 [J]. 临床论著，2008，22 (10)：66.

24. 戴莲仪. 中西医结合抢救垂体前叶功能减退危象 3 例 [C] //2005 年全国内科危重病医学（重庆）学术交流会论文集. 2005：88-89.

25. 罗吉魁. 橘皮竹茹汤加味治疗垂体危象报告 [J]. 实用中医杂志，2009，25 (6)：410-411.

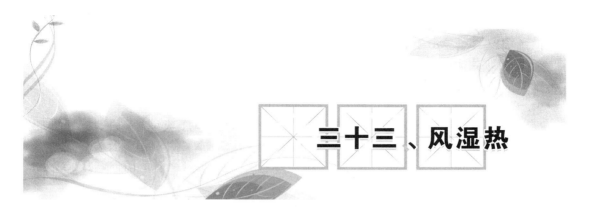

三十三、风湿热

风湿热（rheumatic fever，RF）是一种由咽喉部感染 A 组乙型溶血性链球菌后反复发作的急性或慢性全身结缔组织炎症，主要累及关节、心脏、皮肤和皮下组织，偶可累及血管、浆膜、中枢神经系统及肺、肾等器官。典型的临床表现以游走性关节炎和心脏炎为主，可伴有环形红斑、皮下结节、Sydenham 舞蹈病、发热、毒血症等，病情反复发作可导致心脏瓣膜永久性损害。根据风湿热的临床表现，以心脏炎为主者，属中医"怔忡"、"心悸"、"心痹"范畴，病因为体虚劳倦、情志不畅、感受外邪及药食不当，病机为热入营血，扰动心神；以关节炎症状为主者，属中医"热痹"范畴，病因为外感风、寒、湿、热、毒邪，劳逸不当和久病体虚，病机主要是机体正气虚弱，感受风寒湿邪及火热之邪后，郁久化热或阴津不足，导致邪火阻络。

（一）诊断要点

1. 典型的急性风湿热

（1）主要表现为心脏炎，可见病理性杂音、心脏增大、心包炎、充血性心力衰竭，多发性关节炎，环形红斑，皮下结节，舞蹈病。次要表现为既往风湿热病史，发热，关节痛（如关节炎已列为主要表现，则关节痛不能作为 1 项次要表现）。

（2）实验室检查：急性期白细胞增多，贫血，C-反应蛋白（CRP）增高，血沉（ESR）增快；心电图表现为 P-R 间期延长，Q-T 间期延长（如心脏炎已列为主要表现，则心电图不能作为 1 项次要表现）。

（3）有前驱的链球菌感染证据：近期患过猩红热，抗链球菌溶血素"O"（ASO）或风湿热抗链球菌抗体增高，咽培养溶血性链球菌阳性。

如有前驱的链球菌感染证据，并有 2 项主要表现，或 1 项主要表现加 2 项次要表现者，高度提示可能为急性风湿热。但对以下 3 种情况，又找不到其他病因者，可不必严格遵循上述诊断标准，即：以舞蹈病为唯一临床表现者；隐匿发病或缓慢发生的心脏炎；有风湿热史或现患风湿性心脏病，当再感染 A 组链球菌时，有风湿热复发高度危险者。

2. 不典型或轻症风湿热

（1）轻症的心脏炎的临床表现为无任何原因出现逐渐加重的心悸、气短，低热者需定期体温测量，临床上可仅有头晕、疲乏。

（2）有条件的医院可做特异性免疫指标检查，如抗心肌抗体、抗 A 组链球菌菌壁多糖抗体（ASP）和外周血淋巴细胞促凝血活性试验（PCA）阳性，高度提示风湿性心脏炎存在。

（3）心电图、彩色多普勒超声心动图及心肌核素检查可发现轻症及亚临床型心脏炎，有时对临床表现为单纯关节炎的病例也可检出阳性结果。

（4）排除其他可能的疾病。

（二）鉴别诊断

1. 急性风湿热关节炎或风湿痛的鉴别诊断

（1）类风湿关节炎：多见于中老年女性，呈慢性起病，关节炎呈对称性、持续性、慢性进行性和破坏性病变，伴有晨僵，类风湿因子效价升高，X线片显示骨及关节损害。

（2）强直性脊柱炎：有明显的骶髂关节炎和肌腱端炎，HLA-B27 阳性，有家族遗传发病倾向。

（3）系统性红斑狼疮：本病临床表现多有蝶形红斑、盘状狼疮皮疹，光过敏，抗 ds-DNA 和抗 SM 抗体阳性，抗核抗体效价升高等，可伴有肾及血液系统的损害。

（4）感染性关节炎：本病急性起病，单关节炎最多见，全身中毒症状重，高热，关节局部红肿热痛明显，关节液检查为化脓性改变，细菌学检查为阳性。

（5）结核感染过敏性关节炎（Poncet 病）：既往结核感染史，结核菌素皮试阳性，T 细胞酶联免疫斑点试验（TSPOT）阳性，非甾体类抗炎药疗效不佳，抗结核治疗有效。

（6）赖特综合征：多见于青年男性，急性起病，以关节炎和发热为突出表现。患者发病前可有肠道或泌尿系统感染病史，病程中出现尿道炎、结膜炎、关节炎三联征，关节炎为非对称性，以下肢、大关节为主，血沉（ESR）明显增快，C-反应蛋白（CRP）明显升高，HLA-B27 多为阳性。

2. 心脏炎的鉴别诊断

（1）亚急性细菌性心内膜炎：又称亚急性感染性心内膜炎，有心脏瓣膜病、心脏杂音、关节痛等表现，易与风湿热混淆。但此病患者尚有进行性贫血、脾肿大、瘀斑、栓塞、血细菌培养阳性等典型表现，可鉴别。

（2）病毒性心脏炎：约半数于发病前 1～3 周有病毒感染前驱症状，如恶心、呕吐等消化道症状，或发热、全身倦怠等"感冒"样症状，然后出现心悸、胸痛、呼吸困难等，病毒中和试验及抗体效价明显增高。

3. 舞蹈症的鉴别诊断

（1）抽动秽语征：发病年龄多在 2～15 岁，是复发性、不自主、快速、无目的、重复的动作，并影响到多组肌群，同时有多发性发音抽动如喊叫、干咳、轻声谩骂，能受意识控制，遏制抽动时间可从数分钟到数小时。本病在数周到数月内强度有明显变化，至少持续 1 年。

（2）习惯性痉挛：本病主要是因精神因素、不良习惯或模仿他人动作而形成，呈反复单一动作，痉挛仅涉及单组肌群，不向其他组肌群扩展，持续时间短暂，分散注意力时痉挛可消失。

（三）治疗方案

1. 一般治疗　注意保暖，避免受寒和潮湿。急性关节炎早期应卧床休息，至体温、血沉正常后恢复活动。有心脏炎者，应卧床休息，至体温正常、心动过速控制、心电图改善后，继续卧床休息 3～4 周，恢复活动。

2. 消除链球菌感染灶

（1）对初发链球菌感染者给予苄星青霉素：体重 27kg 以下者，60 万 U 肌内注射，每日 1 次；体重 27kg 以上者，120 万 U 肌内注射，每日 1 次，连用 2～4 周。

（2）对青霉素过敏或耐药者：①红霉素：0.25g，口服，每日 4 次，疗程 10 天；②罗红霉素：150mg，口服，每日 2 次，疗程 10 天；③阿奇霉素：第 1 天 500mg，口服，每日 2 次，第 2～5 天 250mg，口服，每日 1 次；④林可霉素、头孢类或喹诺酮类。

（3）对再发风湿热或风湿性心脏病的预防用药：①苄星青霉素：体重<27kg 者给予 60 万 U，体重≥27kg 者予 120 万 U，肌内注射，根据病情每 1～3 周 1 次，至链球菌感染不再复发后，改为每 4 周 1 次；②红霉素：0.5g，口服，每日 1 次；③磺胺嘧啶或磺胺噻唑：体重<27kg 者予 0.5g 口服、每日 1 次，体重≥27kg 者予 1g 口服、每日 1 次。

3. 抗风湿治疗

（1）糖皮质激素：对已发生心脏炎者，一般采用糖皮质激素治疗。泼尼松开始剂量成人 30～40mg/d 口服，每日 3～4 次，病情缓解后减量至 10～15mg/d 维持治疗，疗程最少 12 周。为防止停用激素后出现反跳现象，可于停用激素前 2 周或更早加用阿司匹林，待激素停用 2～3 周后才停用阿司匹林。病情严重者，如心包炎、心脏炎并急性心力衰竭者，给予氢化可的松 200mg/d 静脉滴注，或地塞米松 5～10mg/d 静脉滴注，待病情改善后改为口服激素治疗。早期大剂量激素治疗是抢救急性风湿性心脏炎伴严重心力衰竭的关键措施。

（2）非甾体类抗炎药：对于发热和单纯关节受累患者，首选非甾体类抗炎药。阿司匹林开始剂量为 1～2g，口服，每日 2～3 次，疗程为 6～8 周；布洛芬 0.6～0.8g，口服，每日 2～3 次，疗程为 6～8 周；双氯芬酸 5～10mg，口服，每日 2～3 次，最大剂量不超过 75mg/d，疗程为 6～8 周。

4. 亚临床心脏炎的治疗　对曾患心脏炎或现患风湿性心脏病的患者可根据心电图、超声心动图、实验室检查（如血沉、抗心肌抗体或 ASP、PCA 等），以及体征的变化而制订具体治疗方案：①若仅有轻微体征变化而上述各项检查正常者，应继续追踪观察，暂无需抗风湿治疗。②若实验室检查、超声心动图、心电图均有明显变化，但无明显症状，无法用其他原因解释，应进一步观察并给予 1 个疗程抗风湿治疗。③若实验室检查变化明显而无体征等变化，无法用其他原因解释，可给予阿司匹林抗风湿治疗 2 周，若 2 周后实验室检查各项指标转阴，则不需进一步处理，如果实验室检查仍不正常，可继续给予抗风湿治疗 2 周，2 周后再次复查，实验室检查仍不转阴，且出现可疑症状及体征或超声心动图、心电图改变者，需进行正规抗风湿治疗。对于既往无心脏炎病史，近期有过风湿热者，只需定期追踪及坚持长效青霉素预防，无需特殊处理。

5. 舞蹈症的治疗　对有舞蹈病的患者应尽量避免噪声和强光刺激，在上述治疗基础上加用镇静剂。丙戊酸 200～500mg，口服，每日 2～3 次，每日最大量为 1.8～2.4g/d；氟哌啶醇 1mg，口服，每日 2 次；利培酮起始剂量为 1mg 口服、每日 2 次，第 2 天增加到 2mg 口服、每日 2 次，如能耐受，第 3 天可增加到 3mg 口服、每日 2 次，此后可维持此剂量不变或视个人情况进一步调整剂量，推荐剂量调整以小剂量（1～2mg）进行，调整的间隔时间一般不少于 1 周，利培酮的最大有效剂量范围为每日 4～8mg。

6. 手术治疗　对于严重的慢性心脏瓣膜病变，血流动力学改变导致冠状动脉供血不足、反复血栓栓塞、晕厥、进行性肺动脉高压或心力衰竭的患者，可行瓣膜成形术，如经皮球囊二尖瓣成形术或人工瓣膜置换术，以恢复瓣膜的正常功能，可使危重患者的临床症状显著好转。

7. 其他

（1）针灸治疗：由于风湿热关节损害多表现为红、肿、热、痛，故只针不灸，手法以泻为主，取穴以循经为主或取阿是穴，忌关节腔深刺、强刺。主穴：曲池、腰阳关、阳陵泉、环跳。寒重者，配肾俞、关元；风重者，配血海、膈俞；湿重者，取阴陵泉、三阴交；化热者，取大椎、昆仑、风市。留针 15～30 分钟，留针期间每 5 分钟行针 1 次，用泻法。

（2）三棱针围刺放血法：用三棱针在病灶周围皮肤围刺，刺破出血，如出血不畅，针后配合火罐吸拔，以出血为度，每周 1 次，以愈为度。

（四）中医辨证治疗

1. 外感风热证

证候：发热，咽喉痛，乳蛾红肿，或有鼻塞，流黄涕，身疼骨痛，口干口苦，小便黄，大便秘结，舌边尖红，苔薄黄，脉浮数。

治法：疏散风热，通痹止痛。

方药：清瘟败毒饮加减。

生石膏、水牛角粉各 30g，生地黄 15g，黄连、桔梗、栀子、黄芩、知母、玄参、赤芍、连翘、牡丹皮、竹叶各 10g，生甘草 6g。

咳嗽有痰者，加前胡、杏仁，以化痰止咳；风热上壅、头目胀痛者，加桑叶、菊花，以清利头目；大便秘结者，加大黄、芒硝（冲服），以泻下通便。

2. 湿热痹阻证

证候：发热，身热不扬，低热不退，肢体关节疼痛，游走不定，疼痛剧烈，拒按，局部红肿灼热，颜面浮肿，咽干咽痛，口渴欲饮，烦闷不安，大便秘结或便时灼热疼痛，舌质红，舌苔黄厚腻，脉滑数。

治法：清利湿热，通痹止痛。

方药：三妙散合蠲痹汤加减。

苍术、秦艽各 15g，独活、羌活、桂枝、海风藤、桑枝、川芎、当归、黄柏、怀牛膝各 10g，乳香、木香、炙甘草各 6g。

便溏者，加木香、黄连，以化湿止泻；纳呆少食者，加焦三仙、炒薏苡仁，以开胃消食；关节肿胀严重者，加防己、萆薢、五加皮，以利水通络。

3. 寒热夹杂证

证候：冬天发病或因受凉起病，发热恶寒，关节肿痛不热，屈伸不利，但恶热喜冷，得冷则舒，或关节局部红肿热痛，但得温稍舒，神疲纳呆，脘腹胀闷，舌苔黄白相兼，脉弦或滑。

治法：疏风散寒，清热除湿。

方药：桂枝芍药知母汤合麻黄连翘赤小豆汤加减。

白术、连翘、生姜各 15g，桂枝、知母、炙麻黄、防风各 12g，白芍、杏仁、赤小豆、生梓白皮、制附子（先煎）各 10g，炙甘草 6g。

口干多饮者，加天花粉、石斛、葛根，以生津止渴；若口中黏腻、纳差者，加藿香、佩兰，以化湿醒脾；关节疼痛剧烈者，加赤芍、牡丹皮、元胡，以活血止痛。

4. 久病入心

（1）热伤心脉证

证候：心悸气短、胸痛憋闷，高热汗出，伴有关节红肿、痛不可近，舌赤、苔黄腻，脉滑数。

治法：益气养阴，清热化瘀。

方药：生脉散加味。

处方：党参、麦冬、金银花、丹参、大青叶、牡丹皮各15g，知母、郁金、栀子、黄连、连翘、柴胡各10g。

咳嗽、咯痰者，加杏仁、桑白皮、芦根，以化痰止咳；皮肤红斑者，加丹皮、紫草，以凉血退斑；低热不退者，加青蒿、白薇，以清热养阴。

（2）气血两虚证

证候：心悸、胸闷胸痛，伴关节酸痛，屈伸不利，肌肤麻木，头晕，疲劳乏力，面色苍白，纳呆便溏，舌淡红，苔薄白或少苔，脉微细或涩数结代。

治法：益气养心，补血通痹。

方药：复脉汤合独活寄生汤加减。

生地黄30g，麦冬18g，人参12g，独活、秦艽、桑寄生、防风、当归、川芎、赤芍、怀牛膝、杜仲、茯苓、生姜、大枣各10g，阿胶（烊化）10g，桂枝6g，白酒1盅，细辛、肉桂、炙甘草各3g。

心悸烦闷、精神抑郁者，加郁金、合欢皮、白梅花，以疏肝解郁；气虚夹瘀、舌有瘀点瘀斑者，加丹参、红花，以活血化瘀；心烦、自汗盗汗者，加浮小麦、煅龙骨，以安神止汗。

（3）气阴两虚证

证候：心烦心悸，易惊多梦，低热盗汗，关节疼痛或有微肿灼热，疲倦无力，两颧潮红，声低懒言，口干舌燥，大便秘结，小便短赤，舌红少苔，脉数无力或结代。

治法：养心益气，清热通痹。

方药：生脉散合秦艽鳖甲汤加减。

人参、麦冬、秦艽、鳖甲各15g，五味子、当归、柴胡、地骨皮、知母、乌梅各10g。

低热不退者，加青蒿、牡丹皮，以清虚热；心悸甚者，加酸枣仁、丹参，以养心安神；若气虚者，加生黄芪、白术，以健脾益气。

5. 久痹风动证

证候：痹证日久不愈，伤阴风动，四肢扭动，摇头转颈，不能自主，或伴有挤眉弄眼、弄嘴伸舌，关节疼痛，肢体惊挛跳动，筋惕肉跳，舌质淡红，苔少，脉弦。

治法：养血通痹，息风止痉。

方药：定振丸加减。

生地黄、熟地黄、当归、白芍、生黄芪各15g，川芎、防风、天麻、秦艽、荆芥、白术、威灵仙各10g，细辛、全蝎各3g。

肢体颤抖严重者，加石决明、生龙骨、生牡蛎，以镇肝潜阳；大便稀溏者，加干姜、肉豆蔻，以温中健脾；心烦失眠者，加远志、酸枣仁、丹参，以养心安神。

（五）治疗经验

1. 针刀配合加味四妙汤　急性风湿热型痛风性关节炎患者，关节局部肿胀、疼痛明显。应用小针刀切开术，逐层切开皮肤、浅深筋膜及关节囊，挤压出部分组织液和少量血液，可以有效释放关节腔压力，降低皮肤、浅筋膜、深筋膜的张力，有效减轻关节肿胀，缓解关节疼痛，重新建立局部血液循环，促进新陈代谢，加快炎症物质的吸收。配合四妙散以健脾燥湿、清热泻火、活血消肿。

2. 青霉素联合骨肽　对于风湿性关节炎患者，常规抗风湿治疗的同时加用骨肽。骨肽具有调节骨代谢，刺激成骨细胞增殖，促进新骨形成，以及调节钙磷代谢，增加钙沉积，防止骨质疏松的作用。青霉素 800 万 U 加入 0.9%氯化钠注射液 250ml 中，静脉滴注，每日 2 次，并于滴注青霉素后，加用骨肽注射液 100mg 加入 0.9%氯化钠注射液 200ml 中静脉滴注，每日 1 次。

3. 综合治疗，预防复发　①磺胺嘧啶 1.0g，口服，每日 1 次；②青霉素 V 250mg，口服，每日 2 次；③中药如金银花、黄连、黄芩、黄柏、蒲公英、板蓝根、穿心莲等，对溶血性链球菌感染均有良效，可选择应用。

4. 雷公藤多苷片联合泼尼松　雷公藤多苷与皮质激素合用可提高疗效，降低激素剂量，加快减量，提早停药。泼尼松片 15mg，口服，每日 1 次；雷公藤多苷片 20mg，口服，每日 3 次。

5. 重型风湿性心脏炎大剂量激素联合鲁南力康　风湿热严重心脏受累，有明显心脏扩大，心脏传导阻滞或心力衰竭者，给予氢化可的松 200～400mg 或地塞米松 10～30mg 静脉滴注，每日 1 次，症状控制后改口服；风湿性心肌炎患者容易出现洋地黄中毒，病情允许的情况下一般不选用洋地黄类药物，给予鲁南力康首次剂量 50μg/kg 静脉推注（10 分钟内静脉推注完毕），继以 0.25～1.0μg/(kg·min) 的速度维持，并辅以利尿、血管紧张素转换酶抑制剂、营养心肌药物等治疗。

（六）典型病例

姜某，女，28 岁，主因间断发热、多关节疼痛 1 个月，加重 6 天，于 2011 年 11 月 29 日入院。既往体健，无药物、食物过敏史，无手术史。患者于入院前 1 个月受凉感冒后出现发热，体温波动在 37.5～38.9℃，伴有咽痛、疲乏无力、间断性多关节疼痛等症状，未予重视，未给予特殊治疗；入院前 6 天病情加重，出现肘、膝、腕等关节不对称性、肿胀性疼痛，偶感心悸、胸闷，无咳嗽咳痰，无呕吐腹泻，无贫血，遂前来我院就诊，查血常规示：WBC 12.6×10⁹/L，N 80.1%；风湿四项：ASO 1017U，CRP 118.2mg/L，ESR 39mm/h，RA 64U/ml；抗核抗体阴性；心电图：P-R 间期 0.24 秒，Ⅱ度房室传导阻滞；超声心动图：左心室轻度扩大；X 线片：心影轻度增大。现为求进一步诊治收入院。入院查体：T 38.9℃，P 80 次/分钟，R 20 次/分钟，BP 115/70mmHg，神志清楚，急性病容，营养中等，强迫体位，全身皮肤巩膜无黄染，浅表淋巴结无肿大。球结膜无水肿，睑结膜无苍白，口唇无发绀，咽不红，扁桃体无肿大。颈软，气管居中，颈静脉无怒张。双肺呼吸音清，未闻及干湿啰音。心率 80 次/分钟，律齐，各瓣膜听诊区未及杂音。腹平软，无包块，无压痛、反跳痛及肌紧张，双肾区叩击痛（－），移动性浊音（－），双下肢无水肿，四肢肌力 5 级，双侧巴氏征阴性。

中医证候：发热，扁桃体红肿，肢体关节疼痛，口渴欲饮，心悸，疲乏无力，大便秘结，小便黄，舌边尖红，苔薄黄，脉浮滑数。

西医诊断：①风湿热；②风湿热关节炎；③风湿热心脏炎。

中医诊断：痹证（湿热痹阻证）。

治疗：入院后给予苄星青霉素 120 万 U/d 肌内注射，以消除链球菌感染；阿司匹林 1.2g 口服、每日 3 次，泼尼松 30mg 口服、每日 1 次，抗风湿治疗；中医辨证为风热痹阻证，给予中药清瘟败毒饮合蠲痹汤加减：生石膏 30g，栀子 20g，连翘、牡丹皮、水牛角粉、黄连各 15g，竹叶、知母、秦艽各 12g，赤芍、玄参各 10g，黄芩、羌活、独活、川芎、乳香、木香各 10g，桂枝、桔梗、炙甘草各 6g，7 剂，水煎服，日 1 剂。2 周后患者体温降至正常，体温波动在 36.8～37.3℃，心悸、胸闷症状消失，关节肿胀疼痛明显缓解，复查风湿四项：ASO 217U，CRP 22.32mg/L，ESR 17mm/h，RA 26U/ml；心电图：临界心电图；超声心动图正常。停用苄星青霉素，改为青霉素 V 钾片 25 万 U 口服、每日 2 次，将泼尼松减量为 10mg 口服、每日 1 次，维持治疗 12 周，激素停用 2 周后停用阿司匹林。

（七）专家分析

1. 风湿热的病因病机　风湿热的发病是在宿主遗传易感性的基础之上，感染 A 组乙型溶血性链球菌后诱发的免疫反应性疾病。急性风湿热的发病与白细胞相关抗原 Ⅱ 类中的 DR3（HLA-DR3）有明显相关性。A 组乙型溶血性链球菌细胞壁外层有 M、T 和 R 蛋白，其中 M 蛋白与人体组织（如心肌、心瓣膜、脑等）存在交叉抗原性，在 A 组乙型溶血性链球菌感染后，针对细胞壁抗原 M 蛋白产生的抗 M 蛋白抗体，也能与人体组织中相似 M 蛋白的成分结合，发生抗原抗体反应，激活补体，诱导组织损伤。另外，在很多风湿热患者心肌、骨骼肌、关节等组织或血清中可检出 A 组乙型溶血性链球菌抗原-抗体复合物和补体，提示风湿热的发生与免疫复合物沉积有关。近年来，有学者对病毒感染学说较为关注，认为风湿热可能与柯萨奇 B_3、B_4 病毒感染有关。病毒感染可能为链球菌感染创造条件，在风湿热发生过程中起诱因作用。

中医学认为，风湿热的发病多由感受外邪、劳逸药食不当、情志所伤及久病体虚所致。在早期外邪侵袭（以风湿热邪为主），患者表现为咽红肿痛；当风湿热之邪夹杂其他邪气痹阻经络时，患者多表现为肢体、关节活动不利，并伴有或红肿热痛，或畏寒恶风，或肢体困重，或疼痛游走不定等相关邪气侵袭机体的症状表现；当热入营血，扰动心神时，则表现为心悸、怔忡等心系症状。

2. 风湿热的诊断（表 22）

表 22　WHO 风湿热和风湿性心脏病的诊断标准

初发风湿热	2 项主要表现或 1 项主要及 2 项次要表现加前驱的 A 组链球菌感染证据
复发性风湿热不患有风湿性心脏病	2 项主要表现或 1 项主要及 2 项次要表现加前驱的 A 组链球菌感染证据
复发性风湿热患有风湿性心脏病	2 项次要表现加上前驱的 A 组链球菌感染证据
风湿性舞蹈病	其他主要表现或 A 组链球菌感染证据可不需要
隐匿发病的风湿性心脏炎	不需要
慢性风湿性心瓣膜病	不需要风湿热任何标准即可诊断风湿性心脏病

诊断中应注意的问题：

（1）对于初发风湿热患者，可能有多关节炎（或仅有多关节痛或单关节炎）及有数项（3个或3个以上）次要表现，联合有近期A组链球菌感染证据，可能会发展为风湿热，应慎重地视做"可能风湿热"，需予以密切追踪和定期检查其心脏情况，尤其是在高发地区和在易患年龄阶段的患者。

（2）对于复发性风湿热没有风湿性心脏病的患者，必须排除感染性心内膜炎；有些复发性风湿热患有风湿性心脏病的患者，可能不满足2项次要表现；慢性风湿性瓣膜病患者先天性心脏病应予排除。

（3）必须确定有无风湿性心脏炎的存在，这是防治策略和预后判断的重要依据，可结合临床表现、相关检查结果作出判断。

（4）风湿性关节炎是重要的诊断依据，在各种临床表现中最常见。环形红斑、皮下结节、舞蹈病具有重要意义，但必须排除其他病因所致。其他常见的但无特征性的临床表现如发热、盗汗、鼻衄等，不可忽视。

3. 风湿热的治疗

（1）抗生素的选择：引起风湿热的主要病因是A组乙型溶血性链球菌所致咽炎。3%的急性链球菌感染后咽喉疼痛未处理者可继发风湿热，多数患者及时应用足量抗生素后可降低风湿热发病率，因此消除链球菌感染灶是治疗风湿热的重要措施。预防和治疗链球菌感染和风湿热多使用以下药物：β内酰胺类抗生素如青霉素类、头孢类；大环内酯类如红霉素、克林霉素、阿奇霉素、克拉霉素对溶血性链球菌作用也较强。其中尤以青霉素作用最佳，治疗效果也最佳。口服青霉素主要有阿莫西林和青霉素V钾片，肌内注射青霉素主要应用苄星青霉素。应用青霉素时应注意，使用数天后症状可能全部消失，但仍应持续应用至少10天。

（2）糖皮质激素的应用：糖皮质激素具有抑制炎症反应，促使炎症渗出物吸收，减少血管通透性，抑制体内抗体生成，抗自身免疫反应的作用。心脏炎时宜早期使用肾上腺皮质激素，泼尼松1mg/kg口服，每日2～3次，最大剂量为60mg/d，2～4周后减量，总疗程8～12周。对病情严重者，可短期静脉应用地塞米松5～10mg静脉滴注、每日1次，或氢化可的松200mg静脉滴注、每日1次，待病情改善后改口服激素治疗。如急性风湿性心脏炎伴严重心力衰竭，应早期大剂量激素治疗，可给予琥珀酸氢化可的松200～600mg静脉滴注，必要时增加至1500mg，同时给予洋地黄类药物，采用短期小剂量维持疗法，并辅以利尿、血管紧张素转换酶抑制剂、营养心肌药等药物治疗。激素应用最后2周加阿司匹林，以避免停用激素后的反跳现象，避免激素不良反应。

（3）西医治疗基础上加用血必净注射液：血必净注射液的主要成分是红花、赤芍、川芎、丹参和当归，具有活血化瘀、疏通经络、溃散毒邪的作用，具有强效拮抗由单核/巨噬细胞产生的内源性炎性介质失控性释放的作用，能够减少转化生长因子-β_1和血管内皮因子等炎性介质，也能够调节过高或过低的免疫反应。因此，在常规西药治疗基础上加用血必净注射液，能有效减轻风湿热患者炎症反应及免疫反应所引发的症状及体征。

（4）凉膈散：凉膈散出自宋代《太平惠民和剂局方》，主治脏腑积热，烦渴多饮，面热头昏，唇焦咽燥，舌肿喉闭，目赤鼻衄，颌颊结硬，口舌生疮等上、中二焦郁热证。张秉成在《成方便读》中提出："若火之散漫者，或在里，或在表，皆可清之散之而愈。"现代药理研究发现，凉膈散可以通过减少模型动物信号转导与转录激活因子 3 和磷酸化 $STAT_3$ 蛋白表达而降低血浆内毒素的含量，减轻器官损伤程度。凉膈散中的连翘可分离出连翘酯苷、芦丁、连翘苷和异连翘酯苷等。连翘苷具有明显的抗炎作用，可以降低小鼠的超敏反应，增强小鼠单核-巨噬细胞的吞噬功能，增强动物机体的非特异性免疫功能；连翘还具有广谱抗菌功效，其浓缩煎剂对甲型链球菌、大肠杆菌、乙型链球菌、金黄色葡萄球菌、肺炎双球菌、白色葡萄球菌、鼠疫杆菌、史氏痢疾杆菌、志贺痢疾杆菌、伤寒杆菌、副伤寒杆菌等均有明显的抑制作用；除此之外，连翘具有显著的解热作用。因此，对于风湿热证属中上焦郁热者，可加用凉膈散口服。

4. 风湿热的并发症　在风湿热治疗过程或风湿性心脏病反复风湿热活动时，患者易患肺部感染、心瓣膜病、高血糖、高脂血症、高尿酸血症，重症可致心功能不全。高龄风湿性心脏病患者还会合并冠心病甚至急性心肌梗死。

当二尖瓣遭受风湿炎性渗出的影响后，早期可造成瓣膜相互粘连，之后瓣膜发生纤维化，开始变硬失去原有的弹性，直接影响二尖瓣的开启与闭合；在心室舒张期血液从左心房通过二尖瓣口进入左心室时，由于瓣膜不能完全开启，瓣孔口径变窄，形成二尖瓣狭窄；如果二尖瓣瓣膜增厚缩短或同时伴有乳头肌及腱索的缩短，在心室收缩期，二尖瓣不能完全闭合便导致部分血液从左心室逆流回左心房，形成二尖瓣关闭不全。二尖瓣狭窄和二尖瓣关闭不全可同时存在，都会造成血流动力学的改变。二尖瓣病变在一定时期内，心脏通过代偿功能尚能维持正常状态，如果心脏失去代偿能力，将会发生心力衰竭或心房颤动、栓塞等。风湿性心瓣膜病的内科治疗主要是改善心功能、加强心肌收缩力。心功能Ⅱ级者可考虑手术治疗，有二尖瓣分离术和人工瓣膜替换术两种术式。最适合手术的年龄是 20～40 岁，年龄过小容易有风湿活动的可能，术后会再度发生二尖瓣狭窄；年龄较大，可能并发冠状动脉硬化性心脏病，不宜接受心外科手术。风湿热并发肺部感染时应针对性应用抗生素控制感染，同时在治疗过程中激素及非甾体类抗炎药的剂量和疗程要适当。对于代谢异常的相关并发症注意早期发现，对症处理。

5. 风湿热的预后及预防　风湿热的预后主要取决于是否复发并发展为风湿性心脏病。急性风湿热的复发具有模拟特点，初发时有心脏炎，复发时多仍有心脏炎。初发时累及心脏，有过多次复发，发生慢性风湿性心瓣膜病，并且并发心力衰竭的患者预后均不佳。单纯多发性关节炎预后较好，多数可痊愈，但少数也可发生心瓣膜病。单纯舞蹈症患者预后良好，少数可发生心瓣膜病。

风湿热的预防可从 3 个方面入手：①预防链球菌感染：主要是增强体质和改善生活卫生条件；②一级预防：上呼吸道感染链球菌后预防急性风湿热的发生；③二级预防：预防急性风湿热的复发。风湿热的一级预防、二级预防主要通过敏感的抗生素预防。具体预防措施如表 23、表 24 所示：

表 23　风湿热一级预防（治疗链球菌咽炎）

药　　物	用　　量	用法	疗程
青霉素制剂：			
青霉素 V（苯甲氧青霉素）	儿童体重≤27kg 每次 250mg，每日 3 次或 2 次；体重>27kg、青少年、成人每次 500mg，每日 3 次或 2 次	口服	10 天

续表

药　物	用　量	用法	疗程
阿莫西林	50mg/kg，每日 1 次（最大剂量 1g）	口服	10 天
苄星青霉素 G	体重≤27kg 者 60 万 U，>27kg 者 120 万 U	肌内注射	1 次
青霉素过敏者：			
窄谱头孢菌素（头孢氨苄、头孢羟氨苄）	随时调整	口服	10 天
克林霉素	每天 20mg/kg，分 3 次给药（极量 1.8g/d）	口服	10 天
阿奇霉素	12mg/kg，每日 1 次（极量 500mg）	口服	5 天
克拉霉素	每天 15mg/kg，分 2 次给药（极量 200mg，每日 2 次）	口服	10 天

表 24　风湿热二级预防（预防复发）

药　物	用　量	用　法
苄星青霉素 G	体重≤27kg 者 60 万 U，>27kg 者 120 万 U，每 4 周 1 次	肌内注射
青霉素 V	250mg，每日 2 次	口服
磺胺嘧啶	体重≤27kg 者 0.5g、每日 1 次，>27kg 者 1.0g、每日 1 次	口服
青霉素及磺胺嘧啶过敏者：		
大环内酯类或氮杂内酯类	随时调整	口服

参 考 文 献

1. 中华医学会风湿病学分会．风湿热诊断和治疗指南［J］．中华风湿病学杂志，2011，15（7）：483-486．

2. 中华医学会风湿病学分会．风湿热诊治指南（草案）［J］．中华风湿病学杂志，2004，8（8）：504-506．

3. 菲尔斯坦．凯利风湿病学［M］．北京：北京大学医学出版社，2011．

4. 蔡辉，姚茹冰，郭俊浩．新编风湿病学［M］．北京：人民军医出版社，2007．

5. 宗文纳，杨晓慧，卢新政，等．风湿热预防及急性链球菌咽炎诊治的专家共识［J］．心血管病学进展，2009，30（5）：881-883．

6. 李霞，杜忠东．风湿热的一级预防及急性链球菌咽炎的诊治——美国心脏学会儿童心血管疾病委员会风湿热、心内膜炎和川崎病组及美国儿科学会 2009 年指南节选［J］．实用儿科临床杂志，2011，26（22）：1765-1768．

7. 胡绍先，何培根．风湿热的预防和治疗进展［J］．临床内科杂志，2005，22（10）：11-13．

8. 李新梅，徐大基．名中医黄春林教授治疗风湿热的学术思想探讨［J］．中医药研究，2000，16（1）：39-40．

9. 刘红敏，乔秋杰，曹亚飞．中药痰热清注射液治疗急性风湿热疗效观察［J］．中医正骨，2005，17（6）：16-17．

10. 张文泉．中西医结合治疗风湿热 36 例［J］．河北中医，2003，25（12）：937．

11. 陈镜合．风湿热的证治［J］．新中医，1986（8）：51-52．

12. 梁秀芬．风湿性心脏病合并亚急性感染性心内膜炎中西结合诊治体会附病案四例［J］．贵阳中医学院学报，1988（2）：35-37．

13. 韩宾林，李慧萍．中西医结合治疗风湿热 68 例临床分析［J］．山西中医，2002，18（5）：32．

14. 刘孟渊．中西医结合治疗不典型风湿热 1 例［J］．中医杂志，2005，46（7）：551-552．

15. 曾海菊．薛佰寿应用四妙勇安汤治验 4 则［J］．甘肃中医，2008，21（5）：8．

16. 薛巨茂，李秀云．中医辨证治疗风湿热体会［J］．新疆中医药，2012，30（6）：96-97．

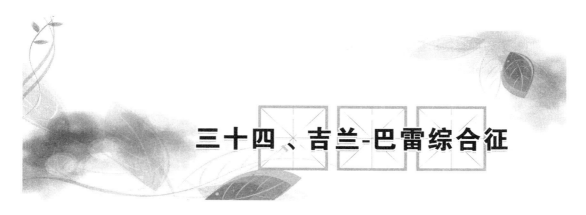

三十四、吉兰-巴雷综合征

吉兰-巴雷综合征（Guillain-Barré syndrome，GBS），又称格林-巴利综合征，是一类免疫介导的急性炎症性周围神经病变，临床表现为多发神经根及周围神经损害，常有脑脊液蛋白-细胞分离现象，多呈单时相自限性病程。本病包括急性炎性脱髓鞘性多发神经根神经病（acute inflammatory demyelinating polyneuropathies，AIDP）、急性运动轴索性神经病（acute motor axonal neuropathy，AMAN）、急性运动感觉轴索性神经病（acute motor-sensory axonal neuropathy，AMSAN）、Miller Fisher 综合征（Miller Fisher syndrome，MFS）、急性感觉神经病（acute sensory neuropathy，ASN）和急性泛自主神经病（acute panautonomic neuropathy，APN）等亚型。其中急性炎性脱髓鞘性多发神经根神经病是 GBS 中最常见的类型，也称为经典型 GBS。

中医学认为，该病主要由外感温热毒邪、饮食劳倦、情志内伤、久病房劳、跌仆损伤及先天不足导致风、寒、湿、热毒邪侵袭机体，阻滞经络，气血运行不畅，或病久伤及脾、肝、肾，致肾精不足、肝血亏损、筋骨失养所致，可归于"痿证"范畴。

（一）诊断要点

1. 常有前驱感染史，急性或亚急性起病，呈进行性加重，多在 3～15 天左右达高峰。

2. 对称性肢体和延髓支配肌肉及面部肌肉无力，重症者可有呼吸肌无力，四肢腱反射减退或消失。

3. 可伴自主神经功能障碍和轻度感觉异常。

4. 脑脊液出现蛋白-细胞分离现象。

5. 电生理检查提示远端运动神经传导潜伏期延长、传导速度减慢、传导阻滞、F 波异常、异常波形离散等。

（二）鉴别诊断

1. **急性脊髓炎** 起病较急，大多在数小时或数日内出现受累脊髓段平面以下运动障碍、感觉缺失及膀胱、直肠括约肌功能障碍，持续 2～4 周后，腱反射逐渐活跃，肌张力增高，可出现病理反射，病变部位神经根痛、肢体麻木乏力和病变节段束带感；亦可无其他任何症状而直接发生瘫痪；脑脊液中细胞蛋白多正常或轻度增高。

2. **急性脊髓前角灰质炎** 进展较为缓慢，有 1～2 周的潜伏期，发热后出现瘫痪，可为单肢瘫、截瘫或四肢瘫，瘫痪前或瘫痪出现时受累肢体有粗大肌束颤动，腹壁反射和腱反射活跃，3～5 天后肌无力发展至高峰，体温正常后，肌无力多不会再有进展。

3. **重症肌无力** 属自身免疫性疾病，临床主要表现为易疲劳和部分或全身骨骼肌无力，以眼外肌受累最为常见，其次为面部及咽喉肌及四肢近端肌肉，活动后症状加重，休息和胆碱酯酶抑制剂治疗后症状可减轻，腱反射通常正常存在，重复神经电刺激可确诊。

4. 横纹肌溶解　是指横纹肌产生了急速的损伤导致细胞膜的破坏和肌肉细胞的坏死，临床主要表现为急性肌疼痛、肌肉痉挛、水肿、肌肉收缩力下降，触诊肌肉有"注水感"，伴尿色异常，全身表现可有恶心呕吐和酱油色尿。血清肌酸激酶高于正常值 10 倍以上、血肌红蛋白浓度升高、无红细胞性酱油色尿和肌红蛋白尿可确诊。

5. 周期性瘫痪　是与钾离子代谢有关的代谢性疾病，临床表现为反复发作的弛缓性骨骼肌瘫痪或无力，持续数小时至数周，发作间歇期完全正常。检查可发现血清钾降低；心电图有低钾或高血钾改变；肌电图检查提示电位幅度降低，数量减少，在完全瘫痪时运动单位电位消失，电刺激无反应。

6. 多发性肌炎　主要表现为对称性四肢近端、颈肌、咽部肌肉无力，同时伴有肌肉压痛及萎缩，检查可见血清酶增高，肌电图可见自发性纤颤电位和正相尖波。肌肉活组织检查可见肌纤维变性、坏死、再生、炎症细胞浸润及血管内皮细胞增生。

7. 血卟啉病性周围神经病　属色素代谢异常疾病，多有家族史，临床表现以腹痛最为常见，可伴有恶心、呕吐、便秘和腹泻等消化系统症状；当周围神经受累时，多有感觉减退或疼痛影响单肢或多肢，多在 1 周内迅速出现肌肉萎缩并发展为弛缓性瘫痪，少数患者肢体远端感觉缺失，腱反射减弱或消失；可有心动过速、高血压、出汗、烦躁不安等症状，24 小时尿卟啉、粪卟啉总量及血浆卟啉总量的测定有助于诊断。

（三）治疗方案

1. 一般治疗

（1）保持呼吸道通畅：有呼吸困难和延髓支配肌肉麻痹的患者，应注意保持呼吸道通畅，尤其注意及时吸痰、防止误吸而导致吸入性肺炎。对病情进展快并伴有呼吸肌受累者，应严密监测病情发展，若呼吸困难严重、肺活量明显降低，动脉血氧分压明显降低时，应尽早进行气管插管或气管切开，进行机械辅助通气。

（2）营养支持：延髓支配肌肉麻痹常易出现吞咽困难和饮水呛咳，应给予鼻饲营养以保证每日足够热量、维生素，防止电解质紊乱，同时又可避免因呛食而引起肺感染。

（3）对症处理：对有神经性疼痛的患者，可适当应用药物缓解疼痛；出现肺部感染、泌尿系感染、压疮、下肢深静脉血栓时，应注意及时给予相应处理，以防止病情进一步加重。因肢体无力严重和语言交流困难而出现精神抑郁时，应给予恰当的心理治疗，必要时可给予抗抑郁药进行治疗。

2. 免疫治疗

（1）大剂量免疫球蛋白治疗（IVIG）：人血免疫球蛋白，$0.2\sim1.0g/(kg \cdot d)$，静脉滴注，每日 1 次，连续 $3\sim5$ 天。

（2）糖皮质激素：甲泼尼龙 $0.5\sim1g$，静脉滴注，每日 1 次，连续 5 天，然后改为口服，逐渐递减，维持 1 个月左右。

（3）硫唑嘌呤：从 $2mg/(kg \cdot d)$ 口服、每日 3 次开始，直至临床显效，最多不超过 $300mg/d$。

3. 脱水及改善微循环治疗

（1）脱水：20% 甘露醇 125ml 静脉滴注，每日 $1\sim2$ 次，$7\sim10$ 次为 1 个疗程，减轻

受损神经组织的水肿。

（2）改善微循环：低分子右旋糖酐 500ml 静脉滴注，每日 1 次，10～14 次为 1 个疗程。

4. 神经营养治疗

（1）甲钴胺：0.5mg 口服，每日 3 次，或 0.5mg 静脉推注或肌内注射，每日 1 次。

（2）单唾液酸四己糖神经节苷脂钠注射液（GM1）：5～8mg/(kg·d)，静脉推注或肌内注射，每日 1 次，连用 2～4 周。

（3）神经生长因子（NGF）：30μg，肌内注射，每日 1 次，3～6 周为 1 个疗程。

5. 血浆置换（PE）　对于病情严重的患者来说，应该尽快进行血浆置换。首先在颈内静脉或股静脉置管，建立血液通道，静脉注射肝素 2000U，置换过程持续以 20U/(kg·h) 的速度滴注，血流量 80～110ml/min，引出血浆 300ml 后输入置换液，置换液为平衡盐水 500ml、6％羟乙基淀粉注射液 500ml、新鲜冰冻血浆 800～1000ml，每补充 1000ml 血浆加用 10％葡萄糖酸钙溶液 10ml，在 1～2 周内进行 3～5 次。

6. 康复治疗　病情稳定后，早期进行正规的神经功能康复锻炼，以预防关节挛缩和失用性肌萎缩。

7. 其他治疗　针灸治疗：治法为补益正气，疏通经络。取肺俞、肝俞、脾俞、肾俞、心俞、肩髃、曲池、外关、阳溪、合谷、髀关、梁丘、犊鼻、足三里、解溪、内庭为主穴。合并吞咽障碍者，取廉泉、大迎；眼肌麻痹者，取阳白、攒竹、睛明、太阳；面瘫者，取地仓透颊车、迎香、四白、下关；排尿困难者，配膀胱俞、中极；呼吸困难者，配膻中；湿热浸淫者，配阴陵泉、三阴交。采用捻转补法，留针 30 分钟，每隔 10 分钟以补法行针 1 次。

（四）中医辨证治疗

1. 肺热津伤证

证候：发热期间或热后突然出现肢体软弱无力，肌肉瘦削，咳呛少痰，咽干不利，皮肤干燥，心烦口渴，小便黄赤或热痛，大便干燥，舌质红，苔黄，脉细数。

治法：清热养阴，润燥生津。

方药：清燥救肺汤加减。

桑叶、生石膏、麦冬各 15g，杏仁、党参、火麻仁、枇杷叶、阿胶（烊化）各 10g，生甘草 10g。

咽干不利严重者，加百合、天花粉、石斛，以养阴生津；若身热未净，食欲减退，口燥咽干较甚，加沙参、麦冬、白扁豆，以益胃生津；肢体麻木，关节运动不利，舌质紫黯，脉细涩，加赤芍、丹参、红花，以活血通络。

2. 湿热浸淫证

证候：四肢痿软，肢体困重，尤以下肢或两足痿弱为甚，兼见手足麻木、微肿，扪时微热，或足胫热蒸，喜凉恶热，或有发热、胸脘痞闷，口苦黏腻不爽，纳呆，小便赤涩热痛，舌质红，舌苔黄腻，脉濡数或滑数。

治法：清热利湿，通利经脉。

方药：加味二妙散加减。

苍术、龟甲（先煎）各 15g，黄柏、知母、萆薢、土茯苓、川牛膝各 10g。

胸脘痞闷，肢重且肿者，加厚朴、生薏苡仁、猪苓、泽泻，以理气化湿；若处于长夏雨季，酌加藿香、佩兰，以芳香化浊；若形体消瘦，自觉足胫热气上腾，心烦，舌红或苔中剥，脉细数，上方去苍术，加生地黄、麦冬，以养阴清热。

3. 脾胃虚弱证

证候：肢体软弱无力逐渐加重，肌肉萎缩，神疲肢倦，纳呆，神疲乏力，少气懒言，腹胀，便溏，面色萎黄无华，舌淡苔薄白，脉细弱。

治法：益气补中，健脾升清。

方药：参苓白术散加减。

党参、茯苓、白术各15g，白扁豆、山药、莲子肉、炒薏苡仁各10g，砂仁、桔梗、陈皮、炙甘草各6g。

若肥人多痰，可加清半夏、泽泻，以化痰利湿；心悸气短者，加生黄芪、当归、丹参，以益气养血；消瘦、舌质紫黯者，可用圣愈汤（党参、生黄芪、当归、生地黄、川芎、白芍）加桃仁、红花、川牛膝，以益气活血化瘀；如肌肉麻木不仁，苔白腻，加橘络、白芥子，以化痰通络。

4. 肝肾亏虚证

证候：发病缓慢，渐见肢体痿软无力，尤以下肢为甚，腰膝酸软，不能久立，甚则步履全废，腿胫消瘦，潮热盗汗或自汗，或伴有头晕耳鸣，舌燥咽干，遗精或遗尿，或妇女月经不调，舌红少苔，脉细数。

治法：补益肝肾，通经活络。

方药：虎潜丸加减。

龟甲（先煎）、熟地黄、怀牛膝各15g，知母、黄柏、当归、白芍各10g，陈皮6g，炙马钱子0.3g（冲服）。

腰膝酸软、乏力严重者，可加牛骨髓、猪骨髓、鹿角胶（烊化）、枸杞子、砂仁，以补益肾精；面色萎黄不华，心悸，舌淡红，脉细弱者，加生黄芪、党参、鸡血藤，以补养气血；口燥咽干者，加石斛、麦冬、天花粉，以滋阴润燥。

5. 脉络瘀阻证

证候：久病体虚，手足麻木不仁，肢体萎弱不用，肌肉瘦削，四肢乏力，四肢青筋渐露，可伴有肌肉活动时隐痛不适，舌痿，伸缩不利，舌质淡黯或有瘀点、瘀斑，脉细涩。

治法：养营益气，活血祛瘀。

方药：圣愈汤合补阳还五汤加减。

党参、生黄芪、白芍、当归、熟地黄各15g，川芎、赤芍、桃仁各10g，地龙、红花各6g。

体虚明显、纳差乏力者，加用白术、茯苓，以益气健脾；四肢麻木、隐痛明显者，加鸡血藤、忍冬藤、丝瓜络，以活血通络止痛；下肢无力明显者，加杜仲、桑寄生，以滋养肝肾。

6. 脾肾阳虚证

证候：四肢痿弱不用，尤以下肢为重，筋脉弛缓，肌肉萎缩，伴手足不温，小腹冷痛，大便溏薄，舌质淡，苔白，脉沉细无力。

治法：温阳健脾，通络止痛。

方药：补阳还五汤和肾气丸加减。

生黄芪30g，桃仁、红花、赤芍、川芎、当归、熟地、山萸肉、茯苓、山药、泽泻、丹皮各10g，制附子（先煎）、肉桂、地龙各6g。

肢体水肿者，加猪苓、泽泻、白术，以利水消肿；腰膝酸软严重者，加杜仲、牛膝，以补肾强腰；四肢隐痛者，加桑枝、丝瓜络，以通络止痛。

7. 寒湿下注证

证候：初起双下肢软瘫，继而上肢不用，伴四肢麻木，手足发凉，或伴胸部束带感，呼吸困难，痰涎滞留，唇甲青紫，舌质黯，苔白腻，脉沉迟。

治法：温化寒湿，益气通络。

方药：麻黄附子细辛汤合胃苓汤加减，

苍术、陈皮、炒白术、生黄芪、炮附子（先煎2h）各15g，厚朴、茯苓、桂枝各10g，麻黄6g，细辛3g。

纳呆食少，加党参、枳壳、焦三仙，以健脾开胃；腹泻便溏者，加葛根、车前子、干姜，以健脾渗湿止泻；腰酸腰痛者，加杜仲、续断、桑寄生，以补肾强腰。

（五）治疗经验

1. 大剂量应用丙种球蛋白　对急性期的吉兰-巴雷综合征患者，尤其是在出现危重型吉兰-巴雷综合征时，应尽早应用大剂量丙种球蛋白。用法：0.4mg/(kg·d)，静脉滴注，每日1次，连续应用5天为1个疗程。

2. 营养神经　吉兰-巴雷综合征为一种炎性的周围神经性病变，故治疗过程中应重视对神经的保护和修复，从发病初期至病情痊愈可始终应用单唾液酸四己糖神经节苷脂钠注射液5～8mg/(kg·d)静脉推注，或使用神经生长因子30μg肌内注射，每日1次，进行营养神经治疗。

3. 血浆置换　对于其他治疗方法效果不佳者，可采用血浆置换的方法予以治疗，每次治疗时间为2～3小时，间隔至少48小时即可行下次治疗，治疗次数因病情不同而不等，一般为1～5次，每次置换血浆量为1～2L。血浆置换可去除血浆中的有害致病因子，抑制免疫反应，消除致病因子对神经的损害，促进神经再生，可快速缓解症状。

4. 雷公藤多苷　吉兰-巴雷综合征患者可使用雷公藤多苷每天60～80mg口服，连续4周后减为每天30～45mg口服维持，可降低吉兰-巴雷综合征患者血清白细胞介素-6、脑脊液IgG、syn-IgG的水平，可抑制吉兰-巴雷综合征患者的异常免疫应答。

5. 针灸治疗　在急性期可采用电针刺疗法，循经取穴以手足阳明经为主，上肢取曲池、手三里、外关、合谷、后溪，下肢取风市、阳陵泉、足三里、悬钟、解溪、太冲。局部取麻痹水平上下相应华佗夹脊穴，上肢瘫以胸夹脊为主，肢体麻木取八邪，下肢无力以腰夹脊为主，以泻法为主，强刺激，留针20分钟；在恢复期选肺俞、肝俞、脾俞、肾俞、心俞、肩髃、曲池、外关、阳溪、合谷、梁丘、犊鼻、足三里、解溪、内庭为主穴，采用补法，留针30分钟，每隔10分钟以捻转补法行针1次。

（六）典型病例

赵某，男，60岁，主因四肢麻木无力进行性加重3天，于2012年10月17日21：54入院。既往体健。患者于入院前3天腹泻后出现四肢无力，并感觉四肢远端麻木，尚能自行行走，肢体呈对称性无力，远端与近端无力感一致，无发热、咳嗽，无头晕、头痛，无呕吐，无喘憋、胸痛，未予重视，入院前1天自觉肢体无力及麻木感较前加重，已不能行走，遂就诊于附近医院，查头颅CT可见脑萎缩，未见明显出血、梗死；电解质示 K^+ 3.29mmol/L，Na^+ 143.6mmol/L；血常规示 WBC 13.05×10^9/L，RBC 4.88×10^{12}/L，Hb 156g/L；给予相应治疗（具体不详），病情未见好转，且症状持续性加重，并伴恶心、喷射状呕吐，呕吐物为胃内容物，无咖啡样物质，为求进一步诊治收入院。入院查体：T 36.4℃，P 71次/分钟，R 18次/分钟，BP 110/70 mmHg，神志清楚，营养中等，急性病容，自主体位，查体合作，全身皮肤巩膜无黄染，浅表淋巴结无肿大。球结膜无水肿，睑结膜无苍白，口唇无发绀，咽不红，扁桃体无肿大。颈软，气管居中，颈静脉无怒张。双肺呼吸音清，未闻及干湿啰音。心律齐，各瓣膜听诊区未闻及杂音。腹平软，无包块，无压痛、反跳痛及肌紧张，双肾区叩击痛（－），移动性浊音（－），双下肢水肿（－），腹壁反射、肱二头肌反射（＋），肱三头肌、桡骨膜、膝反射、踝反射（－），四肢呈手套、袜套样痛觉减退。

中医证候：手足麻木不仁、乏力，不能直立行走，面色黯沉，舌质紫黯，脉细涩。

西医诊断：①吉兰-巴雷综合征；②低钾血症。

中医诊断：痿证（脉络瘀阻证）。

治疗过程：患者入院后紧急复查脑CT示未见明显出血、梗死，初步诊断为吉兰-巴雷综合征。立即给予20％甘露醇250ml，复方氨基酸注射液（18AA-Ⅲ）250ml 静脉滴注，以减轻神经水肿；诺氟沙星200mg，口服，每日2次，抗感染；氯化钾1g，口服，每日3次，纠正低钾血症。完善相关检查：神经重复频率刺激示低频无衰减，高频无递增；神经电生理示右正中神经感觉传导速度减慢，电位时限延长，波幅增高，自发电位（正向尖波）；脑脊液：压力105mmH₂O，无色透明，总细胞数 11×10^6/L，WBC 3×10^6/L（0～5×10^6/L），脑脊液细胞学可见单核81％、多核19％；肌电图示神经源性损伤。根据患者症状、体征及检查、检验结果，吉兰-巴雷综合征可诊断。嘱给予丙种球蛋白20mg，静脉滴注，每日1次，促进神经髓鞘修复，疗程5天；牛痘疫苗致炎兔针7.2U静脉滴注、每日1次，鼠神经生长因子18μg肌内注射、每日1次，营养神经；甲泼尼龙240mg静脉滴注、每日1次，维生素 B_1 10mg 口服、每日1次，辅助治疗；查抗原抗体、补体系列正常，叶酸、维生素 B_{12}、铁蛋白正常，肝功能示 Alb 39g/L，Chol 5.41mmol/L，电解质 K^+ 3.4mmol/L，给予阿托伐他汀20mg 口服，每日1次。入院后第2天16：20左右，患者突发呼吸困难、心慌、憋气，R 28次/分钟，HR 123次/分钟，紧急给予鼻导管、面罩吸氧，查动脉血气分析示 SO₂ 85％，PaO₂ 53mmHg，PaCO₂ 67mmHg，给予尼可刹米0.375g静脉推注、肾上腺素0.5mg肌内注射，血氧、血压、心电监护持续检测，约30分钟后症状缓解。入院后第3天07：03左右，患者再次出现呼吸困难，伴有口唇发绀、大汗，R 24次/分钟，HR 144次/分钟，SPO₂波动在78％～84％，再次予尼可刹米、肾上腺素抢救，并请呼吸科、ICU紧急会诊，考虑患者突发呼吸肌麻痹，嘱立即行气管插管，置呼吸机机械通气，同时将丙种球蛋白治疗时间适当延长3天。患者呼吸保持在18次/分钟，心率降至100次/分钟左右。入院后第20天，患者病情好转，动脉血气分析示 SO₂ 93％，PaO₂ 89mmHg，遂进行撤机。期间复查血常规示 WBC 7.17×10^9/L，N 57.14％，L 35.14％，停用抗生素；患者不再呕吐，停用甘露醇，继续给予牛痘疫苗致炎兔针、鼠神经生长因子营养神经及补钾治疗，并加用针灸治疗，选穴：肺俞、肝俞、脾俞、肾俞、心俞、肩髃、曲池、外关、阳溪、合谷、髀关、梁丘、犊鼻、足三里、解溪、内庭。患者未再出现呼吸困难，肌力逐渐恢复正常，肢体麻木感减轻，住院 33 天后出院。

（七）专家分析

1. 吉兰-巴雷综合征的病因病机　吉兰-巴雷综合征（GBS）是体液免疫与细胞免疫共同介导的一类急性炎症性周围神经疾病，多发生在上呼吸道或消化系统感染后，常见的病原体包括空肠弯曲菌、巨细胞病毒、带状疱疹病毒、埃泼斯坦-巴尔病毒、人类免疫缺陷病毒及肺炎支原体等。分子模拟学说认为，病原体某些成分的结构与周围神经的组分相似，以致机体发生错误的免疫识别，自身免疫性 T 细胞及自身抗体对周围神经的组分进行免疫攻击，导致周围神经脱髓鞘；同时 B 细胞分泌抗体，激活补体，引起少量轴索变性及髓鞘脱失。不同类型的 GBS 可能识别不同的神经组织靶位，如 AIDP 识别髓鞘磷脂和糖脂，AMSAN 和 AMAN 识别神经结旁区轴索，MFS 识别眼外肌运动神经及小脑组织等。GBS 的发生也与遗传因素有关。此外，GBS 的发生也可能与微量元素代谢异常、疫苗接种等有关。

中医学认为，GBS 可归属"痿证"范畴，病变部位在筋脉肌肉，但其根本在于五脏虚损。其病因较为复杂，外感温热毒邪、情志内伤、饮食劳倦、房事不节、跌打损伤、先天不足及接触神经毒性药物等均可致使五脏受损，精津不足，气血亏耗，肌肉筋脉失养，从而发为本病。本病累及五脏，且常相互传变，病程缠绵难愈。一般而言，本病以虚证、热证多见，虚实夹杂者次之。外感温邪、湿热所致者，病初阴津耗伤不甚，邪热偏重，属实证；迁延日久，肺胃津伤，肝肾阴血耗损，由实转虚或虚实夹杂。内伤致病，多以虚证为主，但可夹杂湿热痰瘀等邪，表现为本虚标实之候。若久痿虚极，脾肾精气虚损，宗气不足，则可见舌体瘫软、呼吸和吞咽困难等凶险之候。

2. 吉兰-巴雷综合征的诊断　吉兰-巴雷综合征包括多个亚型，其具体诊断要点如下：

（1）急性炎性脱髓鞘性多发神经根神经病（AIDP）的诊断要点：AIDP 是指急性进行性、获得性、炎症性、对称性、脱髓鞘性多神经病，主要病变为多发神经根和周围神经节段性脱髓鞘。临床以肌力减退、根性疼痛、反射减低、多发性周围性感觉减退（手套短袜样感觉）为特征。其诊断要点如下：

1）急性起病，常有呼吸道或/和胃肠道感染等前驱病史，呈进行性加重，多在 2 周左右达高峰，4 周后停止进展，病程有自限性。

2）进行性、对称性、弛缓性肢体肌无力是其核心症状，可见四肢腱反射减退或消失，以远端为重，且无病理反射；或见面部或延髓部肌肉无力，严重者可出现颈肌无力和呼吸肌麻痹，导致呼吸困难。

3）可伴轻度感觉异常和自主神经功能障碍。

4）脑脊液出现蛋白-细胞分离现象，2～4 周内脑脊液蛋白不同程度升高，但较少超过 1.0g/L，白细胞计数一般 $<10 \times 10^6$/L。

5）电生理检查提示远端运动神经传导潜伏期延长 25% 以上、传导速度减慢 20% 以上、传导阻滞（周围神经近端与远端比较，复合肌肉动作电位负相波波幅下降 20% 以上，时限增宽 <15%）、F 波异常（较正常值延长 20% 以上和（或）出现率下降）、异常波形离散等（周围神经近端与远端比较，复合肌肉动作电位负相波时限增宽 15% 以上）。

（2）急性运动轴索性神经病（AMAN）的诊断要点：AMAN 是以广泛的运动脑神经

纤维和运动纤维轴索及脊神经前根病变为主的神经病变。其诊断要点可参考 AIDP 的诊断标准，突出特点是神经电生理检查提示近乎纯运动神经受累，并有运动神经轴索的明显损害。

（3）急性运动感觉轴索性神经病（AMSAN）的诊断要点：AMSAN 是以周围神经的运动与感觉纤维和广泛神经根的轴索变性为主的神经病变。其诊断要点可参照 AIDP 的诊断标准，突出特点是神经电生理检查提示感觉和运动神经轴索损害明显。

（4）Miller Fisher 综合征（MFS）：MFS 是以眼肌麻痹、腱反射消失和共济失调为主要临床特点的神经病。其诊断要点如下：

1）急性起病，病情在数天内或数周内达到高峰，病程呈自限性。

2）以眼外肌瘫痪、腱反射减退和共济失调为主要症状，肢体肌力正常或轻度减退。

3）脑脊液出现蛋白-细胞分离现象。

（5）急性泛自主神经病（APN）：APN 临床较少见，以自主神经受累为主。其诊断要点如下：

1）急性发病，快速进展，多在 2 周左右达高峰，病程呈自限性。

2）广泛的交感神经和副交感神经功能障碍，可表现为心脏自主神经障碍（不稳定性高血压、直立性低血压、心肌损害、心律失常、ST 段改变等）、消化功能紊乱（腹泻、便秘、食欲不振、消化不良、消瘦等）、括约肌功能障碍（排尿异常、便秘等）、肢体发凉、出汗异常、皮肤变薄发亮、指甲松脆变薄营养障碍等，其中以心脏自主神经障碍最为严重。心律失常引起心功能障碍是 GBS 患者自主神经功能障碍中最危险的类型。

3）可出现脑脊液蛋白-细胞分离现象。

（6）急性感觉神经病（ASN）：ASN 临床较少见，以感觉神经受累为主。其诊断要点如下：

1）急性起病，快速进展，多在 2 周左右达高峰，病程有自限性。

2）对称性肢体感觉疼痛和麻木，明显的四肢和躯干深、浅感觉障碍，感觉性共济失调，绝大多数患者腱反射减退或消失。

3）可有脑脊液蛋白-细胞分离现象。

4）神经电生理检查提示感觉神经损害。

典型病例患者赵某在入院前 3 天有腹泻等消化道感染史，之后出现对称性、进行性四肢无力及四肢远端麻木，严重时呼吸肌无力而导致呼吸困难。神经重复频率刺激提示低频无衰减，高频无递增；神经电生理示右正中神经感觉传导速度减慢，电位时限延长，波幅增高，自发电位（正向尖波）；脑脊液检查提示压力 105mmH$_2$O，总细胞数 11×10^6/L，WBC 3×10^6/L（0～5×10^6/L）；肌电图示神经源性损伤。以上诸多信息符合急性炎性脱髓鞘性多发神经根神经病（AIDP）的诊断标准，诊断为吉兰-巴雷综合征。

3. 吉兰-巴雷综合征的治疗

（1）强调呼吸支持：机械辅助通气标准：潮气量＜150～250ml，肺活量＜8～10ml/kg，血氧饱和度＜85%，血氧分压＜60mmHg，二氧化碳分压＞50mmHg。当患者出现以下情况时考虑气管切开：①患者从起病到入院时间短于 1 周；②卧床情况下肘部不能抬至头部高度；③咳嗽无力；④不能站立；⑤转氨酶升高；⑥胸部平片发现肺不张。还有部分患者由于呼吸道分泌物无力排出而影响呼吸及血气交换，需要进行辅助通气。当患者神经系统症状改善，自主呼吸良好，咳嗽有力、血气分析正常时，应尽早撤机。

（2）血浆置换（PE）：大多重症 GBS 患者的血清中，抗神经髓质素糖脂补体结核性 IgM 抗体、酸性糖脂 IgM 抗体等多种髓质素抗体明显增高，IgG、IgM 和补体 C_3 大量沉积在周围神经组织上形成免疫复合物，侵犯脊神经、周围神经及神经节，导致广泛的节段性脱髓鞘。血浆置换可有效清除患者血液中的有害物质，特别是髓鞘毒性抗体及致敏的淋巴细胞、免疫复合物、补体等，对于重症患者可减轻和避免神经髓鞘的毒性损害，缓解和改善临床症状，缩短患者使用呼吸机辅助呼吸的时间，降低死亡率。但血浆置换可能出现血压变化、心律失常、出血、气胸、败血症、钙丢失等副作用，因此置换量、置换次数、置换液配比应做到个体化调整。

（3）大剂量免疫球蛋白治疗（IVIG）：免疫球蛋白可中和致病抗体、阻止抗原-补体结合、阻止细胞毒性 T 细胞的活化和克隆扩增，并可抑制巨噬细胞介导的脱髓鞘作用。对于危重患者可给予人血免疫球蛋白 0.2～1.0g/(kg·d)，静脉滴注，每日 1 次，连续 3～5 天。高浓度 IgG 具有中和抗体、抗毒素的作用，调节致炎因子，并可阻止补体的级联反应，促进神经髓鞘的迅速修复和再生。

（4）早期应用大剂量糖皮质激素：激素是一种免疫抑制剂，其治疗 GBS 的可能机制为：对人体免疫系统产生强烈的抑制，防止免疫活性细胞和细胞因子等有害物质对神经系统的侵犯；作用于细胞膜促进膜的稳定性；改善神经传导功能减轻炎症和水肿，逆转神经传导阻滞，减少脱髓鞘程度，促进髓鞘的修复，改善脱髓鞘区的传导功能。因此，可在早期使用甲泼尼龙 0.5～1g，静脉滴注，每日 1 次，连续 5 天，然后改为口服，逐渐递减，维持 1 个月左右。

（5）针灸治疗：针灸具有舒筋活血、疏通经络的作用，可以刺激神经细胞，增强神经细胞间的冲动，恢复肢体功能。在 GBS 恢复期可以选取肺俞、肝俞、脾俞、肾俞、心俞等五俞穴补益精气、濡养宗筋；《素问·痿论》中提出"治痿者，独取阳明"的原则，可在五俞穴基础上加用手足阳明经穴，如曲池、外关、合谷、梁丘、足三里、解溪、内庭等，以补益后天之本，可使筋肉得养，缓解和改善肢体痿废不用的症状。针刺采用捻转补法，留针 20 分钟。在急性期亦可对上述穴位采用电针刺疗法，以辅助治疗。

典型病例患者赵某在住院早期给予丙种球蛋白促进神经髓鞘的迅速修复和再生，糖皮质激素防止有害物质对神经系统的侵犯并减少脱髓鞘程度；在呼吸肌麻痹时给予呼吸机辅助通气。中后期病情稳定后，在常规西药治疗基础上加用针灸治疗，选用肺俞、肝俞、脾俞、肾俞、心俞等以营养濡润五脏宗筋，同时加用肩髃、曲池、外关、阳溪、合谷及髀关、梁丘、犊鼻、足三里、解溪、内庭等肢体近端诸穴。经治疗，患者肌力多可逐渐恢复正常，肢体麻木感减轻。

4.吉兰-巴雷综合征的并发症及防治

（1）肺感染：使用免疫抑制剂及长期卧床可导致肺感染，病原菌多为条件致病菌，以革兰阴性菌为主，可以经验性使用广谱抗生素预防感染。

（2）深静脉血栓：长期卧床的患者应防止深静脉血栓的形成，可通过给予患者普通肝素和支持丝袜，直到能独立行走。

（3）压疮：对于长期卧床的患者应定时翻身，避免某一部位的长期压迫以防止压疮的发生。

（4）电解质紊乱：低钠血症较为常见，在大多数情况下是由于抗利尿激素分泌异常综合征和尿钠排泄增多所引起，也可见低钾血症及其他电解质紊乱，在治疗过程中应注意电解质的变化情况，当出现低钠、低钾时及时行补钠、补钾治疗。

（5）上消化道出血：应激状态可能引起上消化道出血，严重者出现出血性休克，可使用泮托拉唑钠 40mg＋0.9％氯化钠注射液 100ml 每日 1 次，以预防应激性出血，若出现出血可用垂体后叶素 10～20U＋5％葡萄糖注射液 500ml 静脉滴注，每 12 小时 1 次。

5. 吉兰-巴雷综合征的预后　GBS 多呈自限性病程，约半数患者急性发病，呈良性自限性病程，预后较好；约 3‰～5‰ 的患者可复发。影响预后的危险因素包括年龄＞50 岁、自主神经功能障碍、肌电图表现为轴索或轴索髓鞘联合损伤、需要呼吸支持、病情进展速度较快等。

参 考 文 献

1. 中华医学会神经病学分会神经肌肉病学组，中华医学会神经病学分会肌电图及临床神经电生理学组，中华医学会神经病学分会神经免疫学组，等．中国吉兰-巴雷综合征诊治指南［J］．中华神经科杂志，2010，43（8）：583-586.

2. 康培根．神经系统疾病药物治疗学［M］．北京：人民卫生出版社，2002.

3. 赵瑛，徐运．神经系统疾病治疗学［M］．上海：第二军医大学出版社，2007.

4. 韩文文，张玉莲，周震．针灸治疗格林-巴利综合征研究进展［J］．长春中医药大学学报，2012，28（1）：176-178.

5. 丁晓丽．急性炎症性脱髓鞘性多发性神经病抢救成功探讨［C］//中华医学会全国第五次急诊医学学术会议论文集．北京：中华医学会急诊医学学会，1994.

6. 王亚敏，刘大卫．预防接种与格林-巴利综合征的因果关系研究进展［J］．中国疫苗和免疫，2012，18（2）：172-179.

7. 马继锋，方晓琴．治疗格林巴利综合征 1 例［J］．光明中医，2012，27（3）：584.

8. 卢媛，高明，王霞．血浆置换在极重型格林-巴利综合征治疗中的应用［J］．中国输血杂志，2012，25（7）：672-673.

9. 曾庆鹏，任磊，马宗良，等．GM1 治疗儿童格林-巴利综合征疗效分析［J］．临床医学，2012，32（9）：93-94.

10. 云宗金，周颖，李宗友，等．丙种球蛋白治疗格林-巴利综合征的临床疗效观察［J］．中国医药导刊，2012，14（3）：437-439.

11. 陈晨，孙忠人．针刺治疗格林-巴利综合症 1 例［J］．针灸临床杂志，2012，28（2）：46-47.

12. 唐月岭．急性炎性脱髓鞘性多发性神经根神经病合并呼吸肌麻痹 1 例［J］．现代医药卫生，2011，27（1）：97-98.

13. 饶雪梅，麦朗君，李丽华．激素联合丙种球蛋白治疗小儿格林巴利综合征的疗效观察［J］．重庆医学，2012，41（17）：1739-1741.

14. 刘洪波，张炳谦，贾延劼，等．神经生长因子对格林-巴利综合征周围神经电生理指标的影响［J］．山东医药，2007，47（19）：123-124.

15. 唐铁钰，张新江，王苇，等．中枢变异型吉兰-巴雷综合征一例［J］．中华临床医师杂志（电子版），2012，6（2）：530-532.

16. 许辉，罗洁．鼠神经生长因子联合单唾液酸神经节苷酯治疗周围神经损伤的疗效观察［J］．江西医药，2010，45（8）：765-766.

17. 邓倩. 甲钴胺治疗急性吉兰-巴雷综合征随机对照研究［J］. 中国实用神经疾病杂志，2010，13（5）：42-43.

18. 凌霄. 甲钴胺治疗急性格林-巴利综合征的临床观察［J］. 广西医学，2006，28（9）：1391-1392.

19. 凌丽，冯俊强，张敏. 以自主神经功能不全为主的吉兰巴雷综合征1例［J］. 中国神经精神疾病杂志，2010，36（11）：675，699.

20. 李高华，王翠琴. 全血浆置换治疗吉兰-巴雷综合征［J］. 中国社区医师（医学专业），2012，14（1）：99.

21. 韩晓琛，戚晓昆，姚生，等. 吉兰-巴雷综合征颅神经受损的临床特点及启示意义［J］. 转化医学杂志，2012，1（1）：38-40.

22. 杜卫，刘辉，王利萍. 以低钾性麻痹、疼痛起病的截瘫型吉兰-巴雷综合征1例分析［J］. 中国误诊学杂志，2010，10（10）：2490-2491.

23. 吴强，段慧玲，牛成娟. 以脑神经受损为首发症状的吉兰-巴雷综合征11例［J］. 实用儿科临床杂志，2010，25（17）：1351-1352.

24. 叶玉琴，王可人，朱丹，等. 吉兰-巴雷综合征的治疗进展［J］. 中风与神经疾病杂志，2011，28（8）：762-763.

25. 耿连霞，王永清，王伯丽. 重症格林-巴利综合征呼吸机治疗的指征及护理［J］. 河北医药，2009，31（15）：2011-2012.

26. 张益玲，林静，曹国臻. 格林巴利综合症患者肺部感染的临床研究［J］. 中华全科医学，2012，10（9）：1407-1408.

27. 彭方南，张文珺. 吉兰巴雷综合征14例死亡病例分析［J］. 滨州医学院学报，2012，35（4）：304-305.

28. 彭彤. 神经生长因子生物学效应的研究进展［J］. 检验医学与临床，2009，6（3）：203-204.

29. 张旭，夏君慧，叶好好，等. 雷公藤多甙对格林-巴利综合征患者白细胞介素6的影响［J］. 中国中西医结合杂志，2000，20（5）：332-334.

30. 李社芳，李金环. 郑绍周分期治疗格林-巴利综合征经验［J］. 辽宁中医杂志，2007，34（9）：1208.

31. 栗启龙. 中医治疗格林-巴利综合征临床研究［J］. 中医临床研究，2011，3（1）：51.

32. 张朝霞. 补阳还五汤加减治疗格林-巴利综合征恢复期50例［J］. 光明中医，2013，28（7）：1391-1392.

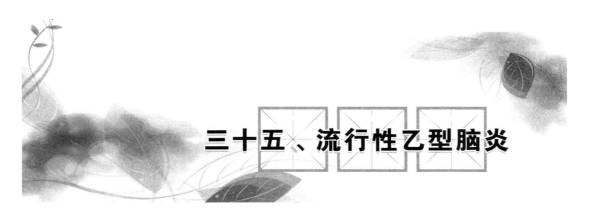

三十五、流行性乙型脑炎

流行性乙型脑炎（epidemic encephalitis type B，简称乙脑）是由流行性乙型脑炎病毒（简称乙脑病毒）引起的自然疫源性疾病。该病流行于夏秋季节，主要分布于东南亚和亚洲地区，经蚊媒传播。临床常表现为高热、头痛、抽搐、意识障碍，并可出现不同程度的中枢神经系统体征，如浅反射减弱或消失、深反射先亢进后消失、病理性锥体束征阳性、脑膜刺激征阳性等。病后常留有意识障碍、痴呆、失语、肢体瘫痪、癫痫样发作等后遗症。乙脑可归为中医"痉证"、"外感发热"、"头痛"、"头晕"等范畴，主因外感风、寒、湿邪，壅阻经络，以致气血运行不利，筋脉失养，拘挛抽搐而成痉。

（一）诊断要点

1. 有明显的季节性和地域性等流行病学特点。

2. 患者发热初期出现头痛，意识障碍等中枢神经系统症状。

3. 血常规及脑脊液检查白细胞总数一般可升高，血常规白细胞计数一般为（10～20）×10^9/L，脑脊液白细胞计数（50～500）×10^6/L。

4. 血清学检查乙脑病毒抗体高滴度阳性。

符合前 3 条为临床诊断，符合第 4 条可确诊。

（二）鉴别诊断

1. **流行性脑脊髓膜炎** 该病是由脑膜炎双球菌引起的化脓性脑膜炎。主要临床表现有发热，头痛，呕吐，皮肤瘀点及颈项强直等脑膜炎刺激征。其症状类似乙脑，但冬春季节多见，病情发展迅速，重症患者病后 1～2 天内即可出现昏迷。脑脊液呈化脓性改变，白细胞数增高达数千至数万，中性粒细胞为主，蛋白含量显著增高，而糖含量明显减少，氯化物降低。必要时行脑脊液检查可鉴别。

2. **中毒性细菌性痢疾** 本病亦多见于夏秋季节，发病初期胃肠症状出现前即可有高热及神经系统症状如昏迷、惊厥等。本病一般无脑膜刺激征，脑脊液检查无改变，大便或灌肠液可查见红细胞、脓细胞及巨噬细胞，培养有痢疾杆菌生长，可与乙脑相鉴别。

3. **钩端螺旋体病** 本病的脑膜炎型易与乙脑混淆，但本病多有疫水接触史，临床表现为乏力、腓肠肌痛、结膜充血、腋下或腹股沟淋巴结肿大，脑脊液检查变化轻微，血清学检查可诊断。

4. **结核性脑膜炎** 无季节性，多有结核病史或结核病接触史，婴幼儿多无卡介苗接种史，起病缓慢，病程较长，脑膜刺激征较显著，而神经系统症状如意识障碍等较轻，且出现较晚，脑脊液外观呈毛玻璃样、白细胞以淋巴细胞为主、糖及氯化物含量减低、蛋白质含量增加、薄膜涂片时常可找到结核分枝杆菌，必要时做胸部 X 线检查、眼底检查及结核菌素试验可鉴别。

5. 脑型脊髓灰质炎　为脊髓灰质炎中罕见的临床类型，临床表现酷似乙脑，起病急，高热、昏迷、惊厥、瞳孔缩小、反应迟钝、四肢肌张力增高，并可出现四肢痉挛性或强直性抽搐，病程进展迅速，病死率很高，流行季节亦在夏秋季，需做血清学或病毒学检查进行鉴别。

（三）治疗方案

治疗原则：早期抗病毒，降温，止抽搐，脱水；后期促进脑细胞功能恢复，功能锻炼。

1. 一般治疗　密切监测精神、意识、体温、呼吸、脉搏、血压及瞳孔的变化。注意保证患者足够的营养和水分。但补液一般 1500～2000ml/d，避免补液过多发生脑水肿。

2. 抗病毒治疗　尽早应用干扰素及利巴韦林抗病毒治疗，干扰素 6 万～8 万 U/（kg·d），连用 3 天；利巴韦林 0.5g，静脉滴注，每日 2 次。

3. 降温　高热宜采取综合性降温措施，使体温保持在 38℃ 以下。物理降温是主要的降温措施，采用"热者冷降，冷者温降"的方法，患者烦躁、四肢末梢灼热，可用冰水擦浴降温；患者发热伴寒战、四肢厥冷时，可用 32～35℃ 温水擦浴。药物降温可给予阿司匹林 0.5g 口服或安痛定 2ml 肌内注射。对于持续性高热伴反复惊厥的患者，可采取亚冬眠疗法，氯丙嗪及异丙嗪各 1mg/kg 肌内注射，每 6 小时 1 次，降低脑组织耗氧量，降温止痉。使用时应注意氯丙嗪可使呼吸道分泌物增多，增加痰液阻塞呼吸道的风险，故给药后应密切监测患者体征。

4. 抗惊厥处理　患者抽搐多数由高热引起，降温后即可止痉。临床治疗中当患者有抽搐先兆、高热、烦躁、惊厥及肌张力增加情况时，宜立即采取退热止痉措施治疗，肌肉松弛后即停止。用药：地西泮 10～20mg，肌内注射，必要时缓慢静脉注射；水合氯醛 1～2g，鼻饲或保留灌肠；异戊巴比妥钠 0.2～0.5g，可用葡萄糖注射液稀释成 2.5% 溶液肌内注射，或缓慢静脉注射至肌强直变软为止；苯巴比妥钠 0.1～0.2g，肌内注射；25% 硫酸镁溶液 0.2～0.4ml/kg，肌内注射或静脉推注，但推注要慢，警惕出现呼吸抑制及休克，必要时可加用钙剂对抗。

5. 应用脱水剂　脑水肿所致颅内高压是乙脑常见的征象，也是昏迷、抽搐及中枢性呼吸衰竭的原因，重者可压迫脑干形成脑疝，故应及时处理。具体方法：20% 甘露醇或 25% 山梨醇 1～2g/kg 静脉滴注（15～30 分钟内滴完），每 4～6 小时 1 次，有脑疝者剂量增加至 2～3g/kg。应用脱水疗法应注意维持水电解质及酸碱平衡。

6. 糖皮质激素　肾上腺皮质激素多用于中、重型患者。给予氢化可的松 5～10mg/kg，或地塞米松 10～20mg，静脉滴注。但激素是免疫抑制剂，易导致继发性感染和应激性溃疡，故应早期、足量、短时间应用。

7. 呼吸支持　重型乙脑出现呼吸衰竭时，首先保持呼吸道通畅，可行吸痰、体位引流、雾化吸入化痰药等措施。分泌物黏稠时，可雾化吸入氨溴索和 α-糜蛋白酶。病情较重者，给予氢化可的松，必要时加用呼吸兴奋剂如洛贝林、尼可刹米静脉泵入，如自主呼吸停止，立即行气管插管或气管切开，使用呼吸机治疗。

8. 能量合剂　肌苷、辅酶 A、三磷酸腺苷等药物可营养细胞，提供能量，有助于改善脑组织代谢，可酌情应用。肌苷 0.4g、辅酶 A 100U、三磷酸腺苷 40mg 加入 10％葡萄糖注射液 500ml 中静脉滴注，每日 1 次。

9. 其他治疗　针灸治疗：火热炽盛者，用清热泻火之法；热入营血者，用清营凉血之法；疫毒熏蒸者，用泻火解毒之法。选穴：人中、合谷、太冲、阳陵泉。操作：各腧穴均常规针刺，泻法，留针 20 分钟，间歇行针。高热者，加大椎、曲池、强刺激，用泻法，或十宣、少商、商阳点刺放血少许；抽搐者，加人中、后溪、中等刺激，泻法；失语者，加哑门、廉泉、涌泉，中等刺激；痴呆者，加神门、印堂、百会，中等刺激；上肢瘫痪，取肩髃、曲池、手三里；下肢瘫痪，取环跳、阳陵泉、足三里、三阴交；高热出现晕厥时，取人中、内关。

（四）中医辨证治疗

1. 邪在卫表证

证候：发热微有恶寒，嗜睡神疲，呕吐，口干，有的伴有项强，肢体震颤，舌质红、苔薄黄，脉浮数。

治法：辛凉解表、清气泄热。

方药：银翘散加减。

板蓝根 20g，金银花 15g，芦根、连翘各 10g，葛根、竹叶、薄荷、豆豉各 6g。

若夹湿邪，脘痞身重，苔腻，加藿香、佩兰、厚朴，以健脾化湿；湿盛者，加苍术，以燥湿健脾；若恶寒轻、壮热烦躁，加石膏、知母，以清泄内热；若抽搐频作，加钩藤、僵蚕、羚羊角粉（冲服），以清肝息风。

2. 邪壅经络证

证候：头痛，项背强直，恶寒发热，汗出或无汗，肢体酸重，四肢抽搐，甚至口噤不能语，舌苔薄白或白腻，脉浮紧。

治法：祛风散寒，燥湿和营。

方药：羌活胜湿汤加减。

羌活、白芍 15g，独活、防风、川芎、藁本、蔓荆子、葛根各 10g，生甘草 6g。

若风邪较甚，加全瓜蒌、桂枝，以调和营卫，解表散邪；若寒邪偏胜，加生麻黄、桂枝、葛根、生姜，以温经散寒；湿热较甚，用三仁汤加地龙、威灵仙、丝瓜络，以清热化湿，痛经活络。

3. 阳明热盛证

证候：项背强直，甚则角弓反张，手足挛急，壮热汗出，口渴喜冷饮，腹部胀满，大便秘结，舌质红，苔黄燥，脉弦数。

治法：清胃泻热，增液止痉。

方药：白虎汤合增液承气汤加减。

生石膏、生地黄各 30g，麦冬、玄参、知母、粳米各 15g，大黄、芒硝（冲服）各 10g，生甘草 6g。

热甚动血者，加水牛角粉、牡丹皮，以凉血化瘀；抽搐甚者，加地龙、天麻、全蝎、钩藤、菊花，以息风止痉；烦躁热甚者，加黄芩、栀子、淡竹叶，以清心泻火。

4. 肝经热盛证

证候：高热头痛，口噤咬齿，手足躁动，甚则项背强急，四肢抽搐，角弓反张，舌质红绛，舌苔薄黄，脉弦细数。

治法：清肝潜阳，息风止痉。

方药：羚角钩藤汤加减。

桑叶、白芍、茯苓、生地黄、钩藤 15g，菊花、川贝母、竹茹、生甘草各 10g，羚羊角粉 0.6g（冲服）。

神昏惊厥者，选安宫牛黄丸，以清热解毒，开窍醒神，息风定痉；口苦者，加黄芩、龙胆草、栀子，以清肝泻火；若口干者，加生石膏、天花粉、麦冬，以清热生津止渴；痉证反复发作，加蜈蚣、全蝎、僵蚕、蝉衣，以息风止痉。

5. 毒蕴肺胃证

证候：全病程以卫、气分，尤其是以气分症状为主。发热，体温在 38～39℃，微恶寒或不恶寒，头痛，嗜睡或有烦躁不安，神志恍惚，伴恶心，口渴，喜饮，少抽搐，或有颈强，舌质红，苔薄白或薄黄，脉浮数或洪数。婴幼儿可有高热抽搐，指纹红紫。

治法：辛寒清气，清热解毒。

方药：白虎汤和银翘散加减。

粳米 50g，生石膏 30g，金银花、板蓝根、知母、丹参各 15g，连翘、栀子、六一散（包）各 10g。

咳嗽有痰者，加川贝母、前胡、桔梗，以止咳化痰；兼有湿邪，身重体倦者，加藿香、苍术，以健脾祛湿；热甚动血，皮肤黏膜有瘀点者，加牡丹皮、大青叶、玄参，以清热凉血。

6. 毒损脑络证

证候：全病程以气分和营分症状为主，但气分及营分症状可有所侧重。发热，体温在 39～40℃，头痛，颈强，呕吐，口渴或胸闷，烦躁不安，嗜睡昏蒙，肌肉颤动，偶有抽搐发作，舌质红，苔黄或腻，脉数，指纹红紫或紫黯。

治法：清热解毒、气营两清。

方药：清营汤加减。

生石膏、生地各 30g，玄参、金银花、大青叶、知母各 15g，丹皮、连翘、黄连、紫草各 10g。

嗜睡者，加石菖蒲、郁金，以开窍醒神；痰盛、呼吸急促者，加胆南星、天竺黄、鲜竹沥，以清热化痰；壮热不退，加安宫牛黄丸化服，以清热解毒；壮热、抽搐，加至宝丹化服，以息风止痉；痰盛闭窍，加苏合香丸化服，以化痰开窍；抽搐者，加羚羊角粉冲服，以清热息风。

7. 气血两燔证

证候：壮热，头痛，口干思饮，呕吐多为喷射性，神昏谵语，颈项强直，四肢抽搐，角弓反张，双目上翻，舌红、苔黄，脉洪数。

治法：清气凉营，泄热解毒。

方药：白虎汤合清营汤加减。

生石膏 60g，水牛角粉 30g，板蓝根 20g，金银花 15g，玄参、生地、连翘各 10g，竹叶 6g。

抽搐频繁者，加僵蚕、钩藤、羚羊角粉（冲服），以息风止痉；痰多者，加胆南星、天竺黄、郁金、石菖蒲，以清热化痰开窍；腹胀便秘者，加大黄、芒硝，以通里泄热；昏迷者，加服安宫牛黄丸，以解毒开窍。

8. 心营热盛证

证候：高热烦躁，项背强急，四肢抽搐，甚至角弓反张，神昏谵语，舌质红绛，苔黄少津，脉细数。

治法：清心透营，开窍止痉。

方药：清营汤合犀角地黄汤加减。

水牛角粉30g，牡丹皮、芍药、生地黄、玄参、麦冬各15g，金银花、连翘、莲子心、淡竹叶、钩藤（后下）各10g，羚羊角粉0.3g（冲服）。

抽搐甚者，加全蝎、蜈蚣、僵蚕、蝉衣，以息风止痉；神昏、高热伴抽搐者，加安宫牛黄丸或紫雪丹，以开窍醒神；高热烦躁者，加生石膏、知母、栀子，以清热除烦。

9. 毒陷心包证

证候：发病急骤，以营分、血分症状为主。高热，体温迅速上升至40℃以上，剧烈头痛，呕吐、颈强明显，呼吸急促，躁动或狂躁，昏迷，剧烈抽搐，舌质红绛，苔黄或燥，或厚腻，脉细数或弦，指纹紫滞，纹达气关。

治法：清热解毒，凉血息风。

方药：清瘟败毒饮合止痉散加减。

生石膏、生地各30g，知母、玄参、大青叶、黄芩各15g，黄连、栀子、紫草、赤芍、牡丹皮、连翘各10g，羚羊角粉（冲服）0.6g，全蝎（研末冲服）、蜈蚣（研末冲服）各0.3g。

痰涎阻滞者，加苏合香丸，以化痰开窍；抽搐者，加紫雪丹，以息风止痉；高热神昏者，加安宫牛黄丸，以清热开窍；出现呼吸衰竭之先兆，可用独参汤、六神丸等，以扶正解毒。

10. 热陷营血证

证候：身热夜甚、神昏谵语，反复抽搐、惊厥，项强，牙关紧闭，舌红绛，脉细数。

治法：清营凉血，息风开窍。

方药：清营汤合羚角钩藤汤加减。

生石膏60g，水牛角粉30g，板蓝根20g，钩藤10g，石菖蒲、牡丹皮、赤芍各6g，羚羊角粉（冲服）0.3g。

抽搐频发者，加蜈蚣、地龙，以息风止痉；痰多者，加天竺黄、胆星、竹沥，以清热化痰；若出现气阴外脱者，改用生脉散，以益气固脱；若心阳欲脱者，加附子，以回阳救逆。

11. 痰浊阻滞证

证候：头痛昏蒙，项背强直，四肢抽搐，神识呆滞，胸脘满闷，呕吐痰涎，舌苔白腻，脉滑或弦滑。

治法：豁痰开窍，息风止痉。

方药：导痰汤加减。

石菖蒲、胆南星各15g，陈皮、法半夏各12g，枳实、茯苓、白术各10g，全蝎、地龙各3g，蜈蚣1条，姜汁1匙，鲜竹沥20ml（冲服）。

痰蒙心窍者，加竹茹、姜汁冲服至宝丹，以化痰开窍；胸闷者，加瓜蒌皮、郁金，以理气宽胸；言语不利者，加远志、白芥子，以祛痰开窍醒神；热甚，苔黄者，加全瓜蒌、天竺黄、黄芩、竹茹，以清热泻火。

12. 气阴两伤证

证候：低热多汗，心烦不寐，精神软弱，或精神异常、痴呆、失语，或消瘦、瘫痪，扭转痉挛、震颤，舌质干绛少苔，脉细无力。

治法：清解余毒，益气生津。

方药：沙参麦冬汤合竹叶石膏汤加减。

处方药物：沙参、生石膏各 30g，麦冬、玉竹、天花粉各 15g，半夏、生扁豆、丹皮、桑叶各 10g，竹叶、生甘草各 6g。

肝肾精亏，心悸失眠者，选用黄连阿胶鸡子黄汤（黄连、阿胶、黄芩、鸡子黄、芍药），以养阴清热；痉挛、震颤者，加天麻、钩藤、石决明，以平肝息风；邪留脉络，肢体瘫痪者，去滋腻之品，加红花、石菖蒲、僵蚕、地龙，以活血通络。

13. 正虚邪恋证

证候：低热盗汗，面赤心烦，口干，神情呆滞，时有手足抽搐，舌红、少苔，脉虚数。

治则：养阴清热。

方药：三甲复脉汤加减。

生地、白芍 20g，龟甲（先煎）、鳖甲（先煎）、生牡蛎（先煎）各 15g，麦冬、沙参、知母、石斛、阿胶（烊化）各 10g。

气血不足者，合当归补血汤，以补气养血；痰热未净、烦躁不安，情绪异常者，去生地、阿胶之滋腻，加菖蒲、远志、胆南星，以化痰开窍；邪留脉络，肢体拘挛者，加僵蚕、红花、地龙，以化痰通络。

14. 痰瘀阻络证

证候：神志呆滞、语言不利，精神疲惫，面色晦暗或面色苍白，肢体无力或有肢体瘫痪、舌淡或紫，脉细涩。

治法：益气养阴，化痰通络。

处方：菖蒲郁金汤合当归补血汤加减。

石菖蒲、生黄芪、桑枝各 15g，郁金、红花、桃仁、赤芍、当归、贝母各 10g。

痰多呕恶者，加半夏、胆南星，以化痰止呕；肢体痉挛、震颤者，加天麻、钩藤、石决明，以平肝息风；失眠多梦者，加茯苓、党参、煅龙骨，以安神益智。

15. 阴血亏虚证

证候：头目晕眩，项背强直，抽搐口噤，四肢麻木，神疲气短，阴虚自汗，或低热，舌质红无苔，脉细而数。

治法：滋阴养血，息风止痉。

方药：四物汤合大定风珠加减。

生龟甲（先煎）、生牡蛎（先煎）、生鳖甲（先煎）各 20g，生地黄、熟地黄、白芍、当归、麦冬各 15g，五味子、麻子仁、阿胶（烊化）10g，鸡子黄 1 枚（烊化）。

烦躁失眠者，加夜交藤、炒枣仁、丹参，以养心安神；阴虚内热者，加青蒿、黄连、淡竹叶，以清虚热；阴虚多汗者，加麦冬、沙参、五味子，以益气养阴。

16. 气虚血瘀证

证候：常见于疾病的恢复期或后遗症期，肢体不用，僵硬强直，或震颤抖动，痿软无力，面色萎黄，神疲乏力，易感多汗，舌质淡有瘀斑，脉细涩。

治法：益气养阴，活血通络。

方药：补阳还五汤加减。

气虚自汗者，加浮小麦、生黄芪，以益气固表止汗；久病气虚血瘀者，加川芎、赤芍、生黄芪、鸡血藤，以益气行瘀；虚风内动，肢体挛急者，加天麻、钩藤、全蝎，以息风止痉。

（五）经验治疗

1. 干扰素、甘油果糖、安宫牛黄丸，扶正祛邪，醒神开窍。

重组人干扰素 100 万 U，肌内注射，隔日 1 次；甘油果糖 5ml/kg，口服，每日 1 次；安宫牛黄丸 1 丸，口服，每日 1 次。三药联合治疗乙脑，能减少向重型化发展的可能性，降低病死率及致残率，明显提高治疗效果。

2. 人血丙种球蛋白和激素联合冲击治疗　重型乙脑极期，采用激素联合丙种球蛋白治疗。激素减轻脑水肿、退热等作用可迅速缓解危重症状，有助于患者渡过危险期。丙种球蛋白有广谱抗病毒及免疫调节、免疫替代的双重作用，还可以有效防止使用激素所带来的副作用。人血丙种球蛋白 400mg/kg 静脉滴注、每日 1 次，氢化可的松 5～10mg/kg 静脉滴注，或地塞米松 10～20mg 静脉滴注。

3. 针灸治疗　取穴：百会、风池、人中、涌泉、气海、合谷、足三里。高热，加曲池、大椎、委中；抽搐，加人中、身柱、太冲；昏迷，加十宣、印堂；吞咽困难，加天突、人迎；失语，加廉泉、金津、玉液；中枢性面瘫，加颊车、承浆、迎香、地仓；肢体瘫痪，加肩髃、肩髎、曲池、外关。针法：体针按常规进针，针刺得气后，接上针疗电麻仪，留针 30 分钟；头针用毫针，与皮肤呈 30°左右夹角刺入，快速捻转 2 分钟，留针 30 分钟。

4. 中药汤剂的应用　初期卫气同病者，多用银翘散合三仁汤加减；中期气营同病者，多用清瘟败毒饮合甘露消毒散加减；极期邪毒内陷者，多用凉膈散合白虎汤配合至宝丹；恢复期，多用四君子汤联合益气养阴汤，同时配合针刺、推拿及功能训练治疗。

5. 双嘧达莫抗病毒治疗　乙脑初期给予抗病毒治疗，首选双嘧达莫联合干扰素。双嘧达莫具有广谱抗病毒活性，能抑制病毒特异性增殖过程，诱生干扰素，增加机体对病毒的免疫功能。常规治疗的同时加用双嘧达莫 1mg/kg，口服，每日 3 次。

（六）典型病例

张某，男，20 岁，主因发热 1 天伴意识不清 3 小时，于 2013 年 8 月 9 日入院。患者既往体健。患者入院前 1 天无明显诱因出现发热，体温最高达 40℃，伴四肢乏力，纳差，头晕，无咳嗽、咳痰，无腹痛、腹泻，无肢体活动障碍，未给予特殊注意和处理，上述症状未见好转。入院前 3 小时，出现意识不清、烦躁，呼之不应，伴喷射状呕吐 1 次，呕吐物为胃内容物，无咖啡样物质，遂就诊于我院急诊，查血常规：WBC 12.1×10^9/L，RBC 3.52×10^9/L，Hb 1110g/L，PLT 264×10^9/L；生化、血糖、电解质正常；胸片未见异常，诊断为发热原因待查，给予抗感染治疗及对症治疗，为求进一步系统诊治收入我科。入院查体：T 40℃，P 110 次/分钟，R 24 次/分钟，BP 130/90mmHg。神志恍惚，营养中等，全身皮肤巩膜无黄染，浅表淋巴结无肿大，球结膜无水肿，睑结膜无苍白，口唇轻度发绀，咽不红，扁桃体无肿大。颈稍抵抗，气管居中，颈静脉无怒张。两肺呼吸音粗，未闻及明显干湿性啰音，心率 110 次/分钟，律不齐，无杂音，腹软，无压痛及反跳痛，肝脾肋下未触及，双肾叩击痛（－），双下肢无水肿，四肢肌力 5 级，双巴氏征阴性，腱反射（＋＋），脑膜刺激征（＋）。辅助检查：血常规：WBC 14.1×10⁹/L，RBC 3.32×10⁹/L，Hb 1010g/L，N 92.0%，PLT 265×10⁹/L；脑脊液检查：压力增高，微浊，WBC 110×10⁶/L，中性粒细胞占优势（N 80%，L 20%），潘氏试验（－），糖正常，氯化物正常；细菌学及病毒学检查阴性；头颅 CT 未见明显异常。

中医证候：高热神昏，头痛头晕，颈项强直，烦躁，烦闷呕吐，四肢抽搐，斑疹隐隐，舌红绛苔白腻，脉浮数。

西医诊断：流行性乙型脑炎。

中医诊断：痉证（心营热盛）。

治疗过程：入院予高流量吸氧，温水擦浴物理降温，复方氨林巴比妥 2ml 肌内注射退热治疗，1 小时后体温降至 38.0℃，嘱注意保暖，大量饮水。2 小时后患者出现抽搐，予地西泮 20mg 肌内注射，症状好转。考虑患者高颅压，予 20% 甘露醇 250ml 静脉滴注，每 4 小时 1 次，降低颅内压；丙种球蛋白 15g 静脉滴注，每日 1 次，连用 5 天；神经节苷脂 100mg 静脉滴注，每日 1 次，脑保护治疗。入院后第 2 天，患者仍有发热，体温波动在 37～38℃，无抽搐等，停用甘露醇，加用干扰素 100 万 U 肌内注射、每日 1 次，利巴韦林 0.5g 静脉滴注、每日 2 次，抗病毒治疗。入院后第 7 天，患者体温降至 37℃ 以下，P 80 次/分钟，R 16 次/分钟，BP 120/90mmHg，意识清醒。中医辨证为心营热盛证，治法为清心透营，凉血养阴，给予犀角地黄汤加减：水牛角粉 30g，生地黄、芍药各 20g，金银花、连翘各 12g，钩藤、牡丹皮各 10g，羚羊角粉 3g，7 剂，日 2 次。入院后第 14 天复查血常规正常，生化正常，脑脊液：压力正常，微浊，WBC 7×10⁶/L，分类中性粒细胞占优势（N 85%，L 15%），潘氏试验（－），糖正常，氯化物正常，细菌学检查阴性。患者病情好转出院。

（七）专家分析

1. 乙脑的病因病机　乙脑是乙脑病毒引起，由蚊虫传播的一种急性传染病。乙脑病毒侵入机体后首先在局部组织细胞、淋巴结及血管内皮细胞内增殖，不断侵入血流，形成病毒血症。绝大多数感染者不发病，呈隐性感染。当侵入病毒量多、毒力强、机体免疫功能低下时，病毒继续繁殖，经血行散布全身。乙脑病毒有嗜神经性，故能突破血脑屏障侵入中枢神经系统，尤其在血脑屏障功能低下或脑实质已有病毒时诱发本病。脑实质广泛病变，以大脑皮质、脑干及基底核的病变最为明显；脑桥、小脑和延髓次之，脊髓病变最轻。基本病变为：①血管内皮细胞损害，可见脑膜与脑实质小血管扩张、充血、出血及血栓形成，血管周围套式细胞浸润；②神经细胞变性坏死，液化溶解后形成大小不等的筛状软化灶；③局部胶质细胞增生，形成胶质小结。

中医学认为，导致乙脑产生的病因包括外因和内因两个方面。夏季天气酷热所产生的暑热疫毒，常兼有湿邪，乘虚而入。当饮食起居失节，情志不畅，正气内虚的情况下，机体感触暑热病毒方可致病。乙脑患者感受暑邪入里化热、生痰、生风，耗气伤津，呈气分

413

阳明邪热炽盛证。热盛伤阴而动血，邪传心包，则神志昏迷；热盛化火，火盛熬液成痰，风火痰热互相影响，壅塞经络，蒙扰清窍，因而出现高热、抽搐、神昏等危重证候。本病在病理传变上有一定的规律可循，既有温病的卫、气、营、血的传变规律，又有疫病的特点。本病发病急骤，传变迅速，卫、气、营、血各阶段之间的界限常不甚明显。病证较轻者，大多病在卫分和气分，可不再向里传变而痊愈，少数患者甚至仅有卫表之证。绝大多数患者，起病后即迅速里传，常见前一阶段症状未罢而后一阶段症状已经出现，故卫、气、营、血各阶段症状交错存在，可见营血同病或气营两燔的脉证。极少数患者卫、气分阶段更短暂，迅速向里传变，很快逆传心包，更有起病即见气营两燔或邪陷营血者，病情危重。因此，乙脑病在卫、气分之时，较难预见病情发展的趋势，应警惕病情的突变。

2. 乙脑的诊断　乙脑的确诊主要依靠病原学及血清学检查。但一般脑脊液和血清中不易分离到病毒，阳性率低。故该病的临床诊断主要依靠流行病学资料、临床表现、血象及脑脊液检查等实验室检查结果综合判断。

乙脑的潜伏期为5～15天，发病后大多数患者症状较轻或呈无症状的隐性感染，仅少数出现中枢神经系统症状，表现为高热、惊厥、意识障碍等。临床上根据乙脑的症状将其分为轻型、普通型、重型、暴发型4种。临床表现以轻型和普通型较多，约占2/3。轻型乙脑患者神志始终清醒，伴有不同程度的嗜睡，一般无抽搐，体温在38～39℃，多数在1周内恢复，依靠脑脊液和血清学检查确诊。普通型乙脑患者有意识障碍如昏睡或浅昏迷，腹壁反射和提睾反射消失伴有短期抽搐，体温一般在40℃左右，病程约10天，无后遗症。重型乙脑患者体温持续在40℃以上，神志昏迷，并有反复或持续性抽搐，浅反射消失，深反射先消失后亢进，存在病理性反射，甚至可出现中枢性呼吸衰竭，病程常在2周以上，恢复期往往有不同程度的精神异常和瘫痪等表现，部分患者留有后遗症。暴发型乙脑患者体温迅速上升，呈高热或过高热，伴有反复或持续强烈抽搐，在1～2天内出现深昏迷，有瞳孔变化、脑疝和中枢性呼吸衰竭等表现，如不及时抢救，常因呼吸衰竭而死亡。幸存者都有严重后遗症。

典型病程可分4个阶段

初期：急性起病，体温急剧上升至39～40℃，伴头痛、恶心和呕吐，部分患者有精神倦怠或嗜睡，查体颈稍抵抗，病程1～3天。

极期：病情进展，体温持续上升，可达40℃以上。症状逐渐加重，有明显意识障碍，由嗜睡、昏睡至昏迷，昏迷越深，持续时间越长，病情越严重。最早在病程的第1～2天即可出现神志不清，但多见于第3～8天。重症患者可出现全身抽搐、强直性痉挛或强直性瘫痪，少数病例也可出现软瘫。严重患者可因脑实质，尤其是脑干病变，出现缺氧、低血钠性脑病、脑水肿及颅内压增高，甚至脑疝等而出现中枢性呼吸衰竭，表现为呼吸节律不规则、叹息样呼吸、潮式呼吸、双吸气、呼吸暂停和下颌呼吸等，甚至呼吸停止。查体可发现脑膜刺激征，瞳孔对光反射迟钝、消失或瞳孔散大，腹壁及提睾反射消失，深反射亢进，巴氏征可呈阳性。

恢复期：极期过后体温逐渐下降，神经系统症状逐渐好转。重症患者仍可有反应迟钝、痴呆、吞咽困难、颜面瘫痪、失语、四肢强直性痉挛或扭转痉挛等，少数患者也可有软瘫。经过积极治疗，大多数症状可在半年内恢复。

后遗症期：少数重症患者半年后仍有精神神经系统症状，称为后遗症。主要有意识障碍，痴呆，失语，癫痫，肢体瘫痪等。如予积极治疗，可有不同程度的恢复，但癫痫后遗症可持续终生。

典型病例患者张某高热 1 天，伴乏力，纳差，未予重视，第 2 天症状进行性加重，出现意识不清，伴恶心呕吐，出现颅内压升高症状（随后脑脊液检查证实），考虑进入极期，给予监护及物理降温、镇静、降颅压等对症治疗，第 7 天患者意识好转，考虑进入恢复期阶段，但患者未出现运动感觉障碍及失语等，说明恢复良好。

3. 乙脑的治疗

（1）极期对症治疗

1）高热可采用物理降温或药物降温，使体温保持在 38～39℃。避免使用过量的退热药物，引起大量出汗而致虚脱。物理降温时应遵循热者冷降、冷者温降的原则。当患者有寒战、四肢厥冷时，可用 32～35℃ 温水擦浴。如果患者烦躁、四肢末梢灼热，且体温超过 39.5℃，可用冰水擦浴降温。冰水擦浴具有较强而迅速的降温作用，但施行时较麻烦，也可采用冰水灌肠、30%～50% 酒精擦浴，或冷毛巾及冰袋冷敷的方法，冰袋应放置在头部、腋下、腹股沟等血管丰富处，退热效果较好且简便易行。另外，用 4℃ 的 5% 葡萄糖生理盐水注射液 1000ml 静脉滴注有协助降温的作用。物理降温不宜在短时间内将体温降得过低，以防虚脱。另外，在物理降温初期，由于表皮受凉的刺激可引起皮肤血管收缩和肌肉震颤，反而影响散热，甚至促进机体产热使体温上升。为了争取时间尽快退热，物理降温配合药物降温效果比较好。

中药擦浴也有良好的退热效果。外感高热时，可以选用荆芥 15g、薄荷（后下）15g 煎水擦浴；邪热入里发热时，可选用生石膏煎液外洗。擦洗时应以拍拭的方式进行，不用摩擦方式，因为摩擦方式易产热。禁擦拭后项、胸前、腹部和足底区。

2）患者出现惊厥可使用镇静止痉剂，如苯妥英钠、地西泮、水合氯醛、苯巴比妥钠等。同时针对发生惊厥的原因采取相应的治疗措施：因高温所致者，应以降温为主。因脑水肿所致惊厥者，应给予脱水药物治疗，可用 20% 甘露醇 1～1.5g/kg 静脉滴注（在 20～30 分钟内滴完），必要时 4～6 小时重复使用 1 次；必要时可加用呋塞米、肾上腺皮质激素等，防止应用脱水剂后的反跳现象。因呼吸道分泌物堵塞导致呼吸困难致脑细胞缺氧者，则应给予吸痰保持呼吸道通畅，吸氧，必要时行气管切开，呼吸机辅助通气。

3）因脑水肿、脑疝等脑部病变而出现的循环衰竭者，表现为脉压减小、面色苍白、四肢厥冷，此时往往同时有中枢性呼吸衰竭，宜用脱水剂降低颅内压。如因高热、失水过多、昏迷，造成血容量不足、循环衰竭者，则应以扩充血容量为主。如为心源性心循环衰竭，则应加用强心药物，如毛花苷丙等。

4）昏迷的患者，常喉部痰鸣音增多，影响呼吸，可经口腔或鼻腔吸引分泌物、采用体位引流、雾化吸入等，以保持呼吸道通畅。因脑水肿、脑疝而致呼吸衰竭者，可给予脱水剂、肾上腺皮质激素等。如自主呼吸存在，但呼吸浅弱者，可使用呼吸兴奋剂如尼可刹米。如因假性延髓麻痹或延脑麻痹而出现自主呼吸停止者，应立即做气管切开或插管，使用呼吸机辅助通气。

（2）肾上腺皮质激素的应用：肾上腺皮质激素具有退热、抗炎、降低毛细血管通透性、保护血脑屏障、减轻脑水肿、抑制免疫复合物的形成、保护细胞溶酶体膜等作用。应用于乙脑早期确诊和重症的患者，待体温降至 38℃ 以下，继续应用 2 天可逐渐减量，一般不宜超过 5～7 天。应注意过早停药可能会导致症状反复，但使用时间过长，则易产生激素相关的并发症。

（3）丙种球蛋白的应用：乙脑患者的免疫功能降低，感染常难以控制。对重型乙脑患者给予静脉输注丙种球蛋白治疗，可早期阻止病毒在体内的复制，还可刺激机体产生相应抗体，中和脑内病毒抗原和释放有害物质，减少脱髓鞘程度，及早缓解高浓度病毒血症对机体的损伤。同时形成复杂性的免疫网络，对乙脑具有免疫替代和免疫调节的双重治疗作用。

（4）免疫调节剂的应用：乙脑的病情及预后与脑实质的损害程度直接相关，而免疫病理反应是引起脑实质损害的重要发病机制，因此调节乙脑患者的免疫状态，提高机体的免疫保护作用，抑制免疫病理损伤是有效的治疗方法。胸腺肽能促进免疫功能，可产生巨噬细胞移动抑制因子，增加干扰素、T 细胞生长因子及淋巴毒素的形成。在综合治疗基础上，加用胸腺肽 20mg 溶于 10％葡萄糖注射液 250ml 中静脉滴注，每日 1 次。

（5）抗病毒治疗：乙脑由乙脑病毒引起，乙脑病毒通过血脑屏障进入中枢神经系统，在神经细胞内繁殖引起脑炎，以大脑、中脑、丘脑病变较重。软脑膜充血、脑回变宽变平，脑沟变窄，脑实质中的血管高度充血和水肿，颅内压增高，脑血管微循环发生障碍，进一步加重使脑组织损伤。利巴韦林可抑制多种 RNA、DNA 病毒的复制，对乙脑病毒的复制起到一定的抑制作用；用法为 0.5g 加入 10％葡萄糖注射液 250ml 中静脉滴注，每日 2 次。双嘧达莫具有广谱抗病毒活性，能抑制病毒特异性增殖过程，诱生干扰素，增加机体对病毒的免疫功能；常规治疗的同时，加用双嘧达莫 3mg/(kg·d)，口服，每日 3 次。干扰素可增强机体杀伤细胞、非杀伤细胞和吞噬细胞活性，有利于清除乙脑病毒和免疫复合物；干扰素 100 万 U/d，肌内注射。

（6）后遗症和康复治疗：重症乙脑患者往往会有不同程度的后遗症表现。智力、吞咽、语言和肢体功能的康复可采用理疗、针灸推拿等联合治疗。①物理疗法：可行高压氧舱吸氧，每日 1 次，每次 90 分钟。②电针治疗：头针取百会、四神聪、神庭、攒竹、廉泉、天突；体针选取患侧肩髃、曲池、手三里、内关、外关、合谷、髀枢、居髎、伏兔、足三里、血海、阳陵泉、太冲、涌泉及夹脊穴。全部穴位分为 2 组，隔日交替使用。进针后，接电针机，选用连续波，强度以肌肉微颤为度，每天 1 次，每次 20 分钟。百会为督脉俞穴，位于巅顶，配以神庭、四神聪能醒脑开窍、通阳活血；攒竹为足太阳膀胱经穴，位于眉头，可安神镇惊、息风；曲池为手阳明之合穴，足三里是足阳明之合穴，阳明为多气多血之腑，上下配合，疏风清热、活血通络；廉泉、天突治疗语言功能障碍；合谷、太冲为四关穴，具有开窍醒神、息风止痉的作用，历来为止抽常用穴。③按摩：对于软瘫的肢体行稍重手法刺激，以擦、拿、捏为主；对于痉挛肢体则以较轻手法安抚性刺激。

（7）中药治疗：乙脑的三大症主要是高热、抽搐和昏迷。根据临床经验总结，中医中药治疗三大主症取得明显疗效。抽搐者，采用清热解毒、凉肝息风之法，加用中药紫雪丹，缓解抽搐疗效显著；高热者，以清热止痉为主要治疗原则，可服用羚羊角粉；昏迷者，采用清解营血热毒、开窍醒神之法，针对热入营血、邪陷心包而设，为紧急处理的治标之法。

典型病例患者张某入院时病情凶险，予物理降温、安定镇静、降颅压等对症治疗，神经节苷脂脑细胞保护剂减轻中枢神经损伤及脑水肿。患者 7 天后意识逐渐恢复。恢复期采用辨证论治，考虑证属邪壅经络，当清热解毒，方用犀角地黄汤加味。

4. 乙脑的并发症及处理 重型乙脑患者出现昏迷、咳嗽及吞咽反射减弱或消失，易发生肺炎；呼吸道分泌物不能顺利排出时，可引起肺不张。因此，对于昏迷患者应及时吸痰、拍背，并依据痰培养及药敏试验结果针对性给予抗感染治疗。长期卧床患者，如不注意口腔卫生及不进行口腔护理，易发生口腔溃疡，如不注意经常变换体位，易在枕骨后及腰骶椎部发生压疮，因此应加强护理。

5. 乙脑的预后和预防 乙脑高热、抽搐、昏迷如未能及时纠正，组织细胞尤其是中枢神经系统会出现缺血缺氧表现，造成脑水肿、代谢性酸中毒、神经细胞不可逆永久性损害，甚至出现脑疝，危及生命。如不能及时治疗，恢复期亦会出现神经损伤，如痴呆、失语甚至瘫痪，恢复缓慢。乙脑的病死率在10%左右，轻型和普通型患者大多恢复，暴发型和脑干型患者主要持续高热或出现超高热危象，伴强烈抽搐，于1～2天内出现深昏迷，有脑疝和中枢性呼吸衰竭等表现，如不及时抢救，常因呼吸衰竭而死亡，病死率较高，幸存者则预后较差，恢复期往往有不同程度的精神异常和瘫痪等表现，部分患者留有后遗症。故一旦出现上述典型症状，结合流行病学及蚊虫叮咬史，要高度警惕该病的发生，及时采取有效的对症治疗，避免病情加重危及生命。

乙脑的预防主要采取两个方面的措施，即灭蚊防蚊和预防接种。灭蚊是预防乙脑和控制本病流行的一项根本措施。灭蚊应贯彻"灭早、灭小、灭了"的原则，消灭蚊虫的滋生地，冬春季以灭越冬蚊为主，春季以清除滋生地与消灭早代幼虫为主，夏秋季以灭成蚊为主，同时注意消灭幼虫。喷药灭蚊能起到有效作用，可灭成蚊、孑孓及虫卵。此外，应使用蚊帐、搽用防蚊剂及蚊香、灭蚊器等防蚊措施。预防接种是保护易感人群的有效措施。目前大规模生产和使用的疫苗有3种：鼠脑灭活疫苗、细胞培养灭活疫苗和细胞培养减毒活疫苗。除此之外，注意个人卫生清洁，避免劳累、受凉、酗酒等导致机体免疫力下降的因素诱发乙脑。

参 考 文 献

1. 李甘地，来茂德. 病理学 [M]. 北京：人民卫生出版社，2001：309.

2. 陆晓红，邓凡艳. 流行性乙型脑炎的治疗 [J]. 中国社区医师，2008，24（14）：17-18.

3. 陈卫东. 静注大剂量免疫球蛋白在神经免疫性疾病的应用 [J]. 临床神经病学杂志，1994，7（4）：251-253.

4. 周月琴，张敏. 静脉注射人血丙种球蛋白治疗病毒性脑炎疗效分析 [J]. 第三军医大学学报，2002，24（1）：102-105.

5. 董梦久，涂晋文，刘志勇，等. 清热解毒法辅助治疗重型流行性乙型脑炎169例临床观察 [J]. 北京中医药大学学报（中医临床版），2012，19（4）：11-13.

6. 陈益平，徐志伟，石海矾，等. 纳洛酮治疗小儿重型流行性乙型脑炎的脑脊液神经元特异性烯醇酶动态变化观察 [J]. 中国实用儿科杂志，2007，22（8）：627-628.

7. 商让成. 辨证治疗流行性乙型脑炎60例 [J]. 陕西中医，2002，23（9）：771-772.

8. 徐新平. 王瑞根辨治流行性乙型脑炎经验 [J]. 四川中医，2003，21（5）：4-5.

9. 陈俊，涂晋文. 中医辨证论治流行性乙型脑炎临床观察 [J]. 湖北中医药大学学报，2014，16（2）：83-85.

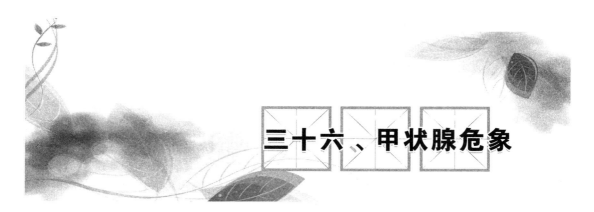

三十六、甲状腺危象

甲状腺危象（thyroid crisis）又称甲亢危象，是甲亢未得到治疗或尚未控制的情况下，在某些应激因素作用下，机体释放过量的甲状腺素，引起暴发性肾上腺素能神经兴奋症状，甚至危及生命的临床综合征。甲状腺危象是甲亢的严重并发症，主要临床表现为原有甲亢症状加重，出现高热、烦躁、大汗淋漓、心动过速、频繁呕吐、腹泻，甚至休克、谵妄、昏迷。甲状腺危象可见于各年龄段，以中老年多见。本病属中医"瘿病"、"脱证"、"厥证"范畴，辨在气血，常表现为肝火旺盛、肝阳暴张、阴虚火旺、阴竭阳脱、心气衰竭、心火亢盛之证。

（一）诊断要点

1. 病史　既往甲状腺功能亢进，存在严重感染、精神刺激、妊娠、手术、放射性碘治疗等诱发因素。

2. 危象先兆　原有甲亢症状加重，体温＞39℃，心率常达 120～160 次/分钟，伴或不伴心律失常、乏力、多汗、体重明显降低、消化道症状、烦躁或嗜睡。

3. 危象期　典型甲状腺危象：①体温升高：发热，体温超过 39℃，皮肤潮红，多汗或大汗淋漓，甚至皮肤苍白脱水。高热是危象的重要特征表现。②心血管症状：心动过速是危象的典型表现，心率多在 160 次/分钟以上。心律失常，脉压增大，少数可发生心力衰竭或休克。③精神症状：极度烦躁不安或昏迷。④胃肠道症状：常见食欲减退、恶心、呕吐、腹泻，部分可出现黄疸及肝功能障碍。

4. 查体　突眼，甲状腺肿大，胫前黏液性水肿。肿大的甲状腺常可触到细微震颤，闻及血管杂音（杂音为连续性伴收缩期增强，头部转动时杂音不消失）。

5. 实验室检查

（1）甲状腺功能检查：血清总甲状腺素（TT_4）、总三碘甲腺原氨酸（TT_3）高于正常，但通常在一般甲亢范围内，极少数 T_3 在正常范围。

（2）显著的肝功能损害：血清谷丙转氨酶（ALT）、谷草转氨酶（AST）及乳酸脱氢酶（LDH）水平急剧升高。

（3）心肌细胞受损：表现为心肌酶水平升高。

（4）实验室其他检查：血糖水平升高或降低，白细胞计数轻度升高。低钾、低钠和轻度酸中毒。因血液浓缩和骨吸收增加，血清钙离子水平升高。

6. 目前尚无统一的诊断标准，主要参考临床表现综合判断。Burch 及 Wartofsky 提出计分法诊断甲状腺危象（表 25）。

三十六、甲状腺危象

表 25　甲状腺危象诊断标准（Burch 及 Wartofsky 计分法）

临 床 表 现	计　分	临 床 表 现	计　分
体温调节功能失调（℃）		心血管功能失调	
37.2～37.7	5	心率（次/分钟）	
37.6～38.3	10	90～109	5
38.4～38.8	15	110～119	10
38.9～39.4	20	120～129	15
39.5～39.9	25	130～139	20
≥40	30	≥140	25
中枢神经系统表现		心力衰竭	
烦躁不安	10	足部水肿	5
谵妄、神经症状、昏睡	20	双肺底水泡音	10
癫痫或昏迷	30	肺水肿	15
胃肠道功能失常		心房颤动	10
腹泻、恶心、呕吐、腹痛	10	有诱发病史	10
黄疸	20		

注：累计计分≥45 分，高度提示甲状腺危象；25～44 分，提示危象前期；<25 分排除甲状腺危象。

（二）鉴别诊断

1. **严重感染**　甲状腺危象表现为高热、心动过速、大汗淋漓、粒细胞增多时，易被误诊为严重感染。但甲状腺危象的精神症状比感染严重；甲状腺危象的高热常呈持续性，一般退热措施效果不显著，而感染发热多为弛张型或不规则型；甲状腺危象的心动过速极为严重，而感染发热的心率增快相对较轻，且与体温高低呈正相关；进一步查 FT_3、FT_4、TSH 测定及血培养，有助于鉴别。

2. **静脉窦血栓**　当大脑深静脉或上矢状窦血栓形成（窦内阻塞 2/3 以上）时，出现反应迟钝、昏迷、去皮质和（或）去大脑强直；当窦内血栓形成和颅内压增高时，出现意识障碍、行为改变、嗜睡和昏迷；当颅底或海绵窦血栓形成时，出现结膜水肿、眼痛、眼球突出，伴脑神经改变。静脉窦血栓形成出现上述症状时，易与甲状腺危象症状混淆。早期眼底检查有助于鉴别甲亢和颅内压升高引起的突眼，MRI 和磁共振静脉成像可确诊静脉窦血栓。

3. **阵发性室上性心动过速**　阵发性室上性心动过速与甲状腺危象均表现为心动过速，需鉴别。阵发性室上性心动过速的临床表现是突然发作，突然中止，心率 150～220 次/分钟，脉细速，伴或不伴心悸、胸闷、乏力、头晕等症状。而甲状腺危象的心动过速心率多在 160 次/分钟以上，脉压增大，必要时查甲状腺功能协助鉴别。

4. **急性出血坏死性肠炎**　甲状腺危象腹痛明显时需与本病鉴别。本病的临床特征是：急性起病，腹痛逐渐加重，呈持续性剧烈腹痛，难以忍受，可阵发性加剧，伴恶心、呕吐、腹泻、便血，以脐周或上腹部多见。早期发热在 38℃ 左右，有时可达 40℃ 以上，甚至出现四肢厥冷、血压下降等中毒性休克症状。大便呈血水样或果酱样；大便潜血试验阳性；镜检可发现大量红细胞，中等量白细胞；大便培养得产气夹膜梭状芽孢杆菌等可鉴别。

5. **肾上腺危象**　当甲状腺危象以精神神经症状为主，出现烦躁不安、胡言乱语等兴奋性意识障碍时，需排除肾上腺危象。原发性肾上腺皮质功能减退可有皮肤黏膜色素沉着及低钠血症，查血 ACTH、皮质醇可明确诊断。

6. 肝性脑病　肝性脑病由肝功能严重失常或障碍所致，是以代谢紊乱为主要特征的中枢神经功能失调综合征。有肝功能异常或障碍者，出现神经、精神症状，在排除其他大脑疾病后，即可诊断为肝性脑病。

7. 甲亢伴急性胃肠炎　两者均表现为恶心、呕吐、腹泻等消化道症状。但前者多有不洁饮食的病史，体温轻度升高。危象多为高热，脉压增大，腹痛无痉挛性，腹泻以稀便为主，伴大汗；粪检无红细胞、白细胞和脓细胞。有时两者很难鉴别，应注意观察，必要时按危象处理。

（三）治疗方案

甲状腺危象的治疗需内科综合治疗，早期诊断，及时处理，迅速抑制甲状腺素的合成，减少甲状腺素的释放，拮抗甲状腺素的外周作用。病情一般在有效治疗后 12 小时开始改善，36～72 小时内明显好转，危象病程约 2～14 天，死亡主要发生在 3 天内，因此抢救此类患者必须争分夺秒。

1. 抑制甲状腺素的合成　首选丙硫氧嘧啶（propylthiouracil，PTU），如无 PTU 时可用等量甲硫氧嘧啶（methylthiouracil，MTU）或甲巯咪唑（methimazole，MM）。PTU 首次剂量 600mg 口服或经胃管注入，继用 PTU（或 MTU）200mg 或 MM 20mg 口服，每 6～8 小时 1 次，也可以经胃管或灌肠注入给药，待症状减轻后改用一般治疗剂量。PTU 用于治疗成人甲状腺功能亢进症时，开始剂量为 150～400mg/d，日最大量为 600mg，病情控制后逐渐减量，维持量 50～150mg/d；小儿开始剂量 4mg/(kg·d)，分次口服，维持量酌减。

2. 减少甲状腺素的释放

（1）碘剂：大剂量碘可抑制甲状腺球蛋白的水解，减少甲状腺素释放入血。此外，碘剂还具有对抗促甲状腺激素的作用，使功能亢进的腺体血供减少，甲状腺组织退化，腺体变小变硬，血管网减少，也用于术前准备治疗。用于治疗甲状腺危象时，首剂 30～60 滴，以后 5 滴，每 8 小时 1 次，或用碘化钠 1.0g 加入 5% 葡萄糖盐水中静脉滴注 24 小时，视病情逐渐减量。服用时将复方碘溶液滴在饼干或面包上，防止复方碘溶液刺激口腔黏膜。

（2）锂剂：对碘过敏者，可用碳酸锂 0.5～1.5g/d，分 3 次口服。

3. 拮抗甲状腺素的外周作用　在无心力衰竭的情况下，可选用 β-受体阻滞剂。普萘洛尔 40～80mg 口服，每 6～8 小时 1 次，或 1～2mg 经 0.9% 氯化钠注射液稀释后缓慢静脉注射，根据情况间歇给 3～5 次。哮喘、房室传导阻滞及严重的心力衰竭者禁用或慎用，若必须应用，建议选择相对安全的短效制剂，如拉贝洛尔。

PTU、糖皮质激素、碘剂均可抑制外周组织中 T_4 向 T_3 的转化，降低甲状腺素的生物活性。此外，普萘洛尔、利血平、胍乙啶等可以抑制甲状腺素的拟交感活性或耗竭组织中的儿茶酚胺，使心率减慢，震颤减轻。但利血平、胍乙啶等不良反应较多，现已少用。

4. 糖皮质激素　甲状腺危象时，糖皮质激素存在潜在储备不足。氢化可的松 100mg 加入 5%～10% 葡萄糖盐水中静脉滴注，每 6～8 小时 1 次。病情一般在 1～2 天内改善，7 天内恢复，此后逐渐减量至停药。注意防治应用大量糖皮质激素的副作用，如高血压、高血糖、胃溃疡和骨质疏松等。碘剂和糖皮质激素均应在 PTU 后使用。

5. 急速降温　高热者给予物理降温，可在头部和四肢大血管处放置冰帽或冰袋，也可用酒精擦浴、冰生理盐水灌肠、冰毯等退热。必要时给予乙胺苯酚类解热药，如对乙酰氨基酚650mg口服，每日3次，避免使用水杨酸制剂。如果一般退热效果差，可考虑实施人工冬眠疗法：氯丙嗪50mg，哌替啶100mg，异丙嗪50mg，静脉滴注。如果高热伴烦躁焦虑不安，予地西泮2.5~5mg口服，每日3次，镇静治疗；利血平开始肌内注射0.5~1mg，根据临床表现可给予0.4~0.6mg，肌内注射，每4~6小时1次。

6. 支持疗法　卧床休息、高流量面罩给氧6~8L/min。平卧位，头偏向一侧，保持气道通畅；建立2条以上静脉通道，迅速纠正水电解质紊乱和酸碱失衡，注意补充足够的葡萄糖、热量和多种维生素，密切监测血氧浓度及心、脑、肾功能。出现发热、大量出汗及呕吐、腹泻时，常伴较明显的失水，故每日补充液体量应控制在3000~6000ml；出现慢性充血性心力衰竭伴快室率心房颤动者，可用洋地黄类及利尿剂，需要注意的是，甲状腺危象者洋地黄类药物的代谢增快，可在心脏监护下适当增加洋地黄剂量，如毛花苷丙0.4~0.8mg＋0.9％氯化钠注射液20~40ml静脉缓慢推注；合并黄疸及肝功能损害者，给予保肝及退黄治疗。

7. 积极治疗原发病和消除诱发因素　合并高血压、糖尿病、冠心病者，需积极治疗原发病，以防止血压过高、血糖波动、心脏损害加重，降低甲状腺危象的危险性和致死率。如果合并感染，建议使用广谱抗生素，根据细菌培养结果选择有针对性的抗生素。

8. 系统失代偿的治疗　应尽快纠正高热出汗、呕吐、食欲不振或腹泻引起的血容量不足及电解质紊乱，若血容量充足而微循环尚无有效改善，可使用血管加压剂。血糖极低者，可以静脉缓慢推注50％葡萄糖注射液。胃肠道功能紊乱者应及早使用广谱抗生素，不必等待细菌培养结果。为避免应激性溃疡，应及早使用胃黏膜保护药和抑酸药。

9. 血浆置换及透析疗法　常规药物治疗无法改善危象症状时，可选用血液净化、腹膜透析等，迅速清除血浆中的甲状腺素。血液灌流术：采用右股静脉双腔中心静脉置管，2个灌流器，血流量180ml/min，持续4小时；术中用肝素抗凝，术后用鱼精蛋白拮抗肝素。

10. 中医治疗　肝阳暴张，心火亢盛者，紧急给予紫雪丹或安宫牛黄丸，口服或鼻饲；取曲池、合谷、少商、太冲、风池、大椎等穴，毫针刺，用泻法。阴竭阳脱，心气衰竭者，紧急给予参附注射液、生脉注射液静脉滴注，安宫牛黄丸口服或鼻饲；取百会、神阙、足三里、关元、气海、三阴交等穴，行灸法或温针灸法，毫针刺用泻法。

（四）中医辨证治疗

1. 肝阳暴张证

证候：高热烦躁，心悸多汗，恶心呕吐，谵妄抽搐，舌红苔黄、脉象弦数。

治法：泻火解毒，清心平肝。

方药：龙胆泻肝汤合清瘟败毒饮加减。

生地、生石膏、石决明（先煎）各30g，龙胆草12g，栀子、黄芩、黄连、柴胡、当归、赤芍、木通、泽泻、车前子（包煎）各10g，竹叶、炙甘草各6g。

急躁易怒者，加龙胆草、柴胡，以清肝热；头晕眼花者，加枸杞子、石斛、菊花，以清肝明目，呕吐剧烈者，加半夏、生姜、竹茹，以和胃止呕。

2. 阴竭阳脱证

证候：心悸气促，大汗淋漓，继而汗出黏冷，气短息微，四肢厥逆，面色苍白，昏迷不醒，舌淡，脉虚数无根。

治法：益气养阴，回阳固脱。

方药：生脉散、参附汤、四逆汤加减。

人参、制附子（先煎）各15g，麦冬、五味子、干姜、炙甘草各10g。

汗出过多、喘促不安者，加煅龙骨、山茱萸，以敛阳止汗；口中流涎、遗尿者，加益智仁、乌药、桑螵蛸，以摄唾缩尿；泄泻严重、伤津严重者，加赤石脂、白芍，以止泻养阴。

3. 阴虚阳亢证

证候：头晕眼花，手抖烦热多汗，口干多饮，纳亢消瘦，心悸失眠，瘿肿眼突，舌红或红绛，苔少或黄，脉细数。

治法：滋阴降火，宁心息风。

方药：天王补心丹加减。

生龙齿（先煎）、珍珠母（先煎）各30g，生地、白芍、玄参、丹参、麦冬各15g，知母、柏子仁、远志、钩藤各10g，五味子6g。

手颤明显者，加白蒺藜、龟甲，以养阴息风，颈肿不散者，加贝母、牡蛎，以消肿散结，眼突炯炯者，加青葙子、夏枯草，以清肝火化痰散结。

4. 气阴两虚证

证候：心慌心烦，怔忡少眠，头晕腰酸，口干多汗，神疲便溏，颈肿不消，舌苔薄白，脉细数无力。本型多见于久病患者。

治法：益气养阴，重镇安神。

方药：生脉饮加减。

太子参、麦冬、白芍、山药、酸枣仁、生牡蛎（先煎）各15g，白术、扁豆、半夏、贝母、夏枯草各10g。

气虚乏力者，加黄芪，以益气；口干明显者，加石斛、北沙参，以养阴生津；盗汗者，加乌梅、浮小麦，以养阴敛汗；头晕腰酸者，加桑寄生、杜仲，以滋补肝肾；瘿肿长期不消者，加黄药子、当归、三棱、莪术，以破结消瘿；虚热骨蒸者，加知母，以滋阴降火。

5. 热极生风证

证候：高热烦躁，烦渴引饮，四肢妄动，神昏，舌红苔燥少津，舌体颤动，脉细数。

治法：凉肝息风。

方药：羚角钩藤汤加减。

金银花、白芍、生地黄、石斛各15g，桑叶、川贝母、滁菊花、竹茹、知母、生甘草、茯神、钩藤（后下）各10g，羚羊角（冲服）0.6g。

胸闷胁痛者，加郁金、香附，以疏肝理气；口干欲饮者，加石斛、麦冬，以养阴润燥；肝木乘脾，腹胀便溏者，加党参、木香、白蔻仁，以健脾理气。

（五）治疗经验

1. 序贯治疗甲状腺危象　PTU首剂600mg胃管注入，以后每次200mg，每6小时1次；1小时后开始使用碘剂，复方碘溶液（Lugol液）7～10滴/次，口服，每日3次，5天后停药。同时服用普萘洛尔20mg，每日3次，拮抗激素的外周反应。

2. 血浆置换术抢救危象　当PTU、碘剂等常规治疗危象无效后，给予血浆置换：

2000ml 新鲜冰冻血浆，流量 1200ml/h，每隔 1～6 天行血浆置换 1 次，进行 1～5 次，症状改善、危象缓解后改用药物常规抗甲状腺危象治疗。

3. 生脉散、参附汤、四逆汤联合温灸抢救甲状腺危象　甲状腺危象伴休克或晚期，首先在常规抗危象、补液等治疗的基础上，给予参附注射液 80ml 加入 5％葡萄糖生理盐水中静脉滴注，或生脉注射液 60ml 加入 10％葡萄糖注射液中静脉滴注。病情控制后，予生脉散、参附汤、四逆汤：制附子（先煎）15g，西洋参、麦冬、炙甘草各 10g，五味子、干姜各 6g。配合温灸百会、神阙、足三里、关元、气海。

4. 早期清瘟败毒饮联合安宫牛黄丸配合针灸抢救危象　危象早期尤其高热、昏迷者，大剂量 PTU、碘剂、普萘洛尔等治疗的基础上，给予醒脑静注射液 20ml 加入 10％葡萄糖注射液中静脉滴注。仍高热昏迷者，给予中药清瘟败毒饮，加用安宫牛黄丸 1 丸鼻饲，并针刺曲池、合谷、少商、太冲、风池、大椎（选 2～3 个穴位），用泻法；强刺激人中。

5. 糖皮质激素治疗方案　甲状腺危象者，糖皮质激素代谢速度加快，存在潜在的储备不足。需给予琥珀酰氢化可的松静脉给药，首剂 300mg，以后 50～100mg，每 6～8 小时 1 次，24 小时总量 200～400mg。若病情在 1～2 天内改善，可逐渐减量至停药。若效果差，则甲泼尼龙 500mg，静脉滴注，连续 5 天，冲击治疗。若病情仍未改善，可用环磷酰胺 200mg，静脉滴注，共 6 次。

（六）典型病例

刘某，女，28 岁，主因多食、消瘦、怕热、多汗 5 年，咳嗽 20 天，伴加重 5 天，于 2013 年 8 月 15 日入院。既往体健，无"肝炎"等病史，否认药物过敏史。入院前 5 年无明显诱因出现食欲亢进，伴体重下降、怕热、心慌、乏力、手抖、性情急躁、易怒，不伴恶心呕吐，多饮、多尿。起初未予重视，未行诊治，就诊于当地医院提示甲亢（具体化验结果不详），予以"甲巯咪唑、普萘洛尔"对症治疗。患者自行调整用药，上述症状时轻时重。入院前 20 天无明显诱因出现咳嗽，咳黄痰，偶伴血丝，自测体温"38℃"，皮肤、巩膜黄染明显，未予重视。入院前 5 天上述症状加重，发热，体温达 39.8℃，咳痰无力，伴呼吸急促，大汗淋漓，恶心呕吐，不能进食，同时感心慌明显。于当地县医院住院治疗，完善相关检查，诊断为"甲状腺功能亢进症，肺部感染"，予以"甲巯咪唑 10mg 每日 3 次、普萘洛尔 20mg 每日 2 次、冰块降温"等治疗，未见明显好转，为进一步治疗转入我院。入院后查体：T 39.6℃，P 160 次/分钟，BP 130/80mmHg，R 32 次/分钟。极度消瘦，恶病质，皮肤及巩膜黄染，眼球突出，双瞳孔正大等圆，活动良好。甲状腺Ⅰ度肿大，质软，无压痛，无结节，可闻及血管杂音，双肺布满干湿啰音，HR 120 次/分钟，律不齐，第一心音强弱不等。腹软，无压痛，肝脾肋下未及，双下肢不肿，双手震颤阳性。

中医证候：高热烦躁，心悸大汗，恶心呕吐，呼吸急促，舌红苔黄，脉弦数。

西医诊断：①甲状腺功能亢进症（甲状腺危象）；②甲亢性心脏病（心房颤动）；③肺部感染。

中医诊断：瘿病（肝阳暴张，心火亢盛证）。

治疗过程：立即给予心电监护、吸氧；丙硫氧嘧啶（PTU）首剂 600mg 胃管注入，然后 200mg 每 6～8 小时经胃管或灌肠注入，拮抗甲状腺素治疗；30％乙醇溶液擦浴物理降温，复方氨林巴比妥注射液 2ml 肌内注射退热；盐酸甲氧氯普胺注射液 10mg 静脉推注，止吐；头孢米诺钠 2.0g＋0.9％氯化钠注射液 50ml，每 12 小时 1 次静脉滴注，抗感染治疗；地西泮 10mg 静脉给药，镇静；盐酸艾司洛尔注射液 0.5mg/（kg•min）静脉推注持续约 1 分钟，随后 0.05mg/（kg•min）静脉滴注，减慢心率；补充能量、补液支持等治疗。中医辨证为肝阳暴张、心火亢盛证，给予龙胆泻肝汤合清瘟败毒饮加减：生石膏、车前子（包煎）各 30g，生地黄 20g，龙胆草、泽泻、当归、赤芍、桔梗、竹叶各 15g，石决明（先煎）、栀子、黄芩、柴胡各 12g，黄连、生甘草各 6g，口服以泻火解毒、清心平肝。查血尿便常规、甲状腺功能、肝肾功能、电解质、风湿免疫系列、痰培养、血培养、心电图、胸 CT、甲状腺 B 超、腹部 B 超、头 MRI 等。心电图：异位心律，心房颤动伴快速心室率，150 次/分钟，不完全性右束支传导阻滞，室性期前收缩，ST-T 改变。头颅 MRI 检查未发现异常。入院治疗 2 小时后，仍烦躁，给予地西泮加复方碘溶液 30 滴口服，琥珀酰氢化可的松 300mg 静脉给药，盐酸艾司洛尔注射液负荷量后以 0.1mg/（kg•min）静脉滴注维持，心率维持在目标值。入院治疗 6 小时后，恶心、呕吐症状稍缓解，未见烦躁，停地西泮，体温 38.7℃，给予对乙酰氨基酚 1 片，血常规：WBC 18.7×10^9/L，N 87.9％，L 9.6％，M 2.3％，E 0.1％，余正常；给予 PTU 200mg 口服，每 6 小时 1 次；琥珀酰氢化可的松 100mg＋5％葡萄糖注射液 500ml 静脉滴注、每 6 小时 1 次，兰索拉唑 30mg 每晚 1 次口服，抑酸；枸橼酸铋钾片 1 包，口服，每日 3 次，保护胃黏膜；普萘洛尔 40mg，口服，每 6 小时 1 次，减慢心率。入院治疗 1 天后，上述症状稍好转，风湿免疫系列正常；痰涂片见真菌及孢子；便常规、尿常规正常；甲状腺功能检测：FT_3 3.87pmol/L，FT_4 14.05pmol/L，TSH 0.17mU/L，TPO 459.5U/ml，TRAb 20.8U/L，TGAb 6.1U/ml；甲状腺超声检查示甲状腺弥漫肿大，血流丰富，未探及甲状腺结节；胸片示双肺炎症；肝、脾、双肾、胰腺回声未见异常。血液生化：ALT 38U/L，AST 77U/L ↑，ALP 100U/L，TBIL 231.7μmol/L ↑，DBIL 137.5μmol/L↑，IBIL 94.20μmol/L↑，TP 55g/L，ALB 17g/L↓，LG 42g/L↑，白球比 0.4↓；CH 1.07mmol/L，TG 0.96mmol/L，LDB 0.54mmol/L，HDL 0.17mmol/L；BUN 8.6mmol/L，Cr 32.1μmol/L；K^+ 3.76mmol/L，Na^+ 145.0mmol/L，Cl^- 93.0mmol/L，Ca^{2+} 1.98mmol/L，P 0.90mmol/L；CO_2CP 正常。诊断为：①甲状腺功能亢进症（甲状腺危象）；②甲亢性心脏病（心房颤动）；③肺部感染；④肝功能损害；⑤低蛋白血症。加入血白蛋白 10g＋0.9％氯化钠注射液 250ml 静脉滴注，纠正低蛋白血症；双环醇片 25mg，口服，每日 3 次，保肝降酶。改琥珀酰氢化可的松为 100mg＋5％葡萄糖注射液 500ml，静脉滴注，每 8 小时 1 次；PTU 200mg，口服，每 8 小时 1 次。余治同前。入院治疗 3 天后，出现呼吸困难、血氧饱和度下降，后心跳骤停，予以气管插管接呼吸机辅助呼吸、胸外按压、强心、对症等治疗后心脏复跳，体温正常。继续抗甲状腺危象、抗感染、保肝等治疗。复查血常规、肝肾功能、电解质、胸 CT。入院治疗 5 天后，危象缓解，神清，精神可，饮食可，二便正常，血常规：WBC 11.8×10^9/L，N 69.6％，余正常；肝肾功能正常。停碘、琥珀酰氢化可的松，PTU 200mg 口服，每 8 小时 1 次。继续抗感染、抗甲亢治疗，复查血常规、胸片。入院治疗 7 天后，生命体征正常，精神可，饮食佳，胸片示炎症较前明显减少，血常规正常，停抗生素。继续观察 2 天，入院治疗 10 天后，病情稳定，出院。出院后继续抗甲亢治疗，2 周后复诊。

(七) 专家分析

1. 甲状腺危象的病因病机　甲状腺危象的病因病机尚未完全阐明。目前主要有以下几种学说:

(1) 血中甲状腺素突然增加:甲亢病情较重,未得到及时救治或治疗无效时,在感染、手术、创伤、精神刺激、应激及^{131}I治疗等诱发因素作用下,总甲状腺素或游离甲状腺素的浓度急剧增加。血中甲状腺素含量的急剧增多破坏机体平衡状态,使器官失代偿,从而诱发甲状腺危象,是甲状腺危象发病的基本条件和中心环节。

(2) 应激状态下,交感神经及肾上腺髓质兴奋性增强,血液循环及组织中儿茶酚胺浓度升高。过多的儿茶酚胺和高水平甲状腺素的相互作用,是甲状腺危象的发病原因之一。但甲状腺危象的临床表现尚不能全部用儿茶酚胺反应加重来解释。

(3) 机体对甲状腺素的敏感性降低:本学说可以解释某些血清甲状腺素浓度无明显增加的甲状腺危象。

(4) 器官衰竭:长期甲状腺功能亢进,使全身各器官处于长期超生理功能活动状态,如存在心律失常、心肌肥厚、肝功能损害及粒细胞减少等。一旦甲状腺危象发生,易引起继发性全身多器官功能损害。

(5) 早期认为,甲状腺危象是由于大量儿茶酚胺释放入血所致。但许多甲状腺危象患者血和尿中的儿茶酚胺浓度并不高,可能是由于甲状腺素增加靶器官的β-肾上腺素能受体数量或增强受体后效应,使之对正常水平的儿茶酚胺过度反应。

(6) 甲亢性心脏病:甲状腺素引起全身血管(肺动脉除外)扩张、血管阻力降低,反馈性刺激肾素-血管紧张素-醛固酮分泌抗利尿激素,增加水、钠重吸收,使血容量进一步增加。甲状腺素使肺动脉收缩,肺动脉压增高,右室负荷增加,导致右心房扩大和中心静脉压增高,脉压差增大。甲状腺素还可作用于窦房结,使其兴奋性增加,心肌节律细胞兴奋阈值降低,导致快速性心律失常如窦性心动过速或快速心房颤动。过量甲状腺素对心肌也可产生直接毒性作用,导致左心室和左心房扩大,心室重塑,出现甲亢性心脏病。

(7) 淡漠型甲状腺危象:由于甲亢未能及时发现、治疗,机体长期处于严重消耗的状态,交感神经对甲状腺素不敏感,儿茶酚胺耗竭,外周组织反应衰退,下丘脑-交感神经-肾上腺皮质轴障碍,最终导致危象的发生。

中医学认为,本病属"瘿病"、"脱证"、"厥证"范畴。气血津液运行失常,气滞痰凝,壅结颈前是瘿病的基本病机。日久引起血脉瘀阻,以致气、痰、瘀三者合而为患。情志内伤、饮食及水土失宜等损伤肝脾心肾,使气机郁滞,津凝痰聚,痰气壅结颈前。痰气郁结日久,则产生瘀血的病变。治疗不及,病情进一步发展,致痰气郁结化火,火热耗伤津液,形成阴虚火旺的病理变化,其中尤以肝、心两脏阴虚火旺的病变更为突出。病情急剧恶化,出现肝阳暴张,心火亢盛。病情迁延,耗伤气血,致阴竭阳脱之危象。

2. 甲状腺危象的诊断

(1) 简要诊断甲状腺危象:甲状腺危象无特异的实验室指标,主要根据临床表现判断:①体温>39℃。②心率>160次/分钟。③神志异常:烦躁不安,昏睡,昏迷。④其他:上吐下泻,高热大汗,体重显著减轻。⑤甲亢者,白细胞总数降低,淋巴、单核细胞增多;甲状腺危象者,白细胞总数增多,中性粒细胞增多。

(2) 淡漠型危象的诊断:淡漠型甲状腺危象是甲状腺危象的一种特别类型,较为罕见，多发生于老年人。临床特点为表情淡漠，乏力明显，发热但低于经典甲状腺危象的发热水平，轻度突眼及甲状腺肿。实验室检查一般改变不明显。

典型病例中，患者甲状腺毒症 5 年，未正规治疗，病情控制不佳，近期在肺感染后，甲亢症状加重，烦躁不安，高热，心率 160 次/分钟，白细胞计数升高，中性粒细胞百分比升高，FT_3、FT_4 升高，TSH 降低，TPO 459.5U/ml，促甲状腺激素受体抗体 20.8U/L，TGAb 6.1U/ml，可诊断为甲状腺危象。

3. 甲状腺危象的治疗

（1）硫脲类和咪唑类药物：首选丙硫氧嘧啶，不但抑制甲状腺素的合成，同时抑制 T_4 向 T_3 的转化，能快速缓解症状。硫脲类药物导致白细胞总数减少，甚至粒细胞缺乏，中性粒细胞 $<1.5\times10^9/L$ 时慎用丙硫氧嘧啶，中性粒细胞 $<0.5\times10^9/L$ 时禁用硫脲类药物，可采用血液净化抢救危象，同时使用升白药或输血治疗。

典型病例中，患者中性粒细胞百分比升高，PTU、抗感染治疗后未见低于正常，故选择丙硫氧嘧啶，开始应用大量丙硫氧嘧啶减少血中甲状腺素水平，控制危象，随后减量至常规治疗量维持治疗。随后可考虑给予 [131]I 或手术治疗。

（2）激素对抗甲状腺危象的机制：甲状腺危象时，机体严重应激状态下使肾上腺皮质激素严重消耗，导致肾上腺皮质衰竭。故甲状腺危象时需补充糖皮质激素，以抑制免疫作用，纠正肾上腺皮质功能相对不全，增强机体的应激能力，还可抑制 T_4 向 T_3 转换、阻止甲状腺素释放、降低周围组织对甲状腺素的反应，抑制下丘脑促甲状腺激素释放激素（TRH）的合成和释放，减低垂体对 TRH 的反应，从而抑制甲状腺的功能。为减少糖皮质激素的代谢，应在应用抗甲状腺药物后补充激素。

典型病例中，患者甲状腺危象伴肝功能损害，给予保肝药的同时采用激素冲击疗法 5 天，效果好，维持量继续口服治疗。同时密切观察、防治激素治疗引起的骨质疏松等副作用。

（3）[131]I 治疗导致的甲状腺危象的治疗：甲亢 [131]I 治疗后出现消化系统症状，应注意与甲状腺危象先兆的区分。[131]I 治疗前酌服硫脲类药，预防危象。一旦有甲状腺危象先兆，或临床症状较重、甲状腺较大者，立即按危象处理。首先可加大丙硫氧嘧啶的剂量。对因服用抗甲状腺药出现白细胞计数低下或粒细胞缺乏而选择 [131]I 治疗的甲亢者，早期使用糖皮质激素，减少 [131]I 的用量，从而减少副反应的发生。

典型病例中，患者应用 PTU 后，再用碘剂治疗危象，5 天后危象缓解，停用碘剂，效果佳，未出现碘逸脱现象。出院后患者继续抗甲状腺治疗，若出现白细胞计数减低，考虑 [131]I 治疗。

（4）β-受体阻滞剂治疗甲状腺危象：β-受体阻滞剂是治疗甲状腺危象经常使用的药物。高心排出量心力衰竭者，应用普萘洛尔疗效甚佳。对于有高危因素的患者（高危因素包括：①高龄；②有甲亢性心脏病或其他原因心脏病者；③左房、左室增大者；④原有心力衰竭或甲状腺危象后心力衰竭者；⑤其他各种原因的低心排出量者；⑥有缓慢性心律失常、哮喘等疾病者），一般不首选使用 β-受体阻滞剂。若确有使用的必要，尽量使用短效制剂，如艾司洛尔或拉贝洛尔等静脉注射，同时密切监护心脏情况。

典型病例中，患者中青年女性，针对甲状腺性心脏病、心房颤动伴心室率加快，选择短效 β-受体阻滞剂艾司洛尔负荷量后持续静脉滴注，进食后予口服普萘洛尔，有效控制心室率。针对高热、呕吐，在止吐补液的同时应用胃黏膜保护药和抗酸药，有效防治应激性溃疡。

4. 甲状腺危象并发症的处理及预防

（1）甲状腺危象并甲亢性心脏病、心力衰竭等：应谨慎使用长效 β-受体阻滞剂普萘洛尔或含碘类药物胺碘酮等。有心力衰竭迹象者，应谨慎应用抗心律失常药，首选毛花苷丙 0.2mg 加 0.9％氯化钠注射液稀释至 10ml 缓慢静脉注射，前提是排除了预激综合征、高血钾或低血钾症。

（2）甲状腺危象合并肝功能损害：临床多见，为服用抗甲状腺药物引起。根据其损害程度不同，分为亚临床肝损害和显著肝损害。亚临床肝损害一般不需停药，可仅减少药物剂量，但应密切观察肝功能情况。如肝损害显著，立即停药行保肝及全身支持治疗。建议采用大剂量糖皮质激素冲击治疗。因抗甲状腺药物之间可能存在交叉过敏反应，不主张换用另一种药物抗甲状腺治疗，可采用放射性碘治疗或手术治疗。

（3）预防：甲亢明确诊断后，应根据病情合理选药，系统规范治疗，不得无故停药。对甲状腺肿大明显且症状较重者，欲行[131]I 治疗需先服抗甲状腺药一段时间，待甲亢症状改善、病情趋于稳定后，行放射性[131]I 治疗。避免精神刺激，注意保护性医疗制度，术前做好患者的思想工作，消除紧张心理，避免过度劳累，预防和积极有效地控制各种感染。

参 考 文 献

1. Wilson JD，Foster DW，Kronenberg HM，et al. Williams textbook of endocrinology ［M］. 9th ed. Harcourt Asia：WB Saunders，2001：389-515.

2. 廖二元，超楚生. 内分泌学（上册）［M］. 北京：人民卫生出版社，2001：1664-1693.

3. 吴艺捷. 甲亢危象诊治的新进展［J］. 现代实用医学，2006，18（6）：367-368.

4. 梅广源，邹旭，罗翌. 中西医结合急诊内科学［M］. 北京：科学出版社，2008：142-145.

5. 邓世周，王玉萍，王兵，等. 高渗性非酮症糖尿病昏迷 56 例救治体会［J］. 人民军医，2006，（7）：385.

6. 杨志寅. 内科危重病［M］. 第 2 版. 北京：人民卫生出版社，2006：599-603.

7. 蒋健，于金德. 现代急诊内科学［M］. 第 2 版. 北京：科学出版社，2005：811-815.

8. 孟新科，潘景业. 急危重症实践攻略［M］. 北京：人民卫生出版社，2010：173-178.

9. 黄卫东，姚美芬. 甲亢危象的诊治［J］. 中华危重症医学杂志（电子版），2010，3（1）：1-4.

10. Nayak B，Burman K. Thyrotoxicosis and thyroid storm ［J］. Endocrinol Metab Clin North Am，2006，35（4）：663-686.

11. 罗学宏. 谨防高温诱发甲状腺危象［J］. 医药经济报，2010-08-24.

12. 王敏. 甲状腺危象［J］. 中国临床医生，2010，38（12）：14-17.

13. Burch HB，Wartofsky L. Life-threatening thyrotoxicosis. Thyroid storm ［J］. Endocrinol Metab Clin North Am，1993，22（2）：263-277.

14. 张子泰，王林辉. 甲状腺危象的诊断与治疗进展［J］. 人民军医，2010（9）：703-704.

15. 毕大明. 中药治疗危重病症验案五则［J］. 实用中医药杂志，2002，18（1）：46-47.

16. 姚雪靖. 中西医结合治疗小儿甲状腺功能亢进危象一例个案报道［J］. 健康必读（下旬刊），2013（10）：538.

附 2　甲状腺危象诊断积分法

国外有学者用"积分法"对甲状腺危象进行诊断，分为 5 个方面进行评分。

（一）体温调节障碍

体温（摄氏温度℃）＊

5 分——37.2～37.7

10 分——37.8～38.3

15 分——38.3～38.8

20 分——38.9～39.4

25 分——39.4～39.9

30 分——≥40.0

（二）中枢神经系统表现

0 分——无异常

10 分——轻度异常：烦躁

20 分——中度异常：定向障碍、精神失常、重度昏睡

30 分——严重：抽搐、昏迷

（三）胃肠道或肝功能异常

0 分——无异常表现

10 分——轻度：腹泻、恶心、呕吐、腹痛

20 分——严重：无法解释的黄疸

（四）心血管功能障碍

1. 心动过速（次/分钟）

5 分——90～109

10 分——110～119

15 分——120～129

20 分——130～139

25 分——≥140

2. 充血性心力衰竭

0 分——无心力衰竭

5 分——轻度：足部水肿

10 分——中度：两肺底听到啰音

15 分——重度：肺水肿

3. 心房颤动

0 分——无

10 分——有

（五）存在应激事件

0 分——无

10 分——有

注：＊原文为华氏温度，摄氏温度为本文加入。

判断标准：总分≥45 分为甲状腺危象；总分 25～44 分为甲状腺危象前期；总分≤24 可排除甲状腺危象。

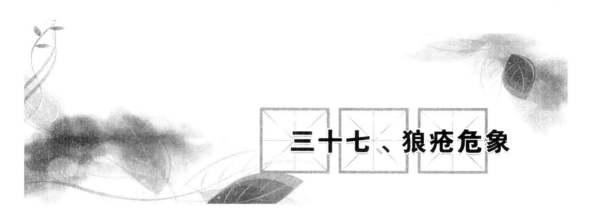

三十七、狼疮危象

系统性红斑狼疮（systemic lupus erythematosus，SLE）是一种表现有多系统损害的慢性系统性自身免疫病，其血清出现以抗核抗体为代表的多种自身抗体。狼疮危象（lupus crisis）是指急性的、危及生命的重症 SLE，包括急进性狼疮性肾炎、严重的中枢神经系统损害、严重的溶血性贫血、严重的血小板减少性紫癜、严重的粒细胞缺乏症、严重心脏损害、严重狼疮性肺炎、严重狼疮性肝炎和严重的血管炎。中医认为，本病为风热邪毒侵袭或日光暴晒，致蝶斑疮毒流窜结注，侵及皮肤、关节、筋骨、脏腑的流注性疾病。根据不同的临床表现，可将其归属于中医学"痹证"、"温毒发斑"、"蝴蝶斑"、"阴阳毒"及"水肿"、"心悸"等范畴。

（一）诊断要点

1. SLE 的诊断标准　SLE 的诊断目前仍采用 1997 年美国风湿协会（ARA）的分类标准：①颧颊部红斑；②盘状红斑；③光敏感；④口腔溃疡；⑤非侵蚀性关节炎；⑥胸膜炎或心包炎；⑦尿蛋白＞0.5g/d 或管型尿；⑧癫痫发作或精神病，除外药物或已知的代谢紊乱；⑨溶血性贫血或白细胞减少，或淋巴细胞减少，或血小板减少；⑩抗 dsDNA 抗体阳性，或抗 Sm 抗体阳性，或抗磷脂抗体阳性（包括抗心磷脂抗体、或狼疮抗凝物阳性、或至少持续 6 个月的梅毒血清试验假阳性三者中具备 1 项阳性）；⑪抗核抗体阳性。以上 4 项或 4 项以上阳性可诊断 SLE，但应排除感染性疾病、肿瘤和其他风湿性疾病。

2. 狼疮危象的诊断要点

（1）急性红斑狼疮：起病急骤，出现高热、肌痛、乏力等全身中毒症状，颜面部红斑显著，伴有严重的中毒症状，同时多器官受累，发展迅速，出现衰竭。

（2）慢性红斑狼疮在出现以下情况时应考虑危象：①狼疮性肾炎伴肾衰竭：表现为蛋白尿、管型尿、少尿、水肿、血尿，血肌酐、尿素氮增高。②中枢性狼疮或狼疮性脑病：表现为精神、意识障碍、头痛、恶心、呕吐、癫痫发作、颈项强直、惊厥、昏迷等。③活动性狼疮伴心包炎：表现为心包积液、心脏压塞或缩窄性心包炎。若红斑狼疮患者出现心前区疼痛、心包摩擦音、心影增大、心音减弱时，应考虑该病可能，超声心动图可协助诊断。④活动性狼疮性肺炎：急性时有发热、咳嗽、咯血、胸痛及呼吸困难等表现。胸片或CT 呈双肺弥漫性浸润性病变，同时伴有红斑狼疮活动的其他表现，一般抗感染治疗无效，糖皮质激素、免疫抑制剂可使病情缓解。⑤狼疮性肠系膜血管炎或狼疮性胰腺炎：表现为剧烈腹痛，恶心、呕吐、发热，尿淀粉酶升高，严重病例可出现肠穿孔。

（二）鉴别诊断

1. 过敏性紫癜　患者发病前1~3周有低热、咽痛、全身乏力或上呼吸道感染史，继而出现典型的四肢皮肤紫癜，可伴关节肿痛、腹痛及血尿；凝血功能等相关检查正常，血小板正常，无自身抗体阳性及其他多器官损害，易鉴别。

2. 嗜铬细胞瘤危象　患者血压常剧烈升高，一般可大于200/120mmHg，既往可有高血压病史，呈阵发性急剧升高，伴头痛、心悸、出汗、恶心、乏力等症状。尿肾上腺素、去甲肾上腺素或香草基杏仁酸（VMA）显著增高，无系统性红斑狼疮典型症状，易鉴别。

3. 甲状腺危象　患者高热大汗，烦躁谵妄，血白细胞计数常升高，既往有甲亢病史，近期控制不佳，结合甲亢的症状和体征，特别有甲状腺肿大伴血管杂音及突眼征存在，较易进行鉴别诊断。

4. 糖尿病酮症酸中毒　亦可出现类似狼疮性脑病所表现的恶心、呕吐、意识障碍，但糖尿病酮症酸中毒患者呼吸有酮味，血糖常>16.7mmol/L，尿糖强阳性，尿酮体阳性，结合既往糖尿病病史，可做鉴别。

（三）治疗方案

狼疮危象的治疗目的在于缓解病情、治疗器官损伤、控制及预防感染、预防并发症，挽救患者生命。通常需要大剂量甲泼尼龙进行冲击治疗，针对受累器官进行对症治疗和支持治疗，以帮助患者度过危象，然后继续诱导缓解和维持巩固治疗。

1. 糖皮质激素的应用　激素是治疗狼疮危象的首选药物。对于狼疮危象患者，首选大量激素冲击疗法，甲泼尼龙500~1000mg，加入5%葡萄糖注射液100~250ml，缓慢静脉滴注1~2小时，每日1次，连续应用3天为1个疗程，如狼疮危象仍未得到控制，可根据病情在冲击治疗5~30天后再次冲击治疗。冲击后常口服泼尼松0.5~1mg/(kg·d)或甲泼尼龙0.4~0.8mg/(kg·d)，病情控制后应逐渐减量，直至达到控制病情的最小剂量，以避免长期应用大剂量激素产生副作用。

2. 免疫抑制剂的应用　对于单独应用激素无效者，以及有激素禁忌证的狼疮危象者，应联合应用免疫抑制剂。临床常用药物有环磷酰胺、环孢素、硫唑嘌呤、吗替麦考酚酯等。

（1）环磷酰胺（CTX）：一般采用CTX冲击疗法，0.5~1g/m² 静脉滴注，缓慢滴注（时间不少于1小时），通常每4周冲击1次（病情危重者，每2周冲击1次），冲击8次后，若病情明显好转，则改为每3个月冲击1次，至活动静止后至少1年，可停止冲击。亦可采用口服疗法，一般用量为1~2mg/(kg·d)，应用时应注意CTX有导致白细胞减少的不良反应，当血白细胞计数<3×10⁹/L时，暂停使用。

（2）硫唑嘌呤：适用于较严重病例，器官功能恶化缓慢者。用法为1~2mg/(kg·d)，口服，每日1次。

（3）环孢素：5mg/(kg·d)，口服，分2次服用，服用3个月。以后每月减少1mg/kg，至3mg/kg维持治疗。血白细胞减少暂不能使用CTX时，可用本药替代。

（4）吗替麦考酚酯（MMF）：1~2g/(kg·d)，口服，分2次服用。该药对白细胞和肝肾功能副作用小。MMF治疗狼疮危象的疗效与CTX相同，并略优于CTX；MMF起效快，不良反应低，是治疗重症SLE的一个值得应用的免疫干预药物。

3. 免疫球蛋白　适用于重症狼疮或（和）并发全身性严重感染者，对重症血小板减少性紫癜有效，一般 0.4g/（kg·d），静脉滴注，每日 1 次，连续 3～5 天为 1 个疗程。

4. 抗感染治疗 狼疮危象应用大剂量激素冲击治疗时需密切监测血象，以观察是否有感染发生。丙种球蛋白提高自身免疫的同时有非特异性抗感染作用，必要时加用抗生素，有严重感染发生时应停用激素。

5. 其他对症治疗 狼疮危象出现高凝和血栓时，可采取抗血小板、抗凝治疗；有精神症状者，给予精神治疗；癫痫发作者，给予抗癫痫治疗。对于急危重患者经多种治疗无效，可采用血浆置换治疗。

（四）中医辨证治疗

1. **热毒炽盛证**

证候：壮热，皮肤紫斑，面部蝶形红斑，颜色鲜艳，关节肌肉酸痛，口干口苦，烦躁不安，甚至神昏谵语，或手足抽搐，小便短赤，大便干结，舌质红绛，苔黄腻，脉洪数或弦数。

治法：清热解毒，凉血化斑。

方药：清瘟败毒饮加减。

生石膏、生地黄、水牛角粉各 30g，黄芩、黄连、栀子、连翘、桔梗、知母、赤芍、牡丹皮、玄参各 10g，竹叶、生甘草各 6g。

伴关节疼痛者，加秦艽、威灵仙、忍冬藤，以清热除湿、通络止痛；伴肢端发凉者，加桂枝、鸡血藤，以温通经络；伴肝损伤者，加蒲公英、垂盆草、虎杖，以解毒保肝；伴肺损伤者，加麦冬、桑白皮、白花蛇舌草，以养阴清肺。

2. **热阻经络证**

证候：关节红肿，灼热疼痛，屈伸不利，面部红斑隐隐，烦躁口渴，尿黄，舌红苔黄，脉滑数。

治法：清热祛风，和营通络。

方药：白虎桂枝汤加减。

生石膏 30g，知母、川牛膝、赤芍、桑枝、忍冬藤各 15g，桂枝、丝瓜络各 10g，全蝎、生甘草各 6g。

皮肤红斑明显者，加牡丹皮、生地黄、紫草，以凉血化瘀；发热咽痛者，加薄荷、牛蒡子、桔梗，以清热利咽；热盛伤阴，口渴心烦者，加玄参、麦冬，以清热生津。

3. **风湿热痹证**

证候：关节疼痛，游走不定，可波及多个肢体及关节，局部灼热红肿，屈伸不利，常伴发热、口渴烦躁等，舌红苔黄腻，脉滑数。

治法：清热祛风，利湿通络。

方药：生石膏 30g，鸡血藤 15g，秦艽、羌活、防风、威灵仙、牛膝、丝瓜络、知母、当归 10g。

关节灼热疼痛明显者，加忍冬藤、络石藤，以通络止痛；脘腹胀闷、纳少者，加黄芩、枳壳、炒麦芽，以开胃消食；大便干燥者，加枳实、火麻仁，以理气润肠。

4. **热郁积饮证**

证候：胸闷疼痛，心悸心慌，时有低热，烦躁不安，咽干口渴，红斑丘疹，舌红苔厚腻，脉滑数、濡数或结代。

治法：清热泻肺，利水逐饮。

方药：葶苈大枣泻肺汤合泻白散加减。

沙参、桑白皮、葶苈子、猪苓、生地黄、茯苓各 15g，知母、黄芩、生薏苡仁、郁金、杏仁、枳壳、生甘草各 10g，大枣 8 枚。

胸痛明显者，加全瓜蒌、赤芍、红花，以化瘀止痛；咽干口渴明显者，加天花粉、麦冬、玄参，以清热生津；积饮严重，伤及中焦而见腹部胀满、胃中辘辘者，可合苓桂术甘汤（茯苓、桂枝、白术、甘草）或枳术汤（枳实、白术），以温化中焦水饮。

5. 阴虚火旺证

证候：低热不退，红斑不泽，五心烦热，盗汗，心烦无力，懒言，耳鸣腰酸，关节痛楚，足跟痛，脱发，月经不调，小便黄，舌质红，少苔，脉细数。

治法：养阴清热，凉血解毒。

方药：青蒿鳖甲汤加减。

鳖甲（先煎）30g，白芍、玄参、金银花、生石膏各 15g，知母、黄柏、赤芍、土茯苓、青蒿（后下）各 10g。

水肿明显者，加泽泻、猪苓、车前子（包煎）、茯苓，以利尿消肿；夜寐不安者，加酸枣仁、知母，以养血安神；潮热盗汗明显者，加地骨皮、浮小麦，以止汗除蒸；红斑严重者，可加牡丹皮、大青叶，以凉血消斑。

6. 肝肾亏虚证

证候：长期低热，手足心热，心烦不安，面部潮红，斑疹隐隐，腰膝酸酸，关节酸楚，月经不调或闭经，头昏耳鸣，目眩，口燥咽干，舌红少津，苔薄黄，脉细数。

治法：滋补肝肾，清热凉血。

方药：知柏地黄丸合大补阴丸加减。

生地黄、山药、山茱萸、女贞子、墨旱莲、龟甲（先煎）各 15g，知母、黄柏、牡丹皮、虎杖各 10g。

肝肾亏虚日久者，可选用血肉有情之品如猪脊髓、牛脊髓等，以养阴填精；关节酸楚明显者，重用熟地，以滋补真阴；口渴咽干者，加麦冬、玄参、五味子，以滋阴生津。

7. 脾肾阳虚证

证候：颜面及双下肢浮肿，面色苍白，恶寒肢冷，神疲乏力，腹膨胀满，纳呆，便溏，腰酸腿软，乏力，足跟痛，关节酸楚不适，遇冷加重，舌嫩淡胖而有齿痕，苔白腻，脉沉细或脉沉迟无力。

治法：温补脾肾，利水消肿。

方药：理中汤合济生肾气丸加减。

熟地黄、山茱萸、山药、党参、白术、牛膝、麦冬各 15g，猪苓、泽泻、赤小豆、干姜、车前子（包煎）、大腹皮各 10g。

偏于脾阳虚而水肿明显者，合苓桂术甘汤（茯苓、桂枝、白术、炙甘草），以温脾阳而利水；偏于肾阳虚而畏寒肢冷明显者，可合真武汤（附子、白术、茯苓、白芍、生姜），以壮肾阳；气血虚弱、乏力纳差明显者，可合用八珍汤（党参、白术、茯苓、炙甘草、当归、白芍、生地黄、川芎），以益气补血。

8. 肾虚血瘀证

证候：肢体浮肿，腰膝关节酸软，头昏耳鸣，口唇色黯，眼眶发黑，面部蝶斑，色黯，指甲紫黯，腰腹胀痛或刺痛，小便短少，舌紫黯，脉细涩。

治法：滋补肝肾，活血化瘀。

方药：右归饮合少腹逐瘀汤加减。

熟地黄、山药、杜仲各15g，山茱萸、枸杞、延胡索、没药、川芎、五灵脂、蒲黄、赤芍各10g，肉桂、制附子（先煎）、小茴香、干姜各6g。

关节酸软乏力严重者，加续断、桑寄生，以补肾强腰；头昏耳鸣者，加龟甲、鳖甲、牡蛎，以滋阴潜阳；瘀血严重、癥瘕积聚明显者，可配合桂枝茯苓丸（桂枝、茯苓、牡丹皮、赤芍、桃仁），以缓消癥块。

9. 肝郁气滞证

证候：皮疹黯褐，胸胁胀痛，胸闷不舒，腹部胀满或见痞块，纳食不香，口苦善呕，大便稀薄，月经不调。舌红苔白或舌黯有瘀斑苔薄布，脉弦数。

治法：疏肝理气，活血化瘀。

方药：柴胡12g，清半夏、黄芩、香附、郁金、姜黄、川楝子、枳壳10g，生姜、生甘草6g，大枣5枚。

纳差腹胀者，加炒麦芽、厚朴，以理气开胃；两胁胀痛明显者，加元胡、旋覆花、茜草，以疏肝止痛；腹痛泄泻者，加白芍、防风、白术，以柔肝健脾止泻。

10. 肝郁脾虚证

证候：低热，疲乏无力，面部红斑，关节酸痛，腹胀纳差，胁痛，头昏头痛，女子月经不调或闭经，舌质紫黯或有瘀斑，脉弦缓或沉缓，化验肝功能常有异常。

治法：健脾益气，疏肝活血。

方药：逍遥散加减。

当归、白芍、白术、茯苓、太子参、丹参、鸡血藤、白花蛇舌草、生黄芪各15g，柴胡12g，枳壳、益母草、草河车各10g。

两胁胀痛者，加川楝子、元胡，以理气止痛；饮食不消者，加焦山楂、焦麦芽，以健脾消食；腹痛腹泻者，加痛泻要方（陈皮、白芍、防风、白术），以调和肝脾。

11. 心脾两虚型

证候：皮疹淡红或黯红，偶有低热，心悸怔忡，失眠多梦，头晕目眩，倦怠乏力，自汗盗汗，纳少便溏，女性月经不调，舌淡苔薄，脉细弱。

治法：补益心脾。

方药：熟地、炙黄芪、茯苓、酸枣仁、太子参各15g，炒白术、龙眼肉、当归、远志各10g，木香、生甘草各10g。

心烦失眠严重者，加栀子、丹参、煅龙骨，以清心安神；皮下出血严重者，加阿胶珠、茜草炭，以养血止血；女性月经量少者，加白芍、乌贼骨、川芎，以养血通经。

12. 阳虚寒痹证

证候：关节肿痛遇寒加重、畏寒肢冷、面色㿠白、复发性口疮、蝶形红斑或盘状红斑、雷诺征，舌质淡苔薄白，脉弱或紧。

治法：温阳散寒，通痹止痛。

方药：麻黄附子细辛汤合蠲痹汤加减。

生黄芪 15g，当归、防风、羌活各 10g，制附子（先煎）10g，生麻黄、生甘草 6g，细辛 3g。

女性少腹冷痛、痛经者，加艾叶、香附、小茴香，以温中止痛；四肢冰凉者，加桂枝、鸡血藤，以温通经络；腹泻者，加干姜，以温中止泻。

（五）治疗经验

1. **激素及免疫抑制剂的应用**　首选甲泼尼龙 0.8mg/（kg·d），口服，早晨服用，避免使用地塞米松、倍他米松等长效和超长效激素，以减少副作用。对于中医辨证属于气阴两虚者，可加用复方雷公藤糖浆（雷公藤、黄芪、女贞子、甘草按 5∶2∶2∶1 比例配方，制成糖浆），每服 20ml，每日 2 次，2 个月为 1 个疗程，可连续使用 3～5 个疗程，可提高疗效，并且减少激素的不良反应。

2. **病情严重可用大剂量丙种球蛋白治疗**　在病情急危期可采用丙种球蛋白 20g/d 静脉滴注，连用 5 天，同时给予营养支持及对症处理。结束后，用泼尼松 60mg/d 继续治疗，疗效较好。大剂量丙种球蛋白治疗活动性红斑狼疮是一种新的治疗方法，其作用机制为：①抑制受体介导的单核网状内皮系统破坏作用；②抗独特型抗体作用；③调节 Th1/Th2 及细胞因子（如 IL-1）分泌。其治疗 SLE 近期疗效很好，能暂时控制病情；但仅能与已形成的抗体反应，不能阻止患者的自身抗体形成，所以远期疗效较差，一般临床缓解仅能维持 1 个月左右。

3. **血浆置换**　当狼疮危象病情严重时，可采用血浆置换进行治疗，置换液用新鲜冰冻血浆、人血清白蛋白、低分子右旋糖酐、林格液，每次血浆置换间隔 48～72 小时。血浆置换可有效去除致病因子，调节免疫系统的功能，恢复细胞免疫功能及单核-吞噬细胞的吞噬作用，治疗前 IgG 越高，血浆置换后症状缓解越显著、迅速。在血浆置换的同时配合激素、免疫抑制剂，可预防出现"抗体反跳"现象，增加疗效。

4. **鞘内注射**　当上述治疗方法效果不佳时，可采用甲氨蝶呤鞘内注射的方法予以治疗。甲氨蝶呤是一种较强的免疫抑制剂，但其血脑屏障通透性较差，参照白血病脑病的治疗经验，采用鞘内注射。采用常规腰穿方法，用 0.9％氯化钠注射液稀释甲氨蝶呤及地塞米松各 10～20mg，鞘内缓慢推注，推注时间不短于 5 分钟，注意无菌操作。可间隔 1 周重复 1 次，一般不超过 4 次，病情危重者可增加次数。注射宜缓慢，避免出现双下肢疼痛麻木、或头痛甚至一过性大小便失禁等不良反应。可发挥其局部治疗作用，而避免全身毒副作用。

5. **抗凝治疗蛋白尿**　对于狼疮性肾病患者，在使用激素及环磷酰胺细胞毒药物治疗的基础上，加用低分子肝素治疗可安全、有效、明显地减轻患者的蛋白尿，从而减轻蛋白尿对肾的损害。使用方法为 5000U 皮下注射，每日 1 次，1 周为 1 个疗程，可连用 2～3 个疗程。

（六）典型病例

王某，男，32 岁，主因发热、咳嗽 1 周伴神志不清 1 天，于 2012 年 3 月 3 日入院。患者既往"系统性红斑狼疮"病史 1 年，平素行激素治疗，泼尼松 30mg/d，每 2 周减 2.5mg，现已 12.5mg/d 剂量维持。无抽烟史、饮酒史，否认外伤史、手术史及药物过敏史。患者入院前 1 周因劳累后出现高热，体温最高达 39.4℃，咳嗽无力，有痰不易咳出，无恶心呕吐及腹痛腹泻，无尿频尿急等不适症状，曾自服"红霉素、头孢他啶"药物治疗，上述症状未见缓解，入院前 1 天患者无明显诱因出现神志不清、狂躁，打人毁物，遂就诊于我院急诊，为求进一步系统治疗收入我科。体格检查：T 39.4℃，P 130 次/分钟，R 28 次/分钟，BP 120/75mmHg。神志不清，躁狂，全身皮肤巩膜未见黄染，四肢可见鲜红斑疹，浅表淋巴结无肿大，双瞳孔正大等圆，对光反射（＋），颈部无抵抗。双肺呼吸音清，未闻及明显干湿性啰音；心音有力，律齐，未闻及病理杂音。腹软，无压痛、反跳痛，肝脾肋下未及，双肾叩击痛（一）；双下肢无水肿，四肢近端肌肉压痛，肌力Ⅱ～Ⅲ级，远端Ⅴ级，双巴氏征阴性。辅助检查：血常规：WBC $5.2×10^9$/L，RBC $2.74×10^9$/L，Hb 78g/L，PLT $120×10^{12}$/L；尿常规：PRO（＋＋），24 小时尿蛋白总量 5.9～9.7g；血 Alb 18g/L，肝肾功能未见异常；心肌酶正常；红细胞沉降率 98mm/h；补体 C 409ms/L，CH50＜40U/L；ANA 1：640（＋），均质型，抗双链 DNA（dsDNA）抗体 TE-IF 1：160（＋），Farr 法 43.4％；抗 SSA 1：64（＋），抗 Sm、RNP、rRNP 及类风湿因子（RF）、抗中性粒细胞胞浆抗体（ANCA）、抗心磷脂抗体（ACL）均阴性。胸部 X 线示：左下肺背段片状影，双肺间质纹理增厚。痰细菌结核检查阴性，血培养阴性。头颅 CT、脑电图未见明显异常。股四头肌肌电图示肌源性损害。脑脊液检查：压力 230mmH₂O（$1mmH_2O=0.098kPa$），无色透明，细胞总数 32 个/1 个视野，WBC 12 个/1 个视野，糖 390ms/L，蛋白 1.13s/L，氯化物正常，脑脊液病毒、细菌、结核、真菌、瘤细胞检查均阴性。

中医证候：高热持续不退，四肢斑疹鲜红，面赤，口渴，狂躁谵语，神昏惊厥，小便黄赤而少，大便秘结，舌质红绛苔黄，脉洪数。

西医诊断：①系统性红斑狼疮；②狼疮危象、狼疮脑病、狼疮肾炎、肾病综合征。

中医诊断：蝶疮流注（热毒炽盛证）。

治疗过程：患者入院后给予激素冲击治疗：甲强龙 1g 静脉滴注、每日 1 次，连用 3 天，丙种球蛋白 30g/d 静脉滴注、每日 1 次，连用 3 天，后停用甲强龙改为泼尼松 75mg/d 口服。同时给予鞘内注射给药：地塞米松 10mg 及甲氨蝶呤 10mg，鞘内注射，每周 1 次。给予 20％甘露醇 250ml 静脉滴注，每日 1 次，脱水降颅压；氟哌啶醇 5mg 肌内注射，每日 2 次，镇静；胞二磷胆碱 100～500mg 静脉滴注、每日 2 次，辅酶 A 200U 静脉滴注、每日 2 次，保护脑细胞。中医辨证为热毒炽盛证，给予安宫牛黄丸 1 丸，口服，每日 1 次，以清心开窍、凉血解毒。入院 4 周后，患者精神症状消失，体温降至正常，未再发热，复查血常规正常，抗 dsDNA 抗体阴性，补体正常，脑脊液正常，患者病情稳定出院。

（七）专家分析

1. 狼疮危象的病因病机　　狼疮危象是指急性的、危及生命的重症系统性红斑狼疮，主要以突发持续高热、有多器官损害（心包炎、心肌炎、胸膜炎、急进性狼疮性肾炎、弥漫性血管炎、全血细胞下降和低补体血症、严重的中枢神经系统损害等）为主要临床表现，来势十分凶猛，如不及时加以控制，常会导致狼疮脑病及心肾衰竭无法纠正而死亡。

SLE 是自身免疫介导的、以免疫性炎症为突出表现的弥漫性结缔组织病。多系统受累和血清中出现以抗核抗体为代表的多种自身抗体是 SLE 的两个主要临床特征。本病主要由于遗传、环境、雌激素水平等外在因素导致机体免疫异常，进而产生大量自身抗体损伤自身正常组织。

中医学认为，本病为先天禀赋不足，或七情内伤，或病后失调，加之阳光曝晒，六淫侵袭，劳累过度，导致机体阴阳失衡，毒热内犯脏腑所致。

2. 狼疮危象的诊断　狼疮危象的诊断是在具有 SLE 的临床表现及实验室检查证据的基础上，且有比较明确的发生危象的诱因，同时具有至少 1 项下列系统性红斑狼疮恶化的临床表现：①高热：体温高达 39.5℃ 以上，单纯抗感染治疗无效；②全身极度衰竭，疲乏无力，并可有剧烈头痛、显著腹痛、胸痛等症状，指甲甲缘下及指尖部出现弧形紫红色出血线，口腔黏膜溃疡；③精神神经症状：头痛、呕吐、视神经乳头水肿的高颅压表现，以及癫痫样发作、精神分裂症或昏迷；④心力衰竭；⑤肾衰竭。

典型病例中，患者既往狼疮病史，平时未予系统控制，过度劳累后诱发起病，发病后出现意识不清，病情凶险，综合体征和实验室检查结果，诊断为狼疮危象，主要表现为狼疮性脑病和急进性狼疮性肾炎。

3. 狼疮危象的治疗

（1）首选甲泼尼龙冲击疗法：甲泼尼龙冲击疗法（MP）是狼疮危象的首选治疗方法，但只能解决急性期的症状，疗效不能持久，必须与其他免疫抑制剂，如环磷酰胺冲击疗法配合使用，否则病情容易反复。

（2）糖皮质激素和环磷酰胺（CTX）联合疗法：SLE 伴急性进行性狼疮肾炎一般均选用糖皮质激素和环磷酰胺（CTX）联合疗法，前者用泼尼松 $1\sim1.5mg/(kg \cdot d)$，共 8 周，待病情稳定后再逐渐减量；后者多选用冲击疗法，用 CTX $8\sim12mg/(kg \cdot d)$ 静脉推注，连用 2 天，每 2 周冲击 1 次，或 CTX $15mg/kg$ 静脉滴注，半月后重复 1 次，以后每月冲击治疗 1 次，累积剂量达 $150mg/kg$ 为 1 个疗程。疗程结束后，如病情仍有活动，可继续每月冲击 1 次；如病情稳定，则每 3 个月冲击治疗 1 次。尽管存在一些毒副作用，但 CTX 仍是治疗狼疮肾炎的有效药物。

（3）神经精神性狼疮患者的治疗：对于狼疮危象出现狼疮脑病的患者，必须除外化脓性脑膜炎、结核性脑膜炎、隐球菌性脑膜炎、病毒性脑膜脑炎等中枢神经系统感染。SLE 合并中枢神经系统损害时的治疗可分为 2 个阶段，即诱导缓解和巩固治疗。目前，诱导缓解的主要药物有激素、免疫抑制剂及近年来兴起的生物制剂。一般选用中等到大剂量激素，并辅以免疫抑制剂治疗。当病情较重时，用甲泼尼龙和 CTX 做联合冲击或序贯冲击。由于甲泼尼龙亲脂性较强，可快速穿透血脑屏障，且不需经肝代谢，故治疗中枢神经损害要比泼尼松好，但也有认为甲泼尼龙冲击是 SLE 脑病死亡的高危因素（可致中枢神经系统感染、静脉窦脓栓形成等），故其价值有待商榷。

治疗过程中配合对症治疗，包括抗精神病药，癫痫大发作或癫痫持续状态时需积极抗癫痫治疗，对抗磷脂抗体相关神经精神狼疮应加用抗凝或抗血小板聚集药，颅内压增高时给予降颅压治疗。对于以局灶性血栓栓塞为主的狼疮脑病患者，应加用抗凝治疗，如肝素 5000U 皮下注射、每日 1 次，以及华法林。在应用过程中，应注意监测凝血酶原时间（PT）及部分凝血活酶时间（APTT），不断调整抗凝剂量，避免出血或再出现血栓栓塞。低分子肝素可以替代传统肝素而无需监测 APTT。对于合并狼疮全身活动、脑脊液蛋白及细胞明显异常，或合并高滴度抗磷脂抗体的局灶型狼疮脑病，在抗凝基础上仍主张联合应用激素加免疫抑制剂。

（4）鞘内注射缓解狼疮危象：狼疮危象出现严重的中枢神经系统狼疮损害时，患者进行甲泼尼龙及环磷酰胺冲击治疗无效或存在冲击禁忌，如严重感染、消化道出血的狼疮脑病时，并且全身狼疮活动性不强时，可采用鞘内注射甲氨蝶呤和地塞米松治疗，对顽固性危重狼疮脑病可与甲泼尼龙冲击联合应用，以尽可能挽救患者生命，延缓病情进展。

典型病例中，患者病情凶险，入院后给予大剂量激素冲击治疗序贯激素口服治疗，同时给予丙种球蛋白免疫调节。患者出现意识不清，颅内压增高症状，同时给予鞘内注射免疫抑制，甘露醇脱水及脑细胞保护治疗。

（5）SLE合并血小板减少、贫血的治疗：SLE合并血小板减少时，骨髓造血功能一般正常，故一般不影响免疫抑制剂的使用。可用中至大剂量糖皮质激素（泼尼松量达2mg/kg以上）或与CTX、硫唑嘌呤（AZP）合用。大剂量免疫抑制剂可能会导致机体免疫力下降，可使用免疫球蛋白（20g/d静脉滴注）治疗，其可与巨噬细胞Fc受体结合，阻断巨噬细胞对血小板的吞噬，有抗血小板破坏和抗感染作用，为重症狼疮治疗的重要组成部分，尤其适用于狼疮危象合并血小板减少性紫癜和感染的患者。对药物治疗仍无效的少数重症患者，可采用脾切除治疗，然后再进行SLE规范治疗。

当狼疮危象患者出现重度贫血时如自身免疫性溶血性贫血或病程进展较快者，可采用甲泼尼龙进行冲击治疗。本病原则上不给予输血，如发生溶血危象或极度贫血，宜输注洗涤红细胞；继发于SLE的中性粒细胞缺乏者，应先给予糖皮质激素口服，待粒细胞升至正常后，可加用小剂量CTX治疗；对继发于应用细胞毒类药物后所致中性粒细胞缺乏者，应立即停用相关药物，再给予升白细胞药物，如重组人粒细胞集落刺激因子等。

（6）SLE累及心血管：SLE患者心脏损害的发生率较高，最常见的是瓣膜病变，以二尖瓣、主动脉瓣病变为主，其中88.46%有瓣膜病变的患者无临床症状及血流动力学改变。SLE累及心脏造成心肌氧的供需失衡，使ATP酶活性降低，影响细胞内Ca^{2+}解离及使其转移障碍，左室的膨胀性和扩张性下降，左室顺应性降低，舒张末期压增高，舒张早期的抽吸作用减弱，导致等容舒张期及快速充盈期延长，左室舒张功能障碍。SLE合并心血管受累的病情严重，糖皮质激素的治疗效果可能不理想，临床对SLE患者应重视亚临床心功能不全的筛查和冠心病甄别，包括心脏彩色多普勒超声检查、冠脉病变了解（有创及无创检查）等。早期诊断发现亚临床期并进行有效的预防性治疗十分重要，如食物、运动、药物等一级预防，积极控制和治疗原有的基础疾病和在治疗系统性红斑狼疮过程中使用糖皮质激素等药造成的疾病如高血压、糖尿病、高脂血症、血液黏稠度升高等，对糖皮质激素类等药制订周详的用药计划，以尽量减少其副反应，改善患者预后，并降低病死率。

（7）SLE的抗感染治疗：系统性红斑狼疮患者由于本身免疫功能低下，加上长期使用激素及免疫抑制剂，故极易发生感染，而一旦发生感染，又常可诱发狼疮活动，甚至诱发狼疮危象的发生，因此对有感染者，应积极给予敏感抗生素抗感染治疗，但治疗过程中应注意避免二重感染。在治疗上，针对不同病原体可采用相应的抗感染药物。在抗细菌方面，对革兰阴性杆菌感染，可选用氟喹诺酮类、氨基苷类、广谱青霉素类及第三代头孢菌素治疗；对革兰阳性菌感染，可选用万古霉素、大环内酯类和第一代头孢菌素等；当合并严重的病毒感染时，选用的药物包括阿昔洛韦、利巴韦林、更昔洛韦、阿糖腺苷、泛昔洛韦、膦甲酸钠和干扰素；对深部真菌感染，可选用两性霉素B、伏立康唑、氟胞嘧啶、氟康唑、伊曲康唑、泊沙康唑和卡泊芬净等。狼疮危象合并感染及出血等激素冲击治疗相对禁忌证时，应减少激素剂量，并联合环磷酰胺、免疫吸附治疗。

4. 狼疮危象的预后及预防　狼疮危象的死亡原因主要是多器官严重损害和感染，尤其是伴有严重神经精神性狼疮和急进性狼疮性肾炎者，以及伴有慢性肾功能不全和药物（尤其是长期使用大剂量激素）副反应的患者。SLE 合并肺动脉高压 2 年内总体病死率高达 25%～50%，严重的肺间质纤维化，导致肺血管床储备减少，当毛细血管床减幅超过 70% 时，出现肺动脉高压，故 SLE 确诊后应尽早行肺动脉高压筛查。狼疮危象病情危重，预后凶险，即使当时抢救成功，其长期生存率也将明显下降。应尽量避免狼疮危象的发生。狼疮危象绝大多数在 SLE 诊断若干年后发生，不定期随访、不规范治疗是主要诱因，其次是感染和长期误诊。Pauline JV 等曾报道 87 例 SLE 患者加重的诱因，主要为感染、情绪激动和不遵从医嘱，从诊断为 SLE 到疾病加重的平均时间为 62.3 个月。由于绝大多数狼疮危象的发生均有明确诱因，而这些诱因又绝大多数可以避免，我们在临床工作中应加强防范，以尽力避免狼疮危象的发生。对于狼疮危象患者要及时有效地作出诊断与早期干预，采用大剂量药物冲击及相关手段诱导缓解，进而维持巩固治疗。

参 考 文 献

1. 陆再英，钟南山. 内科学 [M]. 第 7 版. 北京：人民卫生出版社，2008：856-865.

2. 旷惠桃，高洁生. 中西医结合风湿病手册 [M]. 长沙：湖南科学技术出版社，2005：273-291.

3. 马遂. 急诊科诊疗常规 [M]. 北京：人民卫生出版社，2007：289-292.

4. 陈智民. 现代中西医结合常见急症诊疗手册 [M]. 第 3 版. 上海：湖南科学技术出版社，2006：482-485.

5. 王一镗. 实用急诊手册 [M]. 北京：人民军医出版社，2007：409-411.

6. 叶志中，许香广. 霉酚酸酯治疗重症系统性红斑狼疮的临床研究 [J]. 中华风湿病学杂志，2001，5 (5)：313-316.

7. 顾有守. 重症系统性红斑狼疮的治疗 [J]. 皮肤病与性病，2011，33 (4)：194-195.

8. 张烜. 由病例分析看重症系统性红斑狼疮的诊断与治疗 [J]. 中华全科医师杂志，2006，5 (5)：313-315.

9. 宁军，许雪芳，黄卫华，等. 免疫吸附联合糖皮质激素和环磷酰胺治疗重症系统性红斑狼疮的临床观察 [J]. 临床肾脏病杂志，2012，12 (2)：72-73.

10. 李志军，余裕民，李兴福，等. 系统性红斑狼疮患者外周血糖皮质激素受体结合量测定的临床意义 [J]. 中华风湿病学志，2005，9 (10)：597-600.

11. 王永福，庞春艳，马秀芬，等. 糖皮质激素受体在系统性红斑狼疮发病中的作用 [J]. 北京大学学报（医学版），2012，44 (2)：229-232.

12. Galiè N，Manes A，Farahani KV，et al. Pulmonary arterial hypertension associated to connective tissue diseases [J]. Lupus，2005，14 (9)：713-717.

13. 李海云，郑毅. 结缔组织病合并间质性肺疾病的研究进展 [J]. 中华风湿病学杂志，2005，9 (7)：438-441.

14. 周双印. 系统性红斑狼疮中医证候特征研究 [D]. 北京：中国中医科学院，2007.

15. 李强. 中医对系统性红斑狼疮的辨证施治 [J]. 中外医学文摘，2010，8 (24)：305.

16. 钟明杰. 系统性红斑狼疮中医治疗分析 [J]. 中外健康文摘，2011，8 (4)：405.

17. 董家伸. 红斑狼疮中医辨证分型治疗 [J]. 世界最新医学信息文摘（电子版），2013，13 (15)：274，277.

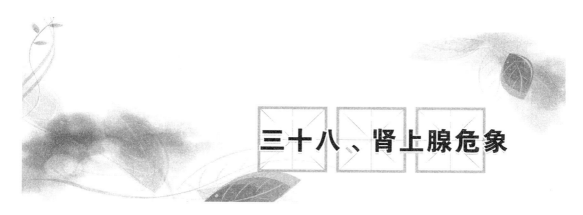

三十八、肾上腺危象

肾上腺危象（adrenocortical crisis，AC）又称急性肾上腺皮质功能不全（acute adrenal insufficiency，AI），是指机体在不同因素作用下肾上腺皮质激素分泌绝对或相对不足而出现的急性肾上腺皮质衰竭。临床表现为发热、脱水、腹痛、低血压、神志淡漠、萎靡、躁动不安、谵妄，常伴氮质血症及电解质紊乱。病情凶险，进展急剧，如不及时救治可致休克、昏迷甚至死亡。本病属中医"厥证"、"神昏"范畴，病机为脾肾不足，正气亏乏。

（一）诊断要点

1. 肾上腺皮质严重破坏或慢性肾上腺皮质功能不全者突发极度乏力、高热（T>40℃）、血压下降、严重脱水、心率>160次/分钟、剧烈腹痛、休克、烦躁不安、意识障碍等症状。

2. 肾上腺危象早期表现多为消化系统症状，包括厌食、恶心、呕吐，也可有剧烈腹痛、腹泻。

3. 在危象发生后48小时内可出现周围循环衰竭。

4. 实验室检查

（1）"三低"（低血糖、低血钠、低血氯），"两高"（高血钾、高尿素氮），血清钠/钾由正常的30∶1降至20∶1。

（2）血浆皮质醇及尿-17羟固醇测定降低。

出现以下情况应考虑肾上腺危象：①慢性肾上腺皮质功能不全出现发热、恶心、呕吐、腹痛及腹泻等症状，应警惕危象发生；②双侧肾上腺切除术后8~12小时骤然高热、重度胃肠反应、休克甚至昏迷；③严重败血症，特别是脑膜炎双球菌所致的败血症，经抗菌治疗效果不佳，出现高热、皮肤出血或瘀斑、周围循环衰竭；④抗凝治疗过程中突然出现剧烈腹痛，或疑有肾上腺静脉血栓形成，出现腹绞痛及血压下降；⑤长期服用肾上腺皮质激素骤然停药，或手术时出现难以解释的休克。

（二）鉴别诊断

1. **感染性休克**　感染性休克是严重感染在毒血症或败血症的基础上伴有休克，可出现发热、脱水、低血压、神志淡漠等症状，有时很难与肾上腺危象鉴别，但二者治疗原则相似，诊断和治疗可同时进行，待病情好转后做促肾上腺皮质激素（ACTH）兴奋试验等明确诊断。

2. **病毒性脑炎**　肾上腺危象以高热惊厥为主时，容易误诊为病毒性脑炎。病毒性脑炎的基本特征是急性起病，病程相对较短，一般为数日至 2 周，预后良好。病毒学检查、脑脊液病毒分离可以找到相关病毒，并结合头颅 MRI，有助于鉴别。

3. 垂体前叶功能减退危象　简称垂体危象。肾上腺皮质功能减退、肾上腺危象可继发于垂体功能减退，但血 ACTH、皮质醇、垂体 MRI、皮肤黏膜色素沉着等可助鉴别。

4. 中毒性休克　急性起病，主要发生于应用阴道棉塞的行经妇女。主要症状是由于金黄色葡萄球菌产生的毒素引起，表现为持续高热、头痛、深度嗜睡、呕吐、大量水泻、间歇性神志模糊但无局灶性神经系统体征。在 48 小时内进展到直立性低血压，昏厥、休克和死亡，易与危象混淆。但该病有弥漫性日晒样红皮病，在起病后第 3～7 日可发生手掌、足底表皮剥脱，中度白细胞增多，早期血小板减少随后增多等表现，无内分泌改变和糖皮质激素严重缺乏的依据，可鉴别。

5. 白血病　肾上腺危象可出现类白血病表现：白细胞总数 $>80×10^9$/L，常并发弥散性血管内凝血。而白血病早期表现为皮肤黏膜出血，继而内脏出血或并发弥散性血管内凝血，贫血进行性加重，并出现淋巴结、肝、脾肿大，胸骨压痛等白血病细胞浸润及其他部位浸润，可出现胸、腹腔积液或心包积液，以及中枢神经系统浸润等表现。结合临床表现、血象和骨髓象的特点，鉴别一般不难。

6. 脑源性昏厥　脑血管意外或短暂性脑缺血发作（TIA）发生晕厥，应与肾上腺危象相鉴别。TIA 多次发作后容易出现神经系统局灶性体征，发作时不伴低血压，而肾上腺危象昏厥往往伴有低血压，可鉴别。头颅 CT 可协助诊断脑血管意外。

（三）治疗方案

1. 补充糖皮质激素　立即静脉注射氢化可的松或琥珀酰氢化可的松 100mg，以后每 6 小时给予 100mg，24 小时总量约 400mg，第 2、3 天减至 300mg，分次静脉滴注。随病情好转，继续减至每日 200mg，继而每日给药 100mg。呕吐、腹泻症状消失，全身情况好转后，给予口服药物序贯治疗。氢化可的松维持剂量为 20mg（晨 8：00）、10mg（下午 15：00）。

2. 补充盐皮质激素　用糖皮质激素后收缩压不能回升至 100mmHg，或有低钠血症，则可同时肌内注射醋酸去氧皮质酮（DOCA）1～3mg，每日 1～2 次。

3. 补充液体　典型肾上腺危象液体损失量可达细胞外液的 1/5，治疗的第 1、2 日内每日补充 0.9% 氯化钠注射液 2000～3000ml，开始给予预估计量的 1/3 或 1/2，以 0.9% 氯化钠注射液或 5% 葡萄糖注射液为主，滴速 100～150ml/h。

4. 纠正电解质紊乱及酸碱失衡

（1）补钾：肾上腺危象虽有高血钾表现，但体内钾的总量是低的，经输液、应用激素、抗休克后尿量增加，容易产生低钾血症，需时刻关注。若尿量 >30ml/h，可适当于每 1000ml 液体中加入氯化钾 2.0g。

（2）酸中毒：当 pH<7.20，血二氧化碳结合力 <22Vol%（血碳酸氢盐 <10mmol/L）时，可补充适量碳酸氢钠、胰岛素或钙剂。若有明显酸中毒时，可静脉滴注 5% 碳酸氢钠溶液 2ml/kg，约 0.5 小时滴完。1.25% 碳酸氢钠溶液适用于酸中毒伴有失水者。

5. 抗休克　经使用激素、输液、输血或血浆、纠正酸碱失衡等处理后，休克仍不能纠正的患者，可给以血管活性药物，如间羟胺或去甲肾上腺素等。

6. 雄激素的使用　具有蛋白质同化作用，可改善周身乏力、胃纳差及体重减轻的症状，但孕妇、充血性心力衰竭者慎用。临床上可用：①苯丙酸诺龙10～25mg，每周2～3次，肌内注射；②甲睾酮5.0mg，每日2～3次，舌下含服。

7. 处理诱因及对症治疗 正常人在应激状态时肾上腺分泌的皮质醇可为平时的2～7倍。阿狄森病及长期应用皮质激素治疗者，皆存在肾上腺皮质功能减退，皮质醇的合成和分泌明显减少，若遇应激更显不足，故易发生危象。本病最常见的诱因为感染，即使轻微或局部的感染灶也可诱发危象，因此这类患者即便患有轻度感染时亦应积极控制感染，选用有效适量的抗生素，并同时增加激素剂量。对其他诱发疾病亦应在抢救期间一并处理，缺氧者给予吸氧，高热者给予物理降温，烦躁者可适当给予镇静剂，但禁用吗啡、氯丙嗪、苯巴比妥等中枢抑制剂及麻醉剂。并发DIC者，宜早期使用肝素抗凝治疗。有低血糖时，可静脉注射50％葡萄糖注射液50～100ml，如果静脉途径有困难，则立即皮下注射胰升糖素1～2mg。有血容量不足者，酌情输注全血、血浆或白蛋白。

8. 其他治疗 ①中成药：高热时，可选用清开灵注射液40ml加入0.9％氯化钠注射液100ml中静脉滴注；低血压时，可选用生脉注射液40ml加入5％葡萄糖注射液250ml中静脉滴注；休克时，可选用参附注射液80ml加入5％葡萄糖注射液250ml中静脉滴注。②针灸治疗：当患者不伴有高热时，可重灸神阙，温针关元，用烧山火法针涌泉、足三里。

（四）中医辨证治疗

1. 热伤气阴证

证候：发热不寒，恶心呕吐，口渴欲饮，烦躁不安，神疲乏力，小便短赤，舌质红苔黄干，脉细数。

治法：清热解毒，益气养阴。

方药：黄连解毒汤合生脉饮加减。

人参、麦冬各15g，五味子、黄连各10g，黄芩、栀子、黄柏各6g。

热势较重、伴有汗出多者，加用生石膏、知母，以清热；如热势不重，气阴两伤严重者，可用李东垣清暑益气汤（党参、白术、黄芪、泽泻、神曲、黄柏、青皮、陈皮、苍术、葛根），以益气养阴；纳少呕呃者，加清半夏、生姜，以和胃止呕。

2. 脾肾阳衰证

证候：神志恍惚，甚至昏迷，形寒肢冷，气短乏力，面色苍白，舌淡胖，苔白滑，脉沉微。

治法：温补脾肾，回阳救脱。

方药：参附汤加减。

红参15g，制附子（先煎）10g，干姜10g，炙甘草6g。

纳差腹胀者，加党参、厚朴，以健脾理气；伴有水肿者，加白术、白芍、茯苓，以利水消肿；汗出不止者，加煅龙骨、浮小麦，以敛汗养阴。

3. 阳虚气脱证

证候：神志恍惚，甚或神昏，面色苍白，消瘦神疲，气短息微，肢体厥逆，形寒肢冷，恶心呕吐，下利清谷，腰膝酸冷，二便闭，舌淡苔白，脉沉迟细弱或虚细无根。

治法：回阳固脱，益气敛阴。

方药：参附汤、四逆汤合菖蒲郁金汤加减。

人参、石菖蒲、制附子（先煎）各 15g，干姜、郁金、栀子、牡丹皮、竹叶、连翘、炙甘草各 10g，灯心草、木通各 6g，竹沥 20ml（冲服）。

腰膝酸冷者，加鹿茸、杜仲、菟丝子，以温补肾阳；恶心呕吐者，加苏叶、姜半夏、生姜，以和胃止呕；腹泻严重者，加干姜、赤石脂、炒白芍，以温中止泻。

（五）治疗经验

1. 阿狄森病手术时激素的使用　进行大手术的阿狄森病患者，术前、术中及术后均应及时补充激素。术前 12 小时及 2 小时分别肌内注射醋酸可的松 100mg。术中及术后静脉滴注氢化可的松 100～200mg，直至患者清醒。以后每隔 6、8、12 小时肌内注射醋酸可的松 25～50mg，约 1 周后改口服并逐渐恢复至平时的维持治疗。

2. 脱水与低钠的纠正　在严重肾上腺危象时，脱水很少超过总体液的 10%～20%。补液量依据脱水情况而定，初始 24 小时可以补充 2500～3000ml 液体，并注意酸碱平衡纠正情况。钠离子的补充不可过于急躁，在开始给予预估剂量的 1/3 或 1/2，以 0.9% 氯化钠注射液或 5% 葡萄糖注射液为主。低钠血症在应用糖皮质激素、盐皮质激素仍无好转时考虑输高渗盐水，并应密切观察水钠潴留及心肾功能情况。

3. 注意药物间的互相影响　肾上腺危象多由于阿狄森病急性诱发，而阿狄森病常见病因为结核，因此系统地抗结核治疗是十分必要的。利福平是抗结核治疗中不可缺少的药物，但利福平能使皮质醇半衰期缩短，因而阿狄森病患者使用利福平抗结核时必须将替代的糖皮质激素增加原剂量的 2～3 倍，否则有招致危象的可能。

4. 嗜铬细胞瘤切除时需注意的事项　嗜铬细胞瘤除了分泌大量儿茶酚胺外，还可分泌肾上腺促皮质激素（ACTH）。当手术切除了具有分泌 ACTH 功能的嗜铬细胞瘤后，体内原有 ACTH 水平骤然下降，引起肾上腺皮质分泌激素相对或绝对不足，从而导致肾上腺危象的发生，故嗜铬细胞瘤患者术中和术后应适当应用激素。

5. 中医治疗　本病每有呕吐、腹泻等胃肠道症状，中医学认为其病机系湿浊内阻，胃腑升降失调，治疗采用通降胃腑、解毒除秽等法，方用大承气汤加藿香、佩兰，配合针刺中脘、内关、足三里等穴位，采用平补平泻法，留针 30 分钟，可有效控制胃肠道等不适症状；若高热不退，可取大椎、至阳放血以退热；出现昏厥、休克时，可针刺人中及十二井穴放血。

（六）典型病例

赵某，女，38 岁，主因阵发性头晕、头痛伴血压升高 3 年加重 1 天，于 2011 年 6 月 24 日入院。既往体健，3 年前无明显诱因出现阵发性头晕、头痛伴血压升高，不伴恶心、呕吐、腹痛、腹泻。未予重视，未予治疗。1 天前，上述症状加重，反复出现阵发性头晕、头痛，自服止痛药后不缓解，就诊于我院，测收缩压 195mmHg（舒张压不详）。CT 示右侧肾上腺区实性占位，大小 5.8cm×6.6cm×7.0cm，嗜铬细胞瘤可能性大；对侧肾上腺未见明显异常。血去甲肾上腺素 1465ng/L，肾上腺素 2100ng/L，尿香草基扁桃酸 65.60mol/24h。诊断右肾上腺占位性病变，为求进一步诊治收入院。入院后查体：T 37℃，P 80 次/分钟，R 18 次/分钟，BP 180/120mmHg。神清，精神可。皮肤巩膜无黄染，浅表淋巴结不大；双肺呼吸音粗，未闻及湿啰音；心音有力，律齐，HR 80 次/分钟，未闻及病理杂音。腹平软，未扪及明显包块。右肾区轻度叩击痛。移动性浊音（－），双下肢不肿，四肢肌力 5 级，双侧巴氏征阴性。

中医证候：眩晕、头目胀痛、口苦，遇烦劳郁怒而加重，颜面潮红，急躁易怒，舌红苔黄、脉弦数。

西医诊断：嗜铬细胞瘤。

中医诊断：厥证（肝肾阴亏证）。

治疗过程：术前准备14天后，在硬膜外麻醉下行"右肾上腺肿瘤摘除术"。术中见右肾上腺区10cm×10cm×8cm实性包块，与肝、下腔静脉前方粘连。术中完整剥除肿瘤。术中患者各项生命体征平稳，血压未见明显波动，术后病理学诊断证实为嗜铬细胞瘤。术后转入内分泌科继续治疗。术后第1天，患者麻醉苏醒后，未诉明显不适，给予泼尼松龙50mg肌内注射，每6小时1次，替代治疗；酚磺乙胺0.25g加入5％葡萄糖250ml中静脉滴注、每日2次，氨甲苯酸0.1g加入0.9％氯化钠注射液100ml中静脉滴注、每日2次，防止术后出血；头孢米诺钠2.0g加入0.9％氯化钠注射液100ml中静脉滴注，每日2次，抗感染治疗；平衡液（乳酸钠林格液）500ml静脉滴注，每日1次，维持水电解质平衡和为机体提供能量；人血白蛋白10g静脉滴注，每日2次，营养支持等治疗。术后第2天上午10：00，患者出现间歇恶心、呕吐，头昏、胸闷、烦躁、腹痛，突发抽搐，体温升高达40℃，P 164次/分钟，BP 110/70mmHg，唇、指发绀，胸闷、呼吸急促，双肺大量湿性啰音。全身大汗淋漓，面色苍白，神志不清，表情木僵，频繁恶心。心脏听诊无杂音。全腹压痛，肝脾肋下未及。颈无抵抗，双下肢肌张力稍高，未引出病理反射，上肢抽搐呈屈曲状，小便失禁。立即给予床旁心电、血压监护，鼻导管吸氧3L/min，乙醇擦浴物理降温。但氧饱和度持续下降，面罩吸氧仍不能维持90％以上。30分钟后血压下降为60/30mmHg。检查血浆引流管，未见明显引出液，床旁急诊B超未见腹腔及术野积血积液，故排除腹腔内出血所致的失血性休克。急查血常规：WBC 4.74×10^9/L，RBC 6.91×10^{12}/L，Hb 118g/L，ALT 152×10^9/L。生化示GLU 4.5mmol/L，K$^+$ 5.6mmol/L、Na$^+$ 96mmol/L，留取静脉血查血皮质醇水平测定、血清ACTH、快速（250μg）ACTH刺激试验、低剂量（1μg）ACTH刺激试验、血肾素及醛固酮水平，查腹平片。结合患者肾上腺手术操作史及临床表现，考虑为肾上腺危象。立即予氢化可的松400mg加入5％葡萄糖注射液1000ml中静脉滴注；地塞米松20mg静脉注射；多巴胺20mg加入5％葡萄糖注射液200ml中静脉滴注。中医辨证为厥证（脾肾阳虚），给予参附汤加减，回阳救逆。疏方：炙黄芪30g，制附片（先煎）、菟丝子各20g，人参、干姜、巴戟天、枳壳各15g，五味子10g。3剂，水煎服。下午14：00，血压回升至85/45mmHg，HR 150次/分钟，心电图示窦性心动过速。静脉推注毛花苷丙0.4mg；普萘洛尔10mg舌下含服。患者于15：20意识逐渐恢复，氧饱和度上升至98％，体温逐步回落至38℃。病情明显好转，BP 100/70mmHg，HR 102次/分钟，GLU 5.2mmol/L，K$^+$ 4.8mmol/L，Na$^+$ 138mmol/L。术后第3天，患者体温正常，神清，精神可，仍诉恶心、呕吐，血皮质醇降低，给予盐酸甲氧氯普胺注射液10mg肌内注射止吐，氢化可的松100mg静脉滴注，每8小时1次。严密观察患者病情。术后第4天，患者精神可，未诉明显不适，嘱患者进食流质，少量多餐，停抗生素、酚磺乙胺，继用氢化可的松100mg静脉滴注，每8小时1次。术后第6天，患者神清、精神可，未诉明显不适，嘱患者进半流质，改氢化可的松为50mg口服，每8小时1次。每天减量50mg。术后第9天，嘱患者正常饮食，氢化可的松减量为25mg口服，每日2次。患者病情平稳，继续观察2天。术后第12天，患者病情稳定，改氢化可的松维持剂量为20mg/AM8：00、10mg/

PM15：00，出院。

（七）专家分析

1. 肾上腺皮质激素分泌绝对或相对不足导致发病　人体在正常情况下由于下丘脑、垂体、肾上腺反馈系统调节，体内每天分泌约 15～30mg 皮质醇。应激状态时，皮质醇分泌量是基础分泌量的 2～7 倍，可达 100～300mg/d，以适应机体的需要。当肾上腺急性损害或在原有损害的基础上出现应激状态时，就会出现急性肾上腺皮质激素分泌不足的表现，其中主要是盐皮质激素分泌不足，进而导致肾小管、唾液腺、汗腺及胃肠道钠离子重吸收减少，同时丢失水分，伴 K^+、H^+ 潴留。当糖皮质激素分泌不足时，由于糖原异生减少而出现低血糖，由于糖皮质激素也有较弱盐皮质激素的作用，亦能造成潴钠排钾。

肾上腺危象的中心环节是肾上腺皮质激素减少导致循环血量不足，进而发生循环障碍。肾上腺皮质激素减少时，血管平滑肌对儿茶酚胺的反应性降低，对具有血管舒张作用的前列腺素合成的抑制作用减弱，毛细血管扩张，通透性增加，故可出现血压下降，循环衰竭。

肾上腺危象多数是在慢性肾上腺功能减退的基础上急性发生，常见有以下几种诱因：①皮质功能减退症加重：因感染、创伤、手术、胃肠紊乱、妊娠、分娩或停用激素等导致原有的慢性肾上腺皮质功能减退症加重，诱发肾上腺危象；②较长时间（2 周以上）使用皮质激素（如泼尼松 20mg/d，或相当剂量的其他剂型）治疗的患者，由于垂体-肾上腺皮质功能受到外源性激素的反馈抑制，在突然中断用药、撤药过快或遇到严重应激情况而未及时增加皮质激素时，可使处于抑制状态的肾上腺皮质不能分泌足够的肾上腺皮质素而诱发危象；③垂体功能低下的患者未补充糖皮质激素时，应用一些药物如苯妥英钠、巴比妥类、利福平及甲状腺素或胰岛素等，亦可诱发肾上腺危象；④先天性肾上腺羟化酶缺陷致皮质激素合成受阻。

除此之外，肾上腺危象的发生还可能是因为急性肾上腺损伤，包括：①肾上腺切除术后，双侧切除或一侧因肾上腺肿瘤切除而对侧肾上腺萎缩；②急性肾上腺出血：新生儿难产、复苏或成人腹部手术致肾上腺创伤，严重败血症（主要为脑膜炎双球菌性）致弥散性血管内凝血（DIC），双侧肾上腺静脉血栓形成，出血性疾病如白血病、血小板减少性紫癜，心血管手术及器官移植手术中抗凝药物使用过多，均可导致肾上腺出血而诱发危象。

中医学认为，本病脾肾久病，耗气伤阳，致肾阳虚衰不能温养脾阳，或脾阳久虚不能充养肾阳，最终导致脾肾阳气俱虚。脾肾阳气虚衰则全身脏腑无以温养充实，气血无以滋生，故形寒肢冷、面色苍白，舌淡胖、苔白滑，而脉沉微为阴盛阳衰的表现。本证发展可致水湿泛滥、阳气衰竭，或全身脏腑功能严重紊乱、气机停滞、气血津液耗伤的"脱证"。

2. 肾上腺危象的诊断

（1）糖、盐皮质激素缺乏引起一系列临床表现：肾上腺危象的发病有急性和亚急性两种情况，临床表现主要由糖皮质激素和盐皮质激素缺乏所引起的相关表现以及基础疾病本身的表现组成。肾上腺皮质功能减退起始往往较平缓，多在出现急性应激状况时发生肾上腺危象。以应激因素引起的临床表现在先，后出现一些肾上腺危象相关临床表现。早期肾上腺危象的表现缺乏特异性，仅仅有体位变化时出现眩晕，近期出现嗜盐，突然出现腹部、腿部、背部刺痛等。典型患者主要有以下几方面临床表现：全身症状为精神萎靡、乏力；大多有高热，体温达 40℃以上，亦有体温正常或低于正常者；可出现中、重度脱水，口唇及皮肤干燥、弹性差；原有肾上腺皮质功能减退的患者，危象发生时皮肤黏膜色素沉着加深。

具体症状大多为非特异性，起病数小时或 1～3 天后病情急剧恶化。表现为多系统功能失常，各系统主要表现如下：

1）消化系统：糖皮质激素缺乏可致胃液分泌减少，胃酸和胃蛋白酶分泌量不足，影响胃肠道的吸收，进而导致水、电解质失衡，表现为厌食、恶心、呕吐、腹胀、腹痛、腹泻等。肾上腺动、静脉血栓引起者，脐旁肋下 2 指处可突然出现绞痛。

2）循环系统：由于水、钠大量丢失，血容量减少，反应性出现心率增快、心律不齐、脉搏细数、皮肤湿冷，四肢末梢冷而发绀，血压下降、直立性低血压，出虚汗，严重时出现微循环障碍，导致低血容量性休克。

3）泌尿系统：由于血压下降，肾血流量减少，肾功能减退，可出现尿少、氮质血症，严重者可表现为肾衰竭。

4）神经系统：烦躁不安、谵妄、精神萎靡、嗜睡或神志模糊，重症者可昏迷。低血糖者，表现为无力、出汗、视物不清、复视或出现低血糖昏迷。

在原有慢性肾上腺皮质功能减退症基础上发生的危象，诊断较容易。若既往无慢性肾上腺皮质功能减退症病史，则诊断甚为困难。对于有下列表现的急症患者，应考虑肾上腺危象的可能：难以解释的恶心、呕吐；所患疾病并不严重而出现明显的循环衰竭，以及不明原因的低血糖；体检发现皮肤、黏膜有色素沉着，体毛稀少，生殖器官发育差；既往体质较差，以及休克者经补充血容量和纠正酸碱平衡紊乱等常规抗休克治疗无效者。对于这些疑似患者，应先补充葡萄糖和糖皮质激素，待病情好转后再做促肾上腺皮质激素（ACTH）兴奋试验等明确诊断。

（2）Addison 病危象是一种最常见的肾上腺危象：Addison 病是自身免疫、结核、感染、肿瘤、白血病等破坏双侧绝大部分的肾上腺所致，表现为：①因垂体大量分泌 ACTH 引起的皮肤黏膜棕褐色、有光泽的色素沉着，其中以暴露部位及易摩擦部位更明显，如面部、掌纹、乳晕、甲床、足背、瘢痕或束腰带部位；②盐皮质激素分泌不足，可有高钾血症；③自身免疫性原因引起的慢性原发性肾上腺皮质功能减退，可有白癜风，也伴自身免疫性甲状腺炎；④脑白质营养不良，可有中枢神经系统症状。Addison 病在应激状态或临床用药不当时，均易发生肾上腺危象。

（3）肾上腺危象的各种化验检查：临床确定实验有以下几项：血皮质醇水平测定、血清 ACTH、快速（250μg）ACTH 刺激试验、低剂量（1μg）ACTH 刺激试验、血肾素及醛固酮水平、血常规、血生化、腹部 CT 扫描。

实验室检查主要有以下结果：肾上腺危象的患者，经一夜睡眠在晨起后（一般指早 8点）测血皮质醇水平降低；血清 ACTH 的意义在于鉴别原发、继发及潜在的肾上腺危象；快速 ACTH 刺激试验是诊断肾上腺皮质功能不全的金标准，可用于鉴别激素水平的减少是肾上腺性的还是垂体性的，原发肾上腺危象皮质醇激素水平无变化或轻微改变，垂体功能低下诱发的肾上腺危象经注射 ACTH 后皮质激素水平增高；低剂量 ACTH 刺激试验用于处于应激或生病状态下的衰弱或有相关肾上腺皮质功能不全症状的患者；血肾素及醛固酮：本病的皮质醇激素缺乏多与醛固酮减少相关联。

血常规可以有血浓缩，合并感染时白细胞计数及中性粒细胞百分比增高，多数患者有嗜酸性粒细胞计数增高。

血液生化可见低血钠、低血氯、高血钾、血尿素氮升高、肌酐清除率增高、低血糖、轻度酸中毒。主要原因是醛固酮分泌减少，保钠排钾潴水作用降低，造成低钠高钾和循环血量减少，进而肾血流量减少，血肌酐、尿素氮升高，糖皮质激素减少可造成低血糖。

腹部 CT 可以见到由于结核或肿瘤浸润而导致的肾上腺增大。肾上腺缩小的患者见于先天性肾上腺萎缩、自身免疫病相关性肾上腺炎或进展期肾上腺结核。此外，CT 可以对肾上腺出血、血栓进行诊断。

典型病例中，患者右肾上腺肿瘤摘除术后第 2 天出现消化系统症状及高热、烦躁、抽搐等表现，既往体健，全腹压痛，双下肢肌张力稍高，上肢抽搐呈屈曲状，小便失禁，立即补充糖皮质激素等抗危象治疗后症状缓解，血皮质醇水平测定、血清 ACTH、快速（250μg）ACTH 刺激试验、低剂量（1μg）ACTH 刺激试验均可协助诊断为肾上腺危象。

3. 激素是治疗本病的唯一有力武器　当临床高度怀疑肾上腺危象时，应立即开始临床治疗，无需等待化验结果确认诊断。

（1）不同情况下糖皮质激素的选择

1）地塞米松：对于怀疑肾上腺危象而未明确诊断的病例，建议给予长效激素地塞米松，以减少激素对 ACTH 刺激试验的影响。

2）氢化可的松或琥珀酰氢化可的松：适用于已做 ACTH 刺激试验的患者，抢救肾上腺危象首选氢化可的松或琥珀酰氢化可的松。

3）醋酸可的松：为避免静脉滴注氢化可的松中断后激素不能及时补充，保证体内有皮质激素储备，可在静脉滴注的同时应用醋酸可的松 25mg 肌内注射，每6～8 小时 1 次。两者可有 1 天的重叠。

（2）糖皮质激素应用中的注意事项：体重过度增加提示激素剂量过多；乏力明显、皮肤色素沉着提示剂量不足。长期大剂量使用糖皮质激素可抑制下丘脑-垂体-肾上腺轴，即使停药，肾上腺皮质功能也不能完全恢复。一般持续使用泼尼松＞7.5mg/d，2 周肾上腺皮质功能就会受到抑制，在此期间遇到应激（如感染），必须用氢化可的松预防肾上腺危象，且用量需增加 5～7 倍，否则会导致严重后果。

典型病例中，患者行右肾上腺肿瘤摘除术后，激素用量不足，发生肾上腺危象。后激素加量，有效量激素治疗，肾上腺功能逆转。

4. 肾上腺危象的预防　肾上腺危象的发生是完全可以避免的，最重要的预防措施是使患者了解终身用药治疗的必要性，在应激情况下加大激素剂量的必要性。总之，本病的预防意义重大。

（1）肾上腺危象的主要预防人群是存在肾上腺皮质功能不足的阿狄森病患者：对于阿狄森病的患者，应予彻底的终生替代疗法，使患者充分了解本病的性质，防止过劳，同时要让患者熟悉危象的早期症状，警惕骤停激素的危险。发生各种应激情况时，如为感冒、拔牙等轻的应激，可在原量基础上，每日增加醋酸可的松 50mg。发生严重感染时，可直接按危象处理。

（2）肾上腺手术后或急性肾上腺坏死的患者，需要及时补充足量的激素，防止肾上腺危象的发生。

5. 肾上腺危象的预后　如本病抢救及时，预后尚可。肾上腺皮质功能不足一般不会造成患者死亡，只有在出现危象时才危及患者生命，一旦危象出现必须积极处理，首选氢化可的松 100～300mg 静脉滴注，同时补充液体纠正电解质紊乱，消除诱因等，患者大多是可以抢救成功的。

参 考 文 献

1. 郭树彬. 肾上腺危象的诊治 [J]. 中国临床医生，2011，39（2）：6-7.

2. 杨义生，罗邦尧. 肾上腺危象 [J]. 国外医学（内分泌分册），2005，25（3）：214-215.

3. 李毓雯，罗小平. 儿童肾上腺危象的诊断与处理 [J]. 中国实用儿科杂志，2006，21（11）：808-810.

4. 叶任高，陆在英. 内科学 [M]. 第5版. 北京：人民卫生出版社，2002：771.

5. 杨卫芳. 肾上腺危象3例治疗分析 [J]. 中国误诊学杂志，2008，8（25）：6271-6272.

6. Munoz A, Onate J, Mane JM, et al. Addisonian crisis as first manifestation of adrenal gland insufficiency in patient diagnosed with lung cancer [J]. An Med Interna, 2001, 18 (1): 35-37.

7. Coursn DB, Wood KE. Corticosteroid supplementation for adrenal insufficiency [J]. JAMA, 2002, 287 (2): 228-230.

8. Bhattacharyya A, Macdonald D, Lakhdar AA. Acute adrenocortical crisis: three different presentations [J]. Int J Clin Pract, 2001, 55 (2): 141-144.

9. 张进福，张福文. 继发性肾上腺皮质功能减退症合并肾上腺危象13例分析 [J]. 山西医药杂志，2009，38（3）：245-246.

10. 赵小江，王文剑，张克洲. 急性肾上腺皮质危象28例临床分析 [J]. 中华现代内科学杂志，2009，6（5）：368-37.

11. Ten S, New M, Maclaren N. Clinical review 130: Addison's disease 2001 [J]. J Clin Endocrinol Metab, 2001, 86 (7): 2909-2922.

12. Coursin DB, Wood KE. Corticosteroid supplementation for adrenal insufficiency [J]. JAMA, 2002, 287 (2): 236-240.

13. 威尔逊. 威廉姆斯内分泌学 [M]. 第9版. 北京：科学出版社，2001：547-563.

14. 张国楼. 内分泌疾病危象及其处理（一）[J]. 临床麻醉学杂志，2003，19（10）：642-645.

15. 孟新科，潘景业. 急危重症实践攻略 [M]. 北京：人民卫生出版社，2010：194-200.

16. 梅广源，邹旭，罗翌. 中西医结合急诊内科学 [M]. 北京：科学出版社，2008：148-151.

17. 孙春堂，沈鹏飞，王佳. 医源性肾上腺危象一例抢救体会 [J]. 华西医学，2010，25（6）：1029.

18. 张霞. 丁樱教授治疗肾上腺危象之中西医谈 [J]. 中国中医急症，2013，22（9）：1533.

19. 谢海英. 巨大髓质脂肪瘤合并肾上腺危象及急性肾损伤1例报告并文献复习 [J]. 中国实用内科杂志，2012（4）：316-317.

20. 莫小东. 肾上腺肿瘤射频消融现状及进展 [J]. 东南大学学报，2012，31（6）：781-783.

21. 钱宗薇. 肾上腺危象的诊断和急救 [J]. 中国急救医学，1984，4（2）：27-33.

22. 刘先华，刘律，刘樟荣. 肾上腺危象临床分析 [J]. 实用医学杂志，1997，13（12）：816.

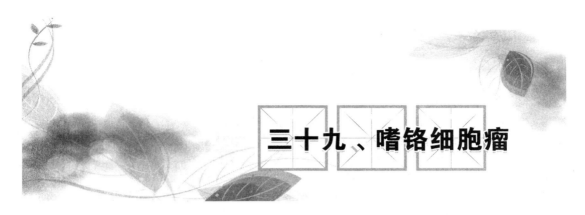

三十九、嗜铬细胞瘤

嗜铬细胞瘤（pheochromocytoma，PHEO）是起源于肾上腺髓质、交感神经节和其他部位的嗜铬组织的肿瘤；它分泌大量儿茶酚胺，作用于肾上腺素能受体，进而引起高血压、头痛、心悸、多汗等代谢紊乱症候群；严重时并发高血压危象、休克、颅内出血、心力衰竭、心室颤动、心肌梗死等。本病属于中医"头痛"、"厥证"等范畴，多由先天禀赋不足、饮食劳倦、七情内伤所致；病位在肝、肾，与脾、胃、心关系密切；病性属本虚标实。

（一）诊断标准

1. 高血压伴头痛、心悸、多汗三联征和（或）直立性低血压。

2. 定性诊断

（1）血、尿儿茶酚胺及其代谢物测定：血浆游离间甲肾上腺素类物质（MNs）阴性可排除 PHEO/PGL。血浆游离 MNs 和尿分馏的 MNs 升高≥正常值上限 4 倍以上，可诊断 PHEO。

（2）24 小时尿儿茶酚胺测定：超过正常值（13～42μg/24h）2 倍以上有诊断意义。

（3）24 小时尿 VMA（3-甲基-4 羟基苦杏仁酸）测定：持续性高血压及高血压发作后 VMA 增高。

3. 定位诊断

（1）肾上腺 CT：90％的肿瘤可定位，可发现肾上腺 0.5cm 和肾上腺外 1cm 以上的瘤体。肿瘤内密度不均和显著强化为其特点，能充分反映肿瘤形态特征及与周围组织的解剖关系。

（2）MRI：有助于鉴别嗜铬细胞瘤及肾上腺皮质瘤。

（3）肾上腺 B 超：大于 1cm 的肿瘤阳性率高。

（4）放射性核素标记的间碘苄胍（MIBG）：适用于转移性、复发性或肾上腺外肿瘤。有助于鉴别伴交感神经亢进和（或）高代谢疾病。

（5）静脉导管术：肾上腺静脉造影并分段取血测总儿茶酚胺浓度差别，有助于确定肿瘤部位。

4. 药物试验

（1）激发试验：血压＞170/110mmHg，禁止进行此试验。①胰高血糖素试验：注射胰高血糖素，儿茶酚胺（CA）≥注射前 3 倍，或绝对值＞2.0ng/ml，可确诊。试验前备酚妥拉明，防止血压过高。②磷酸组织胺试验：注射后，收缩压/舒张压（SBP/DBP）上升最高值较对照值超过 35/25mmHg，为嗜铬细胞瘤。血压显著升高时，终止试验，立即静脉注射酚妥拉明 5～10mg。

（2）阻滞试验：酚妥拉明试验又称 Regitin 试验，1～5mg，静脉推注，每分钟测 1 次血压（BP），连续 20 分钟。注射后 2 分钟内，血压下降＞35～30/25～20mmHg，维持3～5 分钟，有助于诊断。但当病程较长或合并肾动脉硬化时血压下降不明显，可呈假阴性。

（二）鉴别诊断

1. 原发性高血压　原发性高血压呈高交感神经兴奋性，也表现为心悸、多汗、焦虑、心排出量增加，容易与嗜铬细胞瘤混淆，但该病尿儿茶酚胺正常。焦虑发作时留尿测定儿茶酚胺，更有助于与嗜铬细胞瘤相鉴别。

2. 颅内疾病　颅内疾病合并颅压升高时，可以出现类似嗜铬细胞瘤的剧烈头痛等症状。神经系统损害的体征有助于与嗜铬细胞瘤鉴别。应警惕嗜铬细胞瘤并发脑出血的可能性。

3. 神经精神障碍　在焦虑发作尤其是伴有过度通气时，易与嗜铬细胞瘤发作相混淆。但是一般焦虑发作时血压通常是正常的，若血压亦升高，则可通过测定血、尿儿茶酚胺来鉴别。

4. 癫痫发作　癫痫发作时也类似嗜铬细胞瘤，有时血儿茶酚胺也可升高，但尿儿茶酚胺是正常的。且癫痫发作前有先兆，脑电图异常，抗癫痫治疗有效等有助于鉴别。

5. 绝经综合征　处于绝经过渡期的妇女会出现雌激素缺乏导致的症状，如潮热、出汗、急躁、情绪波动难以控制等，类似于嗜铬细胞瘤发作。了解月经史，进行性激素及肿瘤标志物测定有助于鉴别。

6. 其他　如甲亢、冠心病心绞痛发作、急性心肌梗死等伴血压升高，易与嗜铬细胞瘤混淆，但这些疾病的儿茶酚胺不增高，可鉴别。

（三）治疗方案

1. 手术治疗　手术切除是治疗嗜铬细胞瘤的主要方法，但因儿茶酚胺对机体的毒性作用较大，使手术的危险性大大增加。充分的术前准备和精细的术中操作及断瘤后的血压控制，是手术顺利完成的 3 个重要环节。

（1）术前准备：α 受体阻滞剂至少使用 2 周。术前可选用非选择性 α 受体阻滞剂酚苄明（POB）使血压下降。本药使用 2～3 周后才开始有血容量增加，术中仍然可出现高血压危象，并且其半衰期长、能与肾上腺素能受体不可逆共价键结合而在术后容易出现长时间难治性低血压和反应性心动过速，需使用 β 受体阻滞剂配合治疗，并且对中枢抑制等不良反应。

对于那些无症状的嗜铬细胞瘤，亦应进行充分的术前准备，才能保证顺利渡过围手术期。

（2）术中处理：在术中处理肿瘤时可能有大量的 CA 释放，可超过血液浓度正常水平的 1000 倍。术中根据血压变化及心律失常的类型应及时做出相应处理，比如及时补充血容量，必要时静脉滴注适量去甲肾上腺素。

（3）术后处理：儿茶酚胺在手术后 7～10 天即可恢复正常水平，而且患者血压也会很快下降。因此，在术后 1 周时要测定 CA 或其代谢物以明确肿瘤是否完全切除。术后 1 个月左右，血压及 CA 可能不正常。术后低血压者，应补充血容量、肾上腺素等。术后肾上腺皮质功能不全，尤其是行双侧肾上腺全切除者，应补充皮质激素。如术后仍存在持续性高血压，可能是肿瘤未切除干净或已伴有原发性高血压或肾性高血压。术后短期内还可能出现低血糖，所以一定要保证术后长时间的监护及对症处理。

2. 药物治疗　控制症状、术前准备、手术期间、恶性嗜铬细胞瘤术后复发，均需使用药物治疗。应用肾上腺素能受体阻滞剂及甲基酪氨酸长期治疗，可有效抑制儿茶酚胺合成。

（1）α-肾上腺素能受体阻滞剂

1）酚妥拉明：用于治疗高血压危象，2～5mg 静脉注射，可重复注射；手术中控制血压，术前 1～2 小时静脉注射 5mg，术时静脉注射 5mg 或以 0.5～1.0mg/min 的速度滴注，以防手术时肾上腺素大量释放引起血压骤然升高。本药不适用于长期治疗。

2）酚苄明：常用于术前准备。术前 14 天开始服药，初始剂量 10mg/d 口服，每 2～3 日递增 0.5～1.0mg/(kg·d) 口服，每日 2 次，不超过 2mg/(kg·d)，直至血压接近正常。大多数患者约需 40～80mg/d，口服。严密监测卧、立位血压和心率的变化。

3）哌唑嗪、特拉唑嗪、多沙唑嗪：均为选择性突触后 α$_1$-肾上腺素能受体阻滞剂。如哌唑嗪首剂 1mg 口服，以后逐渐增加直至 6～8mg/d 口服，易致严重的直立性低血压，故应在睡前服用，尽量卧床。

4）乌拉地尔：用于治疗高血压危象、重度和极重度高血压。10～50mg，静脉推注，5 分钟后效果不满意可重复，可将 250mg 乌拉地尔加入 0.9%氯化钠注射液中持续静脉滴注，维持降压效果。

（2）β-肾上腺素能受体阻滞剂：使用 α-受体阻滞剂后，β-受体兴奋性增强，应使用 β-受体阻滞剂。但不应在未使用 α-受体阻滞剂的情况下单独使用 β-受体阻滞剂，否则可能导致严重的肺水肿、心力衰竭或诱发高血压危象等。

1）普萘洛尔（心得安）：初始剂量 10mg，口服，每日 2～3 次，可逐渐增加剂量，以达到控制心率的目的。

2）阿替洛尔（氨酰心安）：常用剂量 25～50mg，口服，每日 2～3 次。

3）美托洛尔（美多心安）：常用剂量 50mg，口服，每日 2～3 次。

（3）钙通道阻滞剂（CCB）：可用于术前联合治疗，尤其适用于伴冠心病或儿茶酚胺心肌病，或与 α、β-受体阻滞剂合用进行长期降压治疗。常用硝苯地平 10～30mg/d 口服。

（4）血管紧张素转换酶抑制剂（ACEI）：卡托普利 12.5～25mg，口服，每日 3 次。

（5）血管扩张剂：硝普钠是强有力的血管扩张剂，主要用于嗜铬细胞瘤患者的高血压危象发作或手术中血压持续升高者。用 5%葡萄糖注射液溶解和稀释，从小剂量开始泵入，逐渐增强至 50～200μg/min。严密监测血压，调整药物剂量，以防血压骤然下降，并监测氰化物的血药浓度。

（6）儿茶酚胺合成抑制剂：α-甲基对位酪氨酸为酪氨酸羟化酶的竞争性抑制剂，阻断儿茶酚胺合成。初始剂量为 250mg，口服，每 6～8 小时 1 次，根据血压及血、尿 CA 水平调整剂量，可逐渐增加。总剂量为 1.5～4.0g/d。

3. ^{131}I-间碘苄胍（^{131}I-MIBG）治疗　主要用于恶性及手术不能切除的嗜铬细胞瘤，常用剂量为 100～250mCi。

4. 发作期治疗　发作期主要表现为高血压危象，治疗应首先卧床休息、吸氧，抬高床头，立即酚妥拉明 1～5mg（溶入 5%葡萄糖盐水 20ml）缓慢静脉滴注，致血压降到 160/

100mmHg，继以 10～15mg 缓慢静脉滴注维持；严密监测血压、心率、心律，血压控制在 150/90mmHg。

当酚妥拉明效果不佳时，可选用佩尔地平，每分钟 0.5μg/kg 逐渐加到 6μg/kg 静脉滴注，效果较好。也可用硝普钠，100mg 缓慢静脉滴注，但需警惕氰化物中毒及精神病样反应。

5. 恶性嗜铬细胞瘤的治疗　恶性嗜铬细胞瘤可以在腹膜后复发或转移到骨、肺、肝等处。复发有可能在第 1 次术后的数年或数十年后才发生，需要长期随诊观察。放疗虽效果较差，但可控制骨转移。亦可联合应用环磷酰胺、长春新碱、达卡巴嗪化疗，但成功率低。

6. 家族性嗜铬细胞瘤的处理　家族性嗜铬细胞瘤通常多发或累及双侧肾上腺，且复发率高。应对措施有对小的、无功能的肿瘤进行随诊观察，肿瘤侧肾上腺切除，预防性双侧肾上腺切除等。双侧肾上腺全切术后，应注意长期皮质激素替代治疗。

7. 妊娠期嗜铬细胞瘤的处理　妊娠妇女的嗜铬细胞瘤定位首选 MRI 检查。孕期嗜铬细胞瘤较难处理。在未经任何医疗保护措施的情况下，经阴道自行分娩可能会给产妇及婴儿带来很大危害。一旦诊断明确，应服用 α-受体阻滞剂控制症状。如果在妊娠早期及中期，术前准备充分后应立即手术，术后不需要终止妊娠，但手术可能增加流产概率。妊娠晚期，胎儿足月，可行嗜铬细胞瘤手术和剖宫产，若胎儿尚未成熟，则应用药物治疗为主，暂不手术，并进行严密监护，直到适宜手术。如果在监护过程中病情进展很快，立即手术。

（四）中医辨证治疗

1. 术前中医辨证施治

（1）痰湿瘀阻证

证候：头晕，头重如裹，肌肤甲错，纳差，大便不成形，黏腻臭秽，舌质黯红，舌苔白厚腻，有齿痕，舌下有瘀斑，右脉沉弦，左脉沉滑。

治法：健脾祛湿，活血逐瘀。

方药：参苓白术散合膈下逐瘀汤加减。

当归、人参、茯苓、山药、白术各 15g，莲子肉、川芎、枳壳、牡丹皮、乌药、炒薏苡仁、五灵脂各 10g，砂仁 6g。

大便黏腻者，加苍术、厚朴，以健脾燥湿；下肢水肿者，加猪苓、木瓜，以利湿消肿；脘腹胀满者，加厚朴、陈皮，以行气消痞。

（2）肝阳上亢证

证候：眩晕耳鸣，面红目赤，头晕目胀，心悸失眠，急躁易怒，腰膝酸软，口苦咽干，舌红，脉细数。

治法：平肝潜阳，滋阴降火。

方药：镇肝熄风汤加减。

代赭石、怀牛膝各 30g，生龙骨、生牡蛎、龟甲、白芍、玄参、天冬各 15g，川楝子、生麦芽、茵陈、炙甘草各 6g。

眩晕耳鸣者，加石菖蒲、夏枯草，以清肝通窍；腰膝酸软者，加杜仲、桑寄生，以补肾强腰；心悸失眠者，加酸枣仁、首乌藤，以养心安神。

（3）肝郁气滞证

证候：头晕，口苦咽干，情绪不遂，胁肋胀痛，或月经来时痛经兼乳房胀痛，舌黯，脉弦。

治法：疏肝解郁，活血化瘀。

方药：柴胡疏肝散加减。

白芍 15g，柴胡 12g，川芎、枳壳、香附各 10g，陈皮、炙甘草各 6g。

口苦严重者，加龙胆草、栀子，以清肝泻热；胸胁胀痛者，加川楝子、延胡索，以理气止痛；少腹疼痛者，加小茴香、蒲黄、五灵脂，以理气活血。

2. 术后中医辨证施治

(1) 气滞血瘀证

证候：头晕，口苦咽干，肌肤甲错，头身肢体沉重刺痛，胁下痞块刺痛，胸胁胀满，或妇女可见月经闭止，或痛经，经色紫黯有块，口唇青紫，舌紫黯，脉弦涩。

治法：行气活血。

方药：逍遥散合桃红四物汤加减。

当归、白芍各 15g，桃仁 12g，红花、川芎、柴胡、香附、川牛膝、枳壳各 10g，陈皮、炙甘草各 6g。

情志抑郁者，加用佛手、郁金，以理气解郁；两胁胀痛者，加川楝子、元胡，以理气止痛；腹痛腹泻者，加白术、防风，以健脾止泻。

(2) 气阴两虚证

证候：头晕，乏力、气短、自汗，动则加重，口干舌燥，五心烦热，失眠，大便秘结，舌淡或舌红黯。舌边有齿痕，苔薄白少津，或少苔，脉细弱。

治法：益气养阴。

方药：生脉散加减。

炙黄芪 30g，人参、白术、丹参、麦冬、山药各 15g。

自汗严重者，加生牡蛎、麻黄根，以收敛止汗；五心烦热者，加知母、黄柏，以滋阴降火；大便秘结者，加生大黄、火麻仁，以润下通便。

(3) 湿热瘀阻证

证候：头晕目眩，头身困重，身热口渴，小便不利，便溏不爽，舌质紫红，苔黄而腻，脉滑数或涩。

治法：清热祛湿，行气和胃。

方药：温胆汤加减。

清半夏 12g，竹茹、陈皮、白术、黄芩、桃仁、川芎各 10g，炙甘草 6g，大枣 3 枚。

眩晕者，加天麻、钩藤，以平肝止眩；身重者，加苍术、生薏苡仁，以健脾祛湿；便溏不爽者，加厚朴、藿香，以理气祛湿。

(4) 肝阳上亢证

证候：眩晕耳鸣，头晕目胀，面红目赤，气短乏力，心悸失眠，腰膝酸软，口苦咽干，舌红，脉细数。

治法：补虚潜阳。

方药：镇肝熄风汤合八珍汤加减。

怀牛膝、代赭石各30g，生牡蛎、龟甲、白芍、玄参、人参、炙黄芪、白术、天冬各15g，川芎、当归、枸杞子、石斛各10g，川楝子、生麦芽、茵陈、炙甘草各6g。

术后部分患者胃肠功能恢复较迟，予吴茱萸盐炒热外敷；腹痛、腹泻者，加防风、陈皮，以升阳止泻；夜寐不安者，加酸枣仁、首乌藤，以养心安神。

3.嗜铬细胞瘤危象中医辨证施治

阴竭阳脱证

证候：大汗淋漓，面红目赤，手足厥冷，恶心欲呕，精神疲惫不支，声短息微，脉细数模糊，舌淡，苔薄。

治法：回阳救逆，益气固表。

方药：回阳救逆汤加减。

煅龙骨、煅牡蛎各20g，人参、制附子（先煎）各15g，五味子、炙甘草、生姜、清半夏各10g。

大汗淋漓者，加麻黄根、炙黄芪，以益气收敛止汗；汗出过多、喘促不安者，加山茱萸、沉香，以敛阴纳气；腹泻严重者，加仙鹤草、赤石脂，以益气固涩。

（五）治疗经验

1.有目标性降压　血压不能降得太快，平均血压在最初几分钟到几小时内应降低20%～25%，或舒张压降低至100～110mmHg，48～72小时后降至正常水平。如果患者不能耐受或有心、脑、肾缺血症状，也应维持在120/80mmHg以下。可使用哌唑嗪，初量每次0.5mg，3次/日，4～6天后可每日递增0.5～1mg，视反应可渐增至每次1～2mg，3～4次/日。

2.术前降压　对于嗜铬细胞瘤的术前降压，可合用α-受体阻滞剂与钙通道阻滞剂硝苯地平，控制血压。对于使用α-受体阻滞剂后心率高于90次/分钟者，应用普萘洛尔可降低心率。但如果使用选择性α_1-受体阻滞剂（如多沙唑嗪4mg，口服，每日1次）则较少引起心动过速，没必要使用β-受体阻滞剂，术后不会引起长时间的难治性低血压，对中枢神经系统不良反应也很小。

3.腹腔镜手术　经后腹腔行腹腔镜切除肾上腺肿瘤的手术与开放手术比较，具有创伤小、术中出血少、术后并发症少、恢复快、住院时间短等优点。但手术适应证的选择应得当，对于直径<5cm、与周围组织无严重粘连的肿瘤，应用腹腔镜手术较好。

4.恶性嗜铬细胞瘤的治疗　恶性嗜铬细胞瘤，手术无法切除，可采用[131]I-MIBG治疗。患者每隔1～2个月静脉滴注[131]I-MIBG 80～100mCi治疗，累积总剂量达20000MBq。亦可采用化疗，通常使用CVD化疗方案（环磷酰胺＋达卡巴嗪＋长春新碱），21天为1个治疗周期。CVD化疗过程中可出现高血压危象、血白细胞数减少和胃肠神经系统毒性，治疗过程中应检测血压、血常规等变化以调整用量。

5.射频消融治疗　CT引导下对恶性嗜铬细胞瘤行肿瘤内乙醇注射消融治疗，使嗜铬细胞瘤及其转移灶坏死、消失，可取得良好效果。这种微创性治疗对无法手术的恶性嗜铬细胞瘤可能成为有价值的治疗手段。

（六）典型病例

李某，女，38岁，主因间断头晕1年，加重伴意识障碍、乏力2天，于2012年7月21

日入院。既往有高血压病史及高血压家族史，未正规治疗。入院前1年，患者无明显诱因出现间断头晕，伴有轻微恶心，不伴头疼、乏力，就诊于我院门诊。测血压 150/110mmHg，查心脏彩超示左室大、EF38%，诊断为原发性高血压。给予硝苯地平和阿罗洛尔治疗。服药1天后自行停药。入院前2天，患者出现头晕加重，意识障碍，剧烈头痛，伴乏力，无恶心、呕吐。就诊于我院门诊，为进一步系统诊治收治入院。入院查体：BP测不出，R 30次/分钟，T 39.2℃，P 103次/分钟。意识障碍，急性病容。手和足发冷、潮湿，皮肤发绀和苍白、毛细血管充盈时间延长。双肺底可闻及湿啰音，右侧为主。HR 103次/分钟，律不齐，心音正常。腹软，无压痛。急查血常规：WBC $12.7×10^9/L$，N 81%，Hb 127g/L。血液生化：ALT 4125U/L，AST 788U/L，BUN 24.2mmol/L，Cr 206.1mmol/L，K^+ 6.57mmol/L。腹部CT提示：考虑右肾上腺肿瘤。

中医证候：急性重病容，烦躁不安，端坐位，大汗淋漓，面红目赤，手足厥冷，湿冷，恶心欲呕，神疲乏力，声短息微，脉象细数模糊，舌淡红，苔薄白。

西医诊断：①右上肾腺嗜铬细胞瘤？②感染性休克；③心功能不全。

中医诊断：厥证（阴竭阳脱证）。

治疗过程：立即冰敷大动脉退热，多巴胺 160mg＋10%葡萄糖注射液 50ml 以 8ml/h 的速度静脉滴注升压。同时静脉注射毛花苷丙 0.4mg 强心，氨茶碱 0.125g 及地塞米松 10mg 抗炎平喘。中医辨证为阴竭阳脱证，予中药回阳救逆汤：生龙骨、生牡蛎各 30g，制附子（先煎）、人参各 20g，五味子 15g，清半夏、生姜各 12g，炙甘草 6g，胃管注入，50ml。入院治疗 60 分钟后，患者意识障碍加重，呼吸浅慢。转抢救室，呼吸机面罩给氧。抢救 3 分钟后，出现室性心动过速，给予利多卡因 50mg 静脉推注。推注过程中患者出现心脏停搏。立即给予胸外按压、气管插管。入院治疗 65 分钟后，恢复成窦性。此时肺内啰音较前减少，血压仍测不出。给予 50%葡萄糖注射液 60ml 加 8U 胰岛素、5%碳酸氢钠溶液 250ml 纠正高钾及酸中毒，同时补液扩容。入院治疗 70 分钟后，血压升到 60/40mmHg。神志仍呈恍惚状，外周循环有所好转，皮温有一定恢复，可触及桡动脉及足背动脉搏动。给予平衡盐，低分子右旋糖酐继续扩容。入院治疗 80 分钟后，血压恢复至 140/80mmHg。将多巴胺用量减至 6ml/h，同时静脉泵入呋塞米 20mg。入院治疗 100 分钟后，患者神志转清，排尿约 300ml，双肺啰音消失，皮温恢复，花斑消失，血氧饱和度 100%，BP120/80mmHg。入院治疗 2 小时后，顺利脱机，拔出气管插管，停用多巴胺。此后患者血压逐渐升高到 200/120mmHg，予硝苯地平缓释片 20mg 口服、每日 2 次，降压。入院治疗 7 天后，症状体征明显好转，血压维持在 140～150/80～90mmHg，热退，肝肾功能恢复正常。入院治疗 19 天后，在全麻下行右肾上腺肿瘤切除术，术中发现肿瘤 8cm×7cm×7cm，表面隆起，广泛坏死。病检及免疫组化结果证实为右上肾腺嗜铬细胞瘤。术后体温仍高达 39.2℃。予活血化瘀、益气养阴中药汤剂（黄芪、当归、党参、川芎、赤芍、麦冬、生地、丹参、红花）100ml 胃管注入，每日 2 次；入院治疗 26 天后，病情稳定，痊愈出院。

（七）专家分析

1. 嗜铬细胞瘤通过分泌过量的儿茶酚胺来危害人体　嗜铬细胞瘤多见于青壮年，高发年龄为 30～50 岁，无明显性别差别。绝大部分嗜铬细胞瘤发生于肾上腺髓质。肾上腺外的嗜铬细胞瘤可发生于自颈动脉体至盆腔的任何部位，主要见于脊柱旁交感神经节（以纵隔后为主）和腹主动脉旁器。源于肾上腺髓质、交感神经节和其他部位的嗜铬组织可分泌大量儿茶酚胺，作用于肾上腺素能受体，引起高血压及代谢紊乱，可累及多个系统器官。

嗜铬细胞瘤危象时，体内嗜铬细胞瘤突然释放大量儿茶酚胺，或突然分泌减少，产生以心血管症状为主的一系列临床表现。如血压骤升骤降，出现大幅度波动，持续数分钟至数小时不等，周期为1天数次至1个月1次或更少。高、低血压反复交替发作，血压突然升高，可出现剧烈头痛、心悸、多汗，常伴有胸闷、憋气、胸部压榨感或濒死感，甚至可能出现低血压休克、儿茶酚胺性心脏急症、抽搐、昏迷、高热等。由于嗜铬细胞瘤分泌肾上腺素及去甲肾上腺素的方式不同，高血压表现为阵发性、持续性或在持续性基础上阵发性加重的特点。持续性高血压者，长期儿茶酚胺水平增高使血管收缩、循环血容量减少、肾上腺素能受体调节功能降低、自主神经功能受损，致反射性外周血管收缩障碍等，常出现明显的直立性低血压。嗜铬细胞瘤应用α-受体阻滞剂及扩容治疗后，直立性低血压明显减轻。

中医学认为，本病在稳定期主要表现为肝肾不足或阴虚火旺之证。素体禀赋羸弱，久病失养，劳倦过度，或房劳不节，致肾精虚耗，肾阴亏损，表现为腰背酸软、疲乏消瘦、潮热多汗、五心烦热、心悸心慌，甚至心胀头痛、视物模糊、焦虑不安等。病情加重出现嗜铬细胞瘤危象时，阴竭阳脱，大汗出，汗为心液，精气所化，出汗过多，损伤正气。大汗淋漓，四肢厥冷，神疲气弱，乃阳气将绝、元气欲脱、津随气泄的危候。

2. 嗜铬细胞瘤的诊断应先定性后定位

（1）定性诊断：嗜铬细胞瘤的诊断首先应是定性诊断，即在发生头痛、心悸、多汗三联征的同时测定相关激素，以证实其高血压是否因高儿茶酚胺分泌所致。目前定性诊断首选24小时尿儿茶酚胺测定。结果阴性而临床高度可疑者，建议重复多次检测或高血压发作时留尿测定，阴性不排除诊断。对可疑病例行激发试验，血压＞170/110mmHg者做阻滞试验。高危人群的筛查和监测采用血浆游离MNs，即MN（甲氧基肾上腺素）和NMN（甲氧基去甲肾上腺素）。低危人群的筛查选择24小时尿分馏的MNs。

（2）定位诊断：定位诊断首选增强CT，孕妇为避免辐射推荐首选MRI。CT及MRI等影像学检查虽然易于发现肾上腺内嗜铬细胞瘤，但难以发现肾上腺外嗜铬细胞瘤。肾上腺外嗜铬细胞瘤以腹主动脉旁、膀胱、纵隔及心脏处多见。MIBG显影（肾上腺髓质显像）是对嗜铬细胞瘤最为特异的检查。对肾上腺外、复发或转移肿瘤的定位具有一定的优势。因此，术前应进行MIBG检查，除外髓外嗜铬细胞瘤。在功能定位诊断方面，[131]I标记的间碘苄胍（[131]I-MIBG）具有更高的特异性，能区分嗜铬细胞瘤及其他占位性病灶，明确多发病灶及转移病灶，是肿瘤术前定位及术后随访的重要检查方法。[131]I-MIBG的特异性高但敏感性稍差，有时可为假阴性。生长抑素（奥曲肽）显像可对[131]I-MIBG显像阴性的嗜铬细胞瘤进行互补检查而帮助确诊。但仍有些不典型病例的[131]I-MIBG和奥曲肽显像均阴性，所以定位诊断相对较难。在我国，MIBG检查的开展存在一定的限制与困难，对于那些有可疑嗜铬细胞瘤临床表现，但肾上腺影像学检查未见异常，[131]I-MIBG和奥曲肽显像阴性，或没有条件行[131]I-MIBG和奥曲肽显像检查的，应进行胸腹部及盆腔CT或MRI检查，或进行PET检查，以发现肾上腺外嗜铬细胞瘤。

（3）良恶性嗜铬细胞瘤鉴别难度较大：良恶性嗜铬细胞瘤的原发灶在临床表现、B超、CT及MRI等影像学检查和组织病理上无特异性差别。恶性嗜铬细胞瘤的病理表现很复杂，比如瘤体内淋巴管或血管发现有瘤栓、局部包膜浸润等，但临床表现良性过程。有些病理表现为良性肿瘤，而临床表现恶性过程，随访发现有转移。因此，嗜铬细胞瘤的临床随访非常重要。一般恶性嗜铬细胞瘤临床少见，总体来讲，嗜铬细胞瘤中恶性的发生率约占 13%～29%。但肾上腺外嗜铬细胞瘤的恶性发生率高达 43%。

典型病例中，患者初期表现为持续性高血压，未见其他明显症状及阳性体征，且有家族性高血压史，容易忽略了该病。后期患者出现危重高血压，用降压药治疗无效。发生休克后，进一步腹部 CT 考虑该病。术后病理分析确诊为嗜铬细胞瘤。此类肾上腺危象临床较为少见，与感染性休克难以鉴别。建议当高血压出现不明原因休克时，考虑不典型嗜铬细胞瘤危象存在的可能。

3. 嗜铬细胞瘤的治疗

（1）首选手术治疗：内科治疗一般针对阵发性、持续性高血压或高血压危象等对症用药。嗜铬细胞瘤的定性、定位诊断明确后，应做充分的药物治疗准备，尽早手术治疗，以免发生高血压危象，危及生命。

绝大多数嗜铬细胞瘤的围手术期存在一定危险。危险主要来源于肿瘤切除后的休克及低血压。由于嗜铬细胞瘤释放的儿茶酚胺使体内微循环处于收缩状态，肿瘤切除后儿茶酚胺锐减，微循环迅速扩张造成有效循环血量减少引起低血容量性休克，所以术前血压控制、充分扩容、改善心功能、纠正心力衰竭，以及术中、术后应用升压药物等围手术期处理，是确保手术成功的重要因素，对术中和术后的保护和康复意义重大。

恶性嗜铬细胞瘤最有效的治疗就是根治性切除。但由于本病早期诊断困难，根治性切除机会极少。高度怀疑恶性者，术中以包膜外切除为主，尽量将周围软组织及局部淋巴结清除。而明确存在转移、肿瘤不能切除或存在手术禁忌证的病例，采用放疗和化疗。

（2）嗜铬细胞瘤[131]I-MIBG 姑息治疗：[131]I-MIBG 可被嗜铬细胞瘤选择性吸收，贮存在瘤细胞儿茶酚胺颗粒中，发出 β 射线，作用于肿瘤细胞而达到治疗作用。[131]I-MIBG 治疗是手术切除肿瘤以外最有价值的治疗方法，主要用于恶性及手术不能切除的嗜铬细胞瘤的治疗。[131]I-MIBG 属于一种姑息治疗，有一定的效果。

（3）中医辅助治疗：本病患者在缓解期多表现为阴虚阳亢，血压偏高的证候，可用益气养阴潜阳法治疗，用龟甲、白芍、玄参滋阴潜阳，代赭石、石决明重镇潜降。在急性发作期，血压骤升多表现为阳气暴脱之证，治疗应以回阳救逆法收涩固脱，用人参益气固脱，附子回阳救逆，龙骨、牡蛎敛汗安神，麦冬、五味子敛阴止汗。危急症状出现后，在尚未确诊前，可用中药先行治疗，其中中医回阳救逆法对于患者体液的平衡、功能的协调能起到一定作用。

典型病例中，患者中年女性，持续性高血压多年，未常规治疗。直至诊断为原发性高血压 3 级，才正式就诊，一般降压药治疗无效，并突发高血压危象。诊断为嗜铬细胞瘤，先用内科治疗控制血压后，再进行手术治疗，痊愈出院。

4. 嗜铬细胞瘤治疗时需要注意的细节

（1）嗜铬细胞瘤出现高血糖：肾上腺素及去甲肾上腺素促进肝糖原、肌糖原分解及糖原异生，抑制胰岛素分泌及对抗内源或外源性胰岛素的降血糖作用，使血糖升高。嗜铬细胞瘤高血压发作时可伴血糖增高，有时出现糖耐量减退或糖尿病，甚至糖尿病酮症酸中毒。在使用肾上腺素能受体拮抗剂的同时注意血糖变化，以便及时对症用药。

（2）预防高血压危象时的窒息：高血压危象时剧烈头痛，呼吸困难或呼吸道分泌物增多，或可伴有呕吐，可阻塞气道，注意保持呼吸道通畅，以免发生窒息。

（3）嗜铬细胞瘤并发昏迷：出现昏迷时，立即将患者头偏向一侧平卧。清除口、咽喉和气管内分泌物和呕吐物。舌后坠者，用舌钳拉出并放置口咽通气管，以解除舌根后坠对气道的压迫。立即予鼻导管或氧气面罩给氧。严重呼吸道阻塞者，应行气管插管、气管切开，辅以人工通气辅助呼吸。

5. 嗜铬细胞瘤的预后与肿瘤的良恶性密切相关　嗜铬细胞瘤虽多为良性，但不排除有的为肾上腺恶性肿瘤，即使手术彻底切除肿瘤，术后仍有一定的复发及转移情况。恶性嗜铬细胞瘤公认的诊断标准是在没有嗜铬组织的区域出现转移灶，如肺、肝、淋巴结及骨等。目前还无法准确确诊嗜铬细胞瘤的良、恶性，预测嗜铬细胞瘤术后是否复发和转移相当困难，即使在一期手术后达到显微镜下边界阴性的患者也有 16%～17% 的复发可能性，而复发和转移的时间也为 1～20 年不等。相对来说，肾上腺外嗜铬细胞瘤的恶性比例较高，约占20%～40%。

参 考 文 献

1. 曾正陪. 嗜铬细胞瘤的诊断及其发病机制研究 [J]. 中华内分泌代谢杂志，2005，21（5）：395-397.

2. 苏颋为，王卫庆，关黎清，等. 93 例嗜铬细胞瘤临床分析 [J]. 中华内分泌代谢杂志，2005，21（5）：426-427.

3. 宫大鑫，王侠，李泽良，等. 嗜铬细胞瘤诊疗对策 [J]. 中国肿瘤临床，2005，32（19）：37-40.

4. 潘东亮，李汉忠，罗爱伦，等. 嗜铬细胞瘤诊治 50 年回顾总结 [J]. 中华泌尿外科杂志，2005，26（11）：6-8.

5. 童安莉，曾正陪，杨堤，等. 双侧肾上腺嗜铬细胞瘤 25 例临床分析 [J]. 中华内科杂志，2005，44（10）：36-39.

6. 刘屹立，徐彪，孙强，等. 不典型肾上腺嗜铬细胞瘤 [J]. 中华泌尿外科杂志，2006，27（11）：725-727.

7. 张少玲，程桦. 肾上腺疾病的早期诊断与治疗策略 [J]. 国际内科学杂志，2008，35（1）：1-4.

8. 欧俊杰. 鉴别嗜铬细胞瘤/副神经节瘤良恶性的研究进展 [D]. 重庆：重庆医科大学，2012.

9. 陈雪磊，毕建斌，李炳勋，等. 肾上腺外嗜铬细胞瘤的诊断和治疗：32 年经验的总结 [J]. 中国现代医学杂志，2009（20）：3132-3135，3138.

10. 宁光. 嗜铬细胞瘤的临床诊治 [J]. 中国实用内科杂志，2009，29（10）：882-883.

11. 刘坚. 嗜铬细胞瘤并高血压危象 1 例 [J]. 中国当代医药，2009，16（22）：138，150.

12. 彭婕，方芸. 内源性儿茶酚胺的测定在嗜铬细胞瘤诊断中的应用 [J]. 药学与临床研究，2010，18（4）：366-369.

13. 杨春明，孔垂泽，孙志熙，等. 恶性嗜铬细胞瘤的临床分析 [J]. 中国现代医学杂志，2006，16（6）：912-917.

14. 严维刚，李汉忠，曾正陪，等. 复杂嗜铬细胞瘤 115 例诊治经验总结 [J]. 现代泌尿生殖肿瘤杂志，2009，1（5）：260-273.

15. 王钧，肖明朝. 嗜铬细胞瘤诊治现状和进展 [J]. 重庆医学，2011，40（27）：2791-2793.

16. 于新路，王禾，张波，等．肾上腺嗜铬细胞瘤的诊断与手术治疗［J］．临床泌尿外科杂志，2003，18（2）：83-85.

17. 尚鸣异，王培军，陆影，等．无水乙醇局部消融治疗术后复发嗜铬细胞瘤［J］．介入放射学杂志，2010，19（5）：373-375.

18. 邵鹏飞，钱立新．恶性嗜铬细胞瘤治疗进展［J］．国外医学（肿瘤学分册），2004，31（2）：152-154.

19. 罗琼，罗全勇，朱瑞森，等．^{131}I-间碘苄胍治疗 94 例恶性嗜铬细胞瘤转移灶 25 年随访的疗效评价［J］．中国医药导报，2011，8（32）：29-30，90.

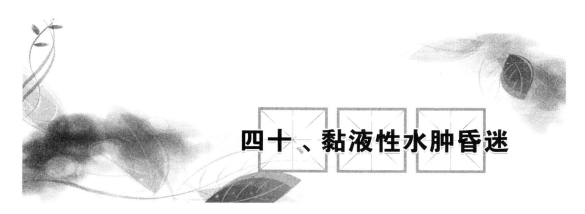

四十、黏液性水肿昏迷

黏液性水肿昏迷（myxedema coma）又称甲状腺功能减退危象或黏液性水肿危象（myxedema crisis），是甲状腺功能减退症未能及时诊治、病情发展的晚期阶段。黏液性水肿昏迷的特点表现为严重甲状腺功能减退表现、低体温、休克、神志障碍（包括嗜睡、昏迷）。本病发展缓慢，以60岁以上女性多见，多发于冬季，由寒冷、感染、低血糖、镇静麻醉剂等刺激因素诱发。原发性甲状腺功能减退或继发性甲状腺功能减退治疗不合理，均可发展为黏液性水肿昏迷。本病属于中医学"瘿劳"、"水肿"、"厥证"范畴，主要病机是肾阳衰微，阳气不运，气化失司，开阖不利，水湿、痰浊和瘀血等阴邪滞留而出现全身功能低下的寒象。

（一）诊断要点

1. 常有感染、手术或外伤等诱发因素。

2. 长期甲状腺功能减退者，原有甲状腺功能减退症状加重，突然出现精神异常、体温明显降低，严重者可低于34℃。

3. 昏迷前有癫痫样大发作，开始呈嗜睡状态，数日内发展为完全深度昏迷状态，伴巴宾斯基征阳性。

4. 黏液性水肿面容，可见面色苍白，颜面浮肿，睑厚面宽，目光呆滞，反应迟钝，眉发稀疏，舌色淡胖大。

5. 皮肤粗糙增厚，可见水疱、溃疡及出血，部分出现肌肉坏死。下肢甚至全身有非凹陷性或凹陷性水肿，浆膜腔积液。

6. 心脏扩大、心音低钝、血压显著降低甚至测不出。

7. 呼吸浅慢，呼吸性酸中毒，动脉血气分析示呼吸衰竭。

8. 实验室检查

（1）甲状腺功能指标：血清 T_3、T_4 下降。原发性甲状腺功能减退时血促甲状腺激素（TSH）浓度明显增高；继发于垂体或下丘脑疾病者，TSH 浓度正常或稍低。甲状腺^{131}I 摄取率降低。

（2）TRH 兴奋试验：促甲状腺激素释放激素（TRH）具有兴奋腺垂体合成分泌 TSH 的作用。当给受试者外源性 TRH 后，连续取血观察血清中 TSH 浓度的变化，可以反映垂体对 TRH 的反应能力，用于评价下丘脑-垂体-甲状腺轴的调节功能。原发性甲状腺功能减退注射 TRH 后，TRH 在原有基础上进一步升高；垂体性甲状腺功能减退则降低或正常。

9. 其他检查

（1）脑电图：α波波率减慢，波幅普遍降低。

（2）心电图：可有低电压、心动过缓、Q-T间期延长、ST-T变化，以及不同程度的房室传导阻滞。

（3）实验室检查：低糖、低钠血症；血清胆固醇升高；血清LDH同工酶及CPK水平升高；脑脊液压力升高，蛋白含量升高。

（二）鉴别诊断

1. 内分泌危象鉴别

（1）肾上腺皮质功能减退危象：分为急性型和慢性型。急性型：流行性脑膜炎、重症肺炎、败血症等严重感染后并发弥散性血管内凝血（DIC），导致急性肾上腺皮质出血，约90%以上的肾上腺皮质被破坏；慢性型：也称阿狄森病。该危象导致的昏迷，急性型多继发于低血糖、严重的电解质紊乱、酸碱失衡、水中毒、休克等；慢性型多是过度劳累、严重感染、脓毒症、创伤、腹部手术、治疗中断等因素诱发的危象或昏迷，容易鉴别。必要时查肾上腺皮质功能协助鉴别诊断。

（2）甲状腺功能亢进危象：指严重的甲状腺功能危及生命的状态。甲状腺功能亢进在未得到治疗或尚未控制的情况下，受到某种应激因素作用，使机体释放过量的甲状腺素，引起暴发性肾上腺素能兴奋现象。临床表现为原有甲状腺功能亢进症状加重，高热、心动过速、频繁呕吐及腹泻、休克、昏迷。常见诱因有甲状腺功能亢进症术前准备不充分，多于术后1～2天内发生危象；[131]I治疗导致的危象多发生于用药后7～14天。但甲状腺危象常有高热、脉压增大，FT_3、FT_4升高，TSH降低，可鉴别。

（3）垂体前叶功能减退危象：垂体前叶功能受损后，分泌的多种激素明显减少，表现为垂体前叶激素不足综合征。垂体危象继发甲状腺功能减退时，肾上腺皮质等多个靶腺功能受损，TSH降低，机体对各种应激的反应能力下降，在感染、腹泻、脱水、手术、产后大出血等情况下发生危象，引起昏迷。垂体激素和靶激素均减少，CT或MRI可见鞍区结构异常等，可与原发性甲状腺功能减退相鉴别。

（4）甲状旁腺功能亢进危象：甲状旁腺激素分泌明显增加，引起血钙值异常升高，可同时伴发严重的临床危象表现。甲状旁腺功能亢进所致的高钙危象昏迷诊断依据有：临床表现为消化系统症状、多饮、多尿、神志恍惚、昏睡或烦躁甚至昏迷，也可有心悸、心动过速；血钙浓度>3.75mmol/L，心电图示T波低平或倒置。容易鉴别。

2. 昏迷的常见原因鉴别

（1）颅脑疾病：是昏迷最常见的原因。引起昏迷常见的颅脑疾病包括脑血管病、颅内感染、颅脑外伤、颅内占位病变等，查头部CT、MRI等有助于鉴别。

（2）全身性疾病：包括某些严重感染、其他系统疾病（高血糖高渗综合征、肝性脑病、肺性脑病、肾性脑病）、中毒性疾病（一氧化碳中毒、有机磷中毒）等均可出现昏迷。低血糖可引起体温降低。若昏迷伴低血糖、低温，应注意与黏液性水肿昏迷相鉴别，必要时测T_3、T_4。

3. 低T_3综合征 严重的心肝肾病变、恶性肿瘤、大手术及急性传染病时，机体为减少氧和能量耗损，T_3水平下降，而生物活性较弱的rT_3水平上升。若发现T_3下降，T_4正常或下降（低T_4表示病重预后差），rT_3升高，TSH正常，无黏液性水肿表现，可与黏液性水肿昏迷相鉴别。

（三）治疗方案

1. 甲状腺素替代治疗　黏液性水肿昏迷时，机体甲状腺素明显减低，应立即补充甲状腺素。

（1）单用 L-T_4 治疗：首剂静脉注射 $100\sim200\mu g$，以后改为 $100\mu g/d$ 静脉滴注，至意识恢复后改口服片剂。若无静脉注射型时，可用 T_3 或 T_4 $20\sim30\mu g$ 每 $4\sim6$ 小时 1 次胃管给药，清醒后改为口服剂量。伴心功能不全者，起始剂量减半。L-T_4 治疗可保证血清甲状腺素水平稳定，但起效较慢，而且甲状腺功能减退昏迷者脱碘酶活性降低，T_4 向 T_3 转化速度减慢，故体温恢复和血压升高时间延长，约需 $8\sim14$ 小时。

（2）单用 T_3 治疗：首剂 $20\mu g$，第 1 天用量为 $10\mu g$ 静脉推注、每 4 小时 1 次，第 2、3 天减至 $10\mu g$ 静脉推注、每 6 小时 1 次。T_3 活性强，具有直接活性作用，起效迅速，$2\sim3$ 小时内即可使体温及血压回升。由于其半衰期短，单独使用时血清甲状腺素水平波动大，导致心律失常的发生率高。

2. 补充糖皮质激素　黏液性水肿昏迷存在不同程度的肾上腺皮质功能不全，昏迷时机体对肾上腺皮质激素的需求增加，故应补充肾上腺皮质激素。开始给予氢化可的松 $200\sim300mg$ 加入 5% 葡萄糖注射液 500ml 中静脉滴注，症状改善、病情好转后逐渐减至维持量，在血清皮质醇提示肾上腺皮质功能恢复正常时停药。伴低血压、低血糖和休克时，开始 $7\sim10$ 天氢化可的松 $50\sim100mg$ 静脉滴注，每 $6\sim8$ 小时 1 次，血压血糖控制后逐渐减量。

3. 呼吸支持　呼吸衰竭是黏液性水肿昏迷死亡的主要原因之一。由于处于昏迷状态，舌后坠、痰不易咳出，容易引起上呼吸道阻塞，导致呼吸衰竭。通常单纯予以面罩吸氧效果不佳，建议采用口咽气道联合 BIPAP 呼吸机的方法进行辅助通气治疗，效果不佳时应及早行气管插管机械通气，使用呼吸机进行间歇正压通气。经上述治疗，高碳酸血症和低氧状态可迅速改善。呼吸衰竭时尽量避免使用呼吸兴奋剂或镇静剂。

4. 注意保暖　黏液性水肿昏迷时体温降低，补充甲状腺素的同时应采取辅助的保温措施。一般使体温上升 $0.3\sim1℃/h$ 为宜。不应采用电热毯及热水袋等措施直接加温。

5. 纠正电解质紊乱　限制水分摄入，补液量为 $500\sim1000ml/d$。液体可选 5% 葡萄糖注射液、0.45% 氯化钠注射液、0.9% 氯化钠注射液、5% 氯化钠注射液。低钠血症是黏液性水肿昏迷常见的电解质紊乱，原因是抗利尿激素（ADH）释放增加和肾血流量减少导致水重吸收增加，排出减少，水潴留。当严重的低钠血症（血钠 $<115mmol/L$）或低血症钠患者癫痫发作时，会加重神志变化，需补充少量高渗盐水（5% 氯化钠注射液）$50\sim100ml$，随后静脉注射呋塞米 $40\sim120mg$，利尿排水。

6. 升压治疗　补充甲状腺素也可升高血压，但起效所需时间较长。建议给予晶体或胶体补液升压，必要时可少量输血；若充分扩容后血压仍不升高，加用血管活性药。相对于甲氧明和去甲肾上腺素，多巴胺可更有效地改善冠状动脉血流量，但使用时间均不宜过长，保持血压在正常低限、能维持尿量即可。

7. 抗感染　细菌感染是黏液性水肿昏迷的最常见诱因，若无其他明确诱因，首先考虑感染诱发危象的可能，使用抗生素。应该注意的是，黏液性水肿昏迷感染症状表现不明显，一般白细胞计数不升高，需进一步查血培养、胸片等明确感染是否存在。使用广谱抗生素，细菌培养结果和其他检查均无感染证据时停药。昏迷合并严重感染、体温在 34℃ 以下、呼吸及心血管系统衰竭，尤其心脏不能耐受甲状腺素治疗以及昏迷较深、时间较长，标志病情危重。

8. 胫前黏液性水肿（PTM）的治疗　建议选择复方倍他米松局部免疫调节疗法。常规消毒后，取 1ml 复方倍他米松（二丙酸倍他米松 5mg＋倍他米松磷酸酯二钠 2mg）＋利多卡因注射液 5.0ml 混匀后，注入 0.1ml，间距 1cm 重复注射至所有皮损部位。结节性黏液性水肿者，结节中央注入药液，较大结节者呈扇形注射。

9. 甲状腺功能减退症心包积液的治疗　建议使用左旋甲状腺素治疗。不推荐使用甲状腺片。具体方法：左旋甲状腺素用量宜从小剂量 $50\mu g/d$ 开始，每 2 周增加 $50\mu g/d$，以避免初始剂量过大诱发心绞痛。维持量应使血清 T_4 在正常范围。甲状腺心包积液一般不需心包穿刺抽液。甲状腺替代治疗后，积液随甲状腺功能减退症状的改善而消失。

10. 老年黏液性水肿昏迷的抢救　老年黏液性水肿昏迷在甲强龙 20mg 静脉滴注、每 8 小时 1 次治疗后，给予甲状腺素片 $20\mu g$ 口服、每 8 小时 1 次；同时给补阳还五汤加味：生黄芪、赤芍、炙甘草、炒谷芽、蝉蜕、炒麦芽、大枣各 30g，川芎 25g，红花 15g，当归 12g，地龙、桃仁、桂枝、远志各 10g，细辛 3g，水煎服，每日 1 剂。

11. 中医治疗黏液性水肿昏迷　中医治疗黏液性水肿昏迷以温补肾阳为主，推荐真武汤合右归饮加减，以温补肾阳、化气行水。具体治疗方案为：制附子（先煎）、淫羊藿各 15g，肉桂 8g，温补肾阳以治阳虚之本；菟丝子 30g、山茱萸 15g，补肾益精以阴中求阳；茯苓 30g、干姜 10g，温脾化湿，佐补行水；炙甘草 10g，健脾和中。脾肾两虚者，加肉豆蔻、补骨脂、白术；心脾两虚，心悸怔忡者，加桂枝、薤白；阴阳两虚者，加熟地黄、白芍。每日 1 剂，温水冲服，连续服用 3 周以上。

（四）中医辨证治疗

1. 阳郁饮停证

证候：水肿，恶寒，少汗，口苦口渴，胸胁胀满，腹中寒，大便稀溏，舌红苔水滑，脉弦。

治法：疏肝解郁，温阳化饮。

方药：柴胡桂枝干姜汤加减。

柴胡 12g，生牡蛎、茯苓、天花粉、黄芩各 10g，桂枝 10g，干姜、炙甘草 6g。

胸闷心烦者，加瓜蒌、薤白，以通阳散结；水肿严重者，加猪苓、泽泻，以利水消肿；纳呆呕呃者，加清半夏、炒麦芽、生姜，以和胃止呕。

2. 脾肾阳虚证

证候：面浮肢肿、腰以下为甚，形寒肢冷，纳差乏力，反应迟钝，舌胖大苔白，脉沉无力。

治法：温补脾肾，利水消肿。

方药：肾气丸合归脾汤加减。

党参、山药、生地黄、肉苁蓉、茯苓、山萸肉各 15g，制附子（先煎）、牛膝、泽泻、车前子各 12g，肉桂、干姜各 6g。

腹胀，加厚朴、炒麦芽，以理气消满；反应迟钝，加石菖蒲、茯神、远志，以开窍醒神；便秘，加火麻仁、郁李仁，以润肠通便。

3. 脾阳衰微证

证候：面色不华，神疲乏力，四肢倦怠，身肿日久，腰以下为甚，按之凹陷，脘腹胀闷，纳少便溏，小便短小，舌质淡，苔白腻或白滑，脉沉缓或沉弱。

治法：健脾温阳，利水消肿。

方药：实脾饮加减。

白术、茯苓各 15g，木瓜、木香、厚朴、草果、泽泻、大腹皮、车前子（包煎）各 10g，干姜、炙甘草、制附子（先煎）各 6g，大枣 5 枚。

气虚甚而见气短声弱者，加人参、黄芪，以健脾益气；小便不通严重者，加桂枝，以温阳化气；大便泄泻、久治不愈者，加补骨脂、肉豆蔻，以温肾止泻。

4. 肾阳衰微证

证候：面浮身肿，水肿反复消长不已，腰以下甚，按之凹陷，尿量减少或反多，腰膝冷痛，四肢厥冷，怯寒神疲，甚者心悸胸闷、喘促难卧，腹大胀满，舌质胖，苔白，脉沉细或沉迟无力。

治法：温肾助阳，化气行水。

方药：济生肾气丸合真武汤加减。

巴戟天、淫羊藿各 15g，白术、茯苓、泽泻、车前子（包煎）、怀牛膝各 12g，制附子（先煎）10g，肉桂 6g。

喘促不安者，加煅龙骨（先煎）、紫石英、沉香，以温肾纳气；气虚神疲者，加人参、生黄芪，以补气；阳损及阴而见腰膝酸软者，加熟地、山茱萸，以滋养肾阴。

5. 心肾阳虚证

证候：四肢寒冷，面色虚浮，头晕目眩，胸闷气喘，心悸怔忡，腰膝酸软，唇甲淡黯或青紫，舌质淡紫，苔白滑腻，脉沉细迟。

治法：温补心肾，利水消肿。

方药：真武汤合桂枝甘草汤加减。

丹参、黄芪、猪苓、白芍、茯苓、白术、杜仲各 15g，熟附子（先煎）12g，桂枝、生甘草各 10g。

浮肿者，加车前子、泽泻，以利尿消肿；心率迟缓者，加生麻黄、细辛，以温通心阳；心烦失眠者，加黄连、肉桂，以交通心肾。

6. 阴阳两虚证

证候：面浮身肿，神情淡漠，神疲嗜睡，畏寒肢冷，皮肤粗糙，五心烦热，口舌干燥，舌质红体胖少苔，脉沉无力或细数。

治法：补阳益阴，利水消肿。

方药：右归丸合一贯煎加减。

山药、山萸肉、枸杞子、菟丝子、生地黄、北沙参、猪苓、麦冬各 15g，茯苓、当归、泽泻各 12g，阿胶（烊化）10g，肉桂 6g。

五心烦热，加栀子、丹皮，以清泻心火；口干舌燥，加天花粉、石斛，以清热生津，畏寒肢冷，加鹿角片、制附子（先煎），以温补肾阳。

7. 水瘀互结证

证候：四肢或全身浮肿，以下肢为主，水肿延久不愈，肿势轻重不一，皮肤瘀斑，腰部刺痛，或伴血尿，舌紫黯，苔白，脉沉细涩。

治法：活血化瘀、化气行水。

方药：桃红四物汤合五苓散。

当归、茯苓、赤芍各 15g，川芎、丹参、益母草各 12g，泽泻、红花、凌霄花、路路通、桃仁、桂枝、车前子（包煎）各 10g，制附子（先煎）10g。

腰部疼痛严重、牵引少腹者，加蒲黄、五灵脂，以活血止痛；伴血尿者，加小蓟、藕节、白茅根，以凉血止血；大便秘结者，加大黄、火麻仁，以通下大便。

（五）治疗经验

1. 左旋甲状腺素（L-T₄）+激素联合升陷汤 黏液性水肿昏迷者，L-T₄ 20μg 胃管给药，每 6 小时 1 次；同时氢化可的松 100mg 静脉滴注，每日 2 次；同时给予升陷汤：生黄芪 30g，知母、桔梗各 10g，柴胡、升麻各 6g，水煎后取药汁经胃管给药，每天 2 次。清醒后，L-T₄、氢化可的松和升陷汤均改为口服，根据病情调整剂量。

2. 纳洛酮、醒脑静联合针灸治疗昏迷 常规甲状腺素替代、对症支持治疗的基础上，给予：纳洛酮首剂 0.2～2mg 静脉注射，可重复注射；醒脑静 2～4ml 肌内注射，每日 1～2 次；平躺保持呼吸道通畅，即刻刺人中、中冲、合谷，平补平泻，连续弱刺激人中。三法联用可有效治疗昏迷状态，促进觉醒。

3. 甲状腺素序贯疗法抢救黏液性水肿昏迷 立即 L-T₄ 首剂 100～200μg 静脉推注，继之 L-T₄ 50～100μg/d 静脉推注，进食后改为口服。病情未控制或进展，改用 T₃ 10μg 静脉推注、每 4 小时 1 次，或 25μg 静脉推注、每 8 小时 1 次。

4. 左旋甲状腺素和维生素 E 干预甲状腺功能减退 对于甲状腺功能减退，尤其伴心血管疾病或习惯性流产的女性患者，左旋甲状腺素片（L-T₄）50～200μg/d 口服治疗，同时加维生素 E 100mg 口服，每日 2 次。

5. 五十营针刺疗法配合穴位注射治疗 黏液性水肿昏迷稳定期，可选本方法治疗。①五十营针刺疗法：采用五十营循环疗法针刺中脘、关元、太渊、合谷、足三里、三阴交、神门、大陵、太溪、太冲等穴，用迎随补泻法，根据经气在十二经脉的循环流注按顺序依次进针，留针时间 30 分钟。②核酪注射液局部注射：治疗 30 分钟后取出毫针，于双侧手三里和足三里注射核酪注射液；采用提插法进针，每个穴位分别注射 1ml；隔日 1 次，10 次为 1 个疗程，连续治疗 6～7 个疗程。

（六）典型病例

许某，男，78 岁，主因浮肿心悸 5 年，加重半个月，于 2007 年 11 月 19 日入院。既往 2 型糖尿病病史 30 余年，原发性高血压病史 20 余年，甲状腺功能减退症 5 年。入院前 5 年无明显诱因出现全身浮肿，心悸气促。入院前半个月受凉后全身水肿加重，嗜睡，呼吸缓慢，尿量减少，24 小时约 200ml，伴胸闷，不伴恶心呕吐，无发热。就诊于我院急诊，为求进一步系统治疗收入院。入院后查体：T 36.5℃，P 46 次/分钟，R 16 次/分钟，BP 155/85mmHg，精神差，嗜睡状态。中度贫血貌，颜面部水肿（＋）。皮肤黏膜未见黄染及皮疹出血点，浅表淋巴结无肿大，双侧瞳孔等大等圆，对光反射（＋）。全身重度水肿（＋＋＋），甲状腺不大，颈部无抵抗。双肺呼吸音粗，可闻及哮鸣音及湿啰音。心音低钝，心率 46 次/分钟，未闻及心包摩擦音。腹软，无压痛反跳痛，肝脾肋下未触及，腹水征阴性。双下肢指凹性水肿（＋＋＋＋），双侧上肢指凹性水肿（＋＋）。全身多处压疮，直径 1～5cm 不等。

中医证候：水肿反复消长不已，面浮身肿，腰以下甚，按之凹陷不易恢复，尿量减少或反多，腰膝冷痛，四肢厥冷，怯寒神疲，甚者心悸胸闷、喘促难卧，腹大胀满，舌质胖，苔白，脉沉细。

西医诊断：①黏液性水肿昏迷；②慢性肾衰竭失代偿期；③肺部感染；④2型糖尿病；⑤原发性高血压。

中医诊断：阴水（肾阳衰微证）。

治疗：立即予吸氧，头孢米诺钠2g+0.9%氯化钠注射液100ml静脉滴注抗感染；替米沙坦80mg胃管给药，每日1次，降压；氢化可的松50～100mg静脉滴注，每6～8小时1次，抗炎治疗；单硝酸异山梨酯注射液60μg/min静脉滴注，改善心肌供血；呋塞米40mg静脉推注，消肿利尿；胰岛素16U皮下注射，每日1次，治疗糖尿病；补液及对症支持等治疗。中医辨证为肾阳衰微，给予济生肾气丸合真武汤加减：车前子（包煎）、茯苓各20g，巴戟天、淫羊藿各15g，白术、泽泻、牛膝各15g，附子6g，肉桂3g。急查血常规、随机血糖、心电图、肾功能、心肌酶谱、电解质、胸片。血常规示：RBC $2.43×10^{12}$/L，Hb 77g/L，余未见异常；随机GLU 5mmol/L。血清电解质无明显异常。入院治疗5小时后，患者呼吸减慢至12次/分钟，HR 45次/分钟，T 36.8℃，BP 130/82mmHg。动脉血气分析暂无明显异常；血生化：BUN 17.69mmol/L，Cr 364.7umol/L，CO_2-CP 18.0mmol/L；cTn 0.16μg/L，CK-MB 12.86μg/L，MB 202μg/L。心电图提示：ST段改变，心动过缓，Ⅲ度房室传导阻滞。胸片示双下肺炎症。遂对症予阿托品提升心率、兴奋呼吸等处理，心率及呼吸均升至正常。随后予以颈静脉插管行连续性肾替代治疗（CRRT）消肿。入院治疗1天后，患者全身水肿减轻，仍然嗜睡，表情淡漠，反应迟钝。开始反复多次出现低血糖，最低2.7mmol/L，血压多次下降至90/60mmHg以下，停用降糖治疗，并多次静脉给予高渗葡萄糖纠正。尿量减少。反复多次低血压，给予升压及对症处理。考虑黏液性水肿昏迷的可能，急查甲状腺功能示：TSH 100μIU/ml（正常值0.350～5.000μIU/ml），FT_3 0.8pmol/L（正常值2.1～6.3pmol/L），FT_4 4.5pmol/L（正常值9.5～24.5pmol/L）。明确诊断为黏液性水肿昏迷。遂首剂静脉注射L-T_4 200μg、T_3 20μg以后，L-T_4 30μg静脉推注，每8小时1次治疗。入院治疗3天后，病情明显缓解，意识清楚，呼吸、血压、心率及血糖正常，甲状腺素改为治疗量口服，替米沙坦80mg口服、每日1次降压，停胰岛素改为二甲双胍0.5g口服、每日2次，停止透析，继续保肾治疗。入院治疗10天后，患者病情稳定，复查血常规正常，胸片示炎症明显消失，停抗生素，继续抗甲减、抗糖尿病治疗。继续观察3天，病情稳定，好转出院。1个月后随访，症状未复发。

（七）专家分析

1. 黏液性水肿昏迷的病因病机

（1）黏液性水肿昏迷的病因及诱因：原发性甲状腺功能减退的病因可能包括抗甲状腺药物过量、甲状腺手术（全部或大部切除）、放射性核素碘治疗后、缺碘等，亦可见于慢性淋巴细胞性甲状腺炎后。继发性甲状腺功能减退的常见原因有垂体肿瘤压迫，或分娩时大出血引起的垂体缺血性坏死。

黏液性水肿昏迷的诱因包括寒冷、急性感染、出血、缺氧、心力衰竭、脑水肿、心肌梗死、创伤、手术、低血糖、癫痫、脑血管意外、输液反应、药物中毒等。

（2）黏液性水肿昏迷的病机

1）甲状腺素分泌减少：甲状腺素分泌不足，呼吸受抑制，呼吸减慢，PaO_2降低，

PaCO₂升高，发生呼吸衰竭，逐渐进入昏迷；另一方面使以葡聚糖为主的透明质酸聚积在间质组织内，造成间质水肿，沉积在心包，则导致心包炎。

2）低氧血症和高碳酸血症：甲状腺功能减退，呼吸中枢对高碳酸血症的反应能力降低，呼吸肌收缩力下降，容易发生CO₂潴留，并发肺部感染，进一步加重CO₂潴留。高碳酸血症严重时出现呼吸性酸中毒、呼吸衰竭和严重的呼吸中枢抑制，这是引起黏液性水肿昏迷的最主要原因。

3）基础代谢减低及热能产生不足：寒冷时血液循环中甲状腺素不能随生理需要相应增加，基础代谢减低及热能产生不足，外周血管收缩，皮肤厥冷、苍白，严重时舒张压升高。因此，冬季是本病发病的高峰季节。

4）心功能减退：甲状腺素缺乏影响心肌细胞的代谢，使其收缩力减低，射血分数下降，舒张压升高，心脏负荷增加，出现心室重塑。

中医学认为，黏液性水肿昏迷多由先天禀赋不足，或后天摄养失调，以致脾肾俱虚；或因手术、药物等损伤元阳，而致脾肾阳气亏损发病。先天不足，元阳素弱，肾精衰少，真阳虚微，以致形寒神疲，可见命门火衰之象。肾阳不足，心阳亦鼓动无力，心阳虚衰。后天失调，脾虚失健，纳运失常，则纳差、便秘；化源不足，气血两亏，则贫血、面色无华、神疲乏力。肾精失充，脑髓失养，元神失主，则神情淡漠、智力减退；脾肾阳虚，水邪潴留，泛滥肌肤则浮肿，上凌心肺则心悸气促，甚致心肾阳衰，危及生机。因此，肾虚是其主要病理，其中肾精不足是其根本原因，肾阳不足则是关键，病变又常涉及心脾两脏，导致脾肾阳虚和心肾阳虚。

2.黏液性水肿昏迷的诊断要点　甲状腺功能减退患者突然出现精神异常（定向障碍、精神错乱、意识模糊、嗜睡昏迷）、绝对低体温、甲状腺素明显减低，考虑黏液性水肿昏迷。

典型病例中，患者浮肿心悸5年，加重半月。既往甲状腺功能减退症5年，未正规治疗，感染后出现甲状腺功能减退症状加重，嗜睡、心悸气促；嗜睡状态，呼吸缓慢，心率减慢，血压90/60mmHg以下，尿少；全身重度水肿，双肺呼吸音粗糙，可闻及哮鸣音及湿啰音，甲状腺功能测定示TSH升高、FT₃降低、FT₄降低，可诊断为黏液性水肿昏迷。

3.黏液性水肿昏迷的治疗

（1）甲状腺素替代治疗的注意事项：甲状腺素替代是黏液性水肿昏迷治疗中最重要的一个环节，为避免肾上腺功能不全，宜在大剂量氢化可的松静脉滴注后（或同时）应用。经甲状腺素治疗后，全身肌肉包括心肌和呼吸肌的功能在短时间内加强。危象解除后应终身甲状腺素替代治疗。

（2）治疗黏液性水肿昏迷的注意事项：黏液性水肿昏迷伴有肾上腺皮质功能不全，先给予应激剂量糖皮质激素，然后适量补充甲状腺素。如果存在低氧血症或高碳酸血症，应使用机械辅助呼吸。延误气管插管可增加黏液性水肿昏迷的病死率。黏液性水肿昏迷对药物的代谢和清除率降低，必须调整药物的用量，防止用药过量。

（3）根据TSH判断妊娠甲状腺功能减退的最佳L-T₄治疗方案：①TSH水平升高＞2.5mIU/L伴FT₄减低，或TSH≥10.0mIU/L无论FT₄水平是否低于正常，考虑临床甲状腺功能减退，给予L-T₄治疗；②对妊娠期间新发现甲状腺功能减退推荐使用以下剂量：TSH≤4.2mIU/L时，L-T₄ 1.20μg/(kg·d)；TSH 4.2～10mIU/L时，L-T₄ 1.42μg/(kg·d)；③由于妊娠时TSH水平降低，所以对妊娠期TSH水平正常，但FT₄水平低者，可不予治疗；④LT$_4$治疗的目标：1～3个月在0.1～2.5mIU/h，4～6个月在0.2～3.0mIU/L，7～9个月在0.3～3.0mIU/L。甲状腺功能减退对胎儿危害大，妊娠期应尽快使甲状腺功能恢复正常。

典型病例中，患者由于开始未能及时明确诊断，延误治疗，病情恶化，正确诊疗后，及时给予正确的危象抢救治疗，选择T$_3$、L-T$_4$联合中医治疗，病情逆转。

4. 黏液性水肿昏迷的预后及预防　高龄、持续性低体温、心动过缓及深昏迷，往往标志着黏液性水肿昏迷预后不佳。黏液性水肿昏迷最常见的死因是呼吸衰竭、脓毒症和消化道出血。发病后48小时是抢救的关键，若体温能够回升、生命体征平稳，救治率有望提高。甲状腺功能减退症出现任何程度的低血压标志病情发展至不可逆转的危重状态，甚至正常血压也应被视做一种预警。

黏液性水肿昏迷的预防：随访高危人群，早期发现，早诊断；对甲状腺手术、放射性核素碘治疗者，定期测定T$_3$、T$_4$和TSH；对慢性淋巴细胞性甲状腺炎及甲状腺自身抗体阳性的老年女性要定期随访；接受甲状腺素替代治疗的甲状腺功能减退者，不能随意停用甲状腺素，在冬季应激时需酌情加减。妊娠期间甲状腺素需求量增加20%～40%。

参 考 文 献

1. 杨志寅. 内科危重病 [M]. 第2版. 北京：人民卫生出版社，2006：610-612.

2. 蒋健，于金德. 现代急诊内科学 [M]. 第2版. 北京：科学出版社，2005：817-822.

3. 王秀洁，赵晓杰. 针刺治疗黏液性水肿昏迷（甲减性昏迷）10例 [J]. 针灸临床杂志，1998，14（4）：25-26.

4. 于学忠. 黏液性水肿昏迷应怎样救治 [J]. 中国临床医生，2002，30（1）：47-48.

5. 常晚山. 粘液性水肿昏迷误诊一例 [J]. 临床误诊误治，2003，16（3）：238.

6. 欧春雷，弋红. 甲状腺功能减退症的中西医治法概述 [J]. 四川中医，2007，25（12）：43-45.

7. 白耀. 粘液性水肿昏迷的诊断治疗及进展 [J]. 中级医刊，1997（8）：11-13.

8. 赵伯钦. 粘液性水肿昏迷 [J]. 医师进修杂志，1995（2）：7-8.

9. 耿兴会. 甲减性心包积液临床分析 [J]. 镇江医学院学报，2000，10（1）：100-101.

10. 黄莓屏，李发增，余江云. 原发性甲状腺机能减退症併全身性粘液性水肿1例 [J]. 皮肤病与性病，2009，31（2）：54-55.

11. 唐彬. 温阳利水法在甲状腺功能减退危象中的运用 [J]. 云南中医中药杂志，2012，33（7）：26.

12. 何忠杰，张玉红. 黏液性水肿昏迷的诊疗 [J]. 中国临床医生，2011，39（7）：3-6.

13. 高莹，高燕明. 甲状腺功能减退腹水的鉴别 [J]. 中国医刊，2006，41（8）：14-16.

14. Sato K，Yamazaki K，Yamada E，et al. Immunoglobulins of untreated Graves' patients with or without thyrotropin receptor antibody (determined by porcine thyrocytes) universally elicit potent thyroid hormone-releasing activity in cultured human thyroid follicles [J]. Thyroid，1999，9（10）：979-988.

15. 李光善，任志雄，郑亚琳，等. 升陷汤加减联合左甲状腺素钠片对甲状腺癌术后甲状腺功能减退的影响 [J]. 国际中医中药杂志，2013，35（8）：692-694.

16. 中华医学会内分泌学分会《中国甲状腺疾病诊治指南》编写组. 甲状腺疾病诊治指南——甲状腺功能减退症 [J]. 中华内科杂志，2007，46（11）：967-971.

17. 沈莺，李梅芳，李连喜. 美国甲状腺协会2011年妊娠期及产后甲状腺疾病诊治指南解读 [J]. 世界临床药物，2011，32（10）：634-639.

18. 潘天荣，蔡传元，张艳青，等．左旋甲状腺素和维生素 E 干预对甲状腺功能减退大鼠心肌氧化应激和细胞凋亡的影响［J］．中华内分泌代谢杂志，2012，28（7）：584-588.

19. Abalovich M，Vázquez A，Alcaraz G，et al. Adequate levothyroxine doses for the treatment of hypothyroidism newly discovered during pregnancy［J］．Thyroid，2013，23（11）：1479-1483.

20. 王春勇．23 例女性甲状腺功能减退中医证治规律探讨［J］．中国中医基础医学杂志，2012，18（2）：185-186.

21. 赵振霞，刘小焕．浅析中医辩证治疗甲亢致甲减水肿［J］．心血管病防治知识（学术版），2011（3）：3.

22. 钟丽娟，许成学．甲状腺功能减退症的中医临床治疗体会［J］．中国保健营养（下旬刊），2012，22（6）：1634-1635.

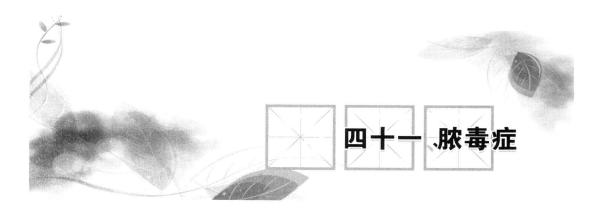

四十一、脓毒症

脓毒症（sepsis）是由感染引起的全身炎症反应综合征，感染的病原体与宿主免疫系统、炎症反应、凝血反应之间相互作用，造成机体器官功能损害的复杂综合征。根据病情轻重分为脓毒症、重症脓毒症、脓毒性休克。本病多属中医学"暴喘"、"伤寒"、"温病"等范畴。本病是一类急性外感热病，具有热象偏重、易化燥伤阴、耗气动血等特点。王今达运用中医理论解释脓毒症，提出脓毒症系邪毒入侵或各种创伤导致正邪交争、正气耗伤、邪毒阻滞、正虚邪实；证型概括为"毒热证、瘀血证、急性虚证"三证。外感病邪的特点有从外感受、性质属热、致病迅速、季节相关、病位有别等。

（一）诊断要点

1. **感染指标** 确诊或疑似感染者，同时具备下列临床特征：①发热（深部体温>38.3℃）或低体温（深部体温<36℃）；②心率>90次/分钟或>不同年龄正常心率的2个标准差；③气促，呼吸频率>30次/分钟。

2. **炎症反应指标** ①WBC>$12×10^9$/L或WBC<$4×10^9$/L，白细胞计数正常但分化不成熟者>10%；②C-反应蛋白（CRP）>正常2个标准差；③降钙素原（PCT）>正常2个标准差；④血浆内毒素>正常2个标准差；⑤既往无糖尿病史，血糖（GLU）>7.7mmol/L（110mg/dl）。

3. **器官功能障碍指标** ①氧合指数PaO_2/FiO_2<300；或血清乳酸（LA）>3mmol/L。②收缩压<90mmHg，或平均动脉压（MAP）<70mmHg，或成人收缩压下降值>40mmHg；心排指数（CI）<3.5L/（min·m^2）；皮肤苍白试验阳性。③PLT<$100×10^9$/L；或凝血异常：国际标准化比值（INR）>1.5或活化部分凝血酶时间（APTT）>60秒。④高胆红素血症：总胆红素（TBIL）>4mg/L（70umol/L）。⑤明显水肿或液体正平衡>20ml/kg超过24小时；急性少尿：尿量<0.5ml/（kg·h）持续2小时以上；或血肌酐（Cr）增加≥0.5mg/dl。⑥腹胀，肠鸣音减少，持续时间24小时以上。⑦意识状态为格拉斯哥评分<14分。

符合1中的2项以上和2中的1项以上指标，即可诊断为脓毒症。在诊断脓毒症的基础上，出现3中的任何1项以上指标者，诊断为严重脓毒症；出现3中的任何2项以上指标，可诊断为多器官功能障碍综合征。

（二）鉴别诊断

1. **脓毒症与多器官功能障碍综合征的鉴别** 后者在前者病情加重后出现，是脓毒症进展的严重阶段。多器官功能障碍综合征必须有2个以上器官功能障碍的表现。

2. 脓毒症与感染性休克的鉴别 二者均有全身炎症反应表现，均存在感染。但感染性休克有急性器官组织低灌注及难以纠正低血压等表现，脓毒症则无，可鉴别。

（三）治疗方案

1. 液体复苏治疗 液体复苏是早期治疗的重要措施，首选晶体液。以晶体液≥1000ml 开始，最初 4～6 小时至少 30ml/kg。对疑有低容量状态的严重感染者，应做快速补液试验，30 分钟内输入 500～1000ml 晶体液或 300～500ml 胶体液，同时根据反应性（血压升高和尿量增加）和耐受性（血管内容量负荷过多）来决定是否再次给予快速补液试验。

纠正酸碱失衡：严重酸中毒（如血 pH<7.05）往往使休克难以纠正，并可导致器官损伤。在给予去除病因和改善微循环等措施后存在严重代谢性酸中毒者，给予少量 5% 碳酸氢钠溶液（50ml），多次静脉滴注，可纠正酸碱失衡。血 pH 在接近 7.35 左右为宜，宁酸勿碱，因为血 pH>7.45 时，会加重组织缺氧。

2. 升压药的应用 经过充分液体复苏仍不能改善动脉血压和组织灌注时，应使用血管活性药，需维持 MAP 60～65mmHg。首选去甲肾上腺素（NE），开始 0.01μg/(kg·min)，最大可达 5μg/(kg·min)。无去甲肾上腺素时，可用肾上腺素替代。心律失常风险极低、心排出量低下或心率慢者，可使用多巴胺 5μg/(kg·min) 开始，最大可达 20μg/(kg·min)。心脏充盈压升高并低心排或血容量充足和 MAP 达标仍有低灌注征象时，可选用多巴酚丁胺，将多巴酚丁胺加 0.9% 氯化钠注射液稀释，按 5μg/(kg·min) 左右给药，并依病情调整剂量。难治性休克，可加用血管加压素 0.03μg/min，可与 NE 同时应用。伴有心动过速的脓毒症休克，可选择苯肾上腺素（一种纯 α_2-受体拮抗剂）。

3. 糖皮质激素的应用

（1）对于经足够液体复苏仍需升压药来维持血压的严重脓毒症者，建议静脉使用糖皮质激素。单用氢化可的松 200～300mg/d，分 3～4 次，持续静脉给药，治疗 7 天。每日氢化可的松剂量不高于 300mg。

（2）无休克的全身性感染不推荐应用糖皮质激素。但对于长期服用激素或有内分泌疾病者，可继续应用维持量或给予冲击量。

4. 抗感染治疗 在使用抗生素治疗之前，应进行及时正确的微生物培养，以明确病原菌。严重感染后 1 小时以内，立即经验性用药治疗，选择起效快的静脉给药途径。应用抗生素 48～72 小时后，根据微生物培养结果和临床反应评估疗效，选择目标性的窄谱抗生素治疗。若临床判断症状由非感染因素所致，应立即停用抗生素。也可根据 PCT 结果确定是否停用抗生素。怀疑合并真菌感染，可做 1，3β-D 葡聚糖（G 试验）、半乳甘露聚糖（GM 试验）和抗甘露聚糖抗体，诊断是否存在深部真菌感染。

5. 呼吸支持 常规吸氧治疗很难纠正低氧血症时，可选择机械通气辅助呼吸。采用小潮气量通气和限制气道平台压力吸氧，避免高潮气量和高气道平台压。早期采用较低的潮气量（如在理想体重下 6ml/kg），但通常会使 $PaCO_2$ 高于正常，即允许性高碳酸血症。采用能防止呼气末肺泡塌陷的最低呼气末正压（PEEP），使吸气末平台压不超过 $30cmH_2O$。脓毒症所致的中度或重度 ARDS，较高 PEEP 优于较低 PEEP，重度 ARDS 实施肺复张后仍然 $PaO_2/FiO_2<100$ 时，联合俯卧位通气治疗。建议对严重的顽固性低氧血症采用肺复张手法。

满足以下条件时，应进行自主呼吸测试（SBT），以评估是否可以脱机。①未使用升压药，血流动力学稳定；②面罩或鼻导管吸氧可达到所需的 FiO_2；③不存在新的或潜在的严重病变；④需要低的通气条件及 PEEP；⑤清醒。SBT 时可采用 5cmH$_2$O 持续气道正压通气或 T 管。如果 SBT 成功，则考虑拔管。

6. 营养支持治疗

（1）全身营养支持：严重脓毒症应密切监测器官功能和营养状态，非蛋白质热卡：氮比可进一步降低至 80～130kal：1g，注意避免应用富含精氨酸的免疫营养制剂。补充支链氨基酸可促进蛋白质合成抑制蛋白质分解。补充能提高黏膜保护和全身免疫功能的制剂，如纤维素、谷氨酰胺、精氨酸、亚油酸、天然蒙脱石、乳果糖等，可改善脓毒症的免疫细胞功能。

（2）胃肠黏膜保护：黏膜受损是肠道细菌移位及肠源性脓毒症的基础，保护肠黏膜屏障功能是防止脓毒症发生 MODS 和降低危重病者病死率的关键。临床实践证实，肠内营养途径优于肠外营养途径。肠内营养剂（TPF-D）：肠内营养作为唯一营养来源时，给予 30ml/kg，平均剂量 2000ml/d；肠内营养用于补充营养时，给予 500ml/d，经胃管给药，第 1 天的速度为 20ml/h，以后每天增加 20ml/h，最大滴速为 125ml/h。

7. 控制血糖　早期应每隔 30～60 分钟测定 1 次血糖，稳定后每 4 小时测定 1 次。建议对严重脓毒症者进行程序化血糖管理。当连续 2 次血糖水平＞10mmol/L（180mg/dl）时开始使用胰岛素，确定上限目标血糖≤10mmol/L（180mg/dl）。严重感染者，病情稳定后可通过持续静脉输注胰岛素和葡萄糖来维持血糖水平低于 8.3mmol/L。

8. 抗凝治疗　严重感染者，应使用小剂量肝素或低分子肝素预防深静脉血栓形成（DVT）。低分子肝素钠 60～100U/kg 皮下注射，每 12 小时 1 次；或低分子肝素钙 5000U 皮下注射，每日 1 次，应用 7～10 天，使用过程中注意监测凝血功能。以下情况，如活动性出血、近期脑出血、血小板减少、重度凝血功能障碍者，禁止使用肝素，推荐使用物理性预防措施（弹力袜、间歇压缩装置）。可配合活血解毒中成药血必净注射液 50～100ml 静脉滴注，每日 2～3 次。

9. 改善微循环、组织灌注　改善组织、细胞的灌注，推荐选择：①阿托品，成人一般按体重 0.02～mg/kg，用 5％葡萄糖注射液稀释后静脉推注或静脉滴注；山莨菪碱（654-2）每次 5～10mg，根据病情 15～20 分钟重复 1 次。当症状改善，如面色红润、尿量增加、四肢温暖、血压回升时，可逐渐减量并延长给药间隔时间至停药；若用阿托品 5 次以上效果不佳时，应考虑换其他血管舒张剂。②多巴胺 20～40mg 加入 5％葡萄糖注射液 200～500ml 中静脉滴注，依治疗反应和病情调整剂量。

10. 肌松药的使用　对严重脓毒症诱导的 ARDS 早期短疗程（不超过 48 小时）使用神经肌肉阻滞剂。若必须维持使用，采用按需间断给药，或在 4 个成串监测阻滞深度下连续输注的方式。建议对脓毒症而无 ARDS 者，避免使用神经肌肉阻滞剂，因有停药后长期神经肌肉阻滞风险。

11. 血液制品的应用　血红蛋白＜70g/L 时，应输注红细胞悬液，使血红蛋白浓度≥70g/L。严重感染引起的贫血，不推荐使用促红细胞生成素，但对肾衰竭者适用。

PLT＜5×10^9/L，不论有无明显出血，均应输注血小板；当 PLT 为（5～30）×10^9/L，并有明显出血倾向时，应考虑输血小板。若行外科手术或有创操作，要求 PLT＞50×10^9/L。没有明显出血或行择期有创操作时，不需要常规输注新鲜冰冻血浆（FFP）以纠正凝血异常。

12. 肾替代疗法　对临床表现为无尿或少尿，血流动力学不稳定、急性肾衰竭的脓毒症，采用持续体外血液净化（CRRT）治疗，可易化液体平衡的管理。

13. 预防应激性溃疡　对严重脓毒症或脓毒症休克具有出血风险者，应用 H_2 受体抑制剂（H_2RA）或质子泵抑制剂（PPI），首选 PPI 预防应激性溃疡。无出血风险者，可不使用药物预防。

（四）中医辨证治疗

1. 热证

（1）邪毒袭肺证

证候：恶风，周身酸楚，发热，无汗，气短乏力，喘促，口渴，咽干，舌边尖红苔薄黄，脉数有力，小便黄赤。

治法：清热解毒，宣肺通络。

方药：普济消毒饮加减。

黄芩、板蓝根、玄参各 15g，连翘、牛蒡子、白僵蚕、马勃、升麻、柴胡各 10g，薄荷（后下）6g。

咳喘有痰者，加川贝、前胡，以止咳化痰；热盛者，加生石膏、知母，以清散热邪；大便不通者，加桃仁、杏仁，以润肠通便。

（2）热毒炽盛证

证候：头痛，高热，大汗出，大渴喜饮冷，咽痛，喘息气粗，小便短赤，大便秘结，舌红绛，苔黄燥，脉沉数或沉伏。

治法：清热凉血，泻火解毒。

方药：清瘟败毒饮合凉膈散加减。

生石膏、生地各 30g，玄参、丹参、连翘、黄芩各 15g，栀子、薄荷（后下）、桔梗、芒硝（冲服）、生大黄（后下）各 10g，竹叶、炙甘草 6g。

烦渴甚者，加知母、天花粉，以清热滋阴；胃脘嘈杂者，加黄连、石斛，以清胃热；兼有湿邪，舌苔腻者，加黄芩、枳壳、炒麦芽，以清热除湿。

（3）阳明经热证

证候：壮热面赤，烦渴引饮，汗出恶热，脉洪大有力，或滑数。

治法：清热生津。

方药：白虎汤加减。

生石膏、粳米各 30g，知母 15g，炙甘草 10g。

汗出过多者，加党参，以益气生津；口苦咽干者，加柴胡、黄芩，以清解少阳；大便秘结者，加芒硝（冲服）、大黄、枳实，以攻下通便。

（4）热结肠腑证

证候：脘腹痞满，腹痛拒按，腹胀如鼓，按之硬痛，大便不通，频转矢气，甚或潮热谵语，舌苔黄燥起刺，或焦黑燥裂，脉沉实。

治法：通腑泄热，保阴存津。

方药：大承气汤加减。

厚朴、枳实各 15g，生大黄（后下）12g，芒硝（冲服）10g。

发热者，加石膏、知母，以清热；口渴者，加天花粉、芦根，以生津止渴；喘促不安者，加连翘、杏仁、黄芩，以清热宣肺。

（5）热入营血证

证候：发绀，气短无力，气促喘憋，发热以夜晚尤甚，喘促烦躁，伴有意识症状，口干，汗出，斑疹隐隐，舌红绛，苔薄，脉细数。

治法：清营解毒，益气养阴。

方药：清营汤合生脉散加减。

水牛角粉、生地黄各30g，金银花、连翘、玄参、麦冬、丹参、沙参各15g，竹叶、黄连、西洋参、天冬各10g。

烦躁不安者，加炒栀子、淡豆豉，以清热除烦；夜热早凉者，加青蒿、白薇，以除虚热；大便不通者，加火麻仁、当归、白芍，以滋阴润肠。

（6）热入心包证

证候：高热烦躁，神昏谵语，口渴唇焦，尿赤便秘，舌红苔黄垢腻，脉滑数。

治法：清热凉血解毒，开窍醒神。

方药：清营汤合安宫牛黄丸（紫雪丹或至宝丹）加减。

水牛角粉、生地黄各30g，金银花、玄参、丹参、麦冬各15g，黄连、连翘、竹叶各10g。

大便不通者，加生大黄（后下）、枳壳，以攻下通便；腹胀满者，加焦槟榔、乌药，以理气除胀；小便不通、水肿者，加茯苓、泽泻，以利尿消肿。

（7）血热动风证

证候：高热不退，烦闷躁扰，手足抽搐，发为痉厥，甚则神昏，舌质降而干，或舌焦起刺，脉弦而细数。

治法：凉肝息风，增液舒筋。

方药：羚角钩藤汤。

桑叶、钩藤、生地、茯神、白芍各15g，川贝、菊花、生甘草、淡竹茹各10g，羚羊角粉（冲服）1g。

神昏惊厥者，加紫雪丹，以清热止痉；大便不通者，加桃仁、芒硝（冲服），以润下通便；身发斑疹者，加牡丹皮、紫草，以清热凉血。

（8）热盛迫血证

证候：昏狂谵语，善忘如狂，胸中烦痛，斑色紫黑，自觉腹满，吐血、衄血、尿血、大便色黑易解，舌绛起刺。

治法：清热解毒，凉血散瘀。

方药：清热地黄汤加减。

水牛角粉、生地黄各30g，赤芍、牡丹皮各10g。

腹痛者，加桃仁、五灵脂，以活血化瘀；尿中带血者，加小蓟、炒蒲黄，以凉血止血；吐血者，加熟大黄、白及，以清热凉血止血。

2. 瘀证

（1）瘀毒内阻证

证候：高热，或神昏，疼痛状如针刺刀割，痛处固定不移，常在夜间加重，肿块，舌质紫黯或有瘀斑，脉涩或沉迟或沉弦。

治法：活血化瘀。

方药：血府逐瘀汤加减。

桃仁、生地、当归各 12g，红花、枳壳、怀牛膝、川芎、赤芍各 10g，桔梗、柴胡、炙甘草各 6g。

两胁胀痛者，加川楝子、延胡索，以理气活血止痛；少腹疼痛者，加生蒲黄、五灵脂，以活血化瘀止痛；邪毒攻肺，喘促不安者，加黄芩、连翘，以清热宣肺。

（2）邪毒内蕴，败血损络证

证候：神昏谵语，神志障碍或淡漠；胸闷喘促，心胸刺痛，咳嗽气逆；腹痛，胁肋胀痛，泄泻或黄疸；小便短赤，涩痛不畅甚或癃闭；皮肤四肢瘀紫、表浅静脉萎陷，发热或有红斑结节；肢体麻木，疼痛，活动不利，甚则瘫痪。

治法：清热解毒，活血化瘀，益气养阴，通阳活络。

方药：加味桃红四物汤加减。

生黄芪 30g，当归、金银花、麦冬、丹参、生地各 15g，连翘、西洋参、桃仁、红花、川芎、赤芍各 10g。

黄疸者，加栀子、茵陈、大黄，以利胆退黄；小便不通者，加猪苓、茯苓、泽泻，以利尿；肢体麻木疼痛者，加忍冬藤、水蛭，以通络活血。

3. 虚证

（1）气阴耗竭证

证候：呼吸气促，身热骤降，烦躁不宁，颧红，汗出，口干不欲饮，舌红少苔，脉细数无力。

治法：生脉养阴，益气固脱。

方药：生脉散或独参汤。

人参、麦冬各 15g，五味子 10g。

畏寒身冷者，加制附子（先煎）、肉桂，以温阳散寒；汗出过多，喘促者，加煅龙骨、山茱萸，以敛汗纳气；纳差者，加党参、石斛、炒麦芽，以滋阴开胃。

（2）阳气暴脱证

证候：神昏，喘急，大汗淋漓，四肢厥冷，舌淡苔白，脉微欲绝。

治法：回阳救逆。

方药：参附汤。

人参 15g，制附子（先煎）12g。

大汗不止者，加山茱萸、煅龙骨、五味子，以敛汗养阴；水肿者，加白芍、茯苓，以利尿消肿；纳差者，加党参、炒神曲，以益气消食。

（3）脏腑虚衰，阴阳俱虚证

证候：脓毒症后期出现动则乏力短，腰膝酸软，肢体畏冷，脉虚细无力。

治法：补阳益阴，阴阳双补。

方药：十全大补汤加减。

人参、炙黄芪、山药、麦冬、茯苓、熟地黄、当归、白芍、白术、各 15g，川芎、制附子（先煎）各 10g，生甘草 10g。

腰膝酸软者，加杜仲、桑寄生，以补肾强腰；饮食不消者，加炒神曲、炒麦芽，以消食化积；大便不通者，加肉苁蓉、当归，以养血润便。

（五）治疗经验

1. 脓毒症的抗凝治疗　脓毒症早期应用小剂量低分子肝素 3～4U/(kg·h)，静脉泵入或低分子肝素钠 60～100U/kg 皮下注射，每 12 小时 1 次；当肝素治疗无效，年龄＞60 岁和 APACHE Ⅱ＞25 时，选择重组人活性蛋白 C（rhAPC），可联合中药血必净注射液 50～100ml 静脉滴注、每日 2～3 次，配合前列腺素 E_1 10μg 静脉滴注、每日 1 次；或复方丹参注射液 16ml/d 静脉滴注，每日 2～3 次。改善供血，避免 DIC，保护重要器官。

2. 拮抗炎症反应　脓毒症的基本病理基础是全身炎症反应，在脓毒症的治疗中给予乌司他丁 10 万 U＋0.9％氯化钠注射液 500ml 静脉滴注，每次 1～2 小时，每日 2 次；同时血必净注射液 100ml 静脉滴注，每日 2～3 次，拮抗炎症反应，清除毒素。

3. 通腑泻肺法　脓毒症治疗期间，特别是伴消化道系统症状时，在常规补液、支持的基础上应用凉膈散：连翘 18g，酒大黄（后下）、芒硝（冲）、生甘草各 10g，栀子、黄芩、薄荷（后下）各 6g；或大黄附子汤：生大黄（后下）、附子（先煎）各 10g，细辛 3g；或大承气汤：厚朴 24g，枳实、生大黄（后下）各 12g，芒硝（冲）6g，保护胃肠功能，防止肠道菌群移位入血。

4. 免疫调节联合中药　脓毒症全身炎症反应剧烈，尤其脓毒症后期机体处于急性免疫功能低下状态，急需免疫调节：①胸腺肽 1.6mg 皮下注射，每日 1 次，连续 4 周。②补阳还五汤 50～100ml 胃管给药，每日 2 次。③血必净注射液 100ml 静脉滴注，每日 2～3 次；生脉注射液或参麦注射液 100ml 静脉滴注，每日 1 次。④大剂量免疫球蛋白 10g/d 静脉滴注，连续 7 天。

5. 三证三法　①热毒证（早期）：用清热解毒法，选血必净（血必净注射液 100ml 静脉滴注，每日 2～3 次）、凉膈散、清开灵注射液治疗；②瘀血证（凝血功能异常）：用活血化瘀法治疗，在未能去除病因的情况下，选血必净注射液 100ml 静脉滴注，每日 2 次，可在 48 小时内停止出血，凝血象恢复正常；③急性虚证（晚期急性营养衰竭和急性免疫功能低下）：用扶正固本法，选参附注射液（100ml 静脉滴注，每日 1 次）、生脉注射液（100ml 静脉滴注，每日 1 次）、补阳还五汤（50～100ml 胃管给药，每日 2 次），可提高免疫力。

（六）典型病例

刘某，男，65 岁，主因右侧腰腹疼痛 1 天，加重伴高热、呼吸急促 4 小时，于 2012 年 6 月 7 日入院。既往糖尿病 10 年，服用格列本脲（优降糖）控制血糖可，近半年来血糖控制不好，空腹血糖 8.0mmol/L；冠心病 5 年；右肾结石 5 年。入院前 1 天，患者无明显诱因出现右侧腰腹阵发性绞痛，活动后好转，不伴大汗、恶心、呕吐，未予重视，未予治疗。入院前 4 小时，疼痛加重，为持续性疼痛，伴有发热，体温最高 39.8℃，伴寒战、气促，不伴呼吸困难、恶心呕吐，腹痛腹泻，就诊于我院急诊，为求进一步诊治，收入住院。入院时查体 T 39.2℃，P 100 次/分钟，R 27 次/分钟，BP 80/60mmHg。精神欠佳，急性病容，意识障碍。皮肤黏膜未见黄染及皮疹出血点，浅表淋巴结无肿大，双瞳孔正大等圆。双肺呼吸音粗，右下肺可闻及湿啰音。心音有力，律齐，HR 100 次/分钟，未闻及病理杂音。右中上腹压痛（＋），右侧输尿管行程压痛（＋），无反跳痛，右肾区叩痛（＋），肠鸣音正常，移动性浊音（－）。四肢肌力 5 级，双侧巴氏征阴性。血常规：WBC 15.19×10^9/L，N 91.7％，GLU 10.8mmol/L，血液生化：K^+ 3.42mmol/L，Na^+ 148.6mmol/L，Cl^- 105.8mmol/L，CO_2CP 8mmol/L，TBIL 43.0mmol/L，DBIL 20.3mmol/L，CK-MB 32.8U/L，BUN 11.6mmol/L，

Cr 67.6umol/L，ALB 28.1g/L，ALT 19.3g/L，CK 117.6U/L；GLU 45.6 mmol/L。血酮（ket）5.9mmol/L。尿常规：WBC（++），PRO（+），GLU（++），UAB（+++）。

中医证候：高热寒战，神昏谵语，呼吸急促，咽干咽痛，纳呆，大便干结，小便黄赤，舌质黯红，苔黄燥，脉沉数。

西医诊断：①严重脓毒症；②MODS；③Ⅱ型呼吸衰竭；④重症肺炎；⑤糖尿病酮症酸中毒；⑥2型糖尿病；⑦泌尿系感染；⑧冠心病；⑨低钾血症。

中医诊断：暴喘（热毒炽盛证）。

治疗过程：紧急予小流量吸氧呼吸支持；头孢米诺钠 2.0g+0.9％氯化钠注射液 50ml 静脉滴注，每 8 小时 1 次，抗感染；少量糖皮质激素甲泼尼龙 20mg 静脉滴注，每日 1 次，退热、抗炎；小剂量持续胰岛素 8U 缓慢泵入，降血糖；单硝酸异山梨酯 20mg 静脉滴注，每日 2 次，扩冠及液体复苏等治疗，完善相关检查。入院治疗 2 天后，检查回报：动脉血气分析（吸氧状态下）：pH 7.426，PaCO$_2$ 24.7mmHg，PaO$_2$ 71.26mmHg，SaO$_2$ 92.6％；PO$_2$/FiO$_2$<300；血常规：WBC 27.2×10^9/L，N 96.3％，CRP 50mg/L，PCT 32.87ng/mL，ESR 80mm/h；血培养：大肠杆菌、克雷伯杆菌；尿培养：大肠埃希菌；尿常规：WBC（+），GLU（+++），UAB（++++）；血液生化：Cr 136umol/L；PT 16.7s，INR 1.45，APTT 36.9s；K$^+$ 2.1mmol/L，余正常；泌尿系 B 超示右侧输尿管上段结石并右肾轻度积液。胸片、尿路平片示左下肺考虑炎症，右侧尿路结石。胸、腹部 CT 平扫：①右肾结石、右侧输尿管上段结石并右肾及右侧输尿管上段轻度扩张、积液，右肾周围炎；②双下肺及左上肺下舌段炎症，双下肺含气不全；③双侧胸腔少量积液，右侧为著。诊断为：①肺炎；②泌尿道感染；③糖尿病酮症酸中毒；④2型糖尿病；⑤冠心病；⑥低钾血症。中医辨证：热毒炽盛，予中药汤剂清瘟败毒饮合凉膈散加减：牛蒡子、黄芩、黄连各 20g，酒大黄（后下）、薄荷（后下）、板蓝根、连翘各 15g，芒硝（冲）、栀子、桃仁、红花各 10g，生姜、炙甘草各 6g；0.9％氯化钠注射液 200ml 胃管给药，2 次分服；加氯化钾 3g+0.9％氯化钠注射液 500ml，0.5g/h 静脉滴注，纠正低钾，2 小时后复查血钾 2.9mmol/L，继续补钾；泌尿系感染加用左氧氟沙星 0.2g+0.9％氯化钠注射液 50ml，每 6 小时 1 次静脉滴注。入院治疗 3 天后，患者病情不见好转，仍高热昏迷，呼吸困难，血氧下降。复查血气、血尿常规、生化、出凝血时间、电解质，血尿培养；考虑为：①脓毒血症；②多器官功能障碍综合征；③呼吸衰竭。改变治疗方案：紧急气管插管，过程中适时给予咪唑安定、异丙酚、芬太尼。插管后接呼吸机，血氧回升缓慢，即刻行 2 次肺复张策略，采用 PEEP 递增法，每 20 秒调大 5cmH$_2$O，最大 30cmH$_2$O，血氧明显好转。神志转清，精神弱，继续给予 18cmH$_2$O PEEP 维持。液体复苏后血压仍持续下降，继续扩容并加用去甲肾上腺素 0.3μg/h 缓慢泵入升压，同时深静脉管监测中心静脉压（CVP），CVP 为 3cmH$_2$O，加快扩容速度，随后血压回升。中医辨证为脏腑虚衰，予十全大补汤加减：党参、茯苓各 20g，熟地黄、川芎、白术各 15g，当归、白芍各 10g，生甘草 6g，200ml 分为 2 次胃管给药。入院治疗 4 天后，患者时有发热，T 38.5℃，P 101 次/分钟，R 19 次/分钟，BP 86/69mmHg。化验结果回报：动脉血气分析（吸氧状态下）：pH 7.226，PaCO$_2$ 65.7mmHg，PaO$_2$ 44.2mmHg，SaO$_2$ 92.6％（氧合指数<200）；血常规：WBC 12.2×10^9/L；血培养：军团菌，大肠埃希菌，克雷伯杆菌耐药菌；尿培养：白色念珠菌；尿常规：WBC（+），GLU（+），UAB（++），PCT 32.87ng/ml；血液生化：Cr 786umol/L，PT 16.7s，TT 43.5％，INR 1.45，APTT 36.9s；

K^+ 4.1mm/L。诊断为：①脓毒症；②MODS；③Ⅱ型呼吸衰竭；④重症肺炎；⑤泌尿道感染；⑥低钾血症。抗生素改为头孢哌酮/舒巴坦钠 2g＋0.9%氯化钠注射液 50ml 静脉滴注、每 8 小时 1 次，左氧氟沙星 0.2g＋0.9%氯化钠注射液 50ml 静脉滴注、每 2 小时 1 次，氟康唑（大扶康）100mg 口服、每日 1 次，抗感染、真菌治疗；硫普罗宁 0.2g＋5%葡萄糖注射液 250ml 静脉滴注，护肝治疗；血必净注射液 40ml＋0.9%氯化钠注射液 100ml 静脉滴注、每日 2 次，前列地尔 10μg＋0.9%氯化钠注射液 100ml 静脉滴注、每日 2 次，改善血液循环；严密监测中心静脉压、葡萄糖、尿量，并紧急予安宫牛黄丸溶后分 2 次胃管给药，待热退神清停药。入院治疗 8 天后，患者仍见低热，体温最高达 38℃，神清，腰腹疼痛较前好转，心率较前明显下降（95 次/分钟），R 32 次/分钟，BP 120/85mmHg，WBC 10.28×10⁹/L，N 93.9%。血压稳定，停去甲肾上腺素。患者稍烦躁，予异丙酚维持。PEEP 降至 15cmH₂O，FiO₂ 60%，停激素。中午 PEEP 降至 12cmH₂O，逐渐出现呼吸急促，再次给予肺复张 1 次，维持 PEEP 15cmH₂O；物理降温；大剂量免疫球蛋白 10g/d 静脉给药，胸腺肽 1.6mg 皮下注射、每日 1 次，生脉注射液 100ml 静脉滴注、每日 1 次，提高免疫力。入院治疗 12 天后，生命体征继续好转，偶见发热，最高体温未超过 38℃，血常规：WBC 6.4×10⁹/L，N 78.8%，胸片示阴影变淡，抗生素减量为每日 1 次。无烦躁，停异丙酚。PEEP 12cmH₂O，病情稳定，改为口服补钾。入院治疗 13 天后，病情继续好转，未再发热，T 37℃，P 72 次/分钟，R 22 次/分钟，BP 92/69mmHg。动脉血气分析：pH 7.48，PaCO₂ 26.8mmHg，PaO₂ 98.3mmHg，再次复查 WBC 4.8×10⁹/L，N 90.5%，炎症指标恢复正常。继续下调 PEEP 至 10cmH₂O，FiO₂ 40%，GLU 7.1mmol/L，皮下注射胰岛素，控制血糖。入院治疗 14 天后，病情稳定，T 36.4℃，P 82 次/分钟，R 20 次/分钟，P 87/66mmHg。动脉血气分析结果基本正常，停机 4 小时后拔除气管插管，稳定，停抗生素。继续观察 2 天，患者无病情反复。入院治疗 17 天后，患者痊愈出院。

（七）专家分析

1. **脓毒症的病因病机** 脓毒症的发病涉及感染、炎症、免疫、凝血及组织损害等全身多个系统，是过度炎症反应与代偿性抗炎症反应失衡的结果。脓毒症早期，炎症反应大多以肺部（创伤性以肌肉、内源性以肠）明显，各大器官血管充血（肾点状出血、脾淤血），间质少量炎细胞浸润（若为创伤性，则肌肉有轻度蜂窝织炎改变）；晚期各大器官均有不同程度的组织损害、充血、炎细胞明显浸润等表现，肺充血、出血明显，肺间质弥漫性炎细胞浸润（以淋巴细胞为主），肺泡间隔形态改变，有局灶性坏死，肺纤维组织增生；肠呈中重度慢性炎症，伴局灶性出血改变；肌肉呈严重蜂窝织炎，可见肌纤维断裂，有灶性坏死，弥漫性炎细胞浸润（中性粒细胞为主）；肝细胞轻度水肿，汇管区炎细胞浸润明显；脾淤血明显。

根据病因，脓毒症可分为原发性脓毒症和继发性脓毒症。继发性脓毒症根据原发病可分为烧伤型脓毒症、急性胰腺炎型脓毒症、肺炎型脓毒症、急性重症胆管炎型脓毒症、阴性菌感染型脓毒症、阳性菌感染型脓毒症。根据免疫反应，脓毒症可分为非特异性免疫型脓毒症和特异性免疫型脓毒症。

中医学认为，脓毒症的发生主要责之于正气不足，毒邪内蕴，内陷营血，络脉气血营卫运行不畅，致毒热、瘀血、痰浊内阻，瘀滞脉络，进而致各器官损伤，引发本病。其基本病机是正虚毒损，络脉瘀滞。临床上把脓毒症分为三大证，即热证、瘀证、虚证 3 个阶段。

典型病例中，患者老年男性，既往糖尿病、冠心病等多重基础病。感染病原体，易造成菌毒血症。且患者免疫功能低下，机体恢复缓慢。

2. 脓毒症的诊断　有效的生物学标志物检测是早期诊断的重要手段。CRP 浓度比前 1 天升高 25mg/L 或更高，提示脓毒症。CRP 最大日变异量＞41mg/L，同时 CRP＞87mg/L，可预测感染、脓毒症是否发生。CRP 与脓毒症的死亡率密切相关。PCT 浓度与脓毒性休克有显著相关性。连续测定 PCT 含量，有助于早期预测和识别与脓毒症相关 MODS 的发生。动态监测 TNF-α 水平对脓毒症和脓毒性休克发生和预后的判断具有一定预警意义。脓毒症时 IL-6 升高程度反映了感染的严重程度。当 IL-6＞25ng/L 时，对脓毒症诊断价值最高。

典型病例中，患者右侧腰腹疼痛，高热伴气促。既往糖尿病、右肾结石、冠心病 5 年，免疫力较差。右下肺可闻及湿啰音。右中上腹压痛（＋）。右侧输尿管行程压痛（＋），右肾区叩痛（＋）。血培养：大肠杆菌、克雷伯杆菌；尿培养：大肠埃希菌。存在感染，同时 T 39.8℃，HR 100 次/分钟，R＞25 次/分钟，$PO_2/FiO_2＜300$，白细胞计数升高，可诊断 SIRS。感染＋SIRS 可诊断为脓毒症；伴急性肾功能不全，凝血功能异常；诊断为严重脓毒症。

3. 脓毒症的治疗　脓毒症的治疗提倡早期集束化治疗，尽早有序进行液体复苏、抗生素治疗等，同时结合中医清热解毒汤药治疗。

（1）复苏集束化方案

1）脓毒症 3 小时集束化治疗方案：3 小时集束化治疗方案即 3 小时内完成，包括：①血乳酸（LA）的测定；②使用抗生素前留取培养标本；③1 小时内静脉使用广谱抗生素；④1 小时内启动液体复苏，启动液体复苏的标准是低血压和（或）LA＞4mmol/L 时，初始液体复苏量＞1000ml 或至少 30ml/kg 晶体液，液体复苏中应进行容量负荷试验，监测指标包括脉压、心排出量（CO）、动脉压及心率的变化。

2）脓毒症休克 6 小时内达到复苏目标：一旦临床诊断严重感染，应尽快进行积极的液体复苏。6 小时内达到复苏目标：①中心静脉压（CVP）8～12cmH_2O；②平均动脉压≥65mmHg；③尿量≥0.5ml/（kg·h）；④中心静脉或混合静脉血氧饱和度（$ScvO_2$ 或 SvO_2）≥70%。

若液体复苏后：①经过充分的液体复苏，仍不能恢复动脉血压和组织灌注，需应用血管收缩药，多中心给予多巴胺，剂量 5～10μg/（kg·min）和去甲肾上腺素，不建议为保护肾而使用低剂量多巴胺，以维持 MAP≥65mmHg；②仍持续低血压，和（或）LA＞4mmol/L者，达到 CVP≥8mmHg 和 $ScvO_2$≥70% 即可；③若 CVP 达 8～12cmH_2O，而 $ScvO_2$ 或 SvO_2仍未达到 70%，需输注浓缩红细胞使血细胞比容达到 0.30 以上，和（或）输注多巴酚丁胺，最大剂量可至 20μg/（kg·min）。如果静脉血氧饱和度未达到目标，考虑增加液体。

3）脓毒症休克 24 小时集束化治疗方案：控制血糖＜10mmol/L；小剂量糖皮质激素治疗；机械通气平台压＜30cmH_2O。

典型病例中，严重脓毒症患者，紧急给予液体复苏治疗后，血压仍持续下降，即给予扩容并用去甲肾上腺素升压，同时留置深静脉管监测 CVP，CVP 为 3cmH_2O，加快扩容速度，后达到复苏目标。

（2）控制感染：抗生素应用遵循早期经验用药，明确病原菌后针对性治疗，及时观察用药后疗效，合理更换抗生素。若感染灶明确，如腹腔内脓肿、胃肠穿孔、胆囊炎或小肠缺血，应在复苏开始的同时控制感染源。若为脓肿等需外科干预控制的感染，应在诊断后 12 小时内行外科引流以控制感染源。若考虑为深静脉导管等血管内有创装置导致严重感染或感染性休克的感染源时，在建立其他血管通路后，应立即去除血管内有创装置。

典型病例中，患者早期炎症指标提示严重感染，病原体尚不明确，且伴肾功能不全，积极经验给予覆盖多重病原菌且肾损害小的头孢三代抗生素头孢米诺钠，效果欠佳；后期依据血、痰培养结果，针对性使用头孢哌酮/舒巴坦钠、左氧氟沙星片及大扶康等抗感染、抗真菌治疗，感染得到有效控制。

（3）三证三法治疗脓毒症

1）毒热证与清热解毒法：感染属于毒热证范畴，用清热解毒法治疗（清热法或泄热法）。肺与大肠相表里，故用通腑泻下法治疗重症感染，代表方药为凉膈散，以连翘为主。连翘可有效拮抗内毒素，调整血液中多种细胞黏附分子（CD11b/c，CD62L 和 CD54）的异常表达，改善机体的免疫状态。

典型病例中，患者初期高热、便秘，辨证为热毒炽盛，在常规抗感染、补液、呼吸支持等治疗的基础上，加清瘟败毒饮和凉膈散对症治疗，可有效逆转病情，缩短住院时间。

2）血瘀证和活血化瘀法：血瘀证（凝血功能异常）以活血化瘀为治疗原则。在抗凝治疗的同时配以活血化瘀中药汤剂，疗效更佳。抗凝治疗选择相对安全的低分子肝素。中医要辨证分析给药：瘀血阻滞者，以活血化瘀为主，予血必净注射液。败血扰于神明者，以活血化瘀、开窍醒神为主，予犀地清络饮加减；阻滞于上焦者，以活血化瘀、行气止痛为主，予血府逐瘀汤加减；阻滞于中焦者，以活血化瘀、行气解毒为主，予化瘀汤加减；阻滞于下焦者，以活血化瘀、通淋利尿为主，予桃核承气汤加减；阻滞于四肢肌腠者，以活血化瘀、舒筋活络为主，予桃红四物汤合阳和汤加减；阻滞于经络者，以活血化瘀、通络止痛为主，予身痛逐瘀汤加减。

3）急性虚证和扶正固本法：中医学的急性虚证即急性营养衰竭和急性免疫功能低下，以扶正固本为根本治疗大法。急性虚证可分为气虚、血虚、阳虚、阴虚四大类。邪盛亡阴者，以生脉养阴、益气固脱为主，静脉大量给予生脉注射液或参麦注射液，配合口服或鼻饲大量生脉散或独参汤；邪盛亡阳者，以回阳救逆，补火助阳为主，予参附注射液，配合大剂量参附汤。

典型病例中，治疗后期气血不足，予十全大补汤、免疫球蛋白、胸腺肽、生脉注射液等补益正气，增强机体免疫力，治疗急性虚证。

（4）血必净注射液治疗：血必净注射液早期与抗生素联合应用，可发挥活血解毒功效，用于脓毒症的治疗，可降低脓毒症的死亡率。血必净注射液联合抗生素和解热镇静剂，可有效治疗脓毒症高热。血必净注射液是以血府逐瘀汤为基础，以红花、川芎、当归、赤芍、丹参为主要药物组成的复方静脉制剂，具有很强的拮抗内毒素、清除氧自由基、改善微循环障碍、调节免疫功能、保护重要器官等作用。

典型病例中，患者持续高热，应用抗生素、解热镇痛剂后仍偶有低热，加用血必净注射液改善微循环，同时抗炎、调免疫，4 天后热退，感染得到控制，病情好转。

（5）改善微循环药的应用时机选择：对于高排低阻型休克，或已适当补充血容量血压仍不回升，或应激性血压升高来保障生命器官的血液供应时，可暂时予以低浓度、小剂量收缩血管药，或酌情与舒张血管药联合应用。常选间羟胺 10～20mg 加入 5% 葡萄糖注射液中静脉滴入，纠正后逐渐减量至停药。既往有 DVT 史的严重感染者，应联合应用抗凝药物和物理性预防措施。

典型病例系老年男性患者，既往冠状动脉粥样硬化性心脏病、糖尿病，现新发严重脓毒症、重症肺炎，查凝血时间证实机体处于高凝状态。在常规抗脓毒症治疗的基础上联合血必净、前列地尔等抗凝，有利于改善血液循环，提高组织灌注。

（6）激素治疗：严重感染者，糖皮质激素消耗增加，机体糖皮质激素的分泌相对不足。小剂量、长时间、维持糖皮质激素治疗可以提高存活率，明显减少血管活性药物的使用剂量。

典型病例系老年男性患者，重症脓毒症，机体急性应激状态下，糖皮质激素相对不足。有效抗感染的基础上予甲强龙中小剂量维持治疗 8 天。在呼吸稳定，体温平稳后停药，未见病情反复，治疗效果颇佳。

（7）四联疗法治疗中毒性肠麻痹：脓毒症患者应保持其肠道通畅。一旦发生腹胀、肠鸣音消失，确诊为中毒性肠麻痹，应立即采取"四联"中西医结合治疗。①凉膈散、大承气汤、通腑颗粒等口服或鼻饲及灌肠同时进行，每 6 小时 1 次或每 4 小时 1 次，以清热通腑；②血必净注射液 100ml 静脉滴注，每日 2 次，以抗炎、活血，改善肠道供血，防治应激性溃疡及肠道菌群移位；③前列腺素 E_1 10μg 静脉滴注，每日 1 次，扩张肠系膜动脉，改善肠供血，防止毛细血管内微血栓形成；④针灸：取足三里、阳陵泉、气海、天枢、子宫穴、太冲、支沟等穴，行泻法，每日 2 次，促进肠蠕动，改善肠缺血。

典型病例中，予凉膈散改善患者大便情况以通畅气机，进而使肺恢复正常宣降，同时予血必净注射液联合前列地尔等改善血液循环，保护重要器官。

（8）生态免疫营养：在应激情况下，重建胃肠道黏膜环境的新治疗策略——生态免疫营养，即将几种益生乳杆菌（目前主要有嗜酸乳杆菌、双歧杆菌、鼠李糖杆菌、鲁特乳杆菌、植物乳杆菌、保加利亚乳杆菌、约氏乳杆菌即德氏乳杆菌）混合，加关键纤维素制成"鸡尾酒"式合生元制剂，目前已显示初步的临床效果。

4. 并发症的处理及预后　免疫失衡是脓毒症的严重并发症之一，提高脓毒症的免疫功能，改善其免疫麻痹，可延长近期生存率。感染也是脓毒症的并发症之一，临床应重视尤其是防范老年患者的感染，提高免疫力，及早防治脓毒症的发生和发展。

脓毒症的预后与脓毒症病情的严重程度密切相关。严重脓毒症、MODS、脓毒性休克、急性生理学和慢性健康状况评分系统（APACHEO）评分＞20 分是脓毒症死亡的危险因素。高血糖为预后不良的预警指标。控制血糖、强化胰岛素治疗，可降低脓毒症的死亡率及并发多器官功能不全的发生率。老年脓毒症者，应重视血压、尿量、肾功能检测，一旦诊断脓毒症伴有组织灌注不足或脓毒性休克，应及早采取严重感染和感染性休克集束化治疗，积极改善肾灌注压，肾替代治疗，防治急性肾衰竭。

参 考 文 献

1. Dellinger RP, Levy M, Rhodes A, et al. Surviving Sepsis Campaign: international guidelines for management of severe sepsis and septic shock: 2012 [J]. Critical care medicine, 2013, 41 (2): 580-637.

2. 李志军，王东强，田永超，等 . 2010 德国脓毒症指南解读——关于脓毒症的预防、诊断、治疗及后续护理［J］．中国危重病急救医学，2011，23（5）：257-262.

3. 熊旭东．中西医免疫治疗脓毒症现状与展望［J］．中国中西医结合杂志，2010，30（8）：802-805.

4. 刘清泉．对脓毒症中医病机特点及治法的认识［J］．北京中医，2007（4）：198-200.

5. 中华医学会急诊医学分会危重病专家委员会，中国中西医结合学会急救医学专业委员会．脓毒症的定义、诊断标准、中医证候诊断要点及说明（草案）［J］．中华急诊医学杂志，2007，16（8）：797-798.

6. 王今达，李志军，李银平，等．从"三证三法"辨证论治脓毒症［J］．中国危重病急救医学杂志，2006，18（11）：643-644.

7. 李志军．脓毒症的中西医结合治疗对策［J］．中国中西医结合急救杂志，2008，15（6）：323-325.

8. 韦忠丽，解建．大黄在脓毒症治疗中的应用进展［J］．中国中医急症，2011，20（8）：1290-1291.

9. 张淇钏，方喜斌，李智业，等．早期连续性血液净化在老年严重脓毒症治疗中的作用［J］．广东医学，2012，33（11）：1639-1640.

10. 李志军．"三证三法"及"菌毒炎并治"治疗脓毒症的研究进展［J］．中国中西医结合外科杂志，2012，18（6）：553-554.

11. 李志军，汤日波，张万祥，等．肠道屏障功能损害与 SIRS/MODS 的发生及其防治［J］．中国危重病急救医学，2000，12（12）：766-768.

12. 顾勤，陈鸣．脓毒症的早期识别与规范治疗［J］．中华急诊医学杂志，2013，22（2）：126-128.

13. 中华医学会重症医学分会营养治疗指南编写组．危重患者营养支持指导意见（草案）［J］．中国危重病急救医学，2006，18（10）：582-590.

14. Christ-Crain M, Jaccard-stolz D, Bingisser R, et al. Effect of procalcitonin-guided treatment on antibiot use and outcome in lower respiratory tract infections: cluster-randomised, single-blinded intervention trial［J］. Lancer,2004，363（9409）：600-607.

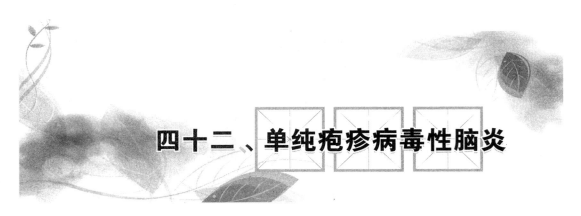

四十二、单纯疱疹病毒性脑炎

单纯疱疹病毒性脑炎（venereal toxicity of herpes simplex encephalitis，HSE）是病毒性脑炎中常见的一类，是由单纯疱疹病毒（HSV）直接或间接侵入中枢神经系统所引起的一种脑膜及脑实质病变；临床上主要表现为发热、头痛、意识障碍、呕吐、抽搐等，病情危重，病死率高，预后较差。本病多归属于中医"惊风"、"痉证"、"温病"范畴，若以精神症状为主则归入"癫狂"范畴。本病病位在脑、心、肝，多由感受温热邪毒或湿浊之邪而发病，偶由暴受惊恐或饮食不节所致。

（一）诊断要点

1. 急性起病，有头痛、高热、呕吐、抽搐等临床表现，多数伴性格行为改变，意识障碍，重者迅速进入深昏迷。

2. 脑膜刺激征阳性。

3. 脑脊液检查　脑脊液压力升高，多呈非化脓性改变。细胞计数增多，达（0.1～0.5）×10⁹/L，分类以淋巴细胞为主。可有大量红细胞，但通常在 0.5×10⁹ 以内。

4. 病毒病因学检查　脑脊液中单纯疱疹病毒抗体阳性或单纯疱疹病毒 DNA 检测阳性。

5. 脑电图检查　当大脑皮质存在广泛重度损害时，脑电图示广泛高电压 δ 波。

（二）鉴别诊断

1. 化脓性脑膜炎　脑脊液压力增高，呈脓性，混浊似米汤样，细胞总数明显增高，常在（1～20）×10⁹/L，其中中性粒细胞一般在 95% 以上。葡萄糖明显降低（<1.1mmol/L），蛋白显著增高（>1000mg/L），鉴别诊断较易。

2. 结核性脑膜炎　脑脊液压力高，微混浊，呈毛玻璃样改变，静置后出现薄膜，细胞计数增多，一般在（50～500）×10⁶/L，以淋巴细胞为主。糖及氯化物减少（分别低于1.96mmol/L 和 119mmol/L）。脑脊液中检测到结核菌即可确诊。

3. 隐球菌脑膜炎　脑内呈弥漫性脑膜炎，病变处形成灰色肉芽肿结节。脑脊液外观正常，压力升高，蛋白增高，细胞数从正常到 500×10⁶/L 不等，以淋巴细胞为主，可检出高浓度乙醇。用 MGG 染色镜检出隐球菌阳性可确诊。

4. 瑞氏综合征　多见于儿童，一般在病毒感染后有服用水杨酸类药物（如阿司匹林）的经历，出现进行性加重的精神神经症状，有低血糖表现。肝活体组织检查可见肝细胞内有大量脂肪滴，电镜下见线粒体膨大及致密体减少或消失等特征性改变，可确诊。

5. 脑肿瘤和脑脓肿　脑肿瘤的脑脊液见瘤细胞或呈血性，脑脓肿的脑脊液细菌培养和细胞学检查有助于诊断。此外，还可查 CT、MRI 以辅助鉴别。

6. Mollaret 脑膜炎　发作第 1 天，脑脊液可出现大量分叶核粒细胞与单核细胞，以及巨大易碎的"内皮细胞"。脑脊液呈中度葡萄糖含量减少与轻度丙种球蛋白增加，可明确诊断。

7. 中毒性脑病　有短期内接触大量损害中枢神经系统毒物的经历，突发高热、头痛、呕吐、烦躁不安、谵妄、惊厥及昏迷等症状，脑脊液压力明显增高而不伴有其他变化，可鉴别诊断。

（三）治疗方案

1. 一般治疗　侧卧，解开衣领，及时清除口鼻、咽喉分泌物和呕吐物，保持呼吸道通畅，以免引起窒息；上下磨牙间安放牙垫，防止舌被咬伤；将患肢维持在功能体位，防止关节下垂和挛缩；根据患者病情决定是否给氧。

2. 病因治疗

（1）抗病毒治疗：抗病毒治疗是本病最根本、最重要的治疗方法。由于感染发生在中枢神经系统，如不及时控制感染，易留下后遗症，故抗病毒治疗越早越好。①阿昔洛韦：单纯疱疹病毒首选阿昔洛韦，每次 5～10mg/kg，每 8 小时静脉注射 1 次（在 1 小时内给完），疗程 1～2 周；②伴有其他病毒感染时，酌情选用干扰素、更昔洛韦、静脉注射免疫球蛋白等配合治疗。

（2）抗生素治疗：在未完全除外细菌感染前，应常规给予广谱抗生素治疗。

3. 免疫抑制治疗　糖皮质激素可抑制机体过度的免疫反应，进而减少对神经系统的损害，对改善该病急性期症状有明显效果，尤其对于意识障碍的患者，可以减少该病引起的神经系统后遗症。通常与阿昔洛韦联用来改善单纯疱疹病毒性脑炎的预后，但不可让其免疫抑制作用发挥时间过长，以免不利于感染的控制，所以需遵循短期大量给药、早期停药的原则。

4. 对症治疗

（1）退热：监测体温、观察热型及伴随症状。当体温大于 38.5℃时，可采取物理降温或药物降温、静脉补液等措施，出汗后及时更换衣物。若高热不退、惊厥持续状态，可予亚冬眠疗法。

（2）抗惊厥：①艾司唑仑：2.5～5mg，口服，每日 3 次，最大量 1 次不超过 10mg；或 0.3～0.5mg/kg，肌内注射或静脉滴注，必要时 15 分钟后重复。②苯巴比妥：每次 5～10mg/kg，肌内注射，必要时每 12 小时后给予维持量 3～5mg/kg。③10%水合氯醛：每次 0.5ml/kg，加 1～2 倍 0.9%氯化钠注射液保留灌肠或鼻饲。

（3）降颅压：积极控制脑水肿和颅内压，建议持续监测颅内压。严格限制液体入量，必要时静脉注射脱水剂：20%甘露醇每次 0.5～1g/kg，呋塞米每次 0.5～1mg/kg，交替静脉注射。

（4）呼吸道和心血管功能的监护与支持：主要是监测患者的心肺功能，防止出现阻塞性窒息、血氧饱和度下降或补液量过量造成的心功能不全等。

（5）其他对症治疗：病毒性脑炎尤其是小儿重症时，容易并发内环境失衡和电解质紊乱（低钠、高钠、低钾、低钙），治疗时需及时对症处理，同时还要保证有足够的热量和水分供给。发病早期每日液体量应限制在 40～50ml/kg，以后渐增至 60～70ml/kg。伴有贫血或免疫力极度低下者，可考虑输血浆或静脉注射人血丙种球蛋白。

5. 康复治疗　病情相对稳定时就应该开始早期康复治疗，如在恢复期促进认知功能、运动功能的恢复等。适当较早的康复治疗有利于避免出现严重的后遗症。

6. 其他治疗

(1) 中药制剂：①中药传统制剂：昏迷狂躁高热抽搐者，紫雪散（丹）1～15g，口服，每日 3 次；安宫牛黄丸，每次 1/2～1 丸，口服，每日 2 次；至宝丹，每次 1/2～1 丸，口服，每日 2 次，婴幼儿减量。②中药新剂型：神昏抽搐者，醒脑静注射液 20ml 静脉滴注，每日 1 次；里热炽盛者，清开灵注射液 40ml 静脉滴注，每日 1 次，婴幼儿少用；瘀热互结者，丹参注射液 2～4ml 肌内注射、每日 1～2 次，4ml 静脉推注、每日 2 次，10ml 静脉滴注、每日 1 次，婴幼儿减量；风热致惊者，痰热清注射液 0.3～0.5ml/kg 静脉滴注，每日 1 次。

(2) 针灸治疗：①毫针针刺法：惊厥发作时，针刺人中、合谷、内关、中冲、十宣、太冲、涌泉、百会、印堂，平补平泻，不留针。或用指甲掐人中、中冲、合谷，用以开窍醒神。牙关紧闭，取下关、颊车，泻法，不留针，以缓解痉挛。高热，取曲池、大椎，三棱针放血，以退热。②头皮针针刺疗法：头皮针是按照大脑皮质在头皮的投射区取穴，可以醒脑开窍，同时能显著增加脑血流量，改善脑组织微循环和脑组织氧代谢，减轻并延缓脑水肿的形成和发展。

（四）中医辨证分型

1. 风热犯卫证

证候：起病急骤，发热重，恶寒轻，头痛，倦怠不适，咳嗽，咽痛，口渴喜冷饮，鼻塞流涕，随即出现烦躁、神昏、惊风，舌苔薄白或薄黄，脉浮数。

治法：清热解毒，疏风定惊。

方药：银翘散加减。

金银花、连翘各 15g，天麻 12g，薄荷（后下）、荆芥穗、防风、牛蒡子、钩藤（后下）各 10g。

伴有恶寒者，加用羌活、紫苏叶，以解表散寒；咽痛甚者，可合用升降散（生大黄、片姜黄、僵蚕、蝉蜕），以调畅气机，豁痰镇惊；伴有高热者，配合使用清开灵注射液，以清营退热。

2. 痰热壅盛证

证候：起病急骤，热势较高，颈背强直，阵阵抽搐，神识不清或谵语妄动，精神欣快，动作异常，流涎或呕吐痰涎，喉中痰鸣，恶心呕吐，唇干渴饮，大便秘结或泄泻，舌红绛，苔黄或黄腻，脉数。

治法：清热祛痰。

方药：导痰汤加减。

陈皮、清半夏各 12g，枳实、胆南星、茯苓各 10g，紫苏子、白芥子各 6g。

热势重，口干便秘者，加用黄芩、栀子、竹茹、瓜蒌仁，清热降火；喉中痰鸣者，口服鲜竹沥水，豁痰开窍；大便秘结者，加大黄、芒硝（后下），攻下润便。

3. 肠热疫毒证

证候：神志昏迷，谵语，高热抽搐，腹痛呕吐，大便黏腻臭秽，甚则脓血便，舌红苔黄，脉数有力。

治法：解毒清肠。

方药：黄连解毒汤合白头翁汤加减。

白头翁、黄连 12g，黄柏、栀子、黄芩、秦皮、马齿苋、钩藤（后下）各 10g。

热势甚、惊厥重者，冲服羚羊角粉，以解痉清热；呕吐重者，加姜半夏、紫苏叶，以止呕；腹胀严重者，加枳实、厚朴，以理气消胀。

4. 热结胃肠型

证候：神昏谵语，躁动不宁，发热，头痛，恶心呕吐，口渴心烦，腹胀便结或热结旁流，舌红、苔厚腻，脉滑数。

治法：清泻阳明胃肠实热。

方药：大承气汤合三黄泻心汤加减。

枳实、厚朴各 15g，黄芩 12g，黄连、生大黄（后下）各 10g，芒硝（冲服）6g。

高热不退者，加石膏、知母，以清泻阳明实热；大便干结严重者，加火麻仁、郁李仁、当归，以润肠通便；神昏抽搐者，加钩藤、僵蚕，以平肝息风。

5. 风痰内阻证

证候：猝然晕倒，神识不清，目睛直视或斜视，口吐白沫，肢体抽搐，头晕目眩，舌质淡红或黯淡，苔白腻，脉滑或弦滑。

治法：涤痰通络，开窍醒神。

方药：指迷茯苓丸合桃红四物汤加减。

熟地黄 15g，茯苓、桃仁、当归各 12g，枳壳、清半夏、川芎各 10g，红花、芒硝（冲服）各 6g。

大便干燥、神志异常者，可用礞石滚痰丸（生大黄、黄芩、沉香、青礞石），临睡前服用；肢体抽搐严重者，加全蝎、蜈蚣，以祛风通络；头晕严重者，加天麻、泽泻，以平肝息风。

6. 痰气郁结证

证候：缓慢起病，性格抑郁，表情淡漠，目光呆滞，喃喃自语，或肢体乏力，纳食不佳，小便自遗，苔白，脉弦滑；表现为狂躁者，症见神识昏乱，烦闹不安，善惊易怒，甚至毁物伤人，舌红，苔腻或黄，脉滑数。

治法：理气涤痰，开窍醒神。

方药：涤痰汤加减。

陈皮、清半夏各 12g，茯苓、人参、胆南星、枳实、石菖蒲各 10g，竹茹、炙甘草各 6g。

伴有痰多咽喉不适者，加苏梗、生姜，以降气化痰；狂躁较甚者，加磁石、珍珠母，以镇静安神；纳差者，加炒麦芽、枳壳，以开胃消食。

7. 邪陷心肝证

证候：起病急骤，高热不退，烦躁谵语，神志昏迷，反复抽搐，两目上视，口渴多饮，舌红苔黄，脉数有力。

治法：平肝开窍，增液舒筋。

方药：羚角钩藤汤加减。

生龙骨 15g，栀子、黄芩各 12g，川贝母、郁金、胆南星、僵蚕、石菖蒲、钩藤（后下）各 10g，菊花 6g，羚羊角粉（冲服）1g。

热势偏重同时伴有深度昏迷抽搐者，可服用安宫牛黄丸，以解毒开窍；大便不通者，加大黄、枳实、厚朴，以攻下通便；心悸失眠者，加丹参、酸枣仁，以养心安神。

8. 热陷营血证

主证：高热不退、头痛剧烈、颈项强直、手足躁扰、抽搐不止、表情淡漠、嗜睡、舌质红绛、脉细数。

治法：清营凉血，解毒开窍。

方药：清瘟败毒饮加减。

生石膏、生地各 30g，知母、玄参、大青叶、黄芩各 15g，黄连、栀子、紫草、赤芍、牡丹皮、连翘各 10g，羚羊角粉（冲服）0.6g。

喉中痰鸣者，加鲜竹沥，以清热化痰；抽搐严重者，加紫雪丹，以息风止痉；若出现呼吸衰竭之先兆，可用独参汤或参附注射液，以扶正解毒。

9. 气阴两虚，痰瘀阻滞证

证候：神倦无力或神志痴呆，气短音微，口干舌燥，手足麻木或瘫痪，舌红苔少，脉虚数。

治法：益气养阴，化痰去瘀。

方药：生脉散合黄连阿胶汤加减。

党参、麦冬各 15g，黄连、白芍各 12g，五味子 10g，黄芩、阿胶（烊化）各 10g。

纳呆体倦者，加白术、生黄芪，以健脾益气；大便秘结者，加枳壳、火麻仁，以理气润肠；心悸失眠者，加茯苓、竹茹，以化痰安神。

（五）治疗经验

1. 糖皮质激素的应用　单纯疱疹病毒性脑炎在病情急性期伴有脑水肿者，常出现意识障碍、昏迷、抽搐等脑部症状，可用甲泼尼龙 500mg/d 静脉滴注，3 天后减量为 250mg/d，再连用 3 天后，改为泼尼松 60mg 口服，每日 1 次，以后逐渐减量至停用，可减轻脑水肿，改善脑炎的预后，最大限度降低后遗症的发生率。

2. 保护脑功能　重症单纯疱疹病毒性脑炎，在常规治疗的基础上配合使用茴拉西坦 300mg 口服、每日 3 次，可使患者的记忆障碍得到明显改善，也可使患者记忆障碍的后遗症发生率大大降低。同时最好早期使用脑保护剂，用 0.9％氯化钠注射液 250ml＋依达拉奉 30mg 静脉滴注、每日 2 次，或用鼠神经生长因子 9000AU（18μg）/d 肌内注射，连用 28 天，能较快恢复患者脑功能。

3. 免疫增强药的使用　在抗病毒治疗的同时可以加用免疫增强药，以利于机体抗病毒和抗应激的能力。丙种球蛋白 400mg/（kg·d），静脉滴注，连用 3～5 天；α-干扰素 100 万 U，肌内注射，每日 2 次，10～14 天为 1 个疗程；甘露聚糖肽胶囊 10mg，口服，每日 3 次，连续服用 3 个月。

4. 中药汤剂的应用　单纯疱疹病毒性脑炎患者，临床如果表现出低热、乏力、神识昏蒙、肢体困重、舌红苔黄腻等一系列中医湿热证候表现，可选用三仁汤合升降散治疗；如果出现抽搐等肝风内动表现，可酌情加用羚羊角粉冲服或胆南星研粉冲服；伴有深度高热昏迷时，可加用安宫牛黄丸。

5. 中药灌肠排毒退热　大便干燥者，用一些清热泻火、凉血润肠中药，如生地黄、大青叶、生石膏、石菖蒲等煎成汤药保留灌肠，达到清肠、排毒、降温的效果。如大便秘结严重，可选用生大黄、芒硝、枳实、厚朴、莱菔子煎汤灌肠，保持大便通畅，从而缓解神志不清症状，加快疾病恢复。

（六）典型病例

陈某，男，5岁，18kg，主因发热2天，神昏抽搐1小时，于2013年7月3日入院。既往体健。入院前2天，患儿无明显诱因出现发热，体温最高达39℃，伴寒战、头痛、恶心、呕吐、口周水疱。自服"散利痛"等退热药物，未见明显好转。1小时前患儿突发神昏，频繁抽搐，伴喉中痰鸣，为求进一步系统诊疗入住我院急诊。入院后查体：T 39℃，P 148次/分钟，R 32次/分钟，BP 105/56mmHg，昏迷状态，频繁抽搐。皮肤黏膜未见黄染及皮下出血点，浅表淋巴结无肿大，双瞳孔直径3mm，两侧对称，对光反应迟钝，各生理反射减弱，双侧巴氏征阳性，脑膜刺激征阳性，双眼视乳头轻度水肿。口、鼻、咽喉存在分泌物和呕吐物，口周疱疹。双肺呼吸音清，双肺未闻及明显湿性啰音。心音有力，HR 148次/分钟，律不齐，未闻及病理杂音。腹软，无压痛、反跳痛，肝脾肋下未及，双肾叩击痛（－），移动性浊音（－）。双下肢不肿，肌张力正常，左侧巴宾斯基征（＋），双侧霍夫曼征（＋）。

中医证候：高热，神昏，频繁抽搐，喉中痰鸣，舌红绛，苔黄腻，脉滑数。

西医诊断：发热抽搐待查；疱疹病毒性脑炎？

中医诊断：惊风（痰热壅盛证）。

治疗过程：病情危急，紧急予镇静、退热、降颅压，吸痰，给氧、抗生素、中药、针灸等治疗。嘱侧卧位，解开衣领，清除口鼻、咽喉分泌物和呕吐物，防止窒息；上下磨牙间安放牙垫，防止舌被咬伤；艾司唑仑2.5mg鼻饲（立即），10％水合氯醛溶液10ml＋0.9％氯化钠注射液10ml灌肠；冰敷、酒精擦浴退热；20％甘露醇10g、呋塞米10mg交替注射，每日1次，以降颅压；面罩吸氧2L/min；不完全除外细菌感染，予头孢曲松0.5g＋10％葡萄糖注射液500ml，静脉滴注（立即），防治感染；中医辨证为痰热壅盛，蒙蔽清窍，予醒脑静注射液5ml＋10％葡萄糖注射液500ml，静脉滴注，每日2次，同时口服竹沥50ml；针刺大椎、商阳放血降温，针刺人中、十宣等醒脑开窍，每日1次。急查动脉血气，血、尿常规，血液生化，脑电图，头MRI及脑脊液检查。入院治疗15分钟后，抽搐次数减少，再次给予10％水合氯醛溶液5ml＋0.9％氯化钠注射液5ml灌肠，针刺人中、合谷、内关、十宣、涌泉、百会、印堂等治疗。入院治疗30分钟后，患者病情稍好转，呼吸尚可，未见抽搐，仍高热，昏迷。动脉血气回报示pH 6.88，PaCO₂ 60mmHg，PaO₂ 99mmHg，继续密切观察。入院治疗2小时后，患儿头痛无缓解，颈亢，体温38.7℃，未见明显下降，急行腰穿。脑脊液：稍混浊，Pa 110mmH₂O，WBC 500×10⁶/L，Alb 0.63g/L，GLU 3.1mmol/L，无机磷0.5mmol/L，进行脑脊液培养。根据脑脊液及口周水疱，初步诊断为单纯疱疹病毒性脑炎。停头孢曲松，改用阿昔洛韦0.2g静脉滴注、每8小时1次（在1小时时内给完）抗病毒，地塞米松10mg静脉推注、每日1次，再次行针灸退热、开窍治疗。入院治疗1天后，患儿未见抽搐，仍发热，体温最高达38.5℃，神志时见清醒，精神差。血常规：WBC 4.2×10⁹/L，N 66.3％；脑脊液：单纯疱疹病毒抗体阳性；心电图大致正常；脑电图：大脑皮质广泛重度损害，广泛高电压δ波；CT示病灶位于右侧颞叶、海马，病灶与豆状核外缘有清楚界限，凸面向外，边缘如刀割样，其内可见小片状出血信号。明确诊断，西医：单纯疱疹病毒性脑炎；中医：惊风（痰热壅盛）。加用丹参注射液10ml＋5％葡萄糖注射液500ml静脉滴注，每日1次，改善脑循环；针刺开窍，头皮针改善脑血供；生地黄、大青叶、生石膏各15g，石菖蒲6g，煎至100ml，分2次灌肠排毒退热。入院治疗4天后，体温基本恢复正常，头痛轻微，未见抽搐，神志清，精神稍差。药物调整：低流量吸氧 2L/d；20％甘露醇 10g 静脉滴注，每日 1 次；阿昔洛韦 0.2g 静脉滴注，每日 1 次；泼尼松 15mg 口服，每日 3 次；丹参注射液 10ml＋5％葡萄糖注射液 500ml 静脉滴注，每日 1 次；头皮针每日 1 次。入院治疗 5 天后，患者痊愈出院。

（七）专家分析

1. 单纯疱疹病毒感染并破坏脑组织导致发病　单纯疱疹病毒性脑炎（HSE）是由单纯疱疹病毒（HSV）感染引起的一种急性中枢神经系统感染性疾病，是脑炎中最常见的病毒感染性疾病。一年四季均可发病，无明显性别和年龄差异。HSV 最常累及大脑颞叶、额叶和边缘系统，引起脑组织出血性坏死和变态反应性脑损害。由于脑组织炎症以额叶和颞叶损害严重，所以患者早期即出现精神症状，也是 HSV 感染所致脑炎的一个特点。未经治疗的 HSE 病死率高达 70％以上，但经过特异性抗病毒治疗后，病死率和致残率可大幅度下降。

HSV 病毒分为 2 型，Ⅰ 型主要引起局灶性脑炎，Ⅱ 型则倾向于脑膜脑炎。HSE 大约 90％由Ⅰ型病毒引起，仅 10％由Ⅱ型病毒所致。Ⅰ型病毒感染后主要潜伏在三叉神经节，Ⅱ型则潜伏在骶神经节。当机体免疫力下降时，潜伏的病毒可再度活化，经三叉神经、骶神经轴突进入脑内，引起颅内感染。成人超过 2/3 的Ⅰ型脑炎是由病毒再活化感染而引起，其余由原发感染引起。而Ⅱ型脑炎则大多数由原发感染引起。

单纯疱疹病毒造成宿主中枢神经系统感染及损伤，其实质是病毒与宿主相互作用的过程，这既与病毒特定的结构特点有关，亦与宿主对病毒的抵抗力和耐受力有关。当潜伏的病毒再激活后，一方面病毒可以通过对脑组织细胞诱导凋亡造成直接损伤，也可以通过氧化作用损害脑组织；另一方面病毒感染引起机体异常免疫，产生变态反应性脱髓鞘病，这些均可以引起 HSE 的发病。

中医学认为，本病可概括为"四证八候"。四证即"热、痰、惊、风"，八候即"搐、搦、颤、掣、反、引、窜、视"。本病的病位在脑、心、肝，多由感受温热邪毒或湿浊之邪而发病，偶有暴受惊恐或饮食不节所致。平素肌肤薄弱者，腠理不密，极易感受时邪，外感温热湿毒之邪后，由表入里，热极化火，火盛生痰，甚则入营血分，内陷心包，引动肝风，出现高热神昏、抽风惊厥、发斑吐衄；或见正不胜邪，出现神昏，甚则内闭外脱；饮食不节所致者，可出现郁结肠胃，痰热内伏，壅塞不消，气机不利，郁而化火，痰火湿浊，蒙蔽心包，最后引动肝风。

总之，发病后机体表现出里热炽盛，阴液耗损，灼津成痰，内动肝风等病理状态，可以概括为热、痰、惊、风等证。病情发展多循卫气营血传变规律，急性期以热、痰、风为病理基础，病势较重、较急；当病邪伤及气血津液时，可形成气虚、阴虚等证；病久痰瘀滞留经络和脑窍，可造成反应迟钝、记忆力下降、活动障碍等多种后遗症。

2. 单纯疱疹病毒性脑炎的诊断

（1）临床表现以精神神经症状为主：不同类型 HSV 引起的临床表现各有差异。根据感染类型的不同，HSE 的临床表现一般分 2 种。

1）Ⅰ型单纯疱疹病毒性脑炎：无季节、地区、性别的差异，临床主要表现为精神神经功能障碍。①急性起病，有的患者有口唇疱疹等病毒感染病史。②初始有卡他性上呼吸道感染症状及发热、头痛、呕吐等，热度可以是低热。③首发症状多有精神异常、人格改变、幻觉或幻想、记忆力下降甚至丧失、定向力下降、多动等。有些患者初始症状只有精神异常，易被误诊为精神疾病。④多数患者可有癫痫发作，可表现为局灶性、全身性或混合型，严重者呈癫痫持续状态。⑤可伴有不同程度的意识障碍，如嗜睡、昏迷等，且随着病情的进展意识障碍不断加重。⑥神经功能不同程度受损，如轻度偏瘫、脑神经功能障碍、视野缺损等，还可以表现为锥体外系和小脑的症状，如手足徐动、舞蹈样动作或共济失调。

2）Ⅱ型单纯疱疹病毒性脑炎：多见于新生儿和青少年，新生儿发病后的死亡率极高。临床除脑部病变外多伴有其他器官的病变：①多为急性暴发性起病；②主要表现为弥漫性的脑损害，伴有肺、肝等广泛的内脏坏死；③患儿可表现为局灶性或全身性癫痫发作、嗜睡、易激惹等；④子宫内胎儿感染可造成婴儿先天性畸形，如小头畸形、视网膜发育不全等。

（2）脑脊液检测为诊断金标准

1）抗体检测：脑脊液中单纯疱疹病毒抗体滴度升高4倍以上或出现血清转化，以及血清与脑脊液抗体滴度比≤20∶1，提示单纯疱疹病毒脑感染。需同时检测脑脊液白蛋白，以除外从血液通过血-脑脊液屏障到脑脊液的HSV特异性抗体。

2）病毒核酸检测：单纯疱疹病毒DNA在单纯疱疹病毒性脑炎发病后1天即可在脑脊液中检出。在抗病毒药物治疗的最初5天，脑脊液中单纯疱疹病毒DNA可能会升高，治疗6～21天后脑脊液中病毒DNA开始逐渐被消除。

3）细胞学检测：除脑脊液中的一般改变外，早期实质病灶出血，脑脊液中出现红细胞，可见含铁血黄素吞噬细胞，此为HSE特征性改变。

（3）脑电图检查：早期脑电图便出现异常改变。急性期表现为α波频率变慢，波幅降低，节律性减弱，6～7Hz θ活动增多。随着病情的发展，α活动消失，以广泛性、弥漫性θ、δ为主体活动，部分伴同步阵发性或局限性不对称性高波幅θ/δ活动，或阵发性棘波、尖波，棘（尖）慢综合波。极期呈暴发性抑制或广泛性平坦波。随着病情的好转，临床症状的改善，脑电图可逐渐好转。

（4）影像学检查：单纯疱疹病毒性脑炎的病变部位多发生于单侧或双侧颞叶。CT：病变处呈低密度。MRI：T_2加权图呈高信号，于豆状核外缘可有清楚的界线，病变区内常有小片状或条状出血，不增强或线样和脑回样增强，严重者可有轻度占位。本病在CT和MRI上的典型位置可与其他病毒性脑炎相鉴别。

虽然CT和MRI对HSE的诊断有很大价值，但不能因为CT和MRI检查正常就排除本病的可能，因病变初期神经细胞已受病毒感染发生功能紊乱时，组织结构上的改变可能还不明显，CT和MRI检查可无异常，但脑电图已有明显异常改变，故早期患者CT或MRI检查正常时并不能完全排除本病的存在。

典型病例中，患儿头痛，发热，昏迷状态，频繁抽搐；脑膜刺激征阳性，存在病理反射；脑脊液细胞数和蛋白轻度增高；CT可见右侧颞叶片状低密度区；MRI平扫示T_2加权图可见双侧颞叶内侧大片状高信号病灶，较对称，与豆状核之间界限清楚，呈刀切样，凸面向外；双侧颞叶部分脑回及右顶枕叶部分脑回亦可见脑回样高信号改变。可诊断为单纯疱疹病毒性脑炎。

3. 单纯疱疹病毒性脑炎的治疗

（1）早期有效的抗病毒治疗很关键：阿昔洛韦是目前公认的治疗单纯疱疹病毒性脑炎的首选药物，抗病毒谱广，50%可通过血-脑屏障，对正在细胞内复制的病毒有抑制其DNA合成的作用，毒副作用较少。单纯疱疹病毒性脑炎如能获得早期诊断并用阿昔洛韦治疗，可大大降低死亡率，显著改善预后。更昔洛韦是阿昔洛韦的衍生物，作用机制相似，抗单纯疱疹病毒的疗效是阿昔洛韦的 25～100 倍，临床亦可选用。临床上如遇到疑似患者应及时应用抗病毒药物，用药的同时再对其他疾病进行鉴别排除。

典型病例中，患儿热退时间、头痛时间、意识恢复、瘫痪恢复时间都较短，很大一部分功劳应该归功于阿昔洛韦。

（2）中医配合治疗如虎添翼：①中药对本病的治疗有一定疗效，尤其是醒脑静注射液能有效减轻脑水肿和神经细胞的损害。丹参注射液具有扩张动脉、抑制血小板聚集、降低血浆黏度的作用，同时参与免疫应答的调节，有利于改善微循环、脑血流自动调节机制和预防血栓的形成。②头皮针刺能显著增加脑血流量，改善脑组织微循环和脑组织氧代谢，抑制炎性反应和自由基反应，延缓并减轻脑水肿形成和发展，对脑部引起的多种疾病有独特疗效。③中药灌肠法能刺激肠蠕动、清除粪便、稀释和清除肠内毒素，加用一些清热泻火、清热凉血药如生地黄、大青叶、生石膏、石菖蒲等煎成汤药保留灌肠，更能达到降温的效果。

典型病例中，患儿高热痰蒙清窍，在西医治疗的同时，予醒脑静注射液清热开窍，口服竹沥 50ml 化痰开窍，醒脑静注射液清热效佳，鲜竹沥化痰力峻，二药合用可改善热痰蒙蔽心神的状态；配以针刺大椎、商阳放血降温，针刺人中、十宣等醒脑开窍，大椎为督脉要穴，商阳为手阳明大肠经经穴，均为气血汇聚所在，刺血可以泄热，人中、十宣均为开窍要穴，点刺可醒脑开窍；后期予生地黄、大青叶、生石膏、石菖蒲等灌肠排毒退热治疗，其中生地黄和大青叶可清血分热，生石膏可清气分热，石菖蒲化痰开窍，同时灌肠可清肠内毒素，各药灌肠共奏清热开窍排毒之功。中西医结合治疗，最终患者转危为安。

4. 早期诊断与干预对本病预后影响甚大　单纯疱疹病毒性脑炎的预后与年龄、早期意识障碍程度等因素相关。因此，应正确诊断与评估病情，以便指导临床及时正确地治疗，早期应用抗病毒药物，提高本病的临床治愈率。如一些儿童出现发热、抽搐或精神行为异常等表现，应怀疑出现本病的可能，尽快做相关检查以确诊，如治疗及时正确，一些患者可以完全恢复，不留任何神经系统后遗症。相当一部分患者病情严重，或误治，脑实质严重受损，预后不良，或常常遗留神经精神异常，可有运动障碍、记忆力减退、癫痫、视听功能受损和智力低下等。

参 考 文 献

1. 汪伟，张坤龙. 儿童病毒性脑炎脑脊液细胞学的早期诊断价值 [J]. 中华全科医学，2011，9（2）：219-220.

2. 张少白，李艺星，杨俊峰，等. 陕西省 2005 年病毒性脑炎监测结果分析 [J]. 中国公共卫生，2007，23（9）：1114-1116.

3. 杨凤华，王华，张俊梅，等. 病毒性脑炎患儿脑脊液中 VEGF VCAM-1 变化及其意义 [J]. 中国当代儿科杂志，2008，10（3）：285-289.

4. 叶露梅，王立文，蒋莉，等. 儿童病毒性脑炎多中心诊断治疗研究 [J]. 中国实用儿科杂志，2003，18（10）：601-604.

5. 李效兰，岳伟，张辰昊. 病毒性脑炎脑电图、CT 及 MRI 检查阳性检出率对比分析 [J]. 中国综合临床，2004，20（7）：30-31.

6. 陈春富，郎森阳，夏程，等. 病毒性脑炎急性期继发癫痫的临床特点 [J]. 脑与神经疾病杂志，2004，

12（5）：361-363.

7. 魏桂荣，张敏，梅元武. 病毒性脑炎发病机制研究进展［J］. 国外医学（流行病学传染病学分册），2004，31（1）：55-57.

8. 黄友卫. 脑电图在病毒性脑炎的诊断及预后评估［J］. 中国实用神经疾病杂志，2009，12（11）：92-94.

9. 刘晓蓉，廖卫平，邹欣，等. 病毒性脑炎后继发性癫痫的临床特点及药物疗效分析［J］. 中风与神经疾病杂志，2009，26（4）：432-435.

10. 周勤. 小儿病毒性脑炎的诊断及治疗［J］. 临床合理用药杂志，2009，2（21）：33-35.

11. 周善之，倪耀辉. 单纯疱疹病毒性脑炎的诊断和治疗（附25例临床报告）［J］. 海南医学，2007，18（8）：70-82.

12. 赵琦，陆晖. 单纯疱疹病毒性脑炎的研究进展［J］. 实用心脑肺血管病杂志，2011，19（6）：1057-1058.

13. 王学义，邹卿，蒲涛. 单纯疱疹病毒性脑炎60例临床分析［J］. 四川医学，2012，33（8）：1428-1430.

14. 于红，王春. 单纯疱疹病毒性脑炎诊断与治疗观察［J］. 中国医药导报，2008，5（13）：184.

15. 龚玉来，吴雪英. 糖皮质激素对单纯疱疹病毒性脑炎疗效及预后影响［J］. 中国实用神经疾病杂志，2014，17（9）：24-26.

16. 李宇彤，杜玉凤，窦志杰. 茴拉西坦治疗单纯疱疹病毒性脑炎患者记忆障碍的临床研究［J］. 临床荟萃，2004，19（11）：629-630.

17. 李军，龙飞. 甘露聚糖肽联合阿昔洛韦治疗单纯疱疹病毒性脑炎的临床观察［J］. 中国医药导刊，2014，16（1）：139-140，142.

18. 郭刚. 甲泼尼龙联合丙种球蛋白治疗单纯疱疹病毒性脑炎的临床观察［J］. 山西医药杂志，2012，41（6）：537-539.

19. 杜强，何培林. 阿昔洛韦与α-干扰素联合治疗单纯疱疹病毒性脑炎8例［J］. 蚌埠医学院学报，2001，26（3）：236-237.

20. 罗亚丹. 依达拉奉联合更昔洛韦治疗单纯疱疹病毒性脑炎的临床观察［J］. 贵阳中医学院学报，2012，34（1）：56-57.

21. 方雅秀，谭燕，侯乐，等. 鼠神经生长因子治疗病毒性脑炎的疗效［J］. 实用医学杂志，2013，29（11）：1837-1838.

22. 卢桂梅. 散发性脑炎的中医辨证治疗［J］. 新中医，1991（12）：45-47.

23. 刘刚，康玉杰. 中西结合治疗病毒性脑炎20例临床分析［J］. 中国社区医师（医学专业），2012，14（15）：230-231.

四十三、多器官功能障碍综合征

多器官功能障碍综合征（multiple organ dysfunction syndrome，MODS）是指机体在严重感染、创伤、休克、中毒、病理产科、大手术等原发致病因素发生 24 小时后，同时或序贯发生 2 个或 2 个以上器官功能障碍或衰竭的临床综合征。中医学无多器官功能障碍综合征的对应名称，大多数沿用西医病名如"诸脏衰"、"脏衰证"或"脏竭证"等。本病是本虚标实之候，以脏腑正气亏虚为主，同时或不全兼有热毒、血瘀、痰饮、气滞，最终阴阳逆乱、衰竭甚至离决。

（一）诊断要点

1. 诊断 MODS 时强调以下几点

（1）原发致病因素多为急性致病因素，发病前机体原有器官功能基本正常。

（2）从原发损伤到发生器官衰竭在时间上有一定的间隔（＞24 小时）。

（3）同时或序贯性器官功能受累。

（4）器官功能障碍或衰竭为可逆性。

（5）继发性器官功能障碍或衰竭大多发生于远隔部位的组织器官，来势凶猛，病死率高。

2. MODS 诊断标准

（1）存在严重感染、创伤、休克、中毒、病理产科、大手术等原发病。

（2）全身炎症反应综合征（SIRS）：继发于各种严重打击后全身高代谢状态（静息时全身耗氧量增加）、高动力循环（心排出量增加）及过度炎症反应。诊断标准为：①T＞38℃ 或 T＜36℃；②HR＞90 次/分钟；③R＞20 次/分钟或 $PaCO_2$＜32mmHg；④WBC＞10× 10^9/L 或 WBC＜4×10^9/L，或幼稚粒细胞＞10%。符合 2 个或 2 个以上条件，SIRS 可诊断。

（3）多器官功能不全

1）呼吸系统：急性起病，机械通气过程中 PaO_2/FiO_2≤200mmHg，胸片示双侧肺浸润。此外，还有肺动脉楔压 PCWP＜18mmHg 或无左房压力升高的证据；ARDS；有明显呼吸困难且 PaO_2＜50mmHg；吸氧浓度在 50% 以上才能维持 PaO_2＞50mmHg；低氧血症借助呼吸机维持通气 5 天以上。

2）循环系统：收缩压＜90mmHg，持续 1 小时以上，或需要药物支持才能维持循环稳定。

3）肾功能不全：肾功能急剧减退，数日内血肌酐（Cr）＞177μmol/L，伴少尿或无尿，或原有肾病者血肌酐（Cr）较前升高 1 倍；需要血液净化治疗。

4）肝功能不全：黄疸或肝功能不全，血清总胆红素（TBIL）＞34μmol/L，血清谷丙转氨酶（ALT）、谷草转氨酶（AST）、乳酸脱氢酶（LDH）在正常值上限的 2 倍以上，有或无肝性脑病。

5）胃肠道功能障碍：胃肠黏膜应激性溃疡；上消化道出血，24 小时出血量超过 400ml；胃肠蠕动消失；出现消化道坏死或穿孔。

6）心力衰竭：无心肌梗死而突然发生低血压，心脏指数（CI）＜1.5L/(min·m²)，对正性肌力药物不起反应；收缩压＜90mmHg，持续 1 小时以上。

7）凝血系统障碍：PLT＜50×10⁹/L 或降低 25%，或出现 DIC，凝血时间（PT）和部分凝血时间（APTT）延长达对照的 2 倍以上，低纤维蛋白血症（＜200mg/100ml），临床上有或无出血。

8）代谢障碍：低血钠、高血糖、代谢性酸中毒；能量不足；或出现骨骼肌萎缩、无力等现象。

9）中枢神经系统衰竭：仅对疼痛刺激反应，或昏迷，GCS＜7 分。

10）免疫功能紊乱：早期 SIRS/CARS 失衡，在短暂的 SIRS 后长期代偿性抗炎症反应综合征（CARS）。晚期呈免疫麻痹状态。

（二）鉴别诊断

MODS 需要与其他器官衰竭性疾病、波及 2 个器官损害的多发性损伤、互不相关的几种疾病相鉴别。注意某些慢性疾病终末期的器官衰竭或一些在病因上不相关的疾病，同时发生器官衰竭，虽也涉及多个器官，但均不属 MODS 范畴。

（三）治疗方案

治疗强调对 MODS 的预防和对生命器官的支持。一旦发生器官衰竭，立即采取强有力的治疗措施，阻断病理演变的连锁反应，同时积极进行受累器官的支持治疗。

1. 积极治疗原发病，祛除诱因　积极治疗原发病，避免和消除各种诱因。有 MODS 高危因素者，密切监测器官功能，如生命体征、尿量、电解质、血气、右房压、肺动脉楔压、心排出量、凝血及纤溶等指标。

2. 一般支持治疗

（1）补液支持：MODS 补液使用晶体和胶体（按 3∶1 的比例），胶体可选择右旋糖酐不超过 1.5g/(kg·d)。合并肾功能不全时，需限制液体入量。"量出为入，宁少勿多"，补液量一般为失水量＋400～600ml/d。注意纠正电解质紊乱和酸碱平衡失调：高血钾时可给予胰岛素、离子交换树脂灌肠，10%葡萄糖注射液 500ml＋10U 胰岛素静脉滴注。

（2）营养支持：重症患者若无禁忌证，应尽早开始营养支持，首选经胃肠道途径供给营养。凡经口进食不能维持正常营养者，均应考虑肠内营养（EN），不能耐受 EN 和具有 EN 禁忌的重症患者，应选择全肠外营养（TPN），禁食或严重消化道系统疾病时选用全静脉营养（TPN）。糖尿病患者应适当增加脂肪乳用量。肝功能不全的患者适当减少营养液的用量，选用中长链脂肪乳。一旦胃肠道功能允许时，则应逐渐向 EN 或口服饮食过渡。应密切监测器官功能与营养素的代谢状态。延迟的营养支持将导致重症患者出现营养不良，并难以纠正。

1）MODS 的营养液配方：按重度应激计算能量 35～45kal/(kg·d)，一般 40kal/(kg·d)，其中葡萄糖∶脂肪乳∶蛋白质按 6∶3∶1，1g 葡萄糖、脂肪乳、蛋白质提供的卡路里（kal）分别为 4、9、4。复方氨基酸用量宜大，可给予 1～1.5g/(kg·d)，注意透析时丢失大量氨基酸，需补充氨基酸 0.5～1g/kg。需要 1.5g/(kg·d) 氨基酸时，采用氨基酸（必需与非必需氨基酸占 2：1）1.2g/(kg·d) ＋N（2）-L-丙氨酰-L-谷氨酰胺 0.3g/(kg·d)。连续使用时间不应超过 3 周。早期可应用 ω-3 鱼油脂肪乳 0.1～0.2g/(kg·d)，由于 MODS 糖耐量异常，葡萄糖负荷不宜过重，应增加外源性胰岛素剂量（1U 胰岛素/8～10g 糖）。

2）肠内营养支持（EN）：可经胃管或鼻饲给予肠内营养混悬液（TPF），使用能量密度为 6.3kJ/ml（1.5kcal/ml），或每天可用到 16742kJ（4000kcal）以适应机体对能量需求的增加。

3）胃肠外营养（PN）支持：静脉营养、肠内营养不能满足需要者，在标准 PN 配方中加入谷氨酰胺双肽（高稳定和高水溶性）和短链脂肪酸，尽早恢复经肠营养。

3. 加强器官功能支持

（1）循环功能支持：监测心功能、前后负荷和有效循环血量，确定补液量、补液速度，以及晶体与胶体的合理分配。扩容后仍不能纠正休克，应用血管活性药。

1）保护心功能：盐酸曲美他嗪片 20mg，每日 3 次，餐时服用；辅酶 Q_{10} 10mg，口服，每日 3 次；极化液（10％葡萄糖注射液 500ml＋普通胰岛素 10U＋10％氯化钾溶液 30ml）可显著改善缺血再灌注损伤后心功能。

2）血管活性药：首选多巴胺、多巴酚丁胺。①多巴胺：小剂量 0.5～2μg/(kg·min) 时，主要作用于多巴胺受体，使肾及肠系膜血管扩张，肾血流量及肾小球滤过率增加，尿量及钠排泄量增加；滴注速度为 5～20μg/(kg·min) 时，主要兴奋皮肤黏膜的 α-受体，微弱的 $β_2$-受体作用，收缩末梢血管、增加外周阻力，使血压升高。②多巴酚丁胺：滴注速度 2.5～10μg/(kg·min)；选择性兴奋 $β_1$-受体，显著增强心肌收缩力和增加心排出量，但不使心率显著加快；对外周血管产生中等舒血管作用；控制滴速以免造成心律失常。

（2）呼吸支持

1）面罩吸氧：较高浓度吸氧，使 PaO_2 达到目标水平。但吸入氧浓度＞60％超过 6 小时可产生氧中毒，应避免长时间高浓度吸氧。

2）无创人工通气（NIPPV）：采用双水平气道正压通气（BiPAP）。建议采用小潮气量、限制气道平台压及应用最佳 PEEP 水平进行通气支持的策略。一般气道平台压低于 $30cmH_2O$，限制气道峰压在 $40cmH_2O$ 以下。吸氧浓度不宜超过 60％。若吸氧流量≥5L/min（或≥40％）条件下，SaO_2＜93％；或经充分氧疗后动脉血氧饱和度（SaO_2）≥93％，但呼吸频率≥30 次/分钟，呼吸负荷仍保持在较高水平，应及时考虑无创人工通气（NIPPV）。若使用 NIPPV 2 小时后 SaO_2≤93％，气促无改善，病情有恶化趋势，可进行有创机械通气，防止缺氧继发多器官功能障碍。

3）机械通气

A. 采用小潮气量通气、初期平台压上限 $30cmH_2O$、$PaCO_2$ 35～38mmHg 及较低的呼气末正压（PEEP）。通气模式可选择同步间歇指令通气（SIMV）和（或）压力支持通气（PSV）。

B. 撤机方案：推荐对机械通气运用撤机方案的，进行自主呼吸试验，需满足如下标准：a. 能够唤醒；b. 血流动力学平稳（无升压药支持）；c. 没有新发严重病情变化的可能性；d.

通气和 PEEP 较低；e. 面罩或鼻氧管能够安全满足对 FiO_2 的需求。

C. 自主呼吸试验：选择 T 型管、$5cmH_2O$ 持续气道正压通气或 $5\sim7cmH_2O$ 低水平压力支持通气，如果自主呼吸试验成功，应考虑拔除气管导管。以下情况预示试验失败：a. 收缩压>180mmHg 或<90mmHg；b. 自主呼吸试验 $30\sim50$ 分钟；c. 呼吸频率>35 次/分钟；d. $SPO_2\leqslant90\%$；e. 心率>140 次/分钟或心率变化>20%；f. 2 分钟自主呼吸试验时呼吸频率/潮气量比值≤105；g. 呼吸频率/潮气量比值>105，但有激动、焦虑、出汗等交感神经兴奋症状；h. 气道清洁分泌物功能障碍，需继续机械通气。

4）肺保护性通气：①允许性高碳酸血症（PHC）：PHC 是采用小潮气量，允许 $PaCO_2$ 一定程度增高；②应用最佳 PEEP：氧输送法以达到最大氧输送对应的 PEEP 是选择 PEEP 的金标准。目前多采用气道平台压低于 $30cmH_2O$、限制气道峰压在 $40cmH_2O$ 以下的通气策略。

5）肺复张策略：①叹气：即为正常生理情况下的深呼吸，有利于促进塌陷的肺泡复张。②控制性肺膨胀法：PS/CPAP：压力支持调至 $0cmH_2O$，$PEEP40cmH_2O$，持续 30 秒。BI-PAP：高压与低压均为 $40cmH_2O$，持续 30 秒。③PEEP 递增法：保持压力不变，低压每 30 秒递增 $5cmH_2O$，高压随之上升 $5cmH_2O$，直至 PEEP 为 $35cmH_2O$，维持 30 秒。随后低压和高压每 30 秒递减 $5cmH_2O$。④压力控制法（PCV）：最常用的为持续气道正压通气（CPAP）和气道压力释放通气（APRV），PC/BIPAP：高压 $40cmH_2O$，低压 $16\sim20cmH_2O$，维持 $90\sim120$ 秒，呼吸频率不变。

6）治疗间质性肺水肿：限制液体入量，应用利尿剂，补充白蛋白。

7）纠正肺微循环障碍：①低分子量右旋糖酐；②前列腺素 E_1 $100\sim200\mu g$ 静脉滴注，每日 1 次；③必要时应用 α-受体阻滞剂。

（3）防治肾衰竭：循环支持和维持血压，减少或避免使用血管收缩药。关键治疗少尿、无尿期（$7\sim14$ 天），无尿重症期（$5\sim6$ 天）。肾功能不全者应低蛋白、高热量、高维生素饮食。

ARDS 出现以下情况时，可考虑血液净化治疗：①BUN>21.4mmol/L（100mg·dl）或血肌酐>707μmol/L（8mg/dl）；②血钾>6.5mmol/L；③无尿>48 小时，或少尿>4 天；④严重代谢性酸中毒：CO_2-CP<13mmol/L，或 pH<7.0；⑤水中毒：急性肺水肿；⑥尿毒症：症状严重，持续呕吐、烦躁、嗜睡。

（4）改善微循环：预防 DIC 的关键是及时补充血小板悬液，新鲜全血或血浆、冷沉淀、凝血酶原复合物和各种凝血因子及活血化瘀中药。①前列腺素 E_1+0.9%氯化钠注射液 50ml $100\sim200\mu g$ 静脉滴注，每日 1 次；②低分子量右旋糖酐 500ml+0.9%氯化钠注射液 250ml 静脉滴注，每日 1 次；③血必净注射液 100ml+0.9%氯化钠注射液 100ml 静脉滴注、每日 2 次，病情较重者血必净注射液 100ml 静脉滴注、每日 $3\sim4$ 次。

4. 抗感染治疗　抗感染治疗前，首先要及时正确培养，明确病源学诊断。未明确致病菌时"重拳猛击"，选择覆盖面广的抗生素，明确致病菌及其药物敏感性后选择相应窄谱抗生素治疗，避免使用损害肝、肾功能的抗生素。控制感染灶，对脓肿和局灶性感染进行引流，清除感染坏死组织，祛除可疑感染植入物及控制微生物污染源。通过 PCR 或病毒培养等明确病毒感染，尽早抗病毒治疗。对疑似感染真菌的人群，建议进行 1，3β-D 葡聚糖检测（G 试验）、半乳甘露聚糖抗原检测（GM 试验）和甘露聚糖抗体检测。

5. 激素的应用　在应用有效抗生素的前提下，大剂量、短疗程应用糖皮质激素。可用地塞米松 1mg/kg，静脉滴注，每日 1～2 次。

6. 保肝治疗　①能量合剂（GIK 液）；②还原型谷胱甘肽；③腺苷蛋氨酸 500～1000mg 肌内注射/静脉推注，每日 1 次。

7. 清除或拮抗内毒素治疗

（1）防止内毒素入血：如手术清除或引流感染性病灶；治疗或预防肠源性内毒素移位；在杀灭致病菌的情况下，选用杀灭革兰阴性菌后释放内毒素较少的抗生素。

（2）保护肝网状内皮系统：给予支链氨基酸，保持良好的肝肠血液循环，必要时用低浓度多巴胺或己酮可可碱，以肝混合静脉血氧饱和度及乳酸含量作为评价供氧及肝细胞利用氧功能的指标。

（3）杀菌性通透性增强蛋白质（BPI）：BPI 能灭活内毒素的生物活性。β 内酰胺类抗生素可以破坏细菌的外膜，使 BPI 更容易与内毒素相结合。

（4）清除血液循环中的内毒素：抗脂多糖抗体（如抗 Lipid A 抗体）或静脉注射大量可溶性脂多糖受体。

（5）抗内毒素抗血清或抗体：高效价 Lipid A 抗体，如 HAIA、E5 等，可提高脓毒症的存活率，但抗体存在有菌型抗原的特异性，临床应用前景并不理想。

8. 预防深静脉血栓形成（DVT）　严重脓毒症出现 MODS，机体呈高凝状态，若无应用肝素的禁忌证，应预防深静脉血栓。推荐低分子量肝素钠（LMWH）150U/kg 深部皮下注射、每日 1 次，当合并栓塞性疾病时给予 100U/kg 深部皮下注射、每日 2 次，持续低分子肝素钠治疗直至达到抗凝效果（INR 2～3），疗程 10 天左右。肝素治疗无效时，可选用重组人活化蛋白 C（rhAPC），当血小板计数 $<30 \times 10^9$/L 或有出血倾向、手术前 2 小时、术后 12 小时禁用。有肝素禁忌证者，推荐使用器械预防措施如逐渐加压袜（GCS）或间歇压迫器（ICD）。对于高危的严重脓毒症合并 DVT 史、创伤或整形外科手术患者，建议联合药物和机械预防。

9. 预防应激性溃疡　MODS 尤其合并胃肠道功能障碍时，应使用 H_2 受体抑制剂（H_2RA）或质子泵抑制剂（PPI）预防应激性溃疡。可用兰索拉唑 30mg，口服，每日 2 次。

10. 选择性肠道净化　选择性口咽去污（SOD）：仅口咽部应用相同抗生素。选择性消化道去污（SDD）：头孢噻肟静脉滴注 4 天＋口咽或胃局部应用妥布霉素、多黏菌素、两性霉素 B。

11. 老年多器官功能障碍综合征（MODSE）的治疗　MODSE 的临床特点：①一人多病；②隐匿及不典型；③发展迅速，突发易变，猝死发生率高；④并发症多；⑤多器官功能低下，免疫力差，恢复慢；⑥需适当调整用药；⑦特殊营养支持及护理。针对 MODSE 的特点，在 MODSE 的防治中，首先要从整体把握老年患者的身体状况，加强老年患者尤其是高龄患者原发病的治疗；其次是对具体器官进行针对性治疗；采取多学科综合治疗的手段。

（四）中医辨证治疗

1. 实证

（1）毒热内盛证

证候：高热烦躁，神昏惊厥，舌绛无苔，脉数。

治法：清热解毒，泻火凉血。

方药：清热地黄汤合黄连解毒汤加减。

水牛角粉 30g，生地黄 24g，赤芍、牡丹皮各 15g，黄连、黄柏、黄芩、栀子各 10g。

合并昏迷者，阳闭用安宫牛黄丸以解毒开窍，阴闭用苏合香丸以芳香开窍；火热伤阴者，加天冬、玉竹、天花粉，以滋阴泻火；高热不退者，加石膏、知母，以退热。

（2）血热生风证

证候：高热不退，烦躁不安，手足抽搐，发为痉厥，甚则神昏惊厥，舌质绛而干或舌焦起刺，脉弦而细数。

治法：凉血息风，增液舒筋。

方药：羚角钩藤汤加减。

生地黄 30g，钩藤、白芍 15g，川贝母、菊花、桑叶、茯神、竹茹各 10g，生甘草 6g，羚羊角粉 0.6g（冲服）。

兼阴虚者，加石斛、沙参、天花粉，以益气养阴；兼血瘀者，加红花、桃仁、川芎、赤芍，以活血化瘀；惊厥严重者，可加地龙，以清热定惊。

（3）瘀毒内阻证

证候：面色灰黯，痛有定处，口干不欲饮，舌黯，有瘀斑，脉沉迟或沉弦。

治法：清热解毒，活血化瘀。

方药：清瘟败毒饮合血府逐瘀汤加减。

水牛角粉 20g，生地、生石膏各 15g，桃仁 12g，当归、生地黄、红花、怀牛膝各 10g，枳壳、赤芍、柴胡、炙甘草、桔梗、川芎各 6g。

腹胀、大便秘结者，加生大黄（后下）、芒硝（冲服）、厚朴，以攻下通便；胃中嘈杂者，加黄连、栀子，以清热和胃；心烦失眠者，加丹参、栀子、淡豆豉，以清热除烦。

（4）毒热内盛证

证候：神昏谵语，高热持续不退，大汗出，大渴饮冷，烦躁，喘息气粗，口干，腹满便秘，小便短赤，舌红绛，苔黄燥，脉数。

治法：清心开窍，清热解毒。

方药：清瘟败毒饮合凉膈散加减。

生石膏 30g，生地黄、玄参各 24g，丹参、连翘 15g，黄芩、桔梗、山栀子、生大黄（后下）、芒硝（冲服）各 10g，竹叶、生甘草、薄荷（后下）各 6g。

伤阴口渴者，加西洋参、麦冬、五味子，以滋阴清热；腹胀纳差者，加焦山楂、木香、焦麦芽、砂仁、焦神曲，以健脾和胃；大便干燥者，加火麻仁、郁李仁，以润肠通便。

（5）气血瘀滞证

证候：心胸刺痛，胸闷喘促，咳嗽气逆，胁肋胀痛，腹痛，小便涩痛不畅甚或癃闭，四肢皮肤瘀紫、表浅静脉萎陷，发热或有红斑结节，肢体麻木，刺痛，痛有定处，活动不利，甚则瘫痪，舌质紫黯或有瘀斑，脉沉迟或沉弦。

治法：理气活血。

方药：血府逐瘀汤加减。

桃仁 12g，当归、生地黄、红花、怀牛膝各 10g，枳壳、赤芍、柴胡、炙甘草、桔梗、川芎各 6g。

兼脾虚者，加焦麦芽、白术、党参、砂仁，以益气健脾；瘀热互结，大便秘结者，加生大黄（后下）、芒硝（冲服）、厚朴，以泄热通便；心悸失眠者，加丹参、首乌藤，以养血安神。

（6）热结肠腑证

证候：脘腹痞满，腹痛拒按，腹胀如鼓，按之痞硬，大便不通，频转矢气，甚或潮热谵语，舌苔黄燥起刺，或焦黑燥裂，脉沉实。

治法：通腑泄热，敛阴存津。

方药：大承气汤加减。

厚朴15g，枳实、生大黄（后下）各12g，芒硝（冲服）10g。

心烦不安者，加磁石、琥珀（冲服），以镇心安神；伤阴者，加麦冬、石斛、天冬、沙参、五味子，以益气养阴。

（7）热入心包证

证候：高热烦躁，神昏谵语，口渴唇焦，尿赤便秘，舌红苔黄垢腻，脉滑数。

治法：清热凉血，开窍醒神。

方药：清营汤合安宫牛黄丸（紫雪丹或至宝丹）加减。

水牛角粉30g，生地黄、玄参各18g，丹参、连翘、麦冬、金银花各15g，黄连、竹叶各10g。

失眠多梦者，加莲子心、珍珠母、合欢皮、夜交藤，以安神定志；大便秘结者，加生大黄（后下）、厚朴、芒硝（冲服），以通腑泄热。

2. 虚证

（1）气阴耗脱证

证候：身热骤降，面色少华，精神萎靡，气短乏力，动则尤甚，畏寒肢冷，或烦躁不安，颧红气短，形体消瘦，口干口渴，大便干结，自汗或盗汗，舌红少津，脉沉细或细数无力。

治法：益气养阴。

方药：生脉散加减。

西洋参、麦冬各15g，山茱萸、黄精各12g，五味子10g。也可用参麦注射液或生脉注射液。

夹杂瘀热者，加丹参、赤芍、三七、牡丹皮，以清热活血；神昏者，加用石菖蒲、冰片、苏合香，以醒脑开窍；心烦不安者，加磁石、煅龙骨（先煎）、煅牡蛎（先煎），以镇心安神；大汗不止者，加麻黄根、煅龙骨，以收敛止汗；喘促不安者，加山茱萸、沉香，以纳气平喘；脾虚纳少者，加焦麦芽、白术、党参、砂仁，以益气健脾；腰膝酸软者，加熟地、黄精，以补益肝肾；大便不通者，加火麻仁、当归、生地，以养阴通便。

（2）阳气衰竭证

证候：神疲乏力，喘促自汗，肢冷畏寒，小便清长或尿少不利，大便稀薄，舌淡胖，苔白滑，脉迟无力。

治法：益气回阳。

方药：参附龙牡汤加减。也可用参附注射液。

煅牡蛎（先煎）、煅龙骨（先煎）各20g，红参、麦冬、制附子（先煎）各15g，高丽参、炙甘草、五味子各10g，干姜10g。

喘促不安者，加山茱萸、五味子，以敛气平喘；暴喘下脱、肢厥滑泄者，加黑锡丹，以止泻固脱平喘；汗出过多者，加煅龙骨、煅牡蛎、山茱萸，以收敛止汗；心悸严重者，加桂枝、炙甘草，以振奋心阳；阴虚较重，加当归、白芍，以养营和血；纳呆腹胀者，加焦神曲、焦麦芽、陈皮、焦山楂、鸡内金，以健脾和胃；夹瘀血者，加赤芍、红花、桃仁、川芎，以活血化瘀；大便不通者，加锁阳、肉苁蓉，以温阳润肠。

（五）治疗经验

1. 通里攻下法，保护胃肠功能障碍　①当 MODS 出现腹痛拒按、高热气促、神昏谵语，甚则惊厥时，推荐选用连翘 18g，生大黄（后下）、芒硝、生甘草各 10g，栀子、黄芩、薄荷（后下）各 5g；或大黄附子汤：生大黄、制附子（先煎）各 10g，细辛 3g；或大承气汤：生大黄（后下）、厚朴各 24g，枳实 12g，芒硝（冲服）6g。大剂量大黄最多可用至 50g 左右，以通腑泻下，排除毒素。②禁食或不能进食者，给予大承气冲剂 18g、每日 2 次保留灌肠，同时配合针刺双侧足三里，用补法，至肛门排气可停止。

2. 拮抗炎症反应　MODS 是脓毒症发展的严重阶段，常规给予血必净、乌司他丁配合前列腺素 E₁ 拮抗炎症反应，改善微循环治疗。血必净 100ml 静脉滴注，每日 1 次，慢滴；同时乌司他丁 20 万 U 静脉滴注，每 12 小时 1 次；前列腺素 E_1（PGE_1）20～40μg、每日 1 次，或 10μg 静脉滴注、每日 2～3 次，连续 7 天，拮抗炎症反应。

3. 免疫调理　Marshal 评分≥3 的 MODS，CD14⁺ 单核细胞 HLA-DR＜30％，提示免疫麻痹，同时给予乌司他丁＋胸腺肽＋血必净＋谷氨酰胺。具体方案为：①乌司他丁：20 万 U 静脉滴注，每日 3 次，连续 3 天，继而 10 万 U 静脉滴注，每日 3 次，连续 4 天；②胸腺肽 1.6mg 皮下注射或肌内注射，每日 2 次，连续 3 天，继而 1.6mg，每日 1 次，连续 4 天；③血必净注射液 100ml 静脉滴注，每日 1 次，慢滴；④谷氨酰胺 10g 静脉滴注，每日 1 次，连续 7 天。可改善免疫麻痹状态，降低 ICU 治疗时间和病死率。

4. MODS 保护心功能的三联疗法　盐酸曲美他嗪片 20mg，每日 3 次，餐时服用；辅酶 Q_{10} 10mg 口服，每日 3 次；极化液（GIK）：10％葡萄糖注射液 500ml＋普通胰岛素 10U＋10％氯化钾溶液 30ml 静脉滴注，每日 1 次。MODS 早期使用三联疗法可保护心功能。MODS 合并急性心功能不全，在常规治疗的基础上加三联疗法，可显著提高缺血再灌注损伤后的心功能。

5. 早期集束化治疗　确认严重的脓毒症和感染性休克即启动，规定时间内完成包括以下的治疗。

（1）3 小时集束化治疗方案：①血乳酸的测定；②使用抗生素前留取培养标本；③急诊在 3 小时内，ICU 在 1 小时内静脉使用广谱抗生素；④尽可能在 1～2 小时内放置中心静脉导管，监测 CVP 和中心静脉血氧饱和度（ScvO₂）；⑤1 小时内启动液体复苏，标准是低血压和（或）血乳酸＞4mmol/L 时，初始液体复苏量＞1000ml 或至少 30ml/kg 晶体液，液体复苏中应进行容量负荷试验，监测指标包括动脉血压、心排出量及心率的变化。

（2）6 小时集束化治疗方案：①如果有低血压或血乳酸＞4mmol/L，立即给予液体复苏 20ml/kg；②如果低血压不能纠正，加用血管活性药，维持平均动脉压＞65mmHg；③持续低血压或血乳酸＞4mmol/L，液体复苏使 CVP＞8mmHg，ScvO₂＞70％。

（3）24 小时集束化治疗方案：①必要时脓肿患者应在诊断后 12 小时内行外科引流以便控制感染源；②积极控制血糖＜180mg/dl；③小剂量糖皮质激素；④机械通气平台压＜

$30cmH_2O$；⑤血必净注射液、乌司他丁在拮抗炎症反应治疗脓毒症方面效果好。

（六）典型病例

赵某，男，51岁，主因腹痛、发热2天，加重伴无尿1天，于2012年8月15日入院。既往糖尿病10余年，冠心病8年，抽烟30余年。患者入院前2天突然出现上腹胀痛，进食后加重，伴恶心呕吐，呕吐物为胃内容物。在当地诊所输液消炎治疗2天，病情不见好转。为进一步系统诊治就诊于我院急诊。患者畏寒、发热，体温39.5℃，上腹胀痛，肌肉酸痛，呼吸急促，神情淡漠，血压下降，急诊收入ICU。入院后查体：T 39.6℃，P 120次/分钟，R 31次/分钟，BP 95/50mmHg。神志不清，时有躁动、谵语，足趾、足背有散在出血瘀点，口唇发绀，咽略充血，扁桃体Ⅱ度肿大，呼吸困难，右肺呼吸音略粗，未闻及干湿音，左肺无特殊，心率快，无杂音，腹部压痛，腹胀明显，肠鸣音弱，少尿，双下肢指凹性水肿（＋＋）。紧急查血常规、血生化、动脉血气分析、连续监测法血尿淀粉酶、痰培养、出凝血时间等，结果显示：血常规：WBC $2.94×10^9/L$，N 68.9%，RBC $4.51×10^{12}/L$，PLT $23×10^9/L$，Hb 130g/L，CRP≥83mg/L。动脉血气分析：pH 7.278，PaO_2 49.6mmHg，$PaCO_2$ 30.5mmHg，HCO_3^- 18.3mmol/L。血生化：K^+ 5.1mmol/L，Na^+ 130mmol/L，Cl^- 95mmol/L，GLU 9.2mmol/L，BUN 10.6mmol/L，Cr 249μmol/L，PCT 6ng/ml，PT 20s，APTT 36s，Fib 1.2，INR 1.8，D-二聚体1000μg/L，血淀粉酶（AMY）610U，血脂肪酶（LPS）1104U/L。腹部CT检查示急性重症胰腺炎，腹腔积液（少量）；胸片示右下肺片状阴影。

中医证候：高热，汗出，口唇干焦起疱，神昏躁扰，喘促气急，痰黏量少，胸腹灼热胀满，尿赤便结，肌肤斑疹、两足散在瘀斑，舌红绛，苔黄厚腻，脉滑数。

西医诊断：①重症肺炎；②急性呼吸衰竭；③感染性休克；④急性肾衰竭；⑤急性胰腺炎；⑥DIC；⑦MODS。

中医诊断：脏竭（毒热内盛）。

治疗经过：予禁食水，气管插管，机械通气，PEEP 10mmHg，连续性静-静脉血液净化治疗（CVVH），前列腺素E_1 10μg静脉滴注、每日1次，改善肺循环；补液扩容，纠酸升压，监测中心静脉压，亚胺培南西司他丁钠联合盐酸万古霉素抗感染，单硝酸异山梨酯扩冠，胰岛素16U皮下注射、每日1次，并根据血糖调整控制达标；血必净注射液100ml加入0.9%氯化钠注射液250ml静脉滴注，每日3次，抗炎；生长抑素3.5μg/（kg·h）泵点，乌司他丁10万U加入5%葡萄糖注射液500ml中静脉滴注、每日2次，治疗重症胰腺炎；注射用甲泼尼龙琥珀酸钠30mg/kg静脉滴注，每日1次，稳定器官功能；胸腺肽1.6mg皮下注射、每日1次，生脉注射液4ml静脉滴注、每日2次，提高免疫力；呋塞米200mg＋0.9%氯化钠注射液100ml静脉滴注，滴速不超过4mg/（kg·min），持续利尿；低分子肝素钠4000U皮下注射，每日1次，抗凝；补充血小板、温水擦浴、中药大黄浓煎灌肠以通便导滞、胃肠减压；兰索拉唑30mg每晚1次，防止应激性溃疡；间断俯卧位通气改善氧合。入院治疗8小时后，T 38.6℃，P 99次/分钟，R 21次/分钟，BP 92/55mmHg。血压回升但仍低于正常，补液基础上加去甲肾上腺素开始以8μg/min滴注，维持量为2μg/min。入院治疗3天后，患者神志差，呼吸改善，仍发热，腹痛稍缓解。T 38.9℃，P 104次/分钟，R 20次/分钟，BP 88/65mmHg，加安宫牛黄丸1丸口服、每日1次，醒脑静注射液20ml静脉滴注、每日1次，同时配合针灸。入院治疗5天后，患者意识清楚，进食，二便正常，热退，腹痛症状较前改善。血常规示PLT 230×

10^9/L，WBC 4.85×10^9/L，N 68.9%，肾功能恢复正常，停输血小板、血液净化，改抗生素为头孢米诺钠，激素改为氢化可的松 100mg 口服、每日 2 次逐渐减量，复方氨基酸颗粒 5g 口服、每日 4 次肾功能保护治疗。入院治疗 10 天后症状逐渐趋稳，各项检查指标改善，肾功能恢复，能够间断撤离呼吸机，停肝素、生长抑素、激素、抗生素，继续冠心病治疗。继续观察 2 天，患者病情稳定，出院。

（七）专家分析

1. MODS 的病因病机

（1）MODS 的主要致病因素：严重感染、严重创伤、大手术、严重烧伤、休克、心肺复苏后、挤压综合征、重症胰腺炎等造成器官功能障碍，其中严重感染是引起 MODS 最常见的病因。

（2）诱发 MODS 的主要高危因素：长期禁食、营养不良、嗜酒、高血糖、高血钠、高乳酸血症、持续存在炎症病灶、基础器官功能失常、复苏不充分或延迟复苏、大量反复输血、肠道缺血性损伤等。

（3）儿童 MODS 的危险因素：PCIS 评分和机械通气时间是脓毒症儿童发生 MODS 的独立危险因素。PCIS 评分越低，病情越危重，病死率越高。多次评分，以提高评估病情、判断预后的准确性，是目前国内应用最广泛、最有效的小儿危重病评分方法。

（4）发病机制：MODS 的发病机制复杂且未完全阐明。可能有：①细菌毒素：革兰阴性病原菌内毒素能启动级联放大效应，直接或间接触发 SIRS、免疫功能紊乱及多器官功能损害。常与细菌协同致病，亦可单独存在。革兰阳性菌尤其是金黄色葡萄球菌与内外毒素协同作用诱发 MODS。②促炎/抗炎平衡失调：感染、创伤等促发机体过度炎症反应，机体发生短暂 SIRS，随后是长期代偿性抗炎症反应综合征（CARS）。SIRS/CARS 失衡导致 MODS。表现为非特异性免疫系统高度活跃和炎症反应亢进，形成"瀑布效应"，造成细胞和器官功能障碍。③微循环障碍：败血症、创伤和出血引起的休克，微循环障碍和广泛的血小板微聚物的形成，造成组织缺氧、缺血和组织受损。④肠道细菌/毒素移位：感染、休克应激源破坏肠黏膜屏障功能，肠道内的细菌和毒素进入血液循环、淋巴循环，炎症反应持续发展，导致多器官细胞损伤和功能障碍。⑤缺血再灌注、自由基损伤：缺血、缺氧至氧输送不足，导致组织细胞受损及氧利用障碍。缺血再灌注促发自由基大量释放，血管内皮细胞与中性粒细胞相互作用，促进免疫炎症反应。⑥二次打击学说：休克、创伤、感染、烧伤等第一次打击促发机体炎症反应，使机体处于预激活状态。继发性感染、休克、缺血、缺氧、创伤、手术等二次打击使已处于预激活状态的机体免疫系统暴发性激活，大量炎性细胞活化、炎性介质释放，炎症反应失控，导致组织器官的致命性损害。⑦基因多态性：严重损伤后全身性炎症反应失控及多器官功能损害受多种不同基因调控。TNF-β_2 基因型可能是严重脓毒症出现高 TNF-α 水平和预后不良的基因标志之一。TNF-β 双等位基因 Nco1 多态性与严重脓毒症和器官损害的发生密切相关，有助于评估并发脓毒症和 MODS 的易感性。⑧其他：目前尚存免疫复合物致病学说及微聚物学说。

中医学认为，MODS 以毒热证、血瘀证、虚损证贯穿病程始终。疾病的发生乃正邪相争的结果，发病过程为正邪相争、正邪消长的具体表现，正气不虚，驱邪外出，疾病渐愈；如果邪毒亢盛或正气本虚，则厥脱而亡。所谓"正气存内，邪不可干"，"邪之所凑，其气必虚"。中医学认为，正气不足则易于感染和发病，且容易重症化，正气强盛则不得病或病情轻。

2. MODS 的诊断　MODS 的诊断主要通过严重应激因素作用后 24 小时同时或序贯出现 2 个或 2 个以上器官功能障碍＋全身炎症反应综合征（SIRS）确诊。

（1）严重感染标志物：降钙素原（PCT）是评价脓毒症预后的最佳指标，对感染具有高度特异性和敏感性。正常值＜0.5ng/ml，轻度脓毒症 0.5～2ng/ml；中度脓毒症 2～5ng/ml；重度脓毒症＞5ng/ml；脓毒症休克或 MODS＞10ng/ml。

（2）早期判断脓毒症预后的敏感指标：24 小时内 $ScvO_2$ 发生明显变化，而乳酸变化不明显。24 小时后二者均明显改变。中心静脉血氧饱和度（$ScvO_2$）在早期，尤其在 24 小时内能更准确判断组织缺氧程度，其干扰因素少，简便实用。24 小时后血乳酸及 $ScvO_2$ 同时监测，可对该类患者疗效及预后更好地预测评估。

典型病例中，患者存在 MODS 的高危因素即冠心病、糖尿病病史及多年抽烟史，严重感染后 2 天同时或序贯出现急性呼吸衰竭、急性循环衰竭、急性肾衰竭、DIC，实验室检查结果，高热，心率加快且不与体温升高呈正相关，R 31 次/分钟，BP 95/50mmHg，WBC 2.94×10^9/L，可诊断为 MODS。

3. MODS 的治疗

（1）早期纠正微循环障碍：早期纠正微循环灌流不足是防治 MODS 的重要措施。在严重创伤的急救和大手术中，或出现循环功能不全的早期表现时，均应输血、补液和加强氧供。正确应用血管活性药物如多巴胺、多巴酚丁胺等，纠正低血容量、组织低灌注和缺氧，复苏时注意纠正隐性代偿性休克。

（2）抗生素选用重锤猛击疗法：MODS 多为难治性感染，病势危重。在抗生素的应用上，应选用重锤猛击疗法，从强效抗生素用起，如亚胺培南西司他丁钠、美罗培南等，及时足量应用，分秒必争，力求在短时间内迅速起效。注意及时预防插管、血液净化、引流等抢救措施后的导管相关性感染。合理适度应用抗生素，防止应用过量导致的条件致病菌、真菌感染，以及抗生素相关性腹泻。

（3）补充谷氨酰胺：MODS 高分解代谢状态时，伴有谷氨酰胺的严重缺乏。肌肉内谷氨酰胺浓度下降程度与疾病的严重程度成正比。需补充谷氨酰胺双肽，以维持细胞内外谷氨酰胺的水平。营养支持需提高蛋白质或氨基酸的摄入量。限制葡萄糖的摄入，防止高血糖、呼吸负担加重、肝脂肪浸润。

（4）保持 MODS 早期循环稳定：早期目标性血流动力学支持治疗是最有效的方法。入院 6 小时内达到以下目标：①CVP 8～12cmH$_2$O；②MAP＞65mmHg；③尿量＞0.5ml/（kg·h）。CVP、MAP、尿量不仅可作为早期血流动力学支持治疗目标，也可作为 MODS 的预后指标。

（5）强化胰岛素治疗应激性高糖血症：应激性高糖血症是 ICU 患者普遍存在的问题，应用胰岛素控制血糖可改善 MODS 的预后。任何形式的营养支持，应配合应用胰岛素控制血糖。重症 MODS 的强化胰岛素治疗能降低病死率和致残率。血糖控制在 4.0～6.1mmol/L 范围，可减少低血糖的发生风险。

（6）三证三法：三证三法为治疗脓毒症的基本大法。"三证三法"即清热解毒法治疗毒热证，活血化瘀法治疗血瘀证，扶正固本法治疗急性虚证。本法已成为急性危重病辨证与治疗的根本大法。

1) 清热解毒法：凉膈散在早期脓毒症抗炎解毒方面具有一定优势，具有抑制脓毒症血小板活化及改善凝血功能的作用。连翘可显著抑制细菌内毒素诱发的炎症因子的过度表达，具有明确的拮抗内毒素作用。清热解毒方（大黄、黄芩、白头翁、败酱草）通过清热解毒和通里攻下的双重作用机制，拮抗和降低内毒素的致炎作用，减少对重要器官的损害。

2) 活血化瘀法：在未能去除病因的情况下，应用活血化瘀法抢救各种病因导致的急性弥散性血管内凝血（DIC），可在 48 小时内有效止血，使凝血功能恢复正常。血必净注射液具有活血化瘀、疏通络脉、溃散毒邪的功能。

3) 扶正固脱法：急性阴虚证治疗用生脉注射液；急性阳虚证治疗用参附注射液；急性阴阳两虚证治疗用参附合生脉注射液。扶正固本法通过提高机体抗应激能力，加速病原微生物及毒素清除，改善心泵功能等治疗 MODS。此外，通里攻下法可改善肠、肺等器官的血流灌注，显著减轻肠源性内毒素所造成的肺损伤。

（7）中医治疗：在器官功能支持前提下，放手攻邪。通过发汗、利小便、灌肠通便、针刺放血、中药鼻饲等方法，以清热凉血、宣肺透热、泻腑导滞，使三焦气机通畅，升清降浊，让尘埃落定，生机重现。恢复期，可借助静脉或胃肠营养方案来益气养阴，辅以中药温阳利水、理气祛湿、活血化瘀，提高治疗效果。

（8）新机械通气理念

1) 神经电活动辅助通气：神经电活动辅助通气是通过监测膈肌电活动信号感知患者的实际通气需要，以提供相应的通气支持。具有改善人机同步性、有利于个体化潮气量选择、指导 PEEP 选择、降低呼吸肌负荷、增加潮气量、呼吸频率变异度、促进塌陷肺泡复张及保护肺外器官功能等作用。

2) 变异性通气：变异性通气是呼吸频率和潮气量按照一定的变异性（随机变异或生理变异）进行变化的机械通气模式，可能更符合患者的生理需要。临床及动物研究均发现，变异性通气能改善 ARDS 氧合和肺顺应性，促进肺泡复张，减轻肺损伤。变异性通气在肺保护方面开辟了新的临床研究方向。

典型病例中，患者既往糖尿病、冠心病多年，重症肺炎后多器官功能不全，立即给予补液、呼吸支持、激素、抗感染、器官支持等治疗。补液后血压仍不达标，加用血管活性药。抗生素选择降阶梯治疗方案联合中药治疗，逆转病情。

4. MODS 并发症的处理及预后　早期给予营养支持预后良好。MODS 感染、休克、创伤等原发病及器官损伤程度严重，血流动力学紊乱，应激性高血糖症及机体代谢紊乱营养不良等提示预后较差。

参 考 文 献

1. 李志军，张万祥，汤日波，等.肠道屏障功能损害与 SIRS/MODS 的发生及其防治［C］//2001 年全国中西医结合急救医学学术会议论文集.北京：中国中西医结合学会急救医学专业委员会，2001：3.
2. 孙元莹，李志军，王今达，等.大承气汤与多脏器功能障碍综合征［J］.辽宁中医学院学报，2006，8（2）：36-37.
3. 王彦，张淑文，王超，等.多器官功能障碍综合征患者呼吸机相关性肺炎的危险因素分析［J］.中华急诊医学杂志，2006，15（11）：1010-1013.

4. 许永华，赵良，林兆奋，等．多发伤并发多脏器功能障碍综合征危险因素分析［J］．中国急救医学，2007，27（3）：209-211.

5. 孙元莹，李志军，王今达，等．从"肺与大肠相表里"论治多脏器功能障碍综合征［J］．时珍国医国药，2007，18（5）：1220-1221.

6. 王梅琳，郑梁，霍正禄，等．76例老年多脏器功能障碍的 Marshall 评分与预后关系的探讨［J］．中国急救医学，2002，22（4）：22.

7. 李志军，汤日波，张万祥，等．肠道屏障功能损害与 SIRS/MODS 的发生及其防治［J］．中国危重病急救医学，2000，12（12）：766-768.

8. 王光远，邓元友，杨忠，等．大黄、络泰对鱼胆毒致 MODS 治疗作用的实验研究［J］．中国急救医学，2001，21（5）：6-7.

9. 刘鲁沂，孙艺铸．多脏器功能不全综合征30例临床分析［J］．急诊医学，1998（1）：20-22.

10. 王超，张淑文，阴赪宏，等．多器官功能衰竭综合征的死亡危险因素分析［J］．中华急诊医学杂志，2004，13（2）：110-112.

11. 王今达．脓毒症：感染性 MODS 的预防［J］．中国危重病急救医学，1999，11（8）：453-455.

12. 李文峰，康向飞，崔亚男，等．早期血乳酸与中心静脉血氧饱和度对脓毒症休克患者预后影响研究［J/OL］．宁夏医学杂志，2012（6）［2014-12-10］．http://www.cnki.net/kcms/detail/64.1008.R.20120611.1310.010.html.

13. 王新利，陈文生，金振晓，等．改良极化液治疗对体外循环患者多脏器功能的作用及机制［J］．现代生物医学进展，2012，12（8）：1466-1470，1448.

14. 罗祖金，詹庆元，孙兵，等．自主呼吸试验的操作与临床应用［J］．中国呼吸与危重监护杂志，2006，5（1）：60-62.

四十四、老年多器官功能障碍综合征

老年多器官功能障碍综合征（multiple organ dysfunction syndrome in the elderly，MODSE）是指老年人（＞65 岁）在器官老化和多种慢性疾病的基础上，由于某些诱因的诱发，在短时间内出现 2 个或 2 个以上器官序贯或同时出现功能不全或衰竭的临床综合征。MODSE 是老年危重患者死亡的主要原因，分为器官衰竭前期和器官衰竭期。老年多器官衰竭（multiple organ failure in the elderly，MOFE）为 MODSE 的终末阶段。中医学认为，该病多因外感六淫毒邪，正邪交争，不能驱邪外出，脏腑功能失调，阴阳失衡，继而发为"诸脏衰"，将其归属于"脏衰证"。

（一）诊断要点

2003 年中国危重病急救医学会议通过的老年多器官功能障碍综合征（MODSE）诊断标准（试行草案，2003）是目前被认可的 MODSE 的诊断标准，并将 MODSE 分为器官衰竭前期和器官衰竭期。

1. 心力衰竭

（1）轻或中度：周围循环灌注不足，收缩压＜90mmHg 持续 1 小时以上；需要输液扩容，或多巴胺用量＞10μg/（kg·min），维持收缩压＞100mmHg。

（2）重度：发生充血性心力衰竭，CI＜2.2L/（min·m^2）；需要硝酸甘油≥20μg/min 或多巴胺≥10μg/（kg·min），可能发生急性心肌梗死。

2. 呼吸衰竭

（1）轻或中度：需要呼吸机进行机械通气 5 天以上者；呼吸频率＞35 次/分钟，或潮气量＜35ml/kg，吸入空气时 PaO_2＜55mmHg；吸氧浓度（FiO_2）＝0.50 而 PaO_2＜60mmHg，需要加用呼吸末正压通气，而呼气末正压（PEEP）＜8cmH_2O。

（2）重度：肺动脉压增高而肺动脉嵌顿压正常；胸片显示非心源性水肿，PaO_2/FiO_2＜100；机械通气时 FiO_2＝0.50 情况下，呼气末正压（PEEP）＞8cmH_2O。

3. 肝衰竭 血清谷丙转氨酶大于 2 倍正常值；血胆红素＞2mg 达 5 天以上；凝血酶原时间＞20 秒，维生素 K 试验阳性（静脉滴注维生素 K＞20mg/d，凝血酶原时间不能恢复正常范围者）。

4. 肠衰竭

（1）轻或中度：不耐受饮料和食物，胃肠蠕动消失；应激性溃疡；无结石性胆囊炎。

（2）重度：应激性溃疡出血或穿孔；自发性胆囊穿孔；坏死性肠炎；急性胰腺炎等。

5. 肾衰竭 血肌酐＞2mg/dl，连续 6 小时尿量＜20ml/h。

6. 血液系统衰竭

(1) 轻或中度：血小板计数$<50\times10^9/L$，白细胞计数$<4\times10^9/L$。

(2) 重度：弥散性血管内凝血（DIC）。

7. 中枢神经衰竭

(1) 轻或中度：格拉斯哥评分低于 7。

(2) 重度：格拉斯哥评分等于 3 示脑死亡。

8. 免疫系统衰竭　机体易感性高，感染（条件致病菌感染）极难控制。

9. 代谢衰竭　不能为肌体提供能量，糖耐量降低持续高血糖症，需应用胰岛素。重者出现肌无力。血淀粉酶增高为正常值 2 倍，持续 48 小时胰腺衰竭。

（二）鉴别诊断

因长期慢性疾病逐渐发展而来的多器官功能低下，如肺源性心脏病、肺性脑病、肝肾综合征、肝性脑病、恶病质、肿瘤晚期广泛转移等导致的多器官功能低下，均不属于 MODSE。

1. 肝肾综合征　常见于各种类型的失代偿肝硬化（特别是肝炎后肝硬化、乙醇性肝硬化等），以及其他严重肝病，如重症病毒性肝炎、原发性和继发性肝癌、暴发性肝衰竭等。这些疾病后期出现进行性及严重的少尿或无尿及氮质血症，并有低钠血症和低钾血症等肾功能受的损表现，但肾病理检查无明显器质性病变。

2. 肝性脑病　是肝功能障碍引起的中枢神经系统失调综合征。有肝性脑病的诱因，包括高蛋白饮食、消化道出血、严重感染等。患者精神状态改变是肝性脑病前期最突出的表现，可出现精神紊乱、昏睡或昏迷、肝臭，甚者可引出扑翼样震颤。实验室检查可发现脑脊液中谷氨酰胺升高；支链氨基酸/芳香氨基酸比值显著下降，碱性磷酸酶增高，胆固醇酯下降，胆碱酯酶活力下降，血糖降低对肝性脑病的诊断也有一定提示意义。

3. 肺源性心脏病　患者常有多年咳嗽或支气管哮喘病史，伴有发绀、呼吸困难、肺气肿体征，以及颈静脉怒张、门静脉压升高、肝大、下肢水肿等右心衰竭表现。心电图表现为右心室肥厚、肺性 P 波、电轴右移等征象。超声心动可见右心室流出道内径≥30mm，右心室内径≥20mm，左、右心室内径比值<2，右肺动脉内径或肺动脉干及右心房增大。

（三）治疗方案

治疗原则：控制原发病，去除诱因；合理应用抗生素；加强器官功能支持和保护；改善氧代谢，纠正组织缺氧；重视营养和代谢支持；免疫和炎症反应调节治疗。

一般治疗

(1) 病因治疗：重视原发病的治疗。MODSE 往往继发于严重感染、烧伤、重大手术和严重创伤以后，原发病的早期正确处理，对 MODSE 的预防有重要意义。

(2) 抗感染治疗：MODSE 患者大多在重症监护治疗病房（ICU）内进行抢救且多为难治性感染，病势危重。在抗生素的应用上应选用"重锤猛击疗法"从强效抗生素用起（如美罗培南、亚胺培南、西司他丁钠等），并及时足量应用，力求在短时间内迅速起效。另外，患者经过插管透析引流等抢救措施后，易发生导管相关性感染，应注意及时预防。对于抗生素要合理适度应用，防止抗生素应用过量而出现条件致病菌、真菌感染及抗生素相关性腹泻，要密切观察患者病情变化。

（3）改善氧代谢，纠正组织缺氧：氧代谢障碍是 MODSE 的重要特征之一，注意维持循环和呼吸功能的稳定，改善组织缺氧状态。治疗重点在增加供氧和降低耗氧。

1）增加供氧的方法：①适当补充循环血容量，维持心脏射血，必要时应用正性肌力药；②通过氧疗或机械通气（小潮气量通气，必要时采用 PEEP）以维持 $SaO_2 > 90\%$，增加动脉血氧合；③补充铁和高蛋白饮食，增加血红蛋白浓度（Hb>100g/L）和血细胞比容（>30%）。

2）降低耗氧的措施：①对于惊厥患者，需及时控制惊厥；②呼吸困难者，采用机械通气呼吸支持的方法，降低呼吸做功；③对合并疼痛和烦躁不安的患者，给予有效的镇静剂和镇痛药；④对于发热患者，及时物理降温和应用解热镇痛药。

（4）纠正水、电解质和酸碱失衡：MODSE 患者一般均有不同程度的水、电解质和酸碱失衡，极易出现钾、钠紊乱。故在治疗的过程中，应定期检查动脉血气，系统监测水、电解质和酸碱度的变化。

（5）营养支持法：MODSE 营养支持的发展趋势是根据不同病情、不同阶段给予胃肠外营养（TPN）、肠内营养（EN）或 TPN+EN。营养支持能够阻止病情进一步发展，支持、保护和促进损伤器官的功能恢复，改善和提高机体免疫功能，提高综合治疗措施的效率。

1）营养途径：当胃肠道功能正常时，首选肠内营养，可采用口服或管饲补充；当胃肠道有通畅障碍时，可选择不同的插管部位或方式，常用方式有鼻空肠管、鼻十二指肠管、鼻胃管、空肠造口和胃造口等；当胃肠道功能有明显障碍时，可选择肠外营养，更利于维持水、电解质和酸碱的平衡。

2）营养支持方案：应根据 MODSE 患者有无营养不良、并发症严重程度，以及临床处理的不同阶段来综合考虑。初始阶段，无论肠内还是肠外营养支持，能量建议不超过 $83.7kJ/(kg \cdot d)$ ［$20kcal/(kg \cdot d)$］，提倡胰岛素的强化和维持治疗，严格控制血糖在正常范围内；蛋白质 $0.6 \sim 1.25g/(kg \cdot d)$ 或氮量 $0.15 \sim 0.2g/(kg \cdot d)$。稳定康复期，能量供给应充足，$83.7 \sim 125.6kJ/(kg \cdot d)$ ［$20 \sim 30kcal/(kg \cdot d)$］；蛋白质 $1.25 \sim 1.5g/(kg \cdot d)$ 或氮量 $0.2 \sim 0.25g/(kg \cdot d)$；仍需严格控制血糖。条件必需氨基酸-支链氨基酸有助于改善肝功能障碍时的氨基酸代谢；谷胺酰胺制剂可改善肠黏膜上皮细胞的营养，刺激黏膜细胞的再生和抑制凋亡，改善胃肠道黏膜屏障；精氨酸能促进体内氨的代谢。

（6）重要器官功能的复苏：重要器官一般是指心、肺和肾，近年来提出还应高度重视胃肠功能的复苏。心、肺、肾功能的复苏，根据监测所得的参数，给予支持治疗。而急性胃肠道衰竭，主要是胃肠道血流灌注降低，引起急性胃黏膜病变和急性上消化道出血，除对出血应及时进行相应治疗外，还有必要加强预防，如适当应用抑酸剂和胃黏膜保护药——硫糖铝。

（四）中医辨证治疗

1. 虚证

（1）阳气亏虚证

证候：畏寒肢冷，喘息动则为甚，喘息无力，腰酸腿软喜按，水肿，腰以下肿甚，五更泄泻，唇淡，面白，小便清长，爪甲紫黯，舌黯淡，苔白滑，脉弱。

治法：温补阳气。

方药：真武汤加减。

制附子（先煎）、茯苓各 15g，白芍、白术各 12g，干姜 10g。

腰酸腿软严重者，加熟地、山茱萸，以补益肾精；饮食不消、腹胀者，加炒麦芽、炒山楂、鸡内金，以开胃消食；血虚面白无华者，加当归、生黄芪，以补气养血。

（2）阳气衰竭证

证候：面色黯淡，神疲乏力，倦怠懒言，咳嗽心悸，气喘不能卧，水肿，舌黯淡或有瘀点，苔白，脉缓无力。

治法：大补阳气。

方药：参附龙牡汤加减。

人参、煅龙骨（先煎）、煅牡蛎（先煎）各 30g，当归、赤芍各 20g，延胡索、川芎、炙甘草各 15g，制附子（先煎）、干姜、五味子、地龙、桃仁、红花各 10g，全蝎 6g，蜈蚣 2 条。

神志不清者，加石菖蒲、远志、胆星，以豁痰开窍；脾虚乏力，食少者，加白术、陈皮、砂仁，以健脾行滞；便溏腹泻者，加薏苡仁、通草，以健脾利湿。

（3）阴阳两虚证

证候：面色晦暗，咳嗽无力，心悸隐痛，自汗，口渴不欲饮，小便频数清长，腹胀喜按喜温，便溏泄、势急迫，舌黯，脉弱；或盗汗，口渴喜冷饮，便秘，大便干硬或如羊屎，少苔或无苔，脉微欲绝或脉缓。

治法：滋阴助阳。

方药：十全大补汤加减。

人参、黄芪、麦冬、熟地各 15g，当归、白芍、茯苓、白术各 12g，川芎、肉桂、炙甘草各 6g。

自汗、盗汗严重者，加麻黄根、浮小麦、煅龙骨，以止汗养心；腹泻严重者，加干姜、葛根，以温脾升清；大便秘结者，加火麻仁、柏子仁、肉苁蓉，以润肠通便。

2. 热证

（1）热毒炽盛证

证候：高热，神昏，面赤，口渴多饮，口苦，咳声重浊，痰少，小便黄少，咽喉肿痛，牙龈肿痛，目赤肿痛，口舌糜烂，舌红，脉数。

治法：清热解毒，消肿止痛，开窍醒神。

方药：安宫牛黄丸加减（牛黄、水牛角、麝香、石膏、黄连、黄芩、栀子、雄黄、郁金、冰片）。

（2）湿热蕴结证

证候：身热不扬，喘逆剧甚，张口抬肩，黄痰，痰黏稠，口渴不欲多饮，身重而痛，腹满食少，小便灼热刺痛，腹痛肠鸣辘辘，大便泄泻，矢气甚臭，舌红苔黄腻，脉滑数。

治法：清热化湿，益气健脾。

方药：茵陈蒿汤加减。

茵陈蒿、青蒿（后下）各 15g，茯苓、白术各 12g，厚朴、枳壳、黄柏、郁金、大腹皮各 10g。

热势甚者，加栀子、大黄，以解毒退热；痰多色黄者，加陈皮、清半夏、竹茹，以化痰清热；脘腹嘈杂者，加黄连、干姜，以调和寒热。

（3）腑实不通证

证候：喘促，喘息不能平卧，气粗息涌，腹胀重坠，便秘，大便稍干硬，排便轻度困难，便后不尽感，或排便困难、排便肛门有梗阻感/阻塞感，肛门灼热，尿频尿急，脉迟。

治法：通腑泄热。

方药：凉膈散加减。

栀子、枳壳各 12g，桔梗 10g，生大黄（后下）10g，芒硝（冲服）6g，薄荷 3g。

大便干燥者，加火麻仁、郁李仁、当归，以润肠通便；喘促不安者，加葶苈子、桑白皮，以降气平喘；肛门灼热者，加胡黄连、黄柏、秦皮，以清利肠道湿热。

3. 瘀证

（1）气滞血瘀证

证候：怔忡，心痛彻背，胁胀，走窜不定，善太息，嗳气频作，吞咽困难并呈持续性胸骨后疼痛，胃脘胀满拒按，腹胀肠鸣矢气，唇甲青紫，口干不欲饮，舌黯苔白，或有瘀斑，脉弦涩。

治法：疏肝理气，活血化瘀。

方药：血府逐瘀汤加减。

桃仁 12g，当归、生地、红花、赤芍、怀牛膝各 10g，枳壳、甘草、川芎、桔梗各 6g，柴胡 3g。

腹胀肠鸣者，加厚朴、炒麦芽，以理气除胀；胸腹部疼痛严重者，加生蒲黄、五灵脂、元胡，以活血止痛；心悸失眠者，加丹参、茯苓，以养心安神。

（2）痰湿阻滞证

证候：咳嗽痰多黏稠，色白或灰白，胸满憋闷，气息急促，喉中痰鸣有声，甚至倚息不能平卧，胸脘胀满，恶心呕吐，纳呆，腹痛腹胀拒按，舌淡胖大舌有齿痕，苔白厚腻，脉弦滑或沉滑。

治法：健脾祛湿，理气化痰。

方药：温胆汤加减。

陈皮、半夏各 12g，白术、茯苓各 12g，枳实 10g，竹茹 6g。

恶心呕吐者，加干姜、苏梗，以和胃降气；咳嗽痰多者，加紫菀、款冬花、苏子，以止嗽化痰；下肢水肿者，加木瓜、茯苓、猪苓、泽泻，以利水除湿消肿。

（五）治疗经验

1. 免疫支持疗法　老年多器官功能不全患者多存在器官损伤及免疫抑制，因此对于老年多器官功能不全患者在常规器官支持疗法的基础上给予免疫支持疗法，降低患者死亡率。应用胸腺肽（迈普新）1.6mg 肌内注射、每日 2 次，连续 6 天后改为 1.6mg 肌内注射、每日 1 次，连续 6 天。除西药治疗外，中药参麦注射液、黄芪注射液能益气扶正，提高机体免疫力。参麦注射液 50ml、黄芪注射液 40ml 加入 5％葡萄糖注射液 250ml 中静脉滴注，每日 1 次。

2. 血必净、乌司他丁拮抗炎症介质　机体受到刺激后，可以快速激活大量炎性细胞释放大量炎性介质及内毒素，血必净注射液、乌司他丁能抑制过度的炎症反应，减少组织损伤，改善微循环和组织灌注。因此，患者可以在基础疗法上加用血必净注射液 100ml＋

0.9%氯化钠注射液 100ml 静脉滴注、每日 2 次，连续 7～14 天，或乌司他丁 20 万 U 溶于 0.9%氯化钠注射液 50ml 中，用微量泵静脉注射 1 小时，每 12 小时 1 次，连续应用 5 天。

3. 应用通腑泄热法治疗　老年多器官功能不全患者因肠道菌群破坏，使正常肠道保护机制破坏，当患者因肠道细菌和内毒素感染出现腹胀、便秘等中毒性肠麻痹症状时，应用通腑泄热法进行治疗。应用通腑颗粒，每次 10g，经口或胃管给入，每日 3 次，7 天为 1 个疗程。因急性胃黏膜损伤，鼻饲或口服药物困难且难以吸收者，给予直肠点滴益气通腑汤芪黄浓缩液（生黄芪、生大黄各 30g），滴速为 30～40 滴/分钟，一般 60～90 分钟滴毕，以患者无任何不适且自觉小腹部温暖舒适无便意为宜。

4. 早期肠内营养的应用　早期应用肠内营养可积极治疗胃肠功能障碍，保护胃肠黏膜屏障，降低血浆中炎性介质水平，是防治休克后老年多器官功能不全的关键。早期肠内营养的方法为：采用经鼻空肠管，在 B 超或 X 线引导下，经鼻越过幽门管区，开始滴速为 20～30ml/h，首日用量为 500ml，第 3 天增加 500ml 并维持，按 50～80ml/h 持续泵入。3～5 天后，肠蠕动恢复，改为鼻饲肠内营养。

5. 山莨菪碱在老年多器官功能障碍综合征中的应用　老年多器官功能不全患者自始至终都存在氧摄取及利用障碍，且该障碍严重程度与患者预后相关，所以提高组织氧摄取，改善氧利用，可以改善患者预后。山莨菪碱可以提高患者的氧摄取率，并改善肺氧合，解除血管痉挛，改善患者预后。所以在常规治疗基础上加用山莨菪碱 5～10mg，肌内注射，每日 1 次，应用至患者循环稳定，病情明显改善，或表现出明显副作用时减量至撤出。

（六）典型病例

李某，女，79 岁，主因反复咳嗽、咳痰 11 年，伴气促、心悸 3 年，下肢水肿 2 年，腹胀 3 个月，于 2011 年 1 月 12 日入院。既往高血压病史 9 余年，血压最高达 180/95mmHg，自服"硝苯地平控释片"治疗，血压控制可。否认"冠心病"、"糖尿病"病史，否认"结核"、"乙肝"等传染病史，否认外伤史、手术史及药物过敏史。否认烟酒史。患者 11 年前感冒后出现发热、咳嗽、咳脓痰，以后每逢春冬季反复发作，且逐渐加重。3 年来，在劳动或爬坡后常感心悸、呼吸困难，休息后可缓解，未经系统治疗。2 年前开始反复下肢凹陷性水肿，3 个月前受凉后发热，咳嗽加重，咳脓痰，心悸气促加剧并出现腹胀，不能平卧，急诊收治入院。入院后查体：T 37.4℃，P 98 次/分钟，R 28 次/分钟，BP 170/95mmHg。发育正常，营养中等，神志尚清，慢性病容，端坐体位，嗜睡，全身浅表淋巴结未触及肿大，皮肤、黏膜无黄染，未见皮下出血点及瘀斑。双侧瞳孔等大等圆，对光反射（＋），睑结膜无苍白，球结膜无水肿，巩膜无黄染，口唇及皮肤明显发绀，咽不红，颈静脉怒张，肝颈静脉回流征阳性，吸气时胸骨及锁骨上窝明显凹陷，桶状胸，双肺呼吸音低。叩诊过清音，双肺散在干湿啰音。心音有力，律齐，心率 98 次/分钟，各瓣膜听诊区未闻及病理性杂音，心浊音界缩小。腹部膨隆，大量腹水征，移动性浊音阳性，肝在肋下 7.5cm，较硬，双肾区叩诊痛（－），双下肢凹陷性水肿，四肢肌力 5 级，双巴氏征阴性。入院后查血液生化：CO_2 34.00mmol/L，BUN 15mmol/L，Cr 116mmol/L，ALT 40IU/L，AST 38IU/L；血常规：WBC $11.37×10^9$/L，RBC $3.60×10^{12}$/L，Hb 109.00g/L，PLT $151.00×10^9$/L，N 89.90%；FIB 2.11g/L，D-D

1016.22μg/L，出凝血时间正常。尿常规：正常。

中医证候：面色黯淡，神疲乏力，倦怠懒言，咳嗽心悸，气喘不能卧，下肢水肿，按之没指，不易恢复，舌黯淡或有瘀点，苔白，脉缓无力。

西医诊断：①慢性支气管炎；②急性右心衰；③肺源性心脏病；④肺气肿；⑤高血压3级（极高危型）。

中医诊断：脏衰（阳气衰竭证）。

治疗过程：入院后立即鼻导管吸氧，氧流量 3L/min，给予头孢哌酮/舒巴坦钠 2g 静脉滴注、每 8 小时 1 次，左氧氟沙星氯化钠注射液 0.3g 静脉滴注、每日 2 次，抗感染治疗；多索茶碱 200mg 静脉滴注、每 12 小时 1 次，平喘治疗；盐酸氨溴索注射液 30mg 静脉滴注、每 12 小时 1 次，化痰治疗。小剂量多巴胺 2μg/(kg·min)，舒张血管；呋塞米 20mg 口服、每日 2 次，利尿减轻水肿；单硝酸异山梨酯 15mg 口服、每日 2 次，扩冠；富马酸比索洛尔 5mg 口服、每日 1 次，降低心率；硝苯地平缓释片 20mg 口服、每日 2 次，控制血压；血必净注射液 100ml 静脉滴注、每日 2 次，联合前列地尔 10μg 静脉滴注、每日 1 次，改善血液循环；泮托拉唑钠肠溶胶囊（泮立苏）40mg 口服、每日 1 次，保护肠道黏膜；注射用胸腺肽 1.6mg 肌内注射、每日 1 次，提高免疫力。根据中医辨证，给予参附龙牡汤加减：人参、煅龙骨（先煎）、煅牡蛎（先煎）各 30g，当归、赤芍各20g，延胡索、远志、川芎、炙甘草各 15g，制附子（先煎）、干姜、五味子、地龙、桃仁、红花各 10g，全蝎 6g，蜈蚣 2 条。水煎 400ml，每日 1 剂，分早晚 2 次温服。入院治疗 3 天后，咳嗽咳痰症状减轻。胸片示肺纹理增粗，紊乱，呈条索状阴影；肺动脉段明显突出，右心室增大。腹部 B 超示大量腹水。心脏超声示扩张性心肌病，右心增大，三尖瓣关闭不全（轻-中度），肺动脉高压（中度），主动脉硬化。复查血液生化：BUN 24mmol/L，Cr 116mmol/L，ALT 100U/L，AST 90U/L，GLU 7.2mmol/L。继续上述治疗的同时，加用谷胱甘肽 400mg，口服，每日 3 次；多烯酸磷脂酰胆碱 456mg，口服，每日 3 次；复方甘草酸苷 80mg，口服，每日 3 次，保护肝脏。入院治疗 7 天后，复查血常规：WBC 7.37×10⁹/L，RBC 3.62×10¹²/L，Hb 103g/L，PLT 151×10⁹/L；血液生化：BUN 7.0mmol/L，Cr 76mmol/L，ALT 30U/L，AST 35U/L；GLU 5.2mmol/L。水肿减轻，病情稳定，停用抗生素、多巴胺、参附龙牡汤，继续给予利尿剂、平喘、化痰治疗。入院治疗 14 天后，患者病情好转出院。

（七）专家分析

1. MODSE 的病因病机　MODSE 的主要病因有休克、外伤和手术、感染、免疫功能低下、心肺复苏不充分、延迟复苏、营养不良、用药及治疗不当（如大量输血导致微循环障碍，大剂量皮质激素造成免疫抑制，过多过快输液导致心脏负荷过重）等。在上述病因中，又以感染和重要器官基础疾病的恶化最为常见，其中尤以肺部感染居首位。除肺居首位外，其他器官依次为心、肾、脑、胃肠及肝。MODSE 发生的病机是感染、器官基础疾病恶化等原因引起全身炎症反应综合征，毛细血管内微血栓形成，影响组织灌注（感染—内毒素攻击—炎性细胞激活—炎性介质大量释放—全身炎症反应—毛细血管微血栓形成—微循环障碍）。

中医学认为，年老者正气已渐亏虚，阴阳气血失衡，脏腑功能失调，平素已有一脏或数脏已处于功能低下、正气受损、阴阳失衡的病理状态，故而遇到外邪侵袭（包括六淫毒邪、创伤手术）不能耐受，正邪交争，正气不能驱邪外出，出现脏腑功能失调加重，气血津液严重紊乱而致阴阳之气不相顺接。脏腑间乘侮而致几个脏腑相继出现脏气耗伤之极，发为脏器衰败的逆转危候。

2. 关注 MODSE 的前期诊断　MODSE 患者因发生于老年人，死亡率极高，所以MODSE 前期的诊断非常重要。各器官、系统衰竭前期诊断如下：

（1）对于年龄＞65 的患者，如新发心律失常，出现劳力性气促但无明确心力衰竭体征，实验室检查肺毛细血管楔压增高（13～19mmHg），心肌酶正常时，为心衰竭前期。

（2）查动脉血气分析 $PaCO_2$ 45～49mmHg，SaO_2 ＜0.90，pH 7.30～7.35 或 7.45～7.50，200mmHg＜PaO_2/FiO_2≤300mmHg，不需机械通气时，应高度怀疑为肺衰竭前期。

（3）当尿量＜17ml/h，通过利尿剂冲击后尿量可增加，Cr 177.0～265.2μmol/L，尿钠 20～40mmol/L（或上述指标在原有基础上恶化不超过 20％），不需透析治疗时，为肾衰竭前期。

（4）肝功能检查示 TBIL 35～102μmol/L，ALT 升高≤正常值 2 倍，或酶胆分离时，提示肝衰竭前期；查体明显腹胀、肠鸣音明显减弱，超声示胆囊炎（非结石性）时，为胃肠衰竭前期。

（5）当患者尿量＜17ml/h，但平均动脉压为 50～60mmHg 或血压下降≥20％，对血管活性药物治疗反应好，并除外血容量不足时，患者多为外周循环衰竭前期。

（6）当 PLT（51～99）×10^9/L，Fib≥2～4g/L，PT 及 TT 延长＜3 秒，D-二聚体升高＜正常值 2 倍，无明显出血症状时，为凝血衰竭前期表现。

3. MODSE 的治疗

（1）抗生素应怎样选择：感染往往是 MODSE 发生的直接诱因，故应严格控制感染。及时进行痰和其他排泄物的病原学检查，尽早明确致病菌，选择针对性强且肝、肾毒性低的抗生素。应警惕长期大量应用广谱抗生素的患者发生菌群失调。经积极常规抗感染治疗而发热不退和（或）长时间血流动力学状态仍不稳定时，应考虑是否存在真菌感染，必要时加用抗真菌药物如氟康唑、氟胞嘧啶片等。应用过程中应注意：经肝肾双途径排泄的头孢曲松、哌拉西林，需减量应用；对肾有毒性的药物，如万古霉素、两性霉素 B 及氨基苷类等宜避免使用；经肝清除的四环素类、磺胺类、氯霉素也应避免使用。

（2）怎样拮抗内毒素、炎性介质：应用血必净注射液、乌司他丁拮抗内毒素、炎性介质。MODSE 患者因促炎因子过度释放激活炎症细胞释放大量各种蛋白酶、磷脂酶及氧自由基等细胞毒物质，引起组织细胞损害、炎症因子瀑布或级联放大反应和组织损害的恶性循环。使用乌司他丁的原因为其能够调节炎症细胞因子释放，稳定溶酶体膜，抑制溶酶体酶的释放，清除氧自由基，降低血液黏滞度，改善休克时的循环状态，减少缺血再灌注损害，保护肝、肾和肺的功能。血必净注射液有活血化瘀、疏通脉络、溃散毒邪的作用，通过拮抗内毒素及炎症因子、保护血管内皮细胞、调节凝血功能、改善免疫失衡而达到菌毒并治。

（3）防止毛细血管微血栓形成：临床中可应用低分子肝素钠 60～100U/kg 皮下注射、每 12 小时 1 次，或低分子肝素钙 5000U 皮下注射、每 12 小时 1 次，防治微血栓。在MODSE 的发病过程中，炎症反应和凝血途径相互影响，体内炎症反应的失调可导致血管内皮细胞由抗凝血表型向促凝血表型转变，引起微血管内纤维蛋白形成和微血栓沉积，最终诱发弥散性血管内凝血。低分子肝素能抑制人凝血因子Ⅹa活性，使凝血酶原不能生成凝血酶。而凝血酶是凝血系统激活过程中的关键酶，在催化纤维蛋白原生成纤维蛋白单体的同时使人凝血因子ⅩⅢ活化以介导不溶性纤维蛋白的形成，导致血液凝固。

（4）重点在于重要器官功能的保护和支持

1）肺功能的支持：治疗的重点在于增加氧供和降低氧耗，嘱患者采取半卧位，并经常更换体位，予小流量吸氧1～2L/min，每日4～6小时。对PaO_2不能维持在60mmHg，或低氧血症进行性加重而不能靠单纯增加吸入氧浓度加以纠正时，进行机械通气。患者采取半卧位以减少回心血量，减轻心脏负荷，同时也使膈肌下降、肺活量增加，从而改善呼吸困难。低浓度吸氧的原因是由于高碳酸血症的呼吸衰竭患者，其呼吸中枢化学感受器对CO_2反应性差，呼吸的维持主要靠低氧血症对颈动脉窦、主动脉体的化学感受器的驱动作用。如果吸入高浓度氧，则氧分压迅速升高，使外周化学感受器失去低氧血症的刺激，患者的呼吸变浅变慢，$PaCO_2$随之上升。

2）循环功能的支持

治疗时，主要原则为：首先，适当补充血容量，保证满意的心排出量；其次，监测心率心律，注意严重心律失常的治疗；其三，用变力性药支持心肌，可选用肾上腺素、多巴胺、异丙肾上腺素、多巴酚丁胺等。

这样治疗是因为患者系老年人，心血管系统功能减退，心功能明显下降，且心肌收缩力降低，舒张不完全，每搏排出量和心排出量均减少，心脏指数降低，血压随年龄增长而上升。除此之外，老年人由于血管弹性降低（由于管壁弹性纤维减少）、动脉粥样硬化斑块增加，管腔变窄、血流速度减慢、外周阻力增大，故动脉收缩压可上升很高而舒张压则较低，脉压差增大，血管收缩期间动脉腔内出现高压状态，心脏前后负荷和耗氧量增加。老年人的颈动脉窦和主动脉弓压力感受性反射也减弱，脑、肾和肝的血流量也减少。

对患者进行治疗，药物选择如下：

正性肌力药：①β-受体激动剂：适用于尿量减少或低血压的急性心力衰竭。多巴酚丁胺，输注速度为2.5～10μg/（kg·min）；多巴胺，输注速度为0.5～2μg/（kg·min）。②强心苷类：适用于急性心力衰竭，伴有心房颤动的心力衰竭及阵发性室上心动过速者。地高辛0.125g～0.25mg/d；毒毛花苷K，首次剂量0.125～0.25mg，5%葡萄糖注射液20ml稀释后，缓慢静脉注射。③其他正性肌力药：适用于急性心力衰竭，尤其是心外手术后心肌抑制患者以及左心衰竭和AMI患者。米力农0.75mg/kg，3～5分钟滴完，如必要可在30分钟后再给予相同剂量。

利尿剂：呋塞米20mg，口服，每日2次；对于重度心力衰竭患者给予50mg，口服，每日2次；效果仍不佳者给予100mg，静脉推注，每日2次。氢氯噻嗪500～1000mg，口服，或静脉给药，每日1～2次。

扩血管药：①ACEI：适用于中重度心力衰竭、肾性和原发性高血压。依那普利，开始剂量为2.5mg，口服，每日1～2次，给药后2～3小时内注意血压变化，尤其合用利尿药者，以防低血压。卡托普利，初剂量25mg，口服，每日3次，剂量增至50mg口服、每日3次后，宜连服2周，观察疗效。②α-受体阻滞剂：适用于AMI及心脏病所致休克、心力衰竭。酚妥拉明，首次剂量0.1ml/min，每10～30分钟增加0.2～0.4mg/min，最终达到 2mg/min，抗休克时，通常用 2～5mg 和去甲肾上腺素 1～2mg 加于 0.9％氯化钠注射液 500ml 中静脉滴注；哌唑嗪 1～10mg，每 6～8 小时 1 次。③硝酸甘油 5～10μg/min，同时做血流动力学监测，适用于急性收缩性心力衰竭、某些舒张功能障碍和（或）同时存在冠状动脉疾病者。

3）肝功能的支持：对于有肝衰竭的患者可给予保肝药。复方甘草酸苷（每片含甘草酸苷 25mg、甘氨酸 25mg、蛋氨酸 25mg）2～3 片，口服，每日 3 次；还原型谷胱甘肽片 400mg，口服，每日 3 次；硫普罗宁 100～200ml，口服，每日 3 次。复方甘草酸苷抑制肝细胞损伤，促进肝细胞增殖；还原型谷胱甘肽片能激活体内的硫基酶等，促进碳水化合物、脂肪及蛋白质的代谢，调节细胞膜的代谢过程，还能参与体内三羧酸循环和糖代谢，促进体内产生高能量，起到辅酶的作用；硫普罗宁可以使肝细胞线粒体中 ATP 酶的活性降低，从而保护肝线粒体结构，改善肝功能。此外，硫普罗宁还可以通过巯基与自由基的可逆结合，清除自由基。

4）肾功能的支持：治疗过程中，要维持适当的肾血流量、心排出量、循环血容量和尿量（30～40ml/h）。当肾衰竭时，应严格控制进水量，成人控制在每天 700～800ml；避免使用各种可能损害肾功能的药物；对少尿性或无尿性肾衰竭患者应及早采用血液净化疗法，以防止发生因尿毒症而导致其他器官衰竭。

老年人肾功能逐年减退，肾血流量减少，肾单位数目减少，肾小球滤过率下降，肾小管重吸收、分泌和排泄功能下降，肾浓缩功能减弱，肾酸碱调节作用减弱。极易出现钾、钠紊乱，所以在治疗过程中应密切监测动脉血气、水、电解质和酸碱度的变化。

主要药物：前列地尔 10μg 静脉滴注，每日 1 次；多巴胺 2～5μg/（kg·min），静脉滴注。前列地尔扩张血管，增加肾血流量；多巴胺作用于多巴胺受体，使肾及肠系膜血管扩张，增加肾血流量及肾小球滤过率，使尿量及钠排泄量增加。

肾损害药物有阿司匹林、庆大霉素、青霉素、两性霉素 B、氨苄西林等。

连续性血液净化治疗（CBPT）能平稳有效地清除内源和（或）外源性毒素，调节内环境稳态。CBPT 能精确调节水、电解质和酸碱平衡，稳定心血管状态，平缓超滤，减轻患者体内容量负荷，消除水肿，稳定颅内压，改善或阻止患者出现免疫内稳态紊乱。

（5）性激素、生长激素治疗：在治疗 MODSE 时，可根据具体病情适当补充性激素、生长激素等激素。主要药物有：重组人生长激素 0.15～0.3U/kg，皮下注射，每日 1 次；丙酸睾丸酮 25mg，肌内注射，每周 1 次。随着年龄增长，内分泌功能减退，肾上腺皮质功能下降，甲状腺功能降低，下丘脑-垂体-性腺系统的活动减弱，性激素分泌减少，性功能失调，免疫功能下降。重组人生长激素能促进全身蛋白质合成，刺激巨噬细胞和淋巴细胞的增殖，增强抗感染能力，还能促进心肌蛋白合成，增加心肌收缩力，降低心肌耗氧量，调节脂肪代谢，降低血清胆固醇、低密度脂蛋白的水平。雄激素同样能促进免疫球蛋白合成，增强机体的免疫功能和抗感染能力，并且还可以刺激骨髓造血。

（6）通腑泻浊，恢复胃动力，调节肠道微生态：给予患者生大黄 30g＋0.9％氯化钠注射液 100ml 水煎剂灌肠，早晚各 1 次。生大黄能清除肠道内细菌和毒素，维持肠道的微生态环境，保护肠黏膜屏障，促进胃肠功能恢复，提高胃肠道对胃肠营养的耐受性，阻断 MODS 的病理环节，逆转其病理过程。

给予生大黄灌肠的理由是，老年人本身胃酸分泌少，肠蠕动慢，有益菌双歧杆菌等明显减少，肠杆菌科细菌及梭菌则显著增加。当发生应激反应时，由于肠黏膜缺血及缺血后再灌注损伤氧自由基，导致肠黏膜损伤，屏障功能破坏、肠蠕动进一步减弱，肠道内细菌和毒素移位，加速 MODSE 的发展。中医学认为，老年人多气血瘀滞，腑气不通，所以用生大黄通腑泄热。

典型病例中，患者为老年患者，多年来咳嗽、咳痰反复发作，且基础疾病多，现咳嗽加重、咳脓痰，应积极抗感染治疗，以截断全身炎症的发生，给予头孢哌酮/舒巴坦钠、左氧氟沙星抗感染治疗。同时各脏腑功能都有不同程度的退化，应对重要器官功能给予保护和支持。在原来治疗的基础上，给予泮托拉唑钠保护肠道黏膜，呋塞米及螺内酯减轻患者水肿，谷胱甘肽、复方甘草酸苷、多烯酸磷脂酰胆碱保护肝功能，前列地尔保护肾功能。以上治疗均符合上述对 MODSE 治疗的阐述。

4. MODSE 的预防

（1）在体检和随访中应将具有 MOFE 发生高危因素（如单一或多器官功能不全、慢性支气管炎伴有肺部感染、营养状况不良尤其是近期出现明显体重下降者，长期不合理应用抗生素等）的患者筛选出来，建立随访档案，密切追踪监测各器官功能状态，积极治疗慢性疾病，防止发生 MOFE。

（2）加强对高危人群的卫生宣教，增强自我保健意识，使能主动预防各系统慢性疾病，防止反复发作，掌握器官衰竭的早期临床表现，做到早发现、早治疗。对于免疫功能低下者并慢性肺部疾患，予胸腺肽 10mg 皮下注射，每日 1 次，提高免疫功能。

（3）老年人由于疾病而出现营养不良者，应积极给予营养疗法，予高蛋白饮食，多食奶、畜肉、禽肉、蛋类、鱼、虾等，以及大豆，黄豆、芝麻、瓜子、核桃、杏仁、松子等，以提供足够的热量和蛋白质，保证各器官正常代谢所必需的能源。除此之外，患者的饮食要比普食少含纤维素，且制作细软，以免对消化系统造成负担。

参 考 文 献

1. 王士雯，谭端军．老年多器官功能不全的研究现状与展望［J］．内科急危重症杂志，1999，5（4）：146-147.

2. 谭清武，李庆华．老年多器官功能不全综合征的中医药研究进展［J］．中国中医急症，2006，15（10）：1152-1153.

3. 王士雯，钱小顺．老年人多器官功能衰竭肺启动的研究进展［J］．中华老年医学杂志，2005，24（4）：315.

4. 藏蕙，王可富．老年多器官功能不全综合征研究进展［J］．中国老年学杂志，2006，7（26）：1005.

5. 金贵元，冯刚．当代外科重症监测治疗［M］．武汉：武汉出版社，2000：156-166.

6. 邱海波，周韶霞．多器官功能障碍综合征现代治疗［M］．北京：人民军医出版社，2001：8-34.

7. 盛志勇，姚咏明，林洪远，等．全身炎症反应和多器官功能障碍综合征认识的变迁及现状［J］．解放军医学杂志，2002，27（2）：99-100.

8. 刘明，魏丹霞，姜莉芸，等．老年多器官功能不全综合征中医病证探讨［J］．中国中医急症，2007，16（8）：951-953.

9. 张锐，李正光，薛卫林，等．从温阳益气及活血化瘀论治老年多器官功能不全综合征［J］．中西医结合心脑血管病杂志，2007，5（2）：146-147.

10. 温剑艺，覃铁和. 老年多器官功能障碍综合征的特征及处理 [J]. 新医学，2008，39（7）：430-432.

11. 范利，王士雯，张尊一，等. 老年多器官功能衰竭免疫功能的变化 [J]. 中华老年医学杂志，1994，13（1）：18.

12. Butcher SK，Chahal H，Nayak L，et al. Senescence in innate immune responses：reduced neutrophil phagocytic capacity and CD16 expression in elderly humans [J]. J Leukoc Biol，2001，70（6）：881.

13. Yamamoto K，Shimokawa T，Yi H. et al. Aging accelcrates endotoxin-induced thrombosis：increased responses of plasminogen activator inhibitor-1 and lipopolysaccharide signaling with aging [J]. Am J Pathol，2002，161：1805-1814.

14. Wang H，Bloom O，Zhang M，et al. HMG-1 as a late mediator of endotoxin lethality in mice [J]. Science，1999，285（5425）：248.

15. 李泽民，王雪花，赵建荣，等. 参麦注射液对连续性血液净化用于 MODS 患者中呼吸和循环障碍功能改善的时效性影响 [J]. 河北医药，2011，33（14）：2157-2159.

16. 苏磊，周殿元，唐柚青，等. 乌司他丁联合胸腺肽 α₁ 对脓毒症患者免疫调理的合理性分析 [J]. 解放军医学杂志，2007，32（2）：161-163.

17. 陈东妹，江洁曙，王珊珊，等. 乌司他丁对老年 MODS 患者多脏器功能的保护作用 [G]. 2006 年浙江省危重病学学术年会论文汇编. 杭州：浙江省科学技术协会，2006：267-269.

18. 白杰. 张淑文教授学术思想及 59 例中西医结合诊治急性胰腺炎的临床研究 [D]. 北京：北京中医药大学，2011.

19. 王新，李默，贾红荣，等. 直肠点滴对 MODS 胃肠功能障碍干预的临床研究 [J]. 北京中医，2007，26（7）：391-393.

20. 刘峰，邵洁，陈邦元，等. 早期肠内营养对休克病人内毒素和 TNF-α 的影响及对 MODS 的治疗作用 [J]. 肠外与肠内营养，2011，18（3）：142-143，147.

21. 邢金燕，苏媛，孙运波，等. 山莨菪碱对多器官功能障碍综合征患者氧摄取的影响 [J]. 中国急救医学，2004，24（9）：666-667.

22. 中国中西医结合学会急救医学专业委员会，天津市第一中心医院，《中国中西医结合急救杂志》编辑委员会，等. 老年多器官功能障碍综合征中西医结合诊疗专家共识（草案）[J]. 中华危重病急救医学，2014，26（7）：449-453.